中医疾病源流考丛书

姜德友· 总主编

中医内科疾病源流考

姜德友　周雪明　主　编

科学出版社

北　京

内 容 简 介

中华医学典籍卷帙浩繁，彰显历代医家智慧。历代医家对疾病的认识各有体会，见仁见智，然多散见而未成体系。《中医内科疾病源流考》一书从病名、病因病机、证治入手，对历代重要医籍各内科疾病的相关论述进行整理，寻找内科常见病的学术脉络和规律。本书编写参考千余部经典医籍、专书、类书和学术类方书等，涉及中医内科常见疾病六十余种。全书共分八篇，第一篇主要介绍春温、风温、伏暑等温病学常见疾病；第二至第六篇，以脏腑为纲，分别介绍了肺系、心系、脾胃系、肝胆系及肾系常见疾病；第七篇，以气血津液为纲，主要介绍郁证、血证、痰饮、消渴等疑难杂病；第八篇主要介绍了六类代表性的肢体经络病证。本书的编纂为后学者承袭传统中医学精髓提供指导和帮助。

本书适用于广大中医药工作者、中医药院校学生及中医药爱好者参考阅读。

图书在版编目（CIP）数据

中医内科疾病源流考 / 姜德友，周雪明主编. —北京：科学出版社，2019.2

（中医疾病源流考丛书 / 姜德友总主编）

ISBN 978-7-03-060468-2

Ⅰ.①中… Ⅱ.①姜… ②周… Ⅲ.①中医内科—疾病–诊疗 Ⅳ.①R25

中国版本图书馆 CIP 数据核字（2019）第 016255 号

责任编辑：陈深圣 / 责任校对：王晓茜

责任印制：徐晓晨 / 封面设计：北京图阅盛世文化传媒有限公司

科 学 出 版 社 出版

北京东黄城根北街 16 号

邮政编码：100717

http://www.sciencep.com

涿州市京南印刷厂印刷

科学出版社发行 各地新华书店经销

*

2019 年 2 月第 一 版 开本：787×1092 1/16

2020 年 1 月第 二 次印刷 印张：29 3/4

字数：689 000

定价：**168.00 元**

（如有印装质量问题，我社负责调换）

《中医疾病源流考丛书》编委会

《中医内科疾病源流考》编委会

总　序

　　源者水之始也，流者水之枝也，有源始能成其根本，有流方能汇其磅礴，海有其广博，在于源流之汇聚，中医亦然！

　　内难之始，成国医之根源，自此以降，历代先贤无不穷其学以羽翼之，至此方有如今浩如烟海之论述，卷帙浩繁之医籍，是以中医之发展乃前辈先贤呕心沥血、甘为人梯之硕果，数千年对疾病之见解论述，方成今日中医发展之盛况，然自西学东进，于中医之冲击可谓巨大，对于疾病之论述大有取而代之之势，历代先贤之论述亦有被弃如草芥者，对中医诊病之误解比比皆是，故而溯本求源之声不绝于耳，回归中医之意振聋发聩。

　　今喜闻门人姜德友教授总编《中医疾病源流考丛书》即将付梓，展卷之余美不胜收，丛书汇古今之论，上至先秦经典医籍，下至历代各家专著，亦有各朝官修医典，分内科、外科、妇儿、五官四部，将二百余种疾病，分篇分病论述，汇古通今，详细整理，探赜发挥，取舍得当。考据各病之病名、病因、病机、证候分类，归纳分析，梳理疾病发展之脉络沿革，荟萃治疗之观点经验，遑论囊括古今，确能见病知源。

　　此举展示中医学对疾病认识治疗之历程，乃回归中医本原、为中医正名之壮举，对于中医之发展价值重大，意义深远，可供中医学有识之士广为参详，展卷有益，常踞案头，故而乐为之序。

国医大师 张琪

戊戌年八月于冰城

总　前　言

●

中华医学典籍卷帙浩繁，博大精深，彰显历代医家之中医智慧。特别是中医对疾病的认识，历代医家各有体会，见仁见智，然多散见而未成系统，故从疾病之源流角度进行梳理，既必要也重要。编委会以《中华医典》为主要文献检索工具，旁及其他方式文献，在科学出版社支持下，整理编写《中医疾病源流考丛书》，为中医各科疾病的现代临床治疗研究提供理论文献依据和参考。

《中医疾病源流考丛书》所引用参考文献有先秦汉隋时期的《五十二病方》《黄帝内经》《神农本草经》《伤寒杂病论》《难经》《诸病源候论》等临床经典医籍；魏晋唐宋时期的《脉经》《肘后备急方》《针灸甲乙经》《备急千金要方》《外台秘要》《三因极一病证方论》《妇人大全良方》《小儿药证直诀》等方脉全书、各科专著，以及《新修本草》《太平惠民和剂局方》《圣济总录》等官方本草书籍；金元明清时期的《黄帝素问宣明论方》《儒门事亲》《格致余论》《脾胃论》《临证指南医案》《温病条辨》《外科正宗》等各家学术类方书，亦探求《证治准绳》《景岳全书》《杂病广要》《张氏医通》等临证综合医籍。

本丛书共四个分册，即《中医内科疾病源流考》《中医外科疾病源流考》《中医妇儿科疾病源流考》《中医五官科疾病源流考》。其中，《中医内科疾病源流考》共分八篇，择选六十余种中医内科常见疾病，第一篇主要介绍春温、风温、伏暑等温病学常见疾病。第二至第六篇，以脏腑为纲，分别介绍了肺系、心系、脾胃系、肝胆系及肾系常见疾病。第七篇，以气血津液为纲，主要介绍郁证、血证、痰饮、消渴等疑难杂病。第八篇主要介绍六类代表性的肢体经络病证。《中医外科疾病源流考》共分七篇，其中包括疮疡，如疖、疔、痈、疽、发颐、瘰疬等；乳房疾病，如乳痈、乳痨、乳核、乳癖等；瘤岩病，如筋瘤、肉瘤、血瘤、失荣、乳岩等；皮肤病，如热疮、蛇串疮、疣、黄水疮、癣等；肛门直肠疾病，如痔、肛痈、肛裂、脱肛、肠痈等；男性前阴病，如子痈、囊痈、子痰、水疝；外伤性疾病与周围血管疾病，如臁疮、青蛇毒、股肿、脱疽、破伤风、脉痹等，共计五十余种外科常见疾病。《中医妇儿科疾病源流考》共分两部分，即妇科疾病与儿科疾病，其中妇科疾病根据妇人生理特点将其分为六篇，包括月经病、带下病、妊娠病、产后病、前阴疾病及妇科杂病，共四十余种妇科常见疾病；儿科疾病包括肺系、心系、脾胃系、肝胆系、肾系、虫病、传染病、疮疹病等二十余种儿科常见疾病。《中医五官科疾病源流考》共分五篇，分别为眼科疾病，如胞睑疾病、针眼、睑弦赤烂、眼丹、椒疮、粟疮、目劄、漏睛、暴风客热、白涩症、聚星障、宿翳青风内障、圆翳内障、青盲、云雾移睛、暴盲、风牵偏视、雀目、近视、远视等；耳科疾病，如耳疖、耳疮、耵耳、断耳疮、耳鸣、耳聋等；鼻科疾病，如鼻疮、鼻疔、鼻疳、鼻窒、鼻槁、鼻衄、鼻渊、鼻塞等；咽喉科疾病，如乳蛾、喉痹、喉风、喉瘤、喉痈、喉癣、白喉；口齿科疾病，如牙痛、牙宣等五十余种五官科常见疾病。各分册分别从病名、病因病机、证候分类及治疗四方面，对古代医家所论述的疾病详细整理，探赜发挥。其中病名部分，将历代医家所提及之名称搜集分类，对比鉴别，发现各种疾病或以病症特点命名、或以病位脏腑命名、或以病因病机命名，凡此等分类方法，不一而足，均得以概括总结。在病因病机与证候分类两部分，将历代典籍中指出的各种病因病机加以概括，并参考近现代医学论著中提到的证候类型加以归纳。在治疗的论述中，不仅对历代医家医著中辨证论治的精华进行提炼分析，而且分别将中药、针灸等治疗方法加以归纳总结。

编委会编纂历时十余载，对丛书反复校对，多次修改完善，终有所成。由于中医典籍宏富，编纂所阅古籍尚有未及之处，加之水平有限，纰漏不足在所难免，冀望广大读者提出宝贵意见，以利再版时修订。

《中医疾病源流考丛书》编委会

2018 年 5 月

目　录

第一篇 温病

春温源流考

"春温"之名源于《黄帝内经》（简称《内经》），作为独立疾病最早见于《伤寒补亡论》，元代王安道指出其病机是"邪热自内达外"，并提出以"清里热"为主的治疗大法，迄至清代春温病理论认识已渐趋完备。历代医家对春温病认识，言人人殊、众说纷纭，特别是病因病机方面又有"伏邪自发""新感引发""新感引动伏气"之别。本书详参古代文献，溯源澄流，从春温的病名、病因病机、证候分类及治疗四个方面进行分类探讨，整理如下。

（一）病名

春温是发于春季或冬春季的常见外感热病，属中医温病范畴。纵观古今，医家学者对春温的称谓包括"伏气温病""温病""温热""温疫""伏温"等，多大同小异，故本部分根据历史脉络将其病名整理归纳如下：

对春温最早的认识源于《内经》，如《素问·阴阳应象大论》云："冬伤于寒，春必温病。"此后，古代医家多由此发挥，认为春温是冬季感受寒邪，潜伏于体内，郁而化热，至春季阳气生发，腠理开泄，邪气自内而发出，以里热为主的证候，称之为伏气温病。《内经》中"伏寒化温"及"先夏至日之为病温"之说，成为后来医家论述春温的基本来源。在宋以前，许多医家著作当中所提到的"温病""温热""病温"大多是指春温而言。晋代王叔和在《注解伤寒论·伤寒例》中提出："中而即病者，名曰伤寒，不即病者，寒毒藏于肌肤，至春变为温病。"王氏对伏邪温病的认识上承经旨，并在其基础上发挥拓展，具有独到见解，被称为伏邪温病的创始人。至宋代郭子和所著的《伤寒补亡论》中首次提出"春温"一词，其曰："及春有非节之气中人为疫者，亦谓之温……然春温之病，古无专治之法者，温疫之法兼之也。"至此，春温作为病名正式确立。

明代汪机在《伤寒选录》中提出春温新感之说，同时指出春温有伏气、新感和温病重感的三种类型。吴又可在《温疫论》中云："'伤寒例'以再遇温气名曰温疫。又有不因冬伤于寒，至春而病温者，此特感春温之气，可名春温。如冬之伤寒，秋之伤湿，夏之中暑相同也。"其引用汪氏所论，通过区分病机，将广义的春温病分为"温疫"和"春温"两个狭义的病名。其后吴鞠通在《温病条辨》中提出九种温病的病名，其曰："温病者：有风温、有温热、有温疫、有温毒、有暑温、有湿温、有秋燥、有冬温、有温疟。"其中虽然没有提出春温之病名，但其所称"温热"实指春温而言，并与风温、冬温相鉴别。

到了清代对春温的认识逐渐完善，雷少逸指出春温是由伏于少阴的邪气，受来春加感寒邪之触动，而使伏气外发所致。邵仙根在《伤寒指掌》评注中说："春温病有两种，冬受寒邪不即病，至春而伏气发热者，名曰春温；若春令太热，外受时邪而病者，此感而即发之春温也。"清末民国初谢利恒在《中国医学大辞典》中认为：春温一证即为"温病之发于春季者"，提出春温之名包含发病季节的含义。近代医学家宋爱人在《春温伏暑合刊》中指出，凡四时之温病皆有伏气与新感之别，并且认为春温包括风温和伏气温病，感而即发的春温称作风温，伏而后发的春温称作伏温。

（二）病因病机

综观历代医家之论，对于春温病因病机的认识无外乎三种，即"伏邪""新感"和"新感引动伏气"，故本文从此三方面入手，剖析论述春温之病因病机。

1. 伏邪自发

所谓伏邪自发是指冬季外邪伏藏于人体，郁而化热，至春夏之时可发为春温，其主要表现为初起即见里热炽盛，《内经》最早提出伏邪所致温病，《素问·金匮真言论》有云："夫精者，身之本也。故藏于精者，春不病温。"其说明春温冬季受寒，未即发病，寒邪伏而化热，至春而病的发病机理。《素问·热论》中亦曰："凡病伤寒而成温者，先夏至日者为病温，后夏至日者为病暑。"其最早指出了疾病有感于外邪，伏藏于人体，逾时而发的情况。这些都为春温伏邪自发的病因病机理论奠定基础。东汉张仲景在《伤寒论》中记载"太阳病，发热而渴，不恶寒者为温病"，描述了伏热外发的主要临床症状。到了晋代，王叔和在《注解伤寒论·伤寒例》中提出"冬时严寒……中而即病者，名曰伤寒，不即病者，寒毒藏于肌肤，至春变为温病，至夏变为暑病"，明确阐明了外感冬时严寒，寒毒伏藏于肌肤，至春、至夏均可致病的发病过程。隋代巢元方在《诸病源候论》中亦有云"是以辛苦之人，春夏必有温病者，皆由其冬时触冒之所致也"，认为春夏之时所发春温之人早在冬季就已经感受了致病邪气，再次阐明了春温伏邪自发的特点。唐代王焘在《外台秘要·温病论病源》中曰："其冬月温暖之时，人感乖候之气，未遂发病，至春或被积寒所折，毒气不得泄，至天气暄热，温毒始发，则肌肉斑烂也。"其阐述了冬季温暖之邪被寒积所折伏而后发的观点。王安道在《医经溯洄集》中提出"怫热自内达外，热郁腠理"，指出了伏邪自发引起春温的病机特点。明代王肯堂在《证治准绳·杂病·诸伤门》中有言："暑气久而不解，遂成伏暑。"其提出了暑邪也可伏藏而后发导致春温。到了清代，刘吉人在《伏邪新书》中认为："感六淫而不即病，过后方发者，总谓之曰伏邪。"其明确指出不仅寒邪、暑邪伏藏化温，外感六淫皆可感而不发，伏藏体内逾时发为温病，从而扩大了伏邪自发中"伏邪"的范围。王孟英在《温热经纬》中有云："春温一证，由冬令收藏未固，昔人以冬寒内伏，藏于少阴，入春发于少阳，以春木内应肝胆也。"喻嘉言在《尚论后篇》中亦载有："冬不藏精，春必病温，此一大例也；既冬伤于寒，又冬不藏精，至春月同时病发，此一大例也。"其明确提出若冬不藏精，邪伏至春亦可发为春温。同时叶天士在《临证指南医案》中有："冬伤于寒，春必病温者，重在冬不藏精也，盖烦劳多欲之人，阴精久耗，入春则里气大泄，木火内燃，强阳无制。燔燎之势，直从里发，始见必壮热烦冤，口干舌燥之候矣。"其强调春温虽因冬伤于寒，伏而后发，但其根本原因是冬不藏精在先。王孟英在《温热经纬》中还指出："伏气为病，皆自内而之外，不止春温一病。盖四时之气，皆有伏久而发者，不可知也。"其认为春温作为伏气病的一种，也有伏久而发的特点。周禹载在《温热暑疫全书·春温病论》中载有："冬有温气，先开发人之腠理，而寒得以袭之，所谓邪之所凑，其气必虚，惟不藏精之人而后虚也。"其指出春温的发病是因为冬先伤于温，使人腠理打开，寒邪得以进入，伏而后发。清末医家雷丰在其所撰《时病论》中提到："盖春温者，由于冬受微寒，至春感寒而触发。"其明确指出了春温病冬受寒邪，伏至春发的病因病机。雷氏亦言："总之春温之病，因于冬受微寒，伏于肌肤而不即发，或因冬不藏精，伏于少阴而不即发，皆待来春加感外寒，触动伏气乃发焉。"其解释了《内经》中"冬伤于寒，春必病温"和"冬不藏精，春必病温"的病机。柳宝诒在《温热逢源》中亦有："盖以肾气先虚，故邪乃凑之而伏于少阴。逮春时阳气内动，则寒邪化热而出。其发也，有因阳气内动而发者，亦有时邪外感引动而发者。"其说明因肾气先虚，邪得所凑伏于少阴，到春季发为春温。现代中医学家蒲辅周认为"冬伤于寒，春必温病"的意思是若人素体虚弱，入冬而不能抵御严寒，春天亦不能适应天气的变化，故而发病（《蒲辅周医疗经验选》）。可见春温的发病原因与冬伤外感邪气，伏于人体而后发密切相关。

2. 新感引发

新感引发是指感受春季温热时气而发生的以里热为主，又兼微恶风寒等表证的一类热病。宋代郭雍在所著《伤寒补亡论》中提出："冬不伤寒，而春自感风寒温气而病者亦谓之温，春有非节之气中人为疫者亦谓之温。"其认为即使冬季不为寒邪所伤，到了春季新感邪气也会发为春温。明代王肯堂在《证治准绳》中载道："以此观之，是春之病温有三种不同：有冬伤于寒至春而发为温病者；有温病未已更遇湿气则为温病，与重感温气相杂而为温病者；有不因冬伤于寒，不因更遇温气，只于春时感春温之气而病者。若此三者皆可名为温病，不必各立名色，只要知起病源之不同也。"其中所论述的第三条即指冬不伤寒，春季新感病邪可引发春温。清代邵仙根在《伤寒指掌》中认为春温的病因病机有两种，一种是伏邪引发春温；另一种是"若春令太热，外受时邪而病者，此感而即发之春温也"也就是说春温是因为春令太热，感受时邪，感而即发而导致的。何廉臣在《重订广温热论》中言："新感温热，邪从上受，必先由气分陷入血分，里症皆表症侵入于内也。伏气温热，邪从里发，必先由血分转入气分，表症皆里症浮越于外也。新感轻而易治，伏气重而难疗，此其大要也。"其将新感和伏邪两种原因引起的春温之病机、病理进行了区别。雷丰在《时病论》中云："大寒至惊蛰，乃厥阴风木司权，风邪触之发为风温；初春尚有余寒，寒邪触之发为春温。"其提出春温和风温均可由新感相应时令之邪气而发病。到了民国初期，吴瑞普在《中西温热串讲》中提到了感而即发的春温，并对新感引发的春温与伏邪自发之春温做了鉴别，其曰："春气和暖，初病但热不恶寒而口渴。此由内发外，伏气之春温也。初起微寒，后即但热不寒，此感而即发之春温也。"也就是说春温初起无表证者为伏邪自发所引起，而初起见表证则为新感诱发所致。

3. 新感引动伏气

本有伏邪之人若春季感受邪气，新邪引动旧邪，则发为春温。新感邪气使人正气更虚，伏气受新邪引动发病则先见表证，后见春温里热证，且里热证势更甚。明代《景岳全书》有言："其有寒毒内侵而未至即病者，必待春温气动，真阴外越，再触寒邪，其病则发。"其阐明了春温冬伤于寒，伏于人体，至春季再触寒邪引动旧邪而发病的病因病机。清代雷丰于《时病论·春温》中指出，春季外感寒邪触动伏邪而发春温，并阐述了初起症状为"头身皆痛，寒热无汗，咳嗽口渴，舌苔浮白，脉息举之有余，或弦或紧，寻之或滑或数"，其治法为"宜辛温解表法为先"。清代程文囿在《医述》中载曰："伏气之病，虽感于冬，然安保风之伤人，不在伏气将发未发之时乎……此新邪引出旧邪来也。"其说明风邪亦可作为新感引动伏藏在人体之伏邪而发为春温。周禹载在《温热暑疫全书·春温病论》中认为春温见表证是新感邪气可使人正气更虚，若引动所伏之邪则发病更重，表证过后即见壮热等里热证。

（三）证候分类

历代医家对春温证候分类的表述有：

（1）初发证治

1）气分郁热：①热郁胆腑（热在少阳）；②热郁胸膈。

2）卫气同病（表寒里热）。

3）热灼营分。

4）卫营同病。

（2）邪（热）盛气分

1）热灼胸膈。

2）阳明热盛（炽）（热炽津伤）。

3）热结肠腑：①阳明热结、阴液亏损（虚）；②阳明热结、气液（阴）两虚（亏）；③阳明腑实、小肠热盛。

（3）热燔（炽）营血：①热灼营阴；②气营（血）两燔；③热盛动血；④热与血结。

（4）热陷（入）心包：

1）邪热闭窍：①热闭心包；②伏热内闭。

2）内闭外脱。

（5）邪陷正衰：①阳虚邪陷；②热闭厥脱；③阳气暴脱。

（6）热盛动风。

（7）热灼（烁）真阴：①真（肾）阴亏损（肝肾阴伤、阴虚生热）；②阴虚风动（虚风内动）；③阴虚火炽。

（8）邪留阴分。

（四）治疗

春温病初起以里热为主，所以总的治疗原则是清泄里热，同时要顾护阴液。初起热在气分者，要清泄气分热邪；初起发于营分者，要清营养阴、透热转气；若热盛动血，则需凉血散血。叶天士在《温热论》中就提出："在卫汗之可也，到气才可清气，入营犹可透热转气……入血就恐耗血动血，直须凉血散血。"《时病论》亦有："春温变幻，不一而足，务在临机应变可也。"现将春温的辨证论治介绍归纳如下：

1. 疏解外邪

若人体先受外邪，从而引动在里之伏热，初起见微恶寒等表证，应予辛凉清解，以疏散在表之邪。《医述》有云："门人复问曰：春温亦间有一、二表证乎？曰：有之……兼外感者，必加柴胡，或以本经药轻解，必无发汗之理。"可见春温病不仅有里热炽盛的表现，同时还会兼有表证，故治疗时不应单纯清泄里热，还当解表以疏外邪。雷丰在《时病论》中亦云："此不比春温外有寒邪，风温外有风邪，初起之时，可以辛温辛凉。"其明确阐明春温初起之时若有表证，可用辛温或辛凉之法解表散邪。魏之琇明确指出春温初起时见有表证，应使用辛凉之剂清解表邪，忌用辛温之品，以免劫津耗液而造成不良后果，其曰："夫风温春温忌汗，初病投剂，宜用辛凉。"

2. 清泻里热

元末明初医学家王安道在《医经溯洄集》中有言："温病、热病后发于天令暄热之时，怫热自内而达于外，郁其腠理，无寒在表，故非辛凉或苦寒或酸苦之剂不足以解之。"其认为春温的发病机理是"热邪自内达外"，故起病即见里热证，遂提出了春温"清里热"的治疗原则。

清代魏之琇在《续名医类案》中有："夫风温春温忌汗，初病投剂，宜用辛凉。"其提出了春温病初起时应使用辛凉之剂清热散邪。对春温病论述最为全面系统的当属叶天士，他在《温热经纬·叶香岩三时伏气外感篇》中言："春温一证，由冬令收藏未固，昔人以冬寒内伏，藏于少阴，入春发于少阳，以春木内应肝胆也。寒邪深伏，已经化热，昔贤以黄芩汤为主方，苦寒直清里热，热伏于阴，苦味坚阴，乃正治也。知温邪忌散，不与暴感门同法。若因外邪先受，引动在里伏热，必先辛凉以解新邪。继进苦寒以清里热。"叶天士在这里明确提出了春温病两种不同发病形式对应的治疗方法，即伏邪自发，治疗要用"苦寒直清里热"，新感引动伏气，治疗要"先辛凉以解新邪，继进苦寒以清里热"。吴鞠通在《温病条辨·中焦篇》中言："阳明温病，干呕口苦而渴，尚未可下者，黄连黄芩汤主之。不渴而舌滑者属湿温。"《温病条辨》亦有："温热，燥病也，其呕由于邪热夹秽，扰乱中宫而然，故以黄连、黄芩彻其热，以芳香蒸变化其浊也。"其体现吴氏用苦寒清热之方法来治疗春温病邪郁少阳证。清末医家雷丰在《时病论》讨论春温治法时说："倘或舌苔化燥，或黄或焦，是温热已抵于胃，即用凉解里热法；如舌绛齿燥，谵语神昏，是温热深踞阳明营分，即宜清热解毒法，以保其津液也；如有手足瘈疭，脉来弦数，是为热极生风，即宜却热息风法。"其明确了辛凉清热法在治疗春温病里热炽盛的重要地位。

3. 透热转气

透热转气之法，最早见于清代名医唐大烈的《吴医汇讲》，他在书中引用叶天士《温症论治》之言，其曰："乍入营分，犹可透热，乃转气分而解。"后王孟英将其收入《温热经纬》，篇名为"叶香岩外感温病篇"，改为"入营犹可透热转气"。以后版本，多以此为准。正如现代温病学家整理发现，目前刊行的叶氏《温热论》的各种版本，都是"入营犹可透热转气，如犀角、玄参、羚角等物"之描述。由此可知透热转气为治疗春温邪热郁遏营分不得外达之证的有效方法。

4. 清透结合

吴鞠通在《温病条辨》中有言："脉虚，夜寐不安，烦渴，舌赤，时有谵语，目常开不闭，或喜闭不喜开，暑入手厥阴也。手厥阴暑温，清营汤主之。舌白滑者，不可与也。"通过其论述，春温病热在营分诸证主要用清营汤来治疗，并有"逐邪者随其性而宣泄之，就其近而引导之"的记载。春温发病，虽里热炽盛，但病机上有"佛热自内达外"的趋势，因此，治疗上就当顺从病势，因势利导，为热邪寻找出路。雷丰在《时病论》中亦载道"伏邪得透，汗出微微，温热自然达解耳"，可见在治疗春温病中透热法的重要。透法亦可与清法相配使用，透之为法，要使表里气机通畅，透达邪气于外，而正如《时病论》所载："凡清凉之剂，凉而不透者居多，惟此法清凉且透。"清凉之剂，虽长于清热，但却常有郁遏气机、留滞邪热之嫌。故在治疗春温时在使用清法，清其热邪的同时应酌情配合透法，清、透两法相辅相成、相得益彰，同时可使清法扬长避短。

近代医家吴锡璜在《中西温热串解》中载："治温热病，虽宜用凉解，然虑其寒滞，宣透法仍不可少。"其继承前人所述，为春温病在营分当以清营凉解之法治疗提供思路，但因用药多寒凉，寒则凝滞不通、郁闭气机，因而主张在清营凉解时还要用宣透之法透达气机，使营热之邪转出气分而解。张锡纯在《医学衷中参西录》中载曰："因大队寒凉之品与清轻宣散之品相并，自能排逐内蕴之热，息息自腠理达于皮毛以透出也。"

5. 凉血散血

凉血散血法是由温病大师叶天士创立的治则,《温热经纬·外感温热篇》中云:"大凡看法:卫之后方言气;营之后,方言血……至入于血,则恐耗血动血,直须凉血散血,如生地、丹皮、阿胶、赤芍等物是也。"其指出了春温病伏热继续发展从营入血的治疗原则。宋代朱肱在《类证活人书》中对春温病血分热邪亢盛证提出证治:"若病人无表证,不发寒热,胸腹满,唇燥,但欲漱水不欲咽者,此为有瘀血,必发狂也。轻者犀角地黄汤,甚者抵当汤。"《温病条辨》中亦有:"时欲漱口不欲咽,大便黑而易者,有瘀血也,犀角地黄汤主之。"代表方犀角地黄汤通过增口行血,充养脉络,畅利血行,达到养阴凉血散瘀之用。柳宝诒在《温热逢源》中载曰:"一则营阴虚而为燔灼所伤,阴血枯竭,而不能托邪外出也。"此时治疗需要寻求凉血散血之法,使邪虽不可外出,但可内散。

6. 养阴滋液

根据《内经》中"藏于精者,春不温病"的理论,历代多将"冬不藏精"视为春温发病的内因,柳宝诒在《温热逢源》中有言:"经言藏于精者,春不病温。则凡病温者,其阴气先虚可知。"《温热逢源》亦言:"伏温发于少阴,在肾脏先虚之人不能托邪外达。"法当"养阴托邪"。吴鞠通在《温病条辨》中说:"温病燥热,欲解燥者,先滋其干,不可纯用苦寒也,服之反燥甚。"其说明对于春温燥热之证,不能单纯用苦寒清泄之法,必须要配伍咸寒或甘寒药以滋养阴液,防其苦燥伤阴。吴鞠通言:"夫春温、夏热、秋燥,所伤皆阴液也,学者苟能时时预护,处处提防,岂复有精竭人亡之虑。"其再次提出春温病易伤人之阴液,治当滋阴补液。更有言道:"热邪深入下焦,脉沉数,舌干齿黑,手指但觉蠕动,急防痉厥,二甲复脉汤主之;下焦温病,热深厥甚,脉细促,心中憺憺大动,甚则心中痛者三甲复脉汤主之;热邪久羁,吸烁真阴,神疲瘛疭,脉气虚弱,舌绛苔少,时时欲脱者,大定风珠汤主之。"此三方皆乃养阴镇惊之良方,可见滋养阴液法在春温病后期伤阴期的重要作用。《温病条辨》亦载道:"阳明温病,下之不通,其证有五:应下失下,正虚不能运药,不运药者死,新加黄龙汤主之。"春温病进一步发展,高热伤津,导致热结肠腑,本该立即攻下,但延误时机,以致热结不去而气阴大伤,最终胃肠正气大衰,失于蠕动,药物不能吸收奏效,致病情加重,此时治疗应用益气补阴、攻下热结之新加黄龙汤。其又有"阳明温病,下之不通,其证有五……津液不足,无水舟停者,间服增液,再不下者,增液承气汤主之"的论述,说明春温病易高热伤及阴液,致热结肠腑,下之不通,所以在春温病的治疗上滋阴增液尤为重要。柳宝诒在《温热逢源》中言:"其或邪已化热,则邪热燎原,最易灼伤阴液,阴液一伤,变证蜂起,故治伏温病,当步步顾其阴液。"此体现了其治疗伏邪春温注重固护阴液的学术观点,对后世治疗春温具有很大的指导意义。雷丰在《时病论》中还提出:"须知热病最易伤阴,当刻刻保阴为要,辛温劫液之剂,勿浪用也。"因此固护胃中津液是温病救阴的关键,也是阻止疾病进展的有效措施。春温是伏气温病,伏寒化温后在体内伏藏时间较长,伏热在体内损伤阴液,发病之后高热进一步伤阴,故春温病阴液损伤的表现非常突出。

以上为各代医家对春温病理解认识之精华,从春温病的病名、病因病机、证候分类及其治疗四方面展开论述,确立了中医药治疗外感热病——春温的理论基础,且对临证实践起着重要的引领和启发作用。

(王金贺 刘 征)

风温源流考

风温作为温病的一类，它的理论发展始终与温病理论的发展相辅相成。风温理论源于《内经》，其作为病名首见于东汉张仲景《伤寒杂病论》。自唐代以降，历朝医家对风温病各有不同的阐述，迄至清代对风温病的认识已渐臻全面。由于风温病病因复杂，病机涉及多个脏腑，临床表现又有"新感"与"伏邪"之分，故从病名、病因病机、证候分类、治疗入手，对历代重要医籍中风温病的相关病证论述进行整理研究，考察其学术脉络和规律，颇有意义。

（一）病名

在清代以前，大多医家将"风温"作为伏气温病进行论述，自清代起才将之纳入新感温病，并形成专篇专著。综合分析风温病的诸多称谓，多表述其病症特点，现按历史时期归纳阐述如下：

风温之名源于《内经》，《素问·六元正纪大论》云："帝曰：愿闻同化何如？岐伯曰：风温春化同。"其指出风温是春天的气机运行所产生，首次提出"风温"之名。《素问·金匮真言论》云"夫精者，身之本也。故藏于精者，春不病温"，基本概述出古人对温病的初步认识。而东汉末年，战乱频发，气候寒冷，人民生活艰苦，其所患疾病多以伤寒为主，直接感受温病而发风温的情况较少，《伤寒论》云："太阳病，发热而渴，不恶寒者为温病。若发汗已，身灼热者，名风温。风温为病，脉阴阳俱浮，自汗出，身重，多眠睡，鼻息必鼾，语言难出。"故张仲景在此阐述了风温为以汗止身灼热为主症的一种外感疾患。晋代王叔和所撰《伤寒例》师承仲景之意，并在病因认识上有所发展，提出："若更感异气变为他病者，当依后坏病证而治之"，又曰："其人素伤于风，因复伤于热，风热相搏，则发风温，四肢不收，头痛身热"，又曰："阳脉浮滑，阴脉濡弱者，更遇于风，变为风温"。其指的是患者感伤风邪后，复感热邪，风热糅合变为风温病。他认为风温乃伤寒未愈，复遇风邪而成，是伏气温病病机演变过程更感风邪所致。唐代王焘在《外台秘要》中云："其病有相类者，伤寒热病，风温湿病，阴毒阳毒，热毒温疫，天行节气，死生不同，形候亦别，宜审详也。"其从疾病的相似性和异同处指出与风温病相似的疾病。

后世医家有不少有关风温的论述，一些尚未形成理论，仅以证治概说。其余则多把伏气温病认作风温。如宋代陈无择在《三因极一病证方论》中载有"所谓风寒、风温、风湿、寒湿、湿温，五者为并""风温者，头痛，身热，常汗出，体重，喘息，四肢不收，嘿嘿欲眠"之论。其详细阐述了风温病的症状体征。北宋庞安时在《伤寒总病论》中云："因气运风热相搏而变，名曰风温也。其病本因冬时中寒，随时有变病之形态尔，故大医通谓之伤寒焉。"其将风温特征表述出来，并对之前风温概念的混称做出解释，提出了对风温病因、证候、治则的论断，其曰："病人素伤于风，因复伤于热，风热相搏，则发为风温。四肢不收，头痛身热，常自汗出不解，治法在少阴厥阴，不可发汗，汗出则谵语。"金代成无己引《难经》文云："中风之脉，阳浮而滑，阴濡而弱，风来乘热，故变风温"，又曰："脉阴阳俱浮，自汗出者，卫受邪也。卫者气也，风则伤卫，温则伤气，身重，多眠睡者，卫受风温而气昏也。鼻息必鼾，语言难出者，风温外甚，而气拥不利也……小便不利、直视、失溲，为下后竭津液，损脏气，风温外胜"。元代医家朱震亨在《丹溪心法》中云："大率有痰、风热、风温、血虚。因于风者，小续命汤。"

其另一著作《脉因证治》中"脉阳浮滑，阴濡弱，更遇于风乘，变为风温"，概述了风温病的脉象及证治。

温病学说起源于伤寒，自明代起逐渐独立成体系。吴又可在《温疫论》中提出"此外又有风温、湿温，即温病夹外感之兼证。名各不同，究其病则一"，从病名上将风温归为温病兼证单独讨论。清代叶桂在《三时伏气外感篇》中云"风温者，春月受风，其气已温"，正式明确了风温是感受时令风温之邪而致的新感温病。王孟英在《温热经纬》中云："然病名风温而脉浮，参以辛凉，未为过也……风温为病，脉阴阳俱浮，两证脉相同也。三阳合病，但欲眠睡，身重难以转侧。"其提出了风温病的脉象、症状及治法。汇通医家张锡纯在《医学衷中参西录》中云："论温病之开端……治之者不知其为温病，而误以热药发之，竟至汗出不解而转增其灼热，则即此不受热药之发表，可确定其名为风温矣"，同时指出："风温之外，又有湿温病与伏气化热温病，而提纲中止论风温者，因湿温及伏气化热之温，其病之起点亦恒为风所激发，故皆可以风温统之也"。其详细论述了温病的发生发展及风温的症状特征和概念延伸。

（二）病因病机

风温病的产生可由多种因素导致，当人体禀赋不足，或正气虚弱，或阴分有亏，或卫外不固，或起居不慎、寒温失调时，风热病邪就会乘虚而入，侵袭人体而导致风温病。起病之时犯于上焦，此时卫气郁闭，肺气失宣为基本病理。王孟英在《温热经纬》中载："风寒为病，可以桂枝汤发汗而愈。若发汗而热反灼者，乃风温病，温及热之谓也。后人不为详玩，谓风温为汗后坏病。"王孟英将风温的来源进行阐述，并将其与太阳中风加以鉴别。若风温向里传变，传于胃则胃热阳明炽盛；逆传心包则心气不足，心阴素亏。另外，风温病传变过程中亦有邪热壅肺，后期亦可出现肺胃阴伤。风温的病变部位虽与五脏六腑均相关，但主要在肺、胃、大肠、心包，尤以肺为重。

1. 邪袭肺卫

风温初起，风热之邪外袭于卫，内干于肺，而致肺卫功能失常，由于卫气郁闭，卫受邪郁，温养失职。头为诸阳之会，卫气闭阻，经气不利。肺主气属卫，鼻气通于肺，卫气郁，则肺气失于宣畅。风热之邪属阳、属热，易于伤津，其初起津伤不甚。苔薄白、舌边尖红、脉浮数，此均为邪在卫表的征象。叶天士在《临证指南医案》中云："春季温暖，风温极多。温变热最速。若发散风寒消食，劫伤津液，变证尤速。"其指出治疗初起咳嗽喘促及表解热不清的通用方。并自按曰："风温乃肺先受邪，逆传心包，治在上焦……多致危殆，皆因不明手经之病耳"，又曰："春令发痧从风温，夏季从暑风，暑必兼湿，秋令从热烁燥气，冬月从风寒"。张锡纯在《医学衷中参西录》中云："一为风温。犹是外感之风寒也，其时令已温，外感之气已转而为温，故不名曰伤寒、伤风，而名风温，即《伤寒论》中所谓风温之为病者是也。"

2. 邪热壅肺

邪热入里，里热蒸迫，津液外泄。邪热壅肺，肺气郁闭，络脉不通，邪热炼液为痰。若邪热伤及肺络，可见痰中带血，或痰呈铁锈色。吴鞠通在《温病条辨》中云："温热痉，即六淫之火气……即同上风温论治。但风温之病痉者轻而少，温热之致痉者多而重也。药之轻重浅深，视病之轻重浅深而已。"王孟英在《温热经纬》中云："又春季温暖，风温极多，温变热最速，若发散风寒消食，劫伤津液，变证尤速。"

3. 霍乱时疟

王孟英在《重订霍乱论》中云："其邪在半表半里，或所感邪气较轻，不为伤寒而为正疟者，脉象必弦，并宜和解……若感受风温、湿温、暑热之气者，重则为时感，轻则为时疟……余师其意，凡治时疟，必辨其为风温，为湿温，为暑热，为伏邪者，仍以时感法清起源。"从六经辨证角度入手，分析了时疟所致霍乱与风温的关系。

4. 伏邪内发

王孟英在《温热经纬》中按云："彼冬温、春温之先犯手太阴者，皆曰风温，乃吸受之温风也。此伏邪内发，误汗致逆者，亦曰风温，乃内动之虚风也。然风温在肺，只宜清解。若误以辛热之药汗之，亦有自汗多眠，鼻鼾难语之变。"指出伏邪内发是导致风温的主要原因。清代雷丰在《时病论》中云："据丰论春时之伏气有五：曰春温也，风温也，温病也，温毒也，晚发也……风温者，亦由冬受微寒，至春感风而触发。"其强调风温为冬季受寒邪，寒邪潜主春季，又受风邪而触发，属伏邪致病。

5. 阳明热壅

胃属土，主肌肉，为水谷之海，营卫之源。阳明为多气多血之经，正气最盛。邪气不盛者，不能入于阳明，传入阳明之邪，皆亢盛之热邪，故正邪剧争，里热蒸迫，外而肌腠，内而脏腑，无不受其熏灼。清代《医宗金鉴》云："温病，热自内出，故发热而渴不恶寒。风温，内外交热，加之自汗，故有身重多眠诸证，有轻重死生之分"，又曰："盖温病宜于发散中重加清凉，风温不可于清凉中重加发散也"。邪热内结，里热熏蒸，循胃之大络上扰心神。肠中燥屎内结，腑气不通，腹部胀满硬痛，大便虽结，热迫于中，津液下夺，旁趋而出，称为"热结旁流"。

6. 暑热蒸腾

金代攻下派代表张从正在《儒门事亲》中云："夫暑者……风温病多发，风伤于荣，温伤于卫。血为荣，气为卫。其脉两手多沉，自汗出，身重，多睡必鼾。" 其从季节时令角度论述了风温病因天时而发的致病机理，指出暑热蒸腾是造成风温起病的外部因素。

（三）证候分类

历代医家对风温证候分类的表述有：
（1）卫分证（邪袭肺卫）：①风温客表；②风邪袭肺。
（2）气分证（邪（热）入气分）
1）邪热在肺（肺热炽盛）：①邪热壅肺；②肺热腑实（痰热阻肺、腑有热结）；③肺热移肠；④肺热发疹。
2）热在胸膈：①热郁胸膈；②热灼胸膈；③痰热结胸；④热阻胸膈，微兼腑实。
3）邪（热）入阳明：①热炽（盛）阳明（无形热盛）；②热结肠腑（有形热结）；③胃热阴伤；④肠热下利。
（3）营分证
1）热入心营（热烁营阴）。
2）热入（陷）（闭）心包：①热陷心包；②热入心包兼阳明腑实。

（4）血分证：①热盛动血；②瘀热互结。

（5）阴伤气脱

1）正气外脱（正虚欲脱）：①内闭外脱；②气阴外脱；③阳气暴脱。

2）余邪未尽，肺胃阴伤。

3）肝肾阴伤。

（6）热盛动风：①肝经热盛动风；②阳明热盛，引动肝风；③心营热盛，引动肝风。

（四）治疗

唐代孙思邈继承了仲景思路，其《备急千金要方》引《小品方》之葳蕤汤作为治疗张仲景所述风温的主方，其云："葳蕤汤，治冬温及春月中风伤寒，则发热，头眩痛，咽喉干，舌强，胸内疼，心胸痞满，腰背强，亦治风温。"书中又指出"忧恚积思，喜怒悲欢，复随风温结气，咳时呕吐"的证候以大煎天冬治之。《证类本草》云："胡麻，子，利大小肠，催生落胞，逐风温气"，又曰："乌喙……能治男子肾气衰弱，阴汗，主疗风温湿邪痛，治寒热，痈肿岁月不消者"，论述了对风温有治疗作用的单味药。《新修本草》云："旋覆花，根，主风温。"《太平圣惠方》云："夫疗寒以热药，疗热以寒药，饮食不消以吐下药……风温以风温药，各随其所宜。"《太平惠民和剂局方》载圣散子方曰："治伤寒、时行疫疠、风温、湿温，一切不问阴阳两感，表里未辨，或外热内寒，或内热外寒"，又载天麻防风丸曰："治一切惊风……及风温邪热，宜用之"。上述方药类著作载述了这一时期有关风温病的治法方药。北宋钱乙在《小儿药证直诀》中以"青州白圆子"治疗小儿惊风，大人诸风。用法中有"瘫痪，风温酒下。并不以时候服"。庞安时在《伤寒总病论》中曰："风温之为病，脉阴阳俱浮，汗出体重，其息必喘，嘿嘿但欲眠……因发汗后，身体不恶寒，而反恶热，无下证者，名曰风温，知母石膏汤。"其论述了伤寒坏证所致风温的治疗方法。风温病在明清时期基本形成稳定治疗体系，初起犯肺与两种传变方式治疗方法各不同。现将风温病论治归纳整理如下：

1. 辨证论治

（1）辛凉宣肺：本法应用于风热犯肺，卫受郁闭，肺气失宣证。邪犯肺卫，以肺气郁闭为主要病机变化，以发热、微恶寒、头身痛、咽痛、口微渴为主要表现者，宜先用银翘散。《内经》云："风淫于内，治以辛凉，佐以苦甘……热淫于内，治以咸寒，佐以苦甘。"其从五行五味推理出风邪致病的治疗方法。吴瑭的《温病条辨》宗《内经》五行五味法，提出："太阴风温……但热不恶寒而渴者，辛凉平剂银翘散主之。"此方治疗正如吴瑭所说"上焦如羽，非轻不举"，寓少量辛温药于清凉之剂中，以增强辛散透邪之力，二者结合，共奏辛散凉泄之功。此方体现了宣透原则，有轻可去实之能，无开门揖盗之弊，后世列其为主治风温初起之代表方剂。又曰"世多言寒疫者，究其病状，则憎寒壮热，头痛……既化热之后，如风温证者，则用辛凉清热，无二理也""若风热病邪侵袭肺卫，以肺气失宣为主要病机变化，以咳嗽为主要症状者，则宜先用桑菊饮"叶天士在《临证指南医案》中载数案以桑菊饮治疗风温，其曰："邱，向来阳气不充，得温补每每奏效。近因劳烦，令阳气弛张，致风温过肺卫以扰心营。欲咳心中先痒，痰中偶带血点。不必过投沉降清散，以辛甘凉理上燥，清络热。蔬食安闲，旬日可安。冬桑叶，玉竹，大沙参，甜杏仁，生甘草，薏苡仁，糯米汤煎"。桑菊饮为辛凉轻剂，所用药物多轻清上浮之品。叶氏所选风温医案同为肺卫受邪，病机传变相似，故大致采用同一方法，根据临床症状差异加减化裁。王孟英在《温热经纬》中云："风温先受于手经，宜用辛凉解表。

上下部异，寒温不同，故治法大异。此伤寒与温病，其初感与传变皆不同也。"其在致病因素和传变机理上区分伤寒与温病，提出温病外感的治法。

（2）化痰开结：本法应用于邪热内传，痰热结于胸膈胃脘，气机失于通降之证。方用《温病条辨》小陷胸汤加枳实汤，本方以黄连苦寒清热。以瓜蒌辛开行气，宽胸化痰，其与半夏相配，共奏化痰之功；与枳实相配，增强开结之力，四药合用，辛开苦降，清热化痰，使痰热分离而邪解。

（3）清热散结：本法应用于肺经痰热壅阻，肠腑热结，腑气不通或肝火上炎之证。吴瑭在《温病条辨·中焦篇》中载宣白承气汤云："其因肺气不降，而里证又实者，必喘促寸实，则以杏仁、石膏宣肺气之弊，以大黄逐肠胃之结，此脏腑合治法也。"叶天士在《临证指南医案》中载："某，风温上郁，目赤，脉左弦。当用辛以散之。桑叶，夏枯草，连翘，草决明，赤芍。"

（4）凉营透疹：本法应用于肺经气分邪热波及营分，串扰血分之证。方用吴瑭银翘散去豆豉，加细生地、丹皮、大青叶，倍玄参。此证为肺热发疹，只宜宣肺达邪，凉营透疹，不可妄用辛温升提。《温病条辨》云："若一派辛温刚燥，气受其灾而移热于血，岂非自造斑疹乎？再时医每于疹已发出，便称放心，不知邪热炽甚之时，正当谨慎，一有疏忽，为害不浅。"叶天士在《临证指南医案》中载："痘发犹然身热咳嗽，乃风温入肺未解。诊其点粒粘着不爽，温邪郁滞气血，更体质素虚。议开肺气以宣之，活血以疏动之，冀其形色充长。若一进沉降，恐无好音。连翘，桔梗，红花，牛蒡，甘草，炒楂，郁金，丹皮，鸡冠血。"根据温邪传变特点，当邪气郁滞气血之时，可导致皮下斑疹，此时需要重视，不仅要开宣肺气，更要及时透营活血，不可留邪于内。

（5）泻热止利：本法应用于肺胃邪热下迫大肠之证。方用《伤寒论》的葛根黄芩黄连汤，上四味，以水八升，先煮葛根，减二升，纳诸药，煮取二升，去滓，分温再服。本证虽然热在肠腑，但无燥屎，故不可攻下，下则肠中津液必伤。正如清代温病医家邵登瀛在《温毒病论》中云："此仍是无形之热蕴蓄于中，非实满之邪盘结于内，故用葛根之升，不任硝黄之下逐也。"这种情况与《伤寒杂病论》中三承气汤证不同，原因在于积于体内的是无形的热邪，而非有形实邪，盲目泻下非但不能解决问题反而损伤肠中津液，形成身体邪未去而正更虚的坏证。肺与大肠相表里，可升清肺胃热而荡涤肠中积热。

（6）软坚泻热：本法应用于因气分邪热与肠中糟粕相结而形成的阳明腑实证。方以《伤寒论》大承气汤、小承气汤或调味承气汤随证选用。如吴瑭在《温病条辨·上焦篇》中对三承气汤的概述云："大承气者，合四药而观之，可谓无坚不破，无微不入，故曰大也。非真正实热蔽痼，气血俱结者，不可用也。若去入阴之芒硝，则云小矣；去枳、朴之攻气结，加甘草以和中，则云调胃矣。"张锡纯在《医学衷中参西录》中载一案，其曰："一叟，年六十五，得风温证。六七日间，周身悉肿，肾囊肿大似西瓜，屡次服药无效。旬日之外，求为诊视。脉洪滑微浮，心中热渴，小便涩热，痰涎上泛，微兼喘息，舌苔白厚……服后又得微汗，肿遂尽消，诸病皆愈。"同时张氏附以按语，其曰："此乃风温之热，由太阳经入于膀胱之腑，阻塞水道，而阳明胃腑亦将实也。由是观之，彼谓温病入手经、不入足经者，何其谬哉。"临床中的这种情况反映了实邪夹热所致风温，可根据伤寒承气汤证加减化裁。张锡纯同时以肾囊肿患者伴风温证的治疗强调了此类风温病的两种传变途径。

（7）清心开窍：本法应用于心神被扰，机窍闭阻，热陷心包证。方可选择清宫汤送服紫雪丹，或安宫牛黄丸，或至宝丹。其中，清宫汤方凉营泻热，紫雪丹清心开窍。此方中羚羊角能凉肝熄风，朴硝能泻热通腑，故对于热盛神昏兼动风便秘者最为适宜。吴瑭在《温病条辨》中载安宫牛黄丸云："此芳香化浊而利诸窍，咸寒保肾而安心体，苦寒通火腑而泻心用之方也。"其适用于火毒偏盛而内陷心包、机窍阻闭者。其后之至宝丹适用于浊痰内闭较甚者。紫雪丹、安宫牛黄丸、至宝丹合称温病凉开三宝，吴瑭认为："大抵安宫牛黄丸最凉，紫雪丹次之，至宝丹再次之。"临床应用时，若热闭心包而兼热盛动风者，可以清宫汤送服紫雪丹；若热邪极盛，可以清宫汤送服安宫牛黄丸；若痰闭而秽浊重者宜清宫汤送服至宝丹；若大便秘结，腹部按之硬痛，舌绛而苔黄燥脉数沉实，为热入心包，阳明腑实之证，可用生大黄末煎汤送服安宫牛黄丸，或直接以大黄末与化开之安宫牛黄丸同服，共奏清心开窍，攻下腑实之功。

（8）化虫消积：本法适用于虫积体内的风温湿滞证。叶天士在《临证指南医案》中载："陈官人（五岁）自汗，短气咳嗽，风温见症。肌腠有痤痱之形，与疹腑疡不同。但幼稚生阳充沛，春深入夏，形质日减，色脉是虚，而补脾辛甘不应。腹满，按之自软，二便原得通利，腹痛时发时止，痛已即能饮食。"小儿所得虫病，大概多因为少时贪玩，环境饮食尚不完全卫生，导致虫入体内成病。叶氏此案，专讲一幼龄孩童患风温见症，深研病因，乃为虫积胃中所致，杀虫止痛之后，即可以饮食，症状皆消，恢复正常。

（9）清养阴津：本法适用于风温后期，余热未尽肺胃阴伤之证。方用吴瑭《温病条辨》中沙参麦冬汤，其曰："身热不甚，或不发热，口干舌燥而渴，或干咳不已，痰少而黏，舌红少苔，脉细，沙参麦冬汤主之。"用之治疗阴津亏虚的症候，叶天士在《临证指南医案》中载数案云："某，风温客邪化热，劫烁胃津，喉间燥痒，呛咳。用清养胃阴，是土旺生金意。《金匮》麦门冬汤"，论述了以《金匮》麦门冬汤治疗风温之邪伤及胃阴之证；又曰："陆，二三，阴虚体质，风温咳嗽，苦辛开泄肺气加病。今舌咽干燥，思得凉饮，药劫胃津，无以上供。先以甘凉，令其胃喜。仿经义，虚则补其母。桑叶，玉竹，生甘草，麦冬（元米炒），白沙参，蔗浆"，运用桑白皮、玉竹、麦冬等养阴润肺之品治疗阴虚型风温咳嗽；又有："某，外受风邪郁遏，内因肝胆阳升莫制，斯皆肺失清肃，咳痰不解，经月来，犹觉气壅不降，进食颇少，大便不爽。津液久已乏上供，腑中之气，亦不宣畅。宜养胃阴以杜阳逆，不得泛泛治咳。麦冬，沙参，玉竹，生白芍，扁豆，茯苓"，指出在风邪郁遏时，宜养胃阴以杜阳逆；又曰："王，先寒后热，咳呛，是春月风温肺病。风为阳邪，温渐变热，客气着人，即曰时气。泡淡黄芩，知母，鲜生地，花粉，阿胶，天冬"，指出以轻灵疏泄之养阴药物治疗风温时气。以上所述均为清养阴津之法的代表。明代张介宾在《景岳全书》中曰："瓜蒌根汤，治风温大渴，瓜蒌根……石膏三钱，水一升半，煎入分服。"风温为病，耗伤阴津，患者常身热烦渴，一派津亏症状。此时采用滋阴生津药物，不仅有助于风温后期清除余热，还能顾护脾胃，帮助患者尽快恢复健康，防止温热复发。

2. 治疗禁忌

风温初起，禁用辛温发汗。因为辛温发汗，一则截夺心液，二则耗散心阳。又温病最擅伤阴，发汗则加重阴伤，加速病情变化。元代王履在《医经溯洄集》中云："若谓仲景法，不独为即病者设，则凡时行及寒疫、温疟、风温等病，亦通以伤寒六经病诸方治之乎？《伤寒例》曰：冬温之毒与伤寒大异，为治不同。又曰：寒疫与温及暑病相似，但治有殊耳。是则温暑及时行、寒疫、温疟、风温等，仲景必别有治法，今不见者，亡之也。观其所谓为治不同，所谓温疟、风温、温毒、温疫脉之变证方治如说，岂非亡其法乎？绝不可以伤寒六经病诸方通治也。"其从理论上阐述了风温要从风温论治而不可通治。如叶天士门人邵新甫按《临证指南医案》云："风为天之阳气，温乃化热之邪，两阳熏灼，先伤上焦，种种变幻情状，不外手三阴为病薮。

头胀汗出，身热咳嗽，必然并见。当与辛凉轻剂，清解为先，大忌辛温消散，劫烁清津。"吴鞠通在《温病条辨》中云："温病忌汗，汗之不惟不解，反生他患。盖病在手经，徒伤足太阳无益；病自口鼻吸受而生，徒发起表亦无益也。且汗为心液，心阳受伤，必有神明内乱，谵语癫狂、内闭外脱之变。"风温初起，只宜辛透凉泄，不可骤用寒凉重剂，否则冰伏卫气，阻遏病邪外解，导致邪留留恋，或内攻传里。

综上所述，历代医家学者对风温病的研究探讨和认识构建了风温病的理论基础，至今依然有效指导着临床医生的判断诊疗和预后。关于风温病疾病体系的综合研究，对于后世临床和理论的继承都起到了良好的指导与启迪作用。

（石伯伦　王金环）

伏暑源流考

中医对伏暑的认识起源于《内经》，直至明清才逐步发展完善，总的来说其以伏气学说为理论基础，体虚邪伏为发病特点，表里同治为诊疗原则。本书通过对重要古代医籍的相关资料，进行发掘考证，从病名、病因病机、证候分类、治疗四个方面加以整理，探其源流如下。

（一）病名

"伏暑"一词从宋代一直沿用至今，流传甚广，而历代医家对前贤理论的解读也各有特色，并且存在着一定的时代局限性，故不同医家对伏暑含义的理解也有所不同。纵观各医家关于伏暑的著作，将"伏暑"在古代医书中的含义总结如下：一指病名，为发于深秋至冬月的伏气温病，如清代俞根初在《通俗伤寒论》中指出："夏伤于暑，被湿所遏而蕴伏，至深秋霜降及立冬前后，为外寒搏动而触发。"二指病因病机，如清代陆廷珍在《六因条辨》中言："四时伏气，皆能为病，即伏寒、伏风、伏燥，皆可与伏暑立名主病。故春温为冬令之伏寒，肠风为春令之伏风，疟痢为夏间之伏暑，咳嗽为秋天之伏燥，以类而推。"三指节气，正如清代李学川在《针灸逢源》中所言："针灸诸病，从未有以时令拘也。而世俗专泥于伏暑之月。"本书所研究的伏暑是指其作为疾病名称而言。综合分析伏暑诸多称谓的历史，可归纳为以下两种分类命名。

1. 以病因病机分类命名

《素问·生气通天论》中"夏伤于暑，秋为痎疟"的论述，是对暑邪可以内伏发病的最早记载。《素问·四气调神大论》所说"此夏气之应，养长之道也。逆之则伤心，秋为痎疟，奉收者少，冬至重病"，为其所论"伏暑内发"及"伏暑晚发"的明文，只是没有明确提出伏暑之名。宋代《太平惠民和剂局方》首次提出伏暑一词，其载"黄龙丸"，治"丈夫、妇人伏暑，发热作渴，呕吐恶心，年深暑毒不瘥者"，但其所论之伏暑是指病因而非病名。

明代方广在《丹溪心法附余》中最早将伏暑定为病名，并记载了许多治疗伏暑的方剂，其曰："黄连香薷散，治伏暑发渴，或作疟痢，并宜服之（方见中暑）。"张凤逵在《增订叶评伤暑全书》中载道："冒暑入肠胃，腹痛恶心，呕泻，伏暑即冒暑，久而藏伏三焦肠胃之间。"其表明了伏邪所伏之处为三焦，易伤及肠胃。后至清代，周扬俊在《温热暑疫全书》中亦有相似论述。清代沈金鳌的《杂病源流犀烛》引明代李梴《医学入门》中"每于夏月后发者，为伏暑也"及"伏暑者，即冒暑久而藏伏者也"之论述，明确伏暑之病名。

古代医家对伏暑的认识之发展相对缓慢，直至清代，才明确认识到，伏暑是由于夏月摄生不慎，感受暑邪，潜伏体内，为秋季为时令之邪所引发的一类温病，在此基础上对伏暑作了较为系统的论述，并对其因、证、脉、治有了更加深入的研究。如叶天士在《临证指南医案》中曰："此非伤寒暴感，皆夏秋间暑湿热气内郁，新凉引动内伏之邪。"石寿棠在《温病合编》中曰："不即病者，其邪内舍于骨髓，外舍于分肉之间，盖气虚不能传送暑邪外出，必待秋凉金气相抟，暑无所藏而后出也。其有气虚甚者，虽金风不能击之使出，必待深秋大凉、初冬微寒相逼而出，名曰伏暑。"吴鞠通在《温病条辨》中曰："长夏受暑，过夏而发者，名曰伏暑。"林珮琴在《类证治裁》中曰："秋发为伏暑，初由口鼻吸受，继而内结募原，至伏邪为新凉引动。"曹炳章在《暑病证治要略》中曰："凡温热、瘟疫、湿秽、瘴气、一切不正之气皆能从口鼻而入。不即发者，隐伏于膜原三焦，至深秋初冬而发，即名伏暑。"上述记载均是对伏暑病的深入认识，是对伏暑更加全面的总结。

2. 以发病季节分类命名

伏暑在清代出现了异名。因其发病于秋冬，晚于感邪之夏季，故曰"晚发""秋时晚发"。如吴坤安在《伤寒指掌》中指出："晚发者，夏受暑湿之邪，留伏于里，至秋新邪引动而发也。"这里的晚发即为伏暑；雷丰在《时病论》中曰："伏天所受之暑者，其邪盛，患于当时；其邪微，发于秋后，时贤谓秋时晚发。"这里的秋时晚发即为伏暑；陆延珍在《六因条辨》中记载："有秋时晚发，以感证之法治之一语，因著伏暑之称。"其中的秋时晚发等同于伏暑。

鉴于本病发病季节有秋冬迟早之不同，因而又有"伏暑秋发""冬月伏暑""伏暑晚发"等名称。何廉臣在《重订广温热论》中载道："温热，伏气病也，通称伏邪……发于秋者，曰秋温，或曰秋时晚发，或曰伏暑。发于冬者，曰冬温，或曰伏暑、冬发。"此处的秋温、冬温，实指伏暑秋发、冬月伏暑，即发生于秋季、冬季的伏暑。《重订广温热论》又曰："至于秋暑，由夏令吸收之暑气，与湿气蕴伏膜原，至秋后而发者是也……发于处暑以后者，名曰伏暑，病尚易治；发于霜降后冬至前者，名曰伏暑晚发，病最重而难治。"可见，伏暑晚发即霜降后冬至前的伏暑。

另外，历代医家在前人立论的基础上，也阐发了个人的独特见解。清代俞根初在《通俗伤寒论》中所论外感热病之病名，如"风温伤寒""春温伤寒""湿温伤寒""热证伤寒""伏暑伤寒""秋燥伤寒""冬温伤寒"等，独具特色地将伏暑归于其中，言其同时既是温，又是寒，在病名上可反映出一统寒温的特点。其他命名如"伏暑兼寒"等，如《通俗伤寒论》曰："伏暑伤寒，一名伏暑兼寒。"

（二）病因病机

历代医家对伏暑的认识基本都是以《内经》"冬伤于寒，春必温病"的伏气学说为基础，故本病属于伏气温病范畴。其病因包括内因和外因两种，而外因又有先因与诱因之分。《素问·评热病论》曰："邪之所凑，其气必虚。"《素问·金匮真言论》载道："夫精者，身之本也，故藏于精者，春不病温。"清代柳宝诒在《温热逢源》中曰："伏温之邪，冬时之寒邪也。其伤人也，本因肾气之虚，始得入而据之。"以上皆体现出人体正气的虚实对发病的影响。

伏邪说虽源于《内经》，但"伏邪"一词首见于晋代王叔和的《伤寒例》，它具体指出："师曰：伏气之病，以意候之，今月之内，欲有伏气。假令旧有伏气，当须脉之"，又曰："以伤寒为毒者，以其最成杀历之气也，中而即病者，名为伤寒，不即病者，寒毒藏于肌肤，至春变为温病，至夏变为暑病"。这是对《内经》中伏邪致病认识的继承和发展，但其以伏寒化温为主导思想，属狭义伏气说。随着时代的发展，后世温病学家对伏邪学说的认识均有所升华，直至清代温病学派崛起，伏气学说逐渐突破单一的伏寒化温说，开始用来解释伏暑的特点。伏气学说，认为伏气是感受外邪藏伏于体内过时而发的温病，伏邪按其病变性质分为温热性和湿热性两大类。伏暑多属湿热性温病。而由于感邪性质和伏邪部位不同，伏暑发病又有两种类型，即暑湿郁伏气分，因时邪引动，发病证候表现为卫气同病，病势较轻；暑热郁伏营分，因时邪引动，发病证候表现为卫营同病，病势较重。

1. 伏邪

宋代史堪在《史载之方》中曰："忽有人之脏腑根本实热，却因履天暑，冒大热，骤入凉处，顿饮凉水，寒气胜，畏其热气，阴阳相伏，阴气固而不散，阳气伏而不动，其病结为一块，伏在胸中，此病名为伏暑者也。"其指出人当夏日，阳气外浮，对此《内经》中有"暑当与汗皆出，勿止"的论述，而其人却骤入凉处，将汗误止于内，故感暑邪而留伏于内，结于胸中，发为伏暑。清代薛福在《瘦吟医赘》中曰："伏气有二：伤寒伏气，即春温、夏热病也。伤暑伏气，即秋温、冬温病也。"这里的"秋温""冬温"，实指"伏暑秋发""冬月伏暑"，与新感温病中感燥邪而发于秋季的秋燥和感风热而发于冬季的冬温，名同而义别，其病因为伤暑伏气。清代曹存心在《曹仁伯医案论》中曰："此伏暑晚发之病也。暑邪者何？天之热气下，地之湿气上，人在气交之中，无隙可避，感而受者，遂病位暑。假使发于当时，其邪易达，其气未深耳。惟深伏三焦，直至秋晚而发，道远气深，自内达外，焉得见轻？"其提出暑热之邪，夹杂湿气，缠绵于内，病势较重。雷丰在《时病论》中曰："伏天所受之暑者，其邪盛，患于当时；其邪微，发于秋后。"其认为所受暑邪较轻，不致立即发病，故能内伏而后发。清代俞根初，近现代向廉臣、曹炳章合著，经徐荣斋重订的《重订通俗伤寒论》指出："邪伏膜原，外寒搏束而发为实证，邪舍于营，外寒激动而发为虚证。"其强调病邪伏于膜原，并说明发病有虚实之分。

2. 正虚

清代吴鞠通通过对《内经》理论的研究发展，提出气虚是导致伏暑的重要内在因素，其曰："长夏盛暑，气壮者不受也；稍弱者，但头晕片刻，或半日而已；次则即病；其不即病而内舍于骨髓，外舍于分肉之间，气虚者也。"清代石寿棠认为阴液亏损是伏暑邪气内伏的前提，《医原》曰："伏暑及伏暑晚发……推此病之由，总缘阴虚之质，夏月汗多伤液，内舍空虚，阳浮于外，暑湿合邪……秋来阳气渐敛，邪与正争而病作矣。"清代吴达则认为，伏暑的发生，首先以中气虚馁为依据，所著《医学求是》指出："湿热之邪，人多受之，未必皆成伏暑证也……至其人中气素馁，或劳倦伤中，湿热易于内蕴，至秋偶受寒邪，新凉外逼，内邪被逼而动，内外合邪，发为伏暑。"吴氏同时也指出所受伏邪为湿热之邪。

3. 时令诱发

近现代何廉臣《重订通俗伤寒论》引叶香岩先生之言："伏暑内发，新凉外束，确多是证。"叶氏认为外感新凉，是伏暑发病的诱因，石寿棠的《医原》也有相似论述，其曰："伏暑，乃暑湿交合之邪,伏于膜原,待凉燥而后激发者也。"吴鞠通的《温病条辨》则有"长夏受暑,过夏而发者,名曰伏暑。霜未降而发者少轻,霜既降而发者则重,冬日发者尤重"的论述,说明发病节气的不同,是伏暑病的诱发因素。沈金鳌在《杂病源流犀烛》中云:"伏暑症,暑久伏病也……若热毒之气既已受之,或为些小风寒所固,此毒遂渐渐入内,伏于三焦肠胃之间,或秋或冬,久久而发,此暑毒伏于人身之内者也。"其指出热毒为所伏之邪,伏邪日久入内,因时引动,而令人发病。

通过对历代医家理论的梳理,可以看出伏暑发病与邪气的性质、正气的强弱、季节时令三方面因素密切相关。夏季感邪,邪微正衰,邪轻不足以即发,体弱不足以抗邪,故邪气能潜伏于体内,迁延日久,耗伤正气,正邪消长,此时受时令邪气侵袭,则诱发为伏暑。

(三)证候分类

历代医家对伏暑证候分类的表述有:
(1)初发证治:①卫气同病(气分兼表);②卫营同病(营分兼表)。
(2)邪在气分:①暑湿郁阻少阳(邪阻少阳);②暑湿(湿热)夹滞,搏结肠腑;③热炽(结)阴伤;④阳明腑实,小肠热结。
(3)热在营血:①热在心营,下移小肠;②热闭心包,血络瘀滞;③热瘀气脱。
(4)肾气亏损,固摄失职。

(四)治疗

至清代,伏暑论治渐臻完善,总结历代医家所述发现,诸位医家在治疗前先辨伏邪性质,再从卫气营血、三焦及脏腑等辨证思路进行论治,现整理归纳如下:

1. 辨证论治

(1)辨伏邪性质:叶天士在《临证指南医案》中曰:"认明暑湿二气,何者为重?再究其病,实在营气何分?大凡六气伤人,因人而化。阴虚者火旺,邪归营分为多;阳虚者湿盛,邪伤气分为多。"其指出当先辨伏邪是暑热还是暑湿,来确定邪在气分还是营分。《重订通俗伤寒论》提出:"春夏间伏气温热,秋冬间伏暑晚发,其因虽有伤寒伤暑之不同,而其变蒸为伏火则一,故其证候疗法,大致相同,要诀在先辨燥湿,次明虚实。"其指出先辨伏邪属燥属湿,再辨虚实。《重订广温热论》曰:"试先论湿火之症治。凡湿火症,发于夏至以前者为湿温,夏至以后者,为湿热,发于霜降立冬后者为伏暑挟湿;其邪必伏于膜原,黄帝内经所谓横连膜原是也。其人中气实,而热重于湿者,则发于阳明胃肠;中气虚,而湿重于热者,则发于太阴肺脾。初起邪在气分,当分别湿多热多。"可根据病位,确定伏邪的性质。

1)暑热:季本易感受暑热邪气,如明代武之望在《济阴纲目》中曰:"伏暑者,暑热之气因时感冒,伏于心胸之间,以致正气郁闷,上下不得宣通,遂令闷绝而死,有如尸厥之状,所谓中脘闭结,三焦不通者是也,暑月长途,往往有之,切不可补。"对此,明代戴思恭在《秘传证治要诀及类方》中曰:"暑气久而不解,遂成伏暑,内外俱热,烦躁自汗,大渴喜冷,宜香薷饮加黄连一钱,继进白虎汤。"其指出暑热邪气伏于内,会出现发热烦躁、口渴喜冷饮等症,方用香薷饮加味,其后《证治准绳》中亦有此论。

清代周扬俊在《温热暑疫全书》中指出:"人受暑热之毒,栖伏三焦胃肠之间,久久而发者，为伏暑。"周氏提出暑热之邪，易伏于三焦胃肠。雷少逸在《时病论》中曰："伏天所受之暑者，其邪盛，患于当时；其邪微，发于秋后，时贤谓秋时晚发，即伏暑之病也。"此述"暑邪"，系指暑热而言。且伏邪日久易于化火，如《重订广温热论》指出："风寒暑湿，悉能化火，气血郁蒸，无不生火。"可见暑邪久伏不解，郁而化火是其必然趋势。

2）暑湿：《内经》有"暑当与汗皆出，勿止"之论，可见汗为伏暑之出路，而"与""皆"二字，发人深思，湿邪散尽，自有汗出，其所伏之邪，应为暑湿。明代王纶的《明医杂著》曰："治暑之法，清心利小便最好。"清代喻嘉言在《医门法律》中指出："凡治中暑病，不兼治其湿者，医之过也。"叶天士在《临证指南医案》中认为："长夏湿令，暑必兼湿。"《温病条辨》亦有"热与湿搏而为暑也"之论。王孟英则认为："暑令湿盛，必多兼感，故曰挟……而治暑者，须知其夹湿为多焉。"可见古代医家对暑邪为患多易夹湿，持基本一致的观点，湿性黏滞，易乘虚潜留，清代石寿棠在《医原》中曰："湿多者，无烦渴热象，天气为湿阻遏，不能外达下行，则必凛凛恶寒，甚而足冷，头目胀痛昏重，如裹如蒙，身痛不能屈伸，身重不能转侧，肢节肌肉疼而且烦，腿足痛而且酸。"其指出湿邪的致病特点，又指出湿邪流溢人体上下的病因及症候，其曰："胸痞者，湿闭清阳道路也；午后寒热，状若阴虚者，申、酉、戌时，金气主令，又湿邪本旺于阴分也；小便短涩黄热者，肺不能通调水道，下输膀胱，天气病地气因而不利也；大便溏而不爽，或濡泻者，肺与大肠相表里，心与小肠相表里，天气病地气因而不调也。"

（2）从卫气营血论治

1）从卫分论治：本病初起表里同病，但以里热为主，故治疗以清里为主兼以透表。对于里有暑湿而外有表邪所致之卫气同病，治以清暑化湿，疏解表邪。吴瑭云："太阴伏暑，舌白口渴，无汗者，银翘散去牛蒡子、元参加杏仁、滑石主之。此邪在气分，而表实之证也。"对于暑热内郁营分所致之卫营同病，治以清营泄热，辛凉解表。吴氏又曰："太阴伏暑，舌赤口渴，无汗者，银翘散加生地、丹皮、赤芍、麦冬主之。此邪在血分而表实之证也。"

2）从气分论治：对于暑湿郁于少阳气分之郁阻少阳，治以清泄少阳，和解化湿，方用蒿芩清胆汤。邪留于少阳胸胁部分，以致微寒微热，恶心自汗，小便短少，脉来沉弦细数，宜用香薷六君子汤。而对于暑湿病邪郁蒸气分与积滞互结阻滞肠道，如郁结肠腑之证，则治以清热化湿，导滞通下，方用枳实导滞汤。《重订通俗伤寒论》载道："传二肠则伏邪依附糟粕，即用枳实导滞汤，苦辛通降，从大便而解。"而对本证的治疗应注重连续攻下，但制剂宜轻，因势利导，即所谓"轻法频下"。正如叶天士在《温热论》中说："伤寒大便溏为邪已尽，不可再下；湿温病大便溏为邪未尽，必大便硬，慎不可再攻也。"对于暑热内炽，郁阻气分，阴液耗伤之证，治以滋阴生津，泻火解毒，方用冬地三黄汤。《温病条辨》云："小肠火腑，故以三黄苦药通之；热结则液干，故以甘寒润之；金受火刑，化气维艰，故倍用麦冬以化之。"如小便短少而兼有瘀热结于下焦，加大黄、芒硝、桃仁以通腑化瘀。

3）从营血论治：《重订通俗伤寒论》曰："若邪舍于营而在血分，先与加减葳蕤汤加青蒿脑、粉丹皮，滋阴宣气，使津液外达，微微汗出以解表。继即凉血清营以透邪，轻则导赤清心汤，重则犀地清络饮，二方随证加减。若已痉厥并发者，速与犀羚三汁饮，清火熄风，开窍透络，定其痉以清神识。"其指出邪舍于营的证治。若热瘀气脱，则为暑邪内郁血分，热郁交结，治以凉血化瘀，益气养阴，方用犀角地黄汤合生脉散。伏暑发衄或吐血，用五苓散，见《三因极一病证方论》（在仲景原方基础上，以赤茯苓代茯苓，桂心代桂枝）。亦有凉泻太过，其人面白唇淡，肢厥便泄，气促自汗，脉沉细或沉微，舌淡红而无苔，气脱亡阳者宜温补，以附子理中汤加麦冬、五味子救之。

（3）从三焦辨证论治：吴鞠通通过总结前人经验，在脏腑辨证、六经辨证、卫气营血辨证的基础上，提出三焦辨证。在《温病条辨》中不乏诊治伏暑的明文，这对后世医家研究伏暑，具有启迪、指导性作用。

1）从上焦论治：《温病条辨·上焦篇》论述了太阴伏暑的证治，其曰："太阴伏暑，舌白口渴，无汗者，银翘散去牛蒡、元参加杏仁、滑石主之"，又曰："太阴伏暑，舌赤口渴，无汗者，银翘散加生地、丹皮、赤芍、麦冬主之"，又曰："太阴伏暑，舌白口渴，有汗，或大汗不止者，银翘散去牛蒡子、元参、芥穗，加杏仁、石膏、黄芩主之"，又曰："太阴伏暑，舌赤口渴汗多，加减生脉散主之"。

2）从中焦论治：《温病条辨·中焦篇》论述了邪在阳明气分的证治，其曰："暑温蔓延三焦，舌滑微黄，邪在气分者，三石汤主之；邪气久留，舌绛苔少，热搏血分者，加味清宫汤主之；神识不清，热闭内窍者，先与紫雪丹，再与清宫汤"，并曰："暑温伏暑，三焦均受，舌灰白，胸痞闷，潮热呕恶，烦渴自利，汗出溺短者，杏仁滑石汤主之"。

3）从下焦论治：《温病条辨·下焦篇》论述了邪入少阴的证治，其曰："暑邪深入少阴消渴者，连梅汤主之……心热烦躁神迷甚者，先与紫雪丹，再与连梅汤"，又曰："暑邪久热，寝不安，食不甘，神识不清，阴液元气两伤者，三才汤主之"。

（4）从脏腑论治

1）从肺论治：伏邪在肺，易于炼液成痰，明代王肯堂在《证治准绳·杂病》中指出："伏暑烦渴而多热痰者，于消暑丸中每两入黄连末二钱，名黄连消暑丸。"《医学入门》曰："其暑邪伏久伤肺，喘咳烦渴气促者，宜清肺生脉饮。"清代叶天士《温热论》指出："温邪上受，首先犯肺。"《温病条辨》云："凡病温者，始于上焦，在手太阴。"暑邪从口鼻吸受，先伤气分，肺朝百脉，又为娇脏，易先伤肺，故应从肺论治。《温病条辨》曰："盖气虚不能传送暑邪外出，必待秋凉金气相搏而后出也，金气本所以退烦暑，金欲退之，而暑无所藏，故伏暑病发也。"清代王士雄在《回春录》中指出："伏暑在肺，必由温散以致剧也……但清其肺则诸恙自安。"近现代李翰卿在《李翰卿医学全集》中曰："伏暑在肺，本该用温散，却误用温补，致肺气不能清肃下行，治宜泻白散合清燥救肺汤。"

2）从脾胃论治：脾喜燥恶湿，胃喜湿恶燥，伏暑为暑湿之合邪所致，然脾与胃以膜相连，故易伤及脾胃而为病。传胃而暑重湿轻者，用新加白虎汤加连翘、牛蒡，辛凉透发，从疹而解。传脾而湿重暑轻者，先用大橘皮汤加茵陈、木通，温化清渗，使湿热从小便而泄。清代张璐在《本经逢源》中曰："消暑丸，治伏暑引饮，脾胃不和。"清代顾俄卿在《医中一得》中云："第伏暑之病，邪居足太阴脾为多，用升葛从脾胃提出伏邪。"其论述均对本证治疗有指导意义。

3）从肝论治：《全国名医验案类编》引明代张司农的《治暑全书》曰："暑入肝经则麻木。"清代叶天士在《临证指南医案》中曰："夏秋伏暑发热，非冬月，乃误表禁食，胃气受伤，致肝木上干胃土，蛔虫上出，遂成重病，常有厥逆之虑，拟进泄肝和胃。得痛止呕缓，冀有转机。"可见伏暑易于传变入肝，在治疗时应注意泄肝和胃。

4）从心论治：明代《普济方》中记载赤茯苓散（出自元代孙允贤的《医方大成》）治心经伏暑。《证治准绳·杂病》云："心经伏暑赤浊者，四苓散加香薷、麦门冬、人参、石莲肉。"若传至心包，又分为顺传和逆传。顺传者，明代孙文胤在《丹台玉案》中曰："然暑初入，自口鼻牙颊达于心胞络，以火从火。"逆传者，《重订通俗伤寒论》云："热陷包络神昏，非痰迷心窍，即瘀塞心孔，必用轻清灵通之品始能开窍透络。"

5）从肾论治：暑邪伏于三焦膜原多伤下焦元气，清代薛生白在《湿热病篇》中曰："膜原者，外通肌肉，内近胃腑，即三焦之门户，实一身半表半里也。邪由上受，直趋中道，故病多归膜原。"暑湿合邪，湿性重浊趋下，则暑从湿趋于下焦。故应治肾，温阳化气，益气缩尿，用以右归丸合缩尿丸。

（5）其他并发症的辨治：伏暑发病于气分可见高热烦渴，发病于营分有斑疹隐隐等症，暑湿夹滞易阻肠道出现相关胃肠症状，暑湿郁阻少阳出现寒热似疟等症，明代张介宾在《景岳全书》中载有：桂苓甘露饮治伏暑发热烦躁，水道不利；雄黄治伏暑泻痢；十味香薷饮治伏暑身体倦怠，神昏头重吐泻等证；缩脾饮（《太平惠民和剂局方》）解伏暑，除烦渴，消暑毒，止吐泻霍乱；来复丹治伏暑泄泻；紫苏汤治伏暑闷乱；酒蒸黄连丸（《太平惠民和剂局方》）治一切热泻便血，并伏暑发热。吴鞠通在《温病条辨》中指出："伏暑、湿温胁痛，或咳，或不咳，无寒，但潮热，或竟寒热如疟状，不可误认柴胡证，香附旋覆花汤主之；久不解者，间用控涎丹。"此为肝络不和，水停胸胁，伏暑并发胁痛。清代丹波元简在《金匮玉函要略辑议》中云："三因方、五苓散，治伏暑郁发黄，小便不利烦渴，用茵陈煎汤调下。严氏济生方、加减五苓散，治饮食伏暑，郁发黄，烦渴小便不利，于本方，去桂枝加茵陈。"

（6）后遗症的辨治：清代林珮琴在《类证治裁》中曰："伏暑病后失调，脉虚疾，头晕热渴而烦，虚风上巅，以苦辛泻热，佐以甘润。山栀、甘菊、丹皮、麦冬、钗斛、天麻（煨）、党参、花粉、甘草、嫩桑叶，二服而愈。"《重订通俗伤寒论》对本病后遗症的辨治亦有详细描述。俞根初曰："邪既尽，而身犹暮热早凉者，阳陷入阴，阴分尚有伏热也，可用清燥养营汤加鳖血柴胡八分、生鳖甲五钱、青蒿脑钱半、地骨皮五钱，清透阴分郁热，使转出阳分而解。"此外，本书记载了"瘥后腹热"的药物调理法，其曰："凡热病后，身大凉，独腹热未除，此脾火内甚也。养阴药中，加生白芍自除。但此症惟伏暑晚发最多，多属肠胃积热。雪羹汤送服陆氏润字丸最妙。"

2. 其他疗法

由元代杨清叟所撰、明代赵宜真所集之《仙传外科秘方卷》言："救伏暑死，不可使冷，冷之即死。宜用温汤，常摩洗其心腹间。如路途急切，用路上热土置腹脐间，令人更尿其脐中，即活。"在阐明伏暑救治的禁忌同时，独具特色地运用了温汤摩洗等外治法。同一时期，徐春甫的《古今医统大全》和张洁的《仁术便览》和亦有相似论述。后至民国，何廉臣在《全国名医验案类编》中载有产后伏暑痢案一则，其曰："夏月感受暑湿，至秋后娩时，恶露太多，膜原伏暑，又从下泄而变痢"，症见："痢下红白，里急后重，日夜四十余次，腹痛甚则发厥，口极苦而喜饮，按其胸腹的手……脉息细数"，治疗："亟命脱去重棉，用湿布复心部，干则易之，方用大剂白头翁汤加味"。患者产后阴血亏虚，复感外邪，诱发伏暑，后下利四十余次，阴液大伤，致阴虚内热、神明失养之证。用湿布外敷心部，干则易之，乃养阴清热之法，直达病所。可见，外治法在伏暑急重症的救治过程中起到了重要作用。

伏暑为温病的一种，历代医家对其理法方药的论述，随着时代的发展日臻详备。本书通过对历代医家相关古籍的梳理，力图明确其定义、病因病机、证候分类、诊疗方法，以期对其现代理论研究及临床实践有所启迪。

（许晓楠　陈天玺）

湿温源流考

"湿温"作为病名首见于《难经》，病因证治首见于《脉经》，自清代以来，各医家对湿温病的认识臻于全面。遂整理研究历代重要医籍中湿温病的相关论述和内容，考证其病名、病因病机、证候分类和治疗，兹述如下：

（一）病名

"湿温"一词，历经两千多年沿用至今，其表达含义有所转变。现综合分析历代所见湿温之病名，将其归纳为四种。

1. 以病因病机分类命名

《难经》有云："伤寒有五，有中风，有伤寒，有湿温，有热病，有温病，其所苦各不同"，又云："湿温之脉，阳濡而弱，阴小而急"。此处首现"湿温"之名，其名称表述与感受外邪有关，为"广义伤寒"中的一种。西晋王叔和在《脉经》中有云："伤寒湿温，其人常伤于湿，因而中暍，湿热相搏，则发湿温。"其中"中暍"为病名，出自张仲景所著的《金匮要略·痉湿暍病脉证并治》，意为中暑、中热。可见王叔和认为"伤寒湿温"是由于患者先感受湿邪，进而感受暑热之邪所形成的湿邪与暑热邪气相搏结的疾病，因而《脉经》之湿温有"暑湿"之意，即暑温夹湿。宋代朱肱在《类证活人书》中将"暑"字替代"暍"字，表述含义相同，其曰："其人常伤于湿，因而中暑，湿热相搏，则发湿温。"因此"湿"为患者素体受湿邪困扰，"温"为感受暑邪，二者合之以称名，体现其病因病机与湿暑、湿热相关。

后至清代吴鞠通在《温病条辨·上焦篇》开篇即总述："温病者，有风温、有温热、有温疫、有温毒、有暑温、有湿温、有秋燥、有冬温、有温疟。"其明确地将湿温归属于温病的一种，其名称表述与外感热邪及湿邪有关。而后章虚谷在《医门棒喝·湿温》中指出："湿温者，以夏令湿盛，或人禀体阳虚多湿，而感四时杂气，遂成湿温。虽四时皆有，而夏秋为多。"随之余奉仙亦于《医方经验汇编》中提出："湿温者，乃夏暑熏蒸，阴晴蕴酿，天地间氤氲之气也。人在蒸淫之中，受而即发；或交秋令，而为新寒感发者，身重头痛，形类伤寒，胸闷寒热，过午更甚者，是为湿温。"清代王孟英在《温热经纬·薛生白湿热病篇》中也提出："既受湿又感暑也。即是湿温。"其亦表达出病因病机。由此可见清代医家认为湿温病为夏秋之季常见的一种温病。

2. 以发病范围分类命名

历代医家有名"湿瘟"，有名"湿温"，唐代以前"瘟""温"二字常混淆难分，宋代编纂《集韵》中提出"瘟"字，音温，疫也，明确指出瘟为疫病，即流行性急性传染病，湿瘟即为感受湿邪的急性传染病。叶天士在《叶选医衡·温疫论》中明确提出："是以盛夏温热之病，即藏湿热在内。一人受之，即为湿温，一方遍传，温为疫也。"可见一人患病，名为"湿温"，多人传染则为"湿瘟"。故从"湿瘟"的病名即可看出其发病范围及流行趋势。同一时期之医家俞震在《古今医案按》中亦有多人感染名之湿瘟的记载，其曰："至元丙寅六月，时雨霖霪，人多病湿瘟。"刘奎的《松峰说疫》亦出现"石草散（治湿瘟多汗，妄言烦渴）"之论述。后至沈金鳌在《杂病源流犀烛·瘟疫源流》中总结前人之述，其曰："盛夏湿温之症，即藏疫疠，一人受之为湿温，一方传遍即为疫疠，以春夏间湿、热、暑三气交蒸故也。"雷丰在《时病论》中认为"瘟疫"与温病不同，其曰："此皆瘟疫之证，与温病因时之证之药，相去径庭，决不能温、瘟混同而论也。"由此可知，随着时间的推移，医学的进步，医家对"湿温"与"湿瘟"之病名理解渐臻完善。

3. 以病症特点分类命名

清代叶天士在《叶选医衡·温疫论》中提出："虾蟆瘟者，喉痹失音，颈节胀大是也；瓜瓤瘟者，胸胁高起，呕汁如血是也；疙瘩瘟者，遍身红肿，发块如瘤者是也；绞肠瘟者，腹鸣干呕，水泄不通是也。"此文中提出虾蟆瘟、瓜瓤瘟、疙瘩瘟、绞肠瘟，是以病症特点分类命名，从病名中即可看出其不同的症状表现。此外，此三种名称亦反映其发病之病位，因湿邪流动不居，且人体正虚之处各有不同，若上虚，湿热上犯咽喉，则为虾蟆瘟；若中虚，湿热搏结与中，则为瓜瓤瘟；若下虚，湿热下注，则为绞肠瘟。后至雷丰在《时病论》中指出虾蟆瘟又名捻颈瘟，并论述鸬鹚瘟、杨梅瘟、葡萄瘟之病状，其曰："喉痛颈大，寒热便秘者，为虾蟆瘟（一名捻颈瘟）。两腮肿胀，憎寒恶热者，为鸬鹚瘟。遍身紫块，发出霉疮者，为杨梅瘟。小儿邪郁皮肤，结成大小青紫斑点者，为葡萄瘟。"

4. 以病位分类命名

清代周扬俊的《温热暑疫全书·软脚瘟》、叶天士的《叶选医衡·温疫论》及林珮琴的《类证治裁》均认为，软脚瘟即为湿温。以清代叶天士的《叶选医衡·温疫论》为代表，其云："软脚瘟者，便清泄白，足重难移是也。"林珮琴在《类证治裁》中提出宜用"苍术白虎汤"治疗。因其主要病变在足，故称之为软脚瘟，即湿温病的一种类型。《叶选医衡》亦曰："然世俗所称大头瘟者，头面腮颊肿如瓜瓤是也。"其中大头瘟亦以其病变位置命名。可见清代医家对湿温的认识更加具体详细。

由于年代不同，认识不同，社会环境的差异，湿温病在不同时期被赋予了不同的含义。广义的湿温是指包括湿温、暑湿、伏暑、霍乱等多种温热类疾病在内的一大类外感热病，狭义的湿温专指湿温一病，本书所论之湿温病为狭义的湿温，读者需辨明。

（二）病因病机

湿热病邪是湿温病的主要致病原因，但患者的脾胃功能也与发病密切相关。内外合邪是湿温病的基本病理。湿热病邪多由口鼻侵入人体，主要为中焦阳明、太阴受病，以脾胃为病变中心。由于湿为阴邪，氤氲黏滞，故而湿温病多起病缓慢，病势缠绵，传变较慢，病程较长。

1. 外感湿热

早在《难经》中湿温病即被定义为广义伤寒的一种，湿温病以夏秋之交多见，天暑下至，地湿上蒸，人生活在此气交之中，呼吸感触，多易感邪。清代叶天士于《温热论》开篇温病总纲有云："温邪上受，首先犯肺，逆传心包。"湿温病从属温病，足可见湿温为一类外感疾病。薛生白指出："湿热之邪，从表伤者十之一二，由口鼻入者，十之八九"，又云："邪由上受，直趋中焦"，皆表明了湿温病多因外感湿热所致。

2. 湿暑相合

（1）先伤湿复伤暑：宋代庞安时在《伤寒总病论·天行温病论·伤寒感异气成温病坏候并疟证》中有云："病人尝伤于湿，因而中暍，湿热相搏，则发湿温。"后有朱肱在《伤寒类证活人书》中亦明确指出，湿温病先伤于湿复伤于暑。清代邵登瀛于《四时病机·阐发湿温》中提出，"素伤于湿，因复伤暑"，亦认为湿温病发病病因为先湿后暑。

（2）先伤暑复伤湿：宋代许叔微在《类证普济本事方》中有云："当作湿温治，盖先受暑，后受湿，暑湿相搏，是名湿温。"其明确提出湿温发病为暑湿相合所致，即先伤于暑复伤于湿。

3. 湿温相合

清代吴谦在《医宗金鉴》中指出："温病复伤于湿，名曰湿温。其证则身重胸满，头疼妄言，多汗两胫逆冷，宜白虎汤加苍术、茯苓，温、湿两治法也。"由此可见，吴谦认为湿温病由于温病复伤于湿所致。

4. 伏邪说

清代俞根初在《通俗伤寒论》中提到"在膜原则水与火互结，病多湿温"。清代蒋宝素在《医略十三篇》中发展了伏邪说的观点，其曰："湿从土化，寄旺四季，在天则云雨，在地则泥沙，在人则脾胃，在时则长夏，在西北则多化为寒，在东南则多化为热，与燥相反，畏风克制，地气上为云，天气下为雨，虽有上受下受之分，其实皆中土之所化也。从化而来，亦从化而去，故以化湿名之。内受酒浆茶水，外受汗衣等湿，亦同此义。酿而为湿温，著而为痿痹，及或为之证，难以悉举，然当从而化之，以意加减，不可执一。"其指出湿温为湿所"酿"。

5. 湿温疫

《叶选医衡·温疫论》中提出："是以盛夏温热之病，即藏湿热在内。一人受之，即为湿温，一方遍传，温为疫也。"叶天士指出湿温遍传即为湿温疫症，又将大头瘟、虾蟆瘟、瓜瓤瘟、疙瘩瘟、绞肠瘟、软脚瘟归属湿温之类，即认为湿温疫为湿温病的病因之一。

6. 内伤脾胃

薛生白有云："湿热证属阳明太阴经者居多，中气实则病在阳明，中气虚则病在太阴。"章虚谷有云："胃为戊土属阳，脾为己土属阴，湿土之气，同类相召，故湿热之邪，始虽外受，终归脾胃也。"以上均论述了脾胃内伤是湿温病的发病条件。脾胃虚弱或饮食不当、恣食生冷油腻，脾胃受损运化失司，则易导致内湿停聚，脾胃内伤而易感湿温病。

7. 内外合邪

《湿热论》中提出："外邪入里，里湿为合。"薛生白曰："太阴内伤，湿饮停聚，客邪再至，内外相引，故病湿热。此皆先有内伤，再感客邪，非由腑及脏之谓。若湿热之证，不挟内伤，中气实者，其病必微，或有先因于湿，再因饥劳役而病者，亦属内伤挟湿，标本同病。"足见湿温病是由外来之湿与脾胃内湿合而为病。又有吴鞠通于《温病条辨》中阐述："内不能运水谷之湿，外复感时令之湿。"以上都概括了湿温病发病具有内外合邪的特点，二者缺一不可。

8. 体质因素

清代张璐在《伤寒缵论·伤寒绪论》中明确提出："以无形之热，蒸动有形之湿，即无病之人感之，尚未免于为患，况素有湿热，或下元虚人，安得不患湿温之证乎？"后在其著作《张氏医通》中描述其病症："而肥人湿热素盛，加以暑气相搏，则为湿温。证必自汗足冷漉漉如从水中出，脉虽沉细，而小便必赤涩。不可误认阴寒而与温药，亦不可因其头重身疼而与发汗。"足见，体质素有湿热，或下元偏者易感湿温病。

（三）证候分类

历代医家对湿温证候分类的表述有：

（1）湿重于热证：①邪遏卫气（湿遏卫阳）；②邪阻膜原；③湿困中焦；④湿浊上蒙、泌别失司；⑤湿阻肠道、传导失司。

（2）湿热并重证：①湿热蕴毒；②湿热中阻；③湿热酿痰、蒙闭心包。

（3）热重于湿证：①湿温化燥；②热入营血；③络伤便血。

（4）湿从寒化证。

（5）湿胜阳微证。

（6）正虚邪衰证。

（7）气虚欲脱证。

（8）余邪未尽。

（四）治疗

吴鞠通在《温病条辨》中云"徒清热则湿不退，徒祛湿则热愈炽"，将湿温病的治疗大法总结概括。王孟英的《温热经纬》亦云："三焦升降之气，由脾鼓运，中焦和，则上下气顺，脾气弱则湿自内生。湿盛而脾不健运，浊壅不行，自觉闷极。虽有热邪，其内湿盛而舌苔不燥。当先开泄其湿，而后清热，不可投寒凉以闭其湿也。"湿温病由于具有湿邪与热邪合而为病的特点，故而其治则重在祛湿清热。总结历代医家对湿温病论治如下：

1. 辨证论治

（1）芳香宣透：明代吴又可在《温疫论》中有云："此邪不在经，汗之徒伤表气，热亦不减。又不可下，此邪不在里，下之徒伤胃气，其渴愈甚，宜达原饮。"即指出湿温之病，既不在经，也不在里，故不可汗下而应以达原饮疏达膜原，芳香宣透，并提出了"疏达膜原"之法。清代戴天章在《重订广温热论》中指出："温热发，每见于夏秋湿温伏暑之症，春冬风温兼湿症亦间有之，初由湿郁皮腠汗出不彻之故，白如水晶色者多，但当轻宣肺气，开泄卫分，如五叶芦根汤（薛生白湿热条辨方）最稳而灵。"薛氏五叶芦根汤出自《湿热病篇》，以轻清芳化之品透达湿邪。吴鞠通在《温病条辨》中言："惟以三仁汤轻开上焦肺气，盖肺主一身之气，气化则湿亦化也。"其明确指出以芳香辛散、宣气化湿法治疗湿温病邪。石寿棠在《医原》中亦云："治法总以轻开肺气为主，肺主一身之气，气化则湿自化，即有兼邪，亦与之俱化。湿气弥漫，本无形质，宜用体轻而味辛淡者治之，辛如杏仁、蔻仁、半夏、厚朴、藿梗，淡如苡仁、通草、茯苓、猪苓、泽泻之类。启上闸，开支河，导湿下行以为出路，湿去气通，布津于外，自然汗解。"丁甘仁在《丁甘仁医案》中也明确指出湿温病"治宜宣气淡渗"，可见芳香宣透法包含开上、运中、渗下之法，治疗湿温初起湿遏卫气。雷丰在《时病论》中指出"如果寒热似疟，舌苔白滑，是为邪遏膜原，宜用宣透膜原法治之"，与吴鞠通之"疏达膜原"法有异曲同工之妙。当湿浊郁结较甚，普通化湿方剂疗效不显时，宜用透达疏利之方，以芳香之品，宣化湿邪。

（2）分消走泄：《温病条辨》中提出湿浊蒙上流下时，先以安宫牛黄丸芳香开窍，后用茯苓皮汤淡渗利湿，以通利小便。清代娄杰在《温病指南》中亦云："湿温久羁，三焦弥漫，神昏窍阻，少腹硬满，大便不下者，湿郁下焦气分也。宜清导浊汤主之。"因湿温之邪具有湿、热双重性，故治疗上利湿与清热缺一不可，本书此处分消法特指治疗湿邪偏胜之湿温，以分消走泄，宣展气机作为祛湿的主要治法。

（3）清热凉血：在湿温病发病过程中，若温热之邪重于湿邪，且热势充炽血络迫血妄行时，当以犀角地黄汤治疗，如王孟英在《温热经纬》中曰："王晋三曰：温热入络，舌绛烦热，八九日不解，医反治经寒之、散之、攻之，热势益炽，得此汤立效者。非解阳明热邪，解心经之络热也。"薛生白在《湿热病篇》中指出："大进凉血解毒之剂，以救阴而泄邪，邪解而血自止矣。"对于先暑而后湿，二者相搏者，俞震在《古今医案按》中指出："盖先受暑后受湿也……暑湿相搏，是名湿温。先以白虎加人参汤，次以白虎加苍术汤。"王孟英引用薛氏语指出："既受湿又感暑也。即是湿温，亦有湿邪久伏而化热者。喻氏以为三气者，谓夏令地气已热，而又加以天上之暑也。始恶寒，后但热不寒，汗出，胸痞，舌白（吴本下有"或黄"二字），口渴不引饮"，并按曰"甘露消毒丹最妙"。并详细描述甘露消毒丹所治，其曰："此治湿温时疫之主方也。六元正纪，五运分步，每年春分后十三日交二运。徵，火旺，天乃渐温。芒种后十日交三运。宫，土旺，地乃渐湿。温湿蒸腾，更加烈日之暑，铄石流金，人在气交之中，口鼻吸受其气，留而不去，乃成湿温疫疠之病。而为发热倦怠，胸闷腹胀，肢酸咽肿，斑疹身黄，颐肿口渴，溺赤便闭，吐泻疟痢，淋浊疮疡等证。但看病患舌苔淡白，或厚腻，或干黄者，是暑湿热疫之邪尚在气分。悉以此丹治之立效。"以上足见各代医家治疗湿温病常用凉解之法，以清热泄邪。湿温病治疗当祛湿清热并用，此处凉解法特指以清热凉解为主要治疗方面的治法。

（4）开窍醒神：《温病条辨》有云："吸受秽湿，三焦分布，热蒸头胀，身痛呕逆，小便不通，神识昏迷，舌白，渴不多饮，先宜芳香通神利窍，安宫牛黄丸；续用淡渗分消浊湿，茯苓皮汤"，亦云："湿温邪入心包，神昏肢逆，清宫汤去莲心、麦冬，加银花、赤小豆皮，煎送至宝丹，或紫雪丹亦可"，可见安宫牛黄丸、清宫汤、紫雪丹等皆为开窍醒神之法的具体体现。薛生白在《湿热病篇》中认为"湿多热少则蒙上流下"，即湿邪重于热邪时，湿浊上蒙，清窍不利当用芳香开窍法以开闭醒神。《临证指南医案》亦有言："脉来小弱而缓，湿邪凝遏阳气，病名湿温。湿中热气，横冲心包络，以致神昏，四肢不暖，亦手厥阴见症，非与伤寒同法也，犀角、连翘心、元参、石菖蒲、金银花、野赤豆皮，煎送至宝丹。"《温病指南》也明确指出："湿温误表以致神昏四肢厥逆者，邪陷心包，循经入络也。加减清宫汤煎送至宝丹，或紫雪丹。"湿热酿痰，蒙蔽心包时当用清热化湿，豁痰开窍之法。历代医家多用开窍法治疗湿温病神昏候。

（5）温寒化湿：《临证指南医案》云："肉瞤筋惕，心悸汗出，头痛愈，畏风怕冷，阳虚失护，用真武汤。"其指出应用真武汤治疗阳虚失护之证，又有扶阳逐湿汤，出自《湿热病篇》，其主治身冷、汗泄、胸痞、口渴、苔白脉细，为湿温寒化病的代表方。《温病条辨》亦云："秽湿着里，邪阻气分，舌白滑，脉右缓，四加减正气散主之"，又道："秽湿着里，脘闷便泄，五加减正气散主之"。四加减正气散以草果苦温燥化以祛湿浊，五加减正气散则以大腹皮、苍术理气燥湿，温化畅中。清代柳宝诒在《温热逢源》中言："尤在泾曰：寒湿在表，阳气不得外通，而但上越，故头汗背强，欲得被复向火也。是宜用温药以通阳，不可用攻药以逐湿。"清代俞根初、近现代何廉臣、曹炳章合著，经徐荣斋重订的《重订通俗伤寒论》中亦云："伏湿酝酿成温，新感暴寒而发，多发于首夏、初秋两时。但湿温为伏邪，寒为新邪，新旧夹发，乃寒湿温三气杂合之病……惟湿温兼寒，寒湿重而温化尚缓。"由此可见，湿温病湿从寒化，当以温化之法。

（6）收敛固涩：宋代《太平圣惠方》对湿温有汗提出了两个有关的治疗方剂，一是用杜仲、牡蛎两味药治疗"伤寒湿温汗出，遍身如水"，二是用牡蛎散治疗"小儿湿温伤寒，四肢或时壮热或时厥冷，汗多自出"。此处牡蛎取用收敛固涩之效，以治疗湿温病汗多的症状。明代王九思的《难经集注》记载："虞曰：湿温之病，谓病人头多汗出，何以言之。寸口谓阳脉见濡弱，此水之乘火也。本经曰：肾主液入心成汗。此之谓也。"此为湿温病多头汗出症状产生机制的解释。由于历代对湿温病有汗之描述偏少，此治法虽然较为特殊，但总旨不脱离辨证论治。

2. 其他疗法

（1）针灸治疗：晋代皇甫谧在《针灸甲乙经》中有云："伤寒温病，曲泽主之"，即温病可以针刺曲泽穴来治疗，旨在曲泽泻热之功，当然，湿温也不例外。亦云："多卧善睡，肩髃痛寒，鼻衄赤多血，浸淫起面……肩疼，二间主之"，即湿邪重而见多卧嗜睡等表现者可以选二间穴为主穴进行治疗。亦云："冬伤于寒，春必温病……取天府、大杼三痏，刺中膂以去其热，补手足太阴以去其汗。热去汗晞，疾于彻医"，即可知若湿温而致身热汗大出者可取天府、大杼穴针刺治疗以去热止汗而存津液。明代杨继洲在《针灸大成》中载有："风池……主伤寒温病汗不出，目眩，苦偏正头痛。"亦有湿温引起的头痛可针刺治疗的相关记载，如其前额痛者可取头维、阳白、攒竹、合谷、列缺等；痛在巅顶可取穴百会、上星、后溪、太冲等；先用强刺激，得气后留针。

（2）治疗禁忌：由于湿温病易于与他病混淆，故而治疗时必须注意以防误治。前人根据治疗经验总结出，湿温治法有"三忌"，忌汗、忌下、忌润，即为湿温初起要禁用辛温发汗、苦寒攻下和滋养阴液三法。吴鞠通在《温病条辨》中总结道："汗之则神昏耳聋，甚则目瞑不欲言，下之则洞泄，润之则病深不解。"

1）忌汗：早在晋代，王叔和即提出："治在足太阴，不可发汗，汗出必不能言，耳聋不知痛所在。"北宋朱肱在《伤寒类证活人书》中也指出："湿温者。不可表也。两胫逆冷。胸腹满。头目痛苦妄言。必多汗者。湿温证也。不可发汗。发汗者。名曰重暍。如此死者医杀之耳。宜桂附汤（正十七）、白虎加苍术汤。"吴氏亦在《温病条辨》中详细解说，由于误用汗法损伤了患者心阳，湿邪上蒙则耳聋、目瞑，内蒙心窍而神昏。因湿温病初起表现多有头痛、恶寒、身重疼痛的表现，与伤寒易混淆，医者用发汗之法，湿邪常随辛温解表药蒸腾上犯蒙蔽清窍，因而出现不能言、耳聋、神昏等症状。薛生白在《湿热病篇》指出："湿热证，恶寒无汗，身重头痛，湿在表分。宜藿香、香薷、羌活、苍术皮、薄荷、牛蒡子等味。"薛氏又曰："湿热证，胸痞发热，肌肉微疼，始终无汗者，腠理暑邪内闭。宜六一散一两，薄荷三四分，泡汤调下即汗解。"薛氏对此自注云："湿温发汗，昔贤有禁，此不微汗之，病必不除。盖既有不可汗之大戒，复有得汗始解之治法，临证者当知所变通矣。"由此可知，湿温病腠理郁闭，当以汗解，不可盲从。

2）忌下：吴氏对此的认识亦很明确，当患者出现腹满不饥的症状，误用下法之后，伤阴且抑脾阳之升，脾陷湿盛而出现泄泻的症状。湿温病本因湿阻而现胸闷脘痞症状，医者误下而使脾胃受损，气机下陷，故而出现"洞泄"。叶天士在《温热论》中曰："伤寒邪热在里，劫烁津液，下之宜猛；此多湿邪内搏，下之宜轻。"章虚谷注解说："湿热凝滞，大便本不干结，以阴邪郁闭不通，若用承气猛下，其行速而气徒伤，湿仍胶结不去，故当轻法频下。如下文所云小陷胸、泻心等，皆为清下之法也。"薛生白也曾提出："清热泄邪，止能散络中流走之热，而不能除肠中蕴结之邪。故阳明之邪，仍假阳明为出路也。"王孟英更是明确说明："如已燥结，亟宜下夺，否则垢浊熏蒸，神明蔽塞，腐肠烁液，莫可挽回。"此处虽为湿温病，但由于邪闭在里，轻法频下方可祛除病邪，盲目禁用下只会使病情加重不解。

3）忌润：吴氏对此详解说见患者出现午后身热的症状，误用润药，湿邪胶滞再加阴药，二阴相合，疾病锢结。湿温病与阴虚症状有相同之处，均会午后热增，医者误以为阴虚而用滋阴之法，更助湿邪之势，病情加重不解。但亦当辨证论治，如《湿热病篇》曰："独清阳明之热，救阳明之液为急务者，恐胃液不存，其人自焚而死也"，又曰："病后湿邪未尽，阴液先伤，故口渴身痛，此时救液则助湿，治湿则劫阴。宗仲景麻沸汤之法，取气不取味，走阳不走阴，佐以元米汤养阴逐湿，两擅其长"。薛氏进一步指出："湿热伤营，肝风上逆，血不荣筋而痉，上升巅顶则头痛，热气已退，木气独张，故痉而不厥，投剂以息风为标，养阴为本"，又曰："湿热证，上下失血，或汗血，毒邪深入营分，走窜欲泄。宜大剂犀角、生地、赤芍、丹皮、连翘、紫草、茜根、银花等味。"此处湿温病阴液已伤，若不养阴，则病难除。

因此，前辈医家虽总结三禁，但由于病情变化不同、病机演变的差异，故而不能盲从，当须辨证论治，以免照本宣科导致失治误治。

综上所述，历代医家对湿温病的认识确立了湿温病的理论基础，至今仍影响我们对该病的治疗理念，对于临床实践与理论研究都起到了良好的指导与启迪作用。

（吴佳姝 刘朝霞）

暑温源流考

暑温属于暑病范畴。暑病的形成与发展基于《内经》，其病因、主要症状和治疗方法由张仲景提出。直至清代，暑温病名由吴鞠通确立，对本病的认识更臻准确、全面。由于暑温病发病急骤，病情变化较快，且常需与暑湿、湿温、中暑进行鉴别，其相关阐述散见于历代医籍之中，故本书将从病名、病因病机、证候分类及治疗四方面对暑温病相关历史论述进行整理和综合，探其本源，辨其本质。

（一）病名

暑温之名确立在清代，在此之前，有关暑温的论述一直隶属于暑病范畴。早在《内经》就已经有了关于暑病的记载，如《素问·热病》中云："凡病伤寒而成温者，先夏至日者为病温，后夏至日者为病暑。"其认为暑病是由冬季感寒，伏藏体内，发于夏季的一种伏气温病。《素问·生气通天论》中进一步描述了暑病的一些临床特点，其曰："因于暑，汗，烦则喘喝，静则多言，体若燔炭，汗出而散。"

汉代张仲景在《金匮要略·痉湿暍病脉证治》中云："太阳中热者，暍是也。汗出恶寒，身热而渴者，白虎加人参汤主之。"其指出了暑病的病因、症状和治疗，后世医家尤在泾在《金匮要略心典》中注有"中暍即中暑，暑亦六淫之一"及"中热即中暑，暍即暑之气也"等论述，可知仲景所称中热、中暍，即为暑病。

晋代王叔和继承《内经》之说法，把暑病作为伏气温病，认为暑病热重于温，在《伤寒例》中云："不即病者，寒毒藏于肌肤，至春变为温病，至夏变为暑病。暑病者，热极重于温也。"其对暑病的性质有了进一步的认识，后世晋、隋、唐时期多数医家皆赞同此说。

宋元时期，对暑病的认识和分类有了进一步的深化。宋太医局的《太平惠民和剂局方》载有"中暑""冒暑""伏暑"等称谓，并分别列举了治疗方剂。陈无择认识到夏暑之病为"感暑而发"，他在《三因极一病证方论》中云："伤暑者……此是夏间即病，非冬伤寒至夏发为热病也"，明确地提出伤暑为夏季多发。又曰："伤暑中暍，其实一病，但轻重不同"，其认为伤暑与中暍为病势有轻重，病机实则相同。

杨士瀛在《仁斋直指方论·暑》中指出"暑气自口鼻而入"，而非冬令感寒伏藏体内，其病在三焦肠胃，因"心包络与胃口相应"，故可传入心包络，而出现神志异常。元代朱丹溪在《丹溪心法·中暑》中提出了暑邪伤人有冒、伤、中三种不同。言："暑乃夏月炎暑也，盛热之气者人也，有冒、有伤、有中三者有轻重之分，虚实之辨。"其认识到暑病非冬月伏寒所化，又使暑病的分类与证治更趋全面。张元素以动静将暑病分为阳暑和阴暑，曰："静而得之为中暑，动而得之为中热，中暑者为阴证，中热者为阳证。"

明代张景岳则根据受寒受热分阴暑、阳暑，他说"阴暑者，因暑而受寒也……阳暑者，乃因暑而受热也"，从而使暑病的分类更为全面。明代王纶在《明医杂著》中又进一步提出，暑邪可自口入后伤心包络之经，其曰："夏至日后病热为暑。暑者相火行令也，夏月人干之，自口齿而入，伤心包络之经"，并提出暑病的定义为夏至日后病热，暑病的病机相火行令也。王肯堂在《杂病证治准绳》中提出暑病有"伏寒化热"与"暴感暑热"之别，言"若冬伤于寒，至夏变为热病，此则过时而发，自内达表之病，俗谓晚发是也，又非暴中暑热新病可比"，阐述了冬伤于寒，至夏季而发的晚发暑病与暴中暑热新病的区别。

至清代，对暑病的认识更趋准确、全面和系统。清初医家喻嘉言力主暑病为新感暑邪而病，并非伏寒化热所致，他在《医门法律》中说："至夏变为暑病，此一语尤为无据。盖暑病乃夏月新受之病，岂有冬月伏寒春时不发，至夏始发之理乎。"叶天士在《幼科要略》中更明确提出了"夏暑发自阳明"及"暑必兼湿"的观点，突出了暑病的病理特点。石寿棠在《温病合编·温病总纲》中认为，暑温与湿温均为暑湿之邪合而为病，偏于热者为暑温。清代沈灵犀认为，暑兼湿热，偏于暑者为暑温，暑温和伏暑发病实质相同，强调暑温、伏暑、湿温证本一源。伏暑即暑温。余奉仙在《医方经验汇编》中谓："暑温者，即夏时之热病也。暑字之义，乃日者两字相合而成。日者，阳之精；暑者，热之极。"

吴鞠通在《温病条辨》中首次提出了暑温病名，言："暑温者，正夏之时，暑病之偏于热者也。"吴氏还进一步对暑温的病因病机、变证转归、治法方药及与湿温的鉴别进行了阐述，为暑温的辨证论治体系建立奠定了基础。吴氏曰："温者热之渐，热乃温之极。其名暑温，比暑热为轻，不待言矣。"以此阐释暑热与暑温的区别。自吴氏之后，关于暑温的证治内容不断丰富，暑温也成为四时温病中的重要病种之一。后至雷丰在《时病论》中认为暑温是指暑病中较轻的一种类型，其言"暑温之证，较阳暑略为轻可"，并指出暑温与暑热的区别，其曰："暑温减暑热一等，盖暑温之势缓，缠绵而愈迟；暑热之势暴，凉之而愈速"。

（二）病因病机

暑乃夏季暑气，为火热之气所化。夏至之后，立秋之前，具有炎热、升散之特性的暑邪活跃，暑气太过，侵入人体致病，而易发生暑温。暑温发病有明显的季节性，在《素问·热论》中记载，夏至日之前为病温，夏至日之后为病暑。雷少逸也说过："夏伤于暑者，谓夏季小暑大暑之令，伤于暑也。"总结其病因病机，主要为以下 5 方面。

1. 素体亏虚，感受暑邪

暑温的发生由外感暑热之邪和素体亏虚两种因素而致。《内经》有言："气虚身热，得之伤暑。"还有《伤寒论》曰："脉虚身热，得之伤暑。"其内因正如北宋王安道所言："盖暑热者，夏之令也。大行于天地之间，或劳动，或饥饿，元气亏乏，不足以御天令亢热，于是受伤而为病，名曰中暑，亦名中热，其实一也。"可见暑温的成因，虽然是由于暑热的外袭，但与素体本虚有关。

2. 感受暑邪，伤津耗气

暑温之邪酷烈，乃亢盛阳热之邪，阳亢而伤阴，耗灼津液；其又属火热之气，经曰"壮火食气"，亦可损耗正气。《素问·举痛论》言："炅则气泄""炅则腠理开，荣卫通，汗大泄，故气泄"。暑温之邪逼迫津液外泄，气随津脱，故而本病极易出现津气两脱之危候。

3. 外感暑热，径入阳明

暑乃夏季暑气，为火热之气所化。雷少逸指出："其时天暑地热，人在其中，感之而称为暑病。"暑温其性亢盛炎烈，传变迅速，伤人急迫，故其侵袭机体，往往超越卫气营血固有的表里渐次，径入气分而无卫分过程。暑温之邪初起少有卫分病变，或病邪留于卫分的时间较短，而是径入阳明气分，出现壮热、面赤头晕、大汗、口大渴、脉洪等症状。正如叶天士所说"夏暑发自阳明"。

4. 暑兼湿邪，夹杂为病

夏季感受暑热之邪而发的温热病为暑温，因天暑下逼，地湿上蒸，湿邪又易被热蒸动，故暑温多兼湿邪。正如喻嘉言所言："体内多湿之人最易中暑，两相感之故也。外暑蒸动内湿，两气交通而中暑。"也是山人认为暑温为伏邪，易头痛脘闷，身热吐蛔。清代医家叶桂在《三时伏气外感篇》中言："暑必兼湿。" 吴鞠通认为暑温为暑邪兼湿，偏于暑之热者为暑温。其言："若纯热不兼湿者，仍归前条温热例，不得混入暑也。"清代温病学家王孟英言："暑令湿盛，必多兼感，故曰挟。"清代石寿棠在《温病合编·暑温伏暑大纲》中认为暑兼湿的原因为："盖天之暑热一动，地之湿浊自腾，蒸淫热迫之中起舌苔白滑，正气设或有隙，则邪从口鼻吸入。"《丁甘仁医案》中记载："李童，暑温十天，身热汗出不彻，渴不多饮，胸脘烦闷，口有甜味，苔薄腻黄，脉濡数。暑必夹湿，伏于募原，既不能从阳明而解，亦不能从下焦而去，势有欲发白之象。"故其临床表现除具有暑热见证外，并伴有身重、胸痞、苔腻等湿邪中阻的症状。

5. 暑气伤心，闭窍动风

暑气与心气相通，即如《素问·六节藏象论》所载，心者乃"阳中之太阳，通于夏气"，清代医家王士雄也于《温热经纬·三时伏气外感篇》中有言道："暑是火邪，心为火脏，邪易入之。"可见，暑温易入心营，进而引动肝风，最易化火，生痰生风，从而出现痰热闭窍，风火相煽等危重病症，如神昏、痉厥。如在《丁甘仁医案》中载暑温一候："发热有汗不解，口渴欲饮，胸闷气粗，入夜烦躁，梦语如谵，小溲短赤，舌苔薄黄，脉象濡数。暑邪湿热，蕴蒸阳明，漫布三焦，经所谓因于暑烦则喘喝，静则多言是也。颇虑暑热逆传厥阴，至有昏厥之变。"清代吴瑭的《吴鞠通医案》亦载暑温一案："暑温邪传心包，谵语神昏，右脉洪大数实而模糊，势甚危险。"其在《温病条辨》中言"小儿之阴，更虚于大人，况暑月乎！一得暑温，不移时有过卫入营者，盖小儿之脏腑薄也：血络受火邪逼迫，火极而内风生，俗名急惊，混与发散消导，死不旋踵"，故而多见于小儿。

（三）证候分类

历代医家对暑温证候分类的表述有：

（1）气分：①暑入阳明；②暑伤津气；③津气欲脱；④热结肠腑；⑤暑伤肺络；⑥气营两燔。

（2）卫分：①暑温夹湿；②暑湿在卫；③暑湿困阻中焦；④暑湿弥漫三焦；⑤暑兼寒湿。

（3）营血分：①暑入心营；②暑热动风；③邪在血分；④邪在营血。

（4）后期

1）暑伤心肾。

2）暑伤津气（暑湿伤气）。

3）余邪未尽：①痰瘀滞络；②蒙扰清阳。

（四）治疗

因暑温病为火热之邪所致，故当治以清泄暑热。但根据本病发展过程中的不同时期及证候表现，而有相应的治疗方法：邪入气分，治以辛寒清气；邪入营血，治以清营泄热、开窍熄风；暑温夹湿，宜清暑祛湿；病之后期，邪热虽衰但余热未尽或津气大伤，当以酸甘之品益气敛津，酸苦之品泄热生津。叶天士在《临证指南医案》中引张凤逵所说："暑病首用辛凉，继用甘寒，再用酸泄酸敛，不必用下。"而对于不同阶段的暑温病证，叶天士提出"在卫汗之可也，到气才可清气，入营犹可透热转气……入血就恐耗血动血，直须凉血散血"之论，这一理论对后世医家关于暑温病的治疗起着引导性的作用。现将历代医家对本病之辨证论治及其他治疗方法整理归纳如下：

1. 辨证论治

（1）邪入气分，治以辛寒清气：暑热充斥阳明气分，是暑温病初起常见证候，其他证型均是在此基础上发展演变或兼夹其他邪气形成的。因此吴鞠通将此证治视为"暑温之大纲"。暑温初起时期，阳明气热大甚者，治以辛寒之剂，涤暑泻热。《温病条辨》中根据本病症状而提出治疗方剂："形似伤寒，但右脉洪大而数，左脉反小于右，口渴甚，面赤，汗大出者，名曰暑温，在手太阴，白虎汤主之"，并解释说："首白虎例者，盖白虎乃秋金之气，所以退烦暑，白虎为暑温之正例也"。白虎汤为辛凉重剂，可辛寒清气，泻热保津，因其剽悍，邪重非其力不能举，故吴鞠通明确提出白虎汤四禁，即："白虎本为达热出表，若其人脉浮弦而细者，不可与也；脉沉者，不可与也；不渴者，不可与也；汗不出者，不可与也。"若热盛津伤耗气过甚，即："脉芤甚者，白虎加人参主之。"正如吴鞠通所说："浮大而芤，几于散矣，阴虚而阳不固也。补阴药有鞭长莫及之虞，惟白虎退邪阳，人参固正阳，使阳能生阴，乃救化源欲绝之妙法也。"二方虽来自张仲景之法，但用量有所不同。其他医学著作还指出其他方药，如清代高秉钧在《温病指南·湿温上焦篇》中提出："暑温初起头痛身热，面赤心烦，口渴汗出，右脉洪大者，暑伤上焦手太阴气分也。加味天水散主之。"清代张锡纯在《医学衷中参西录》中载曰："初得即有脉洪长，渴嗜凉水者，宜投以大剂白虎汤，或拙拟仙露汤。"此外《吴鞠通医案·暑温》提出暑温下后宜和胃，且载一暑温误下治法："田，十四岁。暑温误下，寒凉太多，洞泄之后，关闸不藏，随食随便，完谷丝毫不化，脉弦。与桃花汤改粥法。"现代医家周选堂在《时病论歌括新编》中曰："此邪在上焦气分，当用清凉涤暑法加杏仁、蒌壳治之。"

若暑热伤津，用以辛甘化阳、酸甘化阴复法，治以王氏清暑益气汤，清代娄杰辑《温病指南·湿温上焦篇》曰："暑温四肢倦怠，精神减少，身热气高，心烦溺黄，口渴自汗脉虚者，王氏益气汤主之。"若阳明暑温，暑热之气郁蒸肠腑或湿气已化，热结独存，口燥咽干，渴欲饮水，面目俱赤，舌燥黄，脉沉实者，小承气汤各等份下之。

若暑温之邪已去而津气大伤则选用生脉散，《温病条辨·暑温》曰："汗多脉散大，喘喝欲脱者，生脉散主之。"徐灵胎曰其为："此伤暑之后，存其津液之方也。"《温病指南·湿温上焦篇》特别提出，如暑邪未净，万不可用生脉散，用之必喘满难治。

（2）邪入营血，治以清营泄热、开窍熄风：《内经》曰"暑气通于心"，暑气易由气及营，出现暑入心营之证。正如《温病条辨·上焦》第三十条所说："脉虚夜寐不安，烦渴舌赤，时有谵语，目常开不闭，或喜闭不开，暑入手厥阴也。"其并提出治疗当用清营汤，清营泄热，滋养营阴；如若病情较营热阴伤为急，暑闭心包而神昏，出现"身热不恶寒，清神不了了，时时谵语"者，急以安宫牛黄丸或紫雪丹，清心开窍，而安宫牛黄丸强于紫雪丹清心之力。正如吴氏所说："大抵安宫牛黄丸最凉，紫雪丹次之。"《温病条辨·中焦》说："暑温……神识不清，热闭内窍者，先与紫雪丹，再与清宫汤。"吴氏之所以将清宫汤方用于热入心包之证，主要是因方中所用诸药，皆用其心，如玄参心、连心麦冬、莲子心、连翘心、竹叶卷心等。即使用犀角，也要求用犀角尖。诸药用心，意在以心入心。吴氏曰："俱用心者，凡心有生生不已之意，心能入心，即以清秽浊之品，便补心中生生不已之生气，救性命于微芒也。"《温病条辨》又言："暑温发寒热。舌白不渴吐血者。表里气血俱病也。名曰暑瘵。"此为暑伤肺络，而治以犀角地黄汤合银翘散或清络饮加杏仁、薏仁、滑石汤主之。

暑热引动肝风，称为"暑风"，当以开窍熄风为主。《温病条辨·上焦》有载曰："小儿暑温，身热，卒然痉厥，名曰暑痫，清营汤主之，亦可少与紫雪丹。"唯以清营汤清营分之热而保津液，使液充阳和，自然汗出而解，断断不可发汗也，可少予紫雪者，清包络之热而开内窍也；并言道："大人暑痫，亦同上法。热初入营，肝风内动，手足瘛疭，可于清营汤中，加钩藤、丹皮、羚羊角。"治以清心开窍、凉肝熄风之法。清代陆以湉在《冷庐医话》中记载误治医案一则，按语提示后学："暑温暑风，伏热在内，皆忌辛温升散，劫耗阴津，苟误用之，邪必内陷入里，非寒在表内无热之伤寒可比。"另在《丁甘仁医案》中记载拟竹叶石膏汤加味，治疗暑湿蕴蒸阳明之里，胃热上蒸心包，扰乱神明，神烦而谵语，恙势鸱张，还虑增剧之暑温入心包之证。

近代医家罗止园在《止园医话》中对治疗暑温不同证型的常用药物进行举例："暑温，则加藿香、益元散等。其最有效之药，则为连翘、金银花、桑叶、菊花、鲜石菖蒲、鲜佩兰、鲜薄荷、鲜藿香、黄连、黄芩、郁金、牛黄、犀角、紫雪丹等。盖此症一见内闭征兆，例如剧烈之呕逆，顽固之肌热，精神昏迷或发狂，四肢或厥逆，即速以以上各药，大剂加减与服，百试百验，活人多矣。对此症常用之中药，例如生地、元参、半夏、花粉或瓜蒌等，用之得当，亦有效。但大黄、芒硝峻下之品，用之必格外谨慎，虽有必不得已用之者，然用不得当，则流弊大也。"

（3）暑温夹湿，宜清暑祛湿：夏季暑热既盛，雨湿也较多，其可形成暑温夹湿之证，治疗当清暑与祛湿兼顾。在清代吴鞠通的《温病条辨》中有言："暑兼湿热，偏于暑之热者为暑温，多手太阴证而宜清；偏于暑之湿者为湿温，多足太阴证而宜温；湿热平等者两解之。各宜分晓，不可混也。"《时病论歌括新编》列举了暑温夹湿的常用药对："滑石、甘草即河间之天水散，以涤其暑热；更加蒿扁瓜衣以加强清暑之力；佐连翘以清心；用通苓而渗湿。所以渗湿，盖取其暑必夹湿之意耳。"暑温夹湿的治疗需要考虑湿邪的多少，如热炽阳明，湿阻太阴，热重而湿轻，治宜白虎加苍术汤。《温病条辨》曰："身重者，湿也，白虎加苍术汤主之。"其作用如清代叶澹安在《本事方释义》中言："此治暑湿相搏而为湿温病者，以苦寒、辛寒之药清其暑，以辛温雄烈之药燥其湿，而以甘平之药缓其中，则贼邪、正邪皆却，正自安矣。"而湿重热轻，当如明代医家王纶在《明医杂著》中所言："治暑之法，清心利小便最好。"

若暑温兼水饮者，应如《温病条辨》中以小半夏加茯苓汤，蠲饮和中，再加厚朴、杏仁，利肺泻湿，预夺其喘满之路；水用甘澜，取其走而不守也；正如《温病条辨》所言："二九、两太阴暑湿咳而且嗽，咳声重浊，痰多不甚渴，渴不多饮者，小半夏加茯苓汤再加厚朴，杏仁主之。"若阳明暑温，水结在胸也，出现脉洪滑，面赤身热头晕，不恶寒，但恶热，舌上黄滑苔，渴欲凉饮，饮不解渴，得水则呕，按之胸下痛，小便短，大便闭者，"当以小陷胸汤加枳实主之"。

若暑湿内蕴、寒邪外束之证，故其治疗，与一般暑温证使用清暑祛湿法不同，不仅要去除气分在里之暑湿，还必须去除在表之寒邪，故以新加香薷饮。正如吴瑭所说："温病最忌辛温，暑病不忌者，以暑必兼湿，湿为阴邪，非温不解，故此方香薷、厚朴用辛温，而余则佐以辛凉云。"《时病论歌括新编》也同样提出："如少汗微寒或有头痛，宜透肌肤之暑，于本法内去扁豆、瓜翠，加藿香、香薷治之。"另在《温病指南·湿温上焦篇》中指出，新加香薷饮，服后微得汗，即勿再服，恐香薷重伤其表。

若暑湿蔓延三焦，暑热稍重，湿邪稍轻，《温病条辨》提出治疗当用三石汤，清宣三焦暑湿之邪。

（4）暑温后期，当以清除余邪

1）暑伤心肾，清心滋肾：暑温后期，暑热久羁，耗伤肾阴，心肾两伤，水火不济。《温病条辨·下焦》指出："暑邪深入少阴消渴者，连梅汤主之。"连梅汤，泻南方之心火，补北方之肾水，以期火降水复，达致平衡。此属于暑温余邪未清，伤及心肾的证治。吴瑭认为本方"酸甘化阴，酸苦泄热法"。

2）清化暑湿，化痰祛瘀：若暑湿余邪未尽，蒙扰清阳，应当清化暑湿。《温病条辨·暑温》曰："手太阴暑温，发汗后，暑证悉减，但头微胀，目不了了，余邪不解者，清络饮主之，邪不解而入中下焦者，以中下法治之。"若但咳无痰，咳声清高者，清络饮加甘草、桔梗、甜杏仁、麦冬、知母主之。

若为暑温余邪未净，痰瘀留滞之证。清代何廉臣在《重订广温热论》中载有选用茶竹灯心煎以治疗心包络见证；《湿热病篇》载有以三甲散治疗经络见症为主者。

2. 其他疗法

《内经》中针刺为治疗暑温病的主要方法，有的明确指出了治疗的穴位，有的只是提示治疗方向。如《灵枢·热病》曰："热病三日，而气口静、人迎躁者，取之诸阳，五十九刺，以泻其热而出其汗，实其阴以补其不足者。"其提出感受暑热邪气，气口与人迎脉的征象为治疗该病的重要指导，气口的脉象平稳，而人迎部的脉象躁动，说明邪在表而未入里，治疗可选阳经上治疗热病的 59 个腧穴进行针刺，以达到祛除在表之热邪，使邪气随汗而解的作用。又言："热病七日八日，脉口动，喘而短者，急刺之，汗且自出，浅刺手大指间。热病七日八日，脉微小，病者溲血，口中干，一日半而死；脉代者，一日死。"暑热病七、八日，气口脉象躁动，患者气喘而头晕眩，应马上针刺治疗，使汗出热散，应取手大指间的穴位浅刺。若是脉象微小，是正气不足的表现，口中干燥，是阳盛阴竭；若是见到代脉，说明脏气已衰，此两种情况多预后不佳。又云："热病而汗且出，及脉顺可汗者，取之鱼际、太渊、大都、太白。泻之则热去，补之则汗出，汗出太甚，取内踝上横脉以止之。热病已得汗而脉尚躁盛，此阴脉之极也，死；其得汗而脉静者，生。"其指出汗出后，脉象表现和顺，是阳证得阳脉，脉证相合，则可继续发汗，针刺手太阴肺经的鱼际、太渊、大都、太白穴，用泻法刺之则热去，若用补法则继续发汗。汗出太过者，可以针刺三阴交，泻之则汗止。并根据脉象断预后，指出虽有汗出，但是脉象仍然躁盛者，此为阴气欲绝，孤阳不敛，为死证，预后不良；出汗之后脉象平静安顺者，为顺证，预后良好。

魏晋医家皇甫谧在《针灸甲乙经》中应用手太阴肺经、足太阳膀胱经、足太阴脾经等多个经脉取穴。如"取天府、大杼三痏，刺中膂以去其热，补手足太阴以去其汗"。除此之外，尚在书中叙述了针灸部位深浅及补泻等手法，治疗遵从"热盛则泻之，虚则补之，不盛不虚，以经取之"的原则。

明代是针灸学术发展之高潮，理论研究深化，继承了前朝时期各个流派的不同特点而又推陈出新。杨继洲在《针灸大成》中取背俞穴治疗各种外感热证，如"中暑者治在背上小肠俞""中湿者治在胃俞""中燥者治在大肠俞"，并根据病情提出"随病之传变，补泻不定，治只在背腑俞"的观点，对后世影响深远。

徐凤在《针灸大成》中云："中暑不省人事：人中、合谷、内庭、百会、中极、气海……复刺后穴：中冲、行间、曲池、少泽。"杨敬斋在《杨敬斋针灸全书》中亦载："中暑不省人事：百会、风门、人中、承浆、中冲、合谷、少冲、气海、三里、内庭、脾俞、中管、阴谷、阴陵泉、三阴交。"其承徐凤所载，并丰富了治疗穴位，二者均在暑热病晕厥方面有所研究发展，也为后世对于热病昏厥的针刺急救具有重大指导意义。

因暑温辨证论治体系形成较晚，临床中也易与湿温、暑湿等概念相混淆，且暑温病专方甚少，古代医家若分三焦投药，多以苦辛寒为主，若拘六经分证，仍是伤寒治法，所以误辨误治较多。本书从病名、病因病机、证候分类及治疗四方面整理归纳暑温病相关古籍论述，为中医后学提供理论指导。

（李秋实　张　淼）

霍乱源流考

霍乱作为病名首见于《内经》，辨证论治始于《伤寒论》，证候分类初见于《伤寒论》。因其"挥霍之间，便致缭乱"故名。本书将从病名、病因病机、证候分类、治疗入手，对历代重要医籍中霍乱病的相关病证论述进行整理研究，考查其学术脉络和规律，颇有意义。

（一）病名

"霍"字《说文解字》是这样解释的："霍，飞声也。雨而双飞者，其声霍然。"此处的"霍"是一个拟声词，形容鸟群疾飞发出的"呼呼"声。司马相如的《大人赋》曰"焕然雾除，霍然云消"亦是。后来"霍"字亦可用作形容词，作"迅速的，飞快的"解释，如两汉枚乘《七发》曰："涩然汗出，霍然病已"，又西汉杨雄《甘泉赋》曰："翕赫曶霍，雾集蒙合兮，半散照烂，粲以成章"，皆作"迅速的"解释。"乱"字为"升降逆乱，清浊不分，又吐又泄"解。故中医的霍乱为"挥霍之间，便致缭乱"的意思，即发病迅速，且以又吐又泄为特征。现将历代医家对霍乱的称谓梳理如下：

1. 以病因病机分类命名

"湿霍乱"这一概念首见于唐代王焘的《外台秘要》一书，其曰："疗湿霍乱吐痢无限，宜合高良姜等三味饮子服之方。"明代方隅在《医林绳墨·霍乱》中曰："若吐利并行而腹中绞痛，坐卧不安，甚则转筋，名之曰湿霍乱。"其明确了湿霍乱的概念，即为呕吐与泄泻并见的霍乱病。清代吴谦在《幼科心法要诀》中指出："湿霍乱者，乃暑饮合邪也。其证吐泻不已，肚腹疼痛，口渴引饮，胸膈膨闷。"此书丰富了湿霍乱的病机，并提出了有效的治法和方药。而至清代王士雄在《随息居重订霍乱论》中总结和完善了湿霍乱的辨证论治。

热霍乱又称热气霍乱，金代刘完素在《素问病机气宜保命集·霍乱论》中曰："故转筋吐泻者，其气有三：一曰火，二曰风，三曰湿。吐为暍热。"《素问玄机原病式》言："吐下霍乱，三焦为水谷传化之道路，热气甚则传化失常，而吐泻霍乱，火性燥动故也。或云热无吐泻，止是停寒者，误也。"此处虽然没有明确提出热霍乱的概念，但刘完素认为霍乱有热证，这对后世医家有很大的启示。同时期的张子和在《儒门事亲》中也指出霍乱是"火盛过极"。热霍乱一词最早见于《医学纲目·伤寒部》，其曰："苏复如是，名曰伤寒并热霍乱。"而其病症则首见于《素问·六元正纪大论》，其曰："热至则身热，吐下霍乱。"清代王士雄在《随息居重订霍乱论》中曰："倘热霍乱因暑邪深入而滞其经隧，显脉细、肢寒之假象者，必有溺赤便臭口渴苔黄之真谛。"

寒霍乱较热霍乱少见，故至王士雄前一直缺乏系统的论述。最早提出寒霍乱的是汉代张仲景，《伤寒论》中论述："霍乱，头痛发热，身疼痛……寒多者不用水者，理中丸主之。"此处虽然没有明确提出寒霍乱，但张仲景已经将霍乱分为寒热。《随息居重订霍乱论》云"寒霍乱，偶有所伤，人之所独也"，认为寒霍乱因其少见，更应该引起注意，并在书中提出了寒霍乱的具体表现和治法，开阔了祖国医学对霍乱的认识。

霍乱转筋最早见于巢元方的《诸病源候论·霍乱转筋候》，其云："霍乱而转筋者，由冷气入于筋故也，足之三阴、三阳之筋，起于人足趾；手之三阴三阳之筋，起于手指，并循络于身。

夫霍乱大吐下之后，阴阳俱虚，其血气虚极，则手足逆冷，而荣卫不理，冷搏于筋，则筋为之转，冷入于足之三阴三阳，则脚筋转，入于手之三阴三阳，则手筋转。"其指因霍乱吐利而筋脉挛急者，多由大吐大泻，津液暴失，耗伤气血，筋脉失养，或复感风冷所致。由宋代太医院编写的《圣济总录·霍乱门》云："论曰霍乱转筋，缘风冷伤于三焦，传于脾胃，得冷则阳气不得宣行，致四肢筋络不得舒缓，此盖中下不足，其候冒闷不安，胫筋挛结，肉紧痛，反急于上，盖足阳明之经虚，膀胱之脉寒也。"其进一步解释转筋的病机是外邪伤脾，阳明不足。清代罗国纲在《罗氏会约医镜·论霍乱》中曰："今既吐既下，血气大损，津液顿亡，宗筋失养，必致挛缩，甚则阴缩舌卷，为难治。经曰：经筋之病，寒则反折筋急，热则筋弛纵不收。此转筋霍乱，正反折筋急之病。"其指出霍乱转筋的难治性。

2. 以病情严重程度分类命名

由于饮食先伤脾胃，重感秽浊之气，邪阻中焦，升降之气窒塞，上下不通，发为"干霍乱"，乃霍乱中的严重证候。其证欲吐不得吐，欲泻不得泻，腹中绞痛，脘闷难忍。隋代巢元方在《诸病源候论》中首次提出"干霍乱"之名，并详细论述了霍乱的病因病机。《诸病源候论·霍乱病诸候》言："干霍乱者，是冷气搏于肠胃，致饮食不消，但腹满烦乱，绞痛，短气。其肠胃先挟实，故不吐痢，名为干霍乱也。"此处阐明干霍乱为腹中绞痛，吐泻不得。清代文晟在《慈幼便览》中曰："干霍乱，即绞肠痧。"清代沈金鳌在《杂病源流犀烛·霍乱源流》中言："干霍乱，即俗云搅肠痧，亦由胃气虚，猝中天地邪恶污秽之气，郁于胸腹间，上不得吐，下不得泻，以致肠胃绞痛异常，胸腹骤胀，遍体紫黑。"清代杨乘六在《医宗己任篇·霍乱》中记载："有干霍乱者，俗名斑痧，又名搅肠痧，吐泻不见，面色青冷，腹中绞痛，乃阴阳错乱最恶之候而最易治。"

3. 以病症特点分类命名

霍乱一词最早见于《内经》，《灵枢·五乱》言："乱于肠胃，则为霍乱。"《素问·气交变大论》记载："岁土不及，民病飧泄霍乱。"《素问·六元正纪大论》曰："太阴所至为中满霍乱吐下……故民病心腹胀，肠鸣而为数后，甚则心痛胁膜，呕吐霍乱，饮发注下，胕肿身重。太阴所至为中满霍乱吐下。"《灵枢·五乱》言："清气在阴，浊气在阳，营气顺脉，卫气逆行，清浊相干……乱于肠胃，则为霍乱。"《内经》已经提出了霍乱的基本概念，即脾胃运化功能失常，升降失司，营卫清浊相干，乱于肠中，而出现吐泻症状的疾病。至汉代张仲景的《伤寒论·辨霍乱病脉证并治》在《内经》的基础上，指出了霍乱的特征，并探讨了霍乱的分类、病因、病机和治法，为后世认识霍乱病和治疗霍乱奠定了基础。其言："问曰：病有霍乱者何？答曰：呕吐而利，此名霍乱。问曰：病发热、头痛、身疼、恶寒、吐利者，此属何病？答曰：此名霍乱。霍乱自吐下，又利止，复更发热也。"后至王叔和在《脉经》中进一步指出霍乱的病证脉理，其言："右手关上脉阴虚者，足太阴经也。病苦泄注，腹满，气逆，霍乱呕吐，黄疸，心烦不得卧肠鸣。"此外霍乱俗名又称"触恶"。明代戴元礼在《证治要诀》中曰："霍乱之病，挥霍变乱，起于仓卒，与中恶相似，俗呼为触恶。"

（二）病因病机

霍乱的致病因素主要是感受外邪与内伤饮食两个方面。但在临床上二者往往是相互影响的。人体感受秽浊疫疠之气，损伤脾阳，引起脾胃气机升降失常，气逆于上则出现呕吐不止，浊气下陷则出现泄泻不止，此即所谓的气机升降逆乱，清浊相干，则发为霍乱。下面就分别论述霍乱的病因病机。

1. 运气反常

运气反常是霍乱形成的重要原因，是外界的大环境。人们很早就已经认识到了运气的重要性。《素问·六微旨大论》曰："上下之位，气交之中，人之居也。故曰：天枢之上，天气主之；天枢之下，地气主之；气交之分，人气从之，万物由之。此之谓也。"人和万物生活在天地之间，受天地运气变化的影响，运气正常，万物生长，运气反常，万物凋零。故当岁土不及时，就造成了霍乱形成的外界条件。正如《素问·气交变大论》言："岁土不及，风乃大行……民病飧泄霍乱，体重腹痛，筋骨繇复，肌肉胸酸，善怒。"不同的运气特点，对于不同的邪气流行也有不同的影响。当某年之土运不足时，则风运大行，风运乘土运太过。而人则受这种运气太过与不及的影响，脾土相对不足，肝木相对过旺，肝木乘及脾土，脾土运化功能失常，清气下陷则出现泄泻不止，浊气不降反上逆则出现呕吐不止，即成霍乱之病。张锡纯在分析壬寅年发生霍乱时写道："从前壬寅岁，少阳相火司天，厥阴风木在泉，风火相煽，岁气主热，其岁孟秋发生霍乱，传染甚广。"可见从值年司天在泉之气能推演出该年的气候特点，不同的气候特点既有利于相应的邪气流行，又对人体脏腑产生不同的影响。清代陈虹在《瘟疫霍乱答问》中写道："本年疫病，何以发霍乱？当推五运六气知之"，将其分析解释，其曰："光绪二十八年为壬寅年，本年为木运太过之年，亦是同天符之年，司天为少阳相火，在泉为厥阴风木。综合五运六气分析，本年夏秋之间二运、三运的主客运皆为火土，主客气的三之气皆属少阳相火，主气的四之气为太阴湿土，客气的四之气为阳明燥金，加上本年是木运太过之年，故夏秋之时发为霍乱"。

2. 感受时邪

关于感受时邪古人叙述颇多。时邪包括外感六淫之邪，也包括感受时疫疠毒之邪。而在明清之前历代医家对外感时疫疠毒之邪的认识并不非常明确，这与现代医学之霍乱在明清时期传入中国有密切的关系。首先是《素问·六元正纪大论》曰："不远热则热至……热至则身热，吐下霍乱。"汉代班固的《汉书》也说："闽越夏月暑时，欧（呕）泄、霍乱之病，相随属也。"医家已经认识到霍乱的发生与外感热邪有关，但此时并没有具体阐述外邪导致霍乱的具体病机。至隋代，巢元方比较明确地论述了外邪致病的病机。《诸病源候论》论述："霍乱吐泻，皆因温凉不调，阴阳混淆，二气相干，致脾胃之间，变而为霍乱。寒气客于脾则泻，客于胃则吐……或因坐卧湿地，当风取凉，使风冷之气归于三焦，传于脾胃，脾胃得冷，水谷不消，皆成霍乱。"巢氏认为是由于寒温不调，寒邪侵袭，客于脾胃，脾胃受损导致吐泻不止。至金元时期医家则进一步对此加以发挥。刘完素在《素问玄机原病式》中记载："霍乱吐下，湿为留饮痞隔，而传化失常，故甚则霍乱吐泻也。"刘氏认为湿邪留滞，困厄脾土，导致脾胃传化失常，导致霍乱吐泻。而至明清时期，则对外感病机的认识有了更多质的改变。明代秦景明在《症因脉治》中将霍乱外感分为湿气霍乱、风气霍乱、热气霍乱、寒气霍乱，并详细论述了病因病机，进而提出论治。《症因脉治·霍乱论》记载湿霍乱的病因病机"湿土司政，从气太过，脾胃主土，恶湿喜燥，今以湿土之气太过"；风霍乱病因病机"岁土不及，风木太过，来克中土，则风淫木贼，水谷不化，而霍乱餐"；热霍乱病因病机"暑热行令，岁土混浊，挥霍撩乱，即《内经》所云岁土不及"；寒霍乱病因病机"阳气素虚，中气不足，偶值时令寒邪，直中三阴，则阴寒霍乱之症作"。清代钱潢在《伤寒溯源集》中曰："此皆六气胜复之变也……或为诸寒湿之间气客气所胜者亦然。且尤于阴晴风雨，酷暑暴寒之中，每每有之。一家之中，一里之内，或阖境皆然，乃时行寒湿也。"此处论述了六淫之气皆能导致霍乱。明清时期对霍乱认识的最大贡献是提出了时疫疠邪，认识到了霍乱也是一种瘟病，能发生大范围的流行。清代沈金鳌在《杂病源流犀烛》中记载："皆由中气素虚……或外感六气，或伤饮食，或中邪恶、污秽气及毒气，往往发于夏秋。"清代王清任在《医林改错·瘟毒吐泻转筋说》中曰："上吐下泻转筋一症，古人立名曰霍乱……至我朝道光元年，岁次辛巳，瘟毒流行，病吐泻转筋者数省，京都尤甚，伤人过多，贫不能埋葬者，国家发帑施棺，月余之间，费数十万金。"其明确记载霍乱就是一种瘟疫，能在数省流行。而《随息居重订霍乱论》将霍乱的病因分析的非常清楚，指出："上海，特海陬一邑耳。二十年来，屡遭兵燹，乃沧海渐变桑田，外国之经营日广，苏省又以为会垣……人烟繁萃，地气愈热，室庐稠密，秽气愈盛，附郭之河，藏垢纳污，水皆恶浊不堪。今夏余避地来游，适霍乱、臭毒、番痧诸证盛行。而臭毒二字，切中此地病因。"其认为"臭毒"是霍乱的病因，即外感疫毒之邪。

3. 饮食不节，脾胃受损

饮食不节包括饮食不节、饮食不洁、饮食偏嗜等。饮用不洁水源之水，误食腐馊变质的食物，恣食生冷瓜果，贪凉饮冷，暴饮暴食、过食醇酒厚味等原因导致脾胃受损，其正常的运化水谷功能失常，则气机逆乱，升降乖戾则形成吐泻不止之霍乱病。《内经》最早认识到饮食不节是霍乱产生的重要原因。其曰："清气在阴，浊气在阳……乱于肠胃，则为霍乱。"此句表明饮食不节，导致脾胃受损，阴阳二气乱于胃肠，清气下陷则致泄泻不止，浊气上逆则致呕吐不止，最终导致霍乱病的发生。《诸病源候论·霍乱病诸候·霍乱候》所云："霍乱者，由人温凉不调，阴阳清浊二气，有相干乱之时，其乱在肠胃之间者，因遇饮食而变发，则心腹绞痛。其有先心痛者，则先吐；先腹痛者，则先利；心腹并痛者，则吐利俱发。"而唐代孙思邈在《备急千金要方·膀胱腑方·霍乱》中记载："原霍乱之为病也，皆因饮食，非关鬼神"，其非常明确地提出霍乱的发生不是神鬼作怪，它是一种疾病，病因与饮食不节有着密切的联系。进而又论述："大凡霍乱，皆中食脍酪及饱食杂物过度不能自裁，夜卧失覆不善将息所致，以此殒命者众"，认为霍乱的首要病因是饮食不节，或是饮食过度导致的。元代朱丹溪在《丹溪心法·霍乱》中曰："人于夏月多食瓜果……以致食留不化，因食成痞，隔绝上下，遂成霍乱。"此时饮食不节已然成为霍乱的主要病因了，历代医家都非常重视饮食内伤导致的脾胃受损。后世也不乏各种关于饮食不节的论述。明代李中梓在《医宗必读·霍乱》中载曰："霍乱多起于夏秋之间……内伤饮食所致。"明代李梴在《医学入门·霍乱》中提出："然病本因饮食失节，或酥酪酒浆生冷，以致湿热内甚，中焦脾土失运，当升不升，当降不降，是以上吐下泻，脉多伏绝。又有挟七情郁气，痰涎聚膈，痞塞不通者，外感痰喘眩晕，亦必由伤饮食为之根也。"这段论述非常清晰地阐述了饮食不节是霍乱产生的根源，或饱食过度，或饮食不洁，或冷热无度等原因，导致湿热内生，损伤脾胃，中焦失于健运，最终导致吐泻不止。

综上所述，霍乱的病因包括运气反常、感受外邪、饮食不节。其病位在脾胃、大肠、小肠。其基本病机是人体感受疫疠秽浊之邪，损伤脾胃，导致脾胃运化功能失常，升降乖戾，清浊相干，阴阳逆乱，则出现呕吐与泄泻不止，发为霍乱。而发病之后即有寒热之分。若人体素体阳虚，或者重感寒邪，又或贪凉过食生冷，则霍乱从寒化，即成寒霍乱，正如《症因脉治》所言："阳气素虚，中气不足，偶值时令寒邪，直中三阴，则阴寒霍乱之症作。"若人体素以阳盛，湿热内蕴，感受时令热邪或者过食醇酒厚味，则霍乱从热化，即成热霍乱，《素问·六元正纪大论》曰："热至则身热，吐下霍乱。"若由于饮食不慎先伤脾胃，复感秽浊之气，邪气留滞中焦，升降格拒，上下不通，则成干霍乱。唐代许仁则言："病有干霍乱，有湿霍乱。干霍乱死者多，湿霍乱死者少。盖吐利则所伤之物，得以出泄，虽霍甚则止于胃中水谷泄尽则止矣，所以死者少。及其干霍乱而死多者，以其上不得吐，下不得利，则所伤之物不得出泄，壅闭正气，关隔阴阳，烦扰闷乱，躁无所安，喘胀干霍乱而死。呜呼！"若霍乱吐泻之后，津液暴伤，气阴两伤，筋脉失于濡养，则出现霍乱转筋之证，轻者两腿挛缩，重者腹部拘急，舌卷囊缩。正如《症因脉治》言："阳明主束骨而利关节，润养宗筋，今因外感风寒暑湿热之气，一时暴吐暴下，宗筋失养，外感之邪，又束其故热，无从发泄，则筋转而抽痛矣。"

（三）证候分类

历代医家对霍乱证候分类的表述：①寒霍乱；②热霍乱；③干霍乱；④霍乱转筋；⑤霍乱危证（亡阳证、亡阴证和阴阳俱竭证）。

（四）治疗

霍乱的治疗伴随着历代医家对霍乱的认识而发展，现整理如下：

1. 辨证论治

（1）寒霍乱：素体阳虚，或重感寒邪，又或贪凉过食生冷，容易发展为寒霍乱。《伤寒论》曰："霍乱，头痛发热，身疼痛……寒多不用水，理中丸主之。"从张仲景创制出理中丸后，理中丸即成为后世医家治疗寒霍乱的重要方剂。唐代王焘在《外台秘要》中曰："霍乱吐痢宿食不消，理中丸方……理中丸，疗三焦不通，呕吐不食，并霍乱吐痢不止者，并主之方。"其认为理中丸在霍乱吐泻中有极为重要的治疗作用。后世刘完素就依据理中丸，自创浆水散、白术汤治疗寒霍乱。《素问病机气宜保命集》记载："如吐泻不止，身出冷汗无脉者，可服后泻痢论中浆水散。"清代吴鞠通在《医医病书》中记载："道光之初，民多病吐利死者。"由"阳虚中寒、腹痛吐泻，转筋肢冷"可知，此病实指寒霍乱，吴鞠通因此创立了霹雳散专治霍乱，疗效十分显著。清代名医张聿青力剖烦渴之假象，指明"投理中回逆而得生"。徐灵胎曰："理中为温上焦中焦之法。"历代医家用理中丸治脾胃虚寒、寒霍乱腹疼呕吐使"阳长阴消，正旺邪除"，效验十分明显。藿香正气散也是治疗寒霍乱的重要方剂。本方最早见于宋代陈师文的《太平惠民和剂局方》，书中记载："治伤寒头疼，憎寒壮热，上喘咳嗽，五劳七伤，八股风痰，五般膈气，心呕恶，气泻霍乱，脏腑虚鸣，山岚瘴疟，遍身虚肿；妇人产前、产后，血气刺并宜治之。"明代龚廷贤在《寿世保元》中言："论霍乱之疾，未有不由内伤生冷、外感风寒而致也。余用藿香正气散治之，百发百中。"其认为藿香正气散是治疗寒霍乱的特效方。

（2）热霍乱：素体阳盛，湿热内蕴，感受时令热邪或者过食醇酒厚味，容易发展成为热霍乱。《内经》载曰："热至则身热，吐下霍乱。"《伤寒论》论述："霍乱，头痛发热，身疼痛，热多欲饮水者，五苓散主之。"李梴在《医学入门》中描述："病因饮食不节，清浊相干，阴阳乖隔，轻者止曰吐利，重者挥霍扰乱，乃曰霍乱。外证必发热恶寒，头疼身痛，本伤寒病也，因邪入脾胃，故发为吐利。然中焦为寒热之半，邪偏高居阳分者，则多热而渴，五苓散分利之。"至明清时期热霍乱之治疗得以长足发展，其中最有代表性的著作是王士雄之《随息居重订霍乱论》。王士雄治疗热霍乱着眼于驱除邪气，恢复脾胃正常升降功能，并提出"展化宣通"的治法，创制燃照汤、连朴饮等名方。张锡纯创制急救回生丹治疗热霍乱初起，王清任采用清热解毒、凉血活血的治法，用解毒活血汤治疗热霍乱。

（3）干霍乱：《诸病源候论》首次提出"干霍乱"。"玉枢丹"是治疗干霍乱比较出名的方剂，本方出自宋代王璆的《百一选方》，至明代陈自明在《外科摘要》中将其改名为"紫金锭"。元代朱震亨在《金匮钩玄·干霍乱》中记载："此系内有物所伤，外有邪气所遏。有用吐法者，则兼发散之义也……二陈汤加和解散：川芎、防风、白芷、苍术。"历代医家在治疗干霍乱的过程中，逐渐总结出一套比较有效的方法。干霍乱是霍乱的重症，不吐也不泄，系因邪气郁闭中焦，没有出入，故首先采用催吐的方法，使邪有出路，而后服用玉枢丹，正如《丹溪心法》言："干霍乱者，最难治，死在须臾。升降不通，当以吐提其气，极是良法，世多用盐汤。"清代陈复正在《幼幼集成》中曰："经曰：足太阴厥气上逆则霍乱。其证先伤于食，后感风寒，邪正相争，心腹绞痛，有上吐下泻者；有上不得吐，下不得泻者，所以烦躁闷乱，其证最急，速宜盐汤探吐之，俟其吐泻之后，乃用藿香正气散分理其阴阳可也。但见喘而搐者，不治。"其指出霍乱急救时应用盐汤探吐，再以藿香正气散治之的方法。《随息居重订霍乱论》言："更服玉枢丹等以治其内，是皆内外达窍以泄其气，则气血得以循度而行，其胀即已，实即霍乱耳。"

（4）霍乱转筋：是霍乱之重症，系由于吐泻太过，导致筋脉失养，拘挛抽搐。明代楼英在《医学纲目》中提出很多治疗方法，其认为霍乱转筋是"足太阳之下，血气皆少，则善转筋踵下痛"，书中记载："吐泻转筋，身热脉长，阳明本病也，宜和中。四君子汤、平胃散、建中汤……转筋，胁下痛，脉弦者，宜建中加木瓜柴胡汤。平胃散加木瓜五钱，亦可也……如吐泻转筋，腹中痛，体重脉沉而细者，宜四君子汤加芍药高良姜汤。"王清任认为霍乱吐泻是由瘀血热毒壅塞血管，《医林改错》言："试看针刺而愈者，所流尽是黑紫血，岂不是瘟毒烧炼？瘟毒自口鼻入气管，自气管达于血管，将气血凝结，壅塞津门，水不得出，故上吐下泻"，并创制急救回阳汤："若吐泻一见转筋、身凉、汗多，非此方不可，莫畏病患大渴饮冷不敢用"。王士雄的《回春录》中记载一则妇女患霍乱转筋的医案，认为转筋是由肝胃火盛，热复侵营所致，并以白虎汤加减治疗，以清阳明之热，清营凉血，舒筋活络，其曰："一妇，年少体瘦，初秋患霍乱转筋，舌绛目赤，大渴饮冷，脉左弦强，而右滑大。此肝胃之火素盛，而热复侵营也。以白虎汤去（粳）米、（甘）草，加生地、蒲公英、益母草、黄柏、木瓜、丝瓜络、薏苡仁，一剂知，二剂已。丹溪云：'转筋由于血热'，此证是矣。"王士雄亦重用蚕矢汤治疗霍乱，《随息居重订霍乱论》中记载："壬寅秋，患霍乱转筋。余视之，暑也。投蚕矢汤，两服而瘳"，并认为："蚕沙，既引浊下趋，又能化浊使之归清……故余以为霍乱转筋之主药，颇奏肤功"。

（5）霍乱危证：包括亡阳证、亡阴证和阴阳俱竭证。《伤寒论》提出霍乱亡阳证的主方是四逆汤，书中言道："吐利汗出，发热恶寒，四肢拘急，手足厥冷者，四逆汤主之。"亡阳脱液用四逆加人参汤："恶寒脉微，而复利，利止，亡血也，四逆加人参汤主之。"亡阴证可用生脉散。《症因脉治》记载："霍乱烦渴……脉若细软，人参生脉散。"阴阳俱竭证则遵张仲景之意，方用通脉四逆加猪胆汁汤，《伤寒论》言："吐已下断，汗出而厥，四肢拘急不解，脉微欲绝者，通脉四逆加猪胆汁汤主之。"

2. 其他疗法

《内经》记载有霍乱的针刺治疗方法，如"霍乱，刺俞旁五，足阳明及上旁三"。明清时期由于霍乱弧菌进入中国，医家对霍乱有了新的认识，在预防和治疗上也有更多的创新和突破。明代《普济方》总结出针灸治疗霍乱的诸多穴位，其曰："穴三里治霍乱泄注……穴太白治霍乱、胸中气噎、不嗜食、臂肘痛不举，穴关冲治吐逆霍乱、胸满、喘呼不得息……穴期门治霍乱吐痢、身热、汗不出……穴隐白治霍乱吐泄不自知，穴中脘治呕吐霍乱，穴支沟、天枢治气逆、霍乱腹痛、又吐泄脓血，穴太白治心痛、霍乱胸满，穴阴治霍乱心痛不可卧、吐痢，穴上脘治胸胁满、霍乱、吐痢不止、困顿不知人，穴巨阙治吐逆、霍乱吐血"，又指出诸多艾灸方法，其曰："穴手心主，灸五十壮，治霍乱先心痛及先吐……灸蔽骨下三寸，又脐下三寸，各灸七十壮，治霍乱下不止"，同时指出霍乱吐泻，尤当速治，在内服药的基础上，尤宜灸上脘、中脘、神阙、关元等穴，其曰："若水分穴，尤不可缓，盖水谷不分，而后泄泻，此穴一名分水，以能分水谷故也"。陈会在《神应经》中曰："霍乱：阴陵、承山、解溪、太白；霍乱呕吐：支沟；霍乱吐泻：关冲、支沟、尺泽、三里、太白，先取太溪、后取太仓；霍乱转筋：支沟、关冲、阴陵、承山、阳辅、中封、解溪、丘墟、公孙、太白、大都。"其将治疗霍乱的针灸穴位加以归纳，并分别列出。清代金冶田在《灸法秘传》中指出灸期门治疗干霍乱的方法，其曰："霍乱症，猝然心腹作痛，上吐下泻，谓之湿霍乱也。欲吐不吐，欲泻不泻，谓之干霍乱也。急灸期门可愈。"

综上所述，人们对霍乱的认识较早，随着历代医家不断地补充，其辨证论治体系逐渐完善，因此总结历代医家对此病的认识与治疗，颇具意义，有助于指导现代临床实践。

（金清龙　王　瑶）

第二篇 肺系病证

感冒源流考

感冒病症历史悠久，在《内经》中便有记载，但并未明确指出感冒之名。汉代张仲景《伤寒论》首次将外感风寒邪气之太阳表证进行系统的辨证论治，此即后世所谓风寒感冒等。由此可知，古代医家对于感冒的论述极为丰富，现将其整理、总结，望在学术与医疗实践中，资后来者启迪与借鉴。

（一）病名

"感冒"一词，首见于宋代官修医书《太平惠民和剂局方》，既指病因病机，亦指病名。历代医籍中，本病有"冒风""伤风""中风""风寒感冒"等诸多称谓，现将历代医家对感冒之病名称谓整理归纳，兹述如下：

1. 以病因病机分类命名

《内经》就有关于"伤风"证候的记载，如《素问·骨空论》曰："风从外入，令人振寒，汗出头痛，身重恶寒。"其描述了伤风的证候：恶寒、汗出、头痛、身重等。又有《素问·风论》曰："风之伤人也，或为寒热。"两者皆把感冒命名为伤风。又根据风邪侵袭部位及发病诱因等将其分别称谓，其言："风中五脏六腑之俞，亦为脏腑之风。各入其门户所中，则为偏风。风气循风府而上，则为脑风。风入系头，则为目风，眼寒。饮酒中风，则为漏风。入房汗出中风，则为内风。新沐中风，则为首风。久风入中，则为肠风飧泄。外在腠理，则为泄风。"由此可知《内经》时期，医家们把伤风分为"脏腑之风""偏风""脑风""目风""漏风""内风""首风""泄风"等不同的类型。

后至汉代，张仲景在《伤寒论》中，论述了太阳病之"太阳中风"表虚证与"太阳伤寒"表实证，即外感风邪或寒邪导致的头痛、发热、汗出或无汗、脉浮缓或浮紧等症状的病证，此即包括后世之风寒感冒。隋代巢元方在《诸病源候论·风病诸候》中曰："中风者，风气中于人也。"其认为风邪中人，则卫受之，故"中风"为"风邪"由外侵袭而伤人，即为感冒。北宋《太平惠民和剂局方》在论述"人参养胃汤"时指出："大抵感冒，古人不敢轻发汗者，只由麻黄能开腠理，用或不能得其宜，则导泄真气，因而致虚，变生他证。"其明确提出了"感冒"的病名。在论述"锉散"时指出："治男子、妇人五劳七伤，感冷冒寒气弱体虚，多倦少力。"这里分别提到的"感""冒"之语，是从病因病机角度进行命名的。迨至南宋，杨士瀛的《仁斋直指方论·诸风》亦记载了"感冒"一词，该书在"伤风方论"中论述《太平惠民和剂局方》之参苏饮时指出："治感冒风邪，发热头疼，咳嗽声重，涕唾稠黏。"此处"感冒"应理解为"感受、触冒"之义。由此可见，"感冒"作为病名，是从病因病机角度进行命名的。

后至金代，刘河间在《河间六书》中将感冒独立为一种疾病，称为"伤风"。其中"伤寒标本心法类萃"载道："伤风之证：头疼项强，肢节烦疼，或目痛。肌热、干呕、鼻塞、手足温、自汗出、恶风，其脉阳浮而缓、阴浮而弱，此风邪在表。"张子和在《儒门事亲·风门》中有"凡冒风、时气、温病、伤寒，三日以里，头痛，身热恶寒"的记载，明确指出了冒风的临床表现有头痛、身热、恶寒等一派外感之证，可见冒风为感冒之意。由此可知，金代医家已经将本病作为一种独立的疾病认识，并了解了本病的发病特点。

迨至元代，朱丹溪在《丹溪心法·中寒》中云："凡症与伤寒相类者极多……初有感冒等轻症，不可便认作伤寒妄治"，朱氏提出将感冒轻症误认为伤寒之戒，又曰："伤风属肺者多，宜辛温或辛凉之剂散之"，将"感冒"与"伤风"并提。危亦林在《世医得效方》中论述桂苓甘露散曰："治伤寒中暑冒风，饮食、中外一切所伤，传受湿热内甚，头痛，口干，吐泻，烦渴喜饮冷，小便涩，大便急痛，湿热，霍乱吐下，腹满痛闷。"其运用了"冒风"一词。李仲南在《永类钤方·中风》中把"感冒""中风""伤风"进行了鉴别。其曰："夫风……中则中五脏，伤则伤六经，轻则曰感曰冒，重则曰中曰伤。"

明代龚廷贤在《万病回春》中言："四时感冒风寒者，宜表解也。""四时感冒风寒者"即后世所谓"风寒感冒"。同一时期的吴崑在《医方考·感冒门》中叙曰："六气袭人，深者为中，次者为伤，轻者为感冒。"而清代雷丰在《时病论·冒风》中把"冒风""伤风""中风"进行区别。原文曰："冒风者，风邪冒于皮毛，而未传经入里也。汪讱庵曰：轻为冒，重为伤，又重则为中。可见冒风之病，较伤风为轻浅耳。"因此，在外感中，中风为最重，其次为伤风，最轻者为冒风和感冒。此皆为鉴别，颇能给人以启迪，以便临床用药。

2. 以病症特点分类命名

病情较重，并在一个时期内广泛流行，证候多相类似者，称之为"时行感冒"。晋代王叔和在《伤寒例》中云："凡时行者，春时应暖，而复大寒；夏时应大热，而反大凉；秋时应凉，而反大热；冬时应寒反大温。此非其时而有其气，是以一岁之中，长幼之病多相似者，此则时行之气也。"王氏阐明了时行之气的概念及其致病特点。隋代巢元方在《诸病源候论》中亦有相似论述，并提出"时行病"的名称。迨至清代，温热病学说有了很大发展，不少医家认识到本病与感受时行之气有关。徐大椿在《医学源流论》中言："凡人感风寒，头痛发热，咳嗽涕出……乃时行之杂感也。"其指出感冒有触冒时气所致者。林珮琴在《类证治裁·伤风论治》中载道："时行感冒，寒热往来，伤风无汗。"其明确提出"时行感冒"之名，并描述了其典型症状。

晋代王叔和第一次明确地提出了"寒疫"。《伤寒例》曰："从春分以后秋分节前，天有暴寒者，皆为时行寒疫也。"历代医家对此观点有两种认识，一种认为时行之气与能够相互传染的疠气有所不同，所以寒疫不是瘟疫，而是春夏时感受反常之寒邪所致的感冒。如清代吴谦在《医宗金鉴·同伤寒十二证》中言："春应温反寒而病伤寒者，名曰寒疫。"雷丰在《时病论·寒疫》中载道："此又与瘟疫之疫，相悬霄壤，须知温疫乃天地之厉气，寒疫乃反常之变气也。其初起头痛、身疼，寒热无汗，或作呕逆，人迎之脉浮紧者，宜用辛温解表法治之。"可见，"时行病""时行感冒"应包括"寒疫"。而另一种则将寒疫归入瘟疫的范畴，认为时行之气是导致疫病流行的重要因素，把寒疫与热疫对举，认为瘟疫有寒有热。

此外，历代医家在前人立论的基础上，也阐发了个人的独特见解。如明代王三才在《医便》中云："感冒风邪，头疼鼻塞，憎寒壮热，名曰重伤风。"王氏提出了"重伤风"的名称，并论述了其典型症状。清代俞根初等所著《重订通俗伤寒论》记载："同一感受风寒，寒甚于风者为正伤寒，风重于寒者为冷伤风。冷伤风者，由其人猝伤冷风，或先感于寒，续伤于风，较四时感冒为重，故俗称重伤风。"从病因病机角度，将风寒感冒以感受风寒的偏重分为"正伤寒""冷伤风"，进一步完善了"重伤风"的概念。

（二）病因病机

1. 风寒外束，肺气不宣

早在《内经》时代就对感冒的病因病机进行了细致的描述，如《素问·热论》曰："伤寒一日，巨阳受之。故头项痛，腰脊强。二日，阳明受之。阳明主肉，其脉挟鼻络于目，故身热目疼而鼻干，不得卧也。"即因风寒所伤，肺失宣降而致感冒。《素问·玉机真藏论》也有"是故风者百病之长也，今风寒客于人，使人毫毛毕直，皮肤闭而为热"的记载，指明了风寒感冒的发病机制。又有《素问·风论》云："风气藏于皮肤之间，内不得通，外不得泄……名曰寒热。"其描述了风寒所致感冒的病因病机。明清医家吴崑在《医方考》中曰"伤于风寒，俗称感冒"，即感冒为风寒所致。

2. 风热犯表，肺失清肃

隋代巢元方在《诸病源候论·风热候》中说："风热病者，风热之气先从皮毛入于肺也。肺为五脏上盖，候身之皮毛。若肤腠虚，则风热之气先伤皮毛，乃入肺也。其状，使人恶风寒战，目欲脱，涕唾出。"其阐述了风热感冒的病机，以及临床表现，对指导临床具有重要意义。宋代赵佶对风热侵袭的病机有了更深刻的认识，《圣济总录》言："论曰风热者、风邪热气，客于皮毛血脉，传入肺经也，令人头面熻熻发热，皮肤痛，咳嗽咽干，上焦不利，故谓之风热也。"其指出了风热袭肺为感冒的发病机制。

3. 体虚不固，卫外失和

正气虚弱，卫表不固，邪客其经，因而发病。正如《素问·刺法论》曰："正气存内，邪不可干。"《素问·评热病论》说："邪之所凑，其气必虚。"《灵枢·百病始生》言："风雨寒热，不得虚邪，不能独伤人，卒然逢疾风暴雨而不病者，盖无虚，故邪不能独伤人也，此必因虚邪之风，与其身形两虚相得，乃客其形两实相逢。"其阐述了人体正气强弱与外感疾病发病的关系。《素问·通评虚实论》曰："邪气盛则实，精气夺则虚。"若正气虚则皮肤、腠理渐不坚固，邪之所舍也。

4. 时邪疫毒，肺卫被伤

《伤寒论》曰："太阳病，发热而渴，不恶寒者，为温病。"其认为流行性感冒是由时行疫毒所致。隋代巢元方在《诸病源候论》中指出："时行病者，是春时应暖而反寒，夏时应热而反冷，秋时应凉而反热，冬时应寒而反温，此非其时而有其气，是以一岁之中，病无长少，率相似者，此则时行之气也。"其指出非其时之气亦先袭肺卫，日久卫阳被遏，不能达于外，营卫不和，故见恶寒发热之状。至金元时期，刘完素提出"但外冒于寒，而腠理闭密，阳气郁结，怫热内作"的理论，认为流行性感冒病机为"阳气怫郁"，郁而化火。吴又可认为"疫气"伏于膜原，揭示了流行性感冒病的发生发展规律。

（三）证候类型

历代医家对感冒证候分类的表述有：
（1）风寒感冒：①风寒表实；②风寒表虚；③风袭皮毛；④风邪犯肺；⑤风伤于卫；⑥寒

郁热炽。

（2）风热感冒：①风热表实；②风热表虚；③风热犯肺；④素有蕴热，复受风邪；⑤风热外袭，邪火内炽。

（3）表里寒热。

（4）暑湿感冒：①暑湿俱轻；②暑湿俱盛；③暑重湿轻；④外寒内暑。

（5）湿邪感冒：①湿冒上焦；②湿伤肌表；③湿困中焦。

（6）体虚感冒：①气虚感冒；②阳虚感冒；③血虚感冒；④阴虚感冒。

（7）时行感冒：①感冒夹暑；②感冒夹湿；③感冒夹燥。

（8）热毒炽盛。

（四）治疗

历代医家根据感冒的不同临床表现，以审证求因的方法，将感冒归纳为风寒感冒、风热感冒、体虚感冒、时行感冒等多种类型，相应采取不同的治疗法则。

1. 辨证论治

（1）风寒感冒：朱丹溪在《丹溪心法》中治疗伤风属肺者。"宜辛温或辛凉之剂散之"，指出应以辛温之剂发散风寒、宣降肺气，可见此处感冒的病机为风寒外束，肺气不宣。明代秦景明的《症因脉治》曰："外感风寒，从毛窍而入，必要从毛窍而出，故伤寒发热症，首重发表解肌。"其提出用发表解肌法治疗风寒感冒。清代程国彭在《医学心悟》中曰："风寒初客于人也，头痛发热而恶寒，鼻塞声重而体痛，此皮毛受病，法当汗之，若失时不汗，或汗不如法，以致腠理闭塞，荣卫不通，病邪深入，流传经络者有之。"其明确了风寒感冒宜发汗。

（2）风热感冒：《诸病源候论·风热候》指出："风热病者，风热之气先从皮毛入于肺也。肺为五脏上盖，候身之皮毛。若肤腠虚，则风热之气先伤皮毛，乃入肺也。其状，使人恶风寒战，目欲脱，涕唾出。候之三日内及五日内，目不精明者是也。七八日，微有青黄脓涕，如弹丸大，从口鼻内出，为善也。"其论述了风热感冒的证候，其病机为风热袭肺，与血气搏结，化为热毒，故治以清热解毒，解内蕴之热，毒透外出。明代孙一奎在《赤水玄珠》中说："热伤风，咳嗽，喉疼，面热，此素有痰火郁热在内，热极生风。或为风寒所束，不得发越。此热为本，寒为标，治宜清热散寒。"其明确地提出，风热感冒治法为清热散寒。清代叶天士在《温病通论》中说："盖伤寒之邪，留恋在表，然后化热入里。温邪则化热最速，未传心包，邪尚在肺。肺合皮毛而主气。故云在表，初用辛凉轻剂。"其提出以辛凉轻剂治疗风热感冒。吴鞠通在《温病条辨·治病法论》中提出"治上焦如羽，非轻不举"，热邪炎上，肺先受之，故风热之邪袭肺，应以辛凉之剂清解，所创银翘散、桑菊饮一直沿用至今。

（3）体虚感冒：《素问·评热病论》曰："邪之所凑，其气必虚。"《灵枢·百病始生》曰："风雨寒热不得虚，邪不能独伤人。"两者均指出了正气虚弱之人，营卫不固，易感外邪而发病。唐代孙思邈的《备急千金要方·论杂风状》释虚证感冒时曰："有风遇于虚，腠理开则外出，凄凄然如寒状，觉身中有水淋状，时如竹管吹处，此是其证也。"其指出了虚人外感风寒，腠理开泄，恶寒之证。清代李用粹在《证治汇补·伤风》中曰："如虚人伤风，屡感屡发，形气病气俱虚者。又当补中，而佐以和解。倘专泥发散，恐脾气益虚，腠理益疏，邪乘虚入，病反增剧也。"对于体虚感冒治以补虚的同时，注意调和阴阳、调和气机，方可补而不滞。

（4）时行感冒：明代《温疫论》谓之："疫者感天地之疠气，在岁有多寡；在方隅有厚薄；

在四时有盛衰。此气之来，无论老少强弱，触之者即病。邪自口鼻而入。"故可见时行感冒不同于普通感冒，是由时邪毒疫而引起的一种外感热病，有"五疫之至，皆相染易，无问大小，病状相似"的特点。吴又可创立了"疠气"学说，"大凡客邪贵乎早治，乘人气血未乱，肌肉未消，津液未耗，病人不至危殆，投剂不至掣肘，愈后亦易平复"，提出了祛邪为治疗疫病第一大法。清代徐灵胎在《医学源流论》中记载："凡人偶感风寒，头痛发热，咳嗽涕出，俗语谓之伤风。非《伤寒论》中所云之伤风，乃时行之杂感也。"其指出了证见"头痛、发热、咳嗽"并非均是感冒，应注意与时行感冒的鉴别。后至林珮琴在《类证治裁》中记载"时行感冒，寒热往来，伤风无汗"应用"参苏饮、人参败毒散、神术散"治疗。

2. 其他疗法

（1）针灸治疗：有关针灸治疗感冒的论述在古代文献中也可查及，如《素问·骨空论》说："风从外入，令人振寒，汗出，头痛，身重，恶寒，治在风府，调其阴阳，不足则补，有余则泻。"风府乃属太阳经脉所循之处，故针刺之，疏其在经之邪，使内外调和，感冒自愈。后至晋代皇甫谧在《针灸甲乙经》中详细论述了针灸治疗感冒的方法，其曰："头痛身热，鼻窒，喘息不利，烦满汗不出，曲差主之。头痛目眩，颈项强急，胸胁相引，不得倾侧，本神主多。热病汗不出，上星主之，先取譩譆，后取天牖、风池。热病汗不出而苦呕烦心，承光主之。头项痛重，暂起僵仆，鼻窒衄衊，喘息不得通，通天主之。头项，恶风，汗不出，凄厥恶寒，呕吐，目系急，痛引颏，头重项痛，玉枕主之。颊清，不得视，口沫泣出，两目眉头痛，临泣主之。脑风头痛，恶见风寒，衄衊鼻窒，喘息不通，承灵主之。头痛身热，引两颔急（一作痛），脑空主之。醉酒风热发，两角（一作两目）眩痛，不能饮食，烦满呕吐，率谷主之。项强刺喑门。"其指出应用曲差、本神、通天、玉枕、承灵、哑门等穴位分别治疗感冒的不同症状，开针灸辨证之先河。明代杨继洲在《针灸大成》中进一步指出"伤寒汗不出，风池、鱼际、经渠（各泻）、二间"，提出风寒感冒的取穴方法。

（2）拔罐疗法：清代赵学敏在《本草纲目拾遗》中说："罐得火气合于肉，即牢不可脱，须待其自落。患者但觉有一股暖气从毛孔透入，少顷火力尽则自落，肉上起红晕，罐中有气水出。风寒尽出，不必服药。"拔罐取背部，足太阳膀胱经主一身之表，统摄营卫，同时督脉也循行于背部，故背部拔罐可刺激背部督脉及膀胱经腧穴，调节脏腑营卫之气、抵御外邪入侵。

3. 转归及预后

《灵枢》言："余闻人之生也，有刚有柔，有弱有强，有短有长，有阴有阳，愿闻其方。"隋代巢元方在《诸病源候论》中曰："七八日，微有青黄脓涕，如弹丸大，从口鼻内出，为善也。若不出，则伤肺，变咳嗽唾脓血也。"其描述了感冒的转归及预后。感冒寒热不退，日久引起正气耗散，可由实证转为虚证。有些患者素体虚弱，感邪之后，素体更虚，无力抗邪，而产生病理产物，故成本虚标实之证。感冒是常见病，可发生于任何季节，对于体质强壮者，七日一般可自愈，但对老年、婴幼、体弱患者及时行感冒之重疾，必须予以重视，及时调治，防止发生传变。若感冒失治误治，邪气不能及时祛除，还可以诱发水肿、胸痹心痛等病。

以上论述为各代医家之精粹，论述了感冒病的病名、病因病机、辨证论治，以及转归预后，对临证治疗有着重要的意义。

（刘彤彤　赵禹昕）

咳嗽源流考

咳嗽是肺系疾患常见证候，其病症最早记载于《内经》，经历代医家发挥，为其诊治提供了宝贵经验，本书根据所掌握的医学文献资料，从病名、病因病机、证候分类及治疗入手，对历代重要医籍中咳嗽病的相关论述进行整理研究，考镜源流，寻找其学术脉络和规律，以期对研究本病、指导临床提供有益的启示和借鉴。

（一）病名

早期非医学典籍中即有"欬"的记载，"欬"通"咳"，《说文解字》解释为"逆气"，为咳嗽之意。《释名》中曰："咳，刻也，气奔至出入不平调，若刻物也。"纵观历代有关咳嗽的诸多论述，"咳嗽"在古代医书中含义有二：一是"咳嗽"一证说，"嗽"即是"咳"，"咳"即是"嗽"；二则是以声、痰将其区分为"咳""嗽""咳嗽"。综合分析其诸多称谓的历史，其病名可归纳为以下五种分类。

1. 以病因病机分类命名

《内经》中有风、寒、暑、湿、燥、火六气胜复变化对咳嗽发病的影响，已提出"内外合邪"的发病理论。《金匮要略》以咳嗽并称，并列篇名："肺痿肺痈咳嗽上气病脉证治""痰饮咳嗽病脉证并治"，从病因及原发病对咳嗽进行辨证论治。晋隋唐时期诸家虽未对"咳"和"嗽"仔细区别，但却以病因进行了详细分类，如《诸病源候论》提出了"风咳""寒咳""伤寒嗽""伤寒后嗽""百日内嗽""时气咳嗽""温病咳嗽"等。宋代《圣济总录》以冷热之性命名咳嗽，分为"冷嗽""热嗽"。元代李汤卿所撰的综合性医书《心印绀珠经》论述了"风嗽""寒嗽""暑嗽""湿嗽""燥嗽""火嗽"，即六气嗽并置处方。明代李梴在《医学入门》中首先明确将咳嗽分为外感、内伤两大类，此分类方法为后世推崇，沿用至今。清代沈金鳌在《杂病源流犀烛·咳嗽哮喘源流》中将其详细分为"风嗽""寒嗽""热嗽""湿嗽""郁嗽""劳嗽""食积嗽""酒嗽""气嗽""痰嗽""血嗽""火嗽""天行嗽"等十六种。

2. 以病程分类命名

《中藏经》中即将"咳嗽""暴咳嗽"分而记载并对预后做出一定判断，其曰："病咳嗽，脉数，身瘦者死。暴咳嗽，脉散者死"。晋代葛洪在《肘后备急方》中对"久咳""卒咳"的饮食疗法和急救之法进行了详细记载。隋代巢元方在《诸病源候论》中曰："人有运动劳役，其气外泄，腠理则开，因乘风取凉，冷气卒伤于肺，即发成嗽，故为暴气嗽。"其将感邪突发性咳嗽命名为"暴气嗽"。唐代孙思邈在前人基础上提出"久咳"并对其病因病机做了探讨，在其著作《备急千金要方·咳嗽》中曰："夫久咳为水，咳而时发热，脉在九菽一作卒弦者，非虚也，此为胸中寒实所致也，当吐之。"宋代医家承前启后，病性分类日渐清晰，《太平圣惠方》中载有"久咳嗽""积年咳嗽""卒咳嗽""暴热咳嗽""久咳嗽唾脓血"。清代李用粹在《证治汇补》中以新、久分咳嗽，言简意赅，提纲挈领。

3. 以病症特点分类命名

《内经》全书约十四篇论及咳嗽，全书仅四处提及"咳嗽"一词，多以"咳"称，又根据症状之不同，分别有"咳""咳嗽""咳唾""喘咳""咳涎""咳喘""咳逆"等不同种提法。《伤寒论》中"咳"作为症状出现，且只言咳而不言嗽，如"干呕发热而咳""虚烦咳逆""下利而咳""能食而咳"等。《诸病源候论》提出了"支咳"等名称，描述为"心下坚满，咳则引痛"。宋金元时期，对咳嗽病名开始有了新的认识，宋代王贶在《全生指迷方》中首先对咳和嗽以病状进行了区分："盖其声响亮，不因痰涎而发，谓之咳，痰涎上下随声而发，谓之嗽。"至金代张从正认为嗽与咳是一证，如《儒门事亲·嗽分六气毋拘以寒论》云"嗽与咳，一证也……《素问》唯以四处连言咳嗽，其余篇中只言咳，不言嗽，乃知咳嗽一证也"，并增"涎嗽"一词。刘完素在《素问病机气宜保命集》中明确地将咳、嗽、咳嗽分为三证："咳谓无痰而有声，肺气伤而不清也；嗽谓无声而有痰，脾湿动而为痰也。咳嗽谓有痰而有声，盖因伤于肺气，动于脾湿咳而且嗽也。"后世医家赵献可对"咳"的定义与刘完素相同，"嗽"的概念却不尽相同，他认为"嗽是有痰而有声"。明代楼英的《医学纲目·咳嗽》言嗽，曰："肺主气，形寒饮冷则伤之，使气上而不下，逆而不收，冲击膈咽，令喉中淫淫如痒，习习如梗，是令嗽。"孙一奎在《赤水玄珠》中亦曰："干咳嗽者，无痰出，而咳咳连声者是也。此本于气涩，涩之微者，咳十数声方有痰出，涩之甚者，虽咳十数声亦无痰出。"其对干咳嗽是否伴痰症及相应病机进行了阐述。万全更是认为咳嗽不必以声和痰分，只要辨清楚咳嗽是感受了春夏秋冬哪一气而发即可，在其《万氏家传保命歌括·咳嗽》书中指明："咳嗽何分声与痰，只将四气作蹄荃，春风夏暑秋多湿，冬月违和总受寒。"徐春甫认为嗽与咳是一个证，在《古今医统》中云："内经有以咳言者，有以咳嗽言者，如秋伤湿二篇，一篇只咳字，一篇有嗽字，子和谓以此则知咳即嗽也明矣。"《杂病源流犀烛·咳嗽哮喘源流》则谓"有声无痰曰咳，非无痰，痰不易出也，病在肺，肺主声，故声先而痰后。有痰无声曰嗽，非无声，痰随声出，声不甚响也，病在脾，脾藏痰，故痰出而嗽止"，指出咳嗽是有声有痰，咳是痰不易出，嗽是声不甚响，只不过程度不同而已。

4. 以病位分类命名

《内经》曰："五脏六腑皆令人咳，非独肺也。"其将咳嗽按照脏腑病位，分为"肺咳""心咳""肝咳""脾咳""肾咳""胃咳""胆咳""大肠咳""小肠咳""膀胱咳""三焦咳"，并载有详细症状和治疗原则。《难经》在其基础上有肝积发为"咳逆"的阐述。《诸病源候论》根据病因证候，将其进一步归纳为十咳，如"肝咳""心咳""脾咳""肺咳""肾咳""胆咳""厥阴咳"等，为后世诸多医家所借鉴。王肯堂在《证治准绳》中阐发了肺肾之气的相互关系，为肾虚咳嗽治疗提供了理论依据。除了以脏腑分类以外，早在《内经》时期即有按照经络对其进行分类的萌芽，如"一阳发病，少气善咳善泄""咳嗽上气，厥在胸中，过在手阳明、太阴"，虽阐述未尽详细，但启发了后世诸多医家。《伤寒论》在太阳证、阳明证、少阴证的证候中都有咳嗽的症状，有的作为"或见症"，出现的机理也多从六经阐发。《诸病源候论》提出"厥阴咳"的表现为"咳而引舌本是也"。后经历代医家继承发挥，到清代景日昣所撰的《嵩崖尊生全书》已明确记载了十二经咳的症状及治法。

5. 其他分类命名

由于小儿与妇人特殊体质，所以历代医家都对小儿、妇人疾病分而论之，或单独立说，以期提醒医家认识、治疗妇儿疾病之不同。《诸病源候论》提出"妊娠咳嗽""小儿伤寒嗽""产后咳嗽",丰富和明确了小儿及妇人咳嗽的病因及治法,清代冯兆张所著的《冯氏锦囊秘录》详细记载了"乳嗽"即"小儿百日内嗽"的治疗。

《素问病机气宜保命集》按照发病季节将咳嗽分为"热痰嗽""寒嗽""夏月嗽而发热者,谓之热痰嗽""冬月嗽而发寒热,谓之寒嗽"。朱丹溪结合四时季节及一日时辰,提出"黄昏嗽者,是火气浮于肺……五更嗽者,此胃中有食积",并结合四季和时辰,按发病的具体时间分而论治。明代王纶在《明医杂著》中对其时辰分类进一步丰富,分为"五更咳""上半日咳""黄昏咳""午后嗽"。《嵩崖尊生全书》在咳分十二经基础上,集历代之成,采诸家之言,分为"春嗽""夏嗽""秋末发嗽""冬嗽""上半日嗽""午后嗽""黄昏嗽""后半夜嗽""五更嗽",对现在防治咳嗽发病颇有意义。

(二)病因病机

咳嗽病的产生主要由两方面因素导致:感受外邪和脏腑自伤,引起肺失宣发肃降,肺气上逆而咳。咳嗽的病变部位虽与五脏六腑皆有关,但肺、脾、胃、肝、肾是与咳嗽关系最为密切的脏腑。

1. 感受外邪

外感六淫侵袭外表,皮毛、鼻窍首当其冲,卫气失和,邪气入里,便会引起肺气宣降失调而咳嗽。金代张子和在《儒门事亲》中认为"嗽分六气,无拘以寒",又指出"故风、寒、暑、湿、燥、火皆令人咳"。元代李汤卿所撰《心印绀珠经·咳嗽》中论述了风嗽、寒嗽、暑嗽、湿嗽、燥嗽、火嗽六种嗽。阐明了咳嗽与自然界六淫的关系。陈修园在《医学三字经》中云:"肺为脏腑之华盖,呼之则虚,吸之则满。只受得本脏之正气,受不得外来之客气。客气干之,则呛而咳矣。"程国彭在《医学心悟》中指出:"肺体属金譬如钟然,钟非叩不鸣。风寒暑湿燥火,六淫之邪,若外击之则鸣。"

(1)风寒咳嗽:《内经》指出咳嗽的外因主要是外感风寒,风为百病之长,寒邪常兼风而至,由皮毛而入,合于肺而为病,《素问·咳论》云:"人与天地相参,故五脏各以治时,感于寒则受病,微则为咳,甚则为泄、为痛。"《素问·玉机真藏论》云:"今风寒客于人,使人毫毛毕直,皮肤闭而为热……名曰肺痹,发咳上气。"其指出外感风寒邪气致肺气上逆是导致咳嗽的重要原因之一。《景岳全书·咳嗽》云:"外感咳嗽,无论四时,必皆因于寒邪。盖寒随时气,入客肺中。"其认为"六气皆令人咳,风寒为主",风寒外袭,内郁肺气,以致肺卫失宣而致咳。郑寿全在《医法圆通》中指出:"寒邪自外而入,闭其太阳外出之气机,气机不畅,逆于胸膈。胸中乃肺地面,气欲出而不出,咳嗽斯作矣。"

(2)风热咳嗽:《素问·风论》曰:"以春甲乙伤于风者,为肝风……以秋庚辛中于邪者,为肺风",又曰:"肺风之状,多汗恶风,色皏然白,时咳短气",其指出肺在五行之时日(秋庚辛)遭受外风侵袭,致肺失宣降,肺气上逆而咳。风为百病之长,热邪常兼风邪而至,《金匮要略》中云:"寸口脉微而数,微而为风,数则为热;微则汗出,数则恶寒。风中于卫,呼气不入;热过于荣,吸而不出……其人则咳。"风热犯肺,肺失清肃,营卫失和,引起咳嗽。

(3)火热咳嗽:火热致咳最早的论述见于《内经》,《素问·刺热》云:"肺热病者……热争则喘咳,痛走胸膺背,不得太息。"《素问·气交变大论》云:"岁火太过,炎暑流行,肺金受邪,民病疟,少气咳喘。"其指出了火热伤肺可致咳。《素问·至真要大论》云:"少阳司天,火淫所胜，则温气流行，金政不平。民病头痛，发热恶寒而疟……病本于肺"，又载曰："少阴司天，热淫所胜，怫热至，火行其政，民病……寒热喘咳"。火邪与热邪本质同而程度异，火热之邪乘于金位，既使肺失清肃，又灼肺津为痰，痰阻气逆更甚故而咳。金代张从正在《儒门事亲》中云："热乘肺者，气喘而嗽，面赤潮热。"清代沈金鳌在《杂病源流犀烛》中认为："夏嗽，炎火逼肺也"，又曰："热嗽，伤于暑热而得嗽也，其脉数，必兼口燥，声嘶，烦热饮欲，或吐涎沫，甚至咯血"，其指出了火热致嗽的特点及好发季节。

（4）湿邪咳嗽：肺气通于秋，肺伤于湿，有影响肺之宣降立即发生咳嗽者，有当时不病，湿藏金脏，久而化热，至冬季复感外寒，在里之湿热与外寒相搏乘肺，致肺失宣降，发为咳嗽者。因此，湿邪致咳多发生于长夏或阴雨季节，如《素问·生气通天论》云："秋伤于湿，上逆而咳。"《素问·阴阳应象大论》云："秋伤于湿，冬生咳嗽。"王好古《此事难知》专文论述了"秋伤于湿，冬必咳嗽论"和"湿气所伤论"。

（5）燥邪咳嗽：燥为秋金之气，无论凉燥、温燥多发生于秋季，成为导致肺病咳嗽的重要因素。《素问·气交变大论》云："岁金太过，燥气流行……甚则喘咳逆气。"清代喻嘉言对于燥的病机及其伤肺为病而致咳嗽的证治多有发挥，如《医门法律·秋燥论》云："六气主病，风、火、热、湿、燥、寒，皆能乘肺，皆足致咳……燥乘肺咳，皮毛干槁，细疮湿痒，痰胶便秘。"其使燥邪伤人之论趋于完善。

（6）暑热咳嗽：《素问·气交变大论》中云："岁火太过，炎暑流行，肺金受邪，民病疟，少气、咳喘、血溢、血泄、注下。"肺金之气被亢火所伤，肺气宣降失常，则上逆而咳。薛生白在《湿热病篇》中曰："湿热证，咳嗽昼夜不安，甚至喘不得眠者，暑邪入于肺络。"

2. 脏腑内伤

除了外感六淫之邪可以致咳，五脏六腑的病变累及于肺，导致肺气宣发肃降失常也可致咳。

（1）肺脏自病：《内经》首先认为咳嗽是肺的病变，《灵枢·经脉》云："是主肺所生病者，咳，上气喘满，烦心，胸满。"《素问·宣明五气》云："五气所病……肺主咳。"《素问·阴阳应象大论》曰："肺主皮毛……肺主鼻……在体为皮毛，在脏为肺……在变动为咳。"唐代孙思邈在《备急千金要方》中曰："经云五脏六腑皆令咳，肺居外而近，上合于皮毛，皮毛喜受邪，故肺独易为咳也。"明代张景岳在《景岳全书》中指出："咳症虽多，无非肺病。"《证治汇补·咳嗽》云："肺居至高，主持诸气，体之至清至轻者也。外因六淫，内伤七情，肺金受伤，咳嗽之病从兹作矣。"肺脏多种疾病迁延日久，肺脏虚损，或阴虚内燥，或肺气亏虚，均致宣肃失常，遂成咳嗽之证。

（2）五脏六腑咳论：咳嗽脏腑相关理论首见于《素问·咳论》，其中有"五脏六腑皆令人咳，非独肺也"，以及"五藏之久咳，乃移于六腑"的论述，强调咳嗽虽主于肺，但其他脏腑出现功能异常，也可以通过脏腑经络联系或五行生克制化病及于肺，导致肺气宣降失常而致咳。正如《景岳全书·咳嗽》所说："外感之咳，其来在肺，故必由肺以及脏，此肺为本而脏为标也；内伤之咳，先因伤脏，故必由脏以及肺，此脏为本而肺为标也。"其明确指出他脏病后累及于肺可致咳。常见的他脏及肺的咳嗽有以下几种。

1）脾虚生痰：刘河间在《素问病机气宜保命集》中写道："盖因伤于肺气，动于脾湿，咳而为嗽也。"其指出咳嗽与肺气，脾湿的关系。清代李用粹于《证治汇补·痰证》中云："脾为生痰之源，肺为贮痰之器。"其说明脾虚运化失常，或不能输精以养肺，致肺气虚衰而咳，或输布失常，酿湿生痰，壅塞肺气而致咳。平素脾运失健，痰湿内生，上干于肺亦可致咳。如《医碥》云："脾胃先虚，不能制水，水泛为痰，乘肺而嗽。"

2）肝病及肺：《难经·五十六难》中有肝积日久气不能舒畅调达而发为咳逆的论述，其曰："肝之积名曰肥气，在左胁下，如覆杯，有头足。久不愈，令人发咳逆，痎疟，连岁不已。"《慎斋遗书》云："咳嗽骨节痛，不能走履，此肺气不足，不能制肝，肝邪炽而风痰横溢也。"其论述了肺不足而肝克脾发为咳嗽的证候。

3）肾虚及肺：《素问·示从容论》中有肾气逆致咳的论述，其曰："咳嗽烦冤者，是肾气之逆也。"明代王肯堂在《证治准绳·杂病·咳嗽》引《仁斋直指方论》之语曰"肺出气也，肾纳气也，肺为气之主，肾为气之本"，阐发了肺肾对气的相互关系，为肾虚咳嗽治疗提供了理论依据。明代赵献可在《医贯·咳嗽论》中云："肺为娇脏，畏寒畏热，火刑金故嗽，水冷金寒亦嗽。"其指出如果肾阴下亏致虚火上炎，或肾阳不振致水液停积，都会导致咳嗽。《罗氏会约医镜》中论述了肾虚咳嗽："凡咳嗽，其气从脐下逆奔而上者，乃肾虚不能收气归元。"

4）心病及肺：《素问·咳论》曰："心咳之状，咳则心痛，喉中介介如梗状，甚则咽肿喉痹。"《三因极一病证方论》曰："喜伤心者，咳而喉中介介如肿状，甚则咽肿喉痹，名为心咳。"

3. 痰饮内停

《素问·平人气象论》把咳嗽的病因归结为水盛："颈脉动喘疾咳，曰水。"《金匮要略·痰饮咳嗽病脉证并治》中有这样的记载："咳逆倚息，短气不得卧，其形如肿，谓之支饮。"其指出支饮是咳嗽的病因之一。王怀隐等辑《太平圣惠方·治咳嗽痰唾稠粘诸方》云："夫肺气壅实，上焦有热，饮水停留，在于胸府，与热相搏，积滞而成痰也，肺主气，令邪热搏于气，气道否涩，不得宣通，但心胸烦满，痰滞不利，故令咳嗽痰唾稠黏也。"宋代杨士瀛在《仁斋直指方论》中用一个比喻形象地阐释了咳嗽的病机，其曰："江流滔滔，日夜无声，狂澜激石，不平则鸣。所以咳嗽者，痰塞胸脘，气逆不下，冲击而动肺耳。"明清医家喻嘉言在《医门法律》中提出："盖以咳嗽必因之痰饮，而五饮之中，独膈上支饮，最为咳嗽根底……至于湿痰内动为咳，又必因风、因火、因热、因燥、因寒，所挟各不相同，至其乘肺则一也。"

4. 瘀血内阻

唐容川在《血证论》中阐发了因瘀致咳，其谓："又有瘀血作咳……盖人身气道，不可有塞滞，内有瘀血，则阻碍气道，不得升降，是以壅而为咳。"这为我们从瘀血辨治咳嗽提供了理论依据。

5. 饮食不节

饮食不调也是咳嗽的病因之一，如《素问·咳论》云："其寒饮食入胃，从肺脉上至于肺则肺寒，肺寒则外内合邪，因而客之，则为肺咳。"李梴在《医学入门》中曰："食咳，因食积生痰，痰气冲胸。"其阐明了饮食不化，积而生痰，上犯于肺的咳嗽病机。饮食不调，可因嗜酒，过食肥甘辛辣，酿湿生痰，熏灼肺胃致咳。清代汪昂在《医方集解》中曰："过饮则脾湿；多食辛热油腻之物，皆能生痰；壅于胸膈，故满闷；五更咳嗽，由胃有食积，至此时火气流入肺中，故咳。"

6. 情志不遂

情志刺激和饮食不节会致咳，明代戴元礼在《证治要诀》中谓："咳嗽为病，有自外而入者，有自内而发者，风、寒、暑、湿外也，七情饥饱内也。"其提出了情志不舒和饮食不节也是引起咳嗽的原因。清代程国彭在《医学心悟》中指出："肺体属金，譬如钟然，钟非叩不鸣，风寒暑湿燥火六淫之邪，自外击之则鸣；劳欲情志，饮食炙煿之火自内攻之则亦鸣。"这是对咳嗽病因病机扼要的概括。日本学者丹波元简在《杂病广要》中云："七情饥饱嗽，无非伤动脏腑正气，致邪上逆，结成痰涎，肺道不理。"可见情志不遂亦可发为咳嗽。

7. 误针误治

《素问·诊要经终论》指出医者逆四时阴阳消长变化规律而针刺会导致咳嗽："春刺秋分，筋挛，逆气环为咳嗽，病不愈。"《素问·刺禁论》告诫医者错误针刺伤肺可致咳嗽，甚则死亡，其曰："藏有要害，不可不察……从之有福，逆之有咎……刺中肺，三日死，其动为咳"，又曰："刺缺盆中内陷，气泄，令人喘咳逆"，又曰："刺膺中陷，中肺，为喘逆仰息"，又曰："刺腋下胁间内陷，令人咳"。《素问·评热病论》曰："有病肾风者……虚不当刺，不当刺而刺，后五日其气必至。至必少气时热……不能正偃，正偃则咳。"其指出错误针刺伤肺可致咳嗽，甚则死亡。

（三）证候分类

历代医家对咳嗽证候分类的表述有：
（1）外感咳嗽：①风寒袭肺证；②风热犯肺；③风燥犯肺证（凉燥伤肺证、温燥伤肺证）。
（2）内伤咳嗽：①痰湿蕴肺证；②痰热郁（壅）肺证；③肝火犯肺证；④肺阴亏耗证；⑤肺气亏虚证；⑥寒饮证。

（四）治疗

历代医家对咳嗽之论治颇多，现从辨证论治及其他疗法两方面整理归纳，兹述如下：

1. 辨证论治

（1）发表祛邪：明代张景岳在《景岳全书·咳嗽》中对外感咳嗽的治疗提出外感咳嗽以寒邪为主，治以辛温，但须根据不同时气施治，而在"时气"与"病气"的关系上，又当以"病气"为主。明代李中梓在《医宗必读·咳嗽》中对外感咳嗽提出："大抵治表者，药不宜静，静则留连不解，变生他病，故忌寒凉收敛，如《素问·五藏生成》所谓肺欲辛是也"，又说："然治表者虽宜动以散邪，若形病俱虚者，又当补中气而佐以和解，倘专于发散，恐肺气益弱，腠理益疏，邪乘虚入，病反增剧也"。其对外感咳嗽的治疗，做出了指导性的说明。

（2）调治内伤：元代王好古在《此事难知》中对11种咳嗽分别提出了具体的处方，被后世医家所沿用。朱丹溪根据四季变化和一日之中咳嗽的不同时辰，按发病的时间分析而论治，并有"善治痰者不治痰而治气，气顺而一身之痰自消"的观点。金代张从正在《儒门事亲·嗽分六气勿以寒拘述》中对咳嗽的六气分类，描述症状并制订了方剂，还补充到要因人而异，方随证转。

明代赵献可在《医贯》中对于火烁肺金之咳，力斥寒凉之弊，主用六味丸壮水制阳，认为"滋其阴即所以降火，补北方正所以泻南方"，对后世医家多有启发。张景岳在《景岳全书·咳嗽》中提出内伤咳嗽以阴虚为主，治以滋阴，但见虚寒而咳嗽不已者又当补阳。李中梓在《医宗必读·咳嗽》中对内伤咳嗽提出："治内者药不宜动，动则虚火不宁，燥痒愈甚，故忌辛香燥热，如《宣明五气论》所谓辛走气，气病无多食辛是也"，又言："治内者，虽静以养阴，若命门火衰不能归元，则参芪桂附在所必用，否则气不化水，终无补于阴也。至夫因于火者宜清，因于湿者宜利，因痰者消之，因气者利之，随其所见之证而调治"。

清代对于咳嗽的分类、病机、治则、方药的研究已经相当广泛和深入。喻昌在《医门法律》中对内伤咳嗽提出"内伤之咳，治各不同，火盛壮水，金虚崇土，郁甚舒肝，气逆理肺，食积和中，房劳补下，用热远热，用寒远寒，内已先伤，药不宜峻"等治疗法则。《叶天士医案大全》中云："从来久病，后天脾胃为要。咳嗽久非客症，治脾胃者，土旺以生金，不必穷纠其嗽。"其从治法角度说明了脾胃在咳嗽辨治中的重要意义。沈金鳌在《杂病源流犀烛·咳嗽哮喘源流》中列出的 16 种咳嗽，脉因证治齐全，并附咳嗽方 84 首。

在咳嗽的治疗中，历代医家创制了一系列著名的方剂，《伤寒论》的小青龙汤，《金匮要略》的射干麻黄汤、苓甘五味姜辛汤、麦门冬汤，清代喻昌的清燥救肺汤，清代程国彭的止嗽散，都是治疗咳嗽的名方。

2. 其他疗法

（1）针灸治疗：《内经》中五脏六腑咳的特点多因其所属经络的特点而致，其治疗也是根据经络而言，曰："治藏者治其俞，治府者治其合，浮肿者治其经。"《脉经·肺手太阴经病证》中记载了咳嗽春夏秋冬时候的不同刺穴，讲究因时制宜，其曰："肺病，其色白，身体但寒无热，时时咳，其脉微迟，为可治……春当刺少商，夏刺鱼际，皆泻之；季夏刺太渊；秋刺经渠；冬刺尺泽，皆补之。又当灸膻中百壮，背第三椎二十五壮。"

《针灸甲乙经·邪在肺五脏六腑受病发咳逆上气》中总结了咳嗽在不同兼症下的针刺穴位，其曰："咳，干呕烦满，侠白主之……咳而胸满，前谷主之。咳，面赤热，支沟主之。咳，喉中鸣。咳唾血，大钟主之。"《肘后备急方·治卒得咳嗽方》中载有咳嗽灸法，其曰："从大椎下第五节下、六节上空间，灸一处，随年，并治上气……灸两乳下黑白肉际各百壮，即愈。亦治上气。灸胸前对乳一处，须随年壮也。"《备急千金要方·针灸·咳逆上气》中有大量篇幅论述"咳逆""咳嗽""咳唾血"等咳嗽各种症候下的针灸处方，如"缺盆、膻中、巨阙，主咳嗽"及"缺盆、心俞、肝俞、巨阙、鸠尾，主咳唾血"等。

宋代王执中在《针灸资生经·咳嗽》中，基于咳嗽主症下的兼次证分类给予针灸方。宋代刘真人在《针灸神书·琼瑶神书地部》中有"男女咳嗽风涎一百九十法"及"治咳嗽有红痰二百五十法"等论述，并载有治疗"咳嗽风涎"及"咳嗽有红痰"的针灸方法，既有穴位处方，又有刺法灸法，比如"太渊伸补肺咳嗽""肺俞提从按刮弹"等。

明代《普济方·针灸门·咳嗽》总结前人咳嗽刺灸法，列咳嗽在 40 余种情况下的针灸处方，涵盖面广，史无前例。

清代廖润鸿撰《针灸集成》，其中有咳嗽卷《针灸集成·咳嗽》。李学川撰《针灸逢源》，旨在摘要汇集历代针灸文献，其中所摘录咳嗽针灸文献在《针灸逢源·证治参详·咳嗽哮喘门》。金冶田、雷少逸撰《灸法秘传》，其书中介绍了咳嗽的实用灸法。张振鋆著《厘正按摩要术》，以手法见长，并于每一手法均经图说明。在其《厘正按摩要术·列证·咳嗽》中记载了咳嗽推拿法："分阴阳，二百遍。推三关，一百遍。退六腑，一百遍……天门入虎口，五十遍"，并随证加减施术方法，其曰："痰壅气喘，加掐精宁，三十六遍。掐版门，二十四遍……气喘，加飞经走气，五十遍。凡推，用葱水"。

（2）外治法：《肘后备急方》《备急千金要方》中载有治疗咳嗽的"崔知悌疗久嗽熏法"取款冬花之类取烟熏之。元代朱震亨在《金匮钩玄》中载有咳嗽熏法："治漱烟筒，佛耳草、款冬花、鹅管石，上为末，用纸卷烧其烟熏之，或白汤调亦得。"宋代《圣济总录》中有用雌黄烟熏治冷痰嗽的记录。清代鲍相璈在《验方新编·卷三》中对于"胸膈胀满，咳嗽不安，并治各项咳嗽"者用外治法，其曰："用宫粉、香油入铁器内，熬数滚离火，用头发一团蘸粉擦胸隔数次即愈。又方荞面、鸡蛋清和成团，擦之亦效。"邹存淦辑纂的《外治寿世方》中咳嗽外治法颇多，如咳嗽熏法，罂粟壳末抹膏贴脐，姜汁和蜜擦背，吸烟呛逆等。

对于咳嗽病的治疗原则，应当分清标本，因时制宜。诚如明代王纶在《明医杂著·论咳嗽证治》中所言："治法须分新久虚实，新病内寒则散之，火热则清之，湿热则泻之，久病便属虚、属郁，气虚则补气，血虚则补血，兼郁则开郁，滋之、润之、敛之则治虚之法也。"其提出了病之新久，治疗之异。张景岳在《景岳全书·咳嗽》中认为对于外感和内伤咳嗽的分类，还"当辨阴阳，当分虚实耳"，治病必求于本，他认为外感咳嗽肺为本，伤及之脏为标，内伤咳嗽他脏为本，肺为标。

清代林珮琴在《类证治裁》中指出治疗咳嗽还应因时曰："春季咳，木气升也，治宜兼降；夏季咳，火气炎也，治宜兼凉；秋季咳，燥气乘金也，治宜清润；冬季咳，风寒侵肺也，治宜温散"，又云："以一日计之，清晨嗽为气动宿痰，二陈汤加贝母、枳壳、桑白皮、枇杷叶、橘红。上午嗽属胃火，石膏、川斛之属。午后嗽属阴虚，四物、六味等汤。黄昏嗽属火浮于肺，当敛而降之，五味子、五倍子之属。夜半嗽为阳火升动，宜滋阴潜阳。六味丸加牡蛎、淡菜之属"。

在杏林前辈们的不断努力下，中医药防治咳嗽病已形成独特的理论体系。因此，从病名、病因病机、证候分类、治疗入手，研究历代医家对咳嗽病的认识，对于临床实践有重要意义。

（乔　羽　李皓月）

哮病源流考

"哮病"一词，首见于《针灸资生经》，作为独立病名成篇始于《丹溪心法》。自明代至今，对其认识基本完善，已将哮与喘分别论述。因其病因病机复杂，既有脏腑体虚，也有外邪致病，故从病名、病因病机、证候分类及治疗等方面入手，对历代重要医籍中哮病的相关病证论述进行整理研究，旨在拓宽临床思路，提高疗效。

（一）病名

"哮病"一词，首见于《针灸资生经》，作为独立病名成篇始于《丹溪心法》。历代医家对其有不同描述，《内经》称本病为"喘鸣""喘呼"，《金匮要略》中将其归为"上气"，《诸病源候论》称其为"上气鸣息""呷嗽"，现综合分析哮病诸多称谓的历史，可归纳为三种。

1. 以病症特点分类命名

早在《内经》时期，便有其记载，称其为"喘鸣""喘呼"，如《素问·阴阳别论》称"喘鸣""喘呼",《素问·通评虚实论》亦称婴儿中风热的疾病为"喘鸣肩息",这里的喘,即气喘;鸣,即喘时喉间有声而言,与哮病症状相似。《素问·水热穴论》将水肿病在上发为气喘的症状称为"喘呼"。喘为气喘,呼吸困难。由此可见,当时已对哮病的主要临床特征有了准确的认识和描述。及至西晋,王叔和对哮病的称谓沿用了《内经》之名,也将其称为喘喝、喘鸣或直接描述其症状"喉鸣而喘"。如《脉经·肾足少阴经病证第九》云:"足少阴之脉……是动则病饥而不欲食,面黑如炭色,咳唾则有血,喉鸣而喘,坐而欲起,目肮肮无所见,心悬若饥状,气不足则善恐,心惕惕若人将捕之,是为骨厥。"到了唐代,孙思邈在《备急千金要方》和《千金翼方》中用"水鸡声"和"吹管声"来描述哮病发作时喉中痰鸣。其曰:"咳逆上气,身体肿,短气胀满,昼夜倚壁不得卧,咽中作水鸡鸣",又曰:"胸中满,上气,喉中如吹管声,吸吸气上欲咳",又曰:"上气喉咽鸣,气逆"。因此,唐代对于哮病的症状描述较之前更加丰富、准确,并且侧重于突出哮病发作时喉中有声的特点。宋代许叔微在《普济本事方》中称本病为"呴嗽"。南宋的张杲撰《医说·治駒喘》,称哮病为駒喘,是因气喘时鼻息声高气粗的临床特征而命名。王执中在《针灸资生经》中云:"因此与人治哮喘,只缪(刺)肺俞,不缪(刺)他穴。"其首次将哮、哮喘作为独立病名载入医籍中,可以看出当时的医家已经认识到哮与喘是两个不同但相互联系的疾病。金元时期,朱丹溪在《丹溪心法》中首次将"哮喘"或"哮"作为独立的病名成篇,并在《丹溪治法心要》中将哮与喘分篇别述,从内容、形式上加以区别。由此可见,哮病病名出于金元时期,且在其出现之前,医家对其已有认识与描述。如王肯堂订补的《古今医鉴·哮吼》、龚廷贤的《寿世保元·哮吼》、王肯堂的《证治准绳·哮》、秦景明的《症因脉治·哮病论》、张介宾的《景岳全书·哮证治》、陈文治的《诸症提纲·哮证》、孙一奎的《赤水玄珠·哮门》等。同时期,各医家对哮与喘鉴别的研究也更加深入。如虞抟在《医学正传》中对哮与喘加以区别,其曰:"喘以气息言,哮以声响言,夫喘促喉间如水鸡声者谓之哮,气促而连续不能以息者谓之喘。"其为后世医家的临床辨证起到了指导性的作用。

2. 以病位分类命名

先秦时期,《周礼·天官·疾医》中载有:"冬时有嗽上气疾。"其"上气"之说,在当时就包含哮病的内容。汉代张仲景在《金匮要略·肺痿肺痈咳嗽上气病脉证并治》中言:"咳而上气,喉中水鸡声,射干麻黄汤主之。"其中"上气"指喘息不能平卧,"水鸡声"指蛙叫声,也即喉间痰鸣声不断,犹如水鸡之声,仲景将其归属于"上气"之下,以哮证的病位及典型症状而命名。东晋葛洪在其著作《肘后备急方》中将哮病称为"上气鸣息",亦记载"上气咳嗽,呷呀息气"等称谓。约成书于六朝时期的《中藏经》中有"喉中鸣"之表述,其曰:"又喉中鸣,坐而喘咳,唾血出。"巢元方在其著作《诸病源候论》中称本病为"上气鸣息""呷嗽",形象生动地表述出本病的病位特点,其曰:"肺主于气,邪乘于肺则肺胀,胀则肺管不利,不利则气道涩,故气上喘逆,鸣息不通",又曰:"嗽则气动于痰,上搏咽喉之间,痰气相击,随嗽动息,呼呷有声,谓之呷嗽"。唐代王焘在《外台秘要》中则用"喉里呀声""喉中水鸡鸣"等与病位相关的表述来称谓喉中痰鸣的声音。成书于北宋时期的《圣济总录》亦称哮病为"呷嗽"或"上气喉中如水鸡声"。

3. 以病性分类命名

近代医家根据"哮必兼喘",故将哮病一般称为哮喘;有时为了与喘证相区别,又称为哮、哮证或哮病;又根据哮病不同病性,称为寒哮、热哮、冷哮、痰哮、风痰哮、水哮、盐哮、酒哮、糖哮等，或根据哮病不同性质，称为实哮、虚哮、久哮、幼稚天哮等。

（二）病因病机

哮病的发生，乃宿痰内伏于肺，复因外邪侵袭、情志、饮食、瘀血等诱因引触，以致痰阻气道，气道挛急，肺失肃降，肺气上逆而作。其病理因素以痰为根本，痰的产生责之于肺不能布散津液，脾不能转疏精微，肾不能蒸化水液，以致津液凝聚成痰，伏藏于肺，成为哮病发生的"夙根"。

1. 外邪侵袭

外邪侵袭肺脏，可直接发为哮病。《素问·太阴阳明论》曰："故犯贼风虚邪者……入六腑……入六腑则身热，不时卧，上为喘呼。"《素问·生气通天论》曰："因于暑，汗，烦则喘喝。"《诸病源候论》曰："邪乘于肺则肺胀，胀则肺管不利，不利则气道涩，故气上喘逆，鸣息不通。"外邪亦可引发伏邪，诱发哮病。《医学统旨》曰："哮证喘吼如水鸡声，牵引胸背，气不得息……病者有宿根，又因感寒发作劳气，一时爆发。"《临证指南医案·哮》曰："宿哮……沉痼之病……寒入背腧，内合肺系，宿邪阻气阻痰。"以上均指外邪侵犯可引起脏腑功能失调而发病。

2. 伏饮痰浊发而为病

伏饮、痰浊与哮病的反复发作密切相关。其一，痰饮为哮病发作时的主要病机。如《素问·至真要大论》曰："饮发于中，咳喘有声。"《诸病源候论》曰："胸膈痰饮多者，嗽而气动于痰，上搏咽喉之间，痰气相击，随嗽动息，呼呷有声。"《证治准绳·哮》亦云："呼吸本无声，胸中之痰随气上升，沾结于喉咙及于会厌悬雍，故气出入不得快利，与痰饮相击而作声也。"其二，痰饮为哮病之宿根。《金匮要略·痰饮咳嗽病脉证并治第十二》指出："膈上病痰，满喘咳吐……必有伏饮。"宋代杨士瀛在《仁斋直指方论》中认为，本病的发病与"邪气伏藏，痰涎浮涌"有关，可以判断，中医学对哮病的病因有"宿根"之说，在当时可谓是此认识的萌芽阶段。直至明代，朱丹溪弟子戴原礼撰著的《秘传证治要诀·哮喘》中，明确地提出本病有"宿根"之说，其曰："喘气之病，哮吼如水鸡之声，牵引胸背，气不得息，坐卧不安，此谓嗽而气喘，或宿有此根……遇寒暄则发。"其指出部分患者体内素有病邪潜伏，若触感外邪，容易诱发哮病，也说明了伏饮痰浊与哮病的发病有直接关系。同时"宿根"之说，是哮病病因学中的一大特点，在一定程度上反映了本病的复杂性和治疗上的难度。同期的秦景明在《症因脉治·哮病》中亦对上述提法持相同观点，他认为："哮病之因，痰饮伏留，结成窠臼，潜伏于内。"秦氏的"窠臼"之说与"宿根"之说有相同的含义，痰饮留伏即是宿根的实质内涵。此外，张景岳的《景岳全书·实喘证治》亦对此有相同看法，书中指出："喘有夙根，遇寒即发，或遇劳即发者，亦名哮喘。"吴崑著《医方考·哮喘门第十六》，叙曰：膈有胶固之痰，外有非时之感，内有壅塞之气，然后令人哮喘。清代林珮琴在《类证治裁》中曰："症由痰热内郁，风寒外束，初失表散，邪留肺络，宿根积久，遇感则发，或贪凉露卧，偏嗜甜咸，胶痰与阳气并于膈中，不得泄露，热壅气逆。"此后，明清及近世医家多推崇朱丹溪"哮喘……专主于痰"之说。

3. 五脏病变

除致病因素外，素体五脏虚弱或受损，也可导致哮病发生。《素问·经脉别论》云："是以夜行则喘出于肾，淫气病肺；有所堕恐，喘出于肝，淫气害脾；有所惊恐，喘出于肺，淫气伤心；度水跌仆，喘出于肾与骨。"《素问·逆调论》云："夫起居如故而息有音者，此肺之络脉逆也。"以上两条都说明五脏病变都可导致哮病的发生。《内经》虽无哮病之谓，但已认识到哮病病变部位主要在肺，同时与其他脏腑相关。宋代太医院编纂的《圣济总录·呷嗽》中云："喉中呷嗽不止，皆因肺藏虚损，致劳气相侵。"《类证治裁》亦云："二天不足，脾肾双亏……哮喘屡发。"其说明五脏亏虚均是造成哮病发生的重要因素。

4. 瘀血内阻

首先血瘀可致气道阻塞，气行不畅而发病。《内经》曰："气血不和，百病乃变化而生。"王肯堂在《证治准绳》中指出产后"恶露不快散，血停凝，上熏于肺致喘"。清代唐宗海在《血证论》中曰："盖人身气道，不可阻滞……内有瘀血，气道阻塞，不得升降而喘"，又曰："气壅即水壅，气即水故也。水壅即为痰饮，痰饮为瘀所阻，则愈冲犯肺经……是以倚息不得卧也"。此都说明瘀血可致哮病的发生。其次哮病及心和肺气壅滞都可以导致血瘀。哮病日久肺气虚损，不能助心行血，心脉不畅则发生瘀血。宋代杨士瀛的《仁斋直指方论》亦指出："气有一息之不通，则血有一息之不行。"其说明肺气壅滞也可导致血瘀。

5. 饮食不节

饮食不节与哮证有三方面联系：一是饮食不节可直接刺激，引起哮病。明代孙一奎的《赤水玄珠全集·哮喘辨》记载："哮发之原有三……有食咸酸呛喉而得者。"同期的王肯堂在《证治准绳·哮》中亦有："若味不节，其胸中未尽之痰，复与新味相结，哮必更作。"清代何梦瑶在《医碥·哮喘》中更有如下论述："哮者……得之食味酸咸太过，渗透气管、痰入结聚，一遇风寒，气郁痰壅即发。"其再次强调饮食不节或偏嗜，可以导致各种哮病的发生。二是长期饮食不节可形成伏饮留于体内。明代李中梓在《医宗必读·喘》中曰："别有哮证……或因酸咸过食，或因积火熏蒸。病根深久，难以卒除，避风寒，节厚味。"此处厚味即指酸咸之味、肥甘之物。孙一奎在《赤水玄珠》中云："有自童时被酸咸之味，或伤脾或呛肺，以致痰积气道，积久生热，妨碍升降而成哮证，一遇风寒即发。"清代林珮琴的《类证治裁·哮证》对此也有提及"哮者……症由痰热内郁，风寒外束……或贪凉露卧，专嗜甜咸"之说。三是若素有哮证，饮食不节可成为哮病发作的诱因。如明代秦景明的《症因脉治·哮病论》论曰："哮病之因，痰饮留伏，结成窠臼，潜伏于内，偶有七情之犯，饮食之伤……则哮喘之证作。"至清代，《陈修园医书·哮证》曰："哮喘之病，寒邪伏于肺俞，痰窠结于肺膜，内外相应……伤酒伤食亦发。"清代李学川撰的《针灸逢源》曰："哮病有五……咸哮多食咸味则发，乳哮小儿初生便哮。酒哮醉酒行房所致，饮酒则发。"此两条皆提出除饮食不节可诱发哮病以外，饮酒亦可引发。同时期沈金鳌在《沈氏尊生书·幼科释谜·哮喘原由症治》中云："大都幼稚多吃咸酸，渗透气院，一遇风寒，便室塞道路，气息喘促。"其提示幼时饮食不节，留伏病（夙）根，这在治疗和预防方面都至关重要。

6. 情志失调

《素问·经脉别论》云："有所堕恐，喘出于肝"，又曰："有所惊恐，喘出于肺"。明代薛己在《内科摘要》中曰："喘急之证，有因暴惊触心。"同期赵献可在《医贯》中亦曰："或七情内伤，郁而生痰……一身之痰，皆能令人喘。"清代李学川撰《针灸逢源》中曰："哮病有五……

气哮怒气所感，痰饮壅满则发。"其说明情志内伤可致哮病的发生。现代医家也发现情志失调可产生风盛、气逆、痰阻、血瘀等变化，导致哮病的发作。

7. 多种病因相结合作用

哮病反复发作，多由多种病因、病机一起致病。其中主要是内因和外因的共同作用引发哮病。如《素问·阴阳别论》云："阴争于内，阳扰于外，魄汗未藏，四逆而起，起则熏肺，使人喘鸣。"至明代，各医家对此看法才逐渐成熟。《景岳全书·哮证治》曰："喘有宿根，遇寒即发，或遇劳即发者，亦名哮喘。"《症因脉治·哮病论》也有"哮病内伤痰饮，外感风寒，合而成病者"及"哮病之因，痰饮留伏，结成窠臼，潜伏于内，偶有七情之犯，饮食之伤，或外有时令之风寒，束其肌表，则哮喘之证作"之说。李士材在《医宗必读·喘》中记载了引起哮病的诸多因素，其曰："良由痰火郁于内，风寒束于外；或因坐卧寒湿；或因酸咸过食；或因积火熏蒸。"清代《陈修园医书·哮证》记载曰："哮喘之病，寒邪伏于肺俞，痰窠结于肺膜，内外相应，一遇风寒暑湿燥火六气之伤即发，伤酒伤食亦发，动怒动气也发，劳役房清劳亦发。一发则肺俞之寒气与肺膜之浊痰狼狈相依，窒塞关隘，不容呼吸。而呼吸正气转触其痰，齁齁有声。"其也说明此观点。李用粹在《证治汇补·哮病》中更精辟地把哮病病因总结为"内有壅塞之气，外有非时之感，膈有胶固之痰"，在临床辨证中得到肯定和广泛引证。清朝末年辽宁著名医家庆云阁所著《医学摘粹·哮证》论曰："哮证者，寒邪伏于肺俞，痰窠结于肺膜，内外相应，一遇风寒暑湿燥火六气之伤，即发。伤酒，伤食，动怒，动气，役劳，房劳亦发。一发则肺腧之寒气，与肺膜之浊痰，狼狈相依，窒塞关隘，不容呼吸。"各病机病因相互作用，此为哮病反复发作、迁延难愈的原因。

（三）证候分类

历代医家对哮病证候分类的表述有：
（1）发作期：①冷哮；②热哮；③寒包热哮；④虚哮；⑤痰哮；⑥瘀哮。
（2）缓解期：①脾肺气虚；②肺肾两虚；③肺气亏虚；④脾气亏虚；⑤肾气亏虚。
（3）哮病危证：阳气暴脱。

（四）治疗

哮病的治疗以"发时治标，平时治本"为基本原则，朱丹溪亦有"未发以扶正气为主，即发以攻邪气为急"之说。然发作日久，正虚邪实者又当标本兼顾。现整理历代医家对哮病论治之述如下。

1. 辨证论治

（1）发作期
1）温肺散寒，化痰平喘：此法主要是治疗寒哮病，最早由汉代的张仲景提出，《金匮要略·咳嗽上气》曰："咳而上气，喉中水鸡声，射干麻黄汤主之。"后世医家多尊其治法治疗，如《外台秘要》曰："脉浮咳逆，咽喉中水鸡鸣，喘息不通，呼吸欲死。麻黄汤方麻黄八两，射干二两，甘草四两，大枣三十颗。"更有明确总结阐述此法者，如《医学统旨》曰："哮证喘吼如水鸡声……病者凤有此根，又因感寒作劳气恼，一时爆发……治法专以祛痰为先，兼用表散。"《类证治裁·哮证》云："冷哮有二，一则中外皆寒，宜温肺以劫寒痰，温肺汤。"

2）清肺散寒，化痰除饮：此法主要治疗"寒包火"型哮病，由朱震亨首先提出，《丹溪治法心要·哮第二十一》中记载："治哮必薄滋味专主乎痰……不可全用凉药，必带散表，此寒包热也。"后世医家更在此基础上加以完善，明代龚信的《古今医鉴·哮吼》曰："治法必用薄滋味，不可纯用寒凉，须常带表散。"《证治准绳·哮》亦云："其二寒包热，此法乃仲景、丹溪用越婢加半夏汤等发表诸剂。"

3）清肺宣肺，化痰定喘：此法主要针对热哮证。清代《类证治裁·哮证》首次提出治热哮应清肺，其言："热哮当暑月火盛痰喘者，桑白皮汤，或白虎汤加芩、积、瓜蒌霜。"清代卧云山人在《剑慧草堂医案·哮喘》中云："痰火内蒙，肺气膹郁，哮嗽气促，脉沉小弦。法当降肺气，以清痰火。"

4）疏风宣肺，化痰定喘：此法主要针对外风或内风引起的哮证。历代医家均明确指出此法。元代朱震亨在《丹溪心法治要》中曰："治哮……不可全用凉药，必带表散。"明代李梴在《医学入门·哮》中云："凡哮须忌燥药，亦不宜纯凉，须常带表。"清代蒋宝素在《问斋医案》中云："哮喘屡发，发时以散风为主。"同期的林珮琴在《类证治裁·哮症论治》中认为："哮既发，主散邪；哮定，则扶之。"沈金鳌亦云："哮之一症……治需表散。"哮病急，发时治以祛风为主。

5）化浊除痰，降气平喘：此法是由《素问·阴阳应象大论》中"中满者，泻之于内"的理论发展而来的，用于痰热壅肺或痰浊壅肺的实哮证，伴大便秘结者。唐代《外台秘要》提到："必效疗病喘息气急，喉中如水鸡者，无问年月远近方。肥皂荚两挺，好酥一两。"皂荚加酥炙之，使之下利。隋代巢元方在《诸病源候论》中主张"消痰破饮"的治法治疗哮病。明代楼英在《医学纲目》中言："凡治喘正发时无痰，将愈时却吐痰者，乃痰于正发时闭塞不通而喘者，当于其时开其痰路则易安也。"清代何梦瑶在《医碥·喘哮》中云："哮久，用青皮一个劈开，入巴豆一粒扎定，瓦上炙黄，每服三五分，姜酒下。"清代陈复正的《幼幼集成·哮喘证治》论曰："有因热而得者，必口燥咽干，大小便不利，宜葶苈丸微下之。"

6）涌吐痰浊，调畅气机：此法用于哮病痰浊壅盛而阻滞气机者，此法是依据《素问·阴阳应象大论》"其在高者，引而越之"发展而来的。《丹溪治法心要》曰："哮专主乎痰，宜吐法。"明朝内府御医龚廷贤所著《寿世保元·哮吼》曰："夫哮吼以声响名，喉中如水鸡声也，专主于痰，宜用吐法，亦有虚而不可吐者。治之有以紫金丹导痰。小胃丹劫之而愈者。有以六味地黄丸、补中益气汤。兼进而愈者。必须量虚实而治之也。"明代龚信在《古今医鉴》中载曰："夫哮吼专主于痰，宜用吐法。亦有虚而不可吐，此疾寒包热也。"书中沿用"薄滋味"的治法，同时还主张"不可纯用寒凉"和"带表散"。同期的张洁在《仁术便览·哮病》中，专主疗痰，宜用吐法，亦有虚而不可吐者，此乃寒包乎热，须当带表散。后世医家在此基础上还有所发展。如清代《张氏医通》载道："哮证多属寒包热邪，所以遇寒即发，喉中水鸡声，有积痰在肺络中，必用吐法以提散之。不可纯用寒凉，常须兼带辛散，小青龙汤探吐最妙。"

7）消食化积，调畅气机：此法多用于饮食不节的食哮。由《素问·阴阳应象大论》中的"坚者削之""结者散之"发展而来。明代《证治准绳·哮》中言："遇厚味即发者，清金丹主之。"《张氏医通·卷四》曰："遇厚味即发者，用莱菔子炒研一两、猪牙皂荚烧存性三钱，共研细末……名清金丹，消其食积，则肺胃自清，仍当薄滋味以清肺胃之气。"清代的《幼幼集成·哮喘证治》亦曰："有因宿食而得者，必痰涎壅盛，喘息有声，先用山楂、神曲、麦芽各三钱，煎汤与服，消其食。"

（2）缓解期

1）扶助正气，驱邪平喘：此法用于哮病久发，正气虚损，邪气犹存，虚实夹杂之时。《景岳全书·哮证治》中提到的"然发久者，气无不虚，故于消散中宜酌加温补，或于温补中宜量加消散，此等证候，当倦倦以元气为念，必使元气渐充，庶可望其渐愈。若攻之太过，未有不致日甚而危者"就是指此法。明代《医学权舆》言："哮证主肺由于痰，吐法施之当自安。未治必须扶正气，已发须要辟邪干。黄芩利膈及清金，劫以紫荆必可宽。"清代《沈氏尊生书》更是明确指出补泻兼行之法："诸逆冲上，皆缘壮火食气，销烁肺金……必当补泻兼行，则水自升，火自降，痰自消。"

2）补益虚损，扶助正气：此法用于哮病发作日久，正气虚损为主者。久病必虚，则遵循《内经》"虚则补之""损则益之"的道理应用此法。明代《寿世保元·哮吼》曰："有以六味地黄丸、补中益气汤兼进而愈者，必须量虚实而治之也。"清代高鼓峰撰《医家心法》曰："如每月一二发，弱证之渐也，六君子汤以补土生金，六味丸以滋水养。"《临证指南医案·哮》亦曰："更有痰哮、咸哮、醋哮，食生冷及幼稚天哮诸证，案虽未备，阅先生之治法，大概以温通肺脏，下摄真元为主。久发中虚，又必补中气。其辛散苦寒，豁痰破气之剂，在所不用。"其指出哮病日久，以正气虚损为主者，应以补法治之。清代王清源在《医方简义》中言："治喘哮之欲愈者，以纳肾气之法。"

2. 其他疗法

（1）针灸治疗：针灸疗法早在晋朝便有记载。皇甫谧在《针灸甲乙经》中就有"咳逆上气，咽喉鸣喝喘息，扶突主之"之述。除取扶突外，又加太溪、大钟、膻中、俞府、太渊等穴位，这已说明，针灸治疗哮症早有应用。宋代《针灸资生经》曰："因此与人治哮喘，只缪肺俞""凡有哮与喘者……皆为缪刺肺俞，令灸而愈"，说明当时已用针法和灸法施治肺俞穴来治疗哮病。

（2）导引按摩法：清代的《沈氏尊生书》中有"导引（哮喘同）……用手法于十一椎下脊中穴，掐之六十四度，擦亦如数，兼行后功，喘自然安"及"运动……以手摩擦两乳下数遍，后擦背、擦两肩，定心咽津降气，以扶其喘"之记载。同时期的《张氏医通·诸气门下·喘》云："冷哮……夏月三伏中，用白芥子涂法往往获效。方用白芥子净末一两，延胡索一两，甘遂、细辛各半两，共为细末，入麝香半钱，杵匀，姜汁调涂肺俞、膏肓、百劳等穴……十日后涂一次，如此二次，病根去矣。"

哮病是临床常见的肺系疾病，历代医家对其各有论述。本书通过对相关古籍的梳理，力图明确其定义、病因病机、证候分类、诊疗方法，以更好地指导临床实践。

（邹　丽　李皓月）

喘证源流考

●

喘证为临床常见疾病之一，中国古代对喘证的认识由来已久。"喘"字最早见于《内经》，但其并未明确将"喘证"作为独立疾病而命名。后至汉代张仲景《伤寒杂病论》亦有提及，但并未设立专篇进行辨证论治，且这一时期医家们对喘的理解多与哮病共同认识。后至唐宋时期，医家们逐渐将二者分别论述，作为不同的疾病理解认识，再至明清时期此病逐渐发展完善。现探讨古代医家对喘证的认识源流，梳理其命名、病因病机、证候分类及治疗的脉络颇具意义。兹述余下：

（一）病名

《内经》最早提出喘之一证，且对其论述良多，明代张景岳对《内经》中有关喘证的论述加以总结，并在其《类经》中整理分析，如"藏气法时论""调经论""阴阳别论"等，共达22篇。然宋元以前的医家通常将喘证与哮病合称，宋代以后方加以明确区分。现将其归类整理，列述于下：

1. 以病因病机分类命名

《素问·脉要精微论》云："肝脉搏坚而长，色不青，当病坠若搏，因血在胁下，令人喘逆。"其将血瘀滞胁下导致气机疏泄失常，木火刑金，肺气失宣而至的喘证，称为"喘逆"，此处"逆"字，突出其肺金反被肝木侵犯的病因病机。

《素问·脉解》指出"上喘"一词，其曰："所谓上喘而为水者，阴气下而复上，上则邪客于脏腑间，故为水也。"其论述因水肿而致喘息的病症，是由于土不制水，阴气自下而上，居于脏腑之间，水气上犯肺脏，而出现喘息的症状。"上喘"之"上"字突出了水气上逆于肺的病因病机。

《素问·调经论》中有"喘咳""息利少气"之称，其曰："岐伯曰：气有余则喘咳上气，不足则息利少气。"根据"息利少气"可推测其气不足之病因病机，而"喘咳"之表述，则表示其病症特点为喘与咳。

2. 以病症特点分类命名

《素问·阴阳别论》有云："阴争于内，阳扰于外，魄汗未藏，四逆而起，起则熏肺，使人喘鸣。"其提出"喘鸣"一名，指以气喘声鸣为临床表现的疾病，按明代张景岳《类经》注释，此为因表不固，阳内竭，正不胜邪，邪气上熏及肺，肺失宣降所致的疾病，其曰："然或表或里，皆干于肺。盖肺主气，外合于皮毛，内为五脏六腑之长。魄汗未藏者，表不固也。四逆而起者，阳内竭也。甚至正不胜邪，则上熏及肺，令人气喘声鸣。"《素问·太阴阳明论》有言："阳受之则入六腑，阴受之则入五脏。入六腑则身热不时卧，上为喘呼；入五脏则䐜满闭塞，下为飧泄，久为肠澼。故喉主天气，咽主地气。故阳受风气，阴受湿气。"其指出贼风虚邪侵犯人体之阳，即六腑功能失常，导致身热不时卧，喘呼等症状，此名突出了喘息呼气的病症特点。《灵枢·本神》又有："肺气虚则鼻塞不利，少气；实则喘喝，胸盈仰息。"其提出"喘喝"一词，亦为突出肺气虚，胸中少气，急于吸气的症状特点。由此可知，"喘鸣""喘呼""喘喝"在《内经》时期主要指病症表现，因其病症具有独特性而命名之。

后至汉代张仲景《伤寒论》有"咳而微喘""下之微喘者"，以及小青龙汤主治之或然证中"或喘者"，其中的"喘"，均指由于外感风寒，影响肺之宣发肃降功能而产生喘息的临床表现。

隋朝巢元方在《诸病源候论》中将喘病表述为"伤寒上气候""逆气候"等，体现出当时人们对喘证病症特点的认识程度。唐代王焘在《外台秘要》中形象地将喘病描述为"奔喘"即：

"久患气嗽，发时奔喘，坐卧不得，并喉里呀声气欲绝。"其形象生动地描述出呼吸气喘严重的程度。明代李梴在《医学入门》中指出："呼吸急促者，谓之喘。"

关于喘与哮两病，宋元时期开始分开论述。宋代王执中在《针灸资生经》中记载："因与人治哮喘，只缪（刺）肺俞，不灸他穴""凡喘与哮者，为按肺俞无不酸痛，皆为缪（刺）肺俞，令灸而愈"。前者是广义的，泛指喘息与哮鸣的病症，即喘与哮合称。后者已明确分为喘与哮，则是狭义的。元代朱震亨在《丹溪治法心要》中首次将喘与哮分篇章论述，将二者分立为病，在治法、方药等方面加以区分。

直到明代以后对喘证与哮病病名的鉴别有了更深入的研究。明代虞抟在《医学正传》中对哮与喘病名加以区别，其曰："哮以声响名，喘以气息言"，又曰："喘促喉中如水鸡声者，谓之哮；气促而连续不能以息者，谓之喘"。明代王肯堂在《证治准绳》中更详细描述了二者的不同，其曰："喘者，促促气急，喝喝息数，张口抬肩，摇身撷肚。"又引用宋代《圣济总录》之言加以阐述，其云："哮与喘相类，但不似喘开口出气之多，如《圣济总录》有名呷嗽是也，以胸中痰多，结于喉间，与气相系，随其呼吸呀呷于喉中作声。"清代以后，有的作者仍以哮喘命名其卷，如清代何梦瑶《医碥·哮喘》、清代陈复正《幼幼集成·哮喘证治》等。这是由于"哮必兼喘"，哮与喘相类，同置篇中便于讨论的缘故，观其具体内容，大多对哮与喘进行了鉴别与区分。

3. 以脏腑病位分类命名

《素问·藏气法时论》曰："肺病者，喘咳逆气，肩背痛，汗出尻阴股膝髀腨胻足皆痛，虚则少气不能报息，耳聋嗌干。"其指出"喘咳逆气"一名，又有"少气""报息"等描述，明确表达出此病病位在肺。《素问·痹论》亦有"喘息"之述，其曰"淫气喘息，痹聚在肺"，指出邪气内舍于肺，肺失宣降，产生"喘息"。后至明代张景岳《景岳全书》指出"真喘"一名，其曰："真喘者，其责在肺。"其认为以肺脏为主要病位的喘证，属于真喘。除了肺以外，《素问·痹论》亦有"心痹者，脉不通，烦则心下鼓，暴上气而喘，嗌干善噫，厥气上则恐""肠痹者，数饮而出不得，中气喘争，时发飧泄"等论述。其指出因风寒湿邪内舍于心，阻遏心气产生"上气而喘"；风寒湿邪内舍于肠，饮水多而迫促交争、升降不和，产生"喘争"。以上喘证均是继发于风寒湿邪气侵袭五脏六腑的情况，其称谓亦与脏腑病位相关。

（二）病因病机

历代医家对于喘证的病变脏腑及其虚实都有相关论述。《内经》就提到喘证与五脏的相关性，《素问·经脉别论》曰："夜行则喘出于肾，淫气病肺。有所堕恐，喘出于肝，淫气害脾。有所惊恐，喘出于肺，淫气伤心。度水跌扑，喘出于肾与骨，当是之时，勇者气行则已，怯者则着而为病也。"但《内经》将与喘证相关的主要脏腑定位在肺、肾，如《灵枢·五阅五使》载"肺病者，喘息鼻张"，其提示喘证以肺为主要病位。《素问·藏气法时论》曰："肾病者，腹大胫肿，喘咳身重。"《灵枢·经脉》曰："肺手太阴之脉……是动则病肺胀满，膨膨而喘咳……是主肺所生病者，咳，上气喘渴，烦心胸满"。又曰："肾足少阴之脉……是动则病……喝喝而喘"。由此可知，《内经》认为喘证的病位除肺之外还与肾相关。清代蒋宝素也有类似观点，在其《问斋医案》中论述曰："呼出心与肺，吸入肾与肝，呼吸短促，不能相续，提之若不能升，咽之若不能下，乃子午不交，元海无根，危候谨防大汗。"清代林珮琴在《类证治裁》中更加明确指出肺肾为喘证发病的主要脏腑，其曰："肺为气之主，肾为气之根，肺主出气，肾主纳气，阴阳相交，呼吸乃和。若出纳升降失常，斯喘作焉，张口抬肩，气道奔迫。"其为后世医家广泛认同。另明代秦景明沿袭丹溪之思想，提出喘证不仅与五脏相关，还与胃腑有一定联系。在其《症因脉治》一书中指出："诸经皆令人喘，而多肺胃二家，喘而咳逆嗽痰者，肺也；喘而呕吐者，胃也。"

喘证有虚实之分，早在《素问·玉机真藏论》就有论述，其曰："秋脉太过与不及，其病何如？岐伯曰：太过则令人逆气而背痛，愠愠然；其不及则令人喘，呼吸少气而咳，上气见血，下闻病音。"前者即为实喘，后者即为虚喘。《素问·调经论》论述更为简明，其曰："气有余则喘咳上气，不足则息利少气。"《诸病源候论》认为肺主气，故喘息与上气，故咳逆上气一类疾患均系肺系病变，但有虚实之异，如"虚劳上气候"中指出："肺主气……气有余则喘满逆上。虚劳之病，或阴阳俱伤，或气血偏损，今是阴不足，阳有余，故上气也"，此即论虚喘；又"上气鸣息候"中有："肺主于气，邪乘于肺则肺胀……故气上喘逆"，即是论实喘。宋代《圣济总录》中比较明确地把喘证划分为肺虚、肺实、肺胀等不同症候，并认为还有虚实夹杂的症候。明代张介宾在《景岳全书》中首次提出了将喘证分为实喘与虚喘，其曰："气喘之病……所谓二证者，一曰实喘，一曰虚喘也。"且二者病因截然相反，故指出二者鉴别方法，其曰："此二证相反，不可混也，然则何以辨之，盖实喘者有邪，邪气实也，虚喘者无邪，元气虚也。实喘者气长而有余，虚喘者气短而不续。实喘者，胸胀气粗，声高息涌，膨膨然若不能容，惟呼出而快也；虚喘者，声慌气怯，声低息短，皇皇然若气欲断，提之若不能升，吞之若不相及，劳动则甚，而唯急促似喘，但得引长一息为快。其一为真喘，一为似喘；真喘者，其责在肺，似喘者，其责在肾。"对后人喘证的临床辨证具有指导意义。清代叶天士的《临证指南医案》在前人的基础上进一步把喘证的证治纲领总结为"在肺为实，在肾为虚"。清代林珮琴也有类似观点，在其所著的《类证治裁》中载曰："夫喘分虚实，实喘者，气长而有余；虚喘者，息促而不足。实喘者，胸满声粗，客邪于肺，上焦气壅，治宜梳利；虚喘者，呼长吸短，肾不纳气，孤阳无根，治宜摄固。"

同时喘证由于起病新久之差，虚实不同，而病位有浅深、病情有轻重之别。如《景岳全书》云："凡虚喘之证，无非由气虚耳……若脾肺气虚者，不过在中上二焦，化源未亏，其病犹浅，若肝肾气虚，则病出下焦而本末俱病，其病则深，此当速剿其根以接助真气，庶可回生也。"这对判断疾病的预后和指导治疗有一定意义。清代喻嘉言在其著作《寓意草》中指出："人身难治之病有百证，喘病其最也。喘病无不本之于肺，然随所伤而互关，渐以造于其极，惟兼三阴之证者为最剧，三阴者，少阴肾、太阴脾、厥阴肝也，而三阴又少阴肾为最剧。"因此从前人对喘病的论述中，可看出喘病的发展是一个病位由肺及五脏，由浅入深，病性由实到虚，病情由轻到重的过程，因此为了阻断喘病的进展，提前预防相当重要。

综上所述，古代医家对喘证的病因病机提出了诸多不同的认识，经过历代长期研究和反复实践，使之逐渐丰富完善。概其要，可归纳为如下十个方面。

1. 外邪侵袭

六淫之邪或侵犯人的肌表肺卫，或从口鼻而入。皮毛为肺之合，肺开窍于鼻，外邪袭入，表卫闭塞，肺气失于宣发，气壅于肺，肃降不行，因而奔迫为喘。外邪致喘源于《内经》，《素问·通评虚实论》有云："乳子中风热，喘鸣肩息者。"《素问·气交变大论》亦载曰："岁火太过，炎暑流行，肺金受邪。民病疟，少气咳喘，血溢血泄注下。岁金太过，燥气流行……甚则喘咳逆气，肩背痛。岁水太过，寒气流行……甚则腹大胫肿，喘咳，寝汗出憎风。"由此可见

《内经》认为喘证的病因，与"风热""岁火太过""岁金太过""岁水太过"等有关，侧重强调了外邪致喘。《景岳全书》言："实喘之症，以邪实在肺也，肺之实邪，非风寒则火邪耳。盖风寒之邪，必受自皮毛，所以入肺而为喘。"其明确指出风寒邪气即为实喘的重要病因。《症因脉治》中也提到暑湿、燥火等外邪致喘的情况，其曰："暑湿喘逆之因，《内经》云因于暑，汗，烦则喘喝，此暑气也。因于湿，首如裹，面跗肿，呼吸气喘，此湿气也。暑湿袭于皮毛，干于肺胃，则喘喝多言也"，又曰："燥火喘逆之因，燥万物者，莫燥乎火，故喘证燥火居多。原病式叙喘于热淫条下，盖燥火烁人，则诸逆冲上。诸痿喘呕，诸气膹，肺家不宁，喘症作矣"。

2. 肝郁气逆

七情之病从肝起，七情太过，气迫于肺，不得宣通为喘。隋代巢元方所著的《诸病源候论》认为喘证不只与外邪有关，而且与情志（怒）相关，如"逆气候"曰："夫逆气者，因怒则气逆，甚则呕血，及食而气逆上。"明代李梴《医学入门》叙述了七情所伤致喘的情况，其曰："七情所伤，气急而无声响，惊忧气郁，惕惕闷闷，引息鼻张，呼吸急促而无痰声者也。"

3. 痰饮阻滞

痰和水饮都是人体病理产物之一，而且二者之间往往互为因果，即所谓"痰即煎炼之饮，饮稀薄之痰"。饮邪迫肺，可使肺气上逆为喘。提出痰饮致喘的医家，首推张仲景。《金匮要略》有云："膈上病痰，满喘咳吐，发则寒热，背痛腰疼，目泣自出，其人阵阵身𥆧剧，必有伏饮。"其中"目泣自出""其人阵阵身𥆧剧"都是喘证发作的临床表现，并且明确指出"膈上病痰"是喘证的病机。《诸病源候论》论述曰："失起居如故，而息有音者不得卧，卧则喘者是水气之客。"其中"水气"即为痰饮。宋代杨士瀛在《仁斋直指方论》中也有痰浊引起喘的描述："惟夫邪气伏藏，痰涎浮涌，呼不得呼，吸不得吸，于是上气促急。"秦景明在《症因脉治》中总结了脾虚化湿生痰致喘的病机，其曰："痰饮喘逆之因，饮水过多，脾若不能四布，水积肠间，成痰成饮，上干肺家，则喘息倚肩，而痰饮成也。"清代陈念祖在《陈修园医书》中有"喘者，气上冲而不得倚息也，有内外虚实四症，宜与痰饮、咳嗽参看。外不离乎风寒，内则不离乎水饮"，指出"水饮"即痰饮是致喘的重要病机之一。

4. 内有火热

金代刘河间认为喘因于火热。其《河间六书》指出："病寒则气衰而息微；病热则气甚而息粗。又因寒水为阴，主乎迟缓；热火为阳，主乎急数。故寒则息迟气微；热则息数气粗而为喘也。"《丹溪治法心要》亦从痰火论治喘，多以滋阴降火祛痰定喘为治法，其曰："有短气、有火炎、有痰、有阴火上逆。凡久喘未发，以扶正气为要；已发，以攻邪为主；气短者，参补之；火炎上者，降心火，清肺金；有痰者，降痰下气为主；阴火上逆者，补阴降火"，又指出："诸喘不止者，用劫法，只一二服则止，气虚人少用。劫定之后，因痰治痰，因火治火"。《儒门事亲》引申河间之论，其曰："热乘肺者，急喘而嗽，面赤潮热"，又曰："火乘肺者。咳喘上壅，涕唾出血"。《症因脉治》阐明了内火喘逆的病机，其曰："内火喘逆之因，内有欲心妄动，外有起居如惊。五志厥阳之火时动中，煎熬真阴，精竭血燥，内火刑金，肺气焦满，而喘逆作矣。"

5. 寒包火

古人认为寒热错杂是喘证的一个重要病机，其中最具代表性的就是寒包火。这一病机中

"寒"与"火"有如下含义。火：义为痰火，古人认为痰由火生，痰可化热，痰火相结潜伏于内，成为致喘的内在因素。寒：义为新感寒邪，是指外感风寒，是致喘的外在条件。《证治准绳》则明确记载了"寒包火"之论述，其曰："哮喘遇冷而发者，有二症。其一属中外皆寒……其二属寒包热，乃仲景丹溪用越婢加半夏汤等发表诸剂。"亦如明代李士材在《医宗必读》中所说："良由痰火郁于内，风寒束于外。"

6. 饮食积滞

饮食不节特别是多食膏粱厚味，积而不化，影响脾胃功能，变生痰浊，闭阻肺络，或因食积化热，熏蒸肠道，影响人体气机的正常升降，而成为喘证的内在病因。《症因脉治》详尽描述了食积致喘的病因病机，其曰："食积喘逆之因，饮食自倍，肠胃乃伤，膏粱厚味，日积于中。太阴填塞，不能运化，下降浊恶之气，反上干清道，则喘呕不免矣。"清代沈金鳌在《沈士尊生书》中表述了饮食所伤致喘的临床表现，其曰："食喘，凡病初起即喘急，多食，或放屁，或咬人，或见壮脉，皆食重之故，消其食自愈。"

7. 肺气虚

肺主气，司呼吸，肺气不足则呼吸失司。平素劳倦汗出，或久咳不已，或痰热久积，或水饮内停，或频感外邪，或久病不愈等，皆能引起肺气不足，令气失所主，而为喘证。宋代陈无择在《三因极一病证方论》中论述了肺气虚耗而致的喘证，其曰："若寸口以前脉虚者，必咽干无津，少气不足以息，此乃肺虚气乏也。"

8. 肾虚气不归元

肾居下焦，为气之根，主纳气。如房劳伤肾，或久病伤肾，肾虚摄纳无权，则呼多吸少，动则喘急。朝鲜许浚在《东医宝鉴》中将肾虚致喘的病因阐述为："夫肾虚为病，不能纳诸气以归元，故气逆而上，咳嗽痰盛，或喘或胀……肺出气也，肾纳气也。肺为气之主，肾为气之藏，凡咳嗽暴重，动引百骸，自觉气从脐下逆奔而上，此肾虚不能收气也……下元虚冷，肾气不得归元，上喘气急。"清代陈复正在《幼幼集成》中说："又有虚败之证，忽然张口大喘，入少出多，而气息往来无滞，此肾不纳气，浮散于外，大凶之兆。"这里提出的"忽然张口大喘"的虚败之象，即是肾不纳气、浮散于外的病机。

9. 下虚上实

宋代赵佶在《圣济总录》中记载了喘证下虚上实病机，其曰："肺气喘急者，肺肾气虚，因中寒湿，至阴之气所为。盖肺为五脏之华盖，肾之脉入肺中，故下虚上实，则气道奔迫。肺叶高举，上焦不通，故喘急不安卧。"

10. 肾虚水邪泛溢

肾主水，主命门火，火衰不能暖土，水失其制，上泛为水邪。如隋代巢元方的《诸病源候论》在"水肿咳逆上气候"中概括为："肾主水，肺主气。肾虚不能制水，故水妄行，浸溢皮肤，而身体肿满。流散不已，上乘于肺，肺得水而浮，浮则上气而咳嗽也。"明代张介宾在《景岳全书》中从五行子母角度论述如下："水病为喘者，以肾邪干肺也。然水不能化，而子病及母。使非精气之败。何以至此。此其虚者十九。"

（三）证候分类

历代医家对喘证证型分类的表述有：

（1）实证：①风寒壅肺证；②风热犯肺证；③表寒肺热证；④痰热郁肺证；⑤痰浊阻肺证；⑥肺气郁闭证；⑦寒饮凌肺证；⑧肝气乘肺证。

（2）虚证：①肺气虚耗证；②肺气阴两虚证；③水饮凌心证；④肾不纳气证；⑤正虚喘脱证。

（四）治疗

古人对于喘病的治则也论述颇丰，如《景岳全书》云："未发时以扶正气为主，既发时以攻邪为主，扶正气者须辨阴阳，阴虚者补其阴，阳虚者补其阳；攻邪气者须分微甚，或散其风，或温其寒，或清其痰火"，指出未发病时以扶正为基本治疗原则，又云："然发久者，气无不虚，故于消散中宜酌加温补，或于温补中宜量加消散；此等症候，当卷卷以元气为念，必使元气渐充，庶可望其渐愈；若攻之太过，未有不致日甚而危者"，指出已发或发病日久，应在扶正基础上辨证论治，其中包含"寒者热之""热者寒之""虚则补之""实则泻之""攻补兼施"等治则。后至清代方仁渊在《哮喘论治》中曰："古人谓实喘治肺，虚喘治肾，确有见地，然不可执一，实喘治肺须兼治胃，虚喘治肾兼宜治肺。"其对喘证的治疗进一步发展，从脏腑的角度论述了喘证的治则。现梳理历代医家对喘证的辨证论治及其他调治方法，列述于下：

1. 辨证论治

（1）宣肺散寒：《金匮要略》曰："太阳病，头痛发热，身疼腰痛，骨节疼痛，恶风无汗而喘者。麻黄汤主之。"仲景之发汗解表、宣肺平喘之法为后世医家广泛借鉴。《圣济总录》加以继承，其曰："伤寒喘，其证不一。有邪气在表，表未解无汗而喘者……古人亦各求其本，故在表者当发汗。"《景岳全书》将解表之法论述地更为具体，指出："治风寒之实喘，宜以温散""凡风寒外感，邪实于肺，而咳喘并行者，宜六安煎加细辛或苏叶主之。若冬月风寒感甚者，于本方加麻黄亦可，或用小青龙汤、华盖散、三拗汤之类主之"。探究其本，实为仲景宣肺之法的延续。

（2）宣肺泻热：《丹溪治法心要》提到："不可全用凉药，必带表散，此寒包热也。半夏、枳壳炒、桔梗、片黄芩、炒紫苏、麻黄、杏仁、甘草、天寒加桂。"观其所用药以麻黄、紫苏表散寒邪为主，同时伍用黄芩又兼顾了内伏痰火即为宣肺泻热之法。《景岳全书》亦指出："外有风寒，内兼微火而喘者，宜黄芩半夏汤主之。若兼阳明火盛，而以寒包热者，宜凉而兼散，以大青龙汤或五虎汤越婢加半夏汤之类主之"，阐明了凉而兼散的思想。清代顾靖远在《顾氏医镜》中也有记载，其曰："麻杏石甘汤，治哮喘……此降气消痰清火而兼散邪之剂。此病禁用热剂，亦不可纯用寒凉，恐外邪难解。"这里提到寒包火用药禁忌，并将麻杏石甘汤治疗哮喘的机理加以阐述，将宣肺清热法加以完善，提示后世医家临床当审机论证，不可一味纯用寒凉或温热之品。

（3）清泻痰热：《景岳全书》提出了治痰先治火的治则，其曰："然痰之为病，亦唯为病之标耳，尤必有生痰之本。故凡痰因火动者，必须先治其火。"因此以清泻痰热法治疗哮喘时应注意酌加泻火之品，但值得一提的是，当痰与火相互蕴结时，不可一味应用苦寒泻火之品，如明代陈文治在《诸证提纲》中曰："原夫喘之为病，非风寒则痰火，虽火极至甚，必不可纯用苦寒药。"其提出对痰热内生者，不可一味苦寒，盖因其病机复杂，泻火之时当注意顾护脾胃，防止痰饮又生，遂应以清泻痰热治法平之。明代李梴在《医学入门》中也提出与"病痰饮者，当以温药和之"相类的观点，其曰："喘非风寒伤肺，则痰火胀急。风寒则祛散，痰火则疏导，但火热者亦不可纯用苦寒，宜温以劫之。"

（4）化痰降逆：明代李时珍在《本草纲目》中有云："凡喘正发时无痰。而将愈时却吐痰者，乃痰正发之时闭塞不同而喘，但其时开其痰路则易安，宜桔梗……等引出其痰，然后调其虚实。实者用沉香滚痰丸，虚者补以参、芪、归、术。"明代龚信在《古今医鉴》中亦云："有痰者，喘动便有痰声，降痰为主。"明代陈文治在《诸证提纲》中将降气化痰法论述的更为明确，其曰："有因痰有喘者，喉必有痰声，法当消痰降气，宜香附南星丸……或合导痰汤。"

（5）平肝降气：《景岳全书》曰："怒气郁结伤肝，而人壮力强，胀满脉实者，但破其气而喘自愈，宜廓清饮……之类主之。"其意在行气以平喘。《诸证提纲》亦曰："有忧惊气郁，肺胀而喘者，必闷闷惕惕，引息鼻张。法当宽中下气，宜四七汤……四磨汤之类是也。"法即平肝降气。对于肝气横逆，扰动痰饮之喘逆，《凌晓五医案》亦曰："治宜平肝降逆，理气豁痰之治法。"

（6）通下导滞：秦氏针对由于饮食积滞而致的食喘提出了通下法，如《症因脉治》曰："食积喘逆之治，宜消化者，保和丸、枳术丸。大便结者，用下法。寒积煮黄丸，热积承气汤。"

（7）温阳利水：《景岳全书》曰："水病为喘者，以肾邪干肺也……故凡治水喘者，不宜妄用攻击之药。当求肿胀门诸法治之，肿退而喘自定矣，古法治心下有水气，上乘于肺，喘而不得卧者，以《直指》神秘汤主之。"张氏指出利水退肿治心下有水气之喘。林氏在《类证治裁》中云："水病喘满，肾邪犯肺，宜通阳泄浊，真武汤合四苓散去白术。"其提到的通阳泄浊法治水病喘满的方剂沿用至今。

（8）补益肺气：《景岳全书》曰："老弱人久病气虚发喘者，但当以养肺为主，凡阴胜者，宜温养之……阳胜者，宜滋养之。"张氏将补肺法做了全面的阐述。《诸证提纲》提到："有气虚而喘者，气息不能接续，法当滋补。"其并指出应用人参、麦冬等药物，其主旨亦是以补法治疗肺虚喘证。

（9）补肾纳气：元代危亦林在《世医得效方》中言："下元虚冷，肾气不得归元，上喘气急，宜安肾丸、八味丸、人参汤空心吞下。"法即补肾纳气。清代陈念祖在《陈修园医书》中论曰："肾主纳气，肾虚则吸气不能归根而短，故用枸杞之补肾精以填之，与八味地黄丸同意。"其意在补肾精以纳气平喘。

（10）扶阳固脱：《外台秘要》记载："肘后疗咳上气，喘息便欲绝，以人参末之，方寸匕，日五次。"其是肺虚气脱之喘，为后世独参汤的起源。清代沈金鳌在《沈氏尊生书》中言："喘不休，汗出如油，气脱也，不治，惟独参汤浓煎多服，或可少延时日。"清代林珮琴在《类证治裁》中亦有："肾阳虚而气脱，孤阳浮越，面赤烦躁，火不归元，气味地黄丸加人参、麦冬。"其亦为扶阳固脱之法。

总之喘病的辨证论治，不外乎虚实两端，实喘则其治在肺，解其外邪，则喘自平，虚喘其治在肺肾，或补益肺肾，或温肾壮阳，纳气归元，亦可逐渐向愈，惟病可由多种原因引起，故又应特别注意处理原发病，以求其本，如气随血脱之喘，当益气固脱；瘀血上冲之喘，当活血化瘀；气郁不舒，肝气横逆之喘，当疏肝理气；饮食积滞之喘，当消导攻下之类。不可一见气喘便投平喘套方，延误病情，特别是大出血或疾病后期出现呼吸急迫，似断似续，兼见冷汗、足冷者，是脱证危候，应加积极抢救，否则立致殆矣。喘证之属实证者，一般易于见效；虚证之喘，因精气亏损，难于骤复，故治之较难，效果也较差，应在辨证之下，守方治疗，巩固疗效，同时患者还应积极配合治疗摄生，以增强体质。

2. 其他疗法

（1）食疗法：古书中用食疗法治喘的方剂有《类证治裁》中的杏仁丸，《古今医鉴》中的参桃汤，《圣济总录》中殊效汤、猪胰散汤、酥蒜煎。方中常用的食物有杏仁、核桃肉、胡桃肉、干柿饼、陈皮、猪胰、腻粉、酥、蒜、姜汁等。

（2）外治法：明代张介宾在《景岳全书》中提到灸法治喘，其曰："璇玑，气海，膻中，期门，背中骨节第七椎下穴灸三壮，喘气立已，神效。"明代曹士珩在《保生秘要》中叙述了导引、运功以疗喘证的方法，导引法其曰："用手法于十一椎下脊中穴，招之六十四度，擦亦如数，兼行后功，喘自然安。"运功法其曰："以手法以手按摩两乳下数遍，后擦背、擦两肩，定心咽津降气，以伏其喘。"

综上所述，古代医家对喘证的认识由来已久，但历代医家观点不一，认识角度多种多样，因此将其源流脉络进行梳理，分述于上，以供学者参考学习。

（裴思颖　李文昊）

肺痈源流考

    ◉

"肺痈"作为病名首见于《金匮要略》，属内痈之一，是内科较为常见的疾病。中医药治疗本病有着丰富的经验，肺痈相关历代文献卷帙浩渺，本书从病名、病因病机、证候分类、治疗入手，撷取历代重要医籍中的医家论述及观点进行梳理，对其学术脉络的考查，颇有意义。

（一）病名

"肺痈"之名源于汉代，汉代以后，对肺痈的认识续有发展。迄至明清时期，对本病的认识更趋深入、全面。纵观历代医家对肺痈的记载，肺痈多以其症状特点命名，除"肺痈"外，还有"肺疮"之称，故本篇依照病症特点分类梳理肺痈之名。

汉代张仲景在《金匮要略》中首次记载"肺痈"病名，《金匮要略》载："若口中辟辟燥，咳即胸中隐隐痛，脉反滑数，此为肺痈，咳唾脓血。脉数虚者为肺痿，数实者为肺痈。"后世多沿用"肺痈"病名。元代齐德之在《外科精义·论诊候肺疽肺痿法》中载："其肺疮之候，口干喘满，咽燥而渴，甚则四肢微肿，咳唾脓血，或腥臭浊沫。"文中对肺疮的描述与仲景对肺痈的描述极为贴合，此以"肺疮"称肺痈者，齐氏亦指出其特异的临床表现，即曰："大凡肺疮当咳嗽短气，胸满时唾脓血，久久如粳米粥者难治。"此外，有相关文章认为《素问·大奇论》所载"肺之雍，喘而两胠满"为关于肺痈的最早论述，结合该篇前后文，通过对文中"肝雍""肾雍"的描述可知，此篇中之"雍"乃壅滞之义，与肺痈血腐肉败成脓之"痈"不尽相同。

（二）病因病机

本病总以热邪熏蒸肺叶而致血败肉腐成痈。正如清代沈金鳌在《杂病源流犀烛·肺病源流》

中谓"肺痈，肺热极而成痈也"，本病或由外感，或由内生，或内外合邪，其病因不离于"热"。

1. 感受外邪，瘀热成痈

《金匮要略》最早对肺痈的病因病机进行描述，原文载："风中于卫，呼气不入；热过于营，吸而不出。风伤皮毛，热伤血脉。风舍于肺，其人则咳，口干喘满，咽燥不渴，多唾浊沫，时时振寒。热之所过，血为之凝滞，蓄结痈脓，吐如米粥。"其道出肺痈为感受风热邪毒所引起，并指出其最后蓄结成脓痈的转归，其后诸家多沿此论。隋代巢元方的《诸病源候论·肺痈候》在《金匮要略》的基础上，又有所发挥，对其病因除风热之外，又提出"风寒伤于肺"形成"寒乘虚伤肺，寒搏于血，蕴结成痈；热又加之，积热不散，血败为脓"而致肺痈的观点。又曰："肺痈者，由风寒伤于肺，其气结聚所成也。"其指出肺痈起于风寒且气结为肺痈之病机，且需注意，此处成痈之症亦有热因，是寒郁化热而成脓痈。由此可知，在唐宋以前历史时期的诸位医家们对肺痈的病因病机的认识已渐臻全面。

宋代至明清时期，历代医家对外感邪气导致本病的认识更加深入。其中宋代严用和在《严氏济生方》中曰："夫肺痈者，由风寒之气，内舍于肺，其气结聚所成也。盖肺为五脏之华盖，其位象天，候于积不燥。"其论中指出肺痈因感受风寒之邪气。明代龚廷贤更秉承此论，其《寿世保元》谓："夫肺痈者，由寒热之气，内舍于肺，其气结聚之所成也。"寒热之气，如客于肺，则肺络不通，肺气结聚，则可发为肺痈。明末清初张璐认为肺痈由于肺脏受邪热熏灼，肺气失于清肃，血热壅聚而成，如《张氏医通·肺痈》言："便是肺痈之候。盖由感受风寒。未经发越。停留肺中。蕴发为热。或挟湿热痰涎垢腻。蒸淫肺窍。皆能致此。"清代李用粹在《证治汇补·胸膈门》中载："久咳不已，浊吐腥臭，咳则胸中隐隐吊痛，口中辟辟燥咳，脉实滑数，大小便涩数，振寒吐沫，胸胁拒按，为肺痈之病。因风寒内郁，痰火上凑，邪气结聚，蓄蕴成痈。"吴氏对风寒未解，郁而化火，痰热互结壅盛导致肺痈的临床表现描述详细。清代林珮琴在《类证治裁·肺痿肺痈》中载："肺痈者，咽干吐脓，因风热客肺蕴毒成痈。"其直接明言肺痈乃风热客肺蕴毒而成。如清代柳宝诒在《柳选四家医案》中言："肺痈之病，皆因邪瘀阻于肺络，久蕴生热，蒸化成脓。"其亦指出无论寒热，只要是外感邪毒，侵袭瘀阻人体，日久均会生热而蕴结成痈。

2. 原有宿痰

肺为清窍，如有痰浊，郁而化热致其娇脏之体受火热熏灼则易溃脓成痈。

（1）素有痰热，化而为痈：清代黄元御在《四圣心源》中曰："肺痈胸膈湿热，郁蒸痰涎，而化痈脓。"其指出胸膈素有湿热之邪，郁而化痰终成痈脓。

（2）它脏痰浊，上干于肺：明代陈实功在《外科正宗·肺痈论》中言："夫肺痈者，金受火刑之症也。"肺脏轻清，居于上焦，如受他脏火热熏蒸，炼液成痰，痰热互结或肺脏素有痰热，痰热壅盛，灼伤肺络则可致血败肉腐成痈。诚如清代喻嘉言在《医门法律·肺痈肺痿门》中载："肺痈由五脏蕴崇之火，与胃中停蓄之热，上乘乎肺，肺受火热熏灼，即血为之凝。血凝即痰为之裹，遂成小痈。"如此可知，肺脏素有痰热或他脏及肺而致痰热壅盛皆可为肺痈成因。

（3）素有痰热，复加外邪：肺脏痰热素盛，复感外邪，其内热之体又逢外邪化热，则热势越盛，成痈越重。清代吴谦等编的《医宗金鉴·肺痈》曾指出："此症系肺脏蓄热，复伤风邪，郁久成痈。"其言明肺脏素热又感风邪而致肺痈，其因热伤肺络，血肉腐败成脓，瘀阻肺络而胸中隐痛。黄元御在《四圣心源》中载："肺痈者，湿热之郁蒸也。阳衰土湿，肺胃不降，气滞痰生，胸膈瘀寒，湿郁为热，淫泆熏蒸，浊瘀臭败，腐而为脓。始萌尚可救药，脓成肺败则死。此缘湿旺肺郁，风闭皮毛，卫气收敛，营郁为热，热邪内闭，蒸其痰涩，而化痈脓故也。"其指出肺内素有痰热，复感风邪于肌表，卫气收敛，郁于内而化热，内外合邪，故而生化痈脓。

3. 饮食劳倦

（1）劳倦过度，外邪内侵：劳累过度，正气虚弱，则卫外不固，外邪易乘虚侵袭，伤于气血，损及肺脏，则热邪更易乘虚而至，肺衰而热盛即易成痈。本病病位在肺，病理性质属实、属热。

巢元方强调正虚感邪是肺痈的致病原因，病初虽有感受风寒而起者，但化脓则与热邪密切相关，故谓"积热不散，血败为脓"，如《诸病源候论·肺痈候》载："肺痈者，由风寒伤于肺，其气结聚所成也。肺主气，候皮毛，劳伤血气，腠理则开，而受风寒。其气虚者，寒乘虚伤肺，寒搏于血，蕴结成痈；热又加之，积热不散，血败为脓。"龚廷贤在《寿世保元·肺痈》中亦言："盖因调理失宜，劳伤血气，风寒得以乘之，寒生热，风亦生热，壅积不散，遂成肺痈。"二者均指出肺气虚损，风寒邪乘虚袭肺，郁久化热可致肺痈。清代陈士铎在《辨证录》中谓："盖肺之所以生痈者，因肺火不散也，然肺火来因肺气虚也，肺虚而火留于肺，火盛而后结为痈。"其明确指出肺火之来是因肺气之虚，突出了正虚乃肺痈发病之因。

（2）饮食不节，热灼于肺：金代张从正在《儒门事亲·肺痈》中记述舞水富家二子过食紫樱，幼者（年十一）发肺痈，长者（年十三）发肺痿，相继而死的医案。戴人叹曰："古人有诗：爽口物多终作疾，快心事过必为殃。知君病后能服药，不若病前能自防。"该案提及饮食不节对本病的影响，此案亦为饮食不节致发肺痈之实例。过食辛温炙煿之品易致燥热伤肺，此外酒性乃热，亦可伤及肺络终成肺痈，如明代楼英在《医学纲目》中载："肺痈者，由食啖辛热炙煿，或醋饮热酒，燥热伤肺所致，治之宜早。"明代孙一奎在《赤水玄珠》中也曾记载："肺痈虽亦为肺热所致，多有因于外感，因于酒热，故间有吐尽脓血而愈者，有泻肺而愈者。兹分肺痿、肺痈为二门，祖《千金》也。"其指出肺痈之因不离于热，多由于外感邪气，或酒热之气。《证治汇补》谓："酒毒留于肺者，缘肺为清虚之脏，酒多则损其清虚之体，由是稠痰浊火，蒸灼其间。轻则外为鼻准赤，内为咳嗽痰火，重则肺叶受伤，为胸痛胁胀，咳唾脓血，痰出腥秽，肺痈溃烂。"其明确记述酒毒损肺成痈之缘由。除此之外，《医学纲目》《证治汇补》对酒食积热生痰而致肺痈的病机亦有阐述。

（三）证候分类

历代医家对肺痈证候分类的表述有：①初期（风热袭肺）；②成脓期（瘀热内结）；③溃脓期（血败肉腐）；④恢复期（正虚邪恋）。其他医家对肺痈的证型分类还有：①肺热壅盛；②痰热蕴肺；③肺络损伤；④肺虚脾弱；⑤肺肾两虚。

（四）治疗

纵观历代古籍，肺痈症状多变，历代医家对本病的辨证论治往往数法并行，组方用药临证化裁、变方繁多，然总不离清热、开泻、排脓、化瘀、扶正诸法。现将历代医家关于肺痈的辨证治疗总结如下：

1. 辨证论治

（1）清热疏散：肺痈不离于热，故清热法亦为肺痈基本治法。南北朝僧深之《僧深药方》所载桔梗汤，由桔梗、甘草、薏苡仁、败酱、干地黄、白术、当归、桑根皮组成，为治疗肺痈热毒蕴结，经时不瘥之方。后至清代喻嘉言在《医门法律》中谓："凡治肺痈病，以清肺热，救肺气，俾其肺叶不致焦腐，其金乃生。故清一分肺热，即存一分肺气。而清热必须涤其壅塞，分杀其势于大肠，令浊秽脓血，日渐下移为妙。"可见清热疏肺法可用于肺痈初期，治疗风寒袭肺化热或风热袭肺者，此时肺气郁遏，邪热伏肺，若能及时清热疏肺，驱邪外出，则可避免郁结成脓，疗肺痈于未发。陈士铎在《辨证录》中载："治之法，化毒之中益之养肺之法，降火之内济之补肾之方，庶几已成者可痊，未成者可散也。方用枝桑清肺丹。"该方以犀角屑、生甘草、金银花清热解毒，又加化痰散结、滋阴养肺之品以除肺痈。《医宗金鉴·肺痈》认为肺痈属邪热在表，脓未成未溃时，宜疏散清肺，其曰："治之者，于未溃时乘脓未成，风郁于表者，法宜疏散，用射干麻黄汤以汗之。"沈金鳌在《杂病源流犀烛》中云："或咳吐脓痰，胸膈胀满，喘气，发热，急清之（宜元三清肺饮）……勿论已成未成，总当清热涤痰，使无留壅，自然易愈（宜金鲤汤）。"其倡"补脾""清热涤痰"之原则。汪蕴谷在《杂症会心录》中亦认为："清肺之热，救肺之气，则肺不致焦腐，其生乃全"，并进一步指出清热疏散法的机理，其曰："盖清一分肺热，则存一分肺气。而清热必须散其火结，涤其壅遏，以分散其势于大肠，令脓血浊沫，日渐下移，因势利导，乃为良法"。

（2）开肺泻浊：开泻法即通过开通肺气、泻除肺中浊秽，而使肺气通利。肺痈喘满，邪滞壅肺，正盛邪实者即可以泻肺之法夺之。《金匮要略》中葶苈大枣泻肺汤乃代表之方，为后世医家所沿用。明代陈实功的《外科正宗》所载葶苈散，用以治疗"喘急不卧"及"肺痈浊吐腥臭，胸膈胀满不食者"。李中梓在《医宗必读》中亦载肺痈神汤用，其在开壅泻肺基础上，佐以扶正之药物，适用于邪浊壅肺，又有劳伤体虚者。缪希雍在《本草经疏》中记载，用陈年腌芥菜卤治肺痈有神效，其曰："芥辛温，得盐水久窖之气变为辛寒，辛寒能散痰热，芥菜主通肺气，所以治肺痈有神效也。"清代吴谦在《医宗金鉴》中指出肺痈急症喘满不得卧者，当急服开泻方治之，其言："如气壅喘满，身不得卧者，急服葶苈大枣汤以泻之。"

（3）排脓解毒：肺痈排脓法之始方当属《金匮要略》桔梗汤，其曰："咳而胸满，振寒脉数，咽干不渴，时出浊唾腥臭，久久吐脓如米粥者，为肺痈，桔梗汤主之。桔梗汤方（亦治血痹）桔梗一两、甘草二两、右二味，以水三升，煮取一升，分温再服，则吐脓血也。"肺痈已成，痈溃外泄，以桔梗汤排脓解毒。然桔梗汤乃甘缓轻剂，唐代《备急千金要方》又立苇茎汤，此方可以大疏肺气，泄浊通瘀，使湿瘀由溺孔而去，成痈期热毒蕴肺，血瘀成痈用之效佳，此亦为后世治疗肺痈之经典方剂。宋代《严氏济生方·肺痈论治》所载排脓散仅用一味绵黄芪（去芦、生用）以排脓补肺。元代危亦林在《世医得效良方·肺痈》中所载排脓散则以嫩黄芪为君，配伍川白芷、北五味子（炒）、人参排脓秽、补肺气。两方同名异药，但皆以托脓为要着。明代薛己在《立斋外科发挥·肺痈肺痿》中更加完善排脓治法方药，其曰："排脓散，治肺痈吐脓后，宜服此排脓补肺。嫩黄芪（盐水拌炒）、白芷、五味子（研炒）、参（各等分）为细末，每服三钱，食后，蜜汤调下。"清代喻嘉言在《医门法律·肺痈肺痿门》中论及皂荚丸攻坚排脓时曾言："火热之毒，结聚于肺，表之、里之、温之、清之。曾不少应，坚而不可攻者……庶几无坚不入，聿成荡洗之功，不可以药之微贱而少之也。"沈金鳌在《杂病源流犀烛》中认为："或病重不能卧，急安之（宜宁肺桔梗汤），或已吐脓血，必以去脓补气为要（宜排脓散）。"张璐在《张氏医通》中认为薏苡为治疗肺痈的专药，且薏苡仁药性与药味不及根部，其曰："薏苡为肺痈专药，然性燥气滞，服之未免上壅，不及根汁之立能下夺"，亦指出："已溃未溃，皆可挽回，诸方皆不及也"。

（4）清养补肺：补肺法主要治疗肺痈恢复期脓痈已消，气血亏虚，余邪未得尽退者。《外科正宗》载："人参五味汤清热养阴，益气补肺，可治气血劳伤，咳脓或咯血等证，药用人参、五味子、前胡、熟地黄、黄芪、地骨皮、桑白皮、枳壳、柴胡等。"此为清养补肺法的较早记载。《医宗金鉴》亦载："若痈脓溃后，咳嗽无休，脓痰不尽，形气虚羸者，宜清金宁肺丸主之。"此亦为清养补肺之意，药用苦桔梗、贝母、人参、麦冬、地骨皮、五味子、生地黄、熟地黄等。

（5）健脾补肺：是以五行相生之理论补益肺气，若见肺痈咳嗽，痰多清稀，兼见食欲减退、四肢无力等肺虚脾弱之症，即可用此法。如《外科正宗》中"热退身凉，脉来短涩，精神减少，自汗盗汗，补肺健脾""又有七情、饥饱、劳役损伤脾肺者，麦冬平肺饮主之，紫菀茸汤调之"等论述。脾为生痰之源，肺为贮痰之器，文中尚有应用加味理中汤（炙甘草、半夏、茯苓、干姜、白术、陈皮、细辛、五味子、人参）治疗肺痈肺胃俱虚、咳嗽声重、发热不已者的记载，取该方温中祛寒、化痰止咳、培土生金之功。《杂病源流犀烛》亦言："肺痈……皆缘土虚金弱不能生水，阴火烁金之败症，故补脾亦是要着。"林珮琴在《类证治裁》中亦言："肺痈……体倦食少脾虚者，参术补脾汤养之。"

（6）补肾益肺：即通过补养肺肾之精、补益肺肾之气或温补肺肾之阳气以达金水相生之效。明代王肯堂在《女科证治准绳》中有云："人参补肺汤治肺痈肾水不足，虚火上炎，咳唾脓血，发热作渴，小便不调。"《外科正宗》载："又有房欲劳伤，丹石补药消铄肾水者，宜肾气丸主之，金液戊土丹调之。"房欲劳伤、丹石补药可致肾水枯竭，不能上制心火，心火熏蒸于肺，肺脏亦损，故以金液戊土丹滋肾降水除劳热。除金液戊土丹，文中还提及以肾气丸补肾益肺之法。清代《类证治裁·肺痿肺痈论治》亦言："二症溃后，宜补脾肺，滋肾水，不宜专攻其疮。"

2. 其他疗法

（1）针灸治疗：早在明代，就有针灸治疗肺痈的相关记载。杨继洲在其《针灸大成》中曾记载："膻中，主上气短气，咳逆……咳嗽，肺痈唾脓，呕吐涎沫"，即针刺膻中穴可以治疗肺痈；又曰："肺俞，主内伤外感，咳嗽吐血，肺痈"，论述肺俞穴治疗肺痈；亦载："肺痈咳嗽：肺俞、膻中、支沟、大陵……因而伤风，表里未解，咳嗽不止，吐脓血，是肺痈也。复刺后穴：风门、三里、支沟"，将肺痈的针灸治疗详细论述。清代李学川在《针灸逢源》中有云"肺痈肺痿，背偻如龟，厥阴俞"，指出厥阴俞主肺痈肺痿。

（2）导引法：《难经》有云："肺之积名曰息贲，在左右胁下覆大如杯，久久不愈，病洒洒恶寒，气逆喘咳，发肺痈……此不妨于食，不可灸刺，积为导引服药，药不能独治也。"此即导引与服药并治的记载。

综上所述，肺痈一病涵盖症状繁多，如能对其各个阶段病因病机及证治细加考究，明其原委，将对临床治疗肺系相关疾病有重大的指导意义。

（王婷萱　张润桐）

肺痨源流考

肺痨之病以劳为源，始见于《内经》，萌芽于《备急千金要方》，于《三因极一病症方论》首以"痨瘵"定名，于《十药神书》分型论治渐臻全面。因其枝节繁乱，学者未免有多歧之感，故今整理以详之。

（一）病名

《内经》曰："久视伤血，久卧伤气，久坐伤肉，久立伤骨，久行伤筋，是谓五劳所伤。"后人加"疒"为痨，即劳也，其病位在肺，故称肺痨；又名尸疰、鬼注、虫疰、毒疰、传尸、传注等，以其传染之性名之；又名骨蒸、劳瘵、劳嗽、痰火等，以其症状之别名之。名各不同，然究其病则一。综合分析肺痨诸多称谓的历史，可归纳为三种分类命名。

1. 以病因病机分类命名

《神农本草经》首次提出"鬼注"之名，但未加详述，汉代华佗之《华佗神方》首提"飞尸"之名，书中华佗治飞尸神方卷载："飞尸者，发无由，忽然而至，若飞走之疾，故云。其候心腹刺痛，气息喘急胀满，上冲心胸。"至晋代葛洪于《肘后备急方》沿用此类病名，其曰："尸注、鬼注病者……即是五尸之中尸注，又挟诸鬼邪为害也"，又云："其病变动，乃有三十六种至九十九种，大略使人寒热、淋沥、恍恍、默默，不得知其所苦，而无处不恶，累年积月，渐就顿滞，以至于死，死后复传之旁人，乃至灭门"。后世医家所著之《中藏经》首提"传尸"一名，其曰："传尸者，非一门相染而成也，人之血气衰弱，脏腑虚羸，中于鬼气，因感其邪，遂成其疾也。"因其邪气居住人身之内而命名，并且详述传尸、鬼疰、尸注等传染病，其传染途径为："或因酒食而遇，或因风雨而来，或问病吊丧而得，或朝走暮游而逢，或因气聚，或因血行，或露卧于田野，或偶会于园林，钟此病死之气，染而为疾。"此论颇有远见，不拘于年岁四时六气之变，以"鬼气"指代病源，可谓传染病学发展之始祖。《中藏经》还创"骨蒸"之名，曰："蒸谓骨蒸也，气血相抟，久而瘦弱，遂成劳伤，肉消毛落，妄血喘咳者是也。"虽未提及肺痨，然其证与肺痨无二。唐代孙思邈在《备急千金要方》中首次将"尸疰""鬼疰""飞尸""劳疰"等传染病引入肺脏篇，其曰："咳逆唾噫，辟除众恶鬼逐邪气鬼击客忤，中恶胸中结气，咽喉闭塞……绕脐绞痛恻恻，随上下按之挑手，心中愠愠如有虫状，毒疰相染甚至灭门者。"而在《备急千金要方·尸注候》中强调"肺劳热生虫，在肺"，与此同期之王焘于《外台秘要》亦提到"生肺虫，在肺为病"，首将传染病与脏腑病变联系在一起，虽仍借鬼、尸等迷信言辞，然"肺虫"一说，却打破此圈，为后人认识肺痨提供了新思路。宋代陈言在《三因极一病证方论》中首提"痨瘵"之名，其曰："以三因收之，内非七情所忤，外非四气所袭，虽若丽乎不内外因，奈其证多端，传变迁移，难以推测。故自古及今，愈此病者，十不得一。"其认为痨瘵一病非单纯外感亦非单纯内伤，故将传尸诸名与肺虚诸证相结合，创立痨瘵一门。

2. 以病症特点分类命名

唐代王焘在《外台秘要》中提出"伏连""殗殜""转注"之名，皆以其病症表现为依据而命名，其曰："传尸病，亦名疰，骨蒸，伏连，此病多因临尸哭泣，尸气入腹，连绵翕翕然，死复家中更染一人"，又曰："传尸，亦名转注，以其初得，半卧半起，号为殗殜"。宋代陈言在《三因极一病证方论》中首以"痨瘵"定名。书中对肺痨病症状概括甚全，其曰："寒热，盗汗，梦与鬼交，遗泄，白浊……沉沉默默，咳嗽，痰涎，或咯脓血，如肺痿、肺痈状……羸瘦困乏……死后乃疰易傍人，乃至灭门"，阐明其慢性虚弱性传染性的特征；又云："诸证虽曰不同，其根多有虫啮其心肺"，阐明肺痨的传染物为痨虫。

然"痨瘵"之名后世应用甚广，其含义亦有所歧：其一，作为病名，遵从《三因极一病证方论》"痨瘵"之意。如宋代严用和在《济生方》中云："夫劳瘵一证，为人之大患……积年染疰，甚至灭门"，又曰："医经载五劳六极之证，非传尸骨蒸之比，多由不能卫生，施于过用，逆于阴阳，伤于营卫，逆成五劳六极之病焉"。清代吴澄在《不居集》中曰："人言痨瘵，有虫传染，旁人畏之如虎，此乃传尸痨瘵之症，而非谓虚损之人尽皆如是也。"其病程缓慢致人虚弱而互相传染，不同于虚劳。本书所论之痨瘵当属后者。其二，仍作虚损之重症，属虚劳范畴。如清代沈金鳌在《杂病源流犀烛》中曰："五脏之气，有一损伤，积久成痨，甚而为瘵。痨者，劳也，劳困疲惫也。瘵者，败也。羸败凋敝也。虚损痨瘵，其病相因。"沈氏其未提及外感之因，故此处指虚损劳伤。

此外，清代龚居中在《痰火点雪》中载有"痰火"之名，曰："夫痰火者，痨瘵之晦名"，又曰："夫痨者，劳也。以劳伤精气血液，遂致阳盛阴亏，火炎痰聚，因其有痰有火，病名酷厉可畏者，故令人讳之曰痰火也"，是以症状兼病机名之。

3. 以病位分类命名

自仲景的《金匮要略》开创虚劳辨证论治之先河以后，隋代巢元方在《诸病源候论》中首将虚劳之病位归至五脏，将其中以肺为主者，归为"肺劳"，其曰："肺劳者，短气而面肿，鼻不闻香臭。"然而此"肺劳"为虚劳候于肺，可理解为广义之肺劳，与当今具有传染性之狭义的肺痨不尽相同。后世所称"肺痨"源于《三因极一病证方论》，其曰："予事而忧则肺劳"为"各一门类，不可不知。"肺，指肺脏。痨，义同劳，意指劳损，又由于本病因痨虫蚀肺，劳损在肺，故称肺痨。由于本病临床表现及传染特点与西医学所谓肺结核基本相同，故如今中医之肺痨亦被称作肺结核。

（二）病因病机

肺痨之因在于内外两端，外者感染痨虫，内者正气虚弱，二者互为因果。《内经》云："两虚相得，乃客其形。"二者缺一不可作痨。

1. 感染痨虫

道家认为"三尸"乃隐藏于人体作祟之神，每逢庚申日，向天神诉说人之过恶，损人身心。自汉代以降，医家多沿用三尸、鬼尸、鬼注等词汇代指一切传染病。直至隋朝《诸病源候论》方以"虫"立说，曰："人身内有虫"，又曰："人身内自有三尸诸虫，与人俱生，而此虫忌血恶，能与鬼灵相通，常接引外邪，为人患害"。孙思邈在道家"三尸"说及《诸病源候论》"诸虫"说的基础上，提出"肺劳热生虫，在肺"的观点，又指出肺虫"状如蚕"的形态。至此，痨虫之说初步形成。《三因极一病证方论》云："诸证虽曰不同，其根多有虫啮其心肺，治之不可不绝其根也。"其指出肺痨病位于心肺，根本原因为虫啮心肺。又《外台秘要》曰："肺劳热，损肺生虫，形如蚕，在肺为病，令人咳逆气喘。"《普济本事方》曰："肺虫居肺叶之内，蚀人肺系，故成瘵疾，咯血声嘶。"可见至于宋代，"瘵虫"之说已广受认同。瘵虫感染以肺系为先，经口鼻而至肺脏。故宋代杨士瀛在《仁斋直指方论》中云："最不可入痨瘵之门，吊丧问丧，衣服器用中，皆能乘虚而染触。"瘵虫弥散于空气，其传染之性甚强。然明代吴又可于《温疫论》中言"凡人口鼻之气，通乎天气，本气充满，邪不易入，本气适逢亏欠，呼吸之间，外邪因而乘之"，正应《内经》"正气存内，邪不可干"之言。故瘵虫虽极易传染，但只要正气不虚，即不可"独伤人"。瘵虫之说与现代医学认为结核是由结核杆菌感染所致的机理不谋而合，唯物而论之，其先进性是很值得肯定的。然亦有医家认为瘵虫并非一定源于外感，气血凝滞亦可生虫。明代刘渊然于《清紫庭追痨仙方》中言："传尸痨瘵皆心受病，气血凝，故有成虫。"清代唐宗海在《血证论》中亦言："瘵虫之生，由瘀血所化。"又明代方谷在方隅《医林绳墨》中有按语言："虫因气化，气聚则生，气热则长，气衰则胜，气去则出。"其认为肺虚不能佐心以治节血脉，致气虚血瘀，瘵虫始生。

2. 正气虚弱

正气虚弱，脏气不平，不能抗邪，瘵虫乘虚随呼吸侵入肺内，先伤肺气，再耗肺阴，渐损肺络。正如明代徐春甫在《古今医统大全》中所云："凡人平日保养元气，爱惜精血，瘵不可得而传。"明代孙文胤在《丹台玉案》中亦有"虚损者痨瘵之始"之说。可见正气虚弱是患本病的先决条件。

（1）禀赋不足：先天不足，则脏腑生化无源，致形体羸弱，发育不充，复感瘵虫，大多不治。如清代周靖庵在《靖庵说医》中说："痨瘵之症甚鲜也，如其先天不足，体质细小，则生不久而夭折矣。"清代李用粹在《证治汇补》中提到："小儿之劳，得之母胎。"《徐批叶天士晚年方案真本》云："凡小儿夜寐，神魂不宁，多哭淋漓，时起躁扰者，系阴虚体质，先天禀薄，非遭痘殇，即至长育二十左右，必成痨瘵。"从体质学角度探讨肺痨之病因。近世曹炳章在《辨舌指南》中则详述肺痨质的特征："全身构造薄弱，头长如鹤，皮色苍白，胸狭小，或扁平，颜细长，颧骨稍赤。"总之禀赋不足之人较常人更易遭瘵虫侵袭，罹患肺痨。

（2）阴虚致痨：从肺痨的整体病程看，阴虚是本病发展的关键，阴虚的病理现象贯穿于本病始终。《三因极一病证方论》作为肺痨病开山之作，即有阴虚之候："病者憎寒，发热，面赤，鼻白，干燥，毛折，咯嗽，喘急，时吐白涎，或有血线，传在肺。"至金元，朱丹溪注重滋阴，提出："阳常有余阴常不足，气常有余血常不足。"于《丹溪心法》曰："痨瘵主乎阴虚，痰与血病。"其首提痨瘵应从阴虚论治，以防"虚劳渐瘦，阴火销烁"。明代龚廷贤于《寿世保元》中曰："夫阴虚火动，劳瘵之疾，盖由相火上乘肺金而成之也。伤其精而阴虚而火动，耗其血则火亢而金亏。"《红炉点雪》曰："夫痨者劳也，以劳伤精气血液，遂致阳盛阴亏，火炎痰聚。"肺痨因阴虚而致火旺，又可因火旺而致痰聚，更伤肺络。清代严西亭于《得配本草》中云："人之痨怯，多是阴虚。若阳果虚乏，而成痨瘵者，其死甚速。"其提示阴损及阳之重症多为凶险。清代喻嘉言在《医门法律》中曰："虚痨之症，阴虚者，十常八九，阳虚者，十之一二。"其强调痨瘵之机多为阴虚，然亦可伴有阴损及阳，阳损及阴。

（3）饥苦劳倦：饥苦劳倦，阴阳俱虚，肺痨内因乃成。正如日本汉方医家丹波元坚在《杂病广要》中云："频频劳复……渐渐瘦损。"《靖庵说医》曰："如其后天不足，乳汁缺乏，则病相寻而无已时矣"，又如《证治汇补》曰："起居不时……渐而至于真水枯竭"。《杂病广要》曰"丈夫以劳损为宗，妇人以血气为本"，认为过劳则伤肾，血气枯竭，遂成骨蒸。《杂病源流犀烛》亦有"虚损痨瘵，真元病也……虚久致损，五脏皆有……五脏之气，有一损伤，积久成痨，甚而为瘵"的论述。即便先天禀赋充足，然后天摄生不慎，起居无常，节律不定，饥寒交迫，勉力而劳，亦可致阴虚血耗，体质不坚而为瘵。

（4）奢欲过度：奢欲过度，酒色房劳，耗伤精气，致里虚复感瘵虫而成病。自古世人即注重保元护真，颐养天年。经曰"精气夺则虚"，若妄欲泄精，便可致终身之疾。清代陈士铎于《辨证奇闻》中曰："无端图欢，竟至终身害病，倘不知节，便成瘵。"又明代李恒在《袖珍方》中曰："不能保养，过于房劳……久而成痨瘵之候。"弱冠之年，血气未定，酒色更易损精亏血。清代王纶在《明医杂著》中有云："男子二十前后，色欲过度，损伤精血，必生阴虚火动之病。"《靖庵说医》亦云："痨瘵者半由于少年之不自珍惜，贪酒而纵色欲，性躁而心气不宁……当眠而不眠。"正如清代臧达德在《履霜集》中言："男子之瘵，起于伤精。"亦有奢欲过度，饮食不节，大饱伤脾，寒温不适，损及后天之本，致气血乏源亦可成瘵者。宋代窦材在《扁鹊心书》中云："食冷物太过，损伤脾肺之气，故令人咯血。"又明代李梴在《医学入门》中曰："因食冷物，郁遏阳气于脾土中……复恣酒色，痨瘵之由也。"《针灸大成》亦见"饱后行房"，脾肾两伤作瘵，"以致灭门绝户"者。

（5）病后失养：病久积年，失于调治，正气虚微，受病成瘵。正如《杂病广要》云："久嗽成瘵，积热成瘵，久疟成瘵，久病日远成瘵，伤风不醒成瘵，产怯成瘵，传染习气成瘵，小儿疳疾成瘵，干嗽成瘵。"究其原因有二：一者由于失治误治，病情深入，后感染瘵虫，转恶成瘵。《靖庵说医》曰："痨瘵者半由于医者之误投药剂。"清代俞根初在《重订通俗伤寒论》中曰："失治误治，往往延久不愈，酿成肺病……重变肺胀肺痿"，又云："外感风寒，变为咳血，此证最多，失治误治，往往酿成肺瘵"。治法不符，用药不当而成瘵者，自古至今不在少数。元代葛可久在《增订十药神书》中强调，痨瘵误治，"重则半年而毙，轻则一载而倾"。一者由于病后失调，正气难复，外感瘵虫而成瘵。宋代唐慎微在《证类本草》中记载："妇人患肺热，久嗽，身如炙，肌瘦将成肺瘵。"明代吴球在《诸证辨疑》中曰："疟愈之后，阴阳两虚，梦遗咳嗽，不善保养，遂成痨瘵。"明代李梴在《医学入门》认为疟病"疟在内伤，久则为痨瘵"。明代缪存济在《识病捷法》中也有"疟母日久成痨瘵"为难治之说。女子以血为先天，经水不调，产后失血不复亦可成瘵。清代沈金鳌在《妇科玉尺》中记载："其有先经水不调而致痨瘵者……经闭成瘵，则名干血痨。"清代陈士铎在《石室秘录》中言："产后血燥成瘵症者，乃产怯也。亦缘产时，失于调理，故成痨瘵。"可见女子之瘵，起于伤血。

从肺痨的整体发病趋势看，可由正虚而致瘵，亦可由瘵而致虚。《济生方》云："夫疰者注也，自上注下，病源无异，是之谓疰。"其认为肺痨发展趋势为由上至下。而清代叶霖在《难经正义》中则言："近世医家，每以虚劳两字为怯病通称，不知虚损病自上而下，痨瘵病自下而上。"其强调痨瘵之病势为由下至上。二者虽正反相向，然其论述皆有道理。自上而下者以瘵虫蚀肺为先，因瘵致虚，终累及于肾。而自下而上者则以虚劳伤肾为先，因虚致瘵，终见肺咳。然男女之瘵亦可有别，如清代陈士铎在《辨证奇闻》中所云："男自肾传心，而肺、而肝、而脾，女自心而肺、而肝、而脾、而肾，五脏后传六腑死。"盖因男子劳力，女子伤血，此当有别。

3. 七情所伤

《内经》曰："怒伤肝，喜伤心，思伤脾，忧伤肺，恐伤肾"，又曰："阴气者，静则神藏，躁则消亡"。情志过极皆可为损，然七情之中，以忧思与怒致瘵者最多。明代徐春甫在《古今医统大全》中曰："七伤者，喜怒忧思悲恐惊，七情过伤是也。惟过于思者，寝成痨瘵。今之痨瘵而多起于脾肾之劳，忧思之过者也。"忧思伤肺，肺虚则耗母夺气以自养，致中焦脾土气弱；肺阴耗竭，不能下滋于肾，则肾水不足，即有阴虚火旺之候。如明代万全在《妇科玉尺》中曰："寡居之妇，庵院之尼，欲动而不能得遂，憾愤而不能得信，多有经闭之疾。含羞强忍，不欲人知，致成痨瘵之病。"又如《不居集》中："有寡妇、尼僧、鳏夫、庶妾，志不得发，思不得遂，积想在心，过伤精力，此劳中所得者，往往有之，最为难治。"怒家气机上犯，窜入肺经，血不归元，脏腑气机通降不顺，亦可招致外邪侵袭。《医学入门》曰："迷于心，多怔忡癫狂……动于肝，多眩晕头风，眼目瞤动昏涩，耳轮瘙痒，胁肋胀痛……或身中结核不红不肿，或颈项结核似痨非痨，或走马喉痹……以至痨瘵荏苒。"正如清代冯楚瞻在《冯氏锦囊秘录》中所云："倚着于肝，而成病者，犹木扣金鸣。"所谓"木扣金鸣"，即肝火烁肺，咳则胁痛，不能转侧，甚则咳血，或痰中夹有血丝血珠，终酿成痨。怒郁化火成燥，忧思情欲耗气伤阴，同时阴虚又可致水不涵木，肝火更炎；水火不济，心火更旺。二者皆可令脏腑虚衰，痨虫即可乘虚而入。《杂病广要》所言"抑郁成痨，多气成痨"者正是如此。

禀赋不足，五脏皆虚；饥苦劳倦，奢欲过度，脾败肾衰，气血暗耗；怒郁忧思，累及肝脾，火亦扰心。故肺痨病位在肺，又与肝、心、脾、肾关系密切。肺痨日久，五脏不安，精血空虚，病及全身，虚损难复，终致阴阳衰竭而不治。

（三）证候分类

历代医家对肺痨证候分类的表述有：①肺阴虚证；②阴虚火旺证；③肺气阴两虚证；④肺肾阴虚证；⑤肺脾气阴两虚证；⑥肺气虚证；⑦肺热炽盛证；⑧痰热蕴肺证；⑨肝肾阴虚证；⑩阴虚肺燥证；⑪肝火犯肺证；⑫痰浊阻肺证；⑬气血两虚证；⑭脾肾阳虚证；⑮脾胃气虚证；⑯阴阳两虚证。

（四）治疗

肺痨之治则可总结为"补虚培元，兼以杀虫"，明代龚信在《古今医鉴》中云："治之之法，滋阴降火是澄其源也，消痰和血取积追虫是洁其流也。"明代虞抟在《医学正传》中亦云："一则杀虫以绝其根本，一则补其虚以复其真元。"根据症状的缓急不同，其侧重点亦有所不同。

1. 辨证论治

（1）杀虫：早在《三因极一病证方论》中即载有取痨虫之法，并拟取劳虫方、神授散、润神散、温金散、蛤蚧散、苏合香丸等安气以驱外邪。明代李中梓在《医宗必读》中曰"能杀其虫，虽病者不生，亦可绝其传疰耳"，强调致病原为痨虫，治疗应以杀虫为重。《辨证奇闻》曰："伤肾致生痨虫，必先杀虫后补肾。盖虫不去，补精仅供虫用，精旺虫势愈大。与其补中杀虫，不若先杀后补。"方用"祛祟丹"，杀虫开胃而不损阴。《大小诸证方论》曰："劳病既成，最难治者。盖必有虫生之，以食人之气血也。若徒补其气血，而不入杀虫之品，则饮食入胃，只荫虫而不生气血矣。若但只杀虫而不补气血，则五脏尽伤。"其强调补虚与杀虫二者缺一不可，惟于大补之中，加入杀虫之品，方可"虫死而身安"。

古籍记载抗痨杀虫之药甚多，如剪草、狸肉、乌鸦、鳗鲡鱼、紫河车、天灵盖、白石英、童便、人乳、人中黄、天冬、蛤蚧、枇杷叶、川贝母、白前、仙鹤草、百部、百合、沙参、知母、枸骨叶、拳参、黄精、旱莲草等皆有奇效。然或因药味难寻，或因药性难忍，已鲜有用之。

其余诸药亦是诸家异说，其性难断，考究无意。今以现代药理为据，列举抗痨之药：百部、黄芩、黄连、十大功劳叶、大蒜、葎草、茜草、冬虫夏草、白毛夏枯草、白及、紫河车等。

（2）活血化瘀通络：《金匮要略》云："内有干血，肌肤甲错，两目黯黑。"其首将虚劳与干血并论。虽然虚劳不等同于肺痨，但也包括阴虚在内。历代医家鲜有从瘀论治者，然《血症论》有云："究虫之生，乃由瘀血停聚，热蒸湿腐，又被肝风扇动，是以化生瘵虫，既变成虫。"其认为"瘵虫乃血化之虫"，法当活血化瘀，其曰："杀虫是治其标，去瘀是治其本也。"方用《辨证录》之移尸灭怪汤。亦云："不治其虚，但杀其虫，病终不能愈也，月华丸主之。义取补虚，而去瘀杀虫兼施，其治乃万全之策。"前人于此法虽未加重视，然从叶天士所论络病学之"久病入络"的角度看，此法的提出亦是意义重大。

（3）补虚培元

1）滋阴：肺痨主证有四：潮热、盗汗、咳嗽、咯血，皆可由阴虚所生。朱丹溪根据本病"主乎阴虚"的病机特点，治以滋阴，火旺者兼以降火，方用四物汤加炒柏、竹沥等。《十药神书》提出"滋阴润燥，填精益损"，于火热妄行而咯血者，先以石灰散、花蕊石散等止血，继而用太平丸滋阴润肺。《痰火点雪》云："水涸肺燥，咯唾咳嗽，法当润肺清金"，又曰："凡痰火之证，始于阴虚，法当滋补"，以蛤蚧、阿胶、二冬、百合、贝母、花粉等药滋补肺阴。若致阴虚火旺，法当滋阴降火。明代龚信在《古今医鉴》中曰："治之之法，惟滋阴降火，是澄其源也。"方用滋阴降火汤。明代周文采在《医方选要》中曰："治痨之法，当补养其气血，降心火滋肾水，清其骨热，保肺化痰，追虫凉血，此其大法也。"明代戴思恭在《推求师意》中曰："夫痨瘵未有形不瘠肉不消也，皆由精血不胜气之热火，当用寒凉以和之，益水以济之耳！"其指出用寒凉之药降火滋阴，达到以水制火的目的。正如明代赵献可在《医贯》中所云："常补其阴，使阴与阳齐，则水能制火，而水升火降，斯无病矣。"

脏腑虚实各不同，滋阴亦当有所侧重。如明代汪绮石在《理虚元鉴》中曰："阴虚症统于肺，就阴虚成痨之统于肺者言之，约有数种，曰劳嗽，曰吐血，曰骨蒸，极则成尸疰……凡此种种，悉宰于肺治。"故肺阴虚者治以"清金保肺"。《痰火点雪》曰："精固藏于肾，然听命于心，心肾之液两亏，则水火不交，阳主开泄，自致玉关无约，由是一梦即遗，不交而漏。"正如《内经》所云："溃溃乎若坏都，汩汩乎不可止。"故君以益肾水，佐以清金，使以降心火。滋阴之法甚广，故临证时需分清病位，随证治之，方能取效。

2）培土生金：脾为后天之本，气血生化之源，又为肺之母，故肺痨者可培土以畅化源，正如明代蒋仪在《医镜》中所云："脾者肺之母，脾土不衰，犹可以生肺金，故患肺金病者，尝令脾土调和，勿使损坏可也。"病久羸瘦，肌肉不充，亦当从脾论治。明代傅青主在《大小诸证方论》中云："凡因饥饱劳役，内伤正气，以致气乃下行，脾胃不能克化，饮食不能运动，往往变成痨瘵。"方用熟地、地骨皮、人参、麦冬、白术、山药、白芥子，健脾养阴清热。《血证论》指出："既杀虫后，但当滋补其虚，阴虚者十居八九，琼玉膏主之，加黄柏、知母、紫河车更佳。阳虚者，十之二三，六君子汤主之。"其阳虚者乃脾阳虚，虽肺痨者阴虚居多，但仍可见脾阳虚衰者。《医学入门》曰"初于开关起胃房"，认为肺痨之结核皆由"胃气弱"，气血凝滞所致，方用参苓白术散、三白汤，或二陈汤加白术、神曲、麦芽，"以起脾胃"。《辨证奇闻》曰："成痨必失血……宜补真阴，开胃气加杀虫"，又曰："然传尸虫虽不择脏入，必须补胃肾为主，佐以杀虫。盖胃气不败，津液生，肾气不涸，火气伏。且胃为肾关，胃土能消，肾水始足"，强调"培土"的重要性，即使肺阴亏损，亦当在甘寒滋阴的同时，兼伍甘淡实脾之药，帮助脾胃对滋阴药的运化吸收，以免纯阴滋腻碍脾。

2. 其他疗法

（1）针灸法：明代吴崑在《针方六集》中曰："涌泉，穴在足心陷者中，屈足蜷指宛宛内。针入三分，先补后泻。伤寒痨瘵，有血可疗，无血则危。欲出血，须弹针。丰隆，法取如前。丹田，穴在脐下二寸。刺入五分，灸二七壮。"明代杨继洲在《针灸大成》中曰："痨瘵传尸，趋魄户、膏肓之路。"又可针"鸠尾、肺俞、中极、四花"。若因色欲过多，脾肾俱败，怒气伤肝者，"复刺后穴：膏肓、肾俞、肺俞、乳根"。若因饱后行房，气血耗散者，"复刺后穴：膻中、涌泉、百会、膏肓、三里、中脘"，皆为治疗痨瘵常用穴位。而四花穴为治肺痨最常用的经外奇穴，元代王国瑞在《扁鹊神应针灸玉龙经》中云："腹连殂殃骨蒸患，四花一灸可无忧。"明代徐凤在《针灸大全》中载有其具体定取之法，亦云："若人初得此疾，即便如此法灸之，无不效者。"

古人多取上背部、胸脘部和阳明经穴以宣肺健脾抗痨，取小腹部任脉腧穴和下背部俞穴以益肾抗痨。宋代在《太平圣惠方》中曰："肺俞：传尸骨蒸，肺嗽。"清代高武在《针灸聚英·百证赋》中曰："痨瘵传尸趋魄户膏肓之路。"《针灸聚英·行针指要歌》曰："针劳，须向膏肓及百劳。"清代周世在《周氏经络》中载："膈俞：劳瘵治此，以血妄行也。"以上皆取自上背腧穴。日本汉方医家丹波康赖在《医心方》中云："治沉尸方：灸太仓（中管也）七壮。"以上皆取自胸脘腧穴。清代楼英在《医学纲目》中曰："痨瘵骨蒸：鸿尾（灸二七壮，补之）。"《针灸聚英》以"灸足三里以引火气实下"治疗"羸瘦虚损，传尸骨蒸"。《针灸大成·玉龙歌》曰："伤风不解嗽频频，久不医时劳便成，咳嗽须针肺俞穴，痰多宜向丰隆寻。"皆取自阳明经穴。《扁鹊心书》曰："妇人产后热不退，恐渐成痨瘵，急灸脐下三百壮"，又曰："若伤寒后，或中年久嗽不止，恐成虚痨，当灸关元三百壮"。宋代王叔和在《针灸资生经》中云："羸瘦固瘵疾……而肾俞等穴，尤所当灸也。"清代陈廷铨在《罗遗编》中曰"传尸痨：灸腰眼穴"，皆为小腹与下背部穴。

（2）导引法：明代胡文焕在《养生导引法》一书中提到此二法可治疗肺痨初起，一法，其曰："以两手着头上相叉，长气即吐之，坐地缓舒两脚，以两手外抱膝中，疾低头入两膝间，两手交叉头上十三通，愈三尸也。"二法谓："叩齿二七过，取咽气二七。如三百通乃止。为之二十日，邪气悉去；六十日，小病愈；百日，大病除，三虫伏尸皆去，面体光泽也。"

（3）倒仓法：此法系朱丹溪创立，但用于肺痨却颇有争议。《医门法律》中曰："劳瘵兼痰积……若顽痰在膈上，胶固难治者，必以吐法吐之……甚则用倒仓法。"而于明代徐春甫在《古今医统大全》中则反对应用此法治疗肺痨，曰："此法惟宜用于元气实者，其余虚损、痨瘵、鼓胀、反胃、大风，真病已成，六脉无力者，皆不可用。"由于此法过于霸道，损远大于利，故近弃之。

纵观历代诸家之言论，对肺痨的病名、病因病机、证候分类和治疗都有着较为详细的论述，为后世对肺痨疾病的认识和治疗奠定了理论基础，对我们的临床实践具有深远意义。

（高欣元　杨睿辉）

肺胀源流考

"肺胀"之病证首见于《内经》，辨证论治始于《金匮要略》，证候分类始于《诸病源候论》。后经历代医家的继承与发展，对肺胀之病的认识日臻完善。本书根据历代中医古籍中记载的相关内容，探讨肺胀的病名、病因病机、证候分类及治法，兹归纳整理辨析如下：

（一）病名

肺胀之名，自《内经》时期沿用至今，历代医家颇多发挥，赋予其丰富的含义，归纳古代医书中对于"肺胀"一词的解释，主要有三个方面的内容：第一，病机概括；第二，症状描述；第三，疾病名称。本书所研究的肺胀是指肺胀作为疾病名称而言。

1. 以病症特点分类命名

小儿肺胀，发病多急，在古籍中也被称为"马脾风""风喉""暴喘"。明代楼全善的《医学纲目》载有"暴喘，俗传为马脾风也"及"小儿喘胀，俗谓之马脾风，又谓之风喉者"之论述。明代万密在《育婴家秘》中明言："小儿胸膈积热大喘者，此肺胀也，名马脾风。"王肯堂在《证治准绳·幼科》之中亦云："小儿喘胀，俗谓之马脾风，又谓之风喉者。"清代周士祢在《婴儿论》中称："马脾风，即肺胀也。"清代坐啸山人的《诊验医方歌括》中记载道："马脾风即暴喘也……肺胀喘满，两胁煽动，陷下作坑，鼻窍煽张，神气闷乱。"历代医家对于小儿肺胀的急性发作之称谓颇为明确，病名与别称均鲜少歧义。

2. 以病位病性分类命名

《素问·五藏生成》中以"肺痹"之名称，代表"肺胀"之病，载有"惊，有积气在胸中，喘而虚，名曰肺痹""病入舍于肺，名曰肺痹，发咳上气""肺痹者，烦满喘而呕"等语。汉代至魏晋时期属于病名混淆期，或称"肺痹"，或称"肺胀"，多以"肺痹"为主，病名尚未统一，且"肺胀"一词本身又被赋予了症状、病机、病名等不同方面的含义。自唐以降，逐渐形成以"肺胀"为病名的统一称谓，但仍有称"肺痹"者。

《华氏中藏经》中首见"肺胀"之病名，其曰："肺胀，则其人喘咳，而目如脱，其脉浮大者是也。"在《灵枢》中仅见"肺胀"相关的症状描述，如《灵枢·胀论》中即描述肺胀之症状表现为"虚满而喘咳"。东汉张仲景在《金匮要略·肺痿肺痈咳嗽上气病脉证治》中亦对肺胀的症状表现进行了描述，其云："上气喘而躁者，属肺胀。"唐代医家王焘在《外台秘要》中以"肺胀"之名对其进行了论述，并列举了治疗方药。宋代《圣济总录》专列"肺胀"篇对其证治分型进行了详细的描述和讨论。元代朱丹溪在《丹溪手镜》中亦是以肺胀之名记载本病，其曰："虚满咳逆为肺胀。"程杏轩于《医述》中在"肺痿肺痈"之后附肺胀篇，道"肺胀者，动则喘满，气急息重，左右不得眠者是也"，并进行了分证论治的讨论。而滑寿在《读素问抄》中仍以"肺痹"名之，记载有"病入舍于肺名曰肺痹，发咳上气"等语。及至明清时期，医家的论述中几乎皆以"肺胀"为病名展开论述，明代吴山甫的《素问吴注》中即载道："阴失其养收之令，则肺气不清而病焦满，肺胀是也。"而在日本汉医学家丹波元简的《素问识》中仍遵《内经》，名之以"肺痹"，言道："肺痹心膈窒塞，上气不下。"清代陈士铎的《辨证录》中未见肺胀，仍以"肺痹"名之，言道："人有咳嗽不宁，心膈窒塞，吐痰不已，上气满胀，不能下通，人以为肺痹也。"

（二）病因病机

肺胀的病因有肺脏自病和他脏及肺两种情况，其总的病机为肺叶胀满，肺气不降。现将肺胀病因病机归纳整理为以下七点。

1. 本虚外感，淫客于肺

肺气素虚或正气不足，又恰逢寒热等淫邪袭表，或由表入里，或直中于肺，皆可导致肺胀的发生，出现喘满咳逆，壅痞短气等症状。《素问·玉机真藏论》即有言道："病入舍于肺，名曰肺痹，发咳上气。"又在《素问·四时刺逆从论》中指出："少阴有余病皮痹隐轸，不足病肺痹。"《灵枢·胀论》亦载道："肺胀者，虚满而喘咳。"表明在《内经》时期对于肺胀病因病机的认识以本虚邪侵为主。隋代巢元方在《诸病源候论》中记载："肺虚为微寒所伤则咳嗽，咳嗽则气还于肺间则肺胀，肺胀则气逆，而肺本虚，气为不足，复为邪所乘，壅痞不能宣畅，故咳逆短气也"，并言："由肺虚感微寒所成，寒搏于气，气不得宣，胃逆聚还于肺，肺则胀满，气逆不下。故为咳逆"。唐代王焘的《外台秘要》有言："病源肺虚感微寒而成咳，咳而气还聚于肺，肺则胀，是为咳逆也。邪气与正气相搏，正气不得宣通，但逆上咽喉之间，邪伏则气静，邪动则气奔上。烦闷欲绝，故谓之咳逆上气。"宋代《太平圣惠方》在"治咳嗽不得睡卧诸方"中论曰："夫肺气不足，为风冷所伤，则咳嗽，而气还聚于肺，则肺胀"，在"治上气咳逆诸方"中亦有明确记载道："夫上气咳逆者，由肺脏虚弱，感于风寒，而成咳逆也。咳则气聚于肺，则令肺胀，心胸烦闷"，认为肺胀之病源于本虚外感。明代秦景明的《症因脉治》载曰："肺胀之因，内有郁结，先伤肺气，外复感邪，肺气不得发泄，则肺胀作矣。"以上均说明肺气本虚，复感外邪是导致肺胀的发病机理。

2. 水停内扰，肺气不宣

若感受内外邪气，风遏水停，肺气失宣，通调失常，则容易滞邪于肺，形成痰凝或水停等进一步阻遏肺气，酿成肺胀之病。《金匮要略·肺痿肺痈咳嗽上气》中载曰："肺胀，咳而上气，烦躁而喘，脉浮者，心下有水气，小青龙加石膏汤主之。"此条所载的证治示，张仲景认为肺胀之病因病机在于感受风寒，入里蕴热，内有水饮，饮重于热。宋代《太平圣惠方》提出肺胀为"痰饮留滞，喘息短期，昼夜常嗽"所致。宋代《鸡峰普济方》整合前人的经验集萃，对肺胀之病因病机有了更加全面的认识，将水气上扰作为加重肺胀的重要因素，载曰："若肺胀膨膨而喘者……但坐而不得卧，卧而气上冲者，是水气之客肺经也。"明代李梴在《医学入门·咳嗽》中提出肺胀有虚实之分，载有"若虚胀喘者……若因火伤及无水以升而胀者""有水停蓄胀者"（实胀），以水气内聚作为肺实胀的病因。清代喻嘉言在《医门法律·胀病论》中认为："胀病与水病非两病也，水气积而不行，必至于极胀，胀病亦不外水裹，气结，血凝。"其明言肺胀与水病的密切关系。清代陈修园之《时方妙用》中载道："喘者……宜与痰饮咳嗽参看，外则不离乎风寒，内则不离乎水饮，实则为肺胀。"以上均说明水饮内停，肺失宣降与肺胀的发生发展具有密切的关系。

3. 实热内郁，热扰于肺

热盛于内，不得发越，上攻肺脏，可致使肺失宣降，肺气胀满，成为肺胀之病。《素问·至真要大论》中对病因病机有进一步阐明："少阴司天，热淫所胜，怫热至，火行其政。民病胸中烦热……膨膨而喘咳，病本于肺。"其提示病在热邪攻冲。唐代孙思邈在《备急千金要方》中记载："肺胀气急，咳嗽喘粗，上气。"其指出实热可以引起肺胀，承袭了《金匮要略》肺胀属实之论。宋代《圣济总录·肺实》认为"手太阴经为热气所加"可发作"肺实"之病，而"扁鹊曰：肺实热则喘逆胸凭仰息"，指出实热乃肺胀发作的病因。金代刘完素在《素问病机气宜保命集》的"病机论"篇论说"诸胀腹大，皆属于热"时，有言："若热甚则郁于内，故肺胀而腹大，是以火主长而高茂，形现彰显。"其说明了热郁与肺胀之间的因果关系。张子和在《儒门事亲·病机》中议病机十九条，明确指出："热郁于内，肺胀于上。"明代龚子才在《寿世保元》的"痰喘篇"中对于小儿肺胀的病因病机进行了详尽的论述，认为："小儿痰嗽，乃心火克制肺金……必生痰喘，咳逆上气肺胀，俗为马脾风，又为喉风。"可见小儿肺胀的发作与火热之邪关系密切。明代吴正伦在《脉症治方》中也将火热之邪作为肺胀的重要病因，载曰："肺胀者，肺气因火伤极，遂成郁遏胀满。"清代高学山在《高注金匮要略》中分析肺胀的病因病机，认为"阳明胃气太过，近从中焦上冲肺管"，致使"肺受热闭，又不得从皮毛发越"，从而表现出"肺实胀满"之病症表现。可见热郁内扰，肺气郁闭是导致肺胀发生发展的重要原因。

4. 气机滞塞，肺失宣降

多种原因导致的气机不畅，胸中气滞碍肺，也是肺胀发生的重要病因病机，正如《素问·调经论》所言："气有余则喘咳上气，不足则息利少气。"其指出气逆上气可发生喘咳之疾，而《诸病源候论·上气鸣息候》中论肺胀与气逆滞涩的关系，载道"胀则肺管不利，不利则气道涩，故气上喘逆，鸣息不通"，可见肺胀的病症与气滞壅塞具有互为因果的关系。宋代《圣济总录》总结前代医家对于肺胀的认识，提出肺胀叶举是导致肺叶膨满的原因，在"上气篇"中记载有："所谓上气者，盖气上而不下，升而不降，痞满膈中，胸背相引，气道奔迫，喘息有声者是也……肺胀叶举，诸脏之气又上冲而壅遏，此所以有上气之候也。"针对肺胀一病中胸膺膨满、咳逆倚息的典型症状表现进行了较为透彻的分析。明代吴山甫的《黄帝内经素问吴注》在对于"逆秋气则太阴不收，肺气焦满"一句的注解中明言："太阴失其养收之令，则肺气不清而病焦满，肺胀是也。"其强调了气机壅塞与肺胀发病的关系。明代《普济方·咳嗽门》在论述"咳逆上气"一篇中亦有记载道："夫五脏皆禀气于肺……寒搏于气，气聚还肺，而肺胀为咳。"综合历代医家的论述，肺胀的发病不离乎气，气机郁滞导致的肺失宣降受到历代医家的重视。

5. 痰夹瘀血，肺气郁闭

肺胀之病，常以痰喘为主要症状，肺气壅滞，通调失司，则易有血行不畅，又多病程缠绵，容易血络滞涩，表现出痰夹瘀血之病机。元代朱丹溪在《丹溪心法·咳嗽》中记载："肺胀而嗽，或左或右不得眠，此痰挟瘀血碍气而病。"最早提出肺胀属于痰夹瘀血的证候类型，这种观点也影响了诸多后世医家。明代李梴继承朱氏的观点，在《医学入门》中论道："肺胀满，即痰与瘀血碍气，所以动则喘急。"明代孙文胤的《丹台玉案》亦载有："肺胀嗽，动则喘满气急或左或右眠不得者，此痰与瘀血碍气而病也。"清代李惺庵的《证治汇补》在对肺胀的分类中将"痰挟瘀血碍气"列为首条。同一时期的张路玉也认同这种证候分类，在《张氏医通》中明言："肺胀而咳，左右不得卧，此痰挟瘀血碍气而胀。"清代沈金鳌的《杂病源流犀烛》对肺胀痰夹瘀血之证的痰血侧重进行了说明,指出:"挟痰挟血者,亦不离乎气,不得专议血,专议痰也。"清代吴澄在《不居集》中也认为"肺胀痰多,胁下一点刺痛"之症属于"痰挟瘀血,凝气而病",并对病机进行了探讨,其言道:"惟是痰挟瘀血,壅塞气道,肝木不疏,多有此症。"自朱丹溪之后,医家多对于肺胀中痰、瘀阻碍肺气之病因病机予以重视,对于临床治疗发挥了积极的指导作用。

6. 他脏及肺,肺气阻塞

肺胀之病,病位在肺,但也与其他诸脏腑有直接或间接的联系,由他病及肺者亦有之,综合古代医家的相关记载,主要有肾病及肺、阳明克金等。明代王纶在《明医杂著·胀论》中论有:"喘与胀二证相因,必小便不利,喘则必生胀,胀则必生喘,但要得标本先后,喘而后胀者,主于肺,胀而后喘者,主于脾。"其言明胀病与肺脾二脏的关系。清代李彣的《金匮要略广注》在对《金匮要略》中关于肺胀的条文之注释中指出:"合《内经》观之,肾病水气上逆,因致肺胀,以肺为母,肾为子,因子病而害及于母,所以喘出于肺,躁处于肾也。"沈芊绿的《杂病源流犀烛·脏腑门》中也记载道:"肺胀喘急,睡不安,痰少,甚者干咳而无痰,乃肾水枯涸邪火独炎所致。"同时文中引用张介宾之言,认为"凡五气所化之液,悉属于肾,五液所化之气悉属于肺,转输二脏利水生金悉属于脾,所以肿胀之生,无不有三者失职旨哉",对于肺脾肾三脏之间密切的病理关系进行了说明。《高注金匮要略》亦载:"肺不能纳气以归元,故喘,肾将欲蒸湿以为汗,故躁,上气而喘躁并见,是肾欲输水气于肺,将作汗而上蒸,肺已自受风邪,不能为肾分布以外泄,则肺肾以子母相持,而风水合为一片,肺之胀也宜矣。"其将肾病作为肺胀发生的必要条件,又言肺胀:"又有不因肺风肾水,但以阳明胃气太过,近从中焦上冲肺管,肺受热闭,又不得从皮毛发越,而肺实胀满者……此为肺胀……胃土以母气乘肺子,与肾水以子气乘金母同义,故亦喘也。"其对阳明逆气克金之理进行了阐释说明。由上述论说可见其他脏腑失调亦可以导致肺胀。

7. 两经合病,肺胀气满

明代医家方有执在《伤寒论条辨》中论述有:"肺主气,气逆则喘,喘甚则肺胀。胸满者,肺胀也。胸乃阳明之部分,喘乃太阳伤寒之本病。以喘不除,甚而至于胸满,故曰合病。然肺不属太阳阳明,而太阳阳明合病之伤寒,病全在肺。"其认为太阳阳明合病导致喘之发作,进而可以发生肺胀之病。

(三)证候分类

历代医家对肺胀证候分类的表述有:①痰浊壅肺;②痰热郁肺;③痰蒙神窍;④阳虚水泛;⑤外寒内饮;⑥肺肾阴虚;⑦肺肾气虚;⑧正虚喘脱。

(四)治疗

肺胀之病,病因病机复杂,且历代医家对肺胀的认识又有所不同,因此在不同历史时期,针对不同的证型,古代医家总结出一系列治疗大法。

1. 辨证论治

（1）宣肺散邪：《内经》中已叙有关于肺胀治疗的基本原则，《灵枢·胀论》记载道："其于胀也，必审其脉，当泻则泻，当补则补，如鼓应桴，恶有不下者乎。"其指出治疗诸胀应当辨明虚实，虚则补之，实则泻之。针对感受六淫之邪导致肺气壅滞者，立宣肺散邪之法，针对不同类型的淫邪给予相应的方药，正如《症因脉治》所言："肺受热邪，加味泻白散；肺受寒邪，小青龙汤加石膏，家秘立加味泻白散、前胡汤、三因神秘汤，随症加减治之。"清代陈修园的《时方妙用》认为"肺为主气之脏，居于至高，寒气逆上，肺气壅塞，清肃之令不能下行，故虚满而喘咳"，应当"温肺降气以解寒邪"，亦取散邪之法。在《证治汇补》中载有以汗法引邪外出，其曰："风寒郁于肺中，不得发越，喘嗽胀闷者，宜发汗以祛邪，利肺以顺气，用麻黄越婢加半夏汤。"戴天章在《重订广温热论》中强调兼顾祛邪不伤正，载曰："寒遏伏热，肺为邪侵，气不通利，肺痹喘咳上逆，一身气化不行，防变肺胀，急宜轻开清降。"《伤寒悬解》中论及太阳阳明合病之肺胀道："太阳与阳明合病，经迫腑郁，胃逆，肺胀，故喘而胸满，宜麻黄汤。麻黄发表而散汗，杏仁降逆而止喘，不可下也。"

（2）清热开郁：宋代《圣济总录》中针对"肺热实，凡右手寸口气口以前，脉阴实者，苦肺胀汗出气喘逆，咽中寒如欲呕状"，提出用枸杞汤方治疗，以石膏为君而邪去热除。金元四大家之一的朱丹溪在《金匮钩玄》中载有："肺胀而嗽者，用诃子、青黛、杏仁。诃子能治肺气，因火伤极，遂成郁遏胀满，取其味酸苦，有收敛降火之功，佐以海蛤粉、香附、瓜蒌、青黛、半夏曲。"及至明代《济阳纲目》，针对饮热互结的复杂病机，指出："肺主气，先喘而后胀者，宜清金降火，而行水次之。"明代李梴所撰之《医学入门》更给出提示，道："但火急者，亦不可纯苦药，宜温以劫之，用椒目五七钱为末，姜汤下。喘止后，因痰治痰，因火治火。"虽为治疗热证，但仍需兼顾寒温，不可一味专事苦寒攻伐。清代高秉钧在《疡科心得集》中认为小儿马脾风以痰热为因，载曰"急则治标（标者痰也），缓则治本（本者火也）"，并提出以麻杏石甘汤清其实热。

（3）化饮逐水：汉代张仲景对肺胀证治的记载颇为详尽，为后世辨治肺胀奠定了基础，其文曰："上气喘而躁者，属肺胀，欲作风水，发汗则愈"，在此提出"发汗"的治法，又曰："咳而上气，此为肺胀，其人喘，目如脱状，脉浮大者，越婢加半夏汤主之""肺胀，咳而上气，烦躁而喘，脉浮者，心下有水气，小青龙加石膏汤主之"，将证候类型分为饮热迫肺证与外寒内饮夹热证，均针对饮聚水停不同证候的临床表现提出具体的治法及方药。《外台秘要》中针对肺胀的急性发作，痰鸣喘急，立紫菀汤治疗，以泻肺平喘，逐水消肿。明代李中梓在《医宗必读》中明言："肺胀而喘，利水散邪。"《高注金匮要略》中对小青龙加石膏汤治疗水饮内停型肺胀之理进行了颇为详尽的注解，言道："小青龙之轻风疏雨以泄之，有不云开气爽，而天地复还其高远乎哉。但本汤之主风水肺胀，比伤寒论中之治水，另是一番世界。盖桂芍甘草，透微汗以去风……加石膏者，因症中之带烦也。余皆肾家治水之药，其意以为肾中不寒……使麻黄一泄而旁散矣。肺胀而发汗则愈者。"清代医家李彣结合《内经》的记载，亦认为水气上逆之肺胀"发汗则愈"，于《金匮要略广注》中载曰："肺合皮毛，汗出则风水之邪从皮毛中泄去，肺胀自消矣。"《证治汇补》也载有泻肺逐水法治疗肺胀："有停水不化，肺气不得下降者，其症水入即吐，宜四苓散，加葶苈、桔梗、桑皮、石膏。"

（4）顺气敛降：李东垣在《脾胃论》中提出治疗肺胀以补气敛降为主，多用五味子，人参次之，麦冬又次之。元代朱丹溪在《丹溪心法·咳嗽》中强调对于无外邪而内虚之肺胀，治以敛肺化痰，方药用诃子、海浮石、香附、瓜蒌仁、青黛、半夏、杏仁等为末，蜜调噙化之，发明了用蜂蜜和药末含服治疗肺胀的服药方法。明代孙一奎在《赤水玄珠》中载曰："肺胀者……宜收敛。"武之望的《济阳纲目》道："治肺胀而嗽，动喘满，气急息重，法主收敛。"《证治汇补》认为对于"气逆而胀者""宜降气"。清代《杂病源流犀烛》也有记载："肺胀本为肺经气分之病，故宜以收敛为主。"费伯雄有肺胀"温肺降气"之述，针对气逆上冲，肺失宣降的肺胀治以顺气敛降法。

（5）祛痰活血：朱丹溪首次提出肺胀痰夹瘀血之证型，在《丹溪心法》中针对这一证型，给出治法及方药，其曰："肺胀而嗽，或左或右，不得眠，此痰挟瘀血碍气而病，宜养血以流动乎气，降火疏肝以清痰，四物汤加桃仁、诃子、青皮、竹沥、姜汁之类。"后世之李用粹继承朱丹溪之观点，在《证治汇补》中载曰："如痰挟瘀血碍气，宜养血以流动乎气，降火以清利其痰，用四物汤，加桃仁、枳壳、陈皮、瓜蒌、竹沥。"清代吴澄在《不居集》中对肺胀痰多，夹有瘀血之象的证型亦给予"养血以流动乎气，降火以清乎痰"的治法。

（6）他脏并治：诸脏腑之间互相联系，病理上相互影响，因此在治疗中，针对不同的病机，可以采取多脏腑或两经并治法。明代王纶在《明医杂著》中提出"实脾行水""培元气，补肾水"等治疗方法。龚子才的《寿世保元》针对小儿马脾风，提出："肺胀则养胃疏肝……况肺生胃门，更能温中，与表顺助其气，滋润肺经，和顺三焦者，将见气壮则咳渐减，胃复则痰不生，肺滋则咳不有。"《证治汇补》针对肾病及肺，提出："有肾虚水枯，肺金不敢下降而胀者，其症干咳烦冤，宜六味丸，加麦冬、五味。"陈修园在《医学实在易》中言肺胀喘满之治道："虚证非脾虚不能转运即肾虚不能吸纳，脾虚以六君子汤加干姜、细辛、五味子主之；肾虚宜真武汤，黑锡丹主之；亦有气短为微饮，宜从小便主之。出气短者，宜苓桂甘术汤；入气短者，宜肾气丸。"其以肺脾肾三脏同治为法。

2. 其他疗法

（1）针灸治疗：魏晋至隋代的医家开始探讨针灸、气功治疗肺胀，丰富了肺胀的内容。晋朝皇甫谧提倡针灸治疗肺胀，其《针灸甲乙经》载有："肺胀者，肺俞主之，亦取太渊"，如此"补虚泻实，神归其室，久塞其空"，肺胀可愈；又载有："肺胀，上气……饮食不下膨膨然，少商主之"。

唐宋时期对于肺胀的针灸治疗治法更加完善。唐代医书《黄帝明堂灸经》中载有："太泉二穴……主胸中气满，不得卧，肺胀满膨膨然。"北宋王执中于《针灸资生经》中载有以大泉穴治疗肺胀，并在"肺气篇"中言："肺胀气抢，胁下热痛，灸阴都随年壮。肺胀胁满，呕吐上气等病，灸大椎并两乳上第三肋间，各止七壮。"

明清时期对于肺胀的针灸疗法日臻完善。明代杨继洲的《针灸大成》载有肺胀的针灸治疗取穴："吼喘气满，肺胀不得卧：俞府、风门、太渊、中府、三里、膻中。"张介宾的《类经图翼》亦记载有："阴都（一名食宫）在通谷下一寸，夹中脘相去五分，冲脉足少阴之会。刺三分，灸三壮。《针灸甲乙经》曰：刺一寸。千金云：灸随年壮。主治心烦满恍惚，气逆肠鸣肺胀"，更言："中泉，在手腕外间，阳池、阳溪中间陷中。灸七壮。主治胸中气满不得卧，肺胀满膨膨然"。由陈会撰、刘瑾校补的《神应经》中载有以灸阴都穴、针太渊与肺俞的方法治疗"肺胀膨膨，气抢胁下热满痛"。吴崑在《针方六集》中记载有："肺俞二穴，主痨瘵……肺胀。"明代楼英在《医学纲目》中介绍了灸法的取穴原则："灸但可一边眠者，可左侧者灸右足三阴交，可右侧者灸左足三阴交，立安。"清代廖润鸿在《针灸集成》中有以中府穴治疗"肺急胸满，喘逆善噎，食不下……少气不得卧"之病症。

（2）养护调理：中医讲求天人合一，节饮食，调情志，适寒暑是养生安命的根本，在肺胀的养护调理中，饮食及情志更是占有重要的地位。正如朱丹溪在《格致余论》中所言："山野贫贱，淡薄是谙，动作不衰，此身亦安""谷与肥鲜同进，厚味得谷为助，其积之也久，宁不助阴火而致毒乎"。其认为"安于冲和之味者，心之收，火之降也"，恰适用于肺胀的调理，肺胀之人，病情反复，易有郁火，灼伤阴液，对后世医家调养肺胀具有指导意义。隋代巢元方认为肺胀治疗除了"汤熨针石"之外，还可以采用"补养宣导"的气功治疗，以导引之法顺气祛邪。

以上历代医家的论述，不仅明确了中医理论对肺胀的认识，确定了中医对其病因病机的理论基础，奠定了中医药对其治疗作用的基础，至今仍有重要的临床指导作用。

（于　弘　李皓月）

肺痿源流考

肺痿首见于《金匮要略》，后世医家虽有论述，但皆不多；而至唐以后又多将其列入咳嗽门中，以致其纷乱错杂；及至清代，方又复以独立病证论之，而肺痿在现今临床易被忽略，其内涵外延不足是关键。历代医家对肺痿之论本就不多，又散布多处，故本书从病名、病因病机、证候分类及治疗等方面，对历代重要医籍中关于肺痿的论述进行搜集整理，寻找其学术脉络和诊治规律，以期更全面地认识肺痿，从而拓宽思路，提高临床疗效。

（一）病名

肺痿之名，仲景首立，后世医家多承之，亦有"肺萎""皮毛痿"之称，历经千年，病名虽大同小异，所述之病却略有差异。很多医家在仲景所论的基础上，又参合己见，拓展疾病范畴，不断丰富其内涵外延，本书从其病名的衍变对肺痿进行剖析，以期对肺痿之名有更深刻的了解。

《内经》虽未论及肺痿之名，却有关于"痿"的记载，如《素问·痿论》说："肺热叶焦，则皮毛虚弱急薄，著则生痿躄也。" 张介宾在《类经》中就通过痿躄联想到了肺痿，对此句注释为："肺痿者，皮毛痿也。盖热乘肺金，在内则为叶焦，在外则皮毛虚弱而为急薄。"此论中又说："肺者，脏之长也，为心之盖也，有所失亡，所求不得，则发肺鸣，鸣则肺热叶焦。故曰五脏因肺热叶焦，发为痿躄。"其解释了痿躄与肺的关系。而《素问·至真要大论》曰："诸痿喘呕，皆属于上"，虽未言肺，而"上"字却间接联系到肺，因肺为华盖，居于上焦，而很多医家也把"上"解释为"肺"。又曰："诸气膹郁，皆属于肺"，刘完素并就此发挥道："诸气膹郁病痿，皆属肺金"。可见，《内经》时期就已认识到肺之功能失常在痿证发生过程中的重要作用，而肺痿亦与痿躄类似，因肺痿之肺叶痿弱不用与痿躄之肺热叶焦的病机相似。

肺痿之名，首见于汉代张仲景的《金匮要略》，与肺痈、咳嗽上气同篇而论，如《金匮要略·肺痿肺痈咳嗽上气病脉证治》中说："问曰：热在上焦者，因咳为肺痿。肺痿之病从何得之……师曰：为肺痿之病。"仲景认为肺痿是以咳吐浊唾涎沫为主症的疾病，病位在肺，有虚热、虚寒之分，并分而论治。自此，肺痿作为一个独立病种被认识。病名得立，后世多宗之，大部分医家也都沿用肺痿之名，并对其进行了拓展，将很多慢性肺系疾病的终末阶段皆归为肺痿，又对其脉症及治法方药等方面进行补充深化。很少有医家从定义上对其进行根本的探讨，而有些医家更是舍仲景之本意，认为肺痿乃肺病之重证，可由多种肺系疾病发展而成。以至于唐以后对肺痿的研究开始出现减少，并多将其列入咳嗽门，尤以虚咳、劳嗽为多，其定义范围也出现混淆杂乱之状。及至清代，方复以独立病证论之，对其治法方药也有一定的发展。如喻嘉言就归纳了"生胃津，润肺燥"等七大治法，至今仍有裨于临床。近现代以来，又对其进行了归纳总结，如现行《中医内科学》教材将其定义为：肺叶痿弱不用，为肺脏的慢性虚损性疾患，临床以咳吐浊唾涎沫为主症。

亦有少数医家以"肺萎"为名，较早当推隋代巢元方，其在《诸病源候论·肺萎候》中用"萎"字，取其弱而不用之意。清代尤在泾亦在其《金匮要略心典·肺痿肺痈咳嗽上气病脉证治》中说："痿者萎也，如草木之萎而不荣，为津烁而肺焦也。"而"痿"与"萎"二字，又为古之通假，当可互通，但又存在一定的差异。如《说文解字》将"痿"定义为"痿弱无力以运动"之意，而《广雅释诂》则将其释为"病也"，《字林》注为"无力也"，在《新编汉语词典》中则指"身体某一部分萎缩或失去机能的病"。而《经籍纂诂》认为"萎"为"草木菸也"及"柔软也"，《新编汉语词典》注释为"干枯，衰落"之意。可见，两字是有细微的差别的，前者多用来代表一种萎废不用的病态，后者则多指形态上的萎缩与衰落。在此病的命名中，用"痿"字，多取其痿弱无力的病态之意；用"萎"字，则为突出该病肺叶干枯皱缩的局部病理特点。此外明代李中梓在《医宗必读·痿》中亦指出："肺痿者，皮毛痿也。"与同时期的张介宾一样，称此病为"皮毛痿"。

纵观古今，肺痿之名发源于《内经》，至仲景方立篇而论，将"肺"和"痿"创造性地结合到一起，而立"肺痿"之名。后世医家多宗仲景，沿用其名。间有少数医家以"肺萎"名之，则从肺叶之表象而论。

（二）病因病机

本病病因多种多样，然而不外乎外感、内伤两端，久病肺虚，肺失濡养而致肺叶痿弱不用，总以"肺叶枯萎"为重点。仲景在《金匮要略》中将肺痿分为虚热和虚寒两种，孙思邈则进一步提出："肺痿虽有寒热之分，从无实热之例""肺痿无论寒热，皆属虚损之证"，指出肺痿以虚为本，而又有寒热之分。正如清代尤在泾在《金匮要略心典·肺痿肺痈咳嗽上气病脉证并治》中所说："肺为娇脏，热则气烁，故不用而痿；冷则气沮，故亦不用而痿也。"而其病因病机，则概述于下。

1. 外感六淫，内传伤肺

隋代巢元方在《诸病源候论》中说"虚邪中于肺，肺萎之病也"，指出肺痿之病为虚邪中于肺而发。巢氏又说："肺主气，为五脏上盖。气主皮毛，故易伤于风邪。风邪伤于脏腑，而血气虚弱，又因劳役大汗之后，或经大下而亡津液，津液竭绝，肺气壅塞，不能宣通诸脏之气，因成肺萎也"，又提出风邪犯肺而成肺痿，或劳役汗下过度，阴津亏耗，肺气受损，壅塞而成。元代吕震在《伤寒寻源·辨中风三》中论及："世俗所称伤风病……是由皮毛以入于肺，肺为娇脏，寒热皆所不宜，并有视为微疾，不避风寒，不慎饮食，经年累月，病机日深，或成血症，或成肺痿，误治之害。"其指出风邪袭肺，迁延日久，亦可致肺痿。其后，清代徐大椿在《医学源流论·伤风难治论》中，清代唐宗海在《血证论·痨瘵》中都着重论述了外感六淫在肺痿发生发展过程中的作用。薛立斋在论述该病的病因时也说："外邪所袭，内感于肺。"《景岳全书》中也有"风邪乘肺"之因，王海藏说："凡伤风，伤寒后咳嗽，唾血者，此为肺虚也。若不治，恐乘虚而成肺痿也"，也提出伤于风寒，日久可致肺痿。可见，外感六淫，内传伤肺，可致肺痿。

2. 肺气清冷，上虚不能制下

仲景在《金匮要略·肺痿肺痈咳嗽上气病脉证治》中说："肺痿吐涎沫而不咳者，其人不渴，必遗尿，小便数，所以然者，以上虚不能制下故也。此为肺中冷，必眩，多涎唾，甘草干姜汤以温之。"其指出肺中冷所致肺痿。又如《医门法律·肺痈肺痿门》所说："肺热则膀胱之气化亦热，小便必赤涩而不能多。若肺痿之候，但吐涎沫而不咳，复不渴，反遗尿而小便数……必其人上虚不能制下，必故小便无所收摄耳，此为肺中冷。"而魏念庭也说："肺痿为虚热之证矣，然又有肺痿而属之寒者，则不可不辨也。乃吐涎沫而不咳，其人即不渴，有遗尿，小便数者，以上虚不能制下故也。肺气即虚，而无收摄之力，但趋脱泄之势，膀胱之阳气下脱，而肺金益清冷干燥以成痿也。"其指出虚寒肺痿之病机在于肺清冷干燥而成痿，因肺气虚收摄无力引起膀胱阳气下脱，而成上虚不能制下之肺痿。

3. 肺失调畅，气滞血瘀

《千金翼方》说："寸口脉微而迟，尺脉沉即为血，滑即为实，血实内结入络胸臆，肺痿色薄，不能喘息。"其指出肺痿并非皆为虚证，亦有血实内结之实。可见，肺失调畅，气滞血瘀亦可导致肺痿的发生。陈无择对肺痿的病因病机也有较为详尽的论述，其在《三因极一病证方论·肺痿肺痈绪论》中提到："肺为五脏华盖，百脉取气，运动血脉，卫养脏腑，灌注皮毛，将理失宜，气与血乱，则成肺痿肺痈矣。"其提出肺之将理失宜可致气滞血瘀而成肺痿。

4. 过服温燥之品，耗气伤阴

张从正在《儒门事亲》中引《内经》之语云："谓月事不来，皆是胞脉闭也。胞脉者，属心而络于胞中。令气上通于肺，心下不通，故月事不来也"。张氏进一步释曰："慎勿服峻热有毒之药。若服之，变成肺痿，骨蒸潮热，咳嗽咯脓，呕血喘满，小便不利，寝汗不止，渐至形瘦脉大"。其指出误服温燥药物可致肺痿的发生。此外，清代叶天士在《临证指南医案》中提出："肺痿一症，概属津枯液燥。"清代唐容川也说："肺叶枯燥，不能覆下，则翘举而气亦上逆……肺叶痿而不下垂，乃肺痿之重证也。"其指出肺叶枯燥终致肺痿重证。以上二者虽未指明肺叶枯燥是过服温燥之品所致，但是过服温燥药物，耗气伤阴，可致肺燥津伤，进而发展为肺叶枯燥，而成肺痿。

5. 饮食不节，化热伤阴

王焘在《外台秘要》中说："肺气嗽者，不限老少，宿多上热，后因饮食将息伤热，则常嗽不断，积年累岁，肺气衰便成气嗽，此嗽不早疗，遂成肺痿。"其明确提出饮食将息伤热会导致肺痿的发生。而薛立斋提出"或醇酒炙煿，辛辣厚味，熏蒸于肺"而致肺痿。金代张从正在《儒门事亲·肺痈》中又记述了大量食用樱桃和过量饮酒导致肺痿的案例。而饮食不节又可损害脾胃，胃津不能上输，则肺叶不濡，燥热内生而发肺痿。值得一提的是，并非只有饮食不节可导致胃中津液不足，其他原因亦可导致，因此无论是何种诱因，其病理基础均为胃中津液不输于肺，正如喻嘉言所说："肺痿者，其积渐已非一日，其寒热不止一端，总由胃中津液不输于肺，肺失所养，转枯转燥，然后成之。"可见，胃中津液不输于肺，肺失濡养，可成肺痿。

6. 情志内伤，脏气受损

明代《普济方》中指出："忧思喜怒，饮食饥饱，致脏气不平，积微至著，以致渐成肺痿。"其指出饮食、情志所伤，导致脏腑机能受损，日久而成肺痿。后至徐春甫在《古今医统大全》中引前贤之论，认为悲伤过度，伤及肺脏可导致肺痿，即"悲气所致"为肺痿。后至张介宾在《类经》中指出："肺志不伸，则气郁生火，故喘息有声，发为肺鸣。金脏病则失其清肃之化，故热而叶焦。"其论述了肺志不伸，导致气郁化火，进而发展成肺痿的发病机理。由此可知，情志内伤，导致气机不调，脏气受损，逐步发展而终致肺痿。

7. 劳欲过度，气津两伤

巢元方在《诸病源候论》中论及肺痿的病因时就提到"劳逸大汗"，而《景岳全书》也说："大抵劳伤气血，则腠理不密，风邪乘肺，风热相搏。蕴结不散，必治咳嗽，若误用汗下过度，则津液重亡，遂成此证。"其提出劳伤气血是肺痿发病的基础。而薛立斋也指出"劳伤血气，腠理不密"可致"风邪乘肺"而发肺痿，"或入房过度，肾水亏损，虚火上炎"亦可致之。《太平圣惠方》说："若人气血虚弱，动作劳伤，或因汗下之后，津液枯竭，肺气不足，不能宣通诸藏，因成肺痿也。"其也以津液枯竭为关键。而清代陈士铎在其《辨证录》中说："肺痿之成于气虚，尽人而不知也……肺气受伤，而风寒湿之邪遂堵塞而成痹也。"其指出本病存在正气不足，而肺络痹阻之病机。可见，劳欲过度，耗气伤津，也是导致肺痿的一大病因病机。

8. 末石伤肺，肺枯而痿

《孔氏谈苑》中载述："贾谷山采石人，末石伤肺，肺焦多死。"其指出因吸入末石而导致肺焦，与现代医学的矽肺类似，因吸入大量游离二氧化硅粉尘而引起肺纤维化。虽未言肺痿，而其理相似。此因又与外感相仿，外感乃外界无形之邪内传于肺，末石则为有形之邪直中于肺，皆应可使肺伤而成痿。

9. 他病转化，肺虚成痿

王焘指出肺气衰、久嗽伤肺可成肺痿，如其在《外台秘要》中说："肺气衰便成气嗽，此嗽不早疗，遂成肺痿"，并认为肺痿也可见于传尸，如其所说："传尸之疾……气急咳者名曰肺痿……不解疗者，乃至灭门"。《医心方》也认为肺痿可见于传尸："传尸之病……得状不同，为疗亦异。形候既众，名号又殊……微嗽者称曰肺痿。"孙思邈在《备急千金要方》中又指出胃反关上寒澼可成肺痿，孙氏说："胃反为病，朝食暮吐，心下坚如杯升，往来寒热，吐逆不下食，此为关上寒澼所作，将成肺痿。"明代陈实功在《外科正宗·肺痈论》中则说："久嗽劳伤，咳吐痰血，寒热往来，形体消削，咯吐瘀脓，声哑咽痛，其候转为肺痿。"其指出肺痈日久，余邪不清，正气渐虚，热灼肺阴，可转为肺痿。王肯堂在《证治准绳·诸气门》中则明确指出："久嗽咳血成肺痿。" 清代李用粹在《证治汇补·胸膈门》中说："久嗽肺虚，寒热往来，皮毛枯燥，声音不清，或嗽血线，口中有浊唾涎沫，脉数而虚，为肺痿之病。"其指出长期反复咳嗽，肺虚日久可致肺痿。

10. 失治误治，伤肺而痿

仲景在《金匮要略·肺痿肺痈咳嗽上气病脉证治》中说："热在上焦者，因咳为肺痿，肺痿之病从何得之？师曰：或从汗出，或从呕吐，或从消渴，小便利数，或从便难，又被快药下利，重亡津液，故得之。"其首次提出失治误治可致肺痿。仲景从肺中燥热和重亡津液两方面论述肺痿的发生，这也是虚热肺痿的基本病机。《三因极一病证方论·肺痿症治》亦曰："病者寸口脉数而虚，按之涩，身冷内烦，多唾唇燥，小便反难，大便如烂瓜豚脑状，欲咳不咳，咳出干沫，唾中出血，心中温温液液，上气喘满，或燥而渴者，多因发汗利小便，或呕吐消渴，数服快药，重亡津液，致热在上焦，故成肺痿。"其也指出了失治、误治与肺痿发生的关系。叶天士的《临证指南医案》中也说："肺痿一症，概属津枯液燥，多由汗下伤正所致。"以上皆指出失治误治可致肺痿。

总之，本病虽病因较多，但总由"肺叶枯萎"而成，关键在于一个"痿"字。其病机或为热在上焦、肺燥津伤，或为肺气虚冷、气不化津，总缘肺脏虚损，津气重伤，以致肺叶枯萎而成。而肺虚日久，失于调摄，又可致气滞痰凝血瘀等标实之阻。

（三）证候分类

历代医家对肺痿证候分类的表述有：①虚热证；②虚寒证；③虚实夹杂证。另有医家将其证候类型分为：①上热下寒；②肺肾阴虚；③心肺阴虚；④肺阴虚；⑤肾虚血瘀；⑥燥热伤肺；⑦痰热壅肺；⑧肺肾不足；⑨气阴两虚；⑩气虚血瘀；⑪心肾俱虚；⑫阴阳两虚；⑬肺脾虚热。

（四）治疗

肺痿的治疗当以补肺、养肺为主，虚热者治以养阴清热以润其枯；虚寒者治当温肺益气生其津。而又有气滞痰凝血瘀等标实，可适当加以理气化痰活血之品，且应注意徐徐缓图，勿怀速效之念。正如喻嘉言所提的七大治疗要点，其曰："缓而图之，生胃津，润肺燥，下逆气，开积痰，止浊唾，补真气，散火热。"且在调摄上应注意饮食清淡，起居有常，适寒温，防外感。现整理历代医家对本病论治如下：

1. 辨证论治

（1）理气化痰祛瘀：肺痿虽以虚为主，治当以补虚为先，但其标实也不可忽略。梁代陶弘景在《名医别录》中记载用蒺藜子、白石英主治肺痿，陶氏用药多尊《神农本草经》，而《神农本草经》曰："前者主恶血，破癥结积聚，喉痹乳难；后者主消渴，阴痿不足，咳逆胸膈间久寒，益气，除风湿痹。"可见，陶氏已认识到治疗肺痿当用攻补兼施之法。周学海在《读医随笔·论咳嗽》中认为"养液行瘀"之法可缓解肺痿之络涩瘀滞，不失为一种辅助之法。《广利方》则用紫菀头、桔梗、天冬、茯苓、生百合、生地黄汁、知母疗肺痿唾脓血腥臭，连连嗽不止，渐将羸瘦，形容枯槁，则在养阴润燥的基础上参以化痰之法。王肯堂也指出："久嗽咯血成肺痿，及吐白涎，胸膈满闷不食，扁豆散。肺痿吐脓血，甘桔加阿胶紫菀汤。肺痿痰嗽，痰中有血线，盗汗发热，热过即冷，食减，劫劳散，前薏苡仁一味方。"在治疗肺痿的过程中当不可一味求补，而图速效，若其痰瘀较急，又当以攻实为主，正如何梦瑶在《医碥·痰饮》中所说："按痰标也，所以治病者本。治病因当求本，然须看痰势缓急……若势甚紧急，则虽虚人，亦当先攻后补。"在兼证上的处理上，又当"知犯何逆，随证治之"，如《景岳全书》提出："凡咳嗽气急胸满者，表散之；咳嗽发热者，和解之；咳而胸膈隐痛，唾痰腥臭者，宜排脓散。"而《张氏医通》则说："凡肺病有胃气则生，无胃气则死。胃气者，肺之母气也。"因此在肺痿的治疗中，应时刻注意顾护胃气。

（2）养阴润燥：仲景在《金匮要略》中用麦门冬汤（麦冬、人参、半夏、粳米、大枣、甘草）治虚热肺痿，以养阴润燥、补气降逆为主。王焘在《外台秘要》中治疗传尸肺痿用芦根饮（芦根、麦冬、地骨白皮、生姜、茯苓、橘皮），用麦门冬饮（麦冬、地骨白皮、小麦）治骨蒸肺痿，皆以养阴清热润燥为主。朱丹溪在《丹溪心法》中提出："肺痿治法，在乎养血、养肺、养气、清金。"王肯堂针对虚热肺痿提出："人参平肺散，治心火刑肺，传为肺痿，咳嗽喘呕，痰涎壅盛，胸膈痞闷，咽嗌不利。"其以养肺、养气、清金为法。苏游在《玄感传尸方》中用泻肺汤（葶苈子、大枣、桑根白皮）治疗肺痿咳嗽，上气不得卧，多黏唾等，也以养阴清热润燥为主。而清代李用粹在《证治汇补·胸膈门》中也提出："治宜养血润肺，养气清金，初用二地二冬汤以滋阴，后用门冬清肺饮以收功。"沈金鳌在《杂病源流犀烛·肺病源流》中也说："宜急治之，切忌升散辛燥温热……大约此证总以养肺、养气、养血、清金降火为主。"其阐述了本病的用药禁忌及具体治法。可见历代医家在对虚热肺痿的治疗中，多提倡养、清并举，以治肺叶枯萎不用之机。

（3）温补肺气：仲景在《金匮要略》中说："此为肺中冷，必眩，多涎唾，甘草干姜汤以温之。"其提出用甘草干姜汤温补肺气以治虚寒肺痿。而晋代葛洪在《肘后备急方》中有四方治肺痿咳嗽，吐涎沫，心中温温，咽燥而不渴者，一为生姜、人参、甘草、大枣；二为甘草；三为生天冬（捣取汁）、酒、饴、紫菀；四为甘草、干姜、枣。其中有三方都以温补为法，可见此法之重，如《类证治裁·肺痈肺痿》指出："肺痿伤在无形之气，气伤则调其元。"而《集验方》也用生姜、人参、甘草、大枣治肺痿咳吐涎沫不止，咽燥而不渴。《备急千金要方》则以甘草干姜汤和生姜甘草汤治虚寒肺痿，又用甘草汤治疗肺痿，涎唾多出，心中温温液液者，而用桂枝去芍药加皂荚汤疗肺痿吐涎沫，多以温药治之，指出虚寒肺痿当以温补为主。《外台秘要》引删繁半夏肺痿汤（半夏、母姜、橘皮、白术、桂心）疗虚寒喘鸣多饮，逆气呕吐，也是以温补为法。《外台秘要》又倡用炙甘草汤治肺痿涎唾量多等，可谓气血阴阳俱补之法。而清代江涵暾在《笔花医镜》中亦言："肺痿者，火刑金而叶焦也"，程文囿在《医述》中认为本病为虚证，因此治疗当徐徐缓治，其曰："大要缓而图之，生胃津，润肺燥，下逆气，开积痰，止浊唾，补真气以通肺之小管，散火热以复肺之清肃"，并强调："肺痿者，肺气萎而不振也……肺痿属在无形之气，气伤宜徐理"。

2. 其他疗法

（1）针灸治疗：针灸在肺痿的治疗中也至关重要，疗效卓著，历代医家对其也有较为详尽的记载。孙思邈在《千金翼方》中云："凡肺风气痿绝，四肢胀满，喘逆胸满，灸肺俞各两壮"，又言："肺俞，主喉痹气逆咳嗽，口中涎唾，灸七壮，亦随年壮，可至百壮……又，灸太冲五十壮，此穴并主肺痿"。宋初的《太平圣惠方·具列四十五人形》篇中记载："肺俞，治……肺痿。"其后，王惟一等编撰的《铜人腧穴针灸图经》又说："肺俞二穴……治上气……肺痿咳嗽。"北宋的《圣济总录·针灸门·足太阳膀胱经》中也记载："肺俞二穴……肺痿咳嗽，针入三分，留七呼，得气即泻。"明初《普济方·针灸门》中则云："治寒热喘满，虚烦口干，传尸，骨蒸劳热，肺痿咳嗽，穴肺俞。"其后，针灸学家高武也在其《针灸聚英·腧穴证治歌》中说："传尸骨蒸肺痿法，膏肓肺俞四花穴。"这也是中国针灸史上第一次将膏肓、肺俞和四花穴（胆俞和膈俞）组成灸方治疗肺痿的记载。《医宗金鉴·刺灸心法要诀·背部主病针灸要穴歌》曰："肺俞内伤嗽吐红，兼灸肺痿与肺痈。"吴谦等注曰："肺俞穴，主治内伤，外感，咳嗽，吐血，肺痿，肺痈。"清代针灸医家李学川也在其《针灸逢源·证治参详·肺痿肺痈》中说："肺痿：咳嗽上气喘急，口中反有浊唾涎沫，为肺痿之病。肺俞灸三壮，气户、太渊。"清代雷丰在其《灸法秘传·肺痿》中曰："久咳肺虚，而成肺痿……当先灸其肺俞。兼灸膏肓可也。"同时，针灸大家杨继洲等编纂的《针灸大成·治病要穴·背部》也作了类似记述，其曰："肺俞，主瘿气，黄疸，劳瘵……肺痿咳嗽。"可见，针灸疗法在肺痿的治疗中被历代医家所提及，亦不可忽略。

（2）预后转归：《华氏中藏经》曰："肺痿则吐涎沫而咽干，欲饮者为愈，不饮则未瘥。"而《类证治裁·肺痈肺痿》更是明确指出："凡肺痿症，咳唾咽燥，欲饮水者，自愈；张口短气者，危；肺伤咳血喉哑者，不治。"可见，其预后转归也需判断。肺痿是一种慢性虚损性疾病，预后多不良。历代医家也都认识到其预后不佳，而强调早期治疗。如金代张从正认为此证当属"死证"，曰："则变成肺痿……渐至形瘦脉大，虽遇良医，亦成不救。呜呼! 人之死者，岂为命耶?"明代李梴则客观地将其视为难治性疾病："唾中红丝，乃是肺痿，难治。"王焘在《外台秘要》中也说："若此将成，多不救矣。"清代叶桂亦认为："患此必十死八九，最为难治。"清代林珮琴同样将其归入"难治之证"。清代柳宝诒也认为"此属肺痿沉疴"，《类证治裁》更是明确指出此属"难治之证"，丹波元简也认为："气喘不休，肺痿并壅者不治。"

元代王海藏认为："此证初可治，久者难愈，何也? 上枯水之源，下竭水之本。"清代吴谦在《医宗金鉴》中就说"盖示人图治于早"，沈金鳌在《杂病源流犀烛》中则强调"宜急治之"，而清代周学海在《读医随笔》中也说"初起可治"，提倡早期治疗。可见，历代医家皆知其难治而欲图于早，恐日久迁延而成痼疾顽症。

综上所述，肺痿作为一个古病名，与咳嗽、喘证、哮证、肺痈、肺痨、肺胀等肺系疾病密切相关，且易于混淆其中。因而本书就历代医家及现代一些学者的论述，对肺痿进行总结，希望尽可能完善有关肺痿的病名、病因病机、证候分类及治疗等各方面的内容，使其作为一个独立的疾病能在临床上引起学者的关注。

（姜培培　孟　璐）

第二篇　心系病证

心悸源流考

《伤寒论》首提"心悸"之病名，开心悸病辨证论治之先河，《三因极一病证方论》首次明确提出惊悸与怔悸的不同。自宋代以后，历代医家论述渐丰，认识渐臻全面。由于心悸病病因复杂，病机涉及多个脏腑，临床表现纷繁复杂，故从病名、病因病机、证候分类、治疗入手，对历代重要医籍中心悸病的相关病证论述进行整理研究，考镜源流，以寻找其学术脉络和规律。

（一）病名

心悸既是一种疾病，又是一种症状，以患者自觉心跳剧烈、心慌不安为主要表现。古代文献中心悸病证的相关病名很多，总体来看，出现最多的是"惊悸"和"怔忡"，其他的还有"心悸""悸""惊""怔忪""心忪""心忡""忪悸""心怔""心跳"等。其皆是以病症特点而命名，现整理历代医家所述如下。

《说文解字》释"悸"为"心动也"。《内经》尚无心悸病名，只以"惊""惕""惊骇"等名之。"心悸"与"悸"最早见于《伤寒论》及《金匮要略》，类似的描述还有"心中悸""心动悸""心下悸"等。东汉张仲景在《金匮要略》中明确提出"惊悸"的概念，是心悸最主要的相关病名。"怔忡"，也作"怔忪"，首见于宋代《济生方·惊悸怔忡健忘门》，是心悸的另一主要相关病名。元代医家朱丹溪则认为惊悸与怔忡的发作频率不同，指出"惊悸有时"而"怔忡无时"。另外"心忪""心忡""忪悸""心怔"亦指"怔忡（怔忪）"。"心忪"和"忪悸"一词最早见于唐代孙思邈的《备急千金要方》，金代成无己在《伤寒明理论》中载："悸者，心忪是也。"金代刘完素在《素问玄机原病式》中云："心胸躁动，谓之怔忡，俗云心忪。"后世一些医家据此认为悸就是怔忡。"心怔"一词，主要见于《太平惠民和剂局方》。明代戴思恭在《秘传证治要诀及类方》中载曰："怔忡，久思所爱，触事不意虚耗真血，心血不足，遂成怔忡，俗谓心忡脉乱是也"，又云："怔忡，即忪悸也"。"惊悸"指因伴随"惊"之心悸，明代万表在《万氏家抄济世良方》中指出："惊者，恐怖之谓；悸者，惕跳之谓。"明代医家周文采在《医方选要》中指出惊悸表现为"心中惕然动悸而惊也，心下怵怵，如人将捕"，其还明确指出怔忡主要表现为"心中躁动不宁也"。明代龚居中的《红炉点雪》宗《严氏济生方》之旨，曰："惊者，心卒动而不宁也；悸者，心跳动而怕惊也；怔忡者，心中躁动不安，惕惕然如人将捕之也。"明代楼英的《医学纲目》亦宗此说"心跳"是口语中的词汇，清代少数医家在著作中使用该词，如王清任的《医林改错》、刘仕廉的《医学集成》等。

总而言之，金元之后，心悸病名趋于规范，医家们也常将惊悸、怔忡二者纳入同一门进行论述。考虑到"惊悸"易使人理解为因惊致悸，而不包含非惊而悸，"怔忡"又仅为悸之重证，因而逐渐形成了采用心悸为病名的统一趋势。

（二）病因病机

关于心悸的病因病机，历代医家的认识也有所不同。心悸的病机比较复杂，但概括起来不外本虚与标实两个方面。各种原因所致的气血阴阳的不足或失调，或感受外邪及各种病理产物阻于局部，致使心失所养，心脉不畅，均可发为心悸。现整理归纳如下：

1. 外感六淫，发作心悸

早在《内经》中即已认识到心悸的发病与外感有关，认为风、寒、湿、火是心悸的常见外因。正如《素问·痹论》所言："风寒湿三气杂至，合而为痹也……心痹者，脉不通，烦则心下鼓。"隋代巢元方的《诸病源候论》中论述心悸发病时十分强调风邪的致病作用，认为"风邪搏于心，则惊不自安。惊不已，则悸动不定"。这一理论在宋代《太平圣惠方》中得到进一步发挥，强调风虚合邪而致惊悸，认为"气血不实，腑脏虚伤，风邪所干，入于经络"可以导致心悸，并首次明确提出心脏中风可致心悸，认为其发病是由于"风邪伤于心经"。而《圣济总录》中亦沿用了此观点，并特别提出"妇人风邪惊悸"，指出："妇人……若心气虚怯，则风邪乘之，风主躁动，所以神志不宁，故令惊而悸动不定也。"此外《太平圣惠方》《圣济总录》中均特别列出妇人产后惊悸，认为其发生机制亦源于产后体虚"心经为风邪所乘"。唐代孙思邈的《备急千金要方》还首次提出冬季温风伏邪致悸。明代《普济方》进一步指出："怔悸……或冒风寒暑湿，闭塞诸经，令人忽忽若有所失，恐恐如人将捕……此乃外邪。"由此可见感受外邪是心悸发生的重要原因之一。

2. 瘀血内阻，心脉不畅

早在《素问·痹论》中即提出："脉痹不已，复感于邪，内舍于心"，又曰："心痹者，脉不通，烦则心下鼓"，指出风寒湿邪搏结于血脉，内犯于心，以至心脉痹阻，营血运行不畅，亦可导致心悸。清代医家叶天士在论述心悸的辨治规律时提到血络瘀阻可导致心悸。王清任重视气血，多从气血立论，在《医林改错》中提出瘀血内阻亦能导致心悸，列有"心跳心忙"病症。

3. 热扰心神，发作心悸

各种原因导致的火热之邪扰及心神，皆可出现心悸，但对于火热之邪出现的原因，历代医家有不同的见解。刘完素认为心悸的病机多为"心火热甚"，认为："水衰火旺，其心胸躁动，谓之怔忡。"在此基础上，王肯堂进一步发挥，其曰："悸之为病，是心脏之气不得正动，而为火邪者也"，并根据包络之火的特性，结合五脏之气化火，提出"五脏有五疾，皆能与包络之火合动而作悸"的观点，其曰："包络之火，非惟辅心，而且游行于五脏，故五脏之气妄动者，皆火也。是以各脏有痰，皆能与包络之火合动而作悸。"唐宗海在《血证论》中亦指出胃火上扰心神致心悸的病因，其曰："又有胃火强粱，上攻于心，而跳跃者。"

4. 阳气不足，无力鼓动

"正气存内，邪不可干"，气血阴阳的虚损，致使心失所养，可导致心悸病的发生。《内经》认为心下虚里跳动，多为"宗气泄"。早在《伤寒论》中即有上焦心阳受损导致心悸桂枝甘草汤证，以及肾阳受损蒸腾气化无权，以致水饮上凌于心的真武汤证。宋代的成无己提出："夫惊悸者，心虚胆怯之所致也。"陈士铎对此已有所发挥，他认为："夫胆属少阳，心之母也，母虚则子亦虚……胆气一虚，而脏腑之气皆无所遵从，而心尤无主，故怦怦而不安。"《圣济总录》认为心悸的发生"每本于心气之不足"。《类经》则进一步强调导致这一病机的根本原因在于"谓真阴之虚"，指出："肾虚不能纳，故宗气泄于上，则肾水竭于下，肾愈虚则气愈无所归。"对于这一观点张介宾概括曰："阴虚于下，则宗气无根，而气不归源"，并进一步发挥，提出："虚微者动亦微，虚甚者动亦甚"，说明虚损的程度决定悸动的程度。《医方选要》亦指出惊悸是"由心胆虚怯之所致也"。清代唐宗海亦认为"心火不足，则气虚而悸"。张锡纯的《医学衷中参西录》认为惊悸与怔忡，究其根本均为心肌发动力微弱，并创大气下陷论，首次提出大气下陷而致怔忡的观点。

5. 脾肾阳虚，水饮凌心

脾肾阳虚，不能蒸化水液，停聚而为痰为饮，均可导致心悸。早在张仲景的《伤寒杂病论》中即已认识到心悸的发生与痰饮及水饮有关，朱丹溪亦重视痰在内科杂病中的致病作用，提出"肥人属痰，寻常者多是痰"的观点。明代虞抟在《医学正传》中亦指出，心悸"亦有清痰积饮，留结于心胞、胃口而为之者"。成无己在《伤寒明理论·悸》中解释为："其停饮者，由水停心下，心主火而恶水，水即内停，心自不安，则为悸也。"清代唐容川在《血证论》中进一步指出"痰入心中，阻其心气"可致心悸。沈金鳌在《杂病源流犀烛》中亦提出："或由水饮停于心下，水气乘心，侮其所胜，心畏水自不安。"

6. 阴虚火旺，心血不足

严用和认为怔忡则常由心血不足渐生而成。《普济方》指出："人之所主者心，心之所养者血，心血一虚，神气不守，此惊悸之所肇端也。"明代龚廷贤在《寿世保元》中提出，除"心血不足"可致心悸外，"血虚火盛"亦可导致"怔忡心慌恍惚，烦躁不宁"。李用粹在《证治汇补》中亦指出"阴气内虚，虚火妄动"也可以导致心悸。清代唐宗海在《血证论》中认为："血不养心，则神气浮越而悸。"高鼓峰的《四明心法》亦曰："怔忡，心血少也"，并指出引起心血不足的原因，其曰："其原起于肾水不足，不能上升，以致心火不能下降"。罗国纲在《罗氏会约医镜》中强调肾精亏虚在心悸发病过程中的作用，指出："怔忡、惊悸……以上诸证，虽有心、脾、肝、肾之分，然阳统乎阴，心本乎肾，上不宁者，未有不由乎下；心气虚者，未有不因乎精，以精气原有互根之用也。又须知人之所主者心，心之所藏者神，神之所养者血；心血一虚，神无所依，而诸证自生。"

7. 饮食不节，上犯于心

《内经》认为心悸的发生与饮食有关，指出过食咸味可致心悸。《金匮要略》则提出："食少饮多，水停心下，甚者为悸。"清代医家李用粹在《证治汇补》中则提出"膏粱厚味，积成痰液"亦可导致心悸。可见，饮食不当是导致心悸的又一重要原因。

8. 内伤七情，扰及心神

《内经》中指出惊、悲哀、愁忧皆可影响心神，导致心悸的发生。严用和认为惊悸多为心虚胆怯，常因突受惊恐所致。宋代陈无择在《三因极一病证方论》中论治惊悸时，其曰："惊悸则因事有所大惊……名曰心惊胆寒，在心胆经，属不内外因"，又曰："怔忡，则因汲汲富贵，戚戚贫贱，久思所爱，遽失所重，触事不意，气郁涎聚，遂致怔忡，在心脾经，意思所主，属内所因"。李杲在《脾胃论》中云："凡怒、忿、悲、思、恐、惧，皆损元气。"明代虞抟在《医学正传》中指出"怒气伤肝"或"因惊气入胆"皆可导致心悸。可见，情志内伤是导致心悸的常见原因。

9. 劳欲过度，损伤正气

《诸病源候论》中引用《养生方》的内容，指出房劳损伤肾精可致惊悸。虞抟认为劳思太过"或遇事繁冗，思想无穷"，亦可发生心悸。《圣济总录》提出"劳极惊悸"，认为其病因为"过伤"。

10. 他病传变，失治误治

由于其他疾病迁延不愈，或失治误治，致使正气受损，或邪气乘之，亦可导致心悸。《伤寒论》中即有太阳病发汗太过或误用下法、少阳病误用汗吐下法皆可导致心悸的记载。至于他病传变致悸，《内经》中即指出痹证迁延不愈，内舍于心，可致心悸。《诸病源候论》中提出金疮可致惊悸，并对脚气风经五脏惊悸、虚劳惊悸的病机进行了初步论述。唐代孙思邈的《备急千金要方》指出风癫、风眩两病常伴心悸。《太平圣惠方》提出"伤寒后心虚惊悸"。北宋年间的《圣济总录》首次提出"痈内虚"导致惊悸及肾虚致悸，并对《诸病源候论》中关于脚气风经五脏惊悸、虚劳惊悸的内容进一步发挥。

（三）证候分类

历代医家对心悸证候分类的表述有：①心虚胆怯；②心脾两虚（心血不足）；③心阴亏虚（阴虚火旺）；④肝肾阴虚；⑤心阳不振；⑥水饮凌心；⑦痰浊阻滞；⑧痰火扰心；⑨心血瘀阻（瘀阻心脉）；⑩风热扰心；⑪邪毒犯心。

（四）治疗

继仲景之《伤寒论》首开心悸病辨证论治之先河后，历代医家对心悸的认识日趋全面，现将其整理如下：

1. 辨证论治

（1）豁痰清心：宋代陈言的《三因极一病证方论》即载有薯蓣汤治疗心悸的论述，其曰："治七情致脏气不行，郁而生涎，结为饮，随气上厥，伏留阳经，心中忪悸，四肢缓弱，翕然面热，头目眩晕，如欲摇动。"元代朱丹溪在《丹溪心法》中论治惊悸曰："痰迷心膈者，痰药皆可，定志丸加琥珀、郁金。"明代龚廷贤的《万病回春》曰："属痰火而气虚者，宜清痰火以补虚也"，治以金箔镇心丸；又指出："属心虚气虚而兼有痰者，宜安神补虚化痰也"，治以益气安神汤。张介宾在《景岳全书》中言道："心神虚怯，微兼痰火而惊悸者，八物安志丸。心气郁滞，多痰而惊者，加味四七汤。痰迷心窍而惊者，温胆汤或茯苓饮子，甚者朱砂消痰饮。风热生痰，上乘心膈而惊悸者，简要济众方。"

（2）清热养血：明代龚廷贤在《万病回春》中云"属血虚火动者，宜养血以清火也"，治以养血安神汤。张介宾在《景岳全书》中论道："心血不足，肝火不清，血热多惊者，朱砂安神丸。"清代沈金鳌在《杂病源流犀烛》中以心伤火动、火郁生痰概括悸之病由，水衰火旺者，治以天王补心丹。清代汪启贤在《济世全书》中针对热邪扰心而致的惊悸，怔忡，心神慌乱者，治用清火安神汤。清代汪启贤的《济世全书》中载有用朱砂安神丸来治疗血虚惊悸，懊恼，胸中气乱者。

（3）利水宁心：《金匮要略》载曰"心下悸者，半夏麻黄丸主之"，治寒水心下悸者。宋代陈无择之《三因极一病证方论》于"风湿证治"论桂枝附子汤证中，载曰"小便不利，悸气，加茯苓三两"，以治疗水气凌心之心悸。清代沈金鳌在《杂病源流犀烛》中针对水停心下者，治以茯苓饮子、半夏麻黄汤。

（4）安神定志：《三因极一病证方论》载有定心汤治疗，其曰："治心劳虚寒，惊悸，恍惚多忘，梦寐惊魇，神志不定。"《圣济总录》载曰："治心中风发动不知，渐成癫痫，惊悸恍惚，定神琥珀丸方。"日本学者丹波元简在《医心方》中载有以"虎睛（一双，炙）、金薄（五十片）、银薄（五十片）、光明珠（二分）、雄黄（二分）、牛黄（二分）上，如法研如面，以枣肉为丸，如绿豆大。每日空心以井花水下，三丸，或五丸，或七丸"之方"治因重病虚损后；或因忧虑失心，惊悸心松；或夜间狂言，恒常忧怕"。明代《证治准绳》载有："如左寸脉浮洪，面赤，汗多恶风，心神颠倒，言语謇涩，舌强口干，松悸恍惚，此中小肠兼中心也。加味牛黄散之类。"

（5）养心安神：隋代巢元方的《诸病源候论》曰："惊悸，恍惚，少颜色，舌本强，善忧悲，是为心气之虚也，则宜补之。"其指出以补心血之法治疗虚证心悸。元代朱丹溪在《丹溪心法》中载："惊悸者血虚，惊悸有时，以朱砂安神丸。"其认为惊悸可由心血亏虚所致，故当养心血安心神。明代张介宾在《景岳全书》中言道："心虚痛少，神志不宁而惊悸者，养心汤，或宁志丸，或十四友丸。"皇甫中在《明医指掌·惊悸怔忡健忘证》中将惊悸分为血虚惊悸和气血两虚。血虚惊悸者，治以四物汤加贝母、橘红、黄连、山栀；气血两虚者治以益荣汤、天王补心丹，均为养心安神之法的代表方。清代汪启贤在《济世全书》中对养心安神法加以整理归纳，认为对于元气虚惫，精神恍惚，心思昏愦气不足，健忘怔忡者，治以加味宁志丸；心气不足，志意不定，惊悸恐怖，悲忧惨戚，虚烦少睡，喜怒不常，夜多盗汗，饮食无味，头目眩晕者，治以妙香散；心气不足，恍惚怔忡，惊悸健忘者，治以定志丸；心脾两虚惊悸，怔忡，无寐，自汗盗汗，饮食不甘，怠惰嗜卧者，治以归脾汤。

2. 其他疗法

（1）针灸治疗：针灸治疗消渴病历史悠久，历代医家对其取穴及手法运用亦多有论述。《普济方·针灸门·心惊悸》中详细列举出治疗心悸的穴位，其曰："穴少冲治心风惊悸……穴少府治惊悸少气……穴阴、间使、二间、厉兑疗惊悸。穴间使治惊恐。穴五里治善惊恐。穴京骨、大钟、大陵治惊悸……穴风府疗心惊悸。神气耗散。穴鸠尾治惊怖。心松少力。穴大横。灸五十壮。"《针灸学纲要》曰："惊悸（属血虚火动）灸——神门、中脘。"明代楼英在《医学纲目·惊悸怔忡》中指出："心烁烁跳动，少冲泻之，灸立效。"清代《灸法秘传·惊悸怔忡》也有惊悸、怔忡"医家虽有辨别，总灸上脘穴为宜"的记载。

（2）食疗：基于祖国医学"药食同源"的理论，食疗成为中医的特色疗法之一，尤其对于慢性疾病，由于其口感较之一般中药较易为患者所接受及坚持服用，在慢性病的治疗中往往起着"润物细无声"的作用。心悸治疗亦是如此。

1）药膳：宋代《太平圣惠方·治虚劳惊悸诸方》中有以紫石英、煎汤煮粥治疗虚劳惊悸的记载。明代龚廷贤则首开心悸脏器疗法之先河，在《种杏仙方》中曰："治被惊骇，心神不安，心跳不宁。用猪心，劈开，入朱砂末于内，纸包火煨熟食之。"又在《鲁府禁方·怔忡惊悸》中提出，以人参、当归身、猪腰子煎汤，治疗心气怔忡而自汗。清代梅启照在《验方新编·心气怔忡》中更是记载了多则治疗心悸简、便、效、廉的食疗方，如用猪心蒸熟蘸朱砂饭后服用，白莲肉去皮心，煮食，久之自愈，以及焦白术煎汤频服等。

2）药酒：《宋史·钱乙传》中记载一哺乳妇女因悸而眼目不得闭，饮用"郁李酒"，使其醉后即愈。其曰："一乳妇女因悸而病后，目张不得瞑。乙曰：煮郁李酒饮之，使醉，即愈。"清代俞震纂在《古今医案按》中解释本案曰："所以然者，目系内连肝胆。恐则气急，胆横不下。用郁李润能散结，随酒入胆，结去胆下，目能瞑矣。"此即应用药酒治疗悸后遗目不得闭者之论证。

3）药茶：《种杏仙方》曰："治胆虚睡卧不安，心多惊悸。用酸枣仁一两，炒香为末。每二钱，不拘时，竹叶汤调下。"

（3）心理疗法：金代张子和所著《儒门事亲》中曾记录了一则击几疗惊悸的医案，医案卫德新之妻，夜间因遇盗贼惊吓坠于床下，遂惧怕声响，甚至听到家人的脚步声都会"惊倒不知人"。张从正思考再三，乃命二侍女将患者两手按在高椅上，在其面前置一竹几，用木棍反复敲击。病妇开始听到敲击声胆战心惊，连续敲击后，便习以为常。张从正认为，"惊者，为自不知故也；恐者，自知也。平者常也，常见之必无惊"，以惊恐之法，来治疗由惊恐所导致的惊悸症，是中医情志相胜理论独具匠心的发挥。从临床心理学的角度看，本症属于神经症中的"恐惧症"。在特定的心身状态下，本来无害或无关的体验，即盗贼的行径使卫妇产生恐惧感，这种应激的负强化和泛化，使其惧怕任何声响。张氏用木棍敲击竹几，让患者长时间处在最恐惧的逼迫情境中，达到"移精变气"，改变内在旧情境的目的。

以上历代医家的论述，不仅确定了中医防治心悸的理论基础，至今仍影响着对该病的治疗理念，对临床实践起着启迪和昭示作用。

（孙　洋　刘　征）

胸痹心痛源流考

"胸痹"之称及症首见于《灵枢·本藏》，东汉张仲景正式提出"胸痹"之称，《金匮要略·胸痹心痛短气病脉证治》中，将胸痹和心痛合而为篇，病因病机及辨证论治悉具，并附经典方数则。宋金元时期，各医家对胸痹心痛进行深层次研究，明清医家对本病辨证更加细腻，汇古今，裁古方，提新法，理论日臻完善。胸痹心痛作为内科体系一重要疾病，梳理其病名，审其病因病机、治则治法，对医家经验继承和创新大有裨益。本篇采撷各家思想之精华，将本病进行大致梳理。

（一）病名

"心痛"一词出现早于"胸痹"。先秦殷墟出土的甲骨文中已有多种相关病名的记载。《山海经》中最早出现"心痛"一词，其曰："其草有䔄荔，状如乌韭，而生于石上，亦缘木而生，食之已心痛。"该书是古代一本巫书，相当于今之百科全书，这里记载的䔄荔乃传说中一种香草，食之可以疗心痛，这不仅是心痛一词之最早记载，也是对于其治疗药物的最早记载。马王堆汉墓出土的《足臂十一脉灸经》指出："足少阴温（脉）……其病：病足热……肝痛，心痛，烦心""臂泰（太）阴温（脉）……其病：心痛，心烦而噫（噫）"。二者均描述经络受邪引起心痛之症，是现存医学文献中关于"心痛"的最早记载。约成书于秦汉时期的《内经》亦有多篇论及心痛，其中"心痛"既是症状，又是病名。如《灵枢·五邪》曰："邪在心，则病心痛喜悲，时眩仆。"其既指出了病位，又描述了症状。

"胸痹"一词，首见于马王堆汉墓出土医书《养生方》，其记载："以右足践左足上。除胸痹、食热呕。"《灵枢·本藏》载曰："肺小则少饮，不病喘喝；肺大则多饮，善病胸痹、喉痹、逆气。"其指出肺大，易受外邪，发为胸痹。可见胸痹已有数千年历史。晋代葛洪在《肘后备急方》中论及胸痹："胸痹之病，令人心中坚痞忽痛，肌中苦痹。绞急如刺，不得俯仰，其前胸皮皆痛，不得手犯，胸满短气，咳嗽引痛，烦闷自汗出。"《诸病源候论》中亦如是说，其曰："绞急如刺，不得俯仰，胸满短气。"此乃典型症状。

医圣仲景在《金匮要略·胸痹心痛短气病脉证治》中首次提出"胸痹心痛"之名，文曰："阳微阴弦，即胸痹而痛……责其极虚也……所以胸痹、心痛者，以其阴弦故也。"此条为胸痹心痛经典条文，提出胸痹心痛阳微阴弦之病因病机、脉证，并且该书此篇还提出了治疗胸痹心痛经典方剂数则，后世广泛应用，至此之后，胸痹、心痛二者不可分割，如二而一。日本人丹波元简在《杂病广要》中提出胸痹心痛的命名，他认为二者均是膈间疼痛之称。"心痛"主要是作为症状名称出现的，是"胸痹"一病的主要临床表现而非独立的疾病，合称较宜。而对于胸痹心痛，清代吴谦认为"胸痹"归"胸胁痛"，而"心痛"归"心腹痛"，他主张心痛为歧骨陷痛，而胸为肺之野，胸痹不属"心痛"。这与仲景合篇论述胸痹心痛相悖，但是亦有其深意。

中华人民共和国成立之后，中医药事业继续发展，国家中医药管理局发布的中华人民共和国中医药行业标准《中医病证诊断疗效标准》将以胸闷心痛为主症的疾病命名为"胸痹心痛"，国家技术监督局发布的中华人民共和国国家标准《中医临床诊疗术语——疾病部分》中称"胸痹（心痛）"，由中华中医药学会内科分会内科疾病名称规范研究组编著的《中医内科疾病名称规范研究》规范其名称为"胸痹心痛"。然因其病因病位、病程、转归预后有异，历代医者基于其所处时期、地理环境、地域特点、气候变化、社会环境、师承家承、临床经验等，对本病有丰富的认知和外延，本篇特将病名进行分类归纳。

1. 以病因病机分类命名

《金匮要略·胸痹心痛短气病脉证治》中载有九痛丸"治疗九种心痛"，但未言九痛为何，各医家观点不一，又大致相同。唐代孙思邈在《备急千金要方·心脏方》中曰："一虫心痛，二疰曰注，三风心痛，四悸心痛，五食心痛，六饮心痛，七冷心痛，八热心痛，九来去心痛，此之谓九痛。"宋代《圣济总录》及《三因极一病证方论》等亦将其按病因列此九类即"曰虫，曰注，曰风，曰悸，曰食，曰饮，曰冷，曰热，曰去来者是也"。明代王绍隆在《医灯续焰》中分饮心痛、食心痛、风心痛、寒心痛、热心痛、悸心痛、虫心痛、忤心痛和疰心痛。清代张璐撰《张氏医通·诸痛门》中指出："心痛分为九种：曰饮、曰食、曰气、曰血、曰冷、曰热、曰悸、曰虫、曰疰。"程国彭在《医学心悟》中亦曰："心痛有九种：一曰气、二曰血、三曰热、四曰寒、五曰饮、六曰食、七曰虚、八曰虫、九曰疰，宜分而治之。"林珮琴在《类证治裁》中将其分为饮心痛、食心痛、寒心痛、火心痛、气心痛、血心痛、悸心痛、虫心痛、疰心痛等九种。九种心痛分类大抵如此，皆致心痛。总之胸痹心痛病因极多，或未有专门病名称谓，此处不一一赘述。

2. 以原发脏腑经络分类命名

《内经》论心痛，未有不兼五脏为病者。且五脏六腑任督支脉络于心，脏腑经脉夹其淫气，自支脉乘于心而为痛者，必有各脏腑病形与之相应而痛，详之，据是否伤及心之正经，可分为厥心痛、久心痛、真心痛。

《灵枢·厥病》曰："厥心痛，与背相控，善瘛，如从后触其心，伛偻者，肾心痛也……腹胀胸满，心尤痛甚，胃心痛也……痛如以锥针刺其心，心痛甚者，脾心痛也……色苍苍如死状，终日不得太息，肝心痛也……卧若徒居，心痛间，动作痛益甚，色不变，肺心痛也。"可见厥心痛往往为五脏有病，病气逆犯，据其所犯脏腑，分为胃心痛、脾心痛等五脏心痛，或由阳虚阴厥，或由寒热犯心包及心之支脉所致，表现异之。除牵涉脏腑有异，此篇中详细论述了"真心痛"和"厥心痛"，其曰："真心痛，手足青至节，心痛甚，旦发夕死，夕发旦死。"可见真心痛伤及正经，病情严重，发作迅速，且预后差。同此，《难经》曰："其五脏气相干，名厥心痛；其痛甚，但在心，手足青者，即名真心痛。"此为继承《内经》之说，对真心痛和厥心痛的病因、病位、病情做出进一步概括。

隋代巢元方的《诸病源候论》将心痛分为"真心痛"和"久心痛"，其曰："心为诸脏主而藏神，其正经不可伤，伤之而痛。"此为真心痛，其病源于心之正经受邪，病情严重。对于久心痛的记载，其称谓虽然体现了病程长久、发病缓慢的特点，但其发病机理为心之别络受邪，其病常发，缠身不愈，有别于真心痛，其曰："其久心痛者，是心之别络，为风邪冷热所乘痛也，故成疹不死，发作有时，经久不得差也。"故而在此列出以供鉴别理解。

宋代《圣济总录》对"心痛"记载大抵同上，照其原发脏腑及经络分为肝心痛、脾心痛、胃心痛、肾心痛、厥心痛和真心痛等，认为厥心痛乃他经阳气不足而引起心经气逆。清代喻嘉言在《医门法律》中言厥心痛："厥心痛，乃中寒发厥而心痛，寒逆心包，去真心痛一间耳。手足逆而通身冷汗出，便溺清利不渴，气微力弱。"盖心为火脏，烛照事物，寒气迫心或阴阳气不接，心必作痛而发卒心痛、胸痹、厥心痛类。

各医家基于前人的探索，对胸痹心痛的认识不断详尽，趋于完善。同时，学术界百家争鸣，对"心痛"和"胃脘痛"各抒己见。宋代窦材在《扁鹊心书》中提到心痛"乃心之包络痛与脾痛、胃痛、膈痛耳"，其将脾痛、胃痛、膈痛也归结为心痛，相应心痛的治疗方法也更加丰富。南宋王璆在《是斋百一选方》中也将心疾、脾疾一同介绍。区别前者其将脾痛、胃痛、膈痛也归结为心痛的观点，宋代陈无择在《三因极一病证方论》中曰："心痛……以其痛在中脘，故总而言之曰心痛，其实非心痛也……方中所载者，乃心主包络经也。"其认为此心痛痛在中脘，病位不在心，其实已经将心痛与胃脘痛做了区分，纠正了前人观点，对后世诊断治疗胸痹心痛大有益处，对于疾病的认识趋于准确精细，治疗更加到位。

至明清，心痛和胃脘痛开始有了明显区分。大多数医家认为，除了"真心痛"，其余"心痛"都是心包络痛、胃脘痛和脾痛之类。明代张介宾在《景岳全书》中曰："凡病心腹痛者，有上中下三焦之别。上焦者，痛在膈上，此即胃脘痛也，《内经》曰胃脘当心而痛者即此。时人以此为心痛，不知心不可痛也，若病真心痛者，必手足冷至节，爪甲青，旦发夕死，夕发旦死，不可治也。"张介宾将真心痛与胃脘痛之类作了区别，认为真心痛乃朝发夕死之急患，与痛在膈上的胃脘痛有异。除此之外，明代徐春甫在《古今医统大全》中曰："大抵人病胸膈心腹疼痛……脾受之而作心痛，此脾痛也，非心也。"明代虞抟称九种心痛皆在胃脘，而实不在于心也，其在《医学正传》中曰："胃脘痛俗称心痛"，他认为："除真心痛外，其余皆为胃痛，胸痹亦是胃病。"综上，前人较为注重将真心痛单列，余皆列为它脏病干之，若从治法而解，异病同治，亦可理解。

但此时期亦有不少医家认为心痛、胃脘痛病位所在脏腑不同，应有明确区分，不应只将真心痛单列为心痛，而将其余心痛归为胃痛。明代王肯堂对胸痹心痛及它脏干扰致心痛的理解颇深，其在《证治准绳》中曰："或问：丹溪言心痛即胃脘痛然乎？曰：心与胃各一脏，其病形不同。因胃脘痛处在心下，故有当心而痛之名，岂胃脘痛即心痛者哉。历代方论将二者混同叙于一门，误自此始。"其首次明确对心痛与胃脘痛作了鉴别，心痛在岐骨陷处，胸痛则横满胸间，胃脘痛在心之下。言辞中肯，泾渭分明，将时人之模糊界定清晰划分，对后世医家颇有引导规正之益，并提出用大剂量红花、桃仁、降香、失笑散等治疗死血心痛，后世遵用，乃传至今，为活血化瘀治疗胸痹心痛之经典。清代王清任传世名方五逐瘀汤之血府逐瘀汤亦有此蕴，治疗血瘀之胸痹心痛效果显著。明代李中梓在《医宗必读》中文曰："心痛在岐骨陷处，胃脘痛在心之下……胸痛在心之上。"其对心痛、胃脘痛、胸痛做了明确的病位区分，使后人愈加意识到此二病之不同。另有明代戴元礼、李用粹，清代何梦瑶等医家分别在《秘传证治要诀及类方》《证治汇补》《医碥》等著作中将心痛、胃脘痛加以区分。古人辩论者，多且精矣，兹不做复赘。直至清代，医家的看法才基本统一，即心痛与胃脘痛乃为二病也，病脏不一，不可混为一谈。

值得一提的是，王肯堂不仅区别了心痛和胃脘痛，且在《证治准绳》中曰："胸痹心下满而不痛为痞，心下满而痛为胸痹。"其对胸痹和痞症亦做了区分，心下满而未伴有疼痛者为痞，心下满而伴有疼痛者为胸痹，由此后世医家对此二病有了详辨。同样，清代叶天士在《临证指南医案》中曰："胸痹与胸痞不同。胸痞有暴寒郁结于胸者……亦有上焦湿浊弥漫而痞者。若夫胸痹，则但因胸中阳虚不运，久而成痹。"其亦是对胸痹和痞症加以区分，阳虚为因，秉承仲景阳微阴弦理论。清代柳宝诒在《柳选四家医案》中提及："胸痛彻背，是名胸痹。痹者，胸阳不旷，痰浊有余也……胸痹证，前人无有指为瘀血者……纳食梗痛，乃瘀血阻于胃口，当归入噎膈证内论治矣。"胸痹病以阳虚为因，同时指出了饮食、瘀血等邪实因素，噎膈病症状与之有相似之处，据此，古之胸痹或可包括部分消化疾病，此与胃心痛、食心痛不无关联。

五脏及胆、心包络七经，经脉俱至胸，五脏六腑任督支脉络于心，是谓经之邪，皆得为胸痛，各脏腑病形皆与心相应而痛。

3. 以发病急缓分类命名

本病发作有缓有急，故可分为久心痛、卒心痛，从病名即可窥其不同之义。《素问·缪刺论》曰："邪客于足少阴之络，令人卒心痛、暴胀、胸胁支满。"可见卒心痛病情重，发病迅猛。隋代《诸病源候论》及晋代《肘后备急方》中均指出久心痛为一种慢性疾病，病程缠绵，时发不定，如《肘后备急方》更以膏剂缓治，其曰："治久心痛，时发不定，多吐清水，不下饮食。以雄黄二两，好醋二升，慢火煎成膏。"唐代孙思邈在《备急千金要方·心腹痛》中曰："寒气卒客于五脏六腑，则发卒心痛，胸痹。"王焘在《外台秘要》中总结久心痛方剂六首，卒心痛方剂一十四首，宋代《圣济总录·心痛门》对"心痛"记载按发病速度亦分为"卒心痛"和"久心痛"。

4. 以病症特点分类命名

除胸痹心痛特定症状外，据其症状表现或相似性可包含：心痹、胸痹噎塞候、胸痹心下坚痞急候、胸痹短气候、胸痛候、热厥心痛、寒厥心痛、大实心中痛等。

《素问·痹论》提到了"心痹"的概念，其曰："心痹者，脉不通，烦则心下鼓，暴上气而喘，嗌干善噫，厥气上则恐"，又曰："脉痹不已，复感于邪，内舍于心"，此处之心痹，由经气痹阻，五痹之脉痹为因，加之邪气淫心而发。

隋代巢元方在《诸病源候论》中分篇论述了"胸痹""心痛""心痹"之名。其曰："胸痹之候，胸中幅幅如满，噎塞不利，栖栖如痒，喉里涩，唾燥甚者，心里强痞急痛，肌肉苦痹，绞急如刺，不得俯仰，胸前皮皆痛，手不能犯，胸满短气，咳唾引痛烦闷自汗出。"此处胸痹涵盖了心胸肺部痹阻之症，心里强痞急痛，胸满短气等痹阻之候。其又指出心痹以"烦则心下鼓，暴上气而喘，嗌干善噫，厥气上则恐"为主要临床表现，并指出："思虑烦多则损心，心虚故邪乘之，邪积不去，则时害饮食，心里幅幅如满，蕴蕴而痛，是谓之心痹。"因此"胸痹""心痹"均为经络、血脉、气血闭塞不通，心胸幅幅如满，闷痛。但胸痹可出现胸满短气，咳唾引痛等肺脏症候，为心痹所不具备。清代孔继炎在《孔氏医案》中论及心痹、胸痹时指出："夫三气合邪，盘踞脏腑，如浓云密雾布覆太空，胸中空旷之地，安能当此填结？"又曰："心肺并有，故不言心肺，而曰胸痹，盖言胸则可以并赅心肺也"，其认为胸痹非独心痹也，五脏痹可以相兼，五脏及胆、心包络七经，经脉俱至胸，皆可发为胸痹。

《圣济总录·胸痹门》谈胸痹时曰："胸痹者，胸痹痛之类也……胸膺两乳间刺痛，甚则引背胛，或彻背膂。"其论述沿袭了《金匮要略》等书的观点，分列"胸痹""胸痹噎塞候""胸痹心下坚痞急候""胸痹短气候"及"胸痛候"等，可见胸痹症候众多，此处详述，实为恰当。金元四大家之刘完素在《素问病机气宜保命集》中文曰："诸心痛者，皆少阴厥气上冲也。有热厥心痛者，身热足寒，痛甚则烦躁而吐……有大实心中痛者，因食受时气，卒然发痛……有寒厥心痛者，手足逆而通身冷汗出，便利溺清。"热厥心痛身热足寒，大实心中痛食积气郁，寒厥气郁通身一派寒象。清代医家沈金鳌在《杂病源流犀烛》中亦提及："谓之厥者，诸痛皆肝肾二经气逆上冲，又痛极则发厥也。但分寒热二种。"其与刘完素所论大抵一致，未提及大实心中痛，但其书下文论及它脏之病干之而发的心痛，如阳明有余，上归于心之心疝等。

（二）病因病机

1. 外感六淫

正气存内，邪不可干。素体虚弱，六淫邪气乘虚而入。外感风寒之邪，为本病的主要病因之一。《内经》时期对此有明确认识，如《素问·调经论》曰："寒气积于胸中而不泻，不泻则温气去，寒独留，则血凝泣，凝则脉不通。"寒气积于胸中，大伤阳气，胸阳衰微。《素问·举痛论》文曰："寒气客于脉外则脉寒，脉寒则缩蜷，缩蜷则脉绌急，绌急则引小络，故卒然而痛。"缩蜷、脉绌急为寒邪所伤，经络血脉收引而致，且寒为阴邪，最伤阳气，阳气若天与日，而心以温通为用，心阳受损必发疾病。此外《诸病源候论·心痛病诸候》文曰："心痛者，风冷邪气乘于心也""心有支别之络脉，其为风冷所乘，不伤于正经者，亦令心痛"。风冷之邪客心或心之别络均致心痛；《诸病源候论·疝病诸候》文曰"寒气盛，则痛上下无常，言冷气上冲于心，故令心痛也"；以及《诸病源候论·疝病诸候》文曰"寒气不散，上冲于心，故使心痛"，均为冷气上冲于心，责其因乃寒气胜尔；《诸病源候论·心痛病诸候》曰"其久心痛者，是心之支别络脉，为风邪冷热所乘痛也"久心痛乃心之支别络脉受寒热之邪所致；另外《诸病源候论》文曰："寒气客于五脏六腑，因虚而发，上冲胸间，则胸痹。"后至唐代孙思邈《备急千金要方》在此基础上加以完善，其曰："寒气卒客于五脏六腑，则发卒心痛胸痹。"寒主痛，主收引，遏制阳气，心阳不展，加之寒邪凝滞血脉，脉络拘急，不通则痛。《圣济总录》文曰："卒心痛者，本于脏腑虚弱，寒气卒然客之"，又曰："虚极之人，为寒邪所客，气上奔迫，痹而不通，故为胸痹"，其进一步阐明了寒邪客体，寒凝心脉是痹阻心胸的根本原因，本虚故尔。

此外，风寒之邪郁久化热、燥热、暑热之邪亦可引发胸痹心痛，如《素问·气交变大论》文曰"岁金太过，燥气流行……则体重烦冤，胸痛引背……甚则喘咳逆气，肩背痛""岁金不及，炎火乃行……民病口疮，甚则心痛"，此乃天地之气偏，而人气感之，六气五行，皆备于人身，人为天地之中气，秉天气而生六腑，秉地气而生五脏，炎火盛行，燥气流行，皆扰心神而作痛。《素问·至真要大论》文曰："少阳在泉……主胜则热，反上行而客于心，心痛发热。"五志过极化火，七情内伤，气机郁结，郁久化火，正如《素问·刺热论》文曰："心热病者，先不乐，数日乃热，热争则卒心痛。"且当下人多食膏粱厚味，脾胃运化不及，痰瘀内阻，郁而化火。所谓无邪不有毒，毒从热化，变从热起，瘀从毒结，热毒灼阴血，热之为过，血为之凝滞，阴血胶着而凝滞或热盛伤阴血脉络不充或热扰心神都可能引发胸痹心痛。隋唐宋金时期热毒致病理论体系初步形成，有关热毒的病因学理论进一步发展。《诸病源候论》明确了六淫之热与热毒的不同，指出热毒可从热化、风气相搏而来。《素问·五藏生成》文曰："有积气在中，时害于食，名曰心痹。"气之积滞亦可发病。综观其因，皆为素体虚弱或久病后，正气不足，诸方邪气乘心虚而入。

2. 阳微阴弦

《诸病源候论·胸痹心痛短气病脉证治》曰："阳微阴弦，即胸痹而痛，所以然者，责其极虚也。"可见素体虚弱，阳微阴弦是张仲景论述胸痹心痛的一条主要病因病机。上焦阳气不足，下焦阴寒气盛，这一病因在《诸病源候论》中也给出了单独的诠释。《诸病源候论·心痛病诸候》曰："心为火，与诸阳会合，而手少阴心之经也。若诸阳气虚，少阴之经气逆，谓之阳虚阴厥，亦令心痛。"《诸病源候论·疝病诸候》中曰："夫寒疝心痛，阴气积结所生也"，亦曰："疝者，痛也。由阴气积于内，寒气不散，上冲于心，故使心痛"，此三条皆提出阴寒之气积结，而阳气虚衰无力散寒，寒邪上冲于心胸，寒主收引，主痛，胸阳不振而致胸痹心痛。正如《医门法律》曰："胸痹心痛，然总因阳虚，故阴得乘之。"此正合乎病于阳虚者，尽人皆是也之意，所谓纯阳则仙，人体以阳气为用，阳虚阴乘往往发病。

3. 脏腑病变

肝肾脾胃等脏腑发生病变，可一定程度地影响到心，从而引发胸痹心痛。古籍中多有记载。《诸病源候论》中提及脾心痛、胃心痛、肾心痛、真心痛、久心痛。《诸病源候论·心痛病诸候》文曰："诸脏虚受病，气乘于心者，亦令心痛，则心下急痛，谓之脾心痛也"；亦曰："足太阴为脾之经，与胃合。足阳明为胃之经，气虚逆乘心而痛。其状腹胀，归于心而痛甚，谓之胃心痛也"；亦曰："肾之经，足少阴是也，与膀胱合。膀胱之经，足太阳是也，此二经俱虚而逆，逆气乘心而痛者，其状下重不自收持，苦泄寒中，为肾心痛也"。以上皆指出诸脏虚弱，邪气入侵，邪气上乘于心，则发心痛。脾胃虚寒，寒邪循经而上至心胸，作痛。脾胃虚弱，运化无力，酿湿成痰，痰浊痹阻心脉胸阳，则发胸痹心痛。肾阳虚衰，则不能温养五脏阳气，致胸阳不振，无力鼓动血脉运行，进而胸痹心痛。《诸病源候论·心痛病诸候》亦曰："心为诸脏主而藏神，其正经不可伤，伤之而痛，为真心痛，朝发夕死，夕发朝死。"其指出真心痛乃正经所伤。此篇亦曰："心有支别之络脉，其为风冷所乘，不伤于正经者，亦令心痛，则乍间乍甚，故成疹不死。"其指出其发作时的临床表现，同时进一步指出久心痛为别络受损，发作有时，时轻时重，其曰："其久心痛者，是心之支别络脉，为风邪冷热所乘痛也，故成疹不死，发作有时，经久不瘥也。"

4. 饮食不节

《素问·经脉别论》云："食气入胃，浊气归心，淫精于脉。"精微物质归于血脉营养周身，而浊气归心。若平素脾虚，过食肥甘，脾胃进一步损伤，运化失司，湿气内生，聚而成痰，痰浊痹阻心脉，胸阳不振，心脉痹阻，为本病的主要病因病机之一。《诸病源候论·妇人妊娠病诸候》文曰"夫心痛，多是风邪痰饮，乘心之经络，邪气搏于正气，交结而痛也"，风邪痰饮乘心，正邪搏结发而为痛。宋代朱肱在《类证活人书》中文曰："包络之痛，有痰涎停伏，窒碍不通而痛。"自古医理乃不通而痛，饮食不节，运化无力，极易生湿酿痰化热。金代张子和在《儒门事亲》中亦曰"夫膏粱之人……酒食所伤，胸闷痞膈，酢心"，也是同理。明代李梴在《医学入门》中曰："痛甚发厥有二因……热痛，内因酒食积热，痰郁发厥。"此处心痛有热痛和痰阻两方面原因。明代龚廷贤在《寿世保元》中曰："酒性大热有毒，大热能助火，一饮下咽，肺先受之……酒性喜升，气必随之，痰郁于上，溺涩于下，肺受贼邪，不生肾水，水不能制心火，诸病生下焉……或心痹痛。"其指出痰郁乘心，痰郁阻肺，或痰郁阻于胸中，皆胸痹心痛。

或痰瘀之邪在体内郁结日久必然化热成痰，痰热互结，或久服温燥辛烈药，日久则化热，或素有阴虚阳亢者，易生热症。《圣济总录》文曰："阳气不得宣发。郁滞生热，则心神懊而烦痛……大抵心属火而恶热其受病则易以生热，热则血气壅滞……口舌生疮。"

或因偏嗜某味，五行生克，从而影响心脉，产生胸痹心痛。《素问·生气通天论》文曰："味过于甘，心气喘满。"对此，唐代王冰注曰："甘，多食之，令人心闷。甘性滞缓，故令气喘满而肾不平。何者？土抑木也。衡，平也。"另外《素问·五藏生成论》文曰："多食咸，则脉凝泣而变色。"咸入肾，水克火，嗜咸则伤心脉，气血运行不畅而发心痛。或因饱餐伤气，气血推动无力，运行不畅，而诱发此病。

5. 情志所伤

情志内伤是胸痹心痛的重要诱因。《素问·血气形志》曰："形乐志苦，病生于脉。"王冰注："志谓心志……志苦，谓结虑深思。"情志不畅，一方面影响气机，另一方面心统性情，思虑伤心气。《杂病源流·心病源流》亦曰："总之七情之由作心痛，七情失调可致气血耗逆，心脉失畅，痹阻不通而发心痛。"

若情志过极，思虑过度，忧思伤脾，聚湿成痰。若愠怒伤肝，大怒则肝气不舒，肝郁气滞，如清代沈金鳌在《杂病源流犀烛》中提及七情，认为除"喜之气能散外，余皆足令心气郁结而为痛也"，气滞或痰阻均能使血行不畅，心脉痹阻，不通则痛。若气郁化火，逆传心包，或内火炼液成痰，痹阻心脉，也可发胸痹心痛。若忧思伤脾，气血生化不足，或邪伤阴血，心血亏耗，就如《医宗必读》曰："其络与腑之受邪，皆因怵惕思虑，伤神涸血，是以受如持虚。"此乃不荣则痛。

《素问·五藏生成论》曰："心痹，得之外疾思虑而心虚，故邪从之。"邪气乘之不外乎心本虚也。《诸病源候论·咽喉心胸病诸候》曰："思虑烦多则操损心，心虚故邪乘之。"《诸病源候论·妇人杂病诸候》中曰"心痛，是脏虚受风，风冷邪气乘于心也"，同上《素问·五藏生成论》所言，认为胸痹心痛乃脏腑虚衰，心气不足，邪气乘心所致。《证治准绳》亦曰："夫心统性情，始由怵惕思虑则伤神，神伤脏乃应而心虚矣。心虚则邪干之。"晋代王叔和在《脉经》中云："愁忧思虑则伤心……心伤者，其人劳倦，心中痛彻背，自发烦热，当脐挑手……此为心脏伤所致也。"其描述了思虑伤心，心痛彻背，自发烦热的临床表现。

《景岳全书》言："凡情志之属，唯心所统。"五志过极，皆能化火，逆传心包，胸痹心痛，甚则真心痛，如《医学入门》曰："厥心痛……或因七情者，始终是火"，又曰："悸痛，内因七情……重则两目赤黄，手足青至节，即真心痛，不治"，其描述了五志过极化火，心中悸而痛之重症，手足青至节，治疗预后均不佳。《三因极一病证方论》曰："真心痛皆脏气不平，喜怒忧思所致，属内所因。"脏气不平也可导致真心痛。

6. 年老劳役

年老体衰或劳倦内伤之人，多见气血渐弱，阴阳渐衰，肾气衰惫。《素问·举痛论》曰："寒气客于背俞之脉则血脉涩，脉涩则血虚，血虚则痛，其俞注于心，故相引而痛。"戴元礼亦曰："房劳肾虚之人，胸膈多有隐痛。此肾虚不能纳气，气虚不能生血之故。"此乃血虚不荣则痛之理。《玉机微义》明确指出："然亦有病久气血虚损及素作劳羸弱之人患心痛者，皆虚痛也。"气虚则气血运行无力，气机郁滞血脉痹阻发为胸痹心痛。若阳虚，则胸阳不振，痹阻不通；若阴虚，则心阴不足，心火偏旺，炼液成痰，痰阻心胸，亦导致胸痹心痛。

（三）证候分类

历代医家对胸痹心痛证候分类的表述有：①寒凝心脉；②热毒闭心；③痰热扰心；④痰热瘀阻；⑤痰浊闭阻（或有湿浊闭阻）；⑥痰瘀互结；⑦血瘀痹阻；⑧阴虚内热血瘀；⑨肝郁血瘀（血瘀兼肝火）；⑩气滞心胸（或有气滞血瘀兼肾气不足）；⑪气虚血瘀；⑫气阴两虚兼血瘀；⑬气血亏虚，心阳不足；⑭胸阳不振；⑮阴阳失调；⑯阴阳两虚（或有心肾阳虚、心肾阴虚）；⑰心脉闭阻兼肾虚。

（四）治疗

本病首先辨明标本虚实。然当查其病因，是否为寒凝、气滞、痰浊、血瘀，甚至邪热等邪实乘心，若非此，当论气虚、阳虚、气阴两虚等本虚因素，且可细分为心气虚、心阳虚、心肾阳虚、心肾阴虚等诸多因素，往往还可与五脏合论，胸痹心痛治疗大法之纷繁，乃医界之瑰宝，此处且列常用之经典。

1. 辨证论治

（1）辛温散寒、宣通心阳：《素问·调经论》曰："血气者，喜温而恶寒，寒则泣不能流，温则消而去之。"心属火，为阳中之阳脏，以阳气为用，又主血脉。心阳贯注脉中以运血行，周流展布，运化舒展，有如离照当空，旷然晴朗。寒淫所胜，平以辛热。寒凝心脉之胸痹心痛，定当辛温散寒，宣通心阳。《金匮要略》曰："胸痹缓急者，薏苡附子散主之。"方中薏苡仁十五两，大附子（炮）十枚，其篇亦曰："心痛彻背，背痛彻心，乌头赤石脂丸主之。"方中蜀椒一两，乌头一分，附子半两，干姜一两，赤石脂一两。其篇亦曰："九痛丸，治九种心痛。"方中附子三两，生狼牙一两，巴豆一两，干姜、人参、吴茱萸各一两。这些方剂为辛温散寒法治疗胸痹心痛之首创，均运用附子类大辛大热之品，方能除凝重之阴寒。清代喻嘉言在《医门法律》中曰："诸经心痛……宜亟温其经。诸腑心痛……宜亟温其腑。厥心痛……急以术附汤温之"，又曰："甚则用附子干姜，以消其阴，以胸痹非同他患"。故心胸寒必用温热，振奋心阳，舒胸止痛。叶天士在《临证指南医案》中曰："脾厥心痛者，用良姜、姜黄、茅术、丁香、草果、厚朴治之，以其脾寒气厥，病在脉络，为之辛香以开通也。"

《灵枢》曰："寒邪客于经络之中则血泣，血泣则不通。"芳香温通之剂性善走窜，可迅速温通血脉而开痹止痛。后世医家多有应用，且芳香走窜，温经定痛成为胸痹心痛的一条重要治法。唐代王焘的《外台秘要》、宋代王怀隐的《太平圣惠方》治疗胸痹心痛，均有使用麝香等芳香开胸药物。如《太平圣惠方》曰："治胸痹壅闷。麝香丸方"，又曰："治恶疰心痛。烦乱不可忍。犀角散方。"犀角散中亦有麝香，安息香。《圣济总录》曰："论曰九种心痛，曰虫曰注曰风曰……则九种之痛，其治一也，延龄至宝论曰，鬼击之气，须以牛黄麝香，或气满相攻。"其文记载治疗久心痛用沉香汤、丁香汤。元代许国祯在《御药院方》中治疗心胸疼痛选用沉香丸、通气汤、调气沉香汤。危亦林在《世医得效方》中首先收集应用宋代著名方剂苏合香丸"治卒暴心痛"。方中苏合香、龙脑（冰片）各一两，麝香、安息香，用无灰酒一升熬，青木香、香附、白檀香、丁香、沉香、荜茇各二两。苏合香丸集众芳香之味于一方，可谓此法治疗胸痹心痛一代表性方剂，《本经逢原》论述苏合香功效时曰："聚诸香之气而成，能透诸窍脏，辟一切不正之气，凡痰积气厥，必先以此开导，治痰以理气为本也。凡山岚瘴湿之气，袭于经络，拘急弛缓不均者，非此不能除。"《本草纲目》载麝香之功效时曰："盖麝走窜，能通诸窍之不利，开经络之壅遏，若诸风、诸气、诸血、诸痛……经络壅闭，孔窍不利者，安得不用为引导以开之通之耶？"《本草纲目》亦记载冰片"通诸窍"。然清代吴仪洛在《本草从新》中文曰："今人滥用苏合丸，不知诸香走散真气，每见服之，轻病致重，重病即死，惟气体壮实者，庶可暂服一、二丸，否则当深戒也。"其提出苏合香丸使用禁忌，因其久服耗气，故气虚之人断不可莽服。

（2）清热解毒、化郁开痹：疗热性胸痹心痛当清热解毒，化郁开痹，毒化而火亦清，或益气养阴或祛痰化瘀以清热源。因火郁之极，必变蕴而为毒，热毒具有火热之性，性质凶险，胶结难愈，治疗方法应灵活变通。气阴虚衰为生热之源，痰瘀互结是生热之关键，治疗时常需将此纳入治疗过程中。

四妙勇安汤为清热解毒代表方，最早见于东汉，为治疗热毒型脱疽的一则著名古方，后亦有诸多良医异病同治，用此方治疗热毒血瘀之胸痹心痛。此方组成为金银花、玄参、当归和甘草共四味。金银花甘寒入心，清上焦热毒切断热源，叶天士在《本草再新》中描述金银花："治心虚火旺，补气宽中，咳嗽，痈瘘。"玄参解阴分之火毒，当归可反佐消除火性与阴寒药物的格拒，若瘀阻较甚，可加丹参。

葛洪在《肘后备急方》中记载了数首治疗卒心痛的方剂，以清热药为主。金代刘完素在《素问病机气宜保命集》中曰："有热厥心痛者，身热足寒，痛甚则烦躁而吐……是谓热病汗不出，引热下利，表汗通身而出者愈也。灸毕服金铃子散，痛止服枳术丸，去其余邪也……金铃子散，金铃子、玄胡（各一两）上为细末。每服三钱。酒调下。"金铃子即川楝子，玄胡即延胡索。《绛雪园古方选注》言此方，一泄气分之热，一行血分之滞，治热厥心痛，或发或止，久不愈者。金铃子非但泄肝，且导膀胱小肠之热，引心包相火下行；延胡索和一身上下之痛，此方虽二味药，但配伍得当，药简力宏。朱丹溪在《脉因证治》中曰："心热者，微按之热见于血脉，日中甚。其证烦心、心痛，掌中热而哕，以黄连泻心汤、导赤散、朱砂安神丸"；亦曰："若热因诸胸痹，则栀连二陈汤、小陷胸汤、川连枳橘汤、加味二陈汤可以选用也"。以上方剂，治热因之痹。另有因胃有蕴热，复受寒郁而致之心痛，症见身热足冷、额汗出、脉多洪大，明代皇甫中在《明医指掌》中记载其治法为灸太溪、昆仑，内服金铃子散等方。明代周之干在《周慎斋遗书》中曰："心痛有属心火者，宜茯苓补心汤发之。"清代梁廉夫在《不知医必要心腹痛列方》中记载丹参饮微凉治心痛。陈士铎在《辨证录》中列出了救痛安心汤、栀香饮治疗"火邪犯心"之心痛。其《辨证玉函》曰："阳病乃火也，火邪犯心，有膻中之障隔，而火势不能直冲于心。泻其胃中之火而心安矣。"

（3）化痰宣痹：《金匮要略》曰："平人无寒热，短气不足以息者，实也。"平素无寒热病症，貌似体健，突发胸痹心痛，责其有实也。本病病机即为正虚邪实。此处之"实"可为痰饮、瘀血，或者宿食。心痹者，脉不通。胸阳不振，痰浊壅塞心胸，仲景创宣痹通阳方剂如瓜蒌薤白白酒汤、瓜蒌薤白半夏汤、枳实薤白桂枝汤、薏苡附子散等诸经典方。此篇亦曰："胸痹之病，喘息咳唾，胸背痛，短气，寸口脉沉而迟，关上小紧数，瓜蒌薤白白酒汤主之"，以及其中："胸痹不得卧，心痛彻背者，瓜蒌薤白半夏汤主之"。较之二方，后方胸痹心痛至不得平卧，见之病重邪深，痰浊壅盛，半斤半夏入药，可化痰降逆，豁痰利气。此篇多方均用薤白，利窍助阳，通心胸阳气，且可祛痰实。后世多合涤痰汤加减治疗，通阳泄浊，豁痰宣痹。

《肘后备急方》曰："胸痹之病，令人心中坚痞忽痛，肌中苦痹。绞急如刺，不得俯仰，其胸前皮皆痛，不得手犯，胸满短气，咳嗽引痛，烦闷自汗出，或彻引背膂，不即治之……又方，桂、乌喙、干姜各一分，人参、细辛、茱萸各二分，贝母二分，合捣，蜜和丸，如小豆大，一服三丸，日三服之。"以其补气化痰。《备急千金要方》中，治疗胸中寒邪久滞，气机不畅，亦采用此法。

《圣济总录》曰："半夏汤治胸痹心下坚痞。急痛彻背。短气烦闷。自汗出"，又曰："半夏汤治胸痹短气"。治疗药物不外乎瓜蒌、薤白、半夏、茯苓、前胡，配合补气化痰。然痰之化无不在脾，痰之本无不在肾，治疗此症型应当求其本而兼其症。痰既是产物，又可为病因，任之愈恶，百病皆因痰作祟尔，应当综合治疗。

《太平圣惠方》提及胸痹之候者，乃因虚而发，痰饮上冲乘心，心痛多唾。治疗上采用人参丸方。化痰先健脾，且有降气化痰之意。金代张从正针对多食膏粱厚味或伤于酒食所致胸痹心痛提出了木香导饮丸和进食丸治之。明代李梴针对此症型采用温胆汤加白术。

（4）调气通滞：运血者，即是气，气行则血行，气塞不通，则血塞不流，气血不通，在心胸则发胸痹心痛，故凡欲治气血，或攻或补皆当以调气为先。《金匮要略》曰："胸痹，胸中气塞，短气，茯苓杏仁甘草汤主之；橘枳姜汤亦主之。"即是采用理气法治疗胸痹。较之二方，茯苓杏仁甘草汤治疗偏于饮邪，橘枳姜汤则偏于气滞。《圣济总录》曰："治卒心痛不可忍，芎汤方"，方含川芎、当归、高良姜、厚朴等；又曰："治一切心腹痛不可忍。沉麝丸方"，方含沉香、麝香、没药、血竭、木香等。两方均行气活血齐用，气血滞并通。朱震亨在《丹溪心法》中曰："气血冲和，万病不生，一有怫郁，诸病生焉。"其创越鞠丸方治六郁，即气郁、血郁、痰郁、湿郁、热郁、食郁，其中以气郁为先，湿、痰、热、血、食等诸郁随之而成。《证治准绳》引《医学统旨》方柴胡疏肝散，为治疗郁怒伤肝，肝木失于条达之性，气机不畅，心脉瘀阻所致的胸痹心痛之证的著名方剂，亦可治疗病机一致的郁证等疾患，方含柴胡、陈皮、川芎、枳壳、香附，疏肝理气，开郁止痛。此法治疗胸痹心痛，乃用行气活血类药，使一身之气周流，血脉通畅无阻，症可消也。

（5）活血化瘀：《素问·阴阳应象大论》曰："定其血气，各守其乡，血实宜决之，气虚宜掣引之。"若胸痹心痛因心血瘀阻，则当活血化瘀，破血逐瘀，通则不痛。《肘后备急方》曰："治卒心痛。桃白皮煮汁。宜空腹服之。"其书"治卒患胸痹痛方"篇记载："下韭根五斤，捣，绞取汁，饮之愈。"《医林纂要》记载韭根："大补命火，去瘀血，续筋骨，逐陈寒，疗损伤；

加酒服之，回阳救急。"其有温中行气散瘀之功，可使瘀血消散，且有气行则血畅之意。《备急千金要方》曰："治寒气卒客于五脏六腑中则发心痛方：大黄，芍药，柴胡（各四两），升麻，黄芩，桔梗，朱砂（各三两），鬼臼，鬼箭羽，桂心，朴硝（各二两），上十一味。"方中大黄、鬼箭羽可破血逐瘀，可下诸老血留结。

心血瘀阻病机常兼有气滞、气虚、痰湿痹阻、邪热、寒凝和失血等诸多因素，且有虚实之分，所以治疗当以活血法配合行气、益气、祛痰、清热滋阴养血、温经通脉甚至补血等方法。《金匮要略》曰："热之所过，血为之凝滞。"《圣济总录》亦曰："毒热内郁，则变为瘀血。"《景岳全书》曰："血有蓄而结者，宜破之逐之。以桃仁、红花、苏木、玄胡、三棱、莪术、五灵脂、大黄、芒硝之属"，又曰："血有虚而滞者，宜补之活之，以当归、牛膝、川芎、熟地、醇酒之属。血有寒滞不化及火不归原者，宜温之。以肉桂、附子、干姜、姜汁之属"，又曰："血必由气，气行则血行。故凡欲治血，则或攻或补，皆当以调气为先"。

《证治准绳》曰："治心痛，但忍气则发者。死血作痛，脉必涩，作时饮汤水下或作呃，壮人用桃仁承气汤下，弱人用归尾、川芎、牡丹皮、苏木、红花、玄胡索、桂心、桃仁泥、赤曲、番降香、通草、大麦芽、穿山甲之属，煎成入童便、酒、韭汁，大剂饮之，或失笑散。"其强调大剂量的桃仁、红花、降香、失笑散等活血化瘀药物治疗死血心痛。王清任在《医林改错》中活血化瘀方剂众多，代表方剂有五个逐瘀汤（血府逐瘀汤、膈下逐瘀汤、少腹逐瘀汤、身痛逐瘀汤、通窍活血汤）及补阳还五汤等，沿用至今。其中，血府逐瘀汤活血化瘀，通络止痛，针对心血瘀阻型胸痹心痛疗效甚好，继承和发扬了活血化瘀疗心痛之法。陈修园在《时方歌括》中用丹参饮，其组成为丹参一两，檀香、砂仁各一钱半，治疗心腹疼痛。

津血同源，痰瘀同属阴，汁沫与血相搏，气血运行不畅，易于结合而致病，是胸痹心痛的一种常见情况。早在《金匮要略》瓜蒌薤白类汤中，使用白酒，白酒通阳宣痹，活血化瘀，加之瓜蒌、薤白、半夏类祛痰药物，可谓痰瘀同治之始。元代危亦林在《世医得效方》中提出神效散治久心痛。明代罗周彦在《医宗粹言》中曰："血逆则气滞，气滞则生痰，痰与血相聚，名曰瘀血夹痰，治宜导痰消血……名曰痰挟瘀血。治宜破血消痰。"其强调了痰瘀同治。清代曹仁伯在《继志堂医案》中记载："胸痛彻背，是名胸痹，痹者胸阳不旷……且有瘀血，交阻膈间。方用全瓜蒌、薤白、桃仁、红花。"其是活血祛痰，振奋胸阳，治疗胸痹心痛的经典用药。

（6）益气养阴：气虚而运血无力，阴血虚而生瘀血，心血乃滞塞难行，此乃虚痛，活血化瘀法可去瘀血之标，而气阴两虚之本仍存，病症必将反复，且活血化瘀法恐伤及气阴，益气养阴乃治疗此症型胸痹心痛之根本原则，或者通补兼施。

《伤寒论》曰："伤寒脉结代，心动悸，炙甘草汤主之。"炙甘草汤又名复脉汤，因方中重用炙甘草，合人参、大枣补益中气，以滋气血生化之源，气足血生，以复脉之本。生地、麦冬、阿胶、麻仁养心阴，补心血，以充血脉，加桂枝、甘草辛甘化阳，宣阳化阴。加清酒振奋阳气，此方阴阳并补，通阳复脉，滋阴养血。《金匮要略》曰："胸痹心中痞，留气结在胸，胸满，胁下逆抢心，枳实薤白桂枝汤主之；人参汤亦主之。"其中人参汤用人参、甘草、白术、干姜，简短四药，补益中气，气足则气机运行无恙，真气流转，人体乃康。

《太平惠民和剂局方》收录了《三因极一病症方论》之养荣汤，更名为人参养荣汤，原书文曰："积劳虚损，四肢沉滞，骨肉酸疼，吸吸少气，行动喘咳，小便拘急，腰背强痛，心虚惊悸，咽干唇燥，饮食无味，阴阳衰弱，悲忧惨戚，多卧少起。"人参养荣汤包含人参、黄芪、甘草、当归、桂心、橘皮、白术、白芍，常与生脉散合用，治疗气阴两虚之胸痹心痛及其他疾患，脉结代者，予炙甘草汤，上诸方均为代表方。

金代易水学派创始人张元素在《医学启源》中曰："麦门冬，气寒，味微苦甘，治肺中伏火，脉气欲绝，加五味子、人参二味，为生脉散，补肺中元气不足，须用之。"此方益气养阴，生津止渴，气充脉复，保肺清心，为东垣老人所推崇，在《内外伤辨惑论》中曰："圣人立法，夏月宜补者，补天真元气，非补热火也，夏食寒者是也。故以人参之甘补气，麦门冬苦寒泻热，补水之源，五味子之酸，清肃燥金，名曰生脉散。"是故有云，五月常服五味子，以补五脏之气。《医方集解》载五味子时曰："人有将死脉绝者，服此能复生之，其功甚大。"此外，治疗气阴两虚的常用方剂还有《内外伤辨惑论》之当归补血汤、当归芍药散、三参饮、归脾汤，《医方集解》之养心汤等。

《医门法律》曰："心痛者脉必伏，以心主脉，不胜其痛，脉自伏也。不可因其脉伏神乱，骇为心虚，而用地黄、白术补之。盖邪得温药则散，加泥药即不散，不可不慎之也。温散之后，可阴阳平补之。"其提出先温散寒饮等邪，继补之以地黄及白术等益气养阴之类，为临床益气养阴需要慎思之处。

（7）滋心肾之阴：肾内藏真阴，五脏六腑之阴阳均赖肾阴、肾阳之资助和生发。张景岳云："心本乎肾，所以上不安者，未有不由乎下，心气虚者，未有不由乎精。"若肾精亏损，则心血不充，心脉失养，不荣则心痛；若肾阳虚衰，则心阳衰微，阳气帅血无力，心脉瘀阻不通则心痛。正如《素问·藏气法时论》曰："肾病者……虚则胸中痛。"

张景岳在《景岳全书》中创立了左归丸、左归饮，均能滋阴补肾。其曰："善补阳者，必于阴中求阳，而阳得阴助则生化无穷；善补阴者，必于阳中求阴，则阴得阳升而泉源不竭。"龟板胶、鹿角胶合用，正是此意。而地黄，早在《神农本草经》中就记载有"逐血痹，填骨髓，长肌肉"等效，诸药合用，育阴潜阳而峻补精血，为治疗真阴不足诸症之常用方剂。

明代薛己在《校注妇人良方》中附方天王补心丹，文曰："宁心保神，益血固精，壮力强志，令人不忘；清三焦，化痰涎，祛烦热，除惊悸，疗咽干，育养心神。"天王补心丹源流已久，有十多个版本，此处李中梓在《摄生秘剖》中所记载版本与薛己附方一致，其曰："是凡以生地为君者，取其下入足少阴以滋水主，水盛可以伏火，况地黄为血分要药，又能入手少阴也。枣仁、远志、柏仁，养心神者也；当归、丹参、玄参，生心血者也。二冬助其津液，五味子收其耗散。"朱砂为衣，赤色入心，同气相求。此方滋阴降火，交通心肾，兼安神，亦常治疗水火不交之失眠。后世常用此方合交泰丸或炙甘草汤等化裁治疗心肾阴虚型胸痹心痛及他患。《伤寒论》之炙甘草汤可补阴阳两虚，《韩氏医通》之交泰丸方用黄连为君，肉桂少许，制心火，扶肾阳，水火既济，即交泰之意，乃阴虚火旺良方。《重订广温热论》之心肾交泰汤由《韩氏医通》交泰丸加滋阴养血之北沙参、细生地、麦冬、当归身、生白芍，安神之茯神、远志组成。此方滋益肾水真阴，镇伏心火大热。心本乎肾，肾病往往累及心，治疗当溯本求源。

（8）补益心阳：《素问·生气通天论》曰："阳气者，若天与日，失其所，则折寿而不彰。"心为阳脏，治心病贵在温通。心阳衰，心脉运行不利，且邪易乘之。因此治疗此型胸痹心痛，当温通心脉，振奋心阳。

《圣济总录》参附汤由人参、附子、青黛组成。补后天之气，无如人参；补先天之气，无如附子，此参附汤之所由立也。二药相须，顷刻生阳于命门之内，回阳益气救脱。《景岳全书》之右归饮，药物组成为熟地、山药、山茱萸、枸杞、甘草、杜仲、肉桂、制附子。肉桂、制附子为温阳经典药对，壮命门之火，且《药性论》记载，肉桂可治九种心痛。临床常用参附汤合右归饮加减治疗此型胸痹心痛，若伴肾阳虚衰，阳虚不制水者，予真武汤。纵观上数方，均有附子，附子为"回阳救逆第一要药"，仲景治疗胸痹心痛温通方剂乌头赤石脂丸、九痛丸亦均有此药。

历代治疗此型方剂众多，《华佗神医秘传》华佗治心痛方，以温阳益气为要，《外台秘要》蜀椒汤、茱萸丸、小草丸三方均用附子、干姜，阳虚有大寒用佳，《备急千金要方》细辛散，通阳止痛兼理气化痰。上方均为临床治疗之妙药。

2. 其他疗法

胸痹心痛为病，除方药治疗外，还包括针灸，导引，食疗等。

《灵枢·海论》曰："夫十二经脉者，内属于脏腑，外络于肢节。"脏腑经络关系甚密，针灸刺络疗法亦大有作为。古代医家针灸治疗本病，所取经络以心包经最多，任脉、肾经、心经、肺经、肝经等次之。

《圣济总录》"治胸痹灸刺法篇"曰："胸痹引背时寒，间使主之。胸痹心痛，天井主之。胸痹心痛不得息，痛无常处，临泣主之。胸痹心痛，灸膻中百壮，穴在鸠尾上一寸，忌针。"其对针灸疗胸痹心痛论述甚详，《普济方》"胸胁痛篇"亦曰："治胸痹心痛。穴天井。"此书亦涉及本病及相似病针灸治疗穴位颇多。《西方子明堂灸经》中间使二穴主心胸痹，背相引；主热病烦心，喜哕，胸中澹澹喜动而热；主卒心痛，该书将间使主治一一陈列，便于后世医家传承。张介宾在《类经图翼》中详细论述了肺心痛、脾心痛、肝心痛、肾心痛、胃心痛、胃脘痛等的病状及穴位灸法，临床指导意义深刻。明代吴崑在《针方六集》中记载："太渊二穴，主胸痹……侠白二穴，治心痛短气。"此外，太渊穴在其他众多医书中亦用于治疗胸痹心痛短气。随着理论依据逐步完善，临床疗效逐步提高，历代医家配穴日趋成熟，治疗本病常取穴位包括间使、太渊、临泣、上脘、涌泉、太溪、中脘、内关、巨阙、中冲、曲泽、大敦、神门、少冲、然谷、膻中、劳宫、灵道、大都、建里、行间、侠白、天井、太白、心俞、章门、尺泽、太冲、经渠、大陵、支沟等。

导引法亦有运用，如《养生方》云："以右足践地，左足上跷，除胸痹食热呕。"由此可知，导气令和，引体令柔，可调畅气机，除胸痹食热呕症。

药食本同源，《食疗本草》记载："胸痹急痛如锥刺……取生韭或根五斤洗，捣汁，服之。"沈金鳌在《要药分剂》中论述"韭"时指出："味辛，性温涩，无毒，禀春和之气，兼得金水木之性而生。升也，阳也。"心为阳脏，主通明，韭辛温，升发阳气，与心性相通，心病宜食薤，亦蕴此法。

溯而求源，胸痹心痛作为一重要病症，其由来甚久，病名演变曲折，病因病机等论述更是纷繁，各个时期众医家丰富的临床结合中医理论，不断丰富胸痹心痛的内涵，推陈出新，理论不断完善。经先贤轻推细敲，辨证论治，此病治法方药经临床千锤百炼，后世医家遵古循今，保留而来。此篇梳理本病主要脉络，并整理成文，供今之医者参考。

（邱海丽　段芳芳）

不寐源流考

"不寐"作为病名首见于《难经·四十六难》。辨证论治始见于金代张子和的《儒门事亲》，证候分类始于《诸病源候论》，至宋明时期的历代方书，多宗巢氏之分类法而列不寐治方。而不寐作为独立的疾病，其完整理论体系于明清时期逐渐形成。由于历代医家对不寐各有其独到的见解，故从不寐的病名、病因病机、证候分类、治疗四方面将其一一阐述，考查其学术脉络和规律，颇有意义。

（一）病名

不寐之病名多种多样，现从病症特点及发病时间两方面整理历代医家所述，归纳如下：

1. 以病症特点分类命名

不寐之证，在医学文献中最早见于马王堆汉墓出土的帛书《足臂十一脉灸经》和《阴阳十一脉灸经》，并始将本证称为"不卧""不得卧"和"不能卧"，是指以经常不能获得正常睡眠为特征的一种病证。如《阴阳十一脉灸经》乙本曰："（巨阴）脉：是胃脉也……不食，不卧，强欠，三者同则死。"《足臂十一脉灸经》曰："足厥阴脉……其病：病脞瘦，多溺，嗜饮，足跗肿，疾痹……皆有此五病者……不得卧，又烦心，死。"《阴阳十一脉灸经》甲本曰："太阴脉：是胃脉也……其所产病……不能食，不能卧，强欠，三者同则死。"其中并未将其独立为一种疾病，无具体理论性描述。后至《内经》中，亦有关于此病名称的记载，即"不得卧""卧不安""卧不得安""不得安卧""不卧""不能卧""少卧""目不瞑""夜不瞑""不夜瞑""不能眠"等，散见于《灵枢·营卫生会》《灵枢·邪客》《灵枢·大惑论》《素问·逆调论》《素问·病能论》《素问·刺热》等篇章之中。如《素问·逆调论》曰："人有逆气不得卧而息有音者，有不得卧而息无音者，有起居如故息有音者，有得卧行而喘者，有不得卧不能行而喘者，有不得卧，卧而喘者。"《灵枢·邪客》又云："今厥气客于五脏六腑，则卫气独卫其外，行于阳，不得入于阴。行于阳则阳气盛，阳气盛则阳跷满，不得入于阴，阴虚，故目不瞑。"相关统计发现，《内经》中以"卧"而称者共有25处，其中以称"不得卧"者为最多，计15处；以"瞑"而称者仅4处，其中称"目不瞑"者2处；以"眠"而称者仅有1处，称为"不得眠"。可见《内经》对此类病证的称谓基本上和马王堆汉墓医书相一致，但在以"不得卧"等的基础上又出现了"目不瞑"及"不能眠"的病名。值得注意的是，《内经》中除了"不得眠"和"目不瞑"之外，以"不得卧""卧不安"等以"卧"来称名者，含有两个义项，即不能安卧和不能安眠，这要结合文章的具体内容加以分辨。

"卧"字的本义当为人低头俯视，引申为低头打盹休息，但在西汉时亦指躺下休息或上床而卧。从《内经》的记载来考察，"卧"字既有睡眠之义，又有躺下之意。如《灵枢·营卫生会》曰："夜半而大会，万民皆卧，命曰合阴，平旦阴尽而阳受气，如是无已，与天地同纪。"夜半之卧，显指睡眠而言。《灵枢·邪客》又云："阴虚，故目不瞑。黄帝曰：善。治之奈何？伯高曰：……饮以半夏汤一剂，阴阳已通，其卧立至。"前面言"目不瞑"，而后言"其卧立至"，可见"卧"在此与"瞑"同义。此外尚有《灵枢·大惑论》所云："黄帝曰：病而不得卧者，何气使然？岐伯曰：卫气不得入于阴，常留于阳，留于阳则阳气满，阳气满则阳跷盛，不得入于阴则阴气虚，故目不瞑矣。"显见此处"不得卧"亦即"目不瞑"。而《素问·评热病论》曰："诸水病者，故不得卧，卧则惊，惊则咳甚也。"文中"不得卧"系指不得平卧，而非不得眠。当然，由于"卧"之义项宽泛，用它指称病状其概括性较强，如既可以指不能安卧之症，又可兼指由于不能安卧而造成的失眠症。

至东汉时期，诸位医家将不寐作为一种以失眠为主要临床表现的独立疾病，并对其进行辨证施治。东汉张仲景称此病为"不得眠",如《金匮要略·血痹虚劳》曰:"虚劳虚烦不得眠,酸枣仁汤主之。"而"不得卧""不能卧"等称谓仍可指症状表现,如《伤寒论·辨阳明病脉证并治》曰:"病人小便不利,时有微热,喘冒不能卧者,有燥屎也。宜大承气汤。"以及《金匮要略·肺痿肺痈咳嗽上气》提到"肺痈,喘不得卧,葶苈大枣泻肺汤主之"和"咳逆上气,时时吐唾浊,但坐不得眠,皂荚丸主之"等论述。后至晋代,王叔和《脉经》用"不得卧""不能卧""不得眠""不眠""卧起不安""起卧不安""卧不能安""不得卧寐""不得睡"等名称来记述此类疾病,均表现了不寐的病症特点。宋金元时期仍多以"不得卧"和"不得眠"来称谓不寐一类的疾病,但在此基础上出现了"不寐"的病名。金元时期的张子和在《儒门事亲》中首列"不寐",使不寐成为内科诸证之一。原文曰:"一富家妇人,伤思虑过甚,二年不寐,无药可疗。其夫求戴人治之。戴人曰:两手脉俱缓,此脾受之也。脾主思故也。乃与其夫,以怒而激之。多取其财,饮酒数日,不处一法而去。其人大怒汗出,是夜困眠,如此者,八、九日不寤,自是而食进,脉得其平。"明代戴原礼在《秘传证治要诀》中专列"不寐"一篇,其曰:"不寐有二种。有病后虚弱及年高人阳衰不寐,有痰在胆经,神不归舍,亦令不寐。虚者,六君子汤加炒酸枣仁、炙黄芪各一钱。痰者,宜温胆汤减竹茹一半,加南星、炒酸枣仁各一钱,下青灵丹。大抵惊悸健忘,怔忡失志,心风不寐,皆是胆涎沃心,以致心气不足。若用凉心之剂太过,则心火愈微,痰涎愈盛,病愈不减,惟当以理痰气为第一义,导痰汤加石菖蒲半钱。喘不得卧,以喘法治之。厥不得卧,以香港脚法治之。"对其病因、病机及证治进行阐释,自此以"不寐"为病名才得到较多医家的认同。明清时期医家虽仍以"不得卧""不眠"来命名,但"不寐"的病名也得到了较广泛的应用,并且将"不寐"单独列为一大类疾病的医学著作明显增多,如清代陈士铎的《辨证录》等书都列有不寐病门。

2. 以发病时间分类命名

"不寐"一词,最早见于《诗经》。如《邶风·柏舟》中言:"耿耿不寐,如有隐忧。"《小雅·小宛》中也有"明发不寐,有怀二人"之语,描绘因感怀夜晚无眠而通宵未睡的情景。而"不寐"之名最早在医书上的记载,则见于《难经》。《难经·四十六难》指出老人与少壮之人相较,其气血衰减,白天精神不振,夜间不能睡眠,首次提出"不寐"一名,其曰:"老人卧而不寐,少壮寐而不寤者,何也……老人血气衰……故昼日不能精,夜不得寐也。"

隋代巢元方的《诸病源候论》在沿用前代称谓的基础上又出现了诸如"眠寐不安""寝卧不安""睡卧不安""卧不安席"等名称,突出了本病发生于夜间睡眠期间,或者与睡眠有关。唐代医学文献如孙思邈《备急千金要方》和王焘《外台秘要》等虽亦有"眠卧不安""寝卧不安""起卧不安""卧不安席"等名称,但仍以"不得卧"和"不得眠"所用最多。

(二)病因病机

《诸病源候论》中对于不寐的病因病机探讨,分有"虚劳不得眠候""大病后不得眠候""伤寒病后不得眠候""霍乱后烦躁卧不安候"等四种不寐类证候。上述四证,均为病后继发,并以"不得眠"为主要临床表现,可以看作是不寐证早期的证候类型。而以不寐作为主要临床表现的独立疾病而言,其发生发展不离阳盛阴衰,阴阳失交,或为阴虚不能纳阳,或为阳盛不得入于阴。其病位与心密切相关,盖心主神明,神安则寐,神不安则不寐。其病因病机可大致归纳为阴阳营卫失调,气血失调,脏腑神志失和,邪气致病等四类。

1. 阴阳营卫失调

人的正常睡眠是阴阳之气自然而有规律转化的结果，《灵枢·口问》曰："卫气昼日行于阳，夜半则行于阴，阴者主夜，夜者主卧……阳气尽，阴气盛，则目瞑；阴气尽而阳气盛，则寤矣。"其说明卫阳白天运行于外则人寤，夜间入内与营阴相合则目瞑，这种阴阳的运动与自然界昼夜节律相呼应。《灵枢·大惑论》亦曰："帝曰：病而不得卧者，何气使然？岐伯曰：卫气不得入于阴，常留于阳，留于阳则阳气满，阳气满则阳跷盛，不得入于阴则阴气虚，故目不瞑矣。帝曰：病目而不得视者，何气使然？岐伯曰：卫气留于阴，不得行于阳。留于阴则阴气盛，阴气盛则阴跷满，不得入于阳则阳气虚，故目闭也。"其指出卫气的运行主要通过阴阳跷脉而散布全身，卫气行于阳则阳跷盛，主目张而不欲睡，卫气行于阴则阴跷盛，主目闭而欲睡，卫气不入阴，使阳跷脉盛而不能入睡，体现了营卫之气不循常度而致失眠的机理。《灵枢·营卫生会》亦曰："黄帝曰：老人之不夜瞑者，何气使然？少壮之人不昼瞑者，何气使然？岐伯答曰：壮者之气血盛，其肌肉滑，气道通，营卫之行，不失其常，故昼精而夜瞑。老者之气血衰，其肌肉枯，气道涩，五脏之气相搏，其营气衰少而卫气内伐，故昼不精，夜不瞑。"其指出随着年龄的变化，人体营卫气血亦发生改变，若营气衰少而卫气内伐，则可引发不寐之病。《诸病源候论·大病后不得眠候》曰："大病之后，脏腑尚虚，荣卫未和，故生于冷热。阴气虚，卫气独行于阳，不入于阴，故不得眠。"其指出大病之后，营卫失和，卫阳不能入于阴，是不寐的主要病因病机所在。北宋时期，由太医院所编的《圣济总录》记载伤寒瘥后之不寐亦与营卫运行失常有关，其云："论曰营卫之气，昼行于阳则寤，夜行于阴则寐。伤寒瘥后，脏腑皆虚，营卫出入，不能循常，缘热邪未散，与阳气并，卫气独行于阳，不得入于阴，则阳实阴虚，故不得眠。"后至明代《普济方》遵循宋代《圣济总录》所述，指出外感邪气解除后，体内余热未除，热伤津气而导致卫气独行于阳，不能与阴相合，而产生不寐的情况，并总结一歌诀，歌曰："不眠肾证利而烦，大热膀胱胃里干，吐汗出下余懊，热多热少数般看。"后至清代林珮琴在《类证治裁·不寐》中又进一步指出："阳气自动而之静，则寐；阴气自静而之动，则寤。不寐者，病在阳不交阴也。"可见，阴阳失调是不寐发生的重要病因。

2. 气血失调

气血亏虚，脏腑功能受限，不寐乃发。劳倦思虑太过者，必致血液耗亡，神魂无主，所思不遂，则会导致气滞和气结，从而出现神魂无所依托，产生不寐的症状，如《素问·八正神明论》曰："血气者，人之神，不可不谨养。"《灵枢·平人绝谷》亦云："血脉和利，精神乃居。"此外，心主神明，神安则寐，神不安则不寐，而阴阳气血之来源，由水谷精微所化，上奉于心，则心神得养。若久病血虚，年迈血少，引起心血不足，心失所养，则心神不安而不寐，正如明代张介宾在《景岳全书·不寐》中说："无邪而不寐者，必营气不足也，营主血，血虚则无以养心，心虚则神不守舍。"由此可见，气血失调也是不寐的重要病因病机之一。

3. 脏腑神志失和

《素问·病能论》谓："帝曰：善。人有卧而有所不安者何也？岐伯曰：脏有所伤，及情有所倚，则卧不安，故人不能悬其病也。"由此不难看出，不寐的产生与脏腑功能损伤及神志异常有关。《内经》中有"五神脏"的说法，即"心藏神""肺藏魄""肝藏魂""脾藏意""肾藏志"，将五脏与神志结合起来，若五脏精气亏损，神失所养，或邪在五脏，扰动神明，则五神不能安于其所舍之脏，则发生脏腑功能异常的表现，如不寐诸症。正如《景岳全书》中曰："神安则寐，神不安则不寐。"清代魏之琇在《续名医类案》中引《难经》之语指出："人之安睡，神归心，魄归肺，魂归肝，意归脾，志藏肾，五脏各安其位而寝。"由此可知，白天人觉醒之时，"神"运于中而张于外，携"魂魄"感知、应对内外刺激而显于事。夜晚人之将寐，"神"必内敛，隐潜于中而幽于事，意识活动休而不作，故各种原因导致神主失用均可引起不寐。

且卫气日行于阳经（六腑），夜行于阴经（五脏），而无论哪个脏腑发生病变，都可影响到卫气的循行而致不寐。脏腑为人体精气所寄之处，若其受到损伤则不能藏精气，精气则无安寄之所，涣散的精气将四处窜扰其他脏腑，则使人不得安睡。后世医家在此基础上有了更具体的发展，各有千秋，如肝失藏魂说、心肾不交说、胆虚痰扰说等。清代程国彭在《医学心悟》中有言："有心血空虚卧不安者，皆由思虑太过，神不藏也，归脾汤主之。"

4. 邪气致病

《灵枢·淫邪发梦》曰："黄帝曰：愿闻淫邪泮衍奈何？岐伯曰：正邪从外袭内，而未有定舍，反淫于脏，不得定处，与营卫俱行，而与魂魄飞扬，使人卧不得安而喜梦。气淫于腑，则有余于外，不足于内；气淫于脏，则有余于内，不足于外。"其提出了邪气侵袭而导致不寐的观点。至明代《景岳全书》将此病因病机加以完善，其曰："不寐证虽病有不一。然惟知邪正二字，则尽之矣。盖寐本于阴，神其主也，神安则寐，神不安则不寐。其所以不安者，一由邪气之扰，一由营气之不足耳。有邪者多实证，无邪者皆虚证。"由此可知张景岳认为，因邪气之扰，可致神不安而不寐。

（三）证候分类

历代医家对不寐证候分类的表述有：①肝郁化火；②痰热内扰；③心火亢盛；④食滞胃脘；⑤心阴亏损；⑥心脾两虚；⑦心肾不交；⑧心胆气虚。

（四）治疗

早在《内经》中即有治疗不寐方药的记载，即应用半夏秫米汤治疗，如《灵枢·邪客》曰："黄帝曰：善。治之奈何？伯高曰：补其不足，泻其有余，调其虚实，以通其道，而去其邪。饮以半夏汤一剂，阴阳已通，其卧立至。黄帝曰：善。此所谓决渎壅塞，经络大通，阴阳和得者也。愿闻其方。伯高曰：其汤方以流水千里以外者八升，扬之万遍，取其清五升煮之，炊以苇薪，火沸，置秫米一升，治半夏五合，徐炊，令竭为一升半，去其滓，饮汁一小杯，日三，稍益，以知为度。故其病新发者，复杯则卧，汗出则已矣；久者，三饮而已也。"汉代张仲景在《伤寒杂病论》中对于不寐的辨治更加完善，如《伤寒论》云："下之后，复发汗，昼日烦躁不得眠，夜而安静，不呕，不渴，无表证，脉沉微，身无大热者，干姜附子汤主之。"又如《金匮要略·血痹虚劳病脉证并治》曰："虚劳虚烦不得眠，酸枣仁汤主之。"其后，历代医家对不寐的治疗日趋完善，大致归纳如下：

1. 辨证论治

（1）调理阴阳

1）祛疾以畅阴阳交感：《灵枢·邪客》中论述了应用半夏秫米汤治疗不寐的方法，其云："黄帝曰：善。治之奈何？伯高曰：补其不足，泻其有余，调其虚实，以通其道，而去其邪，饮以半夏汤一剂，阴阳已通，其卧立至。黄帝曰：善。此所谓决渎壅塞，经络大通，阴阳和得者也。愿闻其方。伯高曰：其汤方以流水千里以外者八升，扬之万遍，取其清五升煮之，炊以苇薪，火沸，置秫米一升，治半夏五合，徐炊，令竭为一升半，去其滓，饮汁一小杯，日三稍益，以知为度。故其病新发者，复杯则卧，汗出则已矣；久者，三饮而已也。"其认为痰邪阻滞经络所致阴阳失调之不寐，当以化痰之半夏为君药调治，并指出重用半夏五合，以使"决渎壅塞，经络大通，阴阳相和"。由此开辟了化痰祛邪以治疗不寐的先河。

后世《景岳全书·不寐》引徐东皋语曰："痰火扰乱，心神不宁，思虑过伤，火炽痰郁而致不眠者多矣。有因肾水不足，真阴不升，而心阳独亢者，亦不得眠……有体气素盛偶为痰火所致，不得眠者，宜先用滚痰丸，次用安神丸、清心、凉膈之类。有体素弱，或因过劳，或因病后，此为不足，宜用养血安神之类。凡病后及妇人产后不得眠者，此皆血气虚而心脾二脏不足，虽有痰火，亦不宜过于攻，治仍当以补养为君，或佐以清痰降火之药。"在《内经》基础上对祛痰以畅阴阳交感之法详细论述并指出加减变化处方。

2）养阴制阳：阴虚阳亢是指真阴亏损以致阴不维阳，阳失其制约，亢盛为病，若日久又会灼烁真阴，使阴液进一步亏损，阴阳失调。正所谓"壮水之主以制阳光"，此法适用于各种原因导致的阴分偏损无以制阳，临床多选用六味地黄丸配黄连阿胶汤治之。《伤寒论》云："少阴病，得之二三日以上，心中烦，不得卧，黄连阿胶汤主之。"即肾水亏于下，心火亢于上，真阴已虚，阳亢于上，心肾不得相交，故心中烦而不得卧，以黄连阿胶汤治之。

3）导阳入阴：《圣济总录》继承张仲景《伤寒论》之理法方药，单列"伤寒后不得眠"篇，论治伤寒后阴阳营卫运行失常所致不寐、心烦，其中"治伤寒发汗后，虚烦不得眠"及"心中懊憹"等症时，用栀子豉汤加减；"治伤寒吐下后，心烦气乏，昼夜不得眠""治伤寒后劳损，烦躁不得眠""治伤寒后余热未散，不得眠睡"等症时，用酸枣仁汤方加减；"治伤寒后虚劳不得眠，烦闷四肢乏力"时，用人参汤，方中人参、酸枣仁、当归、川芎、桂枝、甘草、柴胡、赤茯苓、石膏，共达补虚清热除烦，调和枢机，平衡阴阳出入的作用。此外还有柴胡汤，"治伤寒后虚劳，烦热惊悸，不得眠睡"；麦门冬茯苓饮，"治伤寒后烦满，心神恍惚，不得眠卧"；地骨皮饮，"治伤寒后虚烦客热，累夜不得眠睡，头痛眼疼迷闷"；梅实丸，"治伤寒后胆冷不得睡"等方剂，均为调理大病后或伤寒后，人身阴阳失衡，营卫失调所致不寐、虚烦的有效方剂。

明代王肯堂在《证治准绳·杂病》中云："一气之中而有阴阳，寒热升降动静备于其间。"气为宇宙万物的本原，它化生天地万物，并推动、调控、维系着万物发展变化。气分阴阳，西汉《淮南子·天文训》曰："天之阳气下降、地之阴气上升，天地阴阳二气氤氲交感、相摩相荡，化生宇宙万物。"《类证治裁》中有"阳气自动而之静则寐；阴气自静而之动则寤。不寐者，病在阳不交阴也"的论述。可见，此法适用于阴阳二气并无彼此之间偏盛偏衰而有违和不交之证者，以清代陆定圃《冷庐医话》引《医学秘旨》之半夏夏枯草汤配酸枣仁汤治之效佳："余尝治一人患不睡，心肾兼补之药，遍尝不效。诊其脉，知为阴阳违和，二气不交。以半夏夏枯草二味浓煎。盖半夏得阴而生，夏枯草得至阳而长，是阴阳配合之妙也。"

4）温阳法：关于用温阳法治疗阳虚不寐的历代医家很少，但仍可从众多书籍中找到医家对阳虚不寐的认识。如《伤寒论》曰："下之后，复发汗，昼日烦躁不得眠，夜而安静，不呕，不渴，无表证，脉沉微，身无大热者，干姜附子汤主之。"此为论述因或下、或汗等误治致阳气亡失所致的不寐。再如清代医家郑钦安把阳气视为人体生命与健康的关键，认为阳气受伤是诸多疾病发生的重要因素，治疗上善用扶阳之法。其在《医法圆通》中指出："因内伤而致者，由素秉阳衰，有因肾阳衰而不能启真水上升以交于心，心气即不得下降，故不卧；有因心血衰，不能降君火以下交于肾，肾水即不得上升，亦不得卧。其人定见萎靡不振，气短神衰，时多烦躁。法宜交通上下为主，如白通汤，补坎益离丹之类。因吐泻而致者，由其吐泻伤及中宫之阳，中宫阳衰，不能运津液而交通上下。法宜温中，如吴茱萸汤，理中汤之类。"其将温阳法灵活运用以治内伤而致之不寐。

（2）调理气血

1）活血化瘀：此法运用于瘀血内阻，魂神失养而致不寐。清代王清任谓："急躁，不眠，夜睡梦多，心慌，均因于血瘀，卫气不入阴所致。"症见：头痛，胸痛，痛如针刺而有定处，内热烦闷，心悸失眠，急躁易怒，入暮潮热，舌黯红或有瘀斑，脉涩或弦紧。可用血府逐瘀汤或通窍活血汤加减。瘀血不但影响心神气血之正常出入，且可导致虚损，使心神失濡。在临床中运用活血化瘀法治疗不寐，可使脏腑平衡，阴阳相交，气血调和，而心有所养、神有所依。正如王清任在《医林改错·血府逐瘀汤所治症目》中提出："夜不能眠，用安神养血药治之不效者，此方若神。"

2）益气镇惊：《医学心悟·不得卧》云："有惊恐不安卧者，其人梦中惊跳怵惕是也，安神定志丸主之。"此证多发于平素心虚胆怯，遇事易惊之人，其病机总属心胆虚怯，心神失养，神魂不安。其症伴见虚烦不寐，触事易惊，终日惕惕，胆怯心悸，气短自汗，倦怠乏力，舌淡，脉弦细。其治疗宜采取益气镇惊，安神定志之法。正如《沈氏尊生书·不寐》所述"心胆惧怯，触事而惊，梦多不祥，虚烦不眠"，治当益气镇惊，安神定志，以安神定志丸主之。

（3）调理脏腑

1）交通心肾：此法适用于水火失济，心肾不交之心烦不寐。《伤寒论》云："少阴病得之二三日以上，心中烦，不得卧，黄连阿胶汤主之。"此方证论述心肾不交、阴虚火旺不寐的证治，邪犯少阴，加之患者素体阴虚，肾水不能上济于心，心火独亢于上，心肾不交则心烦，不得卧。治当泻心火，滋肾阴，交通心肾，后世医家在其基础上继承发展，如《清代名医医案精华·陈良夫医案》论述："心火欲其下降，肾水欲其上升，斯寤寐如常矣。"又如陈士铎在《辨证录》中曰："人有昼夜不能寐，心甚躁烦，此心肾不交也。盖日不能寐者，乃肾不交于心；夜不能寐者，乃心不交于肾也。今日夜俱不寐，乃心肾两不相交耳。夫心肾之所以不交者，心过于热，而肾过于寒也。心原属火，过于热则火炎于上，而不能下交于肾；肾原属水，过于寒则水沉于下，而不能上交于心矣。然则治法，使心之热者不热，肾之寒者不寒，两相引而自两相合也。方用上下两济丹：人参（五钱）、熟地（一两）、白术（五钱）、山茱萸（三钱）、肉桂（五分）、黄连（五分）水煎服。一剂即寐。盖黄连凉心，肉桂温肾，二物同用，原能交心肾于顷刻。然无补药以辅之，未免热者有太燥之虞，而寒者有过凉之惧。得熟地、人参、白术、山萸以相益，则交接之时，既无刻削之苦，自有欢愉之庆。然非多用之则势单力薄，不足以投其所好，而餍其所取，恐暂效而不能久效耳。此症用芡莲丹亦佳。人参、茯苓、玄参、熟地、生地、莲子心、山药、芡实（各三钱）甘草（一钱）水煎服。四剂安。"

2）疏肝泻热：明代孙一奎首次提出"肝郁"之名及其临床表现。正如其在《医旨绪余·论五郁》中所云："夫五脏一有不平则郁。达，是条达或通达也，发是发越，泄是疏泄，夺是攘夺，折是决折。何者？夫《内经》曰：木郁达之，木郁者，肝郁也。达者，条达、通达之谓也。木性上升，佛逆不遂，则郁。故凡胁痛耳鸣，眩运暴仆，目不认人，皆木郁症也。当条而达之，以畅其挺然不屈之常（如食塞胸中，而肝胆之气不升，故胸腹大痛，宣而吐之，以舒其木之气，是在上者因而越之也。木郁于下，胁疼日久，轻则以柴胡、川芎之类开而提之，亦条达之意也；

重则用当归龙荟丸摧而伐之，孰非通达之意欤）。"肝为刚脏，以气为用，性喜条达而恶抑郁，主疏泄而畅气机。木郁多由气机升降受阻，出入不利所致。郁久则可化热，气机失畅，变生他病。张景岳在《景岳全书》中曰："即如木郁之治，宜于达矣，若气陷不举者，发即达也；气壅不开者，夺即达也；气秘不行者，泄亦达也；气乱不调者，折亦达也。"其明确指出"木郁达之"的含义是通过疏调理气的方法使肝脏恢复其疏泄条达的功能。此法适用于恼怒伤肝，肝失条达，气郁化火，上扰心神所致的不寐。治如明代秦景明在《病因脉治》中曰："恼怒伤肝，肝火拂逆，疏肝散。谋虑伤肝者，四物汤加山栀、川连。木燥火生者，龙胆泻肝汤。左尺脉大，家秘肝肾丸。"清代叶天士在《临证指南医案》中云："肝阳不降，夜无寐。进酸枣仁法。"

3）养肝清热：清代叶天士在《临证指南医案》中说："肝气平和，则经脉畅，神志宁。"肝为将军之官，主疏泄，调情志，喜条达，恶抑郁；肝藏血，血舍魂，由于数谋而不决，或暴怒伤肝，或气郁化火，皆可影响肝的疏泄功能，导致肝的藏血功能失调，以致魂不能藏于肝，从而发生不寐。此法对肝血不足，虚火内扰，肝失疏泄而致虚烦不寐者，治当以仲景之酸枣仁汤为首。如清代尤在泾在《金匮要略心典》中曰："虚劳虚烦不得眠，酸枣仁汤主之。人寤则魂寓于目，寐则魂藏于肝。虚劳之人，肝气不荣，则魂不得藏，魂不藏故不得眠。酸枣仁补肝敛气，宜以为君。而魂既不归容，必有浊痰燥火乘间而袭其舍者，烦之所由作也。故以知母、甘草清热滋燥，茯苓、川芎行气除痰，皆所以求肝之治，而宅其魂也。"清代唐容川进一步指出肝与不寐的生理病理关系，并详细论述加减方药，其在《血证论》中云："肝病不寐者，肝藏魂。人寤则魂游于目，寐则魂返于肝。若阳浮于外，魂不入肝，则不寐。其证并不烦躁。清睡而不得寐，宜敛其阳魂，使入于肝。二加龙骨汤，加五味子枣仁阿胶治之。又或肝经有痰，扰其魂而不得寐者，温胆汤，加枣仁治之。肝经有火，多梦难寐者，酸枣仁汤治之。或滑氏补肝散，去独活，加巴戟；四物汤，加法夏枣仁冬虫夏草龙骨夜合皮，亦佳。"

4）补益心脾：此法运用于心脾两虚，心失所养之不寐。心藏神，心脾有母子关系，心与脾胃经络相通。杨上善在《黄帝内经太素》中注曰："足太阴脉注心中，从心中循手少阴脉行也。"血液充盈，则心有所主，而只有当脾胃运化功能正常，其化生血液的功能方能旺盛。李东垣在《脾胃论》中进一步指出："心主荣，夫饮食入胃，阳气上行，津液与气入于心""若胃气正常，饮食入胃，其荣气上行，以舒心肺""若脾胃虚弱，气血生化乏源，阴血不足，心神失其所养，而夜寐不安"等论述。若脾胃虚弱化源不足，则子病及母，而至心失所养。《景岳全书·不寐》亦曰："无邪而不寐者，必营气之不足也。营主血，血虚则无以养心，心虚则神不守舍……若思虑劳倦伤心脾，以致气虚精陷而为怔忡、惊悸、不寐者，宜寿脾煎或归脾汤……神以精亏而无依无寐者，宜五福饮，七福饮或三阴煎，五君子煎择而用之。若营卫俱伤，血气大坏，神魂无主而昼夜不寐者，必用大补元煎加减治之……凡人以劳倦思虑太过者，必致血液耗亡，神魂无主，所以不寐，即有微痰微火，皆不必顾，只宜培养气血，血气复则诸证自退。"由此可知，古代医家对心脾不足之不寐的辨治方法之认识。

2. 其他疗法

对不寐的治疗还包括针灸、饮食、精神及外治等治法。《素问·诊要经终论》曰："秋刺夏分，病不已，令人益嗜卧，又且善梦。秋刺冬分，病不已，令人洒洒时寒。冬刺春分，病不已，令人欲卧不能眠，眠而有见。"其指出经络功能紊乱可以引起睡眠障碍。因而针灸疗法可治疗不寐。如《素问·刺热》对于肝热病引起的不得安卧，提出"刺足厥阴、少阳"的针刺方法，以泻其热邪。《灵枢·刺节真邪》云："泻其有余，补其不足，阴阳平复。"其阐述了针灸疗法具有协调阴阳的作用。又如《针灸甲乙经》载三阴交治"惊悸不得眠"，厉兑、隐白治"足胫寒，不得卧"，公孙主治"不嗜卧"，太白主治"热病满闷不得卧"，太溪主治"咳逆心闷，不得卧"等论述，以及用艾灸温补之法治疗虚寒型的失眠症，以温通经络，宁心安神。元代忽思慧在《饮膳正要》中指出不寐的饮食疗法，其曰："酸枣粥：治虚劳，心烦，不得睡卧。酸枣仁（一碗）右用水，绞取汁，下米三合煮粥，空腹食之。"明代李时珍在《本草纲目》中亦载有以熨、枕等外治法治疗不寐的内容。清代吴师机的《理瀹骈文》在此基础上加以完善，载有膏药、掺药、熨、枕等多种不寐证的外治法。

纵览上述，虽然历代医家对不寐的认识不一，但其发展脉络却值得探究，其治法方药也值得研习。不寐是临床常见疾病之一，为向中医临床诊治不寐及其相关疾病提供帮助和启发，对此进行深入而全面的研究则很有必要。因而翔实整理如上，请读者共勉。

（刘　爽　李文昊）

健忘源流考

"健忘"一词，最早见于《太平圣惠方》。在此之前，《内经》称之为"喜忘"或"善忘"。《备急千金要方》《外台秘要》皆称之为"好忘"。自宋代《圣济总录》中称"健忘"后，一直沿用至今。健忘的辨证论治则始于唐代。中医数千年来，"健忘"的研究经历了不同的历史阶段，从病名、病因病机、证候分类及治疗入手，对中医历代医籍中健忘的相关病证论述进行整理研究，察其学术脉络和规律，兹述如下：

（一）病名

"健忘"各个时期的称谓不同，如"善忘""喜忘""好忘""健忘""多忘"等，各称谓意义无大区别，只是替换了表达"善于"意思的词语，故以本病病症特点为思路对病名进行梳理。

《内经》时期称之为善忘，其曰："黄帝曰：人之善忘者，何气使然？岐伯曰：上气不足，下气有余，肠胃实而心肺虚。虚则营卫留于下，久之不以时上，故善忘也。"其提出善忘之名，并对善忘之发病原理加以阐述。《素问·五常政大论》亦曰："太阳司天，寒气下临，心气上从，而火且明……热气妄行，寒乃复，霜不时降，善忘，甚则心痛。"其指出气候变化，人之阳气被寒气阻遏损伤，进而出现善忘表现，可见《内经》时期人们便对"健忘"之证有所认识，但是并未将其作为独立的疾病，而是作为兼有症状描述。唐代孙思邈的《备急千金要方》、王焘的《外台秘要》皆称"健忘"为"好忘"。唐代孙思邈在《备急千金要方》中曾有关于"开心散方，善治好忘"之表述，亦记载了多食胡荽使人多忘的情况，其曰："不可久食，令人多忘。"《外台秘要》在论述消渴口干燥方三首时提及"好忘"一词，其曰："广济疗口干数饮水，腰脚弱，膝冷，小便数，用心力即烦闷好忘方：麦门冬、牛膝、龙骨、茯神、人参、黄连、山茱萸、菟丝子、鹿茸。"综上所述，唐代及唐以前方书所载之善忘、好忘，均为现今健忘之雏形。

"健忘"一词，早见于北宋的《太平圣惠方》，其曰："夫心者，精神之本，意智之根，常欲清虚，不欲昏昧，昏昧则气浊，气浊则神乱，心神乱则血脉不荣，气血俱虚，精神离散，恒多忧虑，耳目不聪，故令心智不利而健忘也。"其明确指出健忘的病位、发病机理及临床表现，《圣济总录》亦曰："论曰：健忘之病，本于心虚，血气衰少，精神昏愦，故志动乱而多忘也。盖心者，君主之官，神明出焉。苟为怵惕思虑所伤，或愁忧过损，惊惧失志，皆致是疾。故曰愁忧思虑则伤心，心伤则喜忘。"将健忘之病本归根于心虚，同时对情志异常引起健忘的机理加以详细论述，可见宋代医家将本病作为独立的疾病认识，并且形成了较完整的理论体系，在《圣济总录》后，"健忘"作为病名一直沿用至今。明代龚廷贤在《万病回春》中云："健忘者，为事有始无终，言发不知首尾，此是病名也，非比生成愚顽也。"王绍隆的《医灯续焰》在此基础上，将忘与健忘加以鉴别，其言："道过之言，行过之事，久不记忆曰忘。若当下即不能记，索之胸臆，了不可得者，健忘也。"及至清代程国彭在《医学心悟》中有云："健忘之症，大概由于心肾不交，法当补之，归脾汤、十补丸主之。"刘仕廉在《医学集成》中亦云："健忘者，陡然而忘其事也，年老由精枯髓涸，年少由思虑劳心，宜养心肾培脾土，和气血，安神定志，置身事外，放怀今古，戒一贪字，守一静字，则得之矣。"健忘这一病名一直沿用至今。

（二）病因病机

健忘的产生可以由多种因素导致，医家们认为本证病位在脑，属神之病变，与心脾肾虚损，气血阴精不足有关。亦与气滞血瘀，痰浊上扰有关。前者为主，后者亦不可忽视。在《内经》中"神"主要有三个方面的含义：一指自然界事物的发展变化规律，二指人体生命活动现象的概括，三是指人的意识思维活动，如《灵枢·本神》曰："生之来谓之精，两精相搏谓之神，随神往来者谓之魂，并精而出入者谓之魄，所以任物者谓之心，心有所忆谓之意。"因此，健忘当属于《内经》中所述神的上述第三个含义的病变，即与多脏腑有关。清代沈金鳌在《杂病源流犀烛》中进行了系统总结，他认为"健忘，心肾不交病也。心不下交于肾，则浊火乱其神明。肾不上交于心，则精气伏而不用"。以心肾不交为总的病因病机，并以五行为突破点进行分析，其曰："火居上，则因而为痰；水居下，则因而生躁。"从而提出补肾养心的治疗大法，其曰："故惟补肾而使之时上，养心而使之善下，则神气清明，志意常治，而自不健忘矣。"现将历代医家对健忘病因病机的认识加以总结，列述于下：

1. 痰瘀阻滞

《千金翼方》中治疗健忘的处方多由石菖蒲、远志、竹茹等化痰开窍之品组成，以方测证可知在唐代，人们便认识到健忘可由痰浊阻滞所致。金元医家朱丹溪在《丹溪心法》中曰："健忘，精神短少者多，亦有痰者。"其明确指出痰邪为健忘的病理因素之一，此论广为后世医家引用提及，如《杂病广要》等。时至明代《医灯续焰》提出痰瘀互结而成健忘之证，其曰："亦有痰血癖积碍其机关而成者，此又不以年高论也。"后至清代，张璐在《张氏医通》中指出后天所患健忘之证可由痰饮瘀血所致，其曰："因病而健忘者，精血亏少，或为痰饮瘀血所致，是可以药治之。"此外陆廷珍的《六因条辨》及王清任的《医林改错》亦指出健忘与痰瘀阻滞有关，痰湿浊停体内，阻碍气血的正常运行，致血脉凝滞而为瘀血，瘀血阻络则灵机失用。现代医学认为老年性健忘病位虽在脑，但根源在年老肾虚而致诸脏精气亏损，痰滞、血瘀是重要致病因素。

2. 气血不调

健忘与气血运行有关，记忆作为一种高级神志活动，离不开脏腑气血等物质载体的协调运转。即《素问》所谓"阴平阳秘，精神乃治"。五脏精气充实有赖于气血的交通联系，它起着纽带作用。《灵枢》曰："心高则满于肺中，悗而善忘。"可见气血壅逆于肺中可致健忘。《素问》曰："血并于下，并于上，乱而喜忘。"其指出气血逆乱也可导致健忘的发生。也可以说，五脏的阴阳气血在维持自身相对稳定中起着至关重要的作用。

3. 脑削神减

正如《医灯续焰》中所言，健忘是指记忆力差、遇事易忘的症状。明代李时珍认为"人之记忆皆在于脑"，又有"脑为元神之府"之论，故而健忘之病症可由神志之变，脑窍空虚所致。清代医学家王晋夫在《医方易简集》中亦曰："小儿善忘，脑未满也，老人健忘，脑渐空也。"可见，记忆与脑有着不可分割的联系。心为君主之官，禀虚灵而含造化，具一理以应万机，神明出焉。故神志与心的关系尤为密切，若心气亏虚，不能养神，则出现神昏健忘。现实生活中我们也可体会到，人头昏目花时，多伴记忆力下降，可证明健忘的病位在脑。

4. 精亏髓虚

《内经》认为肾精是人赖以存在的物质基础，《灵枢》中曰："肾藏精，精舍志……志伤则喜忘前言。"其是肾精不足导致健忘的最早体现。肾藏精，精生髓，上充于脑，髓海有余，多由肾之精血旺盛，化源充足。髓海不足，化源匮乏，则脑转眩晕等。唐代孙思邈指出"肾实热"可导致好忘的临床表现，其在《千金方》中说："左手尺中神门以后脉阴实者，足少阴经也。病苦舌燥咽肿，心烦咽干，胸胁时痛，喘咳汗出，小腹胀满，腰背强急，体重骨热，小便赤黄，好怒好忘，足下热疼，四肢黑，耳聋，名曰肾实热也。"清代郑寿全在《医法圆通》中曰："按健忘一证，固有阳虚、阴虚之别，然亦不必拘分，统以精神不足为主。凡人禀二气以生。二气即阳精、阴精也。二气浑为一气，神居二气之中，为气之宰，故曰：精、气、神。二气贯于周身，精气足，则神自聪明，故无所不知不晓。精气衰，则神昏，故时明时昧，犹若残灯之火，欲明不明，不能照物。"对精亏而致健忘的病理机制进行了详尽的描述。此外，汪昂之"人之精与志皆藏于肾，精肾不足，则喜忘前言"及"高年无记性者，脑髓渐空"等描述亦指出肾虚而致忘的机理。

5. 心肾失交

从心肾不交论治健忘，是从心、肾论治"健忘"理论的进一步发展。《内经》中将心与肝肺肾脾四脏、脑和胆等联系起来，认为它们共同主宰着神志功能。明代李中梓在《医宗必读》中曰，健忘当责之心肾不交，云："心不下交于肾，浊火乱其神明，肾不上交于心，精气伏而不用。火居上则因而为痰，水居下则因而生躁。扰扰纭纭，昏而不宁，故补肾而使之时上，养心而使之善下，则神气清明，志意常治，而何健忘之有？"心与肾经脉相同，功能相济，若心不下交于肾，则浊火抗胜扰乱神明，若肾不上济与心，则肾精潜伏为不被使用，形成上有火下有水，化痰生躁之象，从而导致健忘。故在治疗时应补肾养心，交通心肾。王绍隆在《医灯续焰》中亦曰："乃心虚肾惫，水火不交，精血之府空，荣卫之道涩，致令机关不利，灵巧不开。高年衰朽者，多得之。"其指出精血空虚、濡养不利致灵窍不开，健忘始胜。后至清代陈士铎在《辨证录》对健忘的病机的认识中认为，健忘之因并非鬼神作祟，而是心亏和肾虚，治疗当补心肾，济水火。故曰："人之聪明非生于心肾，而生于心肾之交也。肾水资于心，则智慧生生不息；心火资于肾，则智慧亦生生无穷。苟心火亢，则肾畏火炎而不敢交于心；肾水竭，则心恶水干而不敢交于肾，两不相交，则势必至于两相忘矣。"

6. 心脾两虚

宋代陈言在《三因极一病证方论》中曰："脾主意与思，意者记所往事，思则兼心之所为也。"将脾主思与意的功能进行鉴别，同时指出二者在病理状态下形成健忘之证，其曰："今脾受病，则意舍不清，心神不宁，使人健忘，尽心力思量不来者是也。或曰：常常喜忘，故谓之健忘，二者通治。"明代董宿原在《奇效良方》中曰："且如健忘者，陡然而忘其事也，皆主于心脾二经。"其提出健忘可能与心脾两虚相关。龚延贤在《种杏仙方》中则认为健忘主要责之为脾虚，其曰："健忘思虑损心脾，尽力思量竟不知。有始有终忘记事，补脾养血是良医。"后至清代日本医家丹波元坚在《杂病广要》中亦引用陈氏之论阐述健忘之理。

7. 脏腑不和

健忘与脏腑虚实变化有关，南宋医家严用和参考《内经》中"上气不足，下气有余，肠胃实而心肺虚，虚则营卫留于下，久之不以时上"等观点，提出"五脏之虚实变化，遗意之因，意舍不精，神宫不职，使人健忘"之论。金代医家李东垣更是在《脾胃论》中说："百病皆由脾胃衰而生也。"从另一角度体现了健忘与脾胃等脏腑的盛衰有关。

8. 情志异常

健忘与情志变化有关，肝为刚脏，主疏泄，调情志，若肝失调达，则影响气血正常运行而致健忘。《内经》中有许多论述，《灵枢》曰："肝悲哀动中则伤魂，魂伤则狂忘不精……盛怒而不止则伤志，志伤则喜忘其前言。"其详细指出情志太过可伤脏，可影响该脏所藏之神，从而影响记忆。孙思邈也提到情绪与健忘的关系，《千金翼方》云："人年五十以上，阳气日衰……万事零落，心无聊赖，健忘镇怒，性情变异。"可见，情志异常既可致气血失调而健忘，又可直接影响心主神志的功能而致健忘。

（三）证候分类

历代医家对健忘证候分类的表述有：①心脾不足（心脾两虚）；②肾精亏耗；③痰浊扰心；④血瘀闭阻；⑤肝肾阴虚；⑥痰凝血瘀；⑦七情所伤；⑧心虚胆怯；⑨心肾不交；⑩血虚肝旺；⑪心肾阳虚；⑫心阴亏虚；⑬阳气虚衰；⑭老年神衰；⑮痰湿阻窍。

（四）治疗

鉴于健忘的治疗，历代医家各抒己见，以养心安神定志、疏风散热和血、消积导滞通利、化痰逐瘀开智为主要的治疗原则，亦有采用针灸治疗健忘的案例。总结其治法，虽机理不同，但均有补养各脏器的理念在其中，针灸治疗亦体现了补养的思路。明代龚廷贤在《寿世保元》中指出健忘的治疗原则与保养方法，其曰："治之必须先养其心血，理其脾土，凝神定智之剂，日以调理。亦当以幽闲之处，安乐之中，使其绝于忧虑，远其六欲七情，如此渐安矣。"清代沈金鳌在《杂病源流犀烛》中亦有详细的描述，并根据临床表现的不同，分别设立处方，一一列举，其中有归脾汤、茯苓汤、导痰汤送下寿星丸、人参养荣汤、养心汤、龙眼汤、朱雀丸、安神定志丸、孔圣枕中丹、加减固本丸等方剂，可谓总结详尽，典范之属。现将健忘的治疗归纳整理如下：

1. 辨证论治

（1）疏散风热和血：北宋时期刘完素的《黄帝素问宣明论方》所载防风当归饮子，药物组成为：防风、当归、大黄、柴胡、人参、黄芩、甘草、芍药各一两，滑石六两。方中防风、大黄、黄芩、滑石合力疏风清热，柴胡、芍药理气疏肝，当归、人参补气和血，诸药合用可除肝心风热之壅滞，补脾肾气血之亏虚，故可治"脾肾真阴虚损，一切风热壅滞"风热扰心之健忘。

（2）消积导滞通利：刘完素在《黄帝素问宣明论方》中载益元散，药物组成为滑石六两，甘草一两。可"定魂定魄补，一切虚损，主癫痫惊悸，健忘"。方仅由甘寒之滑石，调和之甘草两味药组成，刘氏认为"久服强志轻身，驻颜延寿"。肠中积聚得除，窍六腑得通，宣气机，生津液，即可"补益五脏，大养脾肾之气"，使耳聪目明，经脉通畅，气血调和，则治健忘的功效亦可达到。

（3）化痰逐瘀开智：元代医家危亦林在《世医得效方》中列加味茯苓汤，从"痰"的方面论治健忘。其药物组成为人参、半夏、陈皮各一两半，茯苓、益智、香附子各一两，粉草五钱。方中半夏燥湿化痰，配陈皮、香附调畅气机，可增化痰之功。茯苓健脾化湿，以化生痰之源。加甘草之调和诸药，共奏化痰理气、清心开智之功，可具"治痰迷心包，健忘前事，言迟语痴"意义。

（4）养心安神定志：查阅古今诸多著作，发现养心安神调志法治健忘的方剂较为多见，元代朱震亨在《丹溪心法》中所附的归脾汤即是。归脾汤药物组成为白术、茯神、黄芪、圆眼肉、酸枣仁、当归、远志各一两，人参、木香各半两，甘草二钱半。此方为宋代医家严用和首创，以补脾为主，兼顾心神。君以黄芪补气生阳，臣以人参补中益气，白术益气健脾，三者合用大补脾气，使气旺生血。圆眼肉即龙眼肉，补血养心，亦为君药，臣以当归、酸枣仁补血养心安神。佐以茯神、远志宁神定志，佐木香行气醒脾。炙甘草调和诸药。生姜、大枣以资化源。归脾汤自严氏创制以来多被后世医家引用，被誉为治疗健忘之千古名方。

2. 其他疗法

清代金冶田在《灸法秘传》中指出艾灸百会穴治疗健忘的方法，增强记忆力，其曰："忘前失后，曰健忘也。良由精神短少、神志不交所致，亦有因思虑过度者，或因所愿不遂者，或因痰溷心者包。病因虽异，皆当灸百会一穴而记忆自强矣。"《针灸学纲要》指出："有因思虑过度，劳伤心脾忘事者。灸关元、天枢。"关元穴补肾培元、温阳固脱，天枢穴主疏调肠腑、理气行滞、消食，二者皆为补虚之要穴。百会穴有开窍醒脑、回阳固脱之功效，灸百会可开窍醒脑以治健忘。

综上所述，历代医家对健忘的病名、病因病机、证候分类及治疗各有所述，因此将其归纳整理如上，以供临床医家参考借鉴。

（陆雪健　刘朝霞）

多寐源流考

"多寐"一词始见于清代沈金鳌的《杂病源流犀烛》。《内经》中谓之为"多卧""多眠""好卧"等。汉代张仲景在《伤寒论》中云："少阴之为病，脉微细，但欲寐也。"后世医家根据脾主四肢肌肉的理论，提出多寐嗜卧与脾胃病有密切关系。中医学对多寐病的认识已历千年，历代医家对多寐多有论述，故从病名、病因病机、证候分类及治疗入手，对历代重要医籍中关于多寐病的相关病证论述进行整理研究，以期对本病有更加系统的认识。

（一）病名

纵观各个历史时期对多寐病之称谓，均以病症特点命名，如"多卧""好卧""多眠""嗜卧"等，现从古代文献入手，简要整理如下：

《内经》始称瞑目，亦称之多卧、好卧、嗜卧。如《灵枢·大惑论》曰："夫卫气者，昼日常行于阳，夜行于阴，故阳气尽则卧，阴气尽则寤。"其明确指出寐寤是因卫气出入运行的一种生理现象，并阐明阴阳衰减与寐寤的关系。《灵枢·寒热病》又曰："阳气盛则瞋目，阴气盛则瞑目。"其进一步指出人身之阴阳二气偏盛会导致眼目开合异常，当阴气盛时则瞑目，即闭眼休息。《灵枢·大惑论》名之为"多卧"，并认为其形成与"肠胃大而皮肤湿"有关，其云："黄帝曰：人之多卧者，何气使然？岐伯曰：此人肠胃大而皮肤湿，而分肉不解焉"，提出久留于阴或素体湿浊之人的多卧现象，亦曰："故肠胃大，则卫气行留久；皮肤湿，分肉不解，则行迟。留于阴也久，其气不清，则欲瞑，故多卧矣。其肠胃小，皮肤滑以缓，分肉解利，卫气之留于阳也久，故少瞑焉"，可见卫气与寐寤的关系。在正常生活节奏下，应白天精神饱满，夜间睡眠香甜。《灵枢·天年》称其为"好卧"，其曰："六十岁，心气始衰，苦忧悲，血气懈惰，故好卧。"其指出年高之人，体质素亏，心气亏虚加之气血两虚，故其人倦怠好卧。此外，"嗜卧"之称谓，出自《素问·诊要经终论》，亦见于《马王堆汉墓医书·阴阳十一脉灸经》。因此，早在《内经》时期，医家们便认识到"卧""寤""欲瞑""多卧""好卧""嗜卧"等临床表现，并将其总结记述。

隋代在《诸病源候论》中提出嗜眠的病名，并曰："嗜眠者，由人有肠胃大，皮肤涩者，则令分肉不开解，其气行则于阴而迟留，其阳气不精神明爽，错塞，故令嗜眠。"其提出嗜眠乃是阴阳巡行不调所致。唐宋医家对此论述较少，其具体原因有待进一步考证。金元张从正在《儒门事亲·九气感疾更相为治衍》中载："《灵枢》论神意魂魄志精所主之病，然无寒暑惊劳四证，余以是推而广之……思气所至，为不眠，为嗜卧，为昏瞀，为中痞，三焦闭塞，为咽嗌不利、为胆瘅呕苦、为筋痿、为白淫、为得后与气则快然如衰，为不嗜食。"其指出了"不眠""嗜卧""昏瞀"等"神意魂魄志精所主之病"的病名，并分析其与脾胃三焦的关系。李东垣的《脾胃论·肺之脾胃虚论》及朱丹溪的《丹溪心法》中，均称为"怠惰嗜卧"，将倦怠与嗜卧合称，强调脾胃功能对嗜卧的影响，后世医家根据脾主四肢肌肉的理论，提出多寐好卧与脾胃病有密切的关系。后至明代，亦出现"多眠"的称谓，如陶华在《伤寒六书》中云："夫卫气者，昼则行阳，夜则行阴。行阳则寤，行阴则寐。阳气虚，阴气盛。则目瞑，故多眠，乃邪传于阴而不在阳也。"其不仅指出"多眠"之称谓，亦对阴阳二气之盛虚对多寐之影响加以阐述。又如李中梓在《医宗必读》中曰："太阳病，脉细多眠，外已解也，小柴胡汤。"此"多眠"为外感病在外邪解除后出现脉细多眠症状，应用小柴胡汤治疗，以和解枢机，进一步调畅卫气出入，从而治疗多寐。后至清代医家多称"多寐"，如林珮琴在《类证治裁》中曰："多寐者，阳虚阴盛之病。"

（二）病因病机

《杂病源流犀烛·不寐多寐源流》云："多寐，心脾病也。一由心神昏浊，不能自主；一由心火虚衰，不能生土而健运。"多寐的病变部位虽与五脏有关，但主要在心、脾、肾三脏，尤以心、脾为重。本病的病因病机关键在于湿、痰、瘀困滞阳气，导致心阳不振；或阳虚气弱，心神失养，多属本虚标实之证。现将历代医家对本病病因病机的论述整理如下。

1. 脾气虚衰，湿浊内停

脾胃为后天之本，气血生化之源。若脾气虚衰，则脾主运化功能减退，津液不能正常传输布散营养精微物质，故聚为湿浊，停于体内。如金元时期李杲在《脾胃论》中云："怠惰嗜卧，脾湿。"元代朱丹溪在《丹溪心法》中亦云："脾胃受湿，沉困无力，怠惰嗜卧。"其指出由于脾虚所化生之湿邪困阻体内阳气，人身之气不能外达于表而卫外故而嗜卧。明代徐春甫沿袭东垣之述，在《古今医统》中指出脾胃虚弱与嗜卧的病理关系，其曰："脾胃一虚，则脾气不充，脾虚无所享，脾运四肢，即享气有亏，则四肢倦怠，无力以动，故困乏而嗜卧也。"孙志宏在《简明医彀》中记载："夫胃主纳受，脾主运动。脾虚，谷气不克，脾愈无所禀矣。脾运四肢，既禀气有亏，则四肢倦怠而嗜卧也。有食后体倦瞌睡者，乃脾虚不能运化而然。"其进一步对多寐病因病机加以归纳：脾虚不运，则禀气亏虚不足以"运四肢"，则出现四肢倦怠、嗜卧的症状。清代唐容川在《血证论》中亦指出"倦怠嗜卧者，乃脾经有湿"，均为脾湿使然。清代章虚谷在《灵素节注类编》中对"肠胃大而皮肤涩，而分肉不解"所致"多卧"的原理进行总结，其曰："故肠胃大，则卫气行留久；皮肤涩，分肉不解，此行迟。留于阴也久，其气不精，则欲瞑，故多卧矣。"言其因肠胃大而皮肤涩，涩则不能解利，而卫气之出于表者迟钝；其肠胃大，而卫气之留于里者久矣。表为阳，里为阴，卫气久留于阴，故其阳不精，而心神昏倦，则多卧也。

2. 肝胆俱实，胆热痰扰

对于"胆热多卧"的病机早在宋代就有记载，宋代《圣济总录》云："论曰胆热多睡者，胆腑清净，决断所自出。今肝胆俱实，营卫壅塞，则清净者浊而扰，故精神昏愦，常欲寝卧也。"其指出胆热气实，痰热壅盛均可导致昼夜耽眠。又如《太平圣惠方》载："夫胆热多睡者，由荣卫气涩，阴阳不和，胸膈多痰，脏腑壅滞，致使精神昏浊，昼夜耽眠，此肾积热不除，肝胆气实，故令多睡也。"可见因肝胆疏泄失常，则致气郁化火，肝胆俱实壅滞，痰浊之邪上扰，故昏昏欲眠。清代《血证论》亦云："昏沉多睡之证，在杂病为邪入阴分……然亦有胆经火甚而多昏睡者，龙胆泻肝汤治之。"胆者，清净之腑也，相火寄居于内，胆附于肝，互为表里，共同舒畅全身之阳气，故相火郁而不伸，壅塞于体内聚而成痰，痰浊上扰则可致多寐。

3. 瘀血阻滞

其病机大抵有二，其一为脉道闭塞，气血运行失调，阳气不能畅达全身而致嗜睡；其二为瘀血阻滞心窍，心神被蒙，致神志昏蒙，神倦嗜睡。明代孙文胤在《丹台玉案·诸气门》中指出："胸膈满，动则喘急，起卧怠惰，寸脉沉滑者，为痰郁。"古人对于瘀血为病机的多寐论述较少，但现代医家有相关论述，如现代医家施杞论述多寐时认为头部跌打损伤，脑脉血瘀阻滞，气血脉络不通，脑髓失养而嗜睡。

4. 心神失养，气血俱虚

心主藏神，主血脉，统帅全身脏腑、经络的生理活动，主司意识、思维、情志等精神活动。

其中精神活动直接影响睡眠状态，复杂的精神活动更是在"心神"主导下完成，因此正常的睡眠活动有赖于心神功能的正常。心神正常，心血充足，则各脏腑机能正常运行，全身安泰。心主血脉与心主藏神密切相关，《灵枢·营卫生会》载："血者，神气也。"即心血充足则能化神养神而使心神灵敏不惑，而心神清明，起卧如常；反之，心神失养，心血不充，则身体乏力困倦，多寐嗜卧。如《金匮要略·五脏风寒积聚》云："心气虚者，其人则畏，合目欲眠。"仲景亦曰："邪客使魂魄不安者，血气少也，血气少者属于心。心气虚者其人多畏，合目欲眠，梦远行而精神离散，魂魄妄行。"本条论述心之血虚气少，可致精神活动异常。即血少失养，气虚不充，以致神疲倦怠而合目欲眠。

5. 禀赋不足，髓海空虚

"脑为元神之府"，为生命之主宰。脑由精髓汇集而成，而髓由精化，精由肾藏，故脑与肾关系密切，肾精是先天之精，需要后天之精的充养才能充盛，故肾精充盈，则脑髓充满则神明，神明则精神饱满；若肾精不足，则脑髓空虚则神疲，进而导致多寐。如《灵枢·海论》中论述："髓海不足，则脑转耳鸣，胫酸眩冒，目无所见，懈怠安卧。"《灵枢·本神》亦曰："两精相搏谓之神；随神往来谓之魂；并精出入谓之魄，是神魂魄三者，固非判然不相属者也。自人心多欲，神明外驰，因而气散于内。血随气行，荣卫纷乱，魂魄不安，于是乎百疾作。"此为以先天不足，髓海亏虚为本所致之多寐。

6. 阴阳失调，阴盛阳虚

天地阴阳的盛衰消长，致使一天有昼夜晨昏的节律变化。从"天人合一"的观点来讲，人身的阴阳消长与天地阴阳消长是同步的，即人与自然界是统一的整体，人的阳气随着消长的日节律运动。《灵枢·口问》认为睡眠根本在于阴阳，其曰："阳气尽，阴气盛则目瞑。阴气尽而阳气盛则寤矣。"故人正常的寐寤取决于阴阳二气的升降出入，阳入于阴则寐，阳出于阴则寤。任何原因导致阴阳的升降出入失常，即阳不出于阴均可造成多寐。明代陶华的《伤寒六书》总结《内经》所述，其云："夫卫气者，昼则行阳，夜则行阴。行阳则寤，行阴则寐。阳气虚，阴气盛，则目瞑，故多眠，乃邪传于阴而不在阳也。"可见多寐的病因不外二点，一是阴气盛，二是阳气虚。又如明代李梴在《医学入门》中曰"多寐阴盛而昼夜不厌"及清代林珮琴在《类证制裁》中曰"多寐者，阳虚阴盛之病"，均为阴阳失调所致多寐的论述。由此可知，阴阳学说自古以来，用于解释宇宙间万事万物的发生、发展和变化，其代表了一切事物中所存在着的对立统一的关系，阴主静，阳主动，阴阳失调则导致阴阳的偏胜偏衰，其中阴盛则多寐。

（三）证候分类

历代医家对多寐证候分类的表述有：①湿盛困脾；②瘀血阻滞；③脾气虚弱；④阳气虚衰；⑤脾阳不足；⑥痰热内蕴；⑦胆经郁热。

（四）治疗

多寐的病因病机多属本虚标实。本虚指心、脾、肾阳气虚衰，心窍失荣；标实则为湿邪、痰浊、瘀血等阻滞脉络，蒙塞心窍。因其病因病机的纷繁多样，历代医家针对不同证型的治疗提出一系列方法，现将多寐论治归纳整理以下几点：

1. 辨证论治

（1）补脾利湿：对于脾虚湿盛而致的多寐，多采用补脾利湿之法，补脾益气，升发清阳则津液正常传输布散。朱丹溪在《丹溪心法》中言："脾胃受湿，沉困无力，怠惰好卧"，又言："凡肥人沉困怠惰是湿热，宜苍术、茯苓、滑石。凡肥白之人，沉困怠惰，是气虚，宜二术、人参、半夏、草果、厚朴、芍药。凡黑瘦而沉困怠惰是热，宜白术、黄芩"，其主张从湿热及气虚论治，用利湿、祛痰、补气、清利之品治之。李东垣从脾胃论治，提出升阳益气法，东垣云："脉缓怠惰，四肢不收，或大便泄泻，此湿胜，从胃苓汤。食入则困倦，精神昏冒而欲睡者，脾虚也，六君子加曲、蘖、山楂。"其指出了湿困脾阳，脾虚不能健运导致的多寐用以胃苓汤等祛湿和胃之功的方剂治之。孙氏在《简明医彀》中记载："皆当补脾理胃，兼消导自安。脉沉无力，右关细濡为倦怠。生脉散治倦怠嗜卧，口干少神（方见暑门）。"其提出补脾理胃利湿之法，补脾理胃、消导自安以治嗜卧。清代在《类证治裁》中曰："身重脉缓，多寐，湿胜也。平胃散加防风、白术。"其指出湿浊之邪蒙蔽心神，治以平胃散加味，以达燥湿化痰，补脾和胃之功效。

（2）清胆泻热：针对胆热气实、营卫壅塞所致多寐的治疗，多用清胆泻热，宋代王怀隐等在《太平圣惠方》中曰："胆虚不眠，寒也，酸枣仁炒，竹叶汤调服。"《类证治裁》曰："胆实口苦，嗜寐，少阳经热也。生枣仁一两，研末，茶清调服。"清代朱时进在《一见能医》中曰："脾胃倦，则怠惰嗜卧，神思短，则懒怯多眠，治以六君子汤"，亦曰："胆实多睡，热也，酸枣仁生用末，茶姜汁调服"。通过清胆泻热之法，使脏腑功能恢复正常，清气得以宣发，故胆气以升，本病得愈。

（3）活血通窍：此法适用于瘀血阻滞所致的多寐，瘀血不但影响心神气血的正常出入，还可致心窍阻滞，心神被蒙。《伤寒六书》云："设胸满胁痛，鼻干，不得汗，嗜眠者，风热内攻，不干乎表，故热气伏于里，则喜睡。不得汗者，小柴胡汤。"运用活血化瘀通窍法治疗多寐，可使气血调和，通络开窍。

（4）养心醒神：心神失养所致之多寐，宜清心养神，补益心脾。《类证治裁》载："心神昏浊，不能自主，脾气困顿，食已即倦，皆能致之。欲清心神，如麦冬、石菖蒲、芽茶、南烛之属。欲醒脾困，六君子汤加砂仁。"通过补养脾胃之法，补子以实母，使水谷精气充足，则气血生化有源，达到补益心气之目的。

（5）益气养营：对于气血俱虚、失其濡养，从而使心神得不到温煦与濡养导致的嗜卧多寐，治当调理心脾，益气养营。《杂病源流犀烛》曰："四肢怠惰而多寐，气弱也（宜人参益气汤）。长夏懒怠，四肢无力，坐定即寐，肺脾两经之气本弱，复为炎暑所逼也（宜清暑益气汤）。"其提出人参养荣汤和清暑益气汤可治疗气弱之倦怠多寐，治以益气养营、调理心脾。又如《证治准绳》中的"养心汤"或《太平惠民和剂局方》之"人参养营汤"用以治疗气血俱虚之多寐。通过补养气血之治法，使气得以充盈，心神得到温煦和濡养，故多寐全消。

（6）填精益肾：髓海亏虚所致之多寐，治以填精益肾生髓。《灵枢·海论》云："髓海不足，则脑转耳鸣，胫酸眩冒，目无所见，懈怠安卧。"此型多见于年老体虚者，或素体本虚以致倦怠嗜卧，治宜填精益髓、开窍健脑。

（7）扶阳振神：对于阴寒内盛，心阳衰微，神失所养导致之多寐多眠，宜扶阳振神。清代程国彭在《医学心悟》中载"问曰：但欲寐，何以是直中寒证？答曰：寒邪属阴，阴主静，静则多眠"，治宜温经回阳，用四逆汤等方。

2. 其他疗法

历代医家所述多寐的其他疗法以针刺为主，针刺治疗时，多选用百会、神庭、印堂等具有醒神作用等穴位。明代方书就有用针灸治疗多寐的记载，如在《普济方·针灸》中指出："治多睡（资生经），穴囟会、百会治嗜卧，穴阴跷、膈俞治好独卧，穴肾俞治多卧喜睡，穴二间、三间治多睡善惊，穴厉兑治四肢烦热、嗜卧怠惰、四肢不欲动，穴脾俞治嗜卧身不欲动，穴三阳络治嗜卧，穴五里、太溪、大钟、照海、二间治伤寒嗜卧，穴膈俞治喜寐。穴厉兑大敦治嗜卧。"由此可知，治疗嗜卧针刺百会穴、肾俞穴；多睡易惊可针刺二间、三间；嗜卧伴四肢烦热者针刺厉兑穴；嗜卧伴四肢不欲动针刺脾俞穴等，这些治法仍沿用至今。宋代王执中在《针灸资生经》中记载了治疗多寐嗜睡的常用腧穴，其曰："疗多睡：阴跷、厉兑、脾俞、三阳络、五里、大溪、大钟、照海、二间、膈俞、大敦、天井。"明代张景岳在《类经》中亦曰："此刺治之补泻也。补其不足，即阴跷所出足少阴之照海也。泻其有余，即阳跷所出足太阳之申脉也。若阴盛阳虚而多卧者，自当补阳泻阴矣。"阴盛阳虚而致多卧，则法当补阳泻阴，补其不足、泄其有余，阴平阳秘多卧乃治。

以上历代医家的论述，不仅确定了中医药防治多寐的理论基础，至今仍影响我们对该病的治疗理念，对临床实践起着重要启迪与昭示作用。

（陆雪健　王金环）

癫狂源流考

◉

自《内经》以来，中国古代医家对于癫狂病进行了孜孜以求的不懈探索，但因其病情复杂，历代医家对癫狂病的认识莫衷一是。本书根据所掌握的医学文献资料，从病名、病因病机、证候分类、治疗入手，对历代重要医籍中癫狂病的相关病证的论述进行整理研究，考镜源流，寻找其学术脉络和规律，以期对现代医家研究癫狂病的理论和临床提供一些有益的启示和借鉴。

（一）病名

癫狂病在中医界是两种不同的精神疾病，两者既有区别又有联系，癫者以静为主而狂以动为主。癫有狂之意而无狂之甚，狂者属急暴急病，癫病属久病久态。癫病在早期古代中医多指癫痫病，自唐才有指精神疾患的含义，癫病有中风癫、阴癫、痰迷心窍失心疯等别名。狂病从《内经》时期就指精神疾患，但当时的"狂"的含义包括精神亢奋的狂也包括精神抑郁的癫，唐以后也开始专指阳狂，精神亢奋的疾病。

1. 以病因病机分类命名

《素问·病能论》曰："帝曰：有病怒狂者，此病安生?岐伯曰：生于阳也。"将狂病的病因归纳为阳分的生理功能异常，称其为"怒狂"。后至明代虞抟在《医学正传》中指出："五志之火，因七情而起，郁而成痰，故为癫病狂妄之症，宜以人事治之，非药石所能疗也，须诊察其由以平之。"其称因七情失和，郁而成痰导致的癫狂之病为"癫病狂妄"。

2. 以病症特点分类命名

癫病在古代中医多指癫痫病，如《内经》描述癫病以"不乐，头重痛，视举目赤"及"烦心"为发作先兆，临床表现为发作性跌仆，意识不清，四肢抽搐，角弓反张，呕多痰沫，甚则发作如狂。因病因不同，可出现"骨癫疾""筋癫疾""脉癫疾"等不同的挛急症状。其病呈间歇性发作，或"岁一发"，或"月一发"，或"月四五发"，可知癫病即今之癫痫病。唐初孙思邈在《备急千金要方》中描述的风癫既有"治风癫掣，口眼张大，口出白沫，或作声或死不知人"的癫痫病之表现，又有"或有默默而不声，或复多言而漫说，或歌或哭或吟或笑或眠，坐沟渠啖食粪秽"等今之阴癫的表现，由此可知，孙思邈所称"中风癫"具有两种含义，一指今之癫痫病，二指今之阴癫病即神志异常类疾病，虽然孙思邈并没有将癫和癫痫作为两种疾病彻底分开，但其已经意识到这两种疾病的症状大不相同，为以后医家将二者分开奠定了基础。明代王肯堂在《证治准绳》中说："癫者，或狂或愚，或歌或笑，或悲或泣，如醉如痴，言语有头无尾，秽洁不知，积年累月不愈。"清代张璐在《张氏医通》中曰："癫之为证……语言错乱，或歌或笑，或悲或泣，如醉如狂，言语有头无尾，秽洁不知，经年不愈……俗名痰迷心窍。"从明清医家之论述可以看出此时的癫已经专指为阴癫。

狂病从《内经》时期就指精神疾患，如《灵枢·癫狂》谈道："狂始生，先自悲也，喜忘、苦怒、善恐者，得之忧饥。"此处除"苦怒"以外的症状表现类似于以精神抑郁为主的癫，而"苦怒"类似于精神亢奋的阳狂。又曰："狂始发，少卧不饥，自高贤也，自辩智也，自尊贵也，善骂詈，日夜不休。"此处症状表现类似于精神亢奋的阳狂。可见狂病在《内经》时期的含义既包括精神亢奋的狂也包括精神抑郁的癫，自唐初孙思邈在《备急千金要方》中将"中风癫"赋予阴癫的含义后，狂开始逐渐专指阳狂，如清代何梦瑶在《医碥》中曰："狂者，猖狂刚暴，裸体詈骂，不避亲，甚则持刀杀人，逾垣上屋，飞奔疾走，不问水陆，多怒不卧，目直叫呼，时或高歌大笑，妄自尊贵，妄自贤智者是也。"

3. 以病位分类命名

《灵枢·癫狂》曰："狂言、惊、善笑、好歌乐，妄行不休者，得之大恐，治之取手阳明、太阳、太阴。"从《灵枢》"治之取手阳明、太阳、太阴"可知癫狂的病位涉及经络。清代王清任在《医林改错》中曰："癫狂一症，哭笑不休，詈骂歌唱，不避亲疏，许多恶态，乃气血凝滞脑气，与脏腑气不接，如同做梦一样。"王清任认为脑部气血瘀滞与脏腑之气不相顺接进而发为癫狂，认为脑部是癫狂的病位。清代张璐在《张氏医通》中曰："癫之为证……语言错乱，或歌或笑，或悲或泣，如醉如狂，言语有头无尾，秽洁不知，经年不愈……俗名痰迷心窍。"张璐将癫狂称为痰迷心窍，将心窍定为癫狂的病位。

4. 以病性分类命名

《难经·二十难》云："重阴者癫，重阳者狂。"《难经》首次用阴阳划分癫狂，虽然此"癫"未被明确定义为精神抑郁为主的阴癫，但为后世对阴癫和阳狂的认识提供理论基础。汉代张仲景在《金匮要略·五脏风寒积聚病脉证并治》中曰"阴气衰者为癫，阳气衰者为狂"，亦是从阴阳角度命名癫狂。元代朱丹溪在《丹溪心法·癫狂篇》中云："癫属阴，狂属阳。"可见后代医家从阴阳命名癫狂，乃受《难经·二十难》及《内经》经典论述的影响。

（二）病因病机

癫狂二者病机不尽相同，但总与七情内伤密切相关，如明代戴元礼在《证治要诀·癫狂》中云"癫狂由七情所郁"，指出七情失调导致癫狂。清代叶天士在《临症指南医案·癫病》中亦云："狂由大惊大恐……癫由积忧积郁。"其认为大惊大恐导致狂，积忧积郁导致癫。故本病主要病因病机可概括为阴阳失调，情志抑郁，加之饮食失节，禀赋不足，痰气上扰，气血凝滞，损及心、脾、肝、胆、肾等脏腑，导致脏腑功能失调和阴阳平秘失衡，进而产生气滞、痰结、郁火、瘀血等病理产物，从而蒙蔽心窍导致心神被扰，神明逆乱，终引起精神失常。以气郁、痰火、血瘀为引发癫狂之实邪为标；以脏腑失调、阴阳失于平秘为癫狂发病之虚为本。癫狂病相当于现代医学精神分裂症、躁狂抑郁性精神病等重性精神病。

1. 气机失调

癫狂病的气机失调主要包括气郁气乱两个方面。《素问·举痛论》提出"百病皆生于气"。明代戴元礼在《证治要诀·癫狂》中亦指出："癫狂由七情所郁，遂生痰涎，迷塞心窍。"可见，癫狂病是由于平素易怒伤肝，肝失疏泄，导致气机失调，气郁日久，则进一步形成气滞血瘀，或痰气交阻，或郁而化火，阻闭心窍而发。明代吴崑在《灵枢注证发微·癫狂第二十二》中论："手太阴主天，足太阴主地，太阳为开，阳明为阖，天地之气，昼明夜晦，人之两目，昼开夜阖，此人应天地之昼夜开阖者也。一息之中，有开有阖，以应呼吸漏下者也。天地开阖之气不清，阴阳出入之气混浊，则神志昏而癫狂作矣。"气机失调升降紊乱导致气该清之处不清应浊之地不浊，进而导致神志受蒙而发为癫狂。

2. 痰结火郁

痰结火郁既可单独为患，亦可互结为患而导致癫狂。元代朱震亨在《丹溪心法·癫狂篇》中云："癫属阴，狂属阳，大率多因痰结于心胸间。"自金元时代朱丹溪提出癫狂与"痰"有关的论点以后，不少医家均宗此说。如明代张介宾在《景岳全书·癫狂痴呆》中谈道："癫病多由痰气，凡气有所逆，痰有所滞，皆能壅闭经络，格塞心窍。"以"元神"受扰之癫证、狂证，最与痰邪密切相关。火郁因素，因火邪上扰心窍，以致心神昏乱而发为狂证。《素问·至真要大论》指出："诸躁狂越，皆属于火。"《景岳全书·癫狂痴呆》亦言："凡狂病多因于火，此或以谋为失志，或以思虑郁结，屈无所申伸，怒无所泄，以致肝胆气逆，木火合邪，是诚东方实证也，此其邪乘于心，则为神魂不守，邪乘于胃，则为暴横刚强。"可见胃、肝、胆三经实火上升扰动心神，皆可发为狂证。因癫与狂虽缘于情志损伤，但只有与痰邪相合时才能为患。气只有与痰相裹才能成癫，火只有与痰相凝才能病狂，从上可知癫狂的发生与痰及火有密切联系。

3. 血瘀内结

由于血瘀的存在导致脑气与脏腑之气不相连接进而导致狂的发生。汉代张仲景在《伤寒论》中就有蓄血发狂的论述，如太阳蓄血发狂、阳明蓄血如狂者，从治法来看应属血瘀致狂一类。清代王清任在《医林改错》中亦指出："癫狂一症，哭笑不休，詈骂歌唱，不避亲疏，许多恶态，乃气血凝滞，脑气与脏腑气不接，如同做梦一样。"若头脑发生血瘀气滞，使脏腑化生的气血不能正常濡养元神之府，或因血瘀阻滞脉络，气血不能上荣脑髓，则可导致灵机混乱、神志失常而发为癫狂。

4. 情志失调

《灵枢·癫狂》有"得之忧饥""得之大恐""得之有所大喜"等记载，明确指出情志因素可导致癫狂的发生。明代戴元礼在《证治要诀·癫狂》中云："癫狂由七情所郁。"清代李用粹在《证治汇补·癫狂》中云："二症之因，或大怒而动肝火，或大惊而动心火，或痰为火升，升而不降，壅塞心窍，神明不得出入，主宰失其号令，心反为痰火所役。"清代叶天士在《临症指南医案·癫病》中亦云："狂由大惊大恐……癫由积忧积郁。"

可见，癫狂病多因恼怒郁愤不解，肝失疏泄，胆气不平，心胆失调，气机失司，心神扰乱而发病；或肝郁不解，水渎失职，痰湿内生，气郁痰结，格塞心窍而发病；或暴（恚）怒不止，引动肝胆木火，郁火上升，冲心犯脑，神明无主而发病；或肝气郁悖，气失畅达，血行凝滞，致气滞血瘀，或痰瘀互结，气血不能上荣脑髓，神机失养，神明混乱而发病，情志因素导致脏腑功能失调进而导致癫狂的发生，情志因素在癫狂病因中占有极其重要的地位。

5. 气虚血少

《素问·至真要大论》所载病机十九条中指出"有者求之，无者求之，盛者责之，虚者责之"，意即临证察机的灵活性。刘完素认为"五志过极皆从火化"，这种火导致的精神状态并非实火，狂也可有虚证。如汉代张仲景在《金匮要略·五脏风寒积聚病脉证并治》中云："邪哭使魂魄不安者，血气少也，血气少者属于心，心气虚者其人则畏，合目欲眠，梦远行而精神离散，魂魄妄行。阴气衰者为癫，阳气衰者为狂。"可以看出气虚血少可以导致癫狂，后代医家也多有气虚血少导致癫狂的论述，如明代虞抟在《医学正传》中言："癫为心血不足。"明代吴球在《诸证辨疑》中云："古方治法，风火癫狂皆谓有余，每以祛风泻火金石之剂从而治之，效者有之，因而绵延者亦有之。予者其疾，未有不因脏神先虚，风邪得入，实者邪气盛，虚者正气虚，不可偏执一见。当审人虚实冷热，然后清火降痰，安神养血，获效者多矣。"从上述可知，气虚血少也是导致癫狂久而未愈的因素。

总之，癫狂是五脏所藏之神、魂、魄、意、志之间功能紊乱的精神失常疾病。虽分属五脏，然无不从心而发。本病多为虚实夹杂，初起以邪实为主，病理因素以气滞、血瘀、痰浊、火邪等症状较为突出。久病多虚，病理因素以气虚、阳虚、阴虚等症状为主。实者为邪气上扰心神，虚者为正虚心神失养。癫病以心脾气血两虚为主；狂病以心肾失调为多。故《难经二十难》云："重阴者癫，重阳者狂。"

（三）证候分类

历代医家对癫狂证候分类的表述有：

（1）癫：①七情劳伤；②清窍失养；③痰气郁结；④肝气郁结；⑤气虚夹痰；⑥心肝血虚；⑦心脾两虚。

（2）狂：①痰火扰神；②火盛阴伤；③痰结血瘀；④风动痰生；⑤瘀阻窍络。

（四）治疗

1. 辨证论治

（1）重镇安神：《素问·病能论》提出治狂专方即生铁落饮，其曰："有病怒狂者，生于阳也。阳气者，因暴折而难决，故善怒也，病名曰阳厥……使之服以生铁落为饮。夫生铁落者，下气疾也。"生铁落饮是我国治疗精神病最古老的方剂，后世《景岳全书》《医学心悟》在生铁落饮基础上进行加减来治疗癫狂，均取得很好疗效，生铁落饮等历经两千多年而不衰，可见其功效。

（2）涤痰通窍：唐代孙思邈在《备急千金要方》中提出用温胆汤治疗痰涎壅盛引起的癫狂，宋代陈无择在《三因方》中用控涎丹治疗"痰涎伏在心膈上下"之癫狂。金元时代朱丹溪首先提出"痰迷心窍"之说，认为癫狂的发病与"痰"有关。明代李梴在《医学入门》中指出"狂为痰火实盛，治狂专于下痰降火"，其应用下痰降火之法，祛邪以安正。后至清代李用粹在《证治汇补·癫狂》中在此基础上补充云："若抚掌大笑，言出不伦，左顾右盼，如见神灵，片时正性复明，深为赧悔，少顷本状如故者。此膈上顽痰，泛滥洋溢，塞其通路，心为之碍。痰少降则正性复明，痰复升则又举发，名之曰癫。法当利肺安心，安神滚痰丸主之。"其提出膈上顽痰的治法，因膈上顽痰病位偏上，发作时泛滥阻塞心窍，使心神失常，故用安神滚痰丸涤痰法来涤痰开窍使神复而癫狂愈。

（3）活血化瘀：癫狂经治疗而不愈或反复发作者，气滞痰结，久而必致瘀血阻络，引起虚实夹杂证。其临床特征为患者消瘦，肌肤干燥，颜面发黑，毛发干枯无华，口唇变紫，舌有紫蓝色斑块，舌下青筋紫黑色，口干津少或大便色黑，脉沉细而涩，妇女闭经，月经不调等，治宜活血化瘀。张仲景在《金匮要略》中用桃核承气汤、抵当汤，治疗热盛血结者。王清任用"癫狂梦醒汤"治疗"哭笑不休，詈骂歌唱，不避亲疏"之癫狂，用之多有效。上述种种都印证了化瘀法在治疗有瘀血的癫狂效果较佳。

（4）扶正补虚：张仲景在《金匮要略》中指出，对于"治病如狂状，妄行独语不休"，用防己地黄汤以甘凉滋润，镇静潜阳。清代张璐在《张氏医通》中记载了扶正补虚治疗癫狂的内容，其曰："神不守舍之虚证，岂豁痰理气清火药所能克效哉，遂令觅上好人参一两，一味煎汤，服之顿安，三啜而病如失，更与归脾汤调理而康。"由此可知，虽然癫狂多是实证，但是亦有应用扶正补虚之法治疗癫狂者。

2. 其他疗法

（1）针刺法：《灵枢·癫狂》对针灸治疗癫狂的方法所列甚详，并分阶段采取不同的治疗手段。如在狂病刚开始出现情绪异常时，采取针刺手足太阴和阳明经待其血色由紫暗的颜色变为正常了以后才可以停止针刺的手法。如《灵枢·癫狂》曰："狂始生，先自悲也，喜忘、苦怒、善恐者，得之忧饥，治之取手太阴、阳明，血变而止，及取足太阴、阳明。"

当狂病进一步发展出现精神异常时，《灵枢·癫狂》又采取了不同的治疗手段。如《灵枢·癫狂》曰："狂始发，少卧不饥，自高贤也，自辩智也，自尊贵也，善骂詈，日夜不休，治之取手阳明、太阳、太阴、舌下、少阴，视之盛者，皆取之，不盛，释之也。"此段指出狂病刚开始发作的症状是睡眠很少，无饥饿感，自认为是有高尚品质的圣人，是很聪明的人，并且自以为是尊贵之人，常常谩骂不休，日夜不停。治疗时应针刺手阳明经、手太阳经、手太阴经、舌下和手少阴经的腧穴，根据病情，以上各条中，凡是经脉气血充盛的，就可以点刺出血，不充盛的就不能放血。又如《灵枢·癫狂》曰："狂言、惊、善笑、好歌乐，妄行不休者，得之大恐，治之取手阳明、太阳、太阴。"其指出症状为言语狂妄、惊吓、喜笑、高歌、行为狂妄没有休止的症状，其患病原因是受到极大恐惧导致的，治疗时应该采取针刺手阳明经、手太阳经和手太阴经的穴位的方法。再如《灵枢·癫狂》曰："狂目妄见、耳妄闻、善呼者，少气之所生也，治之取手太阳、太阴、阳明、足太阴、头、两颛。"由此可知见到异物，闻到异常声音，常呼叫，是由于神气衰少而致，治疗时应该采取针刺手太阳经、手太阴经、手阳明经、足太阴经及头部和两腮的穴位。此外《灵枢·癫狂》曰："狂者多食，善见鬼神，善笑而不发于外者，得之有所大喜，治之取足太阴、太阳、阳明，后取手太阴、太阳、阳明。"其指出狂病患者出现了食量过大，幻视常见鬼神，喜笑但是不发出笑声，是由于过喜伤及心神所致。治疗时应取足太阴经、足太阳经、足阳明经的穴位，配以手太阴经、手太阳经和手阳明经的穴位。最后《灵枢·癫狂》曰："狂而新发，未应如此者，先取曲泉左右动脉，及盛者见血，有倾已，不已，以法取之，灸骶骨二十壮。"其指明狂病属于新起的，还没有见到以上诸证，治疗时先取足厥阴经的左右曲泉穴两侧的动脉，邪气盛的经脉就用放血疗法，病很快就能痊愈。如果仍然不好，就依照前述的治法针刺，并灸骶骨二十壮。另外，《灵枢·癫狂》首创"与背腧以手按之立快"点穴治狂病。

唐代孙思邈总结自《内经》以来的医学理论与治疗癫狂的大原则，凡骤然发作者，孙思邈主张急则以针灸为快捷，在《备急千金要方·风癫》中提出了治疗癫狂的十三鬼穴。孙思邈引述名医扁鹊的话说："百邪所病者，针有十三穴也。凡针之体，先从鬼宫起，次针鬼信，便至鬼垒。又至鬼。心，未必须并针，止五六穴即可知矣。若是邪蛊之精。便自言说，论其由来，往验有实，立得精灵，未必须尽其命，求去与之，男从左起针，女从右起针。"此外《备急千金要方》指出应用大敦穴、涌泉穴治疗癫狂的方法，其曰："此穴治气癫……治百郁，狂走癫厥如死"，又言："涌泉……主癫疾"。

（2）夺食法：《素问·病能论》曰："帝曰：有病怒狂者，其病安生？岐伯曰：生于阳也。帝曰：治之奈何？岐伯曰：夺其食即已，夫食入于阴，长气于阳，故夺其食则已，使之服以生铁落为饮，夫生铁落者，下气疾也。"《灵枢·癫狂》亦曰："狂者多食……饱则善变。"上述"夺其食"即独取阳明，从足阳明胃治疗的主张，治疗癫狂初起，伴有口臭、食多、便结、坐卧不安等足阳明胃热证。严格选择该适应证者，限其食量，"夺其食"虽能折阳明亢旺之气，使狂态大减，但易损伤正气，邪未尽除。《灵枢·五味》云："故谷不入，半日则气衰，一日则气少矣。"明清两代的医家多主张治狂可先夺其食，结合临床症状，或降其火，或下其痰，药用重剂，建议医家见到适症用适药不可畏首畏尾，要大胆施治以助患家早日解除病痛。

（3）涌吐法：癫狂病机乃邪居上焦，多由痰浊，或痰气互结，或痰郁化火。患者常见吐痰涎，苔腻，脉弦而滑之象。根据《素问·阴阳应象大论》之"其高者，因而越之"的原则，可应用涌吐之法，去除痰涎，加以治疗。清代张璐在《张氏医通·神志门》中曰："在上者，因而越之，来苏膏或戴人三圣散涌吐，其病立安，后用洗心散、凉膈散调之。"《张氏医通》用来苏膏和戴人三圣散这两个方子采取涌吐之法来治疗癫狂病。

（4）以情胜情法：即精神疗法，指针对癫狂患者的起因，每与情志刺激有关的诱发病因和思想现状，用其他情绪来达到转移癫狂患者的精神思路，因势利导，解除疑虑或忧虑等，帮助患者从不良的精神状态中解脱出来。运用以情胜情法，再配合药物治疗，有事半功倍之效。但对狂躁之证，完全失去理智者不可用之，用之亦无效。

用以情胜情来治疗疾病最早见于《吕氏春秋·至忠》，其记载："文挚曰：'非怒王则疾不可治，怒王则文挚死。……（文挚）与太子期，而将往而不当者三，齐王固已怒矣。文挚至，不解履登床，履玉衣问王之疾。王怒而不与言。文挚因出辞，以重怒王，王叱而起，王之疾乃遂已。'"文挚用激怒大王的方法，使大王的气机得顺疾病得愈，这则医案是中医心理疗法的较早记载。

《内经》曰："喜乐无极则伤魄，魄伤则狂，狂者意不存，当以恐胜之"，亦曰："惊则心无所倚，神无所归，虑无所定，故气乱矣"。这两段描述对癫狂用心理疗法来治疗提供基础理论，为后世心理疗法的发展提供了理论支持。宋代医家陈无择在《三因极一病证方论》中曰："夫癫痫病，皆由惊动，使脏气不平，郁而生涎，闭塞诸经，厥而乃成。"惊是一种不良的精神刺激扰乱脏气的正常运行进而导致经络郁闭而发为癫痫。金代张从政在《儒门事亲》中载有"以喜胜怒"治疗怒狂的医案。元代朱丹溪设计了一个人事制之的活套治法，以情胜情，似现代精神疗法。他在《丹溪心法》中指出："五志之火，因七情而起，郁而成痰，故为癫痫狂妄之症，宜以人事治之，非药石所能疗也，须诊察其由以平之。"朱氏活套法不仅将《内经》的五情相胜法则扩充为七情胜制之法，而且还从五行母子相生的角度，增补了用"生我"者缓解其所生偏激情志的辅助治法，使本疗法在临床应用时更为灵活。

明代张介宾在《景岳全书》中明确提出"以情病者，非情不解"及"若思郁不解致病者，非得情舒愿遂，多难取效"的观点。清代陆以湉在《冷庐医话》中有用忧愁抑郁治疗喜极而狂的医案记载。清代余震在《古今医案按》中对一个贫穷的癫狂患者进行了正反两方面治疗，总结经验概括为"正言开导之，使豁然醒悟"，相当于今天的心理治疗的认知疗法。清代小说《儒林外史》载范进中举之后，喜之太过，神气涣散而致癫狂，即是情志过及导致癫狂临证一例；范进的岳父胡屠户在范进发病之时，情急之下打了范进一巴掌，无意中治好了范进的癫狂病证，正好切合了中医心理学中的"恐胜喜"原理。

综上所述，自《内经》成书至今，历代学家就展开了对癫狂的病名、病因病机、证候分类及治疗手段的探索，至今这些成果仍影响我们对该病的认识，同时在提高医者的临床实践能力方面也扮演着不可或缺的重要角色。

（宁式颖　刘林鑫）

癫痫源流考

"癫痫"这种疾病在《灵枢·癫狂病》中第一次较为明确出现，第一次较为明确描述癫痫发作期脉象的是《素问·通评虚实论》，第一次将癫痫病命名为癫痫的是《脉经》，证候分类最早见于《五十二病方》，对其最早的针灸治疗见于《灵枢》，最早的方药治疗见于《五十二病方》。癫痫早期以针灸为主，逐步发展为方药具备。由于癫痫病病因复杂，病机涉及多个脏腑，临床表现繁杂，故从病名、病因病机、证候分类、治疗入手，对历代重要医籍中癫痫病的相关病证论述进行整理研究，考查其学术发展脉络规律，颇有意义。

（一）病名

在湖南马王堆汉墓出土的《十一脉灸经》中有"数癫疾"的记载，但无具体的症状描述难以明确定义为癫痫病，通过症状明确定义为癫痫病的是《灵枢·癫狂病》，其曰："癫疾始生，先不乐，头重痛，视举目赤，甚作极，已而烦心……癫疾始作，而引口啼呼喘悸者……骨癫疾者，顑、齿诸腧、分肉皆满而骨居，汗出、烦悗，呕多沃沫，气下泄，不治……筋癫疾者，身倦挛急大，刺项大经之大杼脉，呕多沃沫，气下泄，不治……脉癫疾者，暴仆，四肢之脉皆胀而纵，脉满。"根据癫狂病对癫疾的症状描述"引口啼呼喘悸者""呕多沃沫""暴仆""四肢之脉皆胀而纵"可知此篇中所论述的癫疾、骨癫疾、筋癫疾、脉癫疾应均为癫痫病且癫疾为诸癫疾总称。西晋王叔和在《脉经》中曰："从少阳斜至厥阴，是阴维也。动，苦癫痫，僵仆羊鸣。"其首次将癫痫病命名为癫痫。《五十二病方》将癫痫分为"人病马不间（痫）""人病牛不间（痫）""人病羊不间（痫）""人病蛇不间（痫）"，这是最早将癫痫根据症状进行分类的记载，同时《五十二病方》也记载了治疗癫痫的方药。

癫痫病初期，春秋战国先秦时期中医界主流以癫来命名癫痫病，《五十二病方》用人病马不间（痫）的痫来命名癫痫病，汉代王叔和在《脉经》中提出大人癫小儿痫的观点，故其部分条文将癫痫合称，自王叔和后中医界用癫和痫来指癫痫病，唐代王冰在《素问·腹中论》中曰："石药发瘨，芳草发狂。注曰：多喜曰瘨，多怒曰狂。"瘨字古人多认为与癫通，此处的癫古人多认为是以精神抑制为主的精神疾病，而非癫痫病，此后癫字又代表精神疾病的含义，导致癫痫命名有一定的混淆，到清代基本明确癫专指以精神抑制为主的精神疾病，以痫来指癫痫病。在中医学不断对癫痫认识过程中它的名称有"癫""癫疾""痫""风癫""狂走癫""胎病""巅疾"等名。历代医家主要通过病因、症状、病位、病性等方面对其命名，综合分析癫痫诸多历史称谓，可归纳为以下四种类型。

1. 以病因病机分类命名

《素问·奇病论》曰："人生而有病巅疾者，病名为何？安所得之？岐伯曰：此得之在母腹中时，其母有所大惊，气上而不下，精气并居故令子发为巅疾也。"此段经文将癫痫病的发生病因归纳为因妊娠期间受惊而导致并将其命名为巅疾。隋代巢元方在《诸病源候论》中曰："风癫者，由血气虚，邪入于阴经故也。人有血气少，则心虚而精神离散，魂魄妄行，因为风邪所伤，故邪入于阴，则为癫疾。又人在胎，其母卒大惊，精气并居，令子发癫。其发则仆地，吐涎沫，无所觉是也。原其癫病，皆由风邪故也。"巢元方将癫痫病通过病因来命名，并将癫痫命名为风癫和癫疾，还将小儿痫按病因分为风痫、惊痫、食痫。

2. 以病症特点分类命名

《灵枢·癫狂》所论癫痫病就是通过"引口啼呼喘悸者""呕多沃沫""暴仆""四肢之脉皆胀而纵"这四个典型症状将癫痫命名为癫疾。《难经·五十九难》通过"僵仆直视"，这个癫痫症状将其命名为癫疾。《五十二病方》中有多处关于类似癫痫的描述，如"婴儿病间（痫）""颠（癫）疾""人病马不间（痫）""人病牛不间（痫）""人病羊不间（痫）""人病蛇不间（痫）"共六处。这六处从命名角度来讲都可归纳为今之癫痫。但从症状去逐一分析，则不尽然。对于"婴儿病间"书中描述到"痫者，身热而数惊，颈脊强而腹大"，根据其描述，应为今日之小儿高热惊风更为贴切。针对"颠（癫）疾"，原文描述中未有明显今癫痫症状的描述。"人病马不间（痫）""人口病不间（痫）""人病羊不间（痫）""人病蛇不间（痫）"，这些描述似专指今之癫痫，但原文描述不详，是因类似于动物的叫声还是与动物发出叫声时的形态类似而称为此名，尚不清楚，但是《五十二病方》将癫痫命名为"人病马不间（痫）"等，其是"五畜癫、六畜痫"的雏形。隋代巢元方在《诸病源候论》中载曰："又有牛、马、猪、鸡、狗之癫，皆以其癫发之时，声形状似于牛、马等，故以为名也。"这里是因癫痫发作时声似五畜，而将癫痫命名为牛癫、马癫、猪癫、鸡癫、狗癫，这种命名方法与《五十二病方》相同。唐代孙思邈的《备急千金要方》中记载的"五脏痫"与"六畜之痫"皆是以发病时的症状特点、形态特征来命名癫痫病。

3. 以病位分类命名

《灵枢·癫狂》癫痫有"骨癫疾""筋癫疾""脉癫疾",其就是通过癫痫病位的不同加以命名。《素问·奇病论》将癫痫称为巅疾,《登泰山记》中言"巅"字:"越中岭,复循西谷,遂至其巅。"巅者,有山顶之意,人之顶应为头。《内经》多处原文也是将巅归为头顶之意,如《灵枢·癫狂》曰:"肝足厥阴之脉⋯⋯上出额。与督脉会于巅。"况且《素问·奇病论》对癫痫的直接病因归纳为妊娠期间受惊,导致气上而不下,气上应上于头部,所以《素问》应是最早提出癫痫病位为头的文献。清代王清任在《医林改错》中提到:"试看痫症,俗名羊羔风,即是元气一时不能上转入脑髓。"王清任也认为癫痫之病位在脑而命名之。唐代孙思邈在《备急千金要方》中载有以肝痫、心痫、脾痫、肺痫、肾痫为名的"五脏痫",五种痫病的命名将癫痫的病位定为五脏其意明矣。明代鲁伯嗣在《婴童百问》中云"血滞心窍,邪风在心,积惊成痫",表明了癫痫的病位为心。

4. 以病性分类命名

隋代巢元方在《诸病源候论》中用大人癫小儿痫来指癫痫病,其言:"一曰阳癫,发如死人,遗尿,食顷乃解;二曰阴癫,初生小时,脐疮未愈,数洗浴,因此得之。"其首次将癫痫按病性分为了阳癫痫和阴癫痫,并且分别描述了阳癫痫的症状和阴癫痫的致病原因。《备急千金要方》曰:"又病先身热,掣惊啼叫唤,而后发痫,脉浮者为阳痫,病在六腑,外在肌肤,犹易治也。病先身冷,不惊掣,不啼呼,而病发时脉沉者,为阴痫,病在五脏,内在骨髓,极者难治。"此指小儿癫痫病,也将其分为了阳痫和阴痫。

(二)病因病机

本病的病因病机可分为先后天两方面。后天因素主要有外感六淫、痰饮、郁火、瘀血、饮食失节、七情失调、惊恐惊吓等。先天因素有两个方面,一是妊娠期间保养不慎,胎气受损。二是父母禀赋虚弱或父母本患癫痫或者患儿久病导致体质虚弱,精气不足。

1. 外感六淫

隋代巢元方在《诸病源候论》中曰:"风癫者,由血气虚,邪入于阴经故也。人有血气少,则心虚而精神离散,魂魄妄行,因为风邪所伤,故邪入于阴,则为癫疾⋯⋯其发则仆地,吐涎沫,无所觉是也。原其癫病,皆由风邪故也。"其表明风邪可以乘机体虚弱入于阴经而导致癫痫的发生。《诸病源候论》曰:"五癫者⋯⋯四曰湿癫,眉头痛,身重。坐热沐头,湿结,脑沸未止得之。"此为湿邪导致癫痫的记载。清代陈士铎在《石室秘录》中说"有羊癫之证⋯⋯痰迷心窍,因寒而成",提出寒邪致痫。总之,外感六淫之邪可以导致癫痫的发生。

2. 痰邪为患

痰与癫痫的发生密切相关,明代楼英在《医学纲目·癫痫》中记载:"癫痫者,痰邪逆上也⋯⋯孔窍不通。故耳不闻声,目不识人,而昏眩倒仆也。"痰邪上逆蒙蔽上窍导致患者耳不闻声,目不识人,昏眩倒仆发为癫痫。明代李梴在《医学入门》中曰:"痫有阴阳只是痰,内伤最多，外感极少。盖伤饮食，积为痰火，上迷心窍；惊恐忧怒，则火盛神不守舍，舍空痰塞。"癫痫无论外感还是内伤痰都是重要的致病因素。清代程国彭在《医学心悟》中曰："而痫症，则痰涎聚于经络也。"《医学入门》提出痫有阴阳只是痰的观点。清代沈金鳌在《幼科释谜》中云"然诸痫证，莫不有痰"，表明痰是癫痫病的病因基础。

3. 火邪为患

明代张三锡在《医学准绳六要》中曰"大抵癫痫之发，由肾中阴火上逆，而肝从之，故作搐搦……火气退散乃醒"，表明肝肾之火可以导致癫痫的发生。明代张璐在《张氏医通·痫》中也认为"痫证之发，由肾中龙火上升，肝家雷火相以协助也"。同时火邪不但可以单独致病，亦可以引痰致病，如《医学准绳六要·癫痫总论》曰："大抵癫痫之发……火逆上，攻动其痰而厥也。火邪既可以炼熬津液酿成痰；又可以触动内伏痰浊，使痰随火升，阻蔽心神，可使病发。"

4. 瘀血致痫

宋代杨士瀛在《仁斋小儿方论·发痫方论》中指出："大概血滞心窍，邪气在心，积惊成痫。"其后明代鲁伯嗣在《婴童百问·惊痫》中云："血滞心窍，邪风在心，积惊成痫。"清代周学海在《读医随笔·证治类》中曰："癫痫之病，其伤在血……凝滞于血脉，血脉通心，故发昏闷，而又有抽掣叫呼者，皆心肝气为血困之象。"由于跌仆撞击，或出生时难产，均能导致脑窍受损，瘀血阻络，经脉不畅，脑神失养，使神志逆乱，昏不知人，遂发病。以上诸等著作均对瘀血致痫的理论进行阐述，说明后世医家对瘀血致痫的认可，并为后世提出血成痫提供了理论依据。这里所指的瘀血不但包括内因还包括外部因素，如产伤伤及脑部，最易形成瘀血，气血不畅则神明遂失；血瘀不行，筋脉失养，则致血虚生风而抽搐。

5. 脏腑经络功能失调

《素问》曰："黄帝曰：黄胆暴痛，癫疾厥狂，久逆之所生也。五脏不平，六腑闭塞之所生也。"本条经文阐述了癫疾的发生与五脏不平，六腑闭塞有关，可见《内经》最早提出了癫痫病与脏腑经络功能失调有关。西晋王叔和在《脉经》中：从少阴斜至太阳，是阳维也。动，苦颠，僵仆羊鸣，手足相引，甚者失音，不能言，癫疾。直取客主人，两阳维脉，在外踝绝骨下二寸。从少阳斜至厥阴，是阴维也。动，苦癫痫，僵仆羊鸣。"癫痫的发生与阳维脉和阴维脉相关。《备急千金要方》曰："厥成为癫疾，五脏不平，六腑闭塞之所生也。"宋代陈言在《三因极一病证方论》中曰："夫癫痫病，皆由惊动，使脏气不平……但一脏不平，诸经皆闭，随其脏气。"癫痫发作期的病机与脏气不平，经脉异常有一定关系。

6. 饮食失调

饮食失调是癫痫的病发因素之一。隋代巢元方在《诸病源候论》中有"俗云：病癫人忌食六畜之肉，食者癫发之状，皆悉象之"的记载，过食肉食是导致和诱发癫痫的因素。酒可过饮亦可导致癫痫的发生，元代朱震亨在《丹溪心法》中曰："酒性喜升，气必随之。痰郁于上，溺涩于下，肺受贼邪，金体大燥，恣饮寒凉，其热内郁，肺气得热，必大伤耗……为癫痫，为难名之病。"其指出酒过饮导致气机逆乱，生痰生热，损伤脏腑最终导致癫痫的发生，此外患者应当做到少饮或不饮，避免加重病情。

7. 惊恐致痫

惊恐致痫，在中医界早有说法。《素问·奇病论》曰："此得之在母腹中时，其母有所大惊，气上而不下，精气并居故令子发为癫疾也。"其是因惊致痫的最早记载，此后巢元方和孙思邈等医家都继承了惊致癫痫的理论。孙思邈在《备急千金要方·惊痫》中有惊痫一说。明代龚廷贤在《寿世保元痫证》中云："盖痫之原……必因惊恐致疾。"清代李用粹在《证治汇补·痫病》中云"或因卒然闻惊而得，惊则神出舍空，痰涎乘间而归之"，表明了惊对癫痫的发作至关重要。

8. 妊娠哺育失当

《素问·奇病论》曰："人生而有病巅疾者，病名为何？安所得之？岐伯曰：此得之在母腹中时，其母有所大惊，气上而不下，精气并居故令子发为巅疾也。"《素问》将病因归为胎儿在母腹期间，母亲受惊吓，惊则气乱而导致小儿癫痫，所以在妊娠期应该保持孕妇生活环境的安静避免惊吓。巢元方在《诸病源候论》中曰："又人在胎，其母卒大惊，精气并居，令子发癫。其发则仆地，吐涎沫，无所觉是也。"其继承了《内经》的学术观点，即妊娠期间应该避免惊吓以防止癫痫病的发生。《诸病源候论》曰："小儿所以少病痫者，其母怀娠，时时劳役，运动骨血，则气强、胎盛故也。若待御多，血气微，胎养弱，则儿软脆易伤，故多病痫。"妊娠期过频性生活可诱发其子后天患癫痫病。唐代孙思邈认为哺乳不慎和儿童期教养失当同样可以诱发癫痫，如《备急千金要方》曰："母怒以乳儿，令喜惊发气疝，又令上气疝癫狂"，又曰："论曰：文王父母有胎教之法，此圣人之道，未及中庸，是以中庸养子，十岁以下，依礼国小，而不得苦精功程，必令儿失心惊惧，及不得苦行杖罚，亦令儿得癫痫"。

9. 体质虚弱

巢元方在《诸病源候论》中曰："产后血气俱虚，受风邪，入并于阴，则癫忽发，卧地吐涎，口目急，手足缭左，又无所觉知，良久乃苏是也。"产后体质虚弱导致风邪直入与阴而发生癫痫。明代周之干在《慎斋遗书·羊癫风》中云："羊癫风，系先天之元阴不足，以致肝邪克土伤心故也。"先天元阴不足导致肝气无法受到制约，上逆伤心而致癫痫。清代陈复正在《幼幼集成·痫证》中亦有言道："夫病至于痫，非察于先天不足，即由于攻伐过伤。"其表明了无论先天还是后天误治导致的体质虚弱，皆是诱发癫痫的重要因素。

10. 久病成痫

隋代巢元方在《诸病源候论》中提出惊风不止可以"甚者掣缩变成痫"的观点。宋代《小儿卫生总微论方》亦指出"惊发三次为癫痫"。南宋刘昉在《幼幼新书》中引《婴童宝鉴》言曰："凡小儿有数疾，久而不医，尽变为痫。壮热久不治为痫；夹惊伤寒不差为痫；痰饮不差为痫；发惊不已为痫；洞泄不止为痫。"各种疾病不积极治疗，最终都可导致癫痫的发生。陈复正在《幼幼集成·痫证》中认为失治误治是导致癫痫的重要因素，其曰："夫痫者，痼疾也。非暴病之谓，亦由于初病时误作惊治，轻于镇坠，以致蔽固其邪，不能外散，所以留连于膈膜之间。一遇风寒冷饮，引动其痰，倏然而起，堵塞脾之大络，绝其升降之隧，致阴阳不相顺接，故猝然而倒。"

（三）证候分类

历代医家对癫痫证候分类的表述有：

（1）发作期：①阳痫；②阴痫。

（2）缓解期：①痰火扰神；②风痰闭阻；③瘀阻脑络；④风阳内动；⑤肝火痰热；⑥血虚风动；⑦气虚血瘀；⑧心血亏虚；⑨心脾两虚；⑩肝肾阴虚。

（四）治疗

中医对痫病治疗的论述历代不一，治法颇多，湖南马王堆汉墓出土的《五十二病方》就有关于癫痫的治疗，书中介绍到用"女子初有布潘"即少女月经初潮时用的布烧为灰来治疗癫痫的方法，因缺字太多，其原理及后来医者并无描述，这种方法有待进一步考证，但是这应该是最早的有关药物治疗癫痫的记载。可以看出古代中医很早就已经开始研究癫痫病的治疗方法。在秦汉时期癫痫的治疗主要体现在针灸方面，随后方药食疗针灸不断发展，至明清渐臻完善。历代对痫证治法虽然各异，但多重于豁痰开窍、清心清肝、安神定惊、镇肝熄风、补益心脾肾等法。

1. 辨证论治

（1）截断发病：古代中医很早即提出截断发病法，它主要包括三个方面，一者是使人不患此病，《素问·奇病论》曰："人生而有病巅疾者，病名为何？安所得之？岐伯曰：此得之在母腹中时，其母有所大惊，气上而不下，精气并居故令子发为巅疾也。"《素问》提示妊娠期应避免惊吓即可在一定程度上避免癫痫的发生，《诸病源候论》曰："小儿所以少病痫者，其母怀娠，时时劳役，运动骨血，则气强、胎养盛故也。若待御多，血气微，胎养弱，则儿软脆易伤，故多病痫。"妊娠期孕妇应当适当运动可壮小儿体魄，同时避免过频性生活以防止诱发癫痫病。二者是使患者在欲发之时尽量避免发生癫痫疾病，《灵枢》癫疾始生，先不乐，头重痛，视举目赤，甚作极，已而烦心。候之于颜。取手太阳、阳明、太阴，血变为止。在疾病刚有苗头时，采取针刺手太阳、阳明、太阴的治疗法来避免癫痫的发生。三者在患者小发作时积极治疗避免大发作，《备急千金要方》云："惊痫微者急持之，勿复更惊之或自止也。"因惊导致癫痫的发生，用抱紧患者使之勿再受惊的方法来阻止癫痫的进一步发展。清代叶天士在《临证指南医案》中云："每遇经来紫黑，痫疾必发，暮夜惊呼声震，昼则神呆，面青多笑，火风由肝而至，泄胆热以清神，再商后法。"以上先兆症状是为木火郁而血滞，治当用牡丹皮、丹参、生地黄、栀子、茺蔚子、胡黄连并调入琥珀末；这是患者小发作时，采取积极治疗避免大发作。

（2）汗、吐、下：金代张从正在《儒门事亲》中曰："大凡风痫病发，项强直视，不省人事，此乃肝经有热也。或有切牙者，先用葶苈苦酒汤吐之；吐后，可服泻青丸下之；次服加减通圣散。显切牙证，用导赤散治之则愈。"张从正先用葶苈苦酒汤的吐法，吐后泻青丸的下法，加减通圣散和导赤散也是清泻通利之法，其中还记载："夫痫病不至于目瞪如愚者，用三圣散投之，更用火盆一个，于暖室中令汗、下、吐三法俱行。"从这两段原文中可以看出《儒门事亲》开创了从汗、吐、下三法并用经行治疗癫痫的方法，但是由于此法过于猛烈，后来者鲜有从者，不过在汗吐下三法中的吐法后人多有发挥。元代朱震亨在《丹溪心法·痫》中提出："有痰者，必用吐药，吐后用东垣安神丸……大法宜吐，吐后用平肝之剂。"其表明朱震亨认同用吐法来治疗癫痫病。明代虞抟在《医学正传·癫狂痫证》中亦指出"痫宜乎吐"的观点。张景岳也非常重视以吐法来治疗癫痫病，其在《景岳全书》中云："痰逆气滞者必用吐法，吐后随证调理之。"从这些医家可以看出虽然汗、吐、下三法并用治疗癫痫少有从者，但是多个医家都很认可吐法。

（3）重镇肝风：主要是用金石重镇之物平抑亢盛之肝阳，但还应知晓它不但有重镇同时也含有清心肝之意，根据孰轻孰重来定清肝和镇肝孰多孰少。重镇肝风的治疗方法在中医界占有不可替代的地位，《神农本草经疏》有铁落可以疗惊邪癫痫的记录。《证类本草》中记载生硝、铁浆（按：铁浆，取诸铁于器中，以水浸之，经久色青沫出，即堪染皂，兼解诸毒入腹，服之亦镇心。主癫痫发热等）、铁精、龙骨等可以治疗癫痫。《海药本草》曰："金屑，性多寒，生者有毒，熟者无毒。主癫痫等。"上述本草的金石之物不但可镇肝亦可清肝。用重镇肝风之法治疗癫痫的第一方应属《素问·病能论》的生铁落饮，本方原治疗狂病但后世医家也将其用来治疗癫痫，此方仅一味药铁落用清镇心肝法，虽简单但属开创之举实属不易。《备急千金要方》治疗眼病的神曲丸，后世称为磁朱丸，柯韵伯认为此丸是治癫痫之圣剂，神曲丸清镇心肝和健脾益气法治疗癫痫主要是通过磁石和朱砂来清镇心肝以达到目的，神曲健脾益气以补益正气。南宋杨倓在《杨氏家藏方》中曰："五胆丸，治心风狂走，癫痫。"五胆丸清镇心肝法用六胆以清心肝之火，用蛇黄、朱砂和磨刀水以清镇心肝亢阳。元代朱震亨研制的东垣安神丸就是在用朱砂重镇和黄连苦寒以清心肝之火时，加入了生地甘寒养阴清热的思路。自此重镇心肝之法基本定型，用金石以镇，用苦寒和甘寒以清养。重镇方药可以平抑亢逆心肝阳气，减缓或减少各种癫痫病的发生，也可治愈因心肝阳亢导致的癫痫病。

（4）豁痰清热：痰火是导致癫痫的重要因素，它们既可单独致病又可互结为患，如明代虞抟在《医学正传》中曰"痫病之痰因火作"，痰和火可以互结为患导致癫痫的发生。本草中苦寒清热和豁痰的一些中药具有治疗癫痫的功效，如《证类本草》曰："芦荟，味苦，寒，无毒。主热风烦闷……小儿癫痫惊风。"芦荟治疗癫痫乃因火而起病。《神农本草经疏》中引《日华子本草》有瓜蒂可以疗癫痫，瓜蒌可治因痰热互结所致癫痫的记载。《本草易读》曰："天竺黄，甘，寒，无毒。治小儿惊风天吊，客忤癫痫。"天竺黄与瓜蒌应属同类。《本草汇言》有大戟和皂荚治疗癫痫的记载，其所治癫痫因由痰邪为患。朱震亨在《丹溪心法·痫》中早已主张痰和热可以单独治痫，其云："惊与痰宜吐，大率行痰为主，用黄连、南星、瓜蒌、半夏，寻火寻痰，分多分少，治之无不愈者。分痰与热，有热者，以凉药清其心；有痰者，必用吐药。"清代吴仪洛在《成方切用》中的礞石滚痰丸，用礞石以滚痰，用沉香以下气，用大黄和黄芩清热，四药共用以消痰热为患的癫痫。明代李梴在《医学入门·痫》中指出：因"痫本痰热夹惊"，故治疗"宜寒药清心、降火、化痰为主，故古法用二陈汤加瓜蒌、南星、黄连"。李梴用二陈汤加瓜蒌、南星、黄连清心降火化痰，用二陈汤和南星以燥痰，用瓜蒌和黄连以清热豁痰来解决痰热导致的癫痫病。《临床指南医案》治疗癫痫用控涎丸以劫痰来治疗因痰实导致的癫痫，用龙荟丸以泻火来治疗因火邪导致的癫痫。

（5）活血化瘀，通行气血：宋代杨士瀛在《仁斋小儿方论·发痫》中云："大概血滞心窍，邪气在心，积惊成痫，通行心经，调平心血，顺气豁痰，又其要也。"心为五脏六腑之大主，血滞于心窍，使心神失常导致发痫，用活血化瘀法将瘀滞于心的瘀血化开则心复其能而痫愈。明代张景岳在《本草正》中曰："五灵脂味苦，气辛。善走厥阴。乃血中之气药也。大能行血，行气……亦治小儿气逆癫痫。"清代张秉成在《本草便读》中曰："郁金，辛开苦降，血瘀能逐气能宣。因其质属芳香，豁痰涎于心窍，却谓性偏寒燥，疗癫痫。"上述两味中药可以通过活血化瘀疗癫痫病。清代王清任在《医林改错》中曰："治痫症，俗名羊羔风。每晚先服黄芪赤风汤一付，临卧服丸药一付，吃一月后，不必服汤药，净吃丸药，久而自愈。愈后将丸药再吃一、二年，可保除根。"方中黄芪补气，赤芍活血，防风祛风，共奏补气活血之功。自此用活血化瘀法治癫痫渐被后世医家所重视，并为现代活血化瘀治疗癫痫奠定了理论基础。

（6）调理脏腑，补益气血：南宋张锐在《鸡峰普济方》中记载天门冬散用一味天冬为散温酒送服来治疗癫痫，天冬养阴清热补益调解脏腑。元代危亦林在《世医得效方》中用四君子汤加味益气健脾法来治疗癫痫。明代张景岳在《景岳全书》中引用钱乙"凡治五痫，皆随脏治之"的原则，按五脏的虚实，分设不同的方剂调理脏腑的功能，并强调补脾胃的重要性。其曰："癫痫证无火者多。若无火邪，不得妄用凉药，恐伤脾气，以致变生他证。且复有阴盛阳衰及气血暴脱，而绝无痰火气逆等病者，则凡四君、四物、八珍、十全大补等。"其仅指出"能补男女一切精血虚损"之紫河车善治癫痫失志。从上述两条文献中可以看出张景岳在治疗癫痫疾患时重视补法以调理脏腑恢复机能。清代陈复正在《幼幼集成·痫疾》中认为，痫病日久，必致五脏俱衰，故反对妄用攻逐重坠之剂，极力主张助脏腑功能，扶土固元，调养气血，求本从治。并专设集成定痫丸、河车八味丸以健脾补中法、养肝益肾法，而达到气血和顺、阴阳和谐的目的。程国彭在《医学心悟》中用定痫丸解决癫痫患者体内的痰涎之后，则用河车丸以断其根。《临证指南医案·癫痫》指出："虚者当补助气血，调摄阴阳。"通过补益五脏六腑和调和气血阴阳，最终使患者体质得到恢复达到不治痫而痫自愈的目的。

（7）多法并举：癫痫的病机复杂，有痰有火有风有瘀有虚，治疗癫痫一般不会单用一法，或是一方多法或多方多法并举以治癫痫。宋代严用和在《严氏济生方》中以乳朱丹清镇心肝法和活血化瘀法并用，以清镇心肝的朱砂和活血化瘀的乳香合用以治癫痫。清代钱敏捷在《医方絜度》在乳朱丹中加了味枣仁组方为辰砂散，将益心肝法又融入其中。明代李梴在《医学入门》中记载了多方多法并举治疗癫痫的方法，李梴先用二陈汤加瓜蒌、南星、黄连以清热祛痰，而后用朱砂安神丸的清降心火法和当归龙荟丸的平肝火法，最后用补脾和补肾之剂以善后，痰得除，火得清降则癫痫的病邪之患得以消，再用补脾肾之法调理脏腑使患者体质得到恢复杜绝癫痫的再次发作，此为明代医家李梴治疗癫痫的调中补北泻东南法。清代程国彭在《医学心悟》中治疗癫痫病时，先用定痫丸以愈癫痫，而后用河车丸以善后。定痫丸多法并举治疗癫痫中用二陈汤加贝母、胆南星、竹沥、石菖蒲和远志以清热化痰开窍，用天麻、全蝎和僵蚕以熄风止痉，用琥珀和辰砂重镇安神以愈癫痫。河车丸可补心脾肾以善后。清代周学霆在《三指禅》中曰："但脉浮大，概以礞石滚痰丸、麝香丸攻之，日服六君子汤一帖，得愈者无数。有服至一月愈者，有服至两月愈者，以痰尽为度。"医家周学霆祛痰清热与扶正同行，与前二位医家祛邪与扶正分开进行又多了一种治疗癫痫的思路。

2. 其他疗法

针灸治疗是癫痫治疗方面比较早的提出，《素问》云："病初发，岁一发，不治，月一发，不治，月四五发，名曰癫病。刺诸分诸脉。其无寒者，以针调之，病止。"其表明针灸早期治疗有助于阻断癫痫的发作。《灵枢·癫狂》亦有记载道："癫疾始作，而引口啼呼喘悸者，候之手阳明、太阳。左强者，攻其右；右强者，攻其左，血变为止。癫疾始作，先反僵，因而脊痛，候之足太阳、阳明、太阴、手太阳，血变为止。治癫疾者，常与之居，察其所当取之处。病至，视之有过者泻之，置其血于瓠壶之中，至其发时，血独动矣，不动，灸穷骨二十壮。穷骨者，骶骨也。"可见《灵枢》比较系统地说明了针灸治疗癫痫的方法。《针灸甲乙经》通过癫痫出现的不同症状提出不同的针灸手段，如"癫疾呕沫，神庭及兑端、承浆主之。其不呕沫，本神及百会、后顶、玉枕、天冲、大杼、曲骨、尺泽、阳溪、外丘、当上脘傍五分，通谷、金门、承筋、合阳主之，委中下二寸为合阳""癫疾狂走，蹶摇头，口㖞颈强，强间主之"，《针灸甲乙经》比较全面地论述了通过其发病症状的不同而采取不同的针灸治疗手段。《脉经》曰"大人癫，小儿痫也，灸顶上三丸。正当顶上"，王叔和采取了灸头顶的方法来治疗癫痫病。宋代唐慎微在《证类本草》中曰："治癫痫。用艾于阴囊下谷道正门当中间，随年岁灸之。"《太平圣惠方》曰："水沟一穴，在鼻柱下人中，是穴，督脉手阳明之会，主疗消渴，饮水无多少，水气遍身肿，失笑无时节，癫痫。"明代万表在《万氏家抄济世良方》中曰："癫痫：俟其发时，将患者两手大拇指并以棉线缚住，当两指骑缝去爪甲角如韭叶许是，名手鬼眼穴，灸七壮。又一穴在两足大拇指亦与取手穴同是，名足鬼眼穴，灸之大效。"针灸治疗癫痫在中医早期治疗方案中起着主导地位，同时随着时代的发展针灸不断得到完备。

《诸病源候论》中引《养生方》云："夫人见十步直墙，勿顺墙而卧，风利吹人，必发癫痫及体重。人卧春夏向东，秋冬向西，此是常法。"其提出防风中人而发癫痫的养生方法，并提出治疗方法如："以两手承辘轳倒悬，令脚反在上元。愈头眩风癫。坐地，舒两脚，以绳绊之，以大绳绊讫，拖辘轳上来下去，以两手挽绳，使脚上头下，使离地，自极十二通。愈头眩风癫。久行，身卧空中，而不坠落。"

食疗在古代治疗癫痫也是不可或缺的一部分，唐代孟诜在《食物本草》中曰："野猪肉主癫痫病"，又曰："鲤鱼脂，主诸痫，食之良"。《太平圣惠方》记载根据癫痫不同症状而采取不同的食疗方法，如"心烦惊悸者，宜吃苦竹叶粥方"，又如"口干舌焦，心烦头痛，暴热闷乱，宜吃石膏粥方"，有"忧恚虚悸，及产后中风痫恍惚，猪心羹方"，又有"发歇不定，宜吃猪头脍方"等论述。

综上所述，从战国时期中医学家就展开了对癫痫的病名、病因病机、证候分类及治疗手段的讨论和探索，这些古老的文献在该病的认识和临床实践能力提高方面，都扮演着不可或缺的重要角色，因此继承和总结这些经验尤为重要，遂成此文，以供学者参考借鉴。

（刘林鑫　刘　征）

痴呆源流考

中国古代对于痴呆相关病证的认识已有两千多年的历史，早在春秋战国时期《左传》中就有"不慧"的记载。而"痴呆"作为病名首见于唐代孙思邈编集的《华佗神方·华佗治痴呆神方》，辨证论治始于《景岳全书》，较清晰的证候分类始于清代陈士铎所著《辨证录》。自清代以降，随着西方医学的引入，痴呆辨证论治内涵更加丰富。由于痴呆病临床危害严重，病名内涵纷繁复杂，病机涉及多个脏腑，有鉴于此，本书从痴呆的病名、病因病机、证候分类、治疗方面针对历代医籍中相关论述进行简要整理，以期有助于对该病的认识，进而提高临床疗效。

（一）病名

明清及以前，历代医家常将各类神志疾病归属于"癫""狂""痫"三者，"痴呆"多作为癫、狂、痫的症状描述。至明清时，始有"痴呆"专论。综观历代医书，"痴呆"一词有两方面含义：第一，症状名词，指其他疾病中神情呆滞的症状；第二，疾病名称，指种种异于常人表现于一身的神志疾病。本书所研究的"痴呆"是指"痴呆"作为疾病名称而言。

1. 以病症特点分类命名

中国古籍中对于"痴呆"的相关记载，早在春秋战国时期即已出现，《左传》曰："周子有兄而无慧，不能辨菽麦，不知分家犬，故不可立。"《左传》提出"无慧"之名，后至西晋杜预注"不慧，盖世所谓白痴"，提出"白痴"一名。《说文解字》对"癡"，解释为不慧也。《古代汉语词典》对"癡"，即现代"痴"字，解释为呆傻、无知。《韩非子·内储说上》曰"婴儿、痴聋、狂悖之人尝有入此者乎？"，其中也提到了痴病。此外，西汉戴德《大戴礼记》记载："慧种生圣，痴种生狂。"虽失之偏颇，但说明当时之人已认识到该病的遗传性。宋代洪迈在其著作《夷坚志》中记载："暮年忽病忘，世间百物皆不能辨，与宾客故友见面不相识……阅三年乃卒。"其中虽说"病忘"，但根据症状描述来看，与现代老年痴呆病如出一辙。与之相类的是清代陈士铎著的《辨证录》中指出："人有年老而健忘者，近事多不记忆，虽人述其前事，有若茫然，此真健忘之极也。"

"痴呆"作为病名，最早见于唐代孙思邈所编集的《华佗神医秘传·华佗治痴呆神方》。此后，明代针灸名家杨继洲所著《针灸大成》中，分别以"呆痴""痴呆""愚笨"等命名，并载有临床表现和针刺穴位。明代张景岳在《景岳全书代杂证漠·癫狂痴呆》中提出"痴呆"病名，并著成"癫狂痴呆"专论，详述了痴呆症状、病因及治法。清代陈士铎在《辨证录》中创立"呆病门"，称之为"呆病"，清代叶天士在《临证指南医案》中有"中风初起，神呆遗尿"，称之为"神呆"。总之，中国古代文献对痴呆有较多的记载，但是，在很长的时期内没有统一的叫法，有"不慧""白痴""病忘""健忘""呆痴""痴证""愚笨""呆病""神呆"等称谓。

2. 以临床表现分类命名

明清时期多以临床表现命名痴呆，如"痴呆""痴呆病""失志痴呆""心之昏"等。明代万全在《幼科发挥》中有"若成痴呆，言语错乱"，明确指出语言没有条理是痴呆病的一个主要表现。有关痴呆病语言异常的描述，亦见于清代王堉所著的《醉花窗医案》，其曰："司徒芝……得痴呆病。坐卧不安，时而独言独语。"此处记载的"独言独语"与"言语错乱"有所不同。陈士铎在《辨证录》中记载："人有终日不言不语，不饮不食，忽笑忽歌，忽愁忽哭，与之美馔则不受，与之粪秽则无辞，与之衣不服，与之草木之叶则反喜。人以为此呆病，不必治也。"其对此有更深的见解，症状描述较为详细。除了言语上的"不言不语"特点外，详细描述了诸多异常动作。这些论述均与现代医学中老年痴呆常见的症状，如记忆力减退、智力减低、情感迟钝、毫无意义的重复活动、幻觉、个性改变等非常相似。同时代的医家俞根初在其著作《重订通俗伤寒论》中亦持类似看法，其曰"若面色板钝，目神滞顿，迷妄少语，喜阴恶阳，饮食起居若无病者，多从屈郁不伸，而为失志痴呆"，并指出该病的病因为情绪抑郁以致失志，进而形成痴呆。乾隆年间，朱时进在《一见能医》中对于"痴呆"二字进行拆解分析，其曰"不知人事而行动失常者，谓之痴；语言不出，坐而默想者，谓之呆"，对症状的界定更加明确。清代王清源在《医方简义》中曰"痴呆者，全无知识也"，明确提出痴呆的主要症状是"全无知识"，也就是现在所认为的呆傻、愚笨。

痴呆患者除了语言及神识异常外，记忆力变化是主要改变。明代医家王肯堂在《证治准绳》

中指出："心之昏者，精神既短，则目前不待于伤心，而不能追忆其事矣。"清代陈士铎在《辨证奇闻》中描述有："人有对人说话，随说随忘，人述其言，杳不记忆，如从前并不道及。"王孟英在《重庆堂随笔》中曰："语后便忘，不俟终日，纵复追忆，邈若山河。"通过这些记载可以看出老年痴呆前的记忆力下降主要以近记忆为主。

（二）病因病机

1. 外邪致病

痴呆可因外邪侵袭导致，如《素问·五常政大论》曰："太阳司天，寒气下临，心气上从……热气妄行，寒乃复，霜不时降，善忘。"其认为运气失和、自然节律失衡可导致人体寒热失常，进而造成善忘。《内经》中对于人体正气与邪气关系的经典论述有《素问·刺法论》中的"正气存内，邪不可干"及《素问·评热病论》中的"邪之所凑，其气必虚"。因此，当"天虚人虚"，人体正气不足之时，最易遭受邪气，痴呆病由此产生。《普济方》曰："痓者先伤于风，又感寒温所致，发热腹疼，口噤头摇，痴呆不语。"《中西温热串解》曰："凡罹脑膜炎之小儿……有移为慢性或至发痴呆之状者。"关于小儿惊风之后所致痴呆，民国医家吴克潜在其著作《儿科要略》中也有类似的看法："其有急惊重证，侥幸得愈，往往筋络偏废或变成痴呆者"，并提示用药准则为："初起不可轻易即用走窜开泄之剂，病之中期，不可过用消导攻下之剂，病后不可过用滋腻之剂，此其大端也"。

2. 痰浊蒙窍

老年人肾气虚衰，气不化津，水无所主；思虑过度，或饮食不节，或情志不舒，肝郁气滞，肝气犯脾，损伤脾胃，脾失健运，聚湿生痰，痰迷心窍，心神错乱而发痴呆；或阻遏清窍，脑髓失养而发痴呆。《素问·灵兰秘典论》记载："心者，君主之官也，神明出焉。"《素问·调经论》指出"心藏神"，即心所主之神明具有的统帅作用，使得人体脏腑、气血的生理功能统一协调。若痰浊蒙蔽心窍，最易造成痴呆等神明失主的病症。朱丹溪在《金匮钩玄》中指出："痰在隔间，使人癫狂，或健忘。"明代胡慎柔在《慎柔五书》中记载了一例痰瘀阻匿，神机失用的痴证："一痰证，曾有人病痴，寸脉不起，脚冷，关脉沉洪，此阳气为痰所闭……其病欲言而讷，但手指冷（冷字疑误，或者物字，或者空字。此心系、脑络、脊髓之间有瘀痹之脉，阻其神机不能灵转也），此乃痰闭阳气之病。"《辨证论》更是直接指出："呆病之成，必有其因……于是痰积于胸中，盘踞于心外，使神明不清而成呆疾矣。"《石室秘录》云："此等症虽有崇凭之，实亦胸腹之中，无非痰气。故治呆无奇法，治痰即治呆也。然而痰势最盛，呆气最深，若以寻常二陈汤治之，安得获效。方用逐呆仙丹"，又云："然而痰势最盛，呆气最深，若以寻常二陈汤治之，安得获效。方用逐呆仙丹"。唐容川在《血证论》中说："痰沉留于心包，沃塞心窍，以致精神恍惚，凡事多不记忆者。"

另外，痰浊除了蒙蔽心窍造成痴呆外，若痰邪壅塞髓海清窍，同样可以产生呆病。如张锡纯在《医学衷中参西录》中指出："癫狂之症，乃痰火上泛，瘀塞其心与脑相连窍络，以致心脑不通，神明皆乱"，又指出："老年人精气虚衰，气血不足，以至阳化风动，气血上逆，挟痰挟瘀，直冲犯脑，蒙蔽清窍，元神失聪，而灵机记忆皆失"。

3. 瘀血内阻

《灵枢·平人绝谷》曰："血脉和利，精神乃居。"人之精神、思维、意识必须依赖气血精微的充养方能灵动无虞。若血行瘀阻可导致气机不畅，气血精微难以濡养脏腑，诸脏失养，功用失常，神明不安而发为痴呆。另外，阴阳失调以致气机逆乱，血液随气奔走于上，则易使血瘀于脑络，髓海失养，神机失用，发为呆病。如《伤寒论》中就已明确提到："阳明证，其人喜忘者，必有蓄血。所以然者，本久有瘀血，故令喜忘。"气机条达，血运正常，脑有所养，神明则安。若气机紊乱、气血相失，则元神被扰，神机失统，善忘，或可发展为痴呆。《景岳全书》中说："凡心有瘀血，亦令健忘。"此处心包括脑络。《医林改错》指出："凡有瘀血也，令人善忘。"唐容川在《血证论》中说："瘀血攻心，心痛，头晕，神气昏迷"，又云："又凡心有瘀血，亦令健忘……血在上则浊蔽而不明矣。凡失血家猝得健忘者，每有蓄血所以然者，本有久瘀血，故令喜忘"。诸多论述均明确指出瘀血可使神明失主，久而久之，生痴呆之证。

4. 心肾不交

明代李中梓在《医宗必读》中认为："心不下交于肾，则火乱其神明，肾不上交于心，精气伏而不用，火居上则因而生痰，水居下则因而生燥，扰扰纭纭。昏而不宁。故补肾使之时上，养心使之善下，则神气清明，志意常治而何健忘之有。"可见若人体心肾不交，水火失济，则易影响记忆力而产生健忘，即痴呆的一种临床表现。《辨证录》云："肾水资于心，则智慧生生不息；心火资于肾，则智慧亦生生无穷。"陈士铎亦认为人之智慧与心肾相交密切相关。由此可知，心肾不交可致痴呆的发生。

5. 五脏虚衰

五脏的生理功能正常发挥，五脏所主的神、魂、魄、意、志才能使安定不乱。《素问·脉要精微论》曰："五脏者，中之守也……衣被不敛，言语善恶，不避亲疏者，此神明之乱也。"《灵枢·天年》中有："六十岁，心气始衰，苦忧悲，血气懈惰，故好卧……八十岁，肺气衰，魄离，故言善误。九十岁，肾气焦，四脏经脉空虚。百岁，五脏皆虚，神气皆去，形骸独居而终矣。"其指出老年患者，六十岁起，心气始衰，容易忧愁伤悲，气血运行不畅，致呆卧；八十岁，肺气衰少，不能摄魄，致言语善误。九十岁，肾气枯焦，心肝脾肺经脉空虚，百岁，心肝脾肺肾五脏精气皆虚弱，神失所养则离开，阴阳离绝，精气乃绝，故形骸独居而终矣，表明心肝脾肺肾五脏精气亏虚可致痴呆。对于痴呆病，除了肾精不足外，心的气血不足影响也较大。《素问·灵兰秘典论》曰："心者，君主之官也，神明出焉。"《灵枢·邪客》曰："心者，五脏六腑之大主，精神之所舍也。"心的气血盛衰与神明关系密切。因此，唐代孙思邈在《千金翼方》中有："人年五十以上，阳气日衰，损与日至，心力渐退，忘前失后，兴居怠惰，计授皆不称心。"元代丘处机在《摄生消息论》中也说："人年六十，心气衰弱，言多错忘。"《太平圣惠方》云："夫心者，精神之本，意智之根，常欲清虚，不欲昏昧，昏昧则气浊，气浊则神乱，心神乱则血脉不荣，气血俱虚，精神离散，恒多忧虑，耳目不聪。故令心智不利而健忘也。"种种论述都指出了心在痴呆发病中的重要作用。在漫长的医学发展史上，"心主神明"的观点被广泛接受，心与脾的气血功能失调是痴呆发病的重要机制，这虽然与后世提出的"脑主神明"的说法不同，但在痴呆的治疗中仍起到指导作用。

6. 心脾两虚

心主神明，人的一切思维、意识由心主导，前文论述较多；而"脾主思"，即人体的思维活动由脾的功能行使。《灵枢·本神》曰："心藏脉，脉舍神；脾藏营，营舍意。"痴呆病涉及记忆、思维、理解、言语等多方面功能紊乱，与心、脾二者所主之情志关系密切。如宋代严用和在《严氏济生方》中说："夫健忘者，常常喜忘是也。盖脾主意与思，心亦主思，思虑过度，意舍不清，神官不职，使人健忘。"宋代陈无择在《三因极一病证方论》中曰："脾之意与思，意为记所往事……今脾受病，则意念不清，心神不宁，使人健忘，尽力思量不者，是也。"《丹溪心法》曰："此证皆由忧思过度，损其心胞，以致神舍不清，遇事多忘。乃思虑过度，病在心脾。"故心脾损伤可导致记忆力减退。由此可知，虽然三者均论述"健忘"，但是其病理基础，即思虑过度则伤脾，脾伤则气血生化乏源，气血衰少则脑失所养，神机失用，这一观点，与痴呆之心脾两虚相同。

7. 肾气虚衰，髓海不充

《灵枢·本神》云："肾藏精，精舍志。"所谓"意之所存谓之志"，其中"志"即指人的记忆力。肾主藏精，生髓，髓汇聚而形成脑，即《灵枢·海论》中"脑为髓之海"之说。肾中精气充盈，髓海得养，则听觉灵敏，精力充沛，反应快捷；如果肾中精气万虚，脑髓得不到适当的补充，则出现精神意识活动障碍。如《灵枢·海论》曰："髓海有余，则轻劲多力，自过其度。髓海不足，则脑转耳鸣，胫酸眩冒，目无所见，懈怠安卧。"脑髓空虚则神无所统，导致理智活动和记忆丧失，神明失养而精神离散，神昏健忘。因此，髓海不足是痴呆的最根本原因。清代唐容川在《内经精义》中说："事物之所以不忘赖此记性，记在何处，则在肾精。盖肾生精化为髓而藏之于脑中。"同样，有关脑髓生成及其与记性的关系，《医林改错》曰："精汁之清者，化而为髓，由脊骨上行入脑，名曰脑髓。"其更是明确指出记忆与年龄、髓海充盈的关系，其曰："小儿无记性者，脑髓未满，高年无记性者，脑髓渐空。"《医方集解》曰："人之精与志皆藏于肾，肾精不足则志气衰，不能上通于心，故迷惑善忘也。"其认为肾虚是导致健忘、痴呆的主要原因。清代程国彭在《医学心悟》中云："肾主智，肾虚则智不足"，又云："人至老年，肾精衰枯，脑海空虚，神明无主……神明不敛，呆证遂生。肾精不足，大脑失聪，则阴阳失调，而迷惑健忘，行动呆滞，反应迟钝"。其同样说明肾虚和痴呆密切相关。

8. 气血失养

气血是人体基本营养精微，气血足则神有所养。正如《素问·八正神明论》所说："血气者，人之神，不可不谨养。"头为诸阳之会，"精明之府"，五脏六腑之精气皆上注于脑。《张氏医通》谓："六腑清阳之气，五脏精华之血，皆朝会于高巅。"气血精微不能上荣于元神之府，则可发为健忘甚至痴呆。正如《素问·汤液醪醴论》所说："精坏神去，荣卫不可复收。"精神不在，必然健忘而痴呆。

9. 情志所伤

中医学历来十分重视情志异常对人体造成的影响。七情分属于五脏所主，并且总归于心所主之神明的主宰。如果情志波动剧烈，超过限度，可导致人体阴阳失衡，气血失调，造成痴呆等诸多神志异常疾病。

《景岳全书》曰："痴呆证，凡平素无痰而或以郁结，或以不遂，或以思虑，或以疑惑，或以惊恐而渐致痴呆。"张景岳认为痴呆的病因是情志郁结、思虑不遂、善感多疑、或突发惊恐日久而成；病机是情志内伤，肝气郁结，胆气失疏，痰浊内生扰心所致。《辨证论》有"大约其始也，起于肝气之郁"之论。清代叶天士也指出"神呆，得之于郁怒"。以上都说明了肝气郁结与本病发生的关系。《王乐亭指要》曰："肝风者，肝阳动而风不宁也……思虑烦劳，身心过动，失其畅茂条达之性，致有风阳瘛疭癫狂痴呆。"其说明肝风内动也可造成痴呆。

此外，《灵枢·本神》曰："盛怒而不止则伤志，志伤则喜忘其前言。"以及清代吴亦鼎《神灸经纶》曰："人有忽得痴呆者，失志之病也。忧思过甚，志不能转移，心神因之失守，心胞之络气结痰凝，故冥顽不灵。"其指出"伤志"与"失志"是痴呆的病因之一。

10. 先天禀受不足

胎儿的生命禀受父精母血，其健康与否与先天禀赋密切相关。此即《灵枢·天年》所谓："以母为基，以父为楯，失神者死，得神者生也。"明代万全所撰《万氏女科》中有："古有胎教，凡视听言动莫敢不正，喜怒哀乐莫敢不慎。故其子女多贤，此非贤母不能也。盖过喜则伤心而气散，怒则伤肝而气上，思则伤脾而气郁，忧则伤肺而气结，恐则伤肾而气下。母气既伤，子气应之，未有不伤者也。其母伤则胎易堕，其子伤则脏气不完，病此多矣。盲聋暗哑，痴呆癫痫，皆禀受不正之故也。"其指出婴幼儿患痴呆是因"禀受不正"而"脏气不和"。清代沈金鳌在《妇科玉尺》中亦持此论，其曰："母伤则胎易堕，子伤则脏气不和，多盲聋暗哑痴呆癫痫。"

11. 药物所伤

古籍中对于药物引起的痴呆病记载较多，由于医生对药理认识不真或用之失度所致，多数为铅粉、丹砂、珍珠粉等有毒或重镇类药物。清代顾世澄在《疡医大全》中曰："妇女打胎服之……生子多痴呆。"陆以湉在《冷庐医话》中亦云："又有婴儿惊风，延某医治之，灌以末药不计数，惊风愈而人遂痴呆，至长不愈，其药多用朱砂故也。"其分别指出铅粉、朱砂所造成痴呆的情况。另外，即使毒性不是很大的重镇类药物，假如医者用之不当，也可导致痴呆。陈修园在《医学三字经》中有："患者误服之……即幸免于死，亦必变为痴呆及偏枯无用之人矣。"以及何廉臣在《内科通论》中曰："当阳明病神昏气窒之时，正是热阻胸膈，急须疏达解散之时……每当珠粉下咽……狂则自此止矣，人则自此静矣，即或此病不死，亦多成痴呆不慧之人。"因此，王大纶在《婴童类萃》凡例中告诫："如金石之药，取以镇惊安神，多服令儿痴呆"，并强调曰："凡用药当从王道之剂"。孙一奎的《赤水玄珠》在警戒用药之误时提出："余往往见多服惊风镇心之药者，惊定之后，痴呆愚钝，寡言寡笑，灵觉寂无，愀然可悯。"

（三）证候分类

历代医家对痴呆证候分类的表述有：①髓海不足；②痰浊蒙窍；③瘀血内阻；④禀赋不足；⑤脾虚痰阻；⑥脾肾亏损；⑦气滞血瘀；⑧气虚；⑨血虚；⑩阴虚；⑪阳虚；⑫肝肾阴精亏虚；⑬风痰郁阻。

（四）治疗

历代医家对痴呆的治疗所述不一，现将其归纳整理如下：

1. 辨证论治

（1）化痰开窍：《医林绳墨》记载："有问事不知首尾，做事忽略而不记者，此因痰迷心窍也，宜当清痰理气，而问对可答，用之牛黄清心丸……若痴若愚，健忘而不知事体者，宜以开导其痰，用之竹连二陈汤。"唐容川在《血证论》中曰："亦有痰沉留于心包，沃塞心窍，以致精神恍惚凡事多不记忆者，宜温胆肠合金泊镇心丸治之。"陈士铎针对"痰势最盛，呆气最深"的病机，主张治疗以开郁逐痰、健胃通气为主，方用洗心汤、转呆丹，使用人参、茯神、半夏、陈皮、附子、菖蒲等药物，在祛痰的同时，不忘顾护胃气。清代严西亭在《得配本草》中针对远志的应用记载："远志……配川贝、茯神，除痰郁，开心窍。佐茯苓，入肾经以泄邪。佐麦冬，散心郁以宁神。（若无邪，则散心之正气。）……惟心气郁结，痰涎壅塞心窍，致有神呆健忘、寤寐不宁等症，用以豁痰利气则可。"陆锦燧在《存粹医话》中记载有心气虚弱，痰浊阻窍的病例，提示治疗痰浊所致痴呆，滋腻之药或者食物应当禁忌："令亲戴君病痴呆……是痰气乘心气之虚而上蒙心窍也。失治久则成痼，白金丸、竹沥涤痰丸，亦此症可用之药。此病，食物、药品俱忌滋腻，而猪肉、海参、天麦冬、元参等为尤甚。"孟文瑞在《春脚集》中曰："醒迷至宝丹治痰迷心窍，痴呆癫狂，不论新久甚效。"《经验丹方汇编》中记载一痴呆验方："惊气丸，附子、木香、僵蚕、白花蛇、桔红、天麻、麻黄、干蝎、南星（姜汁浸一夜）各三钱，加冰片少许，蜜丸如龙眼大。每服一丸，金银薄荷汤下。一呆犯临刑得释，惊痴，一丸而愈。一妇痴十年，去附子加铁落亦愈。"

（2）活血化瘀：王清任在《医林改错》中曰："小儿无记性者，脑髓未满；年高无记性者，脑髓渐空。"其认为本病病位应归结于脑，同时提出了血瘀阻窍而致神机病变导致痴呆发生的新见解，创立通窍活血汤以治疗瘀阻脑窍之痴呆。因气血周流全身，一处滞涩则易使周身气机不畅。除通窍活血汤外，王氏创制诸多活血方，如血府逐瘀汤、身痛逐瘀汤、少腹逐瘀汤、膈下逐瘀汤等，对于瘀血内阻造成的痴呆均有一定的指导意义。

（3）补益心脾：若思虑过度或饮食失常，导致脾失健运，气血亏虚或升举失司，不能奉养心神，导致心脾两虚，则会出现痴呆、健忘、神志恍惚、易惊善恐等症。宋代严用和主张针对损伤心脾所致的健忘，可沿用于痴呆病中，用归脾汤调补心脾两虚的状态。《医林绳墨》也认为："率健忘之症，皆由心脾之所得也。盖脾主思，心主应，多思则伤脾，多应则伤心，思应太过，则心脾不守……立纳皆无，事不决矣。"其强调了心脾与思虑等精神活动之间的关系，为心脾两伤型痴呆的治疗指明了方向。《医学入门》也指出："怔忡久则健忘，皆心脾血少，神亏清气不足，证属浊气上攻，引神归舍丹主之。亦有所禀，阴魂不足，善忘者，当大补气血及定志九。如老年神衰者，加减固本丸。"其也强调了心脾气虚与健忘密切相关。

（4）调补脾胃：脾胃与痴呆病关系密切。原因有如下几个方面：

其一，人体中无论是神气还是脑髓，均需要水谷精微的充养。《灵枢·平人绝谷》曰："神者，水谷之精气也。"《灵枢·五癃津液别》曰："五谷之津液，和合而为膏者，内渗入于骨空，补益脑髓。"脾胃为后天之本，气血生化之源，脾主运化，胃主受纳，共同完成饮食水谷的消化与吸收。若脾胃本虚，一则气血生化不足，脑失所养；二则运化失健，水湿不化，滋生痰浊，上蒙清窍，均成痴呆。陈士铎在《辨证奇闻》中曰："脾胃居中而运化精微，以灌注于四脏，是四脏之所仰望者，全在脾胃之气也。倘脾胃一伤，则四脏无所取资，脾胃病而四脏俱病矣。"

其二，"脾为生痰之源"，痰浊可导致痴呆。若脾失健运，水湿停聚，痰浊内生，以致上蒙清窍，阻滞脑络，神机失用，进而产生呆傻愚笨等表现。另外，痰郁日久，化火扰心，还会出现烦躁、发狂等神志症状。

其三，先天之精需后天脾胃化生的精微充养。肾阳充足，火以暖土，土暖则化生万物；斯土得化，后天之阴分一概得以化生，惟其中水谷之精气即后天之精复归于肾而藏之，填补先天之精而与之同化，是说后天之阴是元阳所化生的。如水谷之精不足，不能补充肾精，则化气乏源，可造成肾之元阳亏虚。

其四，脾胃状况对痴呆病的预后影响较大。《景岳全书》云："然此症有可愈者，有不可愈者，亦在乎胃气元气之强弱，待时而复，非可急也。"《辨证录》亦曰："大约其始也，起于肝气之郁，其终也，由于胃气之衰。"胃气强弱判预后对后世医家判断痴呆病情具有一定的临床指导意义。

有研究认为：脾的功能衰退在老年性痴呆的发病过程中起着主导作用，并贯穿于全过程。补益脾气、健脾化痰、活血开窍为老年性痴呆的基本治法。

（5）补肾健脑，益精填髓：由于肾和脑的特殊关系，故首重补肾益精，以填补损伤之脑髓。《医学入门》载："当大补气血及定志丸。如老年神衰者，加减固本丸。"清代陈士铎也指出："不去填肾中之精，则血虽骤生，而精乃长涸，但能救一时之善忘，而不能冀长年之不忘也。"治法必须补心，而兼补肾，使肾水不干，自然上通于心而生液，然而老年之人，乃阴尽之时，补阴而精不易生，非但药品宜重，以生慧汤重用熟地黄、山茱萸等补肾益精，配以菖蒲、远志、白芥子、人参、茯苓、枣仁、柏子仁以扶正祛痰，养心安神。清代叶天士在《临证指南医案》中曰："初起神呆遗溺……乃下虚不纳，议与潜阳。龟腹甲心、熟地炭、干苁蓉、天冬、生虎胫骨、怀牛膝、炒杞子、黄柏。"其指出对于"神呆"的治法为补肾潜阳。

（6）调畅情志：唐代孙思邈编集的《华佗神医秘传》记载："此病患者，常抑郁不舒，有由愤怒而成者，有由羞恚而成者。方用人参、柴胡、当归、半夏、生枣仁、菖蒲各一两，茯苓三两，白芍四两，甘草、天南星、神曲、郁金各五钱，附子一钱，水十碗，煎取一碗，强饮之。少顷困倦欲睡，任其自醒即愈。"《景岳全书》载　"服蛮煎"一方：生地、麦冬、芍药、石菖蒲、石斛、川丹皮（极香者）、茯神（各二钱）、陈皮（一钱）、木通、知母（各一钱半）。书中记载该方"亦治情志不遂，渐成痴呆，言辞颠倒，举动失常，或多汗，或善愁者"。用该方以养阴清心，安神开窍。

2. 其他疗法

关于痴呆的其他治疗，主要以针灸为主。纵观针灸治疗痴呆的医籍，神门穴均是主要取穴位置，常配以心俞、百会等穴。《动功按摩秘诀》曰："心性痴呆……可于神门穴掐五、七十度，搓五、七十度，兼行静功调摄。神门穴乃手少阴心经，其穴在手掌腕后高骨间，转手骨开缝中是穴也。"其记载了神门治疗心性痴呆的手法和穴位位置。同样元代王国瑞在《扁鹊神应针灸玉龙经》中云："痴呆一症少精神，不识尊卑最苦人。神门独治痴呆病，转手骨开得穴真。"手法为"针入三分，灸七壮"。清代李学川在《针灸逢源》中认为心性呆痴悲泣不已，除神门外，还应同时取穴通里、后溪、大钟。《标幽赋》中记载与之看法类似，其曰："人中除脊膂之强痛，神门去心性之呆痴"，又曰："用大钟治心内之呆"。清代李守先在《针灸易学》中认为针对"呆痴不识，尊卑骂人"之症应泻神门；若失志痴呆，取穴为神门、鬼眼、百会、鸠尾、龈交、承浆。《针灸神书》认为痴呆应以神门穴配足三里，其曰："痴呆之证取气上，复取升阳要升阴，神门提按刮战法，三里取下即安康。"

综上所述，痴呆这一疾病历史悠久，但人们对其深入认识始于明清时期，其中医论治，辨证详尽，方药繁多，疗效稳固，因此对其源流探讨颇具价值。

（袁颖超　张　森）

厥证源流考

厥证之名首见于《内经》，其中关于厥证的论述，十分复杂，病机涉及多个脏腑，临床表现纷繁，故从病名、病因病机、证候分类及治疗入手，对历代重要医籍中厥证的相关病证论述进行整理研究，考查其学术脉络和规律，颇有意义。

（一）病名

"厥证"一词，历经数千年而沿用至今。然而由于历代医家对前人临床经验、理论认知的程度、方式不同，在理解上也各有其历史局限性，故不同时期厥证学术含义有所不同。纵观历代有关厥证的诸多论述，"厥证"在古代医书中含义有两方面：一是指突然晕倒，不省人事；二是指手足逆冷。综合分析厥证诸多称谓的历史，可归纳为以下 5 种分类命名。

1. 以病因病机分类命名

《素问》言："阳气者，烦劳则张，精绝辟积于夏，使人煎厥。阳气者。大怒则形气绝。而血菀于上。使人薄厥。"其认为夏暑伤气而致煎厥，若血积于胸中，阻碍气道，气血相迫则致薄厥。《伤寒论》提到"蛔厥"一病，乃是胃中虚冷，吐长虫所致。清代庆恕在《医学摘粹》中曰："如因痰动而得者，名为痰厥""如因醉后而得者，名为酒厥"。清代程杏轩在《医述》中记载："有食后着寒着气而暴死者，名曰食厥……有大怒载血瘀于心胸而暴死者，名曰血厥。"其认为食厥是由于饮食后感邪而致，血厥是因为怒火将血瘀聚于心胸而致。清代林珮琴在《类证治裁》中云："色厥乃纵欲竭情，精脱于下，气脱于上。"其认为色厥的产生是因纵情过度。清代刘松峰在《松峰说疫》中载："凡人感瘟疫，视其症脉，尚不至殒命不救。而突然无气，身直，甚至无脉，且不可惊慌，视为告终，此疫厥也。"其认为疫厥是因为感染瘟疫后突然无气、无脉而致厥。清代张璐在《张氏医通》中言："二阳一阴发病，名曰风厥。"其认为风厥乃是二阳（阳明胃）及一阴（厥阴肝）发病导致。日本学者丹波元简在《救急选方》中载："气厥即中气，因七情内伤气逆为病。"其认为气厥是因为情志为病导致气逆而厥。日本学者丹波元坚在《杂病广要》中云："有血厥者，因而吐衄过多，上竭下厥。"其认为血厥是因为阳气妄行于上，阴血无所依附，气血相离，不居本位而致。

2. 以病症特点分类命名

《素问》曰："手足少阴太阴足阳明五络俱竭，令人身脉皆重而形无知也，其状若尸，或曰尸厥。"其认为尸厥其状类尸而名。《张氏医通》言："骨痛爪枯为骨厥。两手指挛急，屈伸不得，爪甲枯厥为臂厥。身立如椽为肝厥。"

3. 以证候分类命名

《灵枢》载有："恐惧而不解则伤精，精伤则骨酸痿厥，精时自下。"其认为恐惧伤肾，肾虚精伤而痿厥。《素问》曰："卧出而风吹之，血凝于肤者为痹，凝于脉者为泣，凝于足者为厥，此三者，血行而不得反其空，故为痹厥也。"其认为感邪致血脉不行而成痿厥。隋代杨上善编著的《黄帝内经太素》云："肺为金脏，主于狂厥；肾为水脏，主于水胀。五脏不安，金以生水，故水子虚者，金母乘之，故狂厥逆也。"其认为狂厥是肾水子虚，肺金母乘之故。清代王泰材在《薛氏湿热论歌诀》中言："壮热神昏为痉厥。"《医述》曰："肾络与胞络内绝……二络不通于下，则痱厥矣。"其认为肾虚导致肾络与胞络不通于下则成痱厥。清代罗美在《古今名医汇粹》中言："二阴急为痫厥。"二阴为少阴，脉急者为风寒邪乘心肾，故为痫为厥。

4. 以病位分类命名

《素问》中提到六经之厥，其曰："巨阳之厥……阳明之厥……少阳之厥……太阴之厥……少阴之厥……厥阴之厥。"除三阴三阳之厥，还提到"手太阴厥逆……手心主少阴厥逆……手太阳厥逆……手阳明、少阳厥逆"，把不同症状的厥证划分到对应脏腑的经络上。《灵枢》提到"维厥"一病，后人认为维即四维，乃是身体四肢，维厥即是手足厥冷之意。《伤寒论》提到"脏结"一病，后世亦认为其为"脏厥"，乃脏气结塞不通而致厥之意。清代杨璿在《伤寒瘟疫条辨》中曰："杂气伏郁，阳热内迫，格阴于外，气闭不能达于四肢，甚有通身冰凉，其脉多沉滑，或沉伏，或沉细欲绝，或六脉俱闭，所云体厥脉厥是也。"其认为体厥、脉厥是发生在肢体及脉络的厥证。清代廖润鸿在《勉学堂针灸集成》中记载了五脏六腑各属病，提到"臂厥"属肺、心，"骭厥"属胃，"踝厥"属膀胱，"骨厥"属肾。

5. 以病性分类命名

厥证，从整体上可分为"阴厥""阳厥""实厥""虚厥"。其中阳厥属热，阴厥属寒，故《素问》言："阳气衰于下则为寒厥，阴气衰于下则为热厥。"《伤寒论》中也提到了"寒厥（一名冷厥）""热厥"，然以手足而言，非阴阳之分。

（二）病因病机

厥证常伴发于多种疾病的发病过程中，其病因病机多而杂，经整理概括为外邪内犯、气机逆乱、肝木风动、痰湿不化、内火邪实、阴阳失和、气血虚衰、脾肾不足、饮食劳倦、情志刺激十类，现分别论述：

1. 外邪内犯

宋代郭雍在《仲景伤寒补亡论》中云："伤寒之厥，非本阴阳偏胜，暂为毒气所苦而然，毒气并于阳，则阴盛而阳衰，阴经不能容其毒，以溢于阳，故为寒厥；故为寒厥，毒气并于阳，则阳盛而阴衰，阳经不能容其毒，必溢于阴，故为热厥。"其认为寒厥是因为毒气并于阴，则阴盛而阳衰，阴经不能容其毒，必溢于阳而致，反之则生热厥。《苍生司命》载有："尸厥，即中恶。因冒犯邪鬼毒恶。"《张氏医通》记载："名曰尸厥。卒中天地厉气使然。"其认为尸厥是感受天地厉气而致。《医述》云："有食后着寒着气而暴死者，名曰食厥。"《救急选方》载："食厥者……或感风寒……以致填塞胸中，阴阳否隔，升降不通。"以上均认为食厥是饮食后又感寒邪而致者。

2. 气机逆乱

《素问》曰："血之与气并走于上，则为大厥。"其认为血随气逆，上蒙清窍，发为晕厥。《医学摘粹》言："如气血俱乱，相薄成厥，名为薄厥。"其认为薄厥因气血相迫而成。清代叶桂在《临证指南医案》中曰："厥者，从下逆上之病也。"其认为厥证是因为气机逆乱、升降失常所致。《医经原旨》云："厥者逆也，气逆则乱，故忽为眩仆脱绝，是名为厥。"《黄帝素问直解》曰："若经气不相通贯，致有寒热之厥。"其认为寒热二厥是经气上下不通所致。《伤寒说意》云："其所以厥者，以其阳上而不下，阴下而不上，不相顺接之故也，不顺则逆，故曰厥逆。"其后又从脾胃的气机升降失职，分析阴阳不相顺接之由。《救急选方》载："尸厥脉动而无气，气闭不通……阳脉下坠，阴脉上争，荣卫不通。"其认为阴上阳下、荣卫不通之尸厥乃是气道闭阻不通而致。

3. 肝木风动

清代黄元御在《伤寒说意》中云："厥阴肝木，水火之中气，阴盛则从母气而化寒，阳复则从子气而化热，心火既复则发热，心火未复，则肾水方盛而为厥。"其从五行生克解释厥证产生的缘由。清代李彣在《金匮要略广注》中又载有："伤寒六经，惟厥阴有蛔厥证，以其属风木气化，故能生虫，蛔闻食臭出，故食即吐蛔。"其认为蛔厥证之所以吐长虫是因为肝木风动气化。清代王孟英在《温热经纬》中云："然痉证邪滞三焦，三焦乃火化，风得火而愈煽，则逼入膻中而暴厥""热多湿少则风乘三焦而痉厥"，都是说痉证若是被肝风内扰，乘袭三焦多会导致暴厥、痉厥；又云："曰酷曰烈，皆暑之威名，兼之木火同气，表里分司，再引肝风，痉厥立至"。其认为肝木素来旺盛，若肾水亏虚，引火生风，焚其肝木，以致风木为火热所引动而痉厥。此外王氏在《随息居重订霍乱论》中有言："盖痉证风火闭郁，郁则逆势愈横，不免逼乱神明，故多厥"，痉证本就风火郁闭于体内，若兼情志不畅，则多有上扰神明以致厥证。清代薛雪在《湿热条辨》中记载："风火不盛不成痉厥"，又云："若其人阳旺阴虚，则邪随火化，火郁生风而致痉厥……更加夏至前温热之邪，则多痉厥"。其亦认为素体阴虚阳盛，风火旺盛，感邪后易从火化而致痉厥。王氏在《温热经纬》中亦认为："津虚之体，夏月每有肝风陡动煎厥一证。"即素体阴津亏虚，夏月热甚，若肝风内动则生煎厥。《张氏医通》载有"二阳一阴发病，名曰风厥"，认为"肝木克胃，风胜其湿，不制肾水，故令上逆"。

4. 痰湿不化

《医学摘粹》有言："如因痰动而得者，名为痰厥"，因痰而发名为痰厥；"如因醉后而得者，名为酒厥"，醉酒后体内多湿，若晕厥即为酒厥。《温热经纬》云："暑湿之邪……内扰肝脾胃，则干呕而痉厥也。"夏暑之时，湿热尤甚，若内扰肝脾胃则生痉厥。清代齐有堂在《齐氏医案》中曰："痰饮壅塞胸中，阳气不得四布而致厥。"痰饮阻于心胸，以致阳气不能输布于四肢则生厥证。《救急选方》载"痰厥者，因气逆痰壅"，认为痰厥是因为痰涎壅塞，气机升降失常所致。"酒厥纵饮无节之人……此湿热上壅之证"，平素嗜酒之人，必体内多湿，若晕厥，为湿热上扰神明之故。

5. 内火邪实

元代朱震亨在《丹溪心法》中云："阳厥者，是热深则厥，盖阳极则发厥也，不可作阴证而用热药治之。"其认为阳厥乃属厥证中之热厥，系指因邪热过盛，阳气郁阻于内而不能外达的厥证。《医学摘粹》有言："如内火炽盛，或大便结闭，热在脏腑，逼阴于外，而四肢逆冷，为热厥属里者。"热厥之产生乃是脏腑内热，真热假寒出现四肢厥冷的假象。《温热经纬》曰："火郁则厥。"其认为火邪郁结则发厥。《张氏医通》云："阳明厥，此为邪实。"即胃经及大肠经所发厥证乃是邪实所致，宜攻下法。

6. 阴阳失和

《素问》有言："阳气衰于下，则为寒厥；阴气衰于下，则为热厥。"寒热，即阴阳也。《伤寒论》曰："阴阳气不相顺接便为厥。"其认为厥证是因为各种原因导致的阴阳之气失于调畅，或偏阻，或郁遏，使阳气不能布达四肢。隋代巢元方在《诸病源候论》中载："尸厥者，阴气逆也，此由阳脉卒下坠，阴脉卒上升，阴阳离合，荣卫不通。"其认为尸厥是阴阳离合所致。宋代朱肱在《类证活人书》中认为："无阳则厥，无阴则呕。" 明代刘纯在《医经小学》中曰："阳虚阴胜，厥逆也。"后至清代，《张氏医通》记载："论得寒厥之由，以其人阳气衰，不能渗荣其经络，阳气日损，阴气独在，故手足为之寒也。"高世宗在《黄帝素问直解》中曰："阳气损，阴气独在，则手足寒厥，或令人腹满；阴气衰，阳气独胜，则手足热厥，或令人暴不知人"，又曰："失其所用之阳气，则为寒厥……失其所藏之阴精，则为热厥"，均认为阳虚阴盛则发寒厥，阴虚阳盛则发热厥。薛雪在《医经原旨》中云："凡物之生气，必自下而升，故阴阳之气衰于下，则寒厥、热厥由此而生也。"其认为寒厥热厥是阴阳二气不能固守衰之于下而致。吴坤安在《伤寒指掌》中言："胃阳不敷于四肢为寒厥，阳邪内扰于阴分为热厥。"其认为寒厥是胃中之阳气无法温养四肢导致，热厥是因为阳邪偏盛而致。周学海在《读医随笔》中认为："煎厥由于阴虚，薄厥由于阳实。"

7. 气血虚衰

明代张介宾在《类经》中云："厥逆者，直因精气之内夺。"其认为厥逆的产生是由于精气耗散。虞抟在《苍生司命》中载有："丹溪先生谓寻常寒热二厥，手足因气血逆而冷，多属气血虚。"其认为寒热二厥多是气血虚衰之故。清代鲍相璈在《验方新编》中云："凡产后晕、厥二证，皆由气血并竭……至于厥证，在分娩之后，因产时用力过多，劳倦伤脾，孤脏不能注于四旁，故手足逆冷而发厥。"其认为妇女若产时用力过度，损伤脾胃，脾胃为气血生化之源，气血并竭而发厥证。清代何梦瑶在《医碥》中云："诸卒仆暴厥证，皆元气素亏。"其认为精元亏虚是厥证产生的重要原因。《张氏医通》曰："又骨痛爪枯为骨厥。两手指挛急，屈伸不得，爪甲枯厥为臂厥。身立如椽为肝厥。此皆内虚气逆也。"其认为骨厥、臂厥、肝厥都是元气虚衰、气机逆乱所致。

8. 脾肾不足

《素问》载有："内夺而厥，则为喑痱，此肾虚也，少阴不至者，厥也。"其认为厥证乃是肾虚所致。《灵枢》载有："肾藏精，精舍志，肾气虚则厥。"其认为人体之精藏于肾，而精为志之舍，惟肾气虚则为厥证。《仲景伤寒补亡论》云："病人必微厥，所以然者，其面戴阳，下虚故也。"其认为真寒假热之厥证乃是肾虚之故。《苍生司命》载有："蛔厥，乃胃寒所生，胃中冷故蛔出。"明代刘纯在《医经小学》中曰："胃中虚冷，因成蛔厥。"其均认为蛔厥是因胃寒而致。《医述》载有："阴精衰，则火独治而有热厥；命火衰，则水独治而有寒厥。是二厥皆生于肾，以肾为水火之司也。"其认为热厥是因心火盛，寒厥是因肾水衰。

9. 饮食劳倦

《素问》云："阳气者，烦劳则张，精绝，辟积于夏，使人煎厥。"烦劳伤阴，本就阴虚阳亢，恰逢夏季阳盛，以致煎熬阴精，煎厥乃是内热消烁阴液而致。《苍生司命》载有："食厥，必因饮食而起，痰裹食物，妨碍升降，关格不通。"《医学摘粹》有言："如因过饱而得者，名为食厥。"以上均认为饮食不节，积滞内停，失于运转，上下痞隔，气机受阻，血随气滞，清窍闭塞，遂致窒闷而厥，此属食厥。《张氏医通》记载："论得热厥之由，则谓其人必数醉若饱以入房，气聚于脾中，肾气日衰，阳气独胜，故手足为之热也。"其认为若后天总是喝醉或饮食过量纵欲，则会导致气机壅聚于脾中，先天肾气亦会衰竭，先后天不足，阳胜而成热厥。清代丹波元简在《救急选方》中载："食厥者，醉饱过度。"其认为喝酒饮食过量，以致其堵塞于胸中，气机不畅而致厥。

10. 情志刺激

《素问》有言："阳气者，大怒则形气绝而血菀于上，使人薄厥。"其认为大怒致使血积于胸中不散，气道阻碍不行，故为暴逆。《灵枢》载有："恐惧而不解则伤精，精伤则骨痠痿厥。"其认为恐惧伤肾，肾主精，精伤则痿厥。明代李梴在《医学入门》中载有："薄厥证也，得于大怒气逆，阴阳奔并。"其认为怒火导致人体气机逆乱而发薄厥。《张氏医通》曰："曰阳厥者，因善怒而得也。"《医学摘粹》有言："如因暴怒而得者，名为气厥。"《医述》云："有暴怒卒倒，身冷无涎者，名曰气厥……有大怒载血瘀于心胸而暴死者，名曰血厥。"以上均述恼怒气逆则生阳厥、气厥、血厥。清代程杏轩在《程杏轩医案》中云："厥证妇人常有之，其为情志郁勃，致病显然……诸厥属肝，女子以肝为先天，肝主怒，怒则气上"，又载有："病由情怀不释，肝失条达，血气日偏，阴阳不相顺接，因而致厥"，其认为肝气主一身调达之气，若受到情志刺激，肝失条达，气机逆乱则致厥。《救急选方》载："气厥即中气，因七情内伤气逆为病，痰潮昏塞，牙关紧急，但七气皆能使人中，因怒而中尤多"，认为七情均可使人厥，怒气尤多；又载有："食厥者……或者气恼，以致填塞胸中，阴阳否隔，升降不通"。食厥之病，有的人是因为恼怒后饮食，致使气机堵塞于胸中，升降失常。

（三）证候分类

历代医家对厥证证候分类的表述有：
（1）气厥：①实证；②虚证。
（2）血厥：①实证；②虚证。
（3）痰厥。
（4）食厥。
（5）暑厥。
（6）中恶。
（7）酒厥。
（8）色厥。

（四）治疗

厥证分类有数十种之多，其治法亦十分庞杂，经过古代医籍文献的整理，现执简驭繁，将治法概括为以下两大类，兹述如下：

1. 辨证论治

（1）发汗宣闭：邪气若闭于体表，以致营卫不通而生厥证，可通过发汗的方法调营卫和阴阳。《古今医统大全》言："寒热而厥，面色不泽，昏昧，当用锦衣包手足温，必大汗而解也，急服五味子汤。"汗出则阳通厥回。《医学摘粹》有言："如身脉皆四逆辈冷服之动，而形无知，名为尸厥者，以还魂汤主之。"方为麻黄汤去桂枝加肉桂而成，以发汗之法通阳回厥。清代陈念祖在《伤寒医诀串解》中记载："厥而心下悸者……用茯苓甘草汤以发其汗。"其认为茯苓甘草汤是化水为汗，发散内邪之剂，此为厥阴治厥之剂。

（2）开窍：邪闭心窍，上扰神明，致人晕厥，危及生命，此时宜芳香开窍急救，再祛邪安神，才能挽救垂危。《古今医统大全》曰："凡厥逆卒暴，即与苏合丸，姜汤浓调灌之。"予苏合丸通其关窍。《苍生司命》载有："尸厥，即中恶……急用苏合香丸灌醒，再进调气平胃散、霍香正气散。"其认为尸厥宜苏合香丸开窍醒神。《医述》云："秽浊蒙神而昏乱无知者，有牛黄至宝及苏合香丸"，至宝丹可治因热而厥者，苏合香丸可治因寒而厥者；又云："有感臭秽瘴毒暴死者，名曰中恶，宜醋炭熏鼻，醒后，以霍香正气散调之。或探丧入庙，暴绝，面赤不语者，名曰尸厥，亦宜醋炭熏鼻法，更服苏合丸"。其认为中恶、尸厥宜先用醋熏鼻以醒神开窍。《救急选方》载："气厥即中气……急以苏合香丸灌之。……气实而厥者……理宜以四磨饮苏合香丸之类"，苏合香丸芳香开窍，四磨饮顺气破滞，可治气厥；又曰："痰厥起死回生方。斗大石灰一块，先入阴阳水，高一二指，候澄清，出水一小杯，研入麝香一分，撬开牙关，灌下立苏，以尿出肠鸣为验"。石灰清热解毒破瘀，再加麝香开窍，使痰排出体外则愈。

（3）涌吐：痰、食塞于胃脘及胸膈之处而发生的痰厥、食厥，可用涌吐法驱邪开塞。但应注意应用此法要中病即止，不必尽剂，以防大伤正气。《仲景伤寒补亡论》曰："又曰，病人手足厥冷，脉乍紧者，邪结在胸中，心下满而烦，饥不能食者，病在胸中，当须吐之，宜瓜蒂散。"《古今医统大全》言："诸阳受气于胸，邪气留客，则阳气不得敷施，而手足为之厥，脉乍紧，心中满而烦，饥不能食，病本在胸中，当吐之，瓜蒂散。"阳气不得敷施，故用瓜蒂散涌吐通阳。《苍生司命》载有："食厥，必因饮食而起，痰裹食物，妨碍升降，关格不通。急用吐法，食出乃苏，随进顺气消导药，研保和丸末饮之，大率与干霍乱相似。"其认为食厥是痰裹夹饮食物以致气机升降失常，此时宜用吐法吐出痰涎及饮食物，再以保和丸顺气消导可愈。清代徐大椿在《医贯砭》中有言："如有食填太阴，名曰食厥者……必令其吐也……急以阴阳盐汤，探吐其物即愈。"其认为涌吐则气逆上涌，吐后则"气平而脉自复"。清代尤怡在《金匮翼》中曰："白矾散治急中风，口闭涎止，欲垂死者"，方用白矾、生姜合而涌吐痰毒。"急救稀涎散，治中风涎潮，口噤气闭不通……胜金丸治同前"。急救稀涎散为猪牙皂角与晋矾合用缓投以吐冷涎。胜金丸则再加薄荷、瓜蒂、藜芦以增涌吐之力。《医述》云："食厥，宜二陈汤探吐之。"其认为食厥之病宜用化痰之二陈汤探吐。《救急选方》载："食厥者……先煎盐汤，探吐其食"。其亦认为食厥宜以盐汤探吐胃中积食。

（4）通里攻下：实热若结于阳明胃及大肠，闭阻气机升降而成热深厥深之候，上则心神被扰，下则真阴被灼，须立即攻下，以达到釜底抽薪、急下存阴之功。但应中病即止以防伤正。金代刘完素在《黄帝素问宣明论方》中曰："妙香丸，治一切久远沉积，伤寒结胸，太阳厥证，燥郁攻不开者，皆可服此药。"方中所含巴豆、大黄有攻下之效。明代张凤逵在《增订叶评伤暑全书》中记载："暑厥，而无外因者，以败果通窍，即能奏效。"梅子得麝则败故称败果，梅子味酸主收，麝又香窜走窍，半放脐中，半入鼻孔，病者用后泻水数次而愈。《古今医统大全》言："热深阳厥，不可作阴厥，用热药治之，则精绝而死矣。急宜大、小承气汤，随其轻重治之"，热深厥深之时，以热药治之则精气断绝，应速予承气汤攻之；又曰："先发热而后厥者……大便秘……所谓热深厥亦深也，大柴胡汤、小承气汤。厥而脉沉滑……皆阳实伏热在内也，大小调胃承气等汤"。气血不通，宜下而通之。明代陶节庵在《伤寒六书》中记载"六乙顺气汤……此汤治……斑黄阳厥"，为大、小、调胃、三乙承气汤及大柴胡、大陷胸汤合方，大便实者，阳厥证，属厥阴，可依本方。《医学摘粹》有言："如内火炽盛，或大便结闭，热在脏腑，逼阴于外，而四肢逆冷，为热厥属里者，以白虎承气汤主之。"其不仅用白虎汤泻热，且合承气汤通里。《张氏医通》云："为阳明厥，此为邪实，承气汤下之。"胃经及大肠经所发厥证乃是邪实所致，宜承气汤攻下。

（5）清热解毒：热毒内闭，扰乱神明，消烁真阴，必须直折火势，才能使厥回神清。《古今医统大全》言："厥而渴者，白虎汤……厥而恶热，不眠谵语，白虎汤。"其记载了厥证兼有渴、恶热等，宜用清热之白虎汤治之。《医学摘粹》有言："如妇人气厥、血厥如死人者，以白薇汤主之。"方中以君药白薇清血热，又加补气之人参、补血之当归、调和之甘草，治妇女产后气厥、血厥。《张氏医通》载有："薄厥……犀角地黄汤。"犀角地黄汤清热凉血，解毒散瘀，可治薄厥。清代汪琥在《伤寒论辨证广注》中有言："琥按上刘氏论热厥一条……有如解毒汤、承气汤，此治血分热之药也。白虎汤、六一散，此治气分热之药也。又凉膈散及解毒汤，加甘遂末，此气血兼走之药也。"其认为学者应注意分别用药之清血分或是清气分热。《松峰说疫》曰："此疫厥也，急用腊月雄狐胆，温水研灌即活，若牙关已紧，即搅开灌之。雄狐胆，必腊月预为构收为妙。"狐胆泻火辟毒，可治疫厥，取腊月雄狐之胆效果更佳。《救急选方》载："酒厥……此湿热上壅之证，进雪梨浆绿豆饮，以解其毒。"雪梨、绿豆有清湿热解毒之功。

（6）活血化瘀：《医学摘粹》有言："如气血俱乱，相薄成厥，名为薄厥者，以蒲黄酒方主之。"蒲黄酒活血利水，可治气血相迫之薄厥。《医述》云："血厥，宜逐瘀行血。"血厥乃血瘀心胸所致，治宜行血化瘀。《救急选方》载："血厥……血逆者血因气逆。必须先理其气。气行则血无不行也。宜通瘀煎之类主之。候血行气舒然后随调理"，既理气又活血；又载有："还魂汤（医统）疗血逆卒厥。并产后血厥……芎归养荣汤（玄珠）有吐衄不知人而厥者。此血厥也。疗之无论其脉。急用此汤。或独参汤以救之。"二方均为四物汤加减所得。

（7）除湿祛痰：痰厥或各类厥证兼有痰者，当除湿祛痰。《苍生司命》载有："痰厥者，卒中昏倒，不知人事。急灌苏合香丸、滚痰丸，或用吐法，随服二陈加胆星、僵蚕、白附子、竹沥开痰顺气药。"其认为痰厥证当开痰为治。《医学摘粹》有言："如因痰动而得者，名为痰厥，以二术二陈汤主之。"二术二陈汤为二陈汤加苍术、白术而成，有健脾燥湿之功，可治痰厥。"如因过饱而得者，名为食厥，以平胃散主之"。平胃散燥湿运脾，行气和胃，可治过饱导致的食厥。"如因醉后而得者，名为酒厥，以五苓散主之"。酒厥之人多湿热之体，以五苓散加减可祛湿除热。《医述》云："如卒倒有痰声者，名曰痰厥，宜六君子汤加竹沥、姜汁。"四君子汤加陈皮、半夏、竹沥、姜汁，有益气健脾、燥湿化痰之功，可治痰厥。《救急选方》载："痰厥气虚，身微冷，面淡白昏闷，不知人事、宜顺元散。气盛身热面赤，宜星香汤，又用生清油一盏，灌入喉中，须臾逐出风痰立愈。"顺元散化痰通络，散寒顺气，星香汤（天南星、木香）治中风痰盛，服热药而不得者，使病人涌吐痰涎而愈。又载有："痰厥者……烧竹沥姜汁少许，灌入喉中，须臾痰涎逐下立愈"，该法配合其他疗法中的吹法进行治疗。又"痰涎发厥，脉弦滑者，二陈汤"，痰厥发病，以二陈汤化裁祛痰。又"酒厥生姜细捣，自然汁，温灌喉中，立起之"，姜汁温中化痰，可治酒厥之湿。

（8）理气开郁：气机郁闭的厥证如气厥当理气开郁，主要从肝治。《类证活人书》记载："四肢厥逆，腹中痛，或泄利而咳，四逆散主之（四逆散加五味子、干姜）。"用芍药、枳实以清泄之，柴胡以升散之，则升降利而厥逆诸症自解矣。《医学入门》载有："薄厥证也，得于大怒气逆，阴阳奔并，服六郁汤而愈。"以六郁汤治恼怒导致的气机逆乱之薄厥。《苍生司命》载有："气厥，身冷。宜以气药治风则可，以风药治气则不可。初中急以苏合香丸灌醒，随服八味顺气、藿香正气、调气散，挟痰四七汤加减。"先用苏合香丸开窍后，再以行气药而非治风药疗气厥。清代蒋示吉在《医宗说约》中有言："阳厥证指尖温，心烦便秘语无伦，脉来沉细并有力，六一顺气可煎吞。"六一顺气汤乃四逆散加减，配铁锈水服用使人泻下之剂，可攻下舒郁，治疗心烦便秘的阳厥证。《医学摘粹》有言："如因暴怒而得者，名为气厥，以七气汤主之"，七气汤以半夏厚朴汤加减治七情郁结，阴阳反戾之气厥；又言："如阴阳不相顺接，四肢厥冷，为热厥属表者，以四逆散主之"。阴阳之气表里不通，导致四肢逆冷的热厥当用四逆散行阴阳之气以调之。《医述》云："如气厥、薄厥而形气暴绝，有五磨饮及蒲黄酒。"五磨饮开郁降气，蒲黄酒活血利水，可治气厥、薄厥。"气厥，宜四磨饮"。四磨饮顺气扶正可治气厥。《救急选方》载："血厥……宜先掐人中，或烧醋炭，以收其气，急用人参一二两，煎汤灌之，但使气不尽脱，必渐苏矣。"醋酸敛，可下气破血，人参大补元气，治疗血厥以使气不尽脱。

（9）驱虫：《伤寒论》曰："蛔厥者，乌梅丸主之，又主久利。"明代张介宾在《景岳全书》中载有："《外台》用苦楝汤治蛔虫。"蛔厥证采用驱虫的方法进行治疗。《伤寒论辨证广注》有言："陶尚文秘方，有理中安蛔散。方中用参术为主，余复嫌其太补，缘立清中安蛔汤以主之"，又载有："清中安蛔汤方，治胃实热，呕吐长虫"。

（10）潜镇收涩：清代张锡纯在《医学衷中参西录》中载有"建瓴汤"一方，"服后能使脑中之血如建瓴之水下行，脑充血之证自愈"，认为"脑充血证即《内经》之所谓厥证"。方中不仅应用龙骨、牡蛎平肝潜阳，且"磨取铁锈浓水以之煎药"重镇安神。《医述》载有："肝风内煽，发厥不省人事，重用茯神木治效。"其认为肝风内煽，必会上搏于心，茯神本治心，而中抱之木又属肝，以木制木，则风定心安而厥自止。《救急选方》载："朱砂丸，疗尸厥。"方中不仅含有朱砂镇静，且有巴豆攻下。明代《普济方》载有"妙香丸"治"太阳厥证"。方中含有金箔、辰砂镇静安神，巴豆去积。清代元简在《金匮玉函要略辑义》中载有："厥则暴死，矾石收涩药也，以之浸足，而收敛其厥逆之气。"其认为厥证应用收涩之药以收敛厥逆之气。

（11）扶正固脱：在各种疾病导致阴阳、气血失和而发生厥证之时，阴阳是否交和，气血是否恢复，往往是决定预后的关键。因此，扶正固脱在厥证的治疗中极其重要。唐代孙思邈在《备急千金要方》中云："丈夫久虚百损，五劳七伤，头痛目眩、肢厥……无比山药丸主之。"其认为久虚导致的肢厥，脾阳、肾阳不足，需以无比山药丸健脾补肾以固先后天之本。明代徐春甫在《古今医统大全》中曰："厥而有热者，黄芪人参建中汤。"以小建中汤加减治疗厥证。清代王泰林在《医方证治汇编歌诀》中载有："六君（加）姜汁竹沥汤，半身不遂痰厥主"，认为若陡然暴死，喉中痰鸣之痰厥可用六君子汤酌加化痰药治之；又言："玉真丸治肾（厥）头痛，硝（石）硫（黄）半夏并石膏。治肾厥头"。玉真丸主治肾气不足，气逆上行而致头痛不能忍的肾厥证。《验方新编》记载："若血块痛止而厥，滋荣益气汤最效。"针对妇女的特殊生理情况，又用滋荣益气汤补益气血。《医述》云："煎厥者，有人参固本，加入金箔、方诸水，壮水制火……色厥，精脱于下，急与大剂挽元。"煎厥、色厥都应该先固本培元。《张氏医通》言："暴厥脉伏，不省人事，莫辨阴阳，急用鸡子三枚，煮熟乘热开豆大一孔，衬粗纸一层，亦开孔对当脐"，鸡子黄有补中益气、润肺养肾之功，令其热气透达于内即苏；又言："论得热厥之由……加减八味丸""又骨痛爪枯为骨厥，两手指挛急，屈伸不得，爪甲枯厥为臂厥，身立如椽为肝厥，此皆内虚气逆也，并宜八味丸"，其认为温补肝肾之八味丸化裁可治内虚导致的热厥、骨厥、臂厥、肝厥。"名曰风厥……地黄饮子"。地黄饮子滋肾阴、补肾阳，可治风厥。

（12）温中通阳：阴寒凝滞，阳气不通或卒然痛死者，当通阳散寒。宋代《太平惠民和剂局方》载有："论伤寒阴厥证……可与理中丸、理中汤之类。"阴厥、寒厥当理中温阳。《仲景伤寒补亡论》曰："凡厥，通用四逆汤"，其认为厥证均可用四逆汤回阳救急；"仲景曰，伤寒脉微而厥……此为脏厥，非蛔厥也。庞氏曰，四逆辈冷服之。常氏云，可当归四逆汤"，内脏虚衰而致手足逆冷之脏厥多以四逆汤加减冷服以适应真热假寒之病情；"又曰，手足厥寒，脉细欲绝者，当归四逆汤主之，若其人内有久寒者，宜当归四逆加吴茱萸生姜汤"，仅手足逆冷，当归四逆汤治之，若里寒为盛，宜加吴茱萸生姜汤。《类证活人书》载有："若大段转损，有厥证者，兼与四逆汤便安。"其认为体虚有厥证者治以四逆汤。《古今医统大全》言："沉寒阴厥，急以四逆汤、理中汤之属治之"，又载："阴厥也，四逆汤。厥逆脉不至者，通脉四逆汤。寒厥脉伏接迟弱，阴气胜，阳不得复，厥多热少，理中汤。手足指头微冷谓之清（方同上）……少阴病吐利，手足厥冷，烦躁欲死者，吴茱萸汤。无热而厥，当归四逆汤加吴茱萸生姜、白通汤、附子汤，随宜选用"。以上均认为寒厥证当温中回阳，以四逆汤为底方，酌加温药通阳。《苍生司命》载有："蛔厥……宜理中汤加炒川椒五粒、槟榔五分，吞乌梅丸。"温中安蛔治疗蛔厥。《验方新编》记载："宜大补回阳，生化汤连用两服。俟血气旺而神复，厥证自止矣……又有四肢逆冷、泄痢……必生化汤倍参煎服，或加熟附子一片，则可以止逆回阳"，认为妇女产后晕厥是因为气逆上满于经络，使神气浮越所致，此时宜生化汤倍参治之；又载有："大补回阳生化汤。治新产厥证，枣引，速煎二服即效"，指出产后厥证，用生化汤化裁大补回阳。《医述》云："肾厥，宗许学士之椒附以通阳"，肾厥之证，以温药治之；又云："脱元……脱阳，俱急以葱白缚切，安放脐上，再以熨斗熨之，后灌参附姜汤"。厥之脱证，速用葱白通达阳气，再以四逆汤回阳。《医学摘粹》有言："如手足厥寒，脉微欲绝，为寒厥属表者，以当归四逆汤主之。如四肢厥冷，脉细欲绝，为寒厥属里者，以通脉四逆汤主之。"在表之寒厥，治以当归四逆汤；在里之寒厥，治以通脉四逆汤。《张氏医通》记载："名曰尸厥，卒中天地戾气使然，急以二气丹二钱，用陈酒煎"；二气丹内有硫黄、附子、肉桂、干姜、朱砂，有助阳消阴，正气温中之效。又载有："论得寒厥之由……附子理中汤"。阴盛寒厥，当以附子回阳，理中汤和中。《医方证治汇编歌诀》载有："返阴（丹）硝（石）硫（黄）玄精石，附子姜（干姜）桂（心）为同僚，阴毒脉伏须用此（治阴毒脉伏，及阳脱无脉，厥冷不醒）"。返阴丹温阳散寒，可治阳脱证。《伤寒瘟疫条辨》曰："厥阴下利清谷，里寒外热，汗出而厥者，通脉四逆汤……又下利厥逆而恶寒者，四逆汤。"其认为阳升则阴长，故而总以温里为急也。日本学者丹波元胤在《中寒论辨证广注》中曰："若阴厥，便见寒证，可渐进理中四逆也，四顺丸"，阳虚阴盛之厥当温里和中，四顺丸（即理中丸倍甘草）治之；又言："按脏厥证，仲景本无治法，补亡论庞安时云，宜四逆汤辈冷服之。常器之云，可当归四逆汤"。脏厥乃内脏阳气衰微而引起的四肢厥冷之证，宜四逆汤或当归四逆汤进行治疗。

2. 其他疗法

（1）针灸治疗：针灸是治疗厥证的重要急救方法，发挥作用十分迅速。《仲景伤寒补亡论》曰："伤寒六七日，脉微，手足厥冷，烦躁，灸厥阴，厥不还者死。常氏云，可灸太冲穴"，又曰："下利手足厥冷……常氏云，当灸气海关元二穴"。《扁鹊心书》曰："一妇人产后发昏……令灸中脘穴五十壮，即日而愈。"其认为此为胃气闭所致，故灸中脘穴。《古今医统大全》言："沉寒阴厥……甚者，仍灸关元、神阙百壮，方得回阳"，又言："脉促寒厥，灸太溪"。清代太医院编著的《刺灸心法要诀》记载："厉兑穴，主治尸厥口噤气绝。"清代张志聪在《黄帝内经灵枢集注》中曰："热厥，取足太阴少阳皆留之。寒厥，取足阳明少阴于足皆留之。"其认为热厥，所补在阴，宜使针下寒；寒厥，所补在阳，宜使针下热；取之于足，是因为阳气生于下。《张氏医通》记载："名曰尸厥……并灸百会穴四十九壮，气海丹田三百壮，身温灸止，艾炷止许绿豆大，粗则伤人。"《救急选方》载："凡尸厥为病……灸鼻下人中七壮，又灸阴囊下，去下部一寸百壮，妇人灸两乳中间……又方（千金）灸百会百壮"，又有"疫厥……总宜先针少商穴，并十指甲上薄肉，摄出恶血"之论述。

（2）淬法：是以灯心草蘸油，点燃后在一定穴位上若小鸡啄米般点刺使之啪啪作响，以达到调营卫、和气血的功效，尤适用于邪实闭极之证。清代陈复正在《幼幼集成》中提到"全身灯火"法，认为"凡小儿中恶、客忤，以及痰闭、火闭、风闭，乍然卒死，即以全身灯火醒之"，能够达到使阴阳之气相互顺接而肢暖神清的作用。

（3）吹法：《金匮要略》云："治尸厥方……菖蒲屑，内鼻两孔中吹之，令人以桂屑着舌下。"《救急选方》载："凡尸厥为病……急以芦管吹其两耳，极尽以气吹之立起，若人气极，别可易人吹之。"此为吹耳法，又载有吹鼻法，曰："痰厥者……用牙皂二根、白矾二钱，二味生研为末，吹入鼻中。"并配合竹沥、姜汁少许，灌入喉中。"疫厥……并用好猪牙皂末吹鼻，可活"。

（4）取嚏法：清代戴谷荪遗著《谷荪医话》中载有："厥证得苏则嚏，嚏则从阴出阳，逆而复顺。"其认为疾病快要痊愈的时候会打喷嚏，取嚏则经脉流通，病邪自散。《医学摘粹》有言："如猝然暴死，名为大厥者，以半夏末方主之。"方中以半夏研细末，搐鼻中，取嚏使厥回。清代李用粹在《证治汇补》中曰："厥用生半夏或细辛、皂角末吹鼻，有嚏可治。"

综上所述，历代医家对厥证的认识繁多，辨证思路多种多样，遂整理如上，考竟源流，以飨同道。

（孟 璐 姜德友）

第四篇　脾胃系病证

胃脘痛源流考

有关"胃脘痛"症状的确切描述始见于《内经》，汉代张仲景首次对胃脘痛进行了证候分类，金元时期张元素首次将胃脘痛作为病证名记入文献。由于胃脘痛常见而多发，对胃脘痛的研究历来受到医家的重视。本书将从古代文献入手，追本溯源，整理前人的精粹，拟对本病有更加系统的认识。

（一）病名

"胃脘痛"之病，于甲骨文之中便早有记载。纵观历代有关胃脘痛病名称谓的诸多论述，唐宋以前，"胃脘痛"多与心痛相混，金元以后才逐渐将胃脘痛与心痛区分开来，并逐渐发展完善。现将胃脘痛的病名进行分类，兹述如下：

1. 以病症特点分类命名

《灵枢·厥病》论曰："厥心痛，腹胀胸满，心尤痛甚，胃心痛也。"可见《内经》时期诸医家可在一定程度上根据病状差异区分心痛与胃痛；《灵枢·经脉》曰："脾足太阴之脉，是动则病舌本强，食则呕，胃脘痛。"《灵枢·胀论》又曰："六腑胀，胃胀者，腹满，胃脘痛……"早在《内经》时期即有对胃脘痛病状的相关描述。后至巢元方在《诸病源候论》中载曰："足太阴为脾之经，与胃合。足阳明为胃之经，气虚逆乘心而痛。其状腹胀，归于心而痛甚，谓之胃心痛也。"将足太阴、阳明之病，状有腹胀及近心处痛甚者称为胃心痛。唐代孙思邈所著的《备急千金要方》曰："厥心痛，腹胀满，心痛甚者，胃心痛也。"明代王肯堂在《证治准绳》中论述曰："厥心痛，腹胀胸满，心尤痛甚，胃心痛也。"孙王二人皆将伴有腹胀满的心痛称为胃心痛。秦景明在《症因脉治》中有言："大抵痛而能饮食者，心胞络痛也。痛而不能饮食者，胃脘痛也。"通过痛时能否进食的病状将胃脘痛与心痛加以区分。日本汉医学家丹波元简在《灵枢识》论厥病时曰："凡腹胀胸满而为痛者，以胃邪干心，是为胃心痛也。"丹波在我国医家思想的基础上进一步完善，胃脘痛伴腹胀胸满之病状者，多因胃邪干心，亦称为胃心痛。

2. 以病位分类命名

《素问·六元正纪大论》载有："木郁之发，民病胃脘当心而痛。上支两胁，膈咽不通，食饮不下。"历代文献里，凡胃脘痛未独立论述者，均兼见于"心痛""心腹痛"等带有相关疼痛部位的病症门中。马王堆汉墓出土的《阴阳十一脉灸经》提到："臂巨阴脉……其所产病：胸痛、脘痛。"由于历代医家对胃脘痛与心痛的疼痛部位之描述大致相同，故二者不易鉴别、常常混淆。汉代张仲景在《伤寒论》《金匮要略》中明确提出"胃脘当心而痛"的部位在"心下"，对胃脘痛进行了证型区分。晋代王叔和在《脉经》中提出"胃中痛"概念；隋唐时期仍将"胃脘痛"称为"心痛""胃心痛""心腹痛"，在病位上开始与心痛相区别。明代《丹台玉案》亦云："心痛者，非真心痛也，乃心胞络与胃脘痛也。"秦景明在《症因脉治》中曰："胃脘痛，在胸之下，脐之上，两胁中间；但心胞络痛，同在心下脐上，极难分别。"其明确指出了胃痛的部位在胸下脐上及两肋间，且很难与心痛相鉴别。王肯堂在《证治准绳·杂病》中曰："胃脘当心而痛，上肢两胁里急，饮食不下，膈咽不通……"王氏在此描述了胃脘痛的部位，除了常见的当心处痛，还包括上肢及两胁的疼痛与不适。清代薛雪在《扫叶庄医案》中描述胃脘痛时同样指出了胃脘痛的部位在"心下痛连及胁肋"。汪必昌在《医阶辨证》中言："胃痛，胃脘当心处痛。"虞抟在《医学正传·胃脘痛》中亦有言："胃之上口名曰贲门，贲门与心相连，故经所谓胃脘当心而痛，今俗呼为心痛者，未达此又耳。"汪虞二人皆认为胃痛部位常与心相近，故胃痛与心痛之名历代常有混淆。

3. 以病性分类命名

明代周文采的《医方选要》录有九种不同性质心痛，对于胃痛与心痛做了区分，但仍以心痛名之，其书中云："然心痛有九种，谓虫痛、疰痛、风痛、悸痛、食痛、饮痛、寒痛、热痛、来去痛是也。"其列举了包含"虫痛""悸痛""寒痛""热痛"和"来去痛"等五种胃脘痛的疼痛性质。至清代何英的《文堂集验方》明确指出："心痛即胃脘痛，有寒有热。"李学川的《针灸逢源》又言："其寒实如脾心痛刺然谷、太溪之类。"其再次提出胃脘痛有寒热两种不同的疼痛性质。

（二）病因病机

胃脘痛的产生与多种原因有关，如外感六淫、血络瘀滞、饮食劳倦、情志失调、先天禀赋不足等，均是导致胃脘痛发生的重要因素。其证有虚有实，气机不畅，不通而痛是其基本病机。本病与多脏腑相关，与胃肝脾关系最为密切。

1. 外感六淫，阻遏胃气

风、寒、湿、暑、热诸邪单独或相兼犯胃，皆可导致胃脘气机阻滞，引起胃脘痛。《素问·举痛论》曰："寒气客于胃肠之间，膜原之下，血不得散，小络急引，故痛。"《素问·五常政大论》曰："太阴司天，湿气下临……大寒且至……心下否痛"，亦曰："少阳司天，火气下临……心痛，胃脘痛"。《素问·至真要大论》载有："少阳之胜，热客于胃，烦心心痛，目赤欲呕，呕酸善饥。"《诸病源候论》论道："风入腹拘急切痛者，是体虚受风冷，风冷客于三焦，经于脏腑，寒热交争，故心腹拘急切痛"，其又言："鬲间有寒，胃脘有热；寒热相搏，气逆攻腹乘心，故心腹痛。其寒气盛，胜于热气，荣卫秘涩不通，寒气内结于心，故心腹痛而心懔寒也"，其详尽阐明了寒邪客胃，引发胃脘痛的病因病机。到了明代，人们对胃脘痛病因病机的认识渐臻全面，周文采在《医方选要》中记载："心腹痛者，皆由外感邪气，内伤生冷，及七情之气结聚，痰饮寒热之气停滞于心胞肠胃之间，发而为痛也。"秦昌遇在《幼科折衷秘传真本》中有言："大凡心腹痛，须分新久，若明知受寒感热挟气，或口食寒物而得者，当温利之。"清代医家在前人的基础上将其病因病机加以完善，张璐在《张氏医通》有载："脾心痛者，多由寒逆中焦。"《症因脉治》有言："偶值时令暴寒，心下闷痛，恶寒厥冷，二便清利，口吐冷沫，此寒邪入胃，凝结痰饮食积，卒然暴痛之症也。若时令暴热，心下忽绞痛，手足虽冷，头额多汗，身虽恶寒，口燥舌干，大便虽泻，溺色黄赤，此湿热所伤之症也。"上述诸条原文论述了风寒湿邪致病的病机。寒邪侵袭，易损败脾胃阳气，可致气滞、寒凝胃痛；湿邪侵袭，容易阻遏阳气升发，发为痰湿气滞，致胃脘疼痛；风为百病之长，易与其他诸邪夹杂而来，损伤中焦之气，而引起胃脘痛。《症因脉治》亦曰："偶值时令暴寒，心下闷痛……此寒邪入胃，凝结痰饮食积，卒然暴痛之症也……若时令暴热，心下忽绞痛……此湿热所伤之症。"此三条则指出外感火热、暑热之邪可导致胃脘痛。暑热之邪侵袭，灼伤胃络，炼液为痰，气机不畅，或迫血妄行，不循常道，而发疼痛。

2. 血络瘀滞，不通而痛

明代秦景明在《症因脉治》中言："遇夜痛甚，逢冷即痛，按之有形，或饮食入胃，从半边而下，此瘀血痛也。"王绍隆在《医灯续焰》中曰："外有瘀血痛、厥心痛、真心痛三种。瘀血痛者，痛在胃脘。或热饮食，或极呕吐，致伤胃脘，络血迸溢。瘀留于中，气为所碍，或作或止，或食下痛甚，或饮汤水作呃。"清代医家林珮琴在《类证治裁》中有载："伤力脘痛，必瘀血停留。"沈又彭在《沈氏女科辑要》中亦曰："按之痛增者，非停食即瘀血：停食则右关脉独实，且有嗳馊气；瘀血则所下恶露必少。"叶天士在《临证指南医案》中佐有医案记载："潘（氏）脉弦涩，经事不至，寒热，胃痛拒格，呕恶不纳，此因久病胃痛，瘀血积于胃络。"其是以血凝而痛之致病之理明矣。

3. 饮食劳倦，损伤脾胃

饮食不节，劳倦伤脾，容易引起胃气壅滞，胃失和降，导致胃脘痛。由饮食不节，劳逸失宜所致之胃脘痛中医古籍中有大量记载。《素问》曰："饮食自倍，肠胃乃伤。"《金匮要略·腹胀寒疝宿食病脉证并治》亦云："脉数而滑者实也，此有宿食，下之愈……宿食在上脘，当吐之。"《东垣试效方》曰："夫心胃痛及腹中诸痛，皆因劳役过甚，饮食失节，中气不足，寒邪乘虚而入客之，故卒然而作大痛。"《证治准绳·杂病》曰："丹溪治许文懿公，因饮食作痰成心脾痛。"《普济方》亦明确指出："内伤饮食及劳役，必口失五味，必腹中不利。"虞抟在《医学正传》中记载："致病之由，多由纵恣口腹，喜好辛辣，恣饮热酒……复餐寒凉生冷，朝伤暮损，日积月深……故胃脘疼痛。"到明代孙志宏的《简明医彀》更为完善，其曰："胃之下口，名曰贲门，与心相连，俗谓心痛。虽曰五运胜复之气，未有不由清痰食积，郁于中宫；七情九气，触于内腑而成者。致病之由，多因纵恣口腹，喜好辛酸热辣，煎爆酒腥，生冷溷淆。朝伤暮损，日积月深，痰积血液，妨碍升降。故酸嗳嘈杂，呕哕，噎膈，翻胃之渐也。寸口脉沉而迟，关上小紧而数。初治暂用辛温疏散，后当养正，兼以除邪。"同时期的武之望在《济阳纲目》中有言："更原厥初致病之由，多因纵恣口腹，喜好辛酸，恣饮热酒煎爆，复食寒凉生冷，朝伤暮损，日积月深，自郁成积，自积成痰，痰火煎熬，血亦妄行，痰血相杂，妨碍升降，故胃脘疼痛，吞酸嗳气，嘈杂恶心，皆膈噎反胃之渐也。"清代医家黄元御在《四圣心源》中指出："酒醴之性，湿热之媒，其濡润之质，入于脏腑，则生下湿，辛烈之气，腾于经络，则生上热。"据以上诸条古代医家的论述，饮食劳倦与本病发生的密切关系可见一斑。《证治准绳·杂病》曰："丹溪治许文懿公，因饮食作痰成心脾痛。"

4. 情志不遂，气机失和

内伤七情亦是导致胃脘痛的重要原因，与忧思、抑郁、大喜、大怒等过极的情绪导致气机郁结、逆乱相关。《素问·六元正纪大论》曰："木郁之发，民病胃脘当心而痛，上肢两胁痛，膈噎不通，食饮不下。盖木气被郁，发则太过，故民病有土败木贼之候也。虽曰运气之胜复，未有不由清痰食积郁于中、七情九气触于内之所致焉。"在《素问·举痛论》中也有相关记载："思伤脾，则气结矣；愁忧者，气闭塞而不行；怒伤肝，怒则气逆，故气上矣。"李东垣的《脾胃论·脾胃胜衰论》中有言："喜怒忧恐，损耗元气，资助心火。火与元气不两立，火胜则乘其土位，此所以病也。"《三因极一病证方论》载曰："若五脏内动，泪以七情，则其气瘀结聚于中脘，气与血搏，发为疼痛。"《医学正传·胃脘痛》更有明确记载："清痰食积郁于中、七情九气触于内……清阳不升，浊阴不降，而肝木之邪得以乘机侵侮而为病也……痰火煎熬，血亦妄行，痰血相杂，妨碍升降，故胃脘疼痛。"《脉因证治·胃脘痛论》曰："七情六欲之火，时动于中……热久成燥，积热之痛作矣。"清代徐春甫在《古今医统大全·心痛门》中说："胃心痛者……皆脏气不平，喜怒忧郁所致，属内因。"可见，喜、怒、忧、思过极皆可导致胃脘痛。七情所伤，多为气机之疾，清阳不升，浊阴不降，以成胃脘痛之病。

5. 禀赋不足，中焦无权

脾胃是仓廪之官，主受纳、运化水谷精微，若素体亏虚，脾胃虚弱，或中阳不足，或胃阴亏少等皆可导致胃脘痛。《圣济总录·虚劳心腹痛》记载有："论曰：虚劳之人，气弱胃虚，饮食伤动，冷气乘之，邪正相干……故令心腹俱痛也。"《景岳全书》曰："气血虚寒，不能营养心脾者，最多心腹痛证，然必以积劳积损及忧思不遂者，乃有此病，或心、脾、肝、肾气血本虚而偶犯劳伤。"朱丹溪在《丹溪心法·心脾痛》中亦指出"中气不足""素有热"是胃脘痛的常见体质因素。清代医家沈金鳌在《杂病源流犀烛·胃痛源流》中论述："胃痛，邪干胃脘病也。胃禀冲和之气，多气多血，壮者邪不能干，虚则着而为病，偏寒偏热，水停食积，皆与真气相搏而痛。"罗美所撰的《内经博议》有载："里虚其证洞泄或完谷不化，心腹痛。"此皆先天不足，素体亏虚为本而致之胃脘痛。

6. 虫聚于内，痛引胃腑

对于虫聚扰动而痛的病机，早在隋代杨上善在《黄帝内经太素》中即有记载，其曰："心腹痛，怅作痛肿聚，往来上下行，痛有休止，腹热善渴涎出者，是蛟蛕也，以手聚按而坚持之，姑令得移，以大针刺之，久持之，虫不动，及出针也，怦腹怅痛形中上者。"张景岳在《类经》中亦载："肠中有虫瘕及蛟蛕，皆不可取以小针，心肠痛怅作痛，肿聚，往来上下行，痛有休止，腹热喜渴，涎出者，是蛟蛕也。"《脉经》云："心腹痛，懊怅，发作肿聚，往来上下行，痛有休作，心腹中热，苦渴，涎出者，是蛕咬也。"清代周学霆在《三指禅》中曰："古传心痛有九，循其名而责其实，纤毫难溷（混）。一曰虫，凡痛脉多伏，今反洪数者，虫也。厥名曰蛕，长寸许，首尾通红，踞于心窝子，吮血吸精，伤心之患，莫惨于是。"由此可知，古代医家认为蛕虫积聚体内所致心腹疼痛牵引及胃脘。

（三）证候分类

历代医家对胃脘痛证候分类的表述有：①肝郁气滞；②肝胃郁热；③肝气犯胃；④湿热中阻；⑤痰饮中阻；⑥瘀血阻络；⑦寒热错杂；⑧气郁中寒；⑨水饮留胃；⑩肺胃气滞；⑪脘间积聚；⑫肝阳上亢；⑬胃阴不足；⑭中虚气滞；⑮气阴两虚；⑯虚火内扰；⑰脾胃阳虚；⑱中阳下陷；⑲饮食劳倦。

（四）治疗

胃脘痛或因外感，或因内伤，或因虫毒内扰，症状各异，兼证复杂，也正因其病因病机的纷繁多样，历代医家针对不同证型提出一系列治疗方法。

1. 辨证论治

（1）攘外安内：对于内外并感外邪，或邪陷入里的胃脘痛，历代论述颇丰，总结出以攘外安内为基本原则的治疗大法，在治疗中，根据邪气之进退而调整方药的用量和搭配，创立大陷胸汤、大建中汤等沿用至今的名方、验方。《素问》曰："寒淫于内，治以甘热，佐以苦辛。"对于太阳病误下，表未解，邪热入里，汉代张仲景以大陷胸汤治疗心下满痛，《伤寒论·辨太阳病脉证并治》曰："太阳病，重发汗而复下之，不大便五六日，舌上燥而渴，日晡所小有潮热，从心下至少腹，硬满而痛，不可近者，大陷胸汤主之"，并言："伤寒六七日，结胸热实，脉沉而紧，心下痛，按之石鞕者，大陷胸汤主之"。《症因脉治·外感胃脘痛》更有明确记载："宜分寒热二条。寒痛者，先用五积散，兼散外寒；后用温胃汤，以温内寒。热痛者，先用神术平胃散，以清外热，后用清中汤，以清里热。言寒则风亦在焉，言热则暑湿燥火皆在焉。"清代林珮琴在《类证治裁·胃脘痛论治》中曰："因客寒犯膈而猝痛者，呕逆不食，当温中散寒。大建中汤加白蔻仁。积寒致痛，绵绵不绝，无增无减，当辛热通阳。术附汤加厚朴、草蔻。火郁致痛，发则连日，脉必弦数，当苦辛泄热。姜汁炒黄连、山栀泻火为君，香附、川芎、陈皮、枳壳开郁为臣，反佐炮姜，从治为使。"历代医家之论述囊括了外感六淫之邪侵犯人体，以及外邪入里之变证的治疗大法，即审清寒热，分治表里，攘外安内。

（2）理气和胃：中焦是气机升降之枢纽，气机不利则易阻滞中焦，引起痞胀疼痛，对由于气滞气结所致之胃脘痛，采用理气和胃法，气机调畅，则脾胃得安。《素问·至真要大论》有载："疏其气血，令其调达，而致和平。"金代张元素在《医学启源》中曰："胃脘痛，用草豆蔻。"明代《证治准绳·杂病》载："心脾痛，用荔枝核为末，每服一钱，热醋汤调下。"医药测法，可见历代医家治疗胃脘部的疼痛善用行气之法。张景岳在《景岳全书·心腹痛》中一语点破胃脘痛之病机多在乎气："胃脘痛证，多有因食、因寒、因气不顺者，然因食、因寒亦无不皆关于气。"故而其治疗多在于疏通气机；叶天士在《临证指南医案》中亦曾指出："脾宜升则健，胃宜降则和，援引升降为法。"《症因脉治》明确提出方药："气滞而痛者，苏子降气汤。"《医学真传·心腹痛》云："夫通则不痛，理也，但通之之法，各有不同。调气以和血，调血以和气，通也；下逆者使之上行，中结者使之旁达，亦通也；虚者助之使通，寒者温之使通，无非通之之法也。若必以下泄为通，则妄矣。"其系统总结了气滞之胃脘痛的气机疏解之法，下者升之，上者降之，并重视分审虚实，气血和调；叶天士在《临证指南医案》中也提出胃脘痛论治应首分阴阳，通降为顺。

（3）消食导滞：饮食不节所致之胃脘痛，是腑气不通，宜消食导滞，健运脾胃，历代医家多有论述，创立了多种消导之方药，临床多显效。《金匮要略·腹满寒疝宿食病脉证治》曰："按之心下满痛者，此为实也，当下之，宜大柴胡汤。"朱丹溪创立"保和丸"治疗饮食轻伤，停滞中焦，用以消食和胃；元代萨迁在《瑞竹堂经验方》中记载"丁香烂饭丸"治中脘胃痛，消食快气；《普济方》有载，以"消食丸和剂"治脾胃俱虚，不能消化水谷，胸膈痞闷，腹胁膨胀；秦氏在《症因脉治·胃脘痛论·内伤胃脘痛》中曰"内伤胃脘痛宜平胃散出入"，并提出食积痛，用三棱丸治之的方法。明代汪机在《医学原理》中云："如伤食致胃痛者，法当荡涤，兼以消导之剂。"清代医家林珮琴在《类证治裁》中曰："食滞脘痛必嗳腐，香砂枳术丸加半夏曲。"清代沈尧封在《沈氏女科辑要》中言："消食惟楂肉炭最妙，兼和血也。"

（4）祛痰清热：痰热结于心下胃脘而痛，以清热去痰为宗治疗，须辨别痰热轻重，调和方药之配比。张仲景创小陷胸汤曰："小结胸病，正在心下，按之则痛，脉浮滑者，小陷胸汤主之。"对于热重痰轻者，丹溪有言："大抵胃中有热而作痛者，非山栀子不可，须佐以姜汁，多用台芎开之。"《症因脉治》曰："积热作痛者，栀连清胃汤，有下症，神芎丸。"《医学心悟》载"清中汤"治疗热厥胃痛。

（5）化瘀攻下：瘀血内停所致之痛，宜用化瘀攻下法，历代医家多有明确而有效的方药记载。宋代洪遵在《集验方》中记载以"水红花（一大撮）水二钟，煎一钟"治疗胃脘气血作痛；《症因脉治·胃脘痛论》记载治疗瘀血内阻之内伤胃脘痛之法曰："死血作痛，红花桃仁汤。有下症，桃仁承气汤。"《证治准绳》录有"备急丹"治心腹百病，卒痛如锥刺，及胀满下气皆治之。

（6）温化水饮：病水气而胃脘痛者，宜助气化，涤水饮，对于此类病证，仲景于《伤寒论·辨太阳病脉证并治》有载："服桂枝汤，或下之，仍头项强痛，翕翕发热，无汗，心下满微痛，小便不利者，桂枝去桂加茯苓白术汤主之。"至《症因脉治》更有："痰饮痛者，二陈汤、导痰汤，痛甚滚痰丸"中化饮之验方；《兰台轨范》曰："九种心痛，一虫，二注，三气，四悸，五食，六饮，七冷，八热，九去来痛……近人患心胃痛者甚多，十人之中必有二三，皆系痰饮留于心中，久成饮囊。发作轻重疏数，虽各不同，而病因一辙，治法以涤饮降气为主。"

（7）温中散寒：临证常见寒客于中之胃脘痛，此类病证治以温散内寒为主。《内经》云"寒淫于内，治以甘热，佐以苦辛"，此是寒困中焦之治疗总纲；《素问·调经论》云"血气者，喜温而恶寒，寒则泣不能流，温则消而去之"，更为佐证；《伤寒论》曰"大病瘥后，喜唾，久了不了，胃上有寒，当以丸药温之，宜理中丸"，指出寒邪侵犯之症状，并创立理中丸，沿用至今；《金匮要略》亦有记载："心胸中大寒痛，呕不能饮食，腹中寒，上冲皮起，出见有头足，上下痛而不可触近，大建中汤主之。"朱丹溪曰："胃虚感寒，心腹痛甚，气弱者，理中汤。内伤发热不食，胃虚作痛，补中益气汤加草豆蔻。"其指出胃虚邪犯之治疗方药。李东垣在《兰室秘藏》中载麻黄豆蔻丸治"治客寒犯胃，心胃大痛不可忍"。《普济方》载有："草豆蔻辛纯阳，益脾胃去寒，又治寒心胃痛。"《症因脉治》亦云："积冷作痛者，豆蔻丸。"

（8）滋补脾胃：对于脾胃虚弱而致的胃脘痛，多采用滋补脾胃之法，振奋中焦脾胃元气。汉代张仲景在《伤寒论·辨太阳病脉证并治》中论述："伤寒，阳脉涩，阴脉弦，法当腹中急痛，先与小建中汤。"其提出对于因感受寒邪而致的中焦脾胃受损，宜予温补之品；至李杲在《脾胃论》中更载有黄芪人参汤"理治庚辛之不足……如胃脘当心痛，减大寒药，加草豆蔻仁"，升阳除湿汤"治脾胃虚弱，不思饮食，肠鸣腹痛，泄泻无度，小便黄，四肢困弱"，温胃汤"专治服寒药多，致脾胃虚弱，胃脘痛"，针对不同类型的中焦不振给予对证治疗之方药，并总结脾胃不足宜减大寒之品，而重用温补药的治疗大法；龚廷贤在《万病回春·外伤内伤证辨》中云："内伤不足者，饮食劳倦是也，温之，补之，调之，养之，皆是补也。"其是脾胃虚弱型胃脘痛治疗之纲领。

（9）养阴柔肝：针对肝木乘土所致之胃脘痛的治疗，历代医家多有论述，以治病求本为纲，以养阴柔肝为法，达到顺气止痛之目的。《伤寒论》指出："少阴病，四逆，其人或咳，或悸，或小便不利，或腹中痛，或泄利下重者，四逆散主之。"其创四逆汤柔肝理气，调和肝脾；刘完素则提出"木郁则发之""土郁则夺之"的治疗原则；《医方选要》有载："加味七气汤，治喜怒忧思悲恐惊七气为病。"更有验案"一妇人每怒心腹作痛，久而不愈，此肝火伤脾气也。用炒山栀一两，生姜五片，煎服而痛止，更以二陈加炒山栀、桔梗，乃不发"，更加验证了养阴柔肝法治疗肝木乘土之胃脘痛的疗效。

（10）安蛔止痛：由于饮食不洁而感受虫扰所致之胃脘痛，历代医家创立诸多验方治疗。《症因脉治》曰："虫积痛，用万应丸治之。"清代何梦瑶在《医碥》中载化虫丸治虫痛；汪启贤在《济世全书·心痛》中曰："有虫痛者，必面上白斑，唇红，又痛后便能食，时作时止者是也。上半月虫头向上易治，下半月虫头向下难治。先以猪汁及糖、蜜食下则虫头向上，然后用药打出。楝树根皮、槟榔、鹤虱，取汁饮，各浓煎汤下化虫丸最效。"对于感受虫毒者，多用安蛔、下蛔等法驱虫止痛。

总之，胃脘痛之辨证论治之法正如明代医家周文采在《医方选要·心腹痛门》中所言："治之皆当辨其寒热虚实，随其所得之证施之。若外邪者，散之于外；内结者，逐之于内。寒则温之，热则清之，虚则补之，实则泻之，泄则调之，秘则通之，血则消之；气则散之，虫则追之，积则削之，加以健理脾胃，调养气血，斯得治之要也。"

2. 其他疗法

（1）针灸治疗：历代医家对于胃脘痛之治疗方法多种多样，针灸疗法是其重要组成。《灵枢·邪气藏府病形》中已有对胃脘痛治疗的记载："胃病者，腹䐜胀，胃脘当心而痛，上支两胁，膈咽不通，食饮不下，取之三里也。"这种论治方法沿用至今；朱丹溪在《活法机要》中针对气逆、热厥之痛论曰："诸心痛者，皆少阴、厥阴气上冲也。有热厥心痛者，身热足寒痛，甚则烦躁而吐，额自汗出，知其为热也，其脉浮大而洪，当灸太溪及昆仑，谓表里俱泻之，是为热病汗不出，引热下行，表汗通身而出者愈也。"明代杨继洲在《针灸大成》中记载了治疗胃脘痛的常用腧穴："胃痛：太渊、鱼际、三里、肾俞、肺俞、胃俞、两乳下（灸一寸，各二十一壮）。"明代高武在《针灸聚英·杂病歌》中有载："胃脘痛分治太渊，鱼际三里两乳下，一寸三十壮为便，膈俞肺俞独肾俞，随年壮分病即痊。"明代万表在《万氏家抄济世良方·诸病灸法》中对食滞不化的胃脘痛提出了治法组穴："饮食不化，脾胃痛：灸中脘一穴七壮（在脐上四寸），气海七壮。"清代廖润鸿著的《针灸集成》言："针一留三呼灸三壮，主治腹胀喘满不得卧，呕吐食不下，胸中痛。"

（2）养生食疗：中医秉承"治未病"之思想，自古即有保养预防的方法，认识到饮食水谷与脾胃病之关系密切，日常起居习惯与人身健康紧密相关。《内经》即有记载"饮食有节，起居有常，不妄作劳"为养生之法；仲景云："人受气于水谷以养神，水谷尽而神去，故云安谷则昌，绝谷则亡。"《伤寒论》云"水入于经，其血乃成，谷入于胃，脉道乃行"，强调了饮食水谷于人身健康之重要；《脾胃论》曰"血不可不养，卫不可不温，血温卫和，荣卫乃行，常有天命"，并提出"安养心神调治脾胃论"。

以上历代医家的论述，不仅确定了中医药防治胃脘痛的理论基础，至今仍影响我们对该病的治疗理念，对临床实践起着重要启迪与昭示作用。

（李皓月　姜德友）

痞满源流考

中医对痞满的认识源远流长，早在《内经》时就对本病的证候、病位、病机、治法等有所记载。东汉张仲景在《伤寒论》中进一步对痞满进行了详细的辨证论治。随着历代医家的不断探索与总结，对本病的阐释亦日趋完善。现就古医籍对痞满病名、病因病机、证候分类及治疗的论述，作一归纳。

（一）病名

中医对痞满的记载首见于《内经》，但其零散地分布于各篇，且当时命名并不统一，多称"否""满""否塞""否膈"等，其中"否"通"痞"，为不通畅之意。如后世对痞胀之分多宗于此。由此可知，明代以前历代医家对痞虽多有论述，但皆未以病名立论。明代张介宾在《景岳全书·痞满》中更把"痞满"作为专篇来讨论，并明确地指出："痞者，痞塞不开之谓；满者，胀满不行之谓。盖满则近胀，而痞则不必胀也。所以痞满一证，大有疑辨，则在虚实二字。"从此病名基本趋于一致。明代虞抟在《医学正传·痞满》中指出："痞甚而复下之，气愈下降，必变为中满鼓胀，皆非其治也。"其明确指出痞满的病位在脾胃。至明代张洁在《仁术便览》中称"痞病"，并首次将其作为独立的疾病。痞满有三种含义：一指临床表现，即心下痞塞、胸膈满闷、胀满不舒的一种自觉症状；二指痞满疾病，即触之无形，按之柔软，压之不痛的胃脘部堵塞之病；三指病因病机，即气机壅塞不通之意。而本书所探讨的痞满指的是其作为疾病而言。综合分析其诸多称谓的历史，现将历代医家对其病名的分类归纳如下：

1. 以病症特点分类命名

痞满为病，一曰痞，不通则为痞，不通则痛；二曰满，满闷、胀满则为满，满则气机不运，不运则不能消谷。由此可知，痞满常有疼痛及饮食不化之兼症。《素问·五常政大论》云："卑监之纪……其病留满否塞。"《素问·至真要大论》曰"太阳之复，厥气上行，水凝雨冰，羽虫乃死。心胃生寒，胸膈不利，心痛否满，头痛善悲"，指出了本病有胸膈满闷，心下痞塞的症状。《伤寒论》提出"但满而不痛者，此为痞""脉浮而紧，而复下之，紧反入里，则作痞，按之自濡，但气痞耳"，指出本病的临床表现以心下胃脘部位痞塞不适，按之柔软不痛为主要特点。其又云："若心下满而硬痛者，此为结胸也……但满而不痛者，此为痞"，明确提出心下满兼痛是痞证的主要症状。痞满多分虚实，古代医家对此论述颇多。

隋代巢元方在《诸病源候论·痞噎病诸候》中有"八否候""诸否候"的记载，并结合病位、病机对病名要领做出定义，其曰："诸否者，营卫不和，阴阳隔绝，脏腑否塞而不宣，故谓之否"，并指出："否者，塞也，言腑脏否塞不宣通也""夫八否者，荣卫不和，阴阳隔绝，而风邪外入，与卫气相搏，血气壅塞不通，而成否也"，阐述了痞满的病机及病症。

宋代成无己在《伤寒明理论》中对痞满有"喜呕""呕不止""心下急""哕逆"等对消化不良症状的描述。古代文献主要从柔软、痞硬及疼痛与否对痞满进行了辨析，但因证候复杂，临床须据证而辨。

　　金元时代，朱震亨的《丹溪心法·痞》简而言之："痞者，与否同，不通泰也，由阴伏阳蓄，气与血不运而成。处心下，位中央，膜满痞塞者，皆土之病也，与胀满有轻重之分""胀满内胀而外亦有形；痞则内觉痞闷，而外无胀急之形者"，且对痞、胀作了区分，认为痞只有病者自觉痞闷的症状，而没有"胀急之外形"。考"满"字之义，当与后世"胀满"之"满"不同。满，又同"懑"，闷塞不畅之义。而痞之义为闭塞，阻隔不通。

　　明代张介宾在《景岳全书·痞满》中谓："痞者，痞塞不开之谓；满者，胀满不行之谓，盖满则近胀，而痞则不必胀也。所以痞满一证，大有疑辨，则在虚实二字，凡有邪有滞而痞者，实痞也；无物无滞而痞者，虚痞也。有胀有痛而满者，实满也；无胀无痛而满者，虚满也。实痞实满者，可散可消；虚痞虚满者，非大加温补不可。此而错用，多致误人。"其从有邪无邪、有滞无滞来判明痞满虚实。《景岳全书·十问篇》云："然痞与满不同，当分轻重：重者，胀塞中满，此实邪也，不得不攻。轻者，但不欲食，不知饥饱，似胀非胀，中空无物，乃痞气耳，非真满也。此或以邪陷胸中者有之，或脾虚不运者有之。病者不知其辩，但见胃气不开，饮食不进，问之亦曰饱闷，而实非真有胀满，此在疑虚疑实之间。若不察其真确，未免补泻倒施，必多致误，则为害不小。"其认为"痞"的症状为不欲食而有气，"满"则是胀塞中满的实邪。明代李梴在《医学入门》中曰："痞与否卦义同。精神气血，出入流行之纹理闭密，而为心下痞塞，按之不痛，非若胀满外有胀急之形。大要：大便易而利者，为虚；大便难而闭者，为实。"其从大便难易来判明痞满的虚实。

　　清代林珮琴在《类证治裁》中曰："心下满而鞕痛，为结胸；满而不痛，为痞。痞则闭而不开，满则闷而不舒。病在胸膈气分，而外不胀急，但不知饥，不欲食，脉缓弱，或虚弦。不宜过用消耗，重损元气。"其说明"不饥""不食"是痞证的又一特点。清代罗国纲在《罗氏会约医镜》中曰："痞者，痞塞不开，而内则不见胀也；满者，胀满不消，而内则常苦胀也。二者有虚实之辨：实痞者有邪有滞，实满者有胀有痛，治者，散之消之。虚痞者无邪无滞，虚满者无胀无痛；治者，温之补之。此而误认，多致误人。"其强调了实痞、虚痞的异同，防止失治误治。故痞满之义实为同义复指，痞满皆是满闷闭塞之义。

　　"胀满"在《丹溪心法》有论曰"胀满内胀而外亦有形，痞则内觉痞闷而外无胀急之形"，较为中肯。明代王肯堂在《证治准绳》中曰："胀在腹中，其病有形；痞在心下，其病无形。"清代沈金鳌在《杂病源流犀烛》中亦曰："痞见于胸胁脘膈间，胀则连少腹都急也。"其说明痞满与胀满之间病位有所不同。朱丹溪则认为痞满与胀满二者间的区别在于痞满轻，而胀满重。

　　"腹满"，俗称"肚胀"，此症在临床中甚为普遍，但在《中医内科学》上不被立为专门的病名。"腹满"在《内经》中出现频率甚高，其病因病机皆类似于痞满病证，但其病位多偏在脐下肠腑，属消化不良，肠中产气过多所致。与痞满相比，病位上有在上在下之别，症状上有满闷痞塞与胀满之别。因其病机与痞满有相似之处，治疗上可以相互参考，后世医家或将其混淆而论，故在本文也将稍予论述，但不作过多的讨论。

　　综上所述，不难看出痞满的主要症状是心下痞塞，胸膈满闷，触之无形，不痛，食欲减退。符合上述表现，即可诊断为痞满。

2. 以病位分类命名

　　胸痞为痞满之一种，其病位在胸膈而偏上，较胃脘稍高。病在气机阻滞，轻者可表现为胸闷，重者如痰滞胸膈，则可表现为结胸。在历代论述中，由于心下与胸上相近，往往心胸并述，如宋代《太平惠民和剂局方》曰："治真气不足，元脏虚弱……心胸痞闷。"宋代《圣济总录·脾胃不和不能饮食》曰："治脾胃不和，不能饮食，心胸痞闷，口淡无味，及解伤寒，木香煮散方。"清代柳宝诒在《柳选四家医案·评选环溪草堂医案·内伤杂病门》中曰："三焦相火，挟肝阳而上升，每日侵晨，则气自脐左而上冲，心胸痞塞，自觉胸中热，舌尖辣，面色红，过午则气渐下降，至夜则安，而火降则下或遗泄。此皆无形之火为患也。推其原始，由乎阴虚。""心胸痞塞"或可为胸痞胸痹兼见之证。若为血瘀血虚，则属胸痹范畴，不当在痞满病证中讨论，但历代医家在论述中常将二者混淆，胸痞胸痹多混而论之。宋代严用和在《严氏济生方》中曰："又有下虚，气上控膈，令人心下坚满痞急，肌中苦痹，缓急如刺，不得俯仰，名曰胸痞。"宋代陈无择在《三因极一病证方论·胸痞证治》中曰："胸痞证者，胃中不和，心下坚硬，干呕，恶寒汗出，噫气不除；亦有因伤寒身冷，医反下之，遂成胸痞。"清代费伯雄在《医醇賸义·结胸》中曰："发热，谵语，便硬，胸痞拒按，舌焦黄，脉实有力，此为小结胸，小承气汤主之。"费氏此论"胸痞"为"结胸"，当属胸痞之重证。因为脾主升而胃主降，故历代医家皆认为其病位在中焦脾土。而真正能把本病名的概念确切地提出来的是东汉末年的张仲景，其在《伤寒杂病论》中明确地提出"但满而不痛者，此为痞"，且多称"心下痞"，痞证而见心下满，后世遂将二者并而论之。

"心腹满"之名见于《素问·阴阳别论》，其曰："三阴三阳俱搏，心腹满，发尽，不得隐曲，五日死。"三阴指手太阴肺及足太阴脾，三阳指手太阳小肠及足太阳膀胱，搏是言其脉象搏击鼓动而无冲和之气，明代吴崑在《素问吴注》中注曰："四经皆无阳和之气，故脉来俱见急搏，心病于上，脾病于中，小肠膀胱病于下，故令人心腹皆满。尽，极也。发尽，胀满之极也。故不能俯首而隐，屈身而曲，若此者不过五日死。"又见于《素问·腹中论》曰："黄帝问曰：有病心腹满，旦食则不能暮食，此为何病？岐伯对曰：名为鼓胀。"此为鼓胀之见证，其证较重，且必有外形之胀满，与痞满之唯有自觉满闷之证不同。心可能指心下胃脘，也可能指心胸部位，"心满"可能指胃脘的满闷，也可能指心前区的痹闷。《素问·阴阳别论》中尚有"心满"之提法："二阴一阳发病，善胀，心满，善气。"二阴指少阴心肾，一阳指少阳胆与三焦，心肾俱病，胆气不和，也会出现胀满不通之病。此处之"心满"或指胸闷而言。

"中满"即是中脘满闷之义，其病位与痞满相同，在历代医家的论述中，或将其等同于痞满，如清代刘默在《证治百问》中曰："否满者，即中满之意也。无形之虚气，因营气不能分清利浊，天气不降，地气不升，所以天地不交而成否。否者，不能畅快，中膈胀满，即今气虚中满之症也。"其认为否满即等同于中满。但亦有人认为其较痞满为重。

综上可见，前人对痞满病病名的认识，随着年代的发展，日趋充实，为后人对本病的进一步认识奠定了必要的基础。

（二）病因病机

古代医家所论痞满主要病因有外感或误治内传、饮食劳倦、七情内伤等诸种病因，犯及脾胃，致气机升降失调，则为本病的病机关键。而古代医家对此观点不一，各有偏重，现总结如下：

1. 脾胃不和

痞满主要病变脏腑在于脾胃。早在《素问·五藏生成》即指出："腹满䐜胀……过在足太阴阳明。"《素问病机气宜保命集》进一步解释为"脾不能行气于脾胃，结而不散，则为痞"，明确地将气机闭塞致痞之咎，责之于脾胃。其中中焦脏寒，是导致痞满的重要原因。如《素问·异法方宜论》提出："藏寒生满病。"《素问·至真要大论》云："心胃生寒，胸膈不利，心痛否满。"《灵枢·经脉》曰："胃中寒则胀满。"

《伤寒论》则认为世医多误用下法，导致里虚邪陷，损伤脾胃之气而致脾胃升降失职，气机痞塞不通，形成痞证。如太阳伤寒表实证致痞者："脉浮而紧，而复下之，紧反入里，则作痞，按之自濡，但气痞耳。"亦如少阳证误用下法致痞："伤寒五六日，呕而发热者，柴胡汤证具，而以他药下之，柴胡证仍在者，复与柴胡汤。此虽已下之，不为逆，必蒸蒸而振，却发热汗出而解。若心下满而鞕痛者，此为结胸也，大陷胸汤主之。但满而不痛者，此为痞，柴胡不中与之，宜半夏泻心汤。"

金元时代，李东垣创立脾胃内伤理论，清楚地揭示了痞病的实质，内容更加详尽，认为饮食不节、寒温不适、劳役过度、精神刺激等皆可内伤脾胃，脾胃失健，水湿不化，酿生痰浊，痰气交阻，中焦气机不利，升降失司而生痞满。《丹溪心法·痞》中亦遵循李东垣观点认为："脾气不和，中央痞塞，皆土邪之所为也。"

后至明代《普济方·虚劳心腹痞满》对《内经》之论加以补充，其曰："夫虚劳之人，气弱血虚，荣卫不足，复为寒邪所乘，食饮入胃，不能传化，停积于内，故中气痞塞，胃胀不通，使人心腹痞满也。"《景岳全书》对虚寒之痞进行总结阐述，其曰："虚寒之痞，凡过于忧思，或过于劳倦，或饥饱失时，或病后脾气未醒，或脾胃素弱之人，而妄用寒凉克伐之剂，以致重伤脾气者，皆能有之，其证则无胀无闷，但不知饥，亦不欲食。问其胸腹胀痞，则曰亦觉有些，而又曰不甚胀。盖本非胀也，止因不欲食而自疑为胀耳。察其脉则缓弱无神，或弦多胃少，察其形则色平气怯，是皆脾虚不运而痞塞不开也。此证极多，不得因其不食，妄用消耗，将至胃气日损，则变证百出矣。治宜温补，但使脾肾气强，则痞满开而饮食自进，元气自复矣。又凡脾胃虚者，多兼寒证，何也？盖脾胃属土，土虚者多因无火，土寒则气化无权，故多痞满，此即寒生于中也。亦有为生冷外寒所侵，而致中寒者，然胃强则寒不能侮，而寒能胜之，总由脾气之弱耳。"后至清代，医家们进一步指出在脾虚基础上化生痰湿或因感受外邪而化生痰湿等虚实夹杂之因，如清代李用粹在《证治汇补》中论述曰："大抵心下痞闷，必是脾胃受亏，浊气挟痰，不能运化为患。初宜舒郁化痰降火。"因为脾胃平素不健，清浊不分，浊气夹痰，阻碍脾胃升降之机，进而发病。《杂病源流犀烛》明确指出"痞满，脾病也，本由脾气虚，及气郁不能运化，心下痞塞满"，说明脾虚气滞是导致痞满的病因病机。以上论述皆说明脾胃失和，内外之邪乘虚而入，导致胃纳呆钝，脾运失健，气机升降失调，而为窒塞痞满。

2. 情志失和

情志失和，气机乖乱，升降不利，于是而见痞满。如《素问·阴阳应象大论》云"浊气在上，则生䐜胀"，此即指清气不升，浊气不降，浊气居于清气之位，气机失调逆乱而致痞。巢元方在《诸病源候论·痞噎病诸候》中总结曰："夫八否者，荣卫不和，阴阳隔绝，而风邪外入，与卫气相搏，血气壅塞不通，而成否也。否者，塞也，言腑脏否塞不宣通也。由忧恚气积，或坠堕内损所致。其病腹纳气结胀满，时时壮热是也。其名有八，故云八否。"此提出引起痞满的原因非只一端，概其病机，不外乎营卫不和，阴阳隔绝，气机逆乱，升降失常而致。《景岳全书·痞满》云"怒气暴伤，肝气未平而痞"，明确指出痞满的生成是由于七情失和所致。林珮琴在《类证治裁·痞满》中亦提出："暴怒伤肝，气逆而痞者"，又云："噎膈痞塞，乃痰与气搏，不得宣通。痰为气激而升，气为痰腻而滞，故痞塞而成噎膈也"，认为痞满发病与情志失和、痰气搏结有关。此皆指出痞满的形成多因七情失和导致气机周流不畅而致。

3. 气血壅塞

李东垣大倡脾胃之论，但其特别强调血瘀亦可致痞，谓"脾无积血不痞""伤寒痞者，从血中来；杂病痞者亦从血中来。虽俱为血症，大抵伤寒之症，从外至内，从有形至无形，故无形气症，以苦泄之；有形血症，以辛甘散之"，开创瘀血致痞的理论基础。朱丹溪进一步认识到气血运行不畅是痞满产生的主要病理基础，即："痞者，与否同，不通泰也，由阴伏阳蓄，气与血不运而成。处心下，位中央，膹满痞塞者，皆土之病也，与胀满有轻重之分。"并在《丹溪手镜》中提出："因误下多将脾胃之阴亡矣。胸中之气，因虚而下陷于心之分野，治宜升胃气，以血药治之。"明代张景岳引李东垣之语曰："伤寒痞者，从血中来，从外之内，从无形；杂病痞者，亦从血中来，从内之外，从有形。故无形以苦泄之，有形以辛散之"，又引用徐用诚《玉机微义》之语曰："按痞之凝滞闭塞，人皆知气之不运也。独东垣指以血病言之，谓下多则亡阴而损血。此前人之未论也。世有用气药治痞而不效者，盖不知此理故也"。

由此可见，古代医家所论痞满的病因病机总结起来多由饮食不节、起居不时、寒气侵犯、表邪内陷、湿热所侵、情志不和等致脾胃虚弱，而引起气、血、痰互结，本虚标实，虚实夹杂而致痞满。此外，清代张璐认为本病与患者的体质相关，《张氏医通·诸气门》曰："肥人心下痞闷，内有湿痰也"，又指出："瘦人心下痞闷，乃郁热在中焦"，以及"老人、虚人"则多为脾胃虚弱，转运不及等。

（三）证候分类

历代医家对痞满证候分类的表述有：①饮食内停；②痰湿中阻；③湿热阻胃；④肝胃不和；⑤脾胃虚弱；⑥胃阴不足。

（四）治疗

治疗痞满应当重视醒脾健脾，调畅气机。痞满虽然病位在胃，但与脾密切相关，脾胃相为表里，胃病日久，累及脾脏，故中焦气机升降失常，清气不升，浊气不降，故为胃痞。所以治疗中理气和胃的同时应重视健脾醒脾。痞满的根本病机为本虚标实，故其治疗根据虚实的偏重，分别采用健脾益气、宣畅气机、活血化瘀、消补兼施等法。张介宾在《景岳全书·痞满》中指出："凡有邪有滞而痞者，实痞也；无物无滞而痞者，虚痞也。有胀有痛而满者，实满也；无胀无痛而满者，虚满也。实痞实满者，可散可消；虚痞虚满者，非大加温补不可。此而错用，多致误人。"

1. 辨证论治

（1）宣畅气机：对于实证痞满之治法，本《素问·阴阳应象大论》所云："中满者，泻之于内。"吴崑认为，泻即是消导之义。痞满多因气滞不利，故当化滞行气。李东垣在《脾胃论》

中用人参顺气饮治"心下痞，胸中不利"；木香化滞汤治"因忧气郁结中脘……心下痞满"；枳实消痞丸治"心下虚痞"；消痞丸治"一切心下痞闷"等。清代叶天士在《临证指南医案》中曰："上焦不行，则下脘不通，故称痞闷"，说明痞满的主要症状是心下痞满，胸膈满闷，病机特点是脾不升清，胃不降浊，气机不畅，壅塞不行。故宣畅气机乃为治疗痞满的第一要义。其明确指出"肝木宜疏，胃府宜降；肝木肆横，胃土必伤，胃土久伤，肝木愈横；治肝必佐泄肝，泄肝必兼安胃，治肝不应当取阳明"。鉴于痞证的病机以气机不畅为基础，故叶氏常用苦辛开泄法，以达到宣降气机的目的，取其"辛可通阳，苦能清降"之意。并根据症情结合泄热、化痰、祛湿和消滞等法。叶氏在运用宣畅气机治疗痞证时，特别强调从上焦着眼，宣降肺气。因肺胃关系相当密切，胃之降浊，每须藉肺之宣降以辅之。盖肺主一身之气，"清浊升降，皆出于肺"。若肺之宣降失职，则胃失和降，出现脘痞食少等症。主张宣降上焦肺气以治痞证胃疾，这是叶氏留给后人的宝贵经验。正如宋代朱肱在《南阳活人书》中谓："审知是痞，先用桔梗枳壳汤尤妙，缘桔梗枳壳行气，先用之，无不验也。"待气机通畅，脾胃升降功能恢复正常，则痞满即消。

（2）活血化瘀：痞满病医家多言因气机不畅所致，而李东垣认为血瘀亦可。《此事难知》曾曰："伤寒痞者，从血中来，从外之内，从无形；杂病痞者，亦从血中来，从内之外，从有形。有形者以苦泻之，无形者以辛散之。凡用气分药不效者，不知治血也。"其谓下多则亡阴而损血，此前人之未论也。世之用气药治痞而不效者，盖不知此理故也。《脾胃论》曰："脾无积血不痞""伤寒谓痞者，从血中来……杂病痞者，亦从血中来"。《东垣试效方》提出："心下痞，宜升胃气，以血药治之。若全用气药导之，则其痞愈甚，甚而复下，气愈下降，必变为中满鼓胀，皆非其治也。"朱丹溪对此有类似见解。《丹溪手镜》谓痞"治宜升胃气，以血药治之"。《丹溪心法》亦曰："痞者，与否同，不通泰也，由阴伏阳蓄，气与血不运而成。处心下，位中央，膜满痞塞者，皆土之病也，与胀满有轻重之分。"李梴提出了瘀血致痞的具体用药，如《医学入门》中曰："盖痞皆自血中来，但伤寒从外之内，宜以苦泄；杂病从内之外，宜以辛散。人徒知气之不运，而概用桔梗、槟榔，而不知养阴调血，惜哉！"又曰："瘀血结成窠囊下，而心下痞者，用桃仁、红花、香附、大黄等分为末，酒调服利之，或犀角地黄汤。血虚挟火，遇劳则发，心下不快者，四物二陈汤加桔梗、瓜蒌降之。气血俱虚者，枳实消痞丸"。林珮琴进一步论述了痰瘀互结可产生痞满。《类证治裁》曰："痰挟瘀血，成窠囊，作痞，脉沉涩，日久不愈，惟悲哀郁抑之人有之，宜从血郁治。桃仁、红花、丹皮、香附、降香、苏木、韭汁、童便。"清代唐容川在《血证论》中亦言："又有积聚之证，或横亘心下，或盘踞腹中，此非凝痰，即是里血。通以化滞丸主之。凝痰用清茶送下，里血用醋酒送下。无论脐上脐下，左右兼治。又凡在脐下，多是血积抵当丸治之。又有癥瘕见于脐下。或见或没，为瘕；常见不没为癥。癥宜肠下逐瘀汤、抵当丸，瘕宜橘核丸。"

（3）消补兼施：对于痞满本虚标实，虚实夹杂的病机，治疗时多消补兼施，共奏补脾消积之效。古代见虚实夹杂用消补兼施之法颇多，如唐代孙思邈之槟榔散，以人参、白术、茯苓与陈皮、麦芽、神曲、吴茱萸、厚朴、槟榔同用《备急千金要方·脾脏方》；南宋许叔微的枳壳散，以白术、枳壳、香附、槟榔同用《本事方》；《太平惠民和剂局方》中以人参、白术、茯苓与枳壳、厚朴、槟榔、三棱同用。朱丹溪颇能汇集前人之长，他特别反对一见痞满便滥用利药攻下，不知中气重伤，脾失运化，痞满更甚。这些认识对于后世的影响很大。明代缪希雍所撰药学巨著《本草经疏》云："痞气属脾气虚及气郁所致，忌破气、下、湿润、苦寒。宜健脾、兼散结滞、甘温、辛香。"

实痞其病机虽以邪实为主，但临证所见实痞者除实证之外，还有不同程度的脾胃受损现象，所以治疗实痞除以疏通气机、化痰消积、疏肝除痞为主外，还要适当加用顾护脾胃之品。清代顾靖远在《顾松园医镜》中谓："痞满者，因肺气不降，脾气不运，升降之道乖则心下痞塞而满闷，与胀满之病不同。胀满内胀而外有形，痞满内觉痞闷，而外无胀急之形，不可专用破气利下之剂，恐消克元气，变成鼓胀也。许学士云：邪之所凑，其气必虚，留而不去，其病则实。故治痞者，当一补一消。旋覆代赭汤（见噎）。原方（姜、半酌用，甘、枣宜去）。宜参用沉香降气散诸药。此方心下痞满，噫气不除者，宜加减用之。沉香降气散（见喘）。宜加白芍梨汁（麦冬、苏子、梨汁清之润之，肺气自降，苓、芍、沉、砂、橘红，补之醒之，则脾气自运）。此方心下痞满，不思饮食者，可加减用之。枳术丸（见泄泻）。此方心下痞满者，可随症加药用之，一补一消之法也。"

虚痞自以补脾为主，亦多加以行气之品。但虚劳之人，补之太过，必然增其满闷；行之太过，又更伤其气。故《圣济总录》采用煮散方法，使药力和缓易入，如"治虚劳心腹痞满，不思饮食，胸膈不利"之参苓煮散方，"治虚劳冷气，心腹痞闷，肠鸣腹痛，饮食减少"之木香煮散方，为后世治疗类似疾病提供了很好的参照。

（4）健脾益气：痞满自分虚实，虚痞的病机特点是脾胃虚弱，脾胃虚弱则易导致外邪内陷，或内生痰湿，最后导致气机不畅，饮食内停而发生痞满。因此治疗虚痞当补益脾胃为先。根据"虚则补之"原则，采用健脾益气方法治疗，使化源充足，清升浊降，从而恢复其气机升降之功能，则痞病自消。因此，健脾益气是治疗痞满不可缺少的环节。《伤寒论》中人参汤，《太平惠民和剂局方》之参苓白术散开创了健脾益气治疗痞满的先河。北宋钱乙在《小儿药证直诀》中所载白术散、益黄散、异功散等方，亦具此种功效。元代王好古在《阴证略例·活人阴脉例》中针砭时弊，指出："近人多不识阴证，才见胸膈不快，便投食药，非其治也。大抵阴证者，由冷物伤脾胃，阴经受之也，主胸膈膜满，满面色及唇皆无色泽，手足逆冷，脉沉细，少情绪，亦不因嗜欲，但内伤冷物，或损动胃气，遂成阴证。复投巴豆之类，胸膈愈不快，或吐而利，经一二日遂致不救，盖不知寒中太阴脾之经也。"胸膈膜满，属于痞满之轻证，王氏认为，此多因冷物内伤脾胃，寒邪中于太阴之经。其病属无形，不可作有形治，若投攻下食积之巴豆之类，轻则加重痞满，重则成为虚劳之疾，更重者可致不救。对于饮食不节，胸膈不快，寒中阴经者，王氏主以理中汤加青皮、陈皮，锉如麻豆小，服一二剂，胸膈即快，或以枳实理中丸、五积散治之。明代皇甫中在《明医指掌》中亦认为："中气不足，不能运化精微而为痞闷，脉弱无力，不可用利药攻之，补中益气汤。久服中气充满，清道健运，痞自除也。"明代龚廷贤在《万病回春》中明确阐释曰："夫痞满者，非痞块之痞也，乃胸腹饱闷而不舒畅也。有气虚中满，有血虚中满，有食积中满，有脾泄中满，有痰膈中满，皆是七情内伤、六淫外侵，或醉饱饥饿失节、房劳过度，则脾土虚而受伤，转输之官失职，胃虽受谷，不能运化，故阳自升而阴自降，而成天地不交之否不通泰也。盖阴伏阳蓄，治用香砂养胃汤、加减枳壳丸，调养脾胃，使心肺之阳下降，肝肾之阴上升，而成天地交泰，是无病也……内伤元气而痞满者，宜大补气也。加减补中益气汤，治内伤心下痞满。"《景岳全书·杂证谟·痞满》云："虚痞、虚满者非大加温补不可""虚寒之痞，治宜温补，使脾胃气强，则痞开而饮食自进，元气自复矣""若食滞既消，脾气受伤不能营运，而虚痞不开者，当专扶脾气，微者异功散、养中煎，甚者五福饮、温胃饮、圣术煎。若命门母气不足者，治宜如前。若偶食寒凉伤胃，痞满不开，而不可补者，宜和胃饮加山楂、麦芽之类，用浓朴温中汤"。《证治汇补》亦曰："大抵心下痞闷，必是脾胃受亏……久之固中气，参、术、苓、草之类，佐以他药。有痰治痰，有火清火……庶可疏导。"清代陈士铎在《石室秘录·塞治法》中提出痞满初期亦宜用补脾益气法："天师曰：塞者，因其塞而塞之也，如人气虚中满是也。凡人气虚，多不能食，食则倒饱，人以为多食之故，以香砂、枳实等丸消导之。其初未尝不少快，久则腹饱，又消之，久久不已，必变成中满之症矣。"此论气虚中满，不能多食，食则饱胀，切忌妄用消导之法。初起之时，即宜用补脾健胃之药。

　　清代医家汇集前贤的论述和经验并结合自己的实践，对痞满的辨证论治做出了比较系统的总结。如《证治汇补·痞满》中云本病的治疗"初宜舒郁化痰降火，久之固中气佐以他药；有痰治痰，有火清火，郁则兼化"。林珮琴在《类证治裁·痞满论治》中论述尤详，他首先指出："伤寒之痞，从外之内，故宜苦泄。杂病之痞，从内之外，故宜辛散。"他把杂病痞满分作胃口寒滞停痰、饮食寒凉伤胃、脾胃阳微、中气久虚、精微不化、脾虚失运、胃虚气滞等若干证型，指出"亦有寒热虚实之不同"，宜分别而治之。

2. 其他疗法

　　（1）针灸治疗：关于针灸治疗痞满的具体操作方法，历代医家论述不多。《普济方》曰："治胸满短气，不得汗（资生经），皆针补手太阴以出汗。治胸腹满，穴神堂治胸满肠鸣，穴三间治胸中满"，指出通过针补肺经穴位治疗胸满短气无汗的方法，因其肺气虚，故胸满短气，又曰："治胸满，心腹积聚痞痛，穴肝俞，灸百壮，三报"，指出重复艾灸三次肝俞穴以治疗"胸满，心腹积聚痞痛"的病症。明代高武在《针灸聚英·腹痛胀满》中指出："厉兑膈俞及肾俞。中脘大肠俞太白，胀而胃满治膈俞，阳谷神门大陵同。"

　　（2）饮食护理：前人治疗痞满证除辨证施治遣方用药外，还非常重视平时的摄生调理。其中尤以脾胃为主。因"脾胃为后天之本"，故要忌寒冷有损脾胃之饮食，否则可因"饮食寒凉，伤胃致痞""寒凉之物伤中，膜满而胀"。再则，注意饥饱劳逸，调节七情六欲也显得重要，因为"夫因饥饱劳役，损伤脾胃，或专因饮食不调，或专因劳力过度，或饥饱之后，加之劳力，或劳力之后加之饥饱，皆为内伤。脾胃一虚，肺气先绝，故用黄芪以益皮毛而闭腠理，不令自汗，损其元气。上喘气短，人参以补之。心火乘脾，须灸甘草之甘以泻火热，而补脾胃中元气。若脾胃急痛，并大虚腹中急缩者，宜多用之""饥饱劳逸，皆能致病""饮食失节，及劳役形质，阴火乘于坤土之中……皆先由喜、怒、悲、忧、恐为五贼所伤，而后胃气不行，劳役饮食不节继之，则元气乃伤"。此外，有条件的还可结合饮食疗法，唐代孟诜的《食疗本草》、唐代昝殷的《食医心鉴》和元代忽思慧的《饮膳正要》等都介绍了不少有关药粥、药食及酒药等疗法。

　　综上所述，可知对痞满证治的认识源于《内经》，辨证论治奠基于仲景，隋唐时期有所充实，金元时代逐渐深入，明清期间日趋完善。前人有关痞满证候、病因、病机和辨治的理论或实践资料都为我们后世中医进一步研究本病证奠定了坚实的基础。

（采江英　王　瑶）

呕吐源流考

　　"呕吐"作为有关病名首见于《内经》，辨证论治始于《金匮要略》，经过历代医家对本病的完善，及至近现代，呕吐病认识渐臻全面。由于呕吐病病因病机复杂，故从病名、病因病机、证候分类和治疗入手，对历代重要医籍中呕吐病的相关病证论述进行整理研究，考查其学术脉络和规律，颇有意义。

（一）病名

在先秦时期，就有呕吐症状的记载，当时呕与吐并不区分。如《左传·哀公二年》载："简子曰：吾伏弢呕血，鼓音不衰。"《诗经·大雅·烝民》有："柔则茹之，刚则吐之。"现将呕吐病诸多历史称谓进行分析，可归纳分类为4种。

1. 以病因病机分类命名

唐代孙思邈根据呕吐病因的不同或伴随证状的差异，提出"漏气""走哺"之名。漏气，指饮食入胃，先吐而后下的病症，多因外邪内干肠胃所致。走哺指因下焦实热而致二便不通，呕吐不停者。其在《备急千金要方·膀胱腑·三焦虚实》中曰："此气剽悍滑疾，见开而出，故不得从其道，名曰漏气。其病则肘挛痛，食先吐而后下，其气不续，膈间厌闷，所以饮食先吐而后下也"，又曰："下焦如渎……若实，则大小便不通利，气逆不续，呕吐不禁，名曰走哺"。宋代陈无择的《三因极一病证方论》在承袭《备急千金要方》的命名基础上，根据呕吐病证的病因提出"寒呕""热呕""痰呕""食呕""血呕""气呕"等病名。

2. 以病症特点分类命名

《内经》对本病作了详细的记载，如《素问·六元正纪大论》说："土郁发之……甚则心痛胁䐜，呕吐霍乱。"呕吐又称呕，如《素问·脉解》谓："所谓食则呕者，物盛满而上溢，故呕也。"《内经》还记载了呕苦、呕胆、呕逆、呕汁、吐利、吐酸、呕沫、呕变、呕涌、呕衄、呕酸等相关病名。汉代张仲景在《伤寒论》《金匮要略》中所提到的呕吐主要包括干呕、欲呕吐、呕多、呕逆、吐逆、吐利、吐脓血、吐涎沫、吐蛔、胃反等。其在《金匮要略》中，列"呕吐哕下利病脉证"专篇，对"呕吐"进行讨论，病名则在沿袭《内经》的基础上有所发挥。其中干呕是指欲吐而不能吐的一种症状，胃反是指患者朝食暮吐、暮食朝吐、宿谷不化的一种症状，吐脓血指吐血杂有脓液者，吐涎沫指口中涎多或呕出涎沫的症状，吐蛔指呕吐蛔虫。本时期诸家所言呕吐内容全面，后世多遵循之。

3. 以病位分类命名

金代刘完素根据呕吐病位的不同，提出"上焦呕吐""中焦呕吐""下焦呕吐"等呕吐病名。明确提出呕吐分三焦论治的当推金代刘完素，其在《素问病机气宜保命集·吐论》中指出："论曰吐有三，气、积、寒也，皆从三焦论之。"刘氏还指出三焦呕吐的部位，上焦在胃口，中焦在中脘，下焦在脐下。如其曰："上焦在胃口，上通于天气，主纳而不出。中焦在中脘，上通天气，下通地气，主腐熟水谷。下焦在脐下，下通地气，主出而不纳。"

4. 以病性分类命名

明代张介宾在《景岳全书》中把呕吐分为"实呕"与"虚呕"，认为实呕的病因主要是为寒凉、饮食、胃火、痰饮、表邪传于少阳等，并指出胃虚是引起虚呕的主要原因，对后世影响较大。

综上虽有"哕""漏气""走哺"等称谓，但较少得到后世医家认可。时至近现代，医者多以呕吐指称。

（二）病因病机

呕吐的发病与脾胃密切相关，脾胃升降失常，胃气上逆则发为本病，现将历代医家所述呕吐之病因病机加以归纳整理，兹述如下：

1. 六淫、瘟疫致呕

风邪侵犯脾胃易出现呕吐的症状，如《素问·至真要大论》曰："风淫所胜……食则呕。"明代秦昌遇在《症因脉治》中提到"风入阳明，胃家呕吐症也"，认为风是呕吐之因。寒为阴邪，损伤脾胃之阳，初可见呕吐等里实寒证，如《素问·举痛论》载曰："寒气客于肠胃，厥逆上出，故痛而呕也。"唐代王焘在《外台秘要》中认为呕吐有积冷、积热两种，其曰："一者积冷在胃，亦呕逆不下食。"明代秦昌遇在《症因脉治》中指出感受寒邪可导致呕吐。暑为阳邪，若人体为暑邪所侵犯，伤及阳明则可会出现呕吐等临床表现，如《素问·至真要大论》云："炎暑至……呕逆躁烦。"《症因脉治》中有言"暑热行令，头眩目暗，呕吐暴作，身热恶寒，烦渴引饮，齿干唇燥，腹中疼痛，小便赤色，或混浊涩短，此暑热呕吐之症也"，认为暑是致呕之因。湿邪易阻遏气机，湿阻中焦，导致脾胃气机升降失常，则会出现不思饮食，腹胀，呕吐清水等症状。《素问·至真要大论》云："湿变乃举，体重中满，食饮不化……呕而密默，唾吐清涎。"燥邪性干涩，易伤津液，多从口鼻而入，最易耗伤肺津，从而影相肺气的宣降，肺与胃经脉相连，其气主降，故机体为燥邪所伤，也会出现呕吐症状。如《素问·至真要大论》云："燥淫所胜……民病喜呕，呕有苦。"火热为邪，其性炎上，故《素问·至真要大论》有"火气内发，上为口糜呕逆""火郁发之，民病呕逆""诸逆冲上，皆属于火"之论。清代吴又可在《温疫论》中论述了瘟疫引起的呕吐。如温疫之邪气透于胸膈，症见满闷，心烦喜呕，欲吐不吐，虽吐而不得大吐，腹中不满，欲饮不能饮，欲食不能食，说明募原之邪已外溃于胸膈；又提出温疫愈后，患者大便秘结时呕吐的"下格"之证，其曰："温疫愈后，脉证俱平，大便二三旬不行，时时作呕，饮食不进，虽少与汤水，呕吐愈加，此为下格。"

2. 肝气犯胃致呕

《灵枢·经脉》曰："肝足厥阴之脉，是主肝所发生病也，胸满呕逆。"《灵枢·四时气》曰"邪在胆，逆在胃，胆液泄则口苦，胃气逆则呕苦"，指出呕吐可由肝胆之气犯胃引起。宋代严用和在《严氏济生方·呕吐翻胃噎隔门》中曰："然此特论饮食过伤，风凉冷湿之所由致者。又如忧思伤感，宿寒在胃，中脘伏痰，胃受邪热，瘀血停蓄，亦能令人呕吐。"其指出忧思也是呕吐的病因。明代虞抟在《医学正传》中认为"胁痛或脾痛，右关脉弦，呕吐不已"是由肝木乘脾导致的。清代叶天士在《临证指南医案》中也指出，呕吐之病证，世人多以胃火、胃寒、痰、食、气滞立论，却"不思胃司纳食，主乎通降，其所以不降而上逆呕者，皆由于肝气冲逆，阻胃之降而然也"，明确指出肝气冲逆犯胃，导致胃气不降，是出现呕吐的原因之一。明代张介宾在《景岳全书》中曰："气逆作呕者，多因郁怒，致动肝气，胃受肝邪，所以作呕"，也提到肝气犯胃导致的呕吐。

3. 痰饮致呕

邪所导致的呕吐首见于《金匮要略》，指出："先呕却渴者，此为欲解。先渴却呕者，水停心下，此属饮家。"其论述了饮停于中，气机升降失调，胃气上逆所致的呕吐。隋代巢元方在《诸病源候论》中指出痰饮"结聚在胸腑、膀胱之间，久而不散，流行于脾胃。脾恶湿"，故可见"或时呕逆"的症状。其中，冷痰为患，其曰"令人吞酸气逆"，而痰饮与外邪相夹杂的痰实结候，则令人"头晕目暗，常欲呕逆"。宋代《太平圣惠方》中论述了五膈气引起的呕吐："夫五膈气呕吐酸水者，胸中气滞胃有宿冷，饮水停积乘于脾胃，脾得水湿则不能消水谷，故令气逆胀满呕吐酸水也"，并言："夫脾气壅实，胃中有热，则阳气盛，阳气盛则胸隔烦满，痰饮积聚，则成呕哕"，指出痰饮停积于脾胃，可以出现呕吐的症状。

4. 三焦功能失调致呕

宋代《圣济总录》中初步指出了呕吐与三焦的关系，在"呕吐门"卷中，阴阳升降正常，三焦调顺，是脾胃进行正常水谷运化的生理基础，其曰："人之阴阳升降，三焦调顺，脾胃和匀，乃能腐熟水谷，变化糟粕，传泻行导，下走肠间。"如果"脾胃虚冷，水谷不化，则阴阳痞隔，三焦不调"，就会出现"浊阴之气，不能下行，奔冲于上，故发为呕吐"。其后，金代刘完素从三焦对呕吐进行了分类与说明，其在《素问病机气宜保命集·吐论》中明确指出："论曰吐有三，气、积、寒也，皆从三焦论之。"刘氏接着指出三焦呕吐之病因与证候，其中："上焦吐者，皆从于气，气者，天之阳也，其脉浮而洪，其证食已暴吐，渴欲饮水，大便燥结，气上冲而胸发痛……中焦吐者，皆从于积，有阴有阳，食与气相假，为积而痛，其脉浮而弱，其证或先痛而后吐，或先吐而后痛……下焦吐者，皆从于寒，地道也，其脉沉而迟，其证朝食暮吐，暮食朝吐，小便清利，大便秘而不通。"可知上焦呕吐之因责之于气，中焦呕吐之因责之于积，下焦呕吐之因责之于寒。

5. 脾胃虚弱致呕

隋代巢元方强调脾胃虚弱是引起呕吐的主要原因，其在《诸病源候论·呕吐候》中指出："呕吐者，皆由脾胃虚弱。"临床中在脾胃虚弱的基础上，还可能夹杂其他病理因素，如风、寒、药物因素等，总之，强调了脾胃虚弱在本病发病中的重要地位。此外宋代《太平圣惠方》又补充了伤寒病后呕吐的病机为"病折以后，热势既退，胃气乃虚。故使胸满气逆，心腹坚痞，必呕哕也"；又补充了脚气呕吐的病机："夫脚气呕逆者，由风湿毒气攻于脾胃故也。脾为受盛之府，胃为水谷之海，今脾胃虚弱，为风邪所乘，则心胸烦满痰饮留滞，故令呕逆也。"虽二者因有不同，但在病机认识上有相似之处，明代吴崐在《医方考》中也指出："胃者，水谷之海，仓廪之官也，故胃强则善谷，胃弱则闻谷而呕。"其强调了脾胃虚弱在发病中的重要作用。清代罗国纲在《罗氏会约医镜》中认为呕吐一定有胃气虚，因为胃气一虚，一遇外邪则"兹略有所触，便不能胜"。

6. 大肠结燥致呕

明代龚廷贤在《寿世保元》中有"一论大肠结燥，呕吐不止，汤药不入，老人虚人，多有此症，幽门不通，上冲窍门"之论，指出病因的根本在大肠而不在胃，其发生呕吐的原因是幽门不通，气机不畅，从而上冲于胃，导致胃失和降，故发生呕吐。

7. 饮食、饮酒致呕

《素问》提出："太阴……所谓食则呕者，物盛满而上溢，故呕也。"饮食停积胃气上逆故呕吐。因呕吐病位多在脾胃所以与饮食过量、多食生冷、肥甘及不洁食物等有关。还有因饮酒呕吐者，如隋代巢元方在《诸病源候论》中指出："酒疸，心中热，欲呕者。"

8. 误治失治致呕

如《伤寒论》论述了："发汗后，水药不得入口，为逆，若更发汗，必吐下不止""太阳病，当恶寒发热，今自汗出，反不恶寒发热，关上脉细数，以医吐之过也。一二日吐之者，腹中饥，口不能食。三四日吐之者，不喜糜粥，欲食冷食，朝食暮吐，以医吐之所致也，此为小逆""伤寒中风，医反下之，其人下利，日数十行，谷不化，腹中雷鸣，心下痞坚而满，干呕心烦不得安"，分别指出了误汗、误吐、误下所致的呕吐。

（三）证候分类

历代医家对呕吐证候分类的表述有：①外邪犯胃；②食滞内停；③痰饮内阻；④肝气犯胃；⑤脾胃气虚；⑥脾胃阳虚；⑦胃阴不足。

（四）治疗

历代医家对呕吐的治疗颇多，但总以安胃为原则，如宋代《圣济总录》指出："虽治法有冷热虚实之别，要当以安其胃气为本。使阴阳升降平均，呕逆之病顺而愈矣。"现将历代医家所述整理如下：

1. 辨证论治

（1）清热和胃降逆：因热邪内郁而导致的呕吐者，多因热邪阻滞中焦气机，导致胃失和降，气机上逆。在《伤寒论》中有因失治、误治致呕，有因病后余热内扰致呕，或因热郁于少阳或阳明。如："发汗吐下后，虚烦不得眠……若呕者，栀子生姜豉汤主之。"此为热郁胸膈，胃气上逆而作呕。又如："伤寒解后，虚羸少气，气逆欲吐，竹叶石膏汤主之。"此为病后余热内扰所致。又如："伤寒发热无汗，呕不能食，而反汗出濈濈然者，是转属阳明也。"治当用三承气汤泄热通腑。若胆热较重，横逆犯胃出现"呕不止，心下急，郁郁微烦"，则是少阳阳明合病，故治以大柴胡汤通利气机，泻热和胃，降逆止呕。唐代王焘在《外台秘要》中认为积热在胃，呕逆不下食，治以甘寒和胃的生芦根五味饮（生芦根、生麦冬、青竹茹、生姜汁、茯苓、竹沥），服药后如果呕吐不能尽除，则用茯苓五味丸柔润养胃滋阴止呕（茯苓、人参、麦冬、生姜、青竹茹、芦根）。宋代陈无择在《三因极一病证方论》中治疗漏气证用麦门冬汤以益气养阴、清热和胃，漏气证症见上焦伏热，腹满不欲食，食入胃未定，汗出，身背皆热，或食入，先吐而后下。用人参汤（人参、葳蕤、黄芪、知母、茯苓、白术、橘皮、生芦根、栀子仁、石膏）治疗因下焦伏热，气逆不续所致走哺证，症见大小便不通，呕吐不禁。杨士瀛在《仁斋直指方论》中以小柴胡汤治疗热呕。元代危亦林在《世医得效方》中明确提出通治方，即藿香正气散加生姜、木瓜，以治疗虚热呕吐证。元代朱震亨在《丹溪心法》中认为呕吐有因火热之邪所致者，其特点是食入即呕,烦躁脉数,或"闻谷气则呕,药下则吐",其曰:"有热呕者,呕而发热,少阳证具及呕不止,心下急,郁郁微烦,宜大柴胡汤",又进一步指出:"呕而心下痞,半夏泻心汤。呕而干利者,黄芩半夏汤。呕吐,谷不得人,小半夏汤。呕吐,病在隔上,猪苓汤。食已即吐者,大黄甘草汤"。又法刘完素以桔梗汤(桔梗、白术、半夏、神曲、陈皮、枳实、茯苓、厚朴、木香、槟榔)治疗因气热冲于上焦所致的呕吐,症见食已即吐,脉浮而洪。若热气甚者,以荆黄汤(荆芥穗、人参、大黄、甘草、木香、槟榔)治疗。朱氏亦以抑青丸治疗因肝火犯胃而致的呕吐,其曰:"肝火出胃,逆上呕吐,抑青丸。"后世医家治疗肝火犯胃所致的呕吐时,多用之。清代陈士铎在《石室秘录》中治火吐,用清火止吐汤(茯苓一两、人参二钱、砂仁三粒、黄连三钱,水煎服),清火退热止呕。

(2)祛湿化痰:宋代陈无择在《三因极一病证方论》中指出治痰呕以化痰理气为主,方用大半夏汤。严用和在《济生方》中指出因中脘伏痰导致的呕吐,宜用旋覆花汤(半夏、橘红、干姜、槟榔、人参、甘草、白术)祛湿化痰,补虚降气。杨士瀛在《仁斋直指方论》中亦用大半夏汤治疗痰证呕吐。元代危亦林在《世医得效方》中指出痰涎呕吐证,出现气不顺,痰涎壅盛,呕吐不止者,宜用青州白丸子加青木香丸,并以生姜汤送下,可达燥湿化痰止呕之力。元代朱震亨在《丹溪医集》中认为"痰多呕吐不止",应用"陈皮、半夏、姜汁"等化痰止呕之品,其曰:"痰热呕吐气盛者,导痰汤加缩砂、姜、连、竹茹。"并且其治疗呕吐时多以二陈汤加减,化痰止呕为主。清代薛雪在《湿热条辨》中对湿热致呕进行了重点论述,同时与脏腑论治相结合,如"湿热证,呕吐清水或痰多"治疗上以温胆汤加瓜蒌、碧玉散,化痰除湿。

(3)理气和胃:宋代《济生方》认为因七情不畅、气郁于中所致呕吐,其兼证可有寒热、眩晕、痞满,不进饮食等,其治疗用大藿香散(藿香叶、半夏曲、白术、木香、白茯苓、桔梗、人参、枇杷叶、官桂、甘草)理气和胃止呕。宋代杨士瀛在《仁斋直指方论》中治疗气郁呕吐用加减七气汤(半夏、人参、辣桂、厚朴、茯苓、甘草、姜、枣)理气止呕。

(4)辛开苦降:寒热错杂致呕吐者可见寒热夹杂,或上寒下热,甚至寒热格拒之证。如《伤寒论》曰:"伤寒中风,医反下之,其人下利日数十行,谷不化,腹中雷鸣,心下痞硬而满,干呕……甘草泻心汤主之。"此为寒热错杂于中焦导致的呕吐证。亦指出蛔厥证中见呕吐症状者,此为胃热肠寒,乃寒热错杂之证,其曰:"厥阴之为病,消渴,气上撞心,心中疼热,饥而不欲食,食则吐蛔。下之,利不止。"当以"乌梅丸主之",寒热同调,辛开苦降,若呕吐较重可吐出食物甚至蛔虫。

(5)温中健脾散寒:《伤寒论》太阴证的症状有腹满而吐,食欲不振,腹部虚满,隐隐作痛,不渴,大便溏薄,舌淡苔白,湿润,脉缓弱等,其中呕吐为寒在中焦所致,治宜理中汤,温中散寒以止呕。宋代陈无择在《三因极一病证方论》中认为宜用硫黄治疗寒呕,以温中散寒,甚至将其与附子相伍,并以绿豆反佐。如用生硫黄丸或四逆汤治寒呕而脉弱,小便复利,身有微热者;用灵液丹(硫黄、附子、绿豆、生姜汁糊为丸、米汤下)治胃中虚寒,聚积痰饮,食饮不化,噫醋停酸,大便坚,心胸胀满,恶闻食气者。宋代杨士瀛在《仁斋直指方论》中治疗寒证呕吐,用二姜汤(良姜、生白姜、木香、丁香、甘草)。元代朱震亨在《丹溪心法》中治疗胃寒呕吐者,继承李东垣、刘河间之言,常以东垣安胃散(丁香、吴茱萸、草蔻、人参、炙甘草、黄芪、柴胡、升麻、黄柏、陈皮、当归、苍术、半夏、茯苓)为主方,若呕吐而寒在下焦者,治以河间附子丸(附子、巴豆霜、砒、冷水下);若寒气与食积相夹,吐而痛者,治以紫沉丸(半夏、神曲、乌梅、代赭石、缩砂仁、杏仁、沉香、木香、槟榔、丁香、白豆蔻、白术、巴豆霜，姜汤下）。《医方考》中认为"呕吐而痛即止者为火，呕吐而痛不止者为寒"，故应治寒以热，用丁香、干姜之温，又因吐多损气，故用人参、白术、甘草之补，选用理中加丁香汤。清代陈士铎在《石室秘录》中治寒吐，用散寒止呕汤（白术二两、人参五钱、附子一钱、干姜一钱、丁香三分）水煎服，因"寒不能上越，而亦不敢下行，势不得不从脐中而外遁也"，故设立温中健脾散寒之法。

（6）补虚和胃止呕：宋代《圣济总录》认为治伤寒后，胃气虚弱，干呕不下食，宜用人参汤（人参、生姜、陈橘皮、甘草）；或治脾胃虚弱，呕吐不下食，宜用参香散（人参、丁香）；治脾胃虚弱，呕哕寒痰，饮食不下，宜用辛香散（细辛、丁香）。元代危亦林在《世医得效方》中指出体虚，上气壅盛，中脱痞塞，呕泄翻吐，水饮不入者，匀理汤（木香匀气散与理中汤合用），盐汤调服，以虚实同治。元代朱震亨在《丹溪医集》中认为："久病呕者，胃虚不纳谷也。"选用生姜、人参、黄芪、白术、香附等，并针对脾胃虚弱之不同分别辨证选方，如对于胃气极虚，呕吐而不能进饮食者，用藿香安胃散（藿香、丁香、人参、陈皮、生姜）同煎；脾胃虚热夏月呕吐不止者，选五苓散加姜汁治疗；脾胃虚寒，非夏月呕吐者用理中汤。

（7）其他：金代张从正对呕吐的论述散见于《儒门事亲》各卷中，主要是医案的记载。他以吐下法治疗呕吐，为后世医家临床提供了新的思路。还有一些治呕吐的单方，如唐代孙思邈在《备急千金要方》中提出："凡服汤呕逆不入腹者，先以甘草三两，水三升煮取二升，服之，得吐。但服之不吐亦佳。消息定，然后服饮余汤，即流利更不吐也。"可见历代医家对本病的治疗思路之广阔。

2. 其他疗法

（1）针灸治疗：针灸治疗呕吐，在《素问》和《灵枢》中即有记载，如："胸满，呕逆，飧泄，狐疝，遗溺，闭癃。为此诸病，盛则泻之，虚则补之，热则疾之，寒则留之，陷下则灸之，不盛不虚，以经取之。盛者，寸口大一倍于人迎；虚者，寸口反小于人迎也。"晋代《脉经》云"少阴病，其人吐利，手足不逆，反发热，不死。脉不至者，灸其少阴七壮"，指出可用针灸以治疗实证呕吐；《针灸甲乙经》中膈关等59个穴位的主治涉及本证，如："背痛恶寒，脊强俯仰难，食不下，呕吐多涎，膈关主之。"《肘后备急方》也提出用灸法来治疗"吐逆"，如："治卒吐逆方。灸乳下一寸，七壮，即愈。又方，灸两手大拇指内边爪后第一纹头各一壮，又灸两手中央长指爪下一壮，愈。"《备急千金要方》记载针灸止呕治法，如"吐逆，呕不得食，灸心俞百壮""吐逆，食不住，灸胃脘百壮""吐逆，饮食却出，灸脾募百壮"等方法。南宋时期《扁鹊心书》《针灸资生经》倡用灸中脘、热熨、隔药灸等方法，如《针灸资生经》云："吐逆呕不得食，灸心俞百壮，或胸堂百壮，或巨阙五十。呕吐宿汁，吞酸，灸日月百壮，三报。或盐半斤炒，故帛裹就热熨痛处，主呕吐。若心腹痛而呕，此寒热客于肠胃云云，灸中脘。"金元时期，刘完素以针大陵，灸太溪、昆仑的方法治疗"吐"和"哕呕"；明代，陈会在《神应经》中曰："呕吐：曲泽、通里、劳宫、阳陵、太溪、照海、太冲、大都、隐白、通谷、胃俞、肺俞。"楼英在《医学纲目》中载："针灸，呕吐取法有二：其一取脾。经云：脾足太阴之脉，是动则病食则呕，视盛虚热寒陷下取之也。其二取肝。经云：肝足厥阴之脉，所生病者，胸满呕逆，视盛虚热寒陷下取之也。"杨继洲在《针灸大成》中云："呕吐：表邪传里，里气上逆也。口中和，脉微涩弱。灸厥阴。战栗：战者，正气胜；栗者，邪气胜。邪与正争，心战而外栗，为病欲解也。邪气内盛，正气太虚，心栗而鼓颔，身不战者，已而遂成寒逆者。灸鱼际。"清代吴亦鼎在《神灸经纶》中载："呕吐不下食：膈俞、三焦俞、巨阙。呕吐不思饮食：上脘、中脘。冷气呕逆：章门、大陵、尺泽、太冲、后溪（吐食）。"以及廖润鸿所撰《针灸集成》指出："独阴主治干呕吐、伏梁奔豚、积聚、小肠疝气、死胎、胎衣不下、胸痛、吐冷酸水，太冲三壮，内关二壮，独阴五壮。"其汇总了诸家的经验。

（2）食疗法：东晋葛洪在《肘后备急方》中曰"干呕不息……一云蔗汁，温令热，服一升，日三。一方生姜汁，服一升"以蔗汁及生姜治干呕不止。唐代孙思邈在《备急千金要方》中亦提到可嚼服生姜以治疗干呕吐逆不止。在《圣济总录》中还有糯米粉、生姜饮治疗霍乱呕吐的记载。后至在明代《类证治裁》中有对蛔厥呕吐食疗法的记载，其曰："其呕而绝粒者，取生鹅血热饮。每食必呕者，煮羊血熟食之，皆立止。"《证治准绳·女科》载有以苦柚饮主治妊妇恶阻，呕吐不食，头晕不敢行步。若呕甚者，加姜汁。清代曹庭栋在《老老恒言》中指出枇杷叶粥（枇杷叶、粳米）除了可以治疗肺热咳嗽，还可以治疗胃热呕吐及呃逆，但对于感寒呕吐则不宜选用。

（3）外治膏剂：膏剂是祖国医学的一类古老剂型，其渊源久远。在清代王维德所撰写的《外科证治全生集》中就曾用到此法来治疗胃寒性呕吐黄水之证，如："用生姜一斤，捣取汁碗许，入广胶、乳香末、没药末各五钱，同煎胶化，离火取药，摊作三四大膏，令贴胃脘痛处，以绢绑缚三个时辰，然后取周岁孩鞋两只，炉上烘极热，轮熨，熨至膏硬，再易膏贴，再绑三时，熨至愈而止。"李文炳在《经验广集》中载万灵神膏呕吐贴心口，或肺俞穴。《同寿录》神机万灵膏对酒后呕吐、酒积、转食、暗风，贴肺俞兼心坎下2寸许，此膏能治万病，皆对患处及脐中贴之，无不应验，贴后火烘双手熨百余下更妙。

（4）注意事项：《金匮要略方论》对呕吐脉证治疗阐发甚详，不仅提出了一些现在仍然行之有效的方剂，而且认识到呕吐有时又是人体排出胃中有害物质的保护性反应，如仲景在《金匮要略·呕吐哕下利病》中说："夫呕家有痈脓，不可治呕，脓尽自愈。"在《金匮要略·黄疸篇》说："酒疸，心中热，欲吐者，吐之愈。"以此告诫后世不必见呕即止呕，而应当见病知源，实寓有治病求其本的深意。

朱丹溪指出"呕吐药物忌瓜蒌、杏仁、桃仁、萝卜子、山栀，皆要作呕"，即告诫后人在临床治疗呕吐时，应避开此类药物。清代程国彭在《医学心悟·呕吐》中云："若拒格饮食，点滴不入者，必用姜水炒黄连以开之，累用累效。"此法简约可从。

呕吐虽非内科大证，但若失治误治，亦可由实至虚，故应当给予重视。祖国医学关于"治未病"之训，勿忘"病从口入"之戒，应注意饮食有节，起居有常，顺应四时，注意保护胃气。古代医家对呕吐的认识由来已久，但是历代医家观点不一，认识角度及深度各不相同，故本书将其源流脉络进行梳理，使其条理更加清晰以便更好地学习。

（苏　明　周雪明）

噎膈源流考

膈之病名首见于《内经》，"五噎""五鬲气"之说首见于《诸病源候论》，《济生方》首次提出"噎膈"病名。到明清时期，噎膈的病位及主要表现基本确定下来。由于噎膈病较为复杂、难治，故本书从病名、病因病机、证候分类及治疗入手，对历代有关噎膈病的书籍进行了整理归纳，以期对此病有较为全面的认识。

（一）病名

噎膈以吞咽困难、饮食不下为主要表现。在宋以前"噎""膈"均分开论述，宋代严用和在《济生方》中首次提出"噎膈"病名。"噎膈"还有"五噎""五膈"之分，其中"五噎"有"气噎""忧噎""食噎""劳噎""思噎"。"五膈"有"忧膈""恚膈""气膈""寒膈""热膈"。现整理归纳历代医家所记载噎膈之称谓如下：

1. 以病因病机分类命名

《内经》中首见"膈"之病名，《素问·阴阳别论》有"三阳结，谓之膈"之说。隋代巢元方在《诸病源候论》中首次提出了"噎"的命名，继承了晋代《肘后备急方》五膈之说，提出"五噎"及"五膈气"之说，其谓："夫五噎，谓一曰气噎，二曰忧噎，三曰食噎，四曰劳噎，五曰思噎"，又曰："伤动阳气，致阴阳不和，而腑脏生病，结于胸膈之间，故称为膈气"。五膈气谓："忧膈、恚膈、气膈、寒膈、热膈也。"由此可知，巢氏以气、忧、食、劳、思、寒、热等病因命名噎膈。唐代孙思邈在《备急千金要方》中引用《古今录验》对五噎证候的论述"五噎者，气噎、忧噎、劳噎、食噎、思噎"与巢氏同。其论述为："气噎者，心悸，上下不通，噎哕不彻，胸胁苦痛。忧噎者，天阴苦厥逆，心下悸动，手足逆冷。劳噎者，苦气膈，胁下支满，胸中填塞，手足逆冷，不能自温。食噎者，食无多少，惟胸中苦塞，常痛不得喘息。"宋代陈无择的《三因极一病证方论》也有"五噎""五膈"之说，"五噎"证同《诸病源候论》，"五膈"所指为"喜膈""怒膈""忧膈""思隔""恐膈"五种。《三因极一病证方论》中五膈的描述有："病有五膈者，胸中气结，津液不通，饮食不下，羸瘦短气，名忧膈；中脘实满，噎则醋心，饮食不消，大便不利，名曰思膈。胸胁逆满，噎塞不通，呕则筋急，恶闻食臭，名曰怒膈，五心烦热，口舌生疮，四肢倦重，身常发热，胸痹引背，不能多食，名曰喜膈；心腹胀满，咳嗽气逆，腹下若冷，雷鸣绕脐，痛不能食，名曰恐膈。"宋代《太平圣惠方》曰："寒温失宜，饮食乖度或恚怒气逆，思虑伤心，致使阴阳不和，胸膈痞塞，故名膈气也。"金元时期李东垣在《医学发明·四时用药加减法》中曰："填塞咽喉，阳气不得出，病名，曰塞，阴气不得降，病名曰噎。"明代龚信在《古今医鉴》中曰："膈噎者，谓五膈五噎也。五膈，忧、恚、寒、热、气也。五噎，忧、思、劳、食、气也。"然张子和认为噎膈指进食哽噎、饮食难下的病证，不同意将其分类，其在《儒门事亲》中曰："病派之分，自巢氏始也；病失其本，亦自巢氏始也……后世强分为五噎，谓气、忧、食、思、劳也，后又分为十膈、五噎，其派既多，其惑滋甚。"明代周之千的《周慎斋遗书》又提出："膈证有气膈，血膈、痰膈之别……气膈随吃随吐，或食未几即变痰涎而出，火在胃中而丹田真火不足也……血膈时吐时止，胸前作痛，且连背心，血积胸中……痰膈，痰涎稠粘，痰积胸中。"明代吴崑在《医方考》中又提出"血噎膈"一名，曰："血噎膈者……血积胸膈，久久凝结，令人妨碍饮食。"此血噎膈与周之千的血膈应相同，均因血积胸中而命名。

2. 以病症特点分类命名

噎、膈（隔，鬲）两字出现时间较早，首见于先秦时期的文献中。《诗经·王风》中有"行迈靡靡，中心如噎"之句。《内经》并没有将噎、膈两字合用作为病名，但是有许多因隔阻不通导致病症的记载，如"膈咽不通""膈中"等。如《灵枢·本藏》有："肝大则逼胃迫咽，迫咽则苦膈中。"《灵枢·邪气藏府病形》曰："脾脉……微急为膈中，食饮入而还出，后沃沫。"在此"膈中"为中焦阻隔，上下不通之意。在汉代许慎的《说文解字》中曰："噎，饭窒也。"唐代孔颖达曰："噎者，咽喉蔽塞之名。"即噎，为咽喉梗塞之意。由宋代陈彭年、丘雍等编修的《大宋重修广韵》曰："噎，食塞。"宋代毛晃增在《增修互注礼部韵略》中云："噎，食窒气不通。"可知"噎"之称谓来源于其病症特点即食管阻塞，不通畅。元代朱丹溪亦称食物难入的疾病为"噎"，其《局方发挥·治法辨惑》曰："水饮可行，食物难入，间或可入，入亦不多，名之曰噎。"明代王肯堂在《证治准绳》中亦曰："噎谓饮食入咽而阻碍不通，梗涩难下，有下者，有不得下者，有吐者，有不吐者，故别立门。"明代龚信在《古今医鉴》中称以咽喉间有阻碍感为先期，表现为渐渐妨碍进食的疾病为"膈"，其曰："结于咽喉，时觉有所碍，吐之不出，咽之不下……久则渐防饮食，而为膈也……饮食不下，而为噎也。"明代张介宾在《景岳全书》中曰："噎膈者，膈塞不通，食不能下，故曰噎膈。"明代李梴称饮食不下而大便不通的疾病为"膈噎"，首次将噎膈与大便不通的症状联系起来，其曰："饮食不下而大便不通，名膈噎。"清代林珮琴在《类证治裁·噎膈反胃论治》中曰："噎者咽下梗塞，水饮不行，食物难入。"将水饮可入，但食物难下的疾病称为"噎"病，进一步完善了噎膈的病症特点。

3. 以发病部位分类命名

《严氏济生方》曰："《素问》云脏腑生病，结于胸膈，则成膈气，流于咽嗌，则成五噎。"《灵枢·上膈》曰："气为上膈者，食饮入而还……虫为下膈。下膈者，食晬时乃出。"结合经文可知，《内经》以膈为中心，称膈以上至咽部隔塞不通者为"上膈"，膈部隔塞不通者为"中膈"，膈下至下脘部位阻塞不通者为"下膈"。《诸病源候论》曰："噎膈者，饥欲得食，但噎塞迎逆于咽喉胸膈之间，在胃口之上，未曾入胃。"《三因极一病证方论》曰："病在膻中之下，故名五膈；若在咽嗌，即名五噎。"《局方发挥·治法辨惑》认为："其槁在上，近咽之下……名之曰噎。其槁在下，与胃为近……名之曰膈。"张景岳在《景岳全书》中云："故噎膈之病，病于胸臆上焦。"明代孙一奎在《医旨绪余·噎膈翻胃》中曰："夫饮食入于噎间，不能下噎……故曰噎。膈，是膈膜之膈，非隔截之谓也。饮食下噎，至于膈间，不能下膈……故曰膈。"清代姜天叙在《风劳·臌膈·四大证治》中曰："气留噎嗌……曰噎，气结胸膈……曰膈。"以上均说明膈的发病部位在胸中，而噎的发病部位在咽嗌。清代尤在泾在《金匮翼》中曰："膈，隔也。饮食入咽，不得辄下，噎塞隔中，如有阻隔之者，故名膈噎。"高鼓峰的《医宗己任编》根据发病部位不同分别将其命名为噎、膈，其曰："饮食之际，气忽阻塞，曰噎。心下隔拒，或食到膈间不得下，曰膈。"

4. 以病性分类命名

宋代史堪在《史载之方》中提出噎膈有冷、热之分，其曰："隔塞不快，饮食难下，两胁胀满……胸中噎塞，饮食减少，行步无力，大府虚冷，非时间心前如有一条冷线上彻咽喉，此为冷噎"，又曰："其胸证前隔塞，饮食减少，大府秘热；忽时不调，吃咸即心躁，吃暖即喉干痰实，头目昏晕，两足无力，载身不起，舌上生疮，唇皮焦裂，或非时口中涎流，热气冲肺散为干嗽；忽时急饥，见食即吐，食不住腹，此热膈"，又曰："主热噎，胸前噎塞不通，饮食不下，所吃汤水，只到喉仍便吐出，所咽下津液，只到喉中亦便吐出。口胶，非时睡涎溢。大府秘热"，此为冷噎、热膈、热噎之分。

（二）病因病机

噎膈的病因可由多种因素导致，如七情内伤、酒食不节、久病年老等都是其发病的主要病因。噎膈的基本病变与发病机理总属气、痰、瘀交结，阻隔食管、胃脘而致。病位在食管、属胃所主，与肝、脾、肾相关。

1. 肝气郁滞

《内经》伊始，已叙及忧思恚怒，肝郁气滞，为噎膈的起因。所谓："木郁之发""厥阴之胜"均可致"膈咽不通，食饮不下"。巢氏在《诸病源候论》中则更明确地认为"此为忧恚所致，忧恚则气结，气结则不宣流，使噎"。而《景岳全书》云："盖忧思过度则气结，气结则施化不行……气不行则噎膈病于上"，又曰："食不得下者，以气结不能行也"。明代江瓘的《名医类案·噎膈》云："而有肝木凌脾，非膈则噎也。"清代张璐在《张氏医通》中载"肝气上逆，胃气不下而呕噎"均具体地揭示了肝气郁滞，逆气犯脾侵胃而致噎膈的机理。丹波元坚在《杂病广要·脏腑类》中亦云："原其大概，不外乎郁，故张鸡峰以为神思间病。"

2. 痰瘀内结

《内经》云："肺胃上逆，浊气填塞，益以痰涎瘀阻，胶黏不下，此噎膈所由来也。"陈自明在《妇人大全良方》中提及用牡丹煎治疗妇人"血膈"。张子和有"其或咽噎，上阻涎痰"的说法，直至朱丹溪才明确论述了痰瘀致膈的具体内容，并用以指导临床。《局方发挥·治法辨惑》中载："痰挟瘀血，遂成窠囊，此为痞、为痛呕吐、为噎膈、翻胃之次第也。"明代孙志宏在其《简明医彀·却病延龄》一书曰："夫忧气郁而生痰，痰与气搏，升而不降，多成噎膈等证。"明代戴思恭在《证治要诀及类方·噎膈证治》中曰："诸痞塞及噎膈，乃是痰为气所激而上，气又为痰所隔而滞，痰与气搏，不能流通。"王肯堂在《证治准绳·胃反即噎膈》中云："瘀血在膈间。阻碍气道而成者居多。"明代皇甫中在《明医指掌》中指出："如好酒之徒患此者，必是顽痰"，又曰："忧郁则气结于胸臆而生痰，久则痰结成块，胶于上焦，道路狭窄，不能宽畅，饮或可下，食则难下，而病已成矣"，均明确地指出了痰、瘀停积于膈间，阻碍道路而致噎膈的病因病机。《名医类案·噎膈》记载丹溪医案云："病不在脾胃，而在膈间……想其怒甚则死血菀于上，积在膈间，碍气升降，津液因聚，为痰为饮"，又曰："一人食必屈曲下膈，梗涩微痛……此污血在胃脘之口，气因郁而为痰……皆滞血致病……乃噎膈之渐也"。其不但论述了痰瘀互结导致噎膈的机理、病位，而且已认识到噎膈至此阶段病情已较为严重。明代刘纯在《玉机微义》中云："膈噎之证，皆由气聚成积，自积成痰，痰积之久，血液俱病，以其为病在咽在膈，故以膈噎病。"故前人立膈噎二者之名《类证治裁》曰："噎者……由痰气之阻于上也，膈者……由血液之槁于中也。"《风痨臌膈四大证治·噎膈反胃》曰："殊不知噎膈之本虽虚，而痰、火、气、血日久凝滞，瘀塞道路"，又曰："大抵噎膈之证，多有结痰瘀血相停，若不去之，病必不除"。

3. 阴亏血枯

《素问·大奇论》曰："胃脉沉鼓涩，胃外鼓大，心脉小坚急，皆鬲偏枯。"膈证的脉象特征，反映了本病发病以胃为主，病性上既有邪正搏结之象，又有阴血耗伤之本质，也暗示了本病的复杂性。阴亏血枯乃噎膈病之主要病因病机之一，强调此点首推朱丹溪。其在《局方发挥》中云："夫噎病，生于血干，夫血，阴气也……金水二气有养，阴血自生，肠胃津润，传化合宜，何噎之有？"且提出："噎膈……多由气血两虚而成"。其"积而久也，血液俱耗、胃脘干枯"之说，更为后世医家所遵循、推崇。至明代，对阴亏血枯在噎膈病形成中的重要致病机制的认识相当深入。明代李中梓在《医宗必读》中曰："大抵气血亏损，复因悲思忧患忠，则脾胃受伤，血液渐耗……噎塞所由成也。"《名医类案·噎膈》引虞恒德按语云：噎证乃"下焦血少，故大便燥结；阴火上冲吸门，故食不下。"赵献可云："肾水既干，阳火偏盛，煎熬津液……所以噎食不下也。"张景岳则云："酒色过度则伤阴，阴伤则精血枯涸……精血枯涸，则燥结病于下。"他们的论述，指出阴血损伤，煎熬津液，是噎膈病形成的重要病因、病机。清代高鼓峰在《医宗己任编》中云："膈症之人，其肠胃必枯槁干燥……是胃阴亡也。阴亡，地气绝也，地气绝，则天气从何处生手故多死。"其强调了胃阴耗损在噎膈病发病机制中的重要作用，胃阴之存亡，决定噎膈之预后佳否。余如清代沈金鳌在《杂病源流犀烛》中云："噎塞原于脾家气血两虚，而多半由血液枯干……津液壅滞，而阴血不荣，故患噎塞。"清代吴谦在《医宗金鉴》中对噎膈的认识总括为："三阳热结伤津液，干枯贲幽魄不通，贲门不纳为噎膈。"清代陈士铎在《石室秘录·噎膈反胃证治法》中云："反胃有食入而即出者，此肾水虚，不能润喉，故喉燥而即出也。"《医碥·反胃噎膈》中载"以热伤津液，咽管干涩，食不得入也"等论述，均具体地从不同角度阐发了阴血亏枯导致噎膈病的机理。

4. 气虚阳衰

噎膈病见气虚阳衰之际，往往已届晚期。明代万全在《保命歌括》中云："膈噎……脾胃渐衰，饮食不下。"《景岳全书》亦谓"而矧乎全不能行，全不能化者"便是阳亏之候，对噎膈病中由实到虚，阴损及阳，脾之阳气衰极，运化功能已大损，冲气上逆而致饮食不下的机理有所认识。丹波元坚总结前人所述，认为：噎膈"其久也，脾气耗散，传化渐迟"，认识到噎膈晚期脾气亏耗，运化机能衰退。此外张璐、沈金鳌二氏对噎膈病晚期气虚阳衰机制的认识益臻全面。如沈金鳌在《杂病源流犀烛》中云："噎塞，脾虚病也。"而张璐在《张氏医通》中云："然有命门火衰不能生土，脾胃虚寒，多致食晬时乃出者。岂非下膈之证乎"，又云："内膈呕逆……病久而吐，食入反出，是无火也"。其进一步明确了命门火衰而致脾之阳气衰导致食不能入的机制。

5. 阴阳不和，冲气上逆

《诸病源候论·五噎候》曰："夫五噎……皆由阴阳不和，三焦隔绝，津液不行，忧恚嗔怒所生。"《诸病源候论·噎候》曰："夫阴阳不和，则三焦隔绝，三焦隔绝，则津液不利，故令气塞不调也，是以成噎。"《济生方·噎膈》曰："阳气先结，阴气后乱，阴阳不和，脏腑生病，结于胸膈，则成膈。气留于咽嗌，则成五噎。"其指出五噎由阴阳不和所致。

李东垣在《医学发明·膈咽不通四时用药法》中进一步指出："膈咽之间，交通之气，不得表里者，皆冲脉上行，逆气所作也"，又曰："塞者，五脏之所生，阴也，血也；噎者，六腑之所生，阳也，气也，二者皆由阴中伏阳而作也"。张璐在《张氏医通·噎膈》中曰："故知膈咽之间，交通之气不得降者，皆冲脉上行，逆气所作也。惟气逆，故水液不能居润下之常，随气逆从耳。"由此可知，膈咽不通为阴中伏阳、冲气上逆所致。

6. 酒食不节

饮食所伤嗜酒无度，过食肥甘，恣食辛辣，助湿生热，酿成痰浊，阻于食管、贲门，或津伤血燥，失于濡润，使食管干涩，均可引起进食噎塞，而成噎膈。如宋代严用和的《济生方》指出饮食、酒色、年龄均与本病有关："倘或寒温失宜，食饮乖度，七情伤感，气神俱扰……结于胸膈，则成膈。气流于咽嗌，则成五噎。"又如《临证指南医案·噎膈反胃》谓："酒湿厚味，酿痰阻气，遂令胃失下行为顺之旨，脘窄不能纳物。"李中梓在《增补病机沙篆》中言"噎膈……由于饮食者，亦间有之"。明代张景岳在《景岳全书·噎膈》中曰："噎膈一证，必以忧愁思虑，积劳积郁，或酒色过度，损伤而成。"《赤水玄珠·噎膈》曰"或由饮食不节，痰饮停滞"而致。清代王九峰在《王九峰医案·噎膈》中曰："噎膈……由于饮食者，亦间有之。"其中又以嗜酒最为重要。清代黄凯钧在《友渔斋医话·噎膈》中曰："好酒之人，日事沉湎，谷食少而胃失养；胃虚欠运，渐生湿热，上蒸会厌，中滞胃脘，多成噎膈。"清代丹波元坚在《杂病广要》中云："好热饮人，每患酒膈""酒客多噎膈，饮热酒者尤多，以热伤津液，咽管干涩，食不得入也"。清代徐春甫在其代表作《古今医统大全》中认为："嗝噎始因酒色过度……而成五嗝噎者是也。"酒食不节，损伤脾胃，化生痰湿，阻塞食管，形成噎膈。明代叶文龄的《医学统旨》认为噎膈是由于酒米、面炙"难化之物，滞于胃中"，损伤胃肠所致。

7. 七情内伤

导致噎膈的七情因素中，以忧思恼怒多见。忧思伤脾则气结，脾伤则水湿失运，滋生痰浊，痰气相搏；恼怒伤肝则气郁，气结气郁则津行不畅，瘀血内停，已结之气，与后生之痰、瘀交阻于食管、贲门，使食管不畅，久则使食管、贲门狭窄，而成噎膈。如《素问·通评虚实论》曰："隔塞闭绝，上下不通，则暴忧之病也。"《素问·血气形志》亦云："形苦志苦，病生于咽嗌。"其指出突发忧愁与苦闷可以产生隔塞闭与咽嗌的临床表现。巢氏《诸病源候论》则更明确地认为"此由忧恚所致，忧恚则气结，气结则不宣流，使噎"。唐代王焘引用了东晋张湛《延年秘录》里的内容，认为五噎"常以忧愁思虑饮食而得之"。宋代张锐在《鸡峰普济方》中曰："此病缘忧思恚怒动气伤神，气积于内，气动则诸证悉见，气静疾候稍平……此乃神意间病也。"金元时期李东垣以情志失调为戕害脾胃元气的元凶，其在《脾胃论》中云："皆先由喜、怒、悲、忧、恐为五贼所伤，而后胃气不行，劳役、饮食不节继之，则元气乃伤。"明代李中梓在《增补病机沙篆》中言"噎膈则惟以七情所致"。《医宗必读·反胃噎塞》曰："复因悲思忧恚，则脾胃受伤……噎塞所由成也。"李梴在《医学入门·膈噎》中亦云："病因内伤忧郁失志，及饮食淫欲而动脾胃肝肾之火。"《周慎斋遗书》曰："膈证乃七情所伤，郁结不舒而成。"清代李用粹在《证治汇补·噎膈》中亦认为噎"有气滞者……虽分五种，总归七情之变"。清代黄退庵认为噎膈证其因有三："一曰忧思气结，二曰含怒不舒，三曰好酒伤胃。"忧思不解则心气结，心系通咽，结则郁火上凌清道，痰涎缠绕，初则咽物不利，久则噎证成矣，即张鸡峰所谓神思间病也。

8. 久病年老

年老肾虚，精血渐枯，食管失养，干涩枯槁，发为此病。《医贯·噎膈》曰："惟男子年高者有之，少无噎膈。"明代张景岳在《景岳全书·噎膈》中提出："惟中衰耗伤者多有之"，又曰："凡年高患此者多不可治，以血气虚败故也"，认为此病形成与年老体虚有关。又如清代尤怡在《金匮翼·膈噎反胃统论》中曰："膈噎之证，大都年逾五十者，是津液枯槁者居多"，又曰："夫膈噎……此因胃中津气上逆，不得下行而然"。

噎膈的病因病机概括来讲总属痰、气、瘀交结，阻隔于食管、胃脘而致，病位在食管。加之七情内伤刺激，饮食不节，年老体弱等因素导致病情进一步进展。清代叶天士又在《临证指南医案》中明确提出噎膈的病机为"脘管狭窄"，这些理论对当时及现在的临床实践具有重要的指导意义。

（三）证候分类

历代医家对噎膈证候分类的表述有：①痰气交阻；②瘀血内结；③津亏热结；④气虚阳微。

（四）治疗

噎膈属本虚标实之证，临床当辨清标本主次，标实者当辨清气结、痰阻、血瘀三者的不同。本虚多是阴津枯槁为主，发展到后期可见到气虚阳微证。本病的治疗，应遵循"急则治标，缓则治本"的治疗原则，初期重在治标，以理气、化痰、化瘀、降火为主；那么后期则宜治本，滋阴润燥或补气温阳为主，然噎膈之病，病机复杂，虚实每多夹杂，临床当区别主次。如张杲在《医说·膈噎诸气》中云："噎者，乃噎塞不通，心胸不利，饮食不下也，各随其证而治之。"除此之外，临床治疗还要顾护津液及胃气。

1. 辨证论治

（1）疏肝解郁：噎膈为病与肝郁密切相关，清代叶天士在《临证指南医案》中曰："肝郁气逆而为噎膈者，两通厥阴阳明为治。"以疏肝解郁，通厥阴阳明经来治疗肝郁导致的噎膈。

（2）降气化痰：严用和在《济生方》中有"化痰下气……气顺痰下"之治法。李东垣在《脾胃论》中曰："当先用辛甘气味俱阳之药，引胃气以治其本，加堵塞之药以泻其标也。"其提出平冲降逆之法。明代徐春甫认为噎膈的治法当"顺气化痰"，徐氏认为严用和关于噎膈的"治气痰之说"，为治疗噎膈的根本治疗原则，曰："夫世多以香燥之药开胃助脾，故有可愈，则是治其标而已，气与痰也，若之何哉。"明代孙一奎在《赤水玄珠》中曰："有痰饮阻滞而脉结涩者，当清痰泄热，其火自降。"而徐灵胎在评注《临证指南医案·噎膈反胃》中提到："不知噎膈之症用……消瘀祛痰降气之药，或可望其通利。"黄退庵认为对噎膈治疗，先宜开解患者，后用舒心气，清郁火，消痰涎，利咽喉之药。清代林珮琴在《类证治裁》中云："气滞成噎者，宜理气隧……因气郁痰阻，用苦降辛通法。"清代叶天士在《临证指南医案》中也提出以："苦降辛通，佐以利痰清膈为主。"《风痨臌膈四大证治·噎膈反胃》亦提出"消痰顺气"之法。

（3）活血化瘀：《丹溪心法》中载："又有积血停于内而致，当消息逐之。"张锡纯提出噎膈不论何因，其贲门积有瘀血者十之七八。其瘀之重者，非当时兼用治瘀之药不能愈，其瘀之轻者，但用开胃降逆之药，瘀血亦消散。并提出瘀血之根蒂未净，有再发之厄。清代张锡纯在《医学衷中参西录》中详细记载了食管癌病因病机及理法方药，强调在治疗中要补中逐瘀，是肿瘤治疗中"扶正培本"的具体应用。《类证治裁》载血瘀成膈者，兼通血络，桃仁、红花、延胡索、当归须、鸡血藤膏。李士材治血膈，用人参、五灵脂、当归尾、桃仁、郁金。

（4）滋阴润燥：元代朱丹溪在《脉因证治》中指出"宜以润养津血，降火散结"治疗大法。孙一奎在《赤水玄珠》中总结前人经验认为噎膈："例用香热之药治之，反动七情之火，脾胃之阴反有所耗，是以病日益深。"孙氏提出，治疗噎膈之疾："有大便燥结如羊屎者，似属血热，然有服通利药过多，致血耗结则愈结者，补血润血而自行。"同样明代徐春甫也认为治疗噎膈法当"无用燥热之药"。清代《杂病源流犀烛·噎膈反胃关格源流》曰："治法始终以养血润燥为主，而辛香燥热之品，概勿轻下。"清代程国彭在《医学心悟》中认为："噎膈，燥症也，宜润。"周学霆在《三指禅》中曰："以润燥为主，兼用四子之书，多有得愈者。"吴谦在其《医宗金鉴》中关于噎膈的治疗概括为："五汁大黄清燥热，丁沉君子理虚寒，便秘壅遏应利膈，吐逆不止汞硫先。利膈小承参草木，归藿槟桃麻蜜丸，汞一硫二研如墨，老酒姜汁服即安。"叶天士在其《临证指南医案》中提到："夫噎膈……填精益血，以滋枯燥。"《医学噎膈集成》曰："考噎膈……次在补水，三在引上焦之液以下行。"

（5）温补脾肾：张景岳在《景岳全书》中曰："凡治噎膈，大法当以脾肾为主……治脾者，宜从温养；治肾者，宜从滋润。舍此二法，他无捷径矣。"《医宗必读·反胃噎膈》中说："脾伤阴盛者，当以温补为先。"明代孙一奎在《赤水玄珠》中也提出对于噎膈脾胃阳衰之证，脉沉细者，"当以辛香之药温其气，仍以益气养胃为之辅可也"。而叶天士云："其胃阳虚而为噎膈……用通补胃腑，辛热开浊。"其在《临证指南医案》中云："夫噎膈……调养心脾，以舒气结。"

2. 其他疗法

历代医家对噎膈其他疗法的论述主要以针灸治疗为主。《灵枢·四时气》曰："在上脘，则刺抑而下之，在下脘，则散而去之。"其阐述了膈症的针灸治疗法则。晋朝皇甫谧在《针灸甲乙经》中曰："胸胁榰满，膈塞，饮食不下，呕吐食复出，中庭主之"，又曰："胃脘当心而痛，上榰两胁，膈咽不通，食饮不下，取三里……食饮不化，入腹还出，下脘主之"，指出以中庭、足三里、下脘等穴位治疗噎膈。《备急千金方》进一步丰富了治疗噎膈的穴位，其曰："阳纲、期门、少商、劳宫，主饮食不下。章门主食饮不化，入腹还出，热中不嗜食，苦吞而闻食臭伤饱，身黄酸痛羸瘦。中庭、中府主膈寒，食不下，呕吐还出。食窦主膈中雷鸣，漯漯隐隐，常有水声。巨阙主膈中不利。"《医学纲目》对五噎的不同灸法进行论述，其云："五噎分治：气噎，膻中。忧噎，心腧灸。食噎，乳根（乳左下一寸八分）灸。劳噎，膈俞灸。思噎，天府灸。"《景岳全书》曰："噎膈，灸膏肓百壮，以多为佳。又灸膻中、中脘、膈俞各七壮。"清代金冶田在《灸法秘传》中曰："噎膈……凡药不能效者，上宜灸天突，中宜灸中脘，下灸足三里为要。"

综上所述，历代医家对噎膈辨证论治的论述颇为丰富，观点各异，因此将其进行分类整理，探索诸位医家对噎膈发生发展规律的认识，以供后世学者参考。

（姜琳琳　姜德友）

呃逆源流考

呃逆之证最早见于《内经》，并称之为"哕"，唐宋以后方将二者逐渐分开论述，其辨证论治首见于汉代张仲景《伤寒杂病论》，其发生发展的病因病机，以及论治的理法方药至明清时期逐渐发展完善，但历代医家所述观点不一，现从病名、病因病机、证候分类及治疗四方面进行梳理，考其源流，兹述余下：

（一）病名

历代医家对呃逆的病名称谓不同，现整理归纳为以下两点：

1. 以病因病机分类命名

《素问·藏气法时论》中载有"肺病者，喘咳逆气，肩背痛"；《素问·气交变大论》言"咳逆甚而血溢，太冲绝者，死不治"等论述，可知《内经》中咳逆作喘咳逆气来解，是指咳嗽见气上逆的疾患，因此咳逆当为咳嗽逆气之义，在《诸病源候论》中说出咳逆的定义，其曰："咳逆者，是咳嗽而气逆上也。气为阳，流行腑脏，宣发腠理，而气肺之所主也。咳病由肺虚感微寒所成，寒搏于气，气不得宣，胃逆聚还肺，肺则胀满，气遂不下，故为咳逆。"从前面用方可了解"咳逆"指的是咳嗽逆气，不能理解为呃逆病证的另一个同义病名，但在呃逆病名未明确使用前，宋元时期部分咳逆之义指的就是呃逆，如成无己、朱震亨等便认为"咳逆"即是呃逆义的哕。如金元时期张子和在《儒门事亲》中"吃忒"一名，其曰："咳逆，俗呼曰吃忒。"从张氏对吃忒的解释，可知"吃忒"即咳逆，在当时的咳逆使用习惯下，可以了解吃忒即是呃逆之义。又《丹溪心法》中"吃逆"之述，其曰："咳逆有痰，气虚、阴火。视其有余不足治之。"又曰："痰碍气而吃逆，用蜜水吐，此乃燥痰不出。"依时代背景可知咳逆之义即为呃逆病证，又因吃逆出在咳逆病证之下，可知即呃逆之义。

2. 以病症特点分类命名

东汉许慎在《说文解字》中云："哕，气悟也。"可知，古人未直言"哕"有"呃逆"义。然而段注云："悟，逆也。"《通俗文》亦曰"气逆曰哕"。《释名·释天》有云："哕，越也；越故限也。"《灵枢》又曰"六府气：胆为怒，胃为气逆哕，大肠小肠为泄"，以上所述为哕最早的病证描述。由此可见，从非医学类的文献《礼记》到医学文献的《内经》，都是以"哕"作为呃逆的病名，许多医家将"哕"明确规范为呃逆义，并准确地使用此病名作为脾胃系的一类病证，后至明清时期，医家方将此病称谓呃逆，如明代虞抟《医学正传》、张景岳《景岳全书·呃逆》、王肯堂《证治准绳》便是将呃逆作为病证列出。但仍然有部分医家以哕为干呕义，如明代汪机在《外科理例》中说："哕者无物有声，乃气病也。"王肯堂在《证治准绳》中认为哕即是呃逆，主要是从《灵枢》对哕的治法，其曰："哕，以草刺鼻，嚏，嚏而已；无息，而疾迎引之，立已；大惊之，亦可已。"另有"哯"义为干呕，同"哕"。最早见于《难经》，其曰："其病烦心、心痛，掌中热而哯，有是者心也，无是者非也。"滑寿本义："哯，干呕也。心病则火盛，故哯。"由此可知，"哯"义当为干呕之义。金代成无己在《伤寒明理论》中云："伤寒呕吐，何以明之？呕者，有声者也，俗谓之哯。"但需注意文献在"哕"义的使用上，当区别"呃逆"与"干呕"意义。

考"干呕"，元代巢元方在《诸病源候论》中除使用了干呕、呕吐、哕三个独立名称之外，尚有"呕哕候"一病，但巢氏未对"干呕""呕吐""哕"及"呕哕"等四候，在证候表现上加以辨别。这可能是后世合用"呕""哕"作为一词的原因，并将哕的呃逆本义中加入干呕之义。

张景岳对于哕证与"干呕"进行辨别，引用《丹溪心法》有关哕的内容，说明其前后自行矛盾。其一方面在《丹溪心法·咳逆汁》中说："咳逆为病，古谓之哕，近谓之呃。"另一方面在《丹溪心法·呕吐门》中又说："有声有物谓之呕吐，有声无物谓之哕。"虽明确将哕作呃，又将哕作干呕，如此可知其对哕作干呕之义并不十分准确。张氏将呕吐作明确定义"呕即吐之类，但吐而无物者曰呕，呕而有物者曰吐"。因此可知，干呕就是干呕，不应与哕作混。

古代亦有"噫"之病名，与哕不同，《说文解字》曰："噫者，饱食息也。从口，意声。"《素问·至真要大论》曰"饮食不下，膈咽不通，食则呕，腹胀善噫"，指胃里的气体从嘴里出来并发出声音。《景岳全书》说明"噫"之义，其曰："噫者，饱食之息，即嗳气也。"

（二）病因病机

呃逆发病一般发病急骤，亦有发病缓慢者。呃逆病位在膈，与胃、肺、肝、脾、肾关系密切。呃逆病性为本虚标实，虚为脾胃阳虚或胃阴不足，实为寒邪、胃火、食滞、气郁、痰饮、瘀血。呃逆病势初起实为主，涉及肺、胃，日久则为虚证及虚实夹杂证，可逐渐波及肝、脾、肾，并气血阴阳受损。

呃逆的病机转化决定于病邪性质与正气强弱。寒邪为病者，主要是寒邪与阳气抗争，阳气不衰则寒邪易于疏散，反之寒伤阳气而出现虚寒之证。热邪为病者，易于损耗津液而转化为阴虚证。气郁、食积、痰饮、瘀血为病者，皆能伤及脾胃兼夹脾胃亏虚。脾胃虚寒与胃阴不足证，使正气亏损较重，这样，反过来又更易感邪，而成虚实夹杂证。总之，呃逆的病因病机虽然有许多不同之处，但其发病机理总离不开"气机上逆"，此点便是随后的辨证论治所要解决的问题。如《素问·宣明五气》"胃为气逆"提出胃气上逆的病机。同时，在《灵枢·口问》进一步阐明了胃气上逆而致呃逆的病机，其曰："谷入于胃，胃气上注于肺。今有故寒气与新谷气，俱还入于胃，新故相乱，真邪相攻，气并相逆，复出于胃，故为哕。"其指出呃逆是由"故寒气"与"新谷气"相乱、相并、相逆，"复出于胃"所致，病机亦是胃的气机上逆。现将呃逆之病因病机整理如下：

1. 邪实内结

《伤寒论》曰："伤寒哕而腹满，视其前后，知何部不利，利之则愈。"此乃邪实内结之哕，必与实证腹满并见。或因于水气内停，小便不利；或因于燥屎内结，大便不通。当分别通利小便或大便，则腹满及哕自除。又曰："太阳病中风，以火劫发汗，邪风被火热，血气流溢，失其常度……久则谵语，甚者则哕。"本条之哕在太阳中风误用火劫伤阴之后，乃火邪盛而正气虚，胃气衰败的危象。又曰："阳明中风，脉弦浮大而短气，腹都满，胁下及心痛，久按之，气不通，鼻干不得汗，嗜卧，一身及面目悉黄，小便难，有潮热，时时哕"；又曰："脉但浮，无余证者，与麻黄汤，若不尿，腹满加哕者，不治"。上二条乃三阳合病，病情较为复杂。其"时时哕"乃阳明邪热郁热盛之象，尚兼一身面目俱黄、小便难、有潮热、耳前后肿等一派阳明热盛之象。以上原文叙述了水气内停、太阳中风误用火劫和三阳合病阳明热盛而实邪郁闭于内，脏腑气机不利所致哕证。

隋代巢元方等撰《诸病源候论·呕哕病诸候》内容中有与呕、哕相关的三条条文，在"呕哕候"中有确切描述干呕的临床表现，其病机是脾胃之气因遇冷折之，气逆而哕，脾胃素有邪气。

《外台秘要》对于哕证病机的认识，基本以《诸病源候论》为主，如"卷第六·呕哕方四首"中认为脾胃有邪气，加之谷气不消，便生哕证，其认为："呕哕之病者，由脾胃有邪，谷气不消所为也。胃受邪气，逆则呕；脾受邪，脾胀气逆，遇冷折之，气逆不通则哕也。"后至明代《医学正传·呃逆》为呃逆病因是胃实呃逆，胃实呃逆则基于饮食太过、痰闭及伤寒热病，具体描述如下："因饮食太过，填塞胸中，而气不得升降者。或有痰闭于上，火起于下，而气不得伸越者。有为伤寒热病，阳明内实，过期而失下，清气不得升，浊气不得降，以致气不宣通而发呃者。凡若此者，皆实证也。"后至《景岳全书》将呃逆病性分为三大类。在病性的基础上，又将呃逆可见的病因病机分为两类，一为"杂病所致"，二为"伤寒所致"。其中，"杂病所致"病因病机有"寒滞为呃""胃火为呃""气逆为哕""食滞而呃者""中焦脾胃虚寒""下焦虚寒""病后体虚或用药攻伐致呃"七类。

王肯堂在《证治准绳》中认为呃逆应当先分虚、实、火、痰、水气，其引用"刘宗厚"之论曰："呃逆一证，有虚有实，有火有痰，有水气，不可专作寒论。"火、痰、水气或一时性呃逆皆属实证呃逆："若平人食入太速而气噎，或饮水喜笑错喉而气抢，或因痰水停膈心中，或因暴怒气逆痰厥，或伤寒热病失下而有此者，则皆属实也。"另外，对呃逆虚实的辨别之后，在呃逆的虚证中，王氏认为还需分别寒热。此后，李中梓在《病机沙篆·噎膈反胃附呕吐哕》中提及："哕之为症，方书仅言其属火，乃一端耳。亦有胃寒、胃热、伤食、停痰、逆气、瘀血，人当消息而治，因火与痰为多。"其体现对呃逆的证候认识除了火之外还有胃寒、胃热、伤食、停痰、逆气、瘀血等证候，且当时所见证候火与痰为多。

《症因脉治》中将呃逆的病因分为外感与内伤两类。外感呃逆指"外受风邪，邪传半表半里，里不受邪，抑遏少阳生升之气，则上冲作呃"，若热邪结里，失于清理，则热气上冲，亦能致呃。或水饮内停，胃家痰人，诸逆上冲，则呃逆之症作矣。而内伤呃逆则为："膏粱积热，胃火上冲，或胃寒冷饮，水寒上逆；或脾胃不和，脏腑为病，或怒动肝火，肝气怫逆，或肝肾阴亏，阴火上冲，此皆内伤呃逆之症也。"汪昂的《医方集解》在"丁香柿蒂汤"方解中对呃逆病因病机进行总结，其曰："有因痰阻气滞者，有因血瘀者，有因火郁者，有因胃热失下者，此皆属实。"

清代叶天士在《临证指南医案》中不仅将前人治疗呃逆之病机方药做出简明扼要的整理，还提出对呃逆新的认识，就是有关肺气郁痹及阳虚浊阴上逆的病机，有云："先生谓肺气郁痹，及阳虚浊阴上逆，亦能为呃。每以开上焦之痹，及理阳驱阴，从中调治为法，可谓补前人之不逮。"程国彭在《医学心悟》中认为："呃逆之证，气自脐下直冲上，多因痰饮所致，或气郁所发，扁鹊丁香散主之；若火气上冲，橘皮竹茹汤主之。"

清代江涵暾在《笔花医镜》中认为呃逆也可出现在胃热证中，其认为："胃之热，唇舌红口臭。脉右关必洪数。其症为三消、为嘈杂……为自汗、为舌黑燥渴……为便闭、为呃逆。"对胃热呃逆病因病机辨证为胃火上冲作呃，方用安胃饮，其描述如下："呃逆不止者，胃火上冲也。"此外清代沈璠的《沈氏医案》呃逆病案，为食滞阻遏热邪，热邪不得发越而致使呃逆，属于食积呕哕。

2. 肝郁克土

陈士铎在《辨证录》中提到呃逆的第四个证型是肝郁克土。陈氏提出肝郁肝气不舒，进而克犯脾土，气因而上逆，而肝郁最重要需与火逆呃逆相鉴别。其曰："人有气恼之后，肝又血燥，肺又气热，一时呃逆而不止，人以为火动之故也，谁知亦是气逆而不舒乎。盖肝性最急，一拂其意，则气必下克脾土，而脾土气闭，则腰脐之间不通，气乃上奔于咽喉，而作呃逆矣。"

江氏在《笔花医镜》中亦认为肝实证可以出现呃逆，其认为："肝之实，气与内风充之也。脉左关必弦而洪。其症为左胁痛。为头痛。为腹痛。为小腹痛……为呃逆。"而肝实证呃逆的病因病机为气郁火冲。

3. 因痰致哕

陈士铎在《石室秘录》中提到呃逆的第二个证型是痰呃。其病因是由于胃口痰气不清，使丹田气郁致呃，认为："人有痰气不清，一时作呃逆之声者，人以为火逆作祟也。夫火逆之痰，口必作渴，今不渴而呃逆，仍是痰气之故，而非火邪之祟也。夫痰在胃口，而呃逆在丹田，何以能致此耶?盖丹田之气欲升，而痰结胸中以阻之。此种呃逆较虚呃者甚轻。"陈修园在《医学从众录·呃逆》中提到有关呃逆病因，遵从张景岳的寒呃、热呃及虚脱之呃进行分类，其中大多引用景岳对呃逆之论述。另外，还引用张石顽之寒痰死血呃逆，其引述道："张石顽曰：平人饮热汤，及食椒姜即呃者，此胃中有寒痰死血也。"

4. 阳明胃虚

《素问·宣明五气》曰："五气所病……胃为气逆、为哕、为恐。"《灵枢·九针》曰："五藏气，心主噫，肺主咳，肝主语，脾主吞，肾主欠。六腑气：胆为怒，胃为气逆哕。"同《素问·宣明五气论》之思路，此处"五藏气"作"五气所病"，推论六腑气当理解为六腑气机病变的表现。

《伤寒论》曰："本渴欲饮水而呕者，柴胡不中与也，食谷者哕"，又曰："阳明病，不能食，攻其热必哕，所以然者，胃中虚冷故也。以其人本虚，攻其热必哕"。亦有"攻之必胀满不能食也。欲饮水者，与水则哕""若胃中虚冷，不能食者，饮水则哕""因得哕，所以然者，胃中寒冷故也""伤寒发汗，若吐、若下，解后心下痞鞭，噫气不除者，旋覆代赭汤主之"等论述，均指出阳明胃虚致哕的病理机制。此外仲景另一部著作《金匮要略·痉湿暍病脉证第二》中亦指出如果过早运用下法治疗，造成阳气受损，中焦阳虚，寒湿与正气相搏而上逆，即造成呃逆。其曰："湿家，其人但头汗出，背强，欲得被覆向火。若下之早则哕。"

后至晋代王叔和《脉经》，其引用《伤寒论》中对呃逆证的论述。如209、98、194、226、380、114等条目之原文用来说明阳阳虚衰，又有饮食不节、寒邪侵袭、痰阻气滞等外因干扰胃气所致呃逆的病因病机。隋代《诸病源候论》保留《伤寒论》对哕的认识，其中多有"伤寒大吐下之后……因得哕。所以然者，胃中寒冷故也""其人不能食，攻其热必哕，所以哕者，胃中虚冷故也。又病患本虚，伏热在胃，则胸满，胸满则气逆，气逆不可攻其热，攻其热必哕"等论述，并且沿用《伤寒论》治法以"伤寒哕而腹满者，视其前后，知何部不利，利之即愈"为原则。《诸病源候论》还提到许多临床中能致哕的疾病，散在诸章节中，然其有许多不同病因，如时气、热病、温病、大下后和霍乱呕哕。如"时气哕候"病机为："伏热在胃，令人胸满，胸满则气逆，气逆则哕。若大下后，胃气虚冷，亦令致哕也。"而"热病哕候"病机为："伏热在胃，则令人胸满，胸满则气逆，气逆则哕。若大下已后，饮水多，胃内虚冷，亦令哕也。"此外"温病哕候"病机为："伏热在胃，令人胸满，胸满则气逆，气逆则哕。若大下后，胃气虚冷，亦令致哕。"以及"大下后哕候"病机为："夫风冷在内，入于肠胃则成大下。下断之后，脾胃虚，气逆，遇冷折之，其气不通，则令哕也。"尚有"霍乱呕哕候"病机为："冷热不调，饮食不节，使人阴阳清浊之气相干，而变乱于肠胃之间，则成霍乱。霍乱而呕哕者，由吐利后，胃虚而逆则呕；气逆遇冷折之，气不通则哕。"

明代虞抟在《医学正传》中曰："人之阴气依胃为养，胃土损伤则木来侮之矣，谓之土败木贼也。阴为火所乘不得内守，木挟相火之势，故其气直冲清道而上，言胃弱者，阴弱也，虚之甚也，病者见此似为危证。"其重点阐释了病位在胃，病机为土虚木贼、胃阴不足而致呃逆的病理机制。虞氏认为呃逆病因有胃虚，此论调是基于李东垣的阴火论，其这样认为："人之阴气依胃为养，胃土损伤则木来侮之矣，谓之土败木贼也。阴为火所乘不得内守，木挟相火之势，故其气直冲清道而上。"

虚证主要为损伤脾胃之气，伤寒发汗吐下、泻利、大病后、老人及妇人产后，如王肯堂在《证治准绳》中曰："盖伤寒发汗吐下之后，与泻利日久，及大病后、妇人产后有此者，皆脾胃气血大虚之故也。"王氏认为呃逆应当先分虚、实，对呃逆虚实的辨别之后，在呃逆的虚证中，王氏认为还需分别寒热，分别为虚证夹寒者和虚证火逆上冲者，虚寒呃逆者起因于伤寒汗吐下后，脾胃气虚复服寒凉；虚热呃逆又分两种类型，起因于脾胃阴虚火旺，造成虚火上逆或虚火兼夹热邪上逆。在辨别虚实寒热后，再依其起病病因不同，配合合适的治法来进行治疗。

明代秦景明在《症因脉治》中"呃逆论"一开篇便指出："呃逆者，胃气不和，上冲作声，听声命名，故曰呃也。"可见秦氏认为呃逆病名由来为拟声，病机为胃气上逆。因中气不足，或因胃气损伤，水谷入胃，难以运化而呃逆。

清代陈士铎在《辨证录》中提到呃逆的第三个证型是胃虚火逆。陈氏对于胃火的判断在于患者饮水的情形，欲饮者有火，不欲饮者无火，而火之微旺在于饮水之多寡。具体辨证如此说："人有口渴饮水忽然呃逆者，非水气之故，乃火气之逆也。人若胃火太盛，必大渴呼水矣，今但渴而不大饮水者，乃胃火微旺，而胃气犹虚也。故饮水虽快，而多则不能易消，火上冲而作呃逆耳。"

5. 脾虚兼寒邪侵袭

《灵枢·胀论》曰："脾胀者，善哕。"此处提到脾胀而产生呃逆症状，参考本篇内容，其论述有关胀的病机主要在于"寒气逆上，真邪相攻，两气相搏，乃合为胀"。《素问·阴阳应象大论》曰："中央……在藏为脾，在色为黄……在变动为哕。"《素问·本病论》曰："卯酉之年……土运以至，水欲升天，土运抑之，升之不前……民病厥逆而哕。"哕作为呃逆之义，指出其与脾病关系密切。

《脉经》中有"湿家之为病……若下之早，则哕，或胸满"，此句引自于《金匮要略·痉湿暍病脉证治》，病因为疾病误治导致呃逆。素患湿病的人，因寒湿郁遏肌表，阳气不能外达而上冒，故只是头汗出而身无汗。寒湿外入，闭阻太阳经脉，故背部牵强不利，而且感觉怕冷，想得到衣被盖和向火取暖。如果早期用了下法治疗，造成阳气受损，中焦阳虚，寒湿与正气相搏而上逆，即造成呃逆。

《脉经》又曰："黄疸病，小便色不变，欲自利，腹满而喘，不可除热，热除必哕。哕者，小半夏汤主之。"此句引自于《金匮要略·黄疸病脉证并治》，当黄疸病，因小便色不黄，欲自利，说明太阴脾虚有寒，当见腹满，其特征为喜温喜按，为脾虚寒湿阻滞，气机不畅所致。如此时误认为有里热反用性寒之品清泻里热治之，则脾阳更伤，引起胃气上逆而致哕。治此种哕仲景以和胃降逆，温中止哕为治法，方用小半夏汤，其中半夏和中降逆，生姜止呕，两药共同达到和胃降逆、温中止哕之效。

隋代巢元方等撰《诸病源候论》中确切描述了干呕的临床表现，因此较易理解，"哕候"病机描述基本一致，皆是脾胃之气因遇冷折之，是平素脾胃俱虚者。

唐代王焘在《外台秘要》中认为若脾胃素虚，又兼受邪侵、饮冷或谷气不化，也能生成哕证，其认为："脾胃俱虚，受于风邪，故令新谷入胃，不能传化，故谷之气，与新谷相干，胃气则逆，胃逆则脾胀，脾胀则气逆，因遇冷折之则秽也，右手关上脉沉而虚者，病善哕也。"这也承袭了《内经》的思想。后至宋代《太平圣惠方》《太平惠民和剂局方》《圣济总录》三书中，出现过与哕证有关的篇章为"哕"及"小儿哕"两章，分析两章内容，可知病位在胃，病因为脾胃气虚，病机为气机上逆。如《圣济总录·哕》记载："食入于口，而聚于胃，脾胃散精气以养四旁，腑脏气和，乃能埠助于中，若脾胃气虚，不能传化水谷之精，与新谷相干，脾胃气逆痞满，复遇冷折之，故令哕逆也。"其说明了哕证的病机，简单来说，病因是脾胃气虚，病机则是胃气上逆。

后至《景岳全书》记载："呃逆证……虽其中寒热虚实亦有不同，然致呃之由，总由气逆于下，则直冲于上，无气则无呃，无阳也无呃，此病呃之源所以必由气也。"有"温补太过，伤寒误攻，或吐或下，或误用寒凉，以致脾肾胃气大虚"五类。清代汪昂的《医方集解》在"丁香柿蒂汤"方解中对呃逆病因病机提到："因中气大虚者，有因大下胃虚阴火上冲者，此皆属虚。"陈士铎在《辨证录》中提到呃逆的第五个证型为气虚呃逆。陈氏认为呃逆时作时止，无火呃也无痰呃的证候，为气虚呃逆。

6. 肝肾亏虚

陈士铎在《辨证录》中提到呃逆的第一个证型是感寒呃逆。由于丹田气不足，又与寒气相感，因而气逆，其曰："有忽然呃逆不止，为是寒气相感，谁知是气逆而寒入之也。然气之所以不顺，乃气之不足也。盖丹田之气足，则气守于下焦而气顺，丹田之气不足，则气奔于上焦而气逆矣。"

7. 虫积致哕

《备急千金要方》论述虫积导致哕证。后世医家张从正在《儒门事亲》中也提出虫积呃逆。

8. 因疮致哕

汪氏将哕作干呕认识，吃逆作呃逆理解，其在《外科理例》中曰："吐者有物无声，乃血病也。哕者无物有声，乃气病也。呕者有声有物。"其将哕作干呕理解。汪氏提出"因疮致呃"的认识，其在外科的临床中，观察到疮因寒变而内陷导致"气短吃逆不绝"。

（三）证候分类

历代医家对呃逆证候分类的表述有：①胃中寒冷；②胃火上逆；③气机郁滞；④脾胃阳虚；⑤胃阴不足。

（四）治疗

历代医家对呃逆治疗之论述颇丰，现整理归纳如下：

1. 辨证论治

（1）实哕治疗

1）下利通腑止哕：《金匮要略》曰："伤寒哕而腹满，视其前后，知何部不利，利之则愈。"此乃邪实内结之哕，必与实证腹满并见。或因于水气内停，小便不利；或因于燥屎内结，大便不通。当分别通利小便或大便，则腹满及哕自除。后世医家朱肱根据仲景思想，提出了具体用方"前部不利猪苓汤，后部不利调胃承气汤"。林亿在"呕吐哕下利病脉证治第十七"中，补上对于实证呃逆大便不通者用小承气汤治疗，其认为："《千金翼》小承气汤，治大便不通，哕数谵语。"后世医家指出朱肱及林亿之言，为"哕而腹满……视其前后，知何部不利，利之即愈"，提供了具体用方，即属腑实不通，浊气上冲的哕证，用通下泻法，腑气得通，呃逆便止。

2）清胃热止哕：《伤寒论》曰："阳明中风……一身及面目悉黄，小便难，有潮热，时时哕"，又曰："脉但浮，无余证者，与麻黄汤；若不尿，腹满加哕者不治"。上二条乃三阳合病，病情较为复杂。其"时时哕"乃阳明邪热郁热盛之象，尚兼一身面目俱黄、小便难、有潮热、耳前后肿等一派阳明热盛之象。当先用刺法，针行阳气以泄经络闭郁之热，然后再视病情偏于少阳或太阳，分别用小柴胡汤和解或麻黄汤汗解。若病情加重，出现"腹满加哕"并与"不尿"并见，则与第111条之哕类似，为病情危笃之象。

实热之邪，致使胃气上逆而哕，脉象为右手关脉阳实，选方用泻胃热汤方。《备急千金要方》曰："右手关上脉阳实者，足阳明经也。病苦头痛，《脉经》作腹中坚痛而热，汗不出如温疟，唇口干善哕，乳痛，缺盆腋下肿痛，名曰胃实热也。"胃实热用"泻胃热汤方"，药用栀子仁、射干、升麻、茯苓、芍药、白术、生地黄汁和赤蜜，组方以清热宣透、养阴生津为主。方中栀子、射干清热，茯苓、白术益气生津，芍药、生地和蜜养阴，加升麻助热发散，全方起到清热宣透、养阴生津之功。孙氏亦提及可用灸法协同治疗，以"灸三里三十壮"方式配合治疗"胃中热病"。

张景岳对于胃火为呃者，认为降火惟安胃饮为最妙。其曰："但降其火，其呃自止，惟安胃饮为最妙。余尝治愈多人，皆此证也。"《笔花医镜·胃部》认为呃逆也有出现在胃热证中，其曰："胃之热，唇舌红口臭。脉右关必洪数，其症为三消，为嘈杂……为自汗，为舌黑燥渴……为便闭，为呃逆。"对胃热呃逆病因病机辨证为胃火上冲作呃，方用安胃饮，其曰："呃逆不止者。胃火上冲也。安胃饮主之。石斛、麦芽各三钱，黄芩、泽泻、山楂各二钱，陈皮、木通各一钱。"在胃部药对中，尽管江氏未将所有治胃用药列出，但其归纳了自身对呃逆用方中的药物，如麦芽为泻胃次将，石斛为凉胃次将，半夏为温胃次将。

3）化痰止哕：唐代孙思邈在《备急千金要方》中首次论及痰哕，用方为"小半夏加茯苓汤"，孙氏对于此方主治描述为"治诸呕哕，心下坚痞，膈间有水痰，眩悸"。药用半夏、生姜、茯苓，其中半夏降逆化痰止哕，生姜暖中散寒、温化胃中水饮，茯苓健脾利湿，三药共奏化痰止哕的功效。

《丹溪治法心要》按痰呃之兼证的不同，提出不同的治方，如："有余并痰者，吐之，人参芦之类；不足者，人参白术汤下大补丸。痰碍气而吃逆，此燥痰不出故也，用蜜水探吐之。……痰多吃逆不止，半夏、茯苓、陈皮、桃仁、枇杷叶、姜汁煎服。"后至秦景明在《症因脉治》中治痰火用栀连二陈汤。

此外陈氏认为痰呃的病因是由于胃口痰气不清，使丹田气郁致呃，治用二陈汤消痰除呃，其认为："人有痰气不清，一时作呃逆之声者，人以为火逆作祟也。夫火逆之痰，口必作渴，今不渴而呃逆，仍是痰气之故，而非火邪之祟也。夫痰在胃口，而呃逆在丹田，何以能致此耶？盖丹田之气欲升，而痰结胸中以阻之。此种呃逆较虚呃者甚轻，治法消其痰气，而呃逆自除，方用二陈汤加减治之。"此外，亦提到加味六君子汤健脾化痰以治痰气呃逆。

林珮琴在《类证治裁》中应用苦辛降逆法治疗痰火阻膈呃逆，其曰："薛痰火呃逆，身热咳嗽，脉浮数。此肺受火灼，膈上痰结，遂失肃清下降之权。治用苦辛降逆。橘皮竹茹汤去参、草，加山栀、杏仁、前胡、贝母、瓜蒌、豆豉、郁金汁一，再剂悉平。"方用以祛邪化痰为主的橘皮竹茹汤去参、草，加山栀、杏仁、前胡、贝母、瓜蒌清热化痰，并佐宣散痰结的豆豉、郁金汁，诸药共奏祛痰清火降逆止呃之功。

4）活血化瘀止呃：《丹溪治法心要》中寒血证："吃逆不止，舌强短者，桃仁承气汤主之。"治张石顽所说寒痰死血呃逆，其认为："死血用韭汁童便下越鞠丸。"后至王清任《医林改错》驳斥前人未理解病源，所用之方皆非，王氏认为，所有呃逆，不论伤寒、瘟疫或杂症，皆可用血府逐瘀汤活血化瘀，使血府之瘀得化，吸气得入，则呃逆自止。其认为："古人不知病源，以橘皮竹茹汤、承气汤、都气汤、丁香柿蒂汤、附子理中汤、生姜泻心汤、旋覆代赭汤、大小陷胸等汤治之，无一效者。相传咯忒伤寒，咯忒瘟病，必死。医家因古无良法，见此症则弃而不治。无论伤寒、瘟疫、杂症，一见呃逆，速用此方，无论轻重，一副即效。此余之心法也。"

5）消食化积止呃：秦景明在《症因脉治》中指出食滞中宫者，用枳术汤、枳桔、平胃散、苍朴二陈汤。李用粹在《证治汇补》中有对呃逆治法的系统论述，其认为："治当降气化痰和胃为主，随其所感而用药。"叶氏在《临证指南医案》中曰："治哕证食伤脾胃复感，脾胃阳气欲尽，浊阴上冲之证，治疗不可纯补脾胃之气，亦不可重镇降气，以理阳驱阴之法即可"，又曰："陈食伤脾胃复病。呕吐发呃下利，诊两脉微涩。是阳气欲尽，浊阴冲逆。阅方虽有姜附之理阳，反杂入茋归呆钝牵掣。后方代赭重坠，又混表药，总属不解。今事危至急，舍理阳驱阴无别法"。

《沈氏医案》中一则呃逆病案，是有关食滞阻遏热邪，热邪不得发越而致使呃逆。沈氏主张治病求本，先用厚朴、枳壳、青皮、莱菔子、香附、槟榔、木通、滑石疏理胃中积滞，再用六一散、西瓜汁、蔗汁、石膏、黄连、枳壳、连翘、厚朴等清火行气之品频服之，如此则积滞得消，呃逆便除。

6）疏肝健脾止呃：陈士铎在《辨证录》中提出肝郁肝气不舒，进而克犯脾土，气因而上逆，而肝郁最重要需与火逆呃逆相鉴别。其曰："人有气恼之后，肝又血燥，肺又气热，一时呃逆而不止，人以为火动之故也，谁知亦是气逆而不舒乎？盖肝性最急，一拂其意，则气必下克脾土，而脾土气闭，则腰脐之间不通，气乃上奔于咽喉，而作呃逆矣。"治以疏散肝郁，并佐消痰润肺之药为主，方用解呃丹及平顺散，其曰："倘亦用降火降气之药，则呃逆更甚，必须用散郁之剂，而佐以消痰润肺之药，始为得之。方用解呃丹。"

薛雪在《扫叶庄一瓢老人医案》中提及肾相火犯胃逆上，以朱丹溪折火滋水合李东垣泻冲脉之邪两法治之，其用药为早服大补阴丸，午服调中益气汤；第二则为噎膈病加重，停止进食，并发呃逆证，治以补脾胃之气兼理气降逆之法。

林珮琴在《类证治裁》中载肝邪犯胃呃逆案，其曰："诊其脉虚浮而疾，逆气自丹田上升，直犯清道，此肝邪犯胃也。治用镇逆法，旋覆代赭汤去人参，加石决明、刺蒺藜以泻肝，半夏降痰，沉香下气，一啜逆气镇定，神安熟寐……予曰此镇肝而心脾之神得安也。"此案由于肝邪犯胃所致呃逆，林氏分析其病在肝，当治以镇肝降逆为主，故用旋覆代赭汤加下气降痰之品，减人参以防阻碍气机。

江涵暾在《笔花医镜》中进一步指出肝实证导致呃逆，其认为："肝之实，气与内风充之也。脉左关必弦而洪，其症为左胁痛，为头痛，为腹痛，为小腹痛……为呃逆。"其指出肝实证呃逆的病因病机为气郁火冲，方用橘皮竹茹汤，其曰："呃逆者，气郁火冲也，橘皮竹茹汤主之。陈皮二钱，竹茹一团，半夏、人参、甘草各一钱。"

（2）虚呃治疗

1）温中和胃，降逆止呃：《金匮要略》曰："黄疸病……热除必哕。哕者，小半夏汤主之"，为治黄疸病误下，使脾阳受损，胃中虚寒，气机上逆，气逆而哕，仲景以和胃降逆，温中止哕为治法，方用小半夏汤，其中半夏和中降逆，生姜止呕。两药共同达到和胃降逆，温中止哕之效；又曰："病人胸中似喘不喘，似呕不呕，似哕不哕。彻心中愦愦然无奈者，生姜半夏汤主之"。此处作为哕证的先期表现，胃中气机上逆欲作呕、吐、哕，患者表现似喘、呕、哕，而非真正有喘、呕、哕的症状，仲景用诸多文字描述患者心中痛苦莫名，烦闷不堪，难以忍耐，无法言喻的感受。处方用生姜半夏汤，以生姜温胃散寒，半夏降上逆之气机，两药同用，以达温中散寒、降逆顺气的功效。以上两方，方名虽异，但组成药味却同，唯药量有所差别，从方名来说，小半夏汤以半夏为名，是以半夏之降气止哕为主要功效，生姜半夏汤以生姜、半夏同时命名，又以生姜作为方名的开头，是以温胃散寒为主要思路。又从其药量来看，小半夏汤半夏量多，则全方之力在于降逆止哕，而生姜半夏汤半夏用量较小半夏汤少。

东晋葛洪在《肘后备急方》中引《简要济众》之方，其曰："《简要济众》，治伤寒咳噫不止及哕逆不定。丁香一两，干柿蒂一两，焙干捣末，人参汤下一钱，无时服。"方中丁香、柿蒂降逆止呃，人参补虚。《肘后备急方》又曰："哕不止，半夏洗干，末之，服一匕，则立止""又方，治干哕，若手足厥冷，宜食生姜，此是呕家圣药"。其中，"宜食生姜"用"宜食"的说法可能是食治法的开端。葛氏的医学思想，为后世治疗呃逆辨治提供了许多简便有效的经验。

胃虚寒呃逆，孙思邈在《备急千金要方》中提出四方，其中三方有名，分别为"治呕哕方""治气厥呕哕不得息方""橘皮汤"，第四方为"治气厥呕哕不得息方"之"又方"，分析此四方用药偏向温热为主。有补脾气虚的人参、甘草、大枣，补脾阳虚的附子、桂心，润燥的大麻子，降气化痰的半夏、前胡，理气健脾、燥湿化痰的橘皮，宣发气机的豆豉、枇杷叶，温胃散寒的生姜。

宋代《圣济总录》有"治伤寒后服冷药过多，胃寒呕哕，不下饮食。人参汤方""治伤寒呕哕不止，饮食不下。香薷汤方""治伤寒，时多呕哕不止。定气散方""治伤寒哕逆呕吐，虚气妄行。通正散方""治伤寒呕哕不止，柿蒂汤方""治伤寒少阴证呕哕者。四逆汤加生姜方""治伤寒阴毒，四肢逆冷，面青胸膈不利，呕哕虚烦。夜光丹方""治伤寒脾胃虚冷，呕哕不思饮食。浓朴汤方"等治疗方剂。

后至明代王肯堂在《证治准绳》中提出寒邪致呃的治法"误服寒凉过多，当以温补之。吐利后胃虚寒者，理中汤加附子、丁香、柿蒂。若胃中寒甚，呃逆不已，或复加以呕吐，轻剂不能取效，宜丁香煮散，及以附子粳米汤，增炒川椒、丁香，每服各二三十粒。"以补充前人治疗呃逆用方之不足。李中梓在《伤寒括要》中提到胃中虚寒呃逆的方证，"吐下后，虚极得哕，胃中寒也"。并处方"丁香柿蒂散"，药用丁香、柿蒂、茴香、干姜、良姜、陈皮，用以治疗主胸中虚寒，呃逆不止者。李氏用药皆为温药，其曰："取二香，开上焦之结。取二姜，温中土之经。陈皮有彻上彻下之功能，柿蒂有引经从治之力用。稗寒谷阳回，而逆转为顺矣。"且李氏之"乳香硫黄散"，以嗅法为治疗方式，药物组成有乳香、硫黄、艾叶，用治阴寒呃逆，以劫其阴寒，其曰："按硫黄为益火之精，阴寒所喜。乳香为宣气之主，壅滞所宜。又藉艾叶之芬芳，则经络队道，无微不达。且鼻通乎天，嗅之则干金得职，而阴翁之邪，陡避三舍矣。"

张景岳在《景岳全书》中对于呃逆寒滞为呃者，指出温胃散寒之方药，其曰："宜橘皮汤、《三因》丁香散，或二陈汤加生姜五七片，或佐关煎，或甘草干姜汤、橘皮干姜汤之类，皆可酌用。若寒之甚者，浆水散，或四逆汤"，而对于"中焦脾胃虚寒，气逆为呃者，宜理中加丁香汤，或温胃饮加丁香。若因劳倦内伤而致呃逆者，宜补中益气汤加丁香"，又曰："若吐痢后胃气微虚，或兼膈热而呃者，宜橘皮竹茹汤"。

2）滋养胃阴止呃：《丹溪治法心要》指出因于："阴火用黄连、滑石、黄柏……虚甚者，用参膏之类。内伤病吃逆不止，补中益气加丁香。"王肯堂提出以平补之，治疗脾胃阴虚、火逆上冲之呃逆。其曰："胃伤阴虚，木挟相火直冲清道而上者，宜参术汤下大补阴丸。"

陈氏在《辨证录》中指出对于胃火有无的判断在于患者饮水的情形，即欲饮者有火，不欲饮者无火，而火之微旺在于饮水之多寡。其曰："人有口渴饮水忽然呃逆者，非水气之故，乃火气之逆也。人若胃火太盛，必大渴呼水矣，今但渴而不大饮水者，乃胃火微旺，而胃气犹虚也。故饮水虽快，而多则不能易消，火上冲而作呃逆耳。"对于胃虚有火之呃逆治以补胃虚降胃火，指出："治法宜补其胃中之土，而降其胃中之火，则胃气之安，而胃火自息，呃逆亦自止矣。"其方用平呃散，或用两宜汤，同时提出当慎用石膏清胃热。

3）健脾益气止呃：宋代《太平圣惠方》出了有关治疗呃逆食治之方，其曰："治脾胃气弱，痰哕呕吐，不下饮食，半夏棋子粥方。"可见当时人们注重补益脾胃，以食疗法治疗呃逆。李东垣在研究补土理论的基础上立治哕用药及方剂，李氏认为半夏为治呃逆要药，其曰："哕者……以姜制半夏为主"，又提到："宜以丁香、藿香、半夏、茯苓、陈皮、生姜之类主之"。其并指出脾胃气虚用茯苓半夏汤。

陈士铎在《辨证录》中指出呃逆时作时止，无火呃也无痰呃的证候，为气虚呃逆。当"补其气则呃自除"，方用六君子汤加减及加味术苓汤补其脾胃之气，气充则呃自平。若不辨明呃逆因气虚，而一味用降逆化痰香燥之品，则更耗竭其脾胃之气。其曰："人有呃逆时作时止者，乃气虚而非气滞也……方用六君子汤加减治之。"陈氏认为六君子汤乃治胃之圣剂，若"胃气弱而诸气皆弱，胃气旺而诸气皆旺，故补胃气正所以补诸气也"当脾胃气旺后再加上柿蒂"则自然气转于须臾，而呃逆顿止矣。且胃又多气之腑也，诸气之逆皆从胃始，然则诸气之顺，何独不由胃始哉"。

4）补肾止呃：张景岳在《景岳全书》中指出下焦虚寒者及虚弱之人多见呃逆，当以归气饮主之；凡大病之后，或虚羸之极，或虚损误攻而致呃逆者，当治以大补元煎及右归饮之类。秦景明在《症因脉治》中对于阴精不足，相火上冲者，治以知柏地黄丸、家秘知柏天地煎加广皮；若肝肾之精血皆不足，肝肾之阴火合而上冲者，治以家秘肝肾丸。

陈士铎在《辨证录》中指出感寒呃逆，由于丹田气不足，又与寒气相感，因而气逆，其曰："有忽然呃逆不止，为是寒气相感，谁知是气逆而寒入之也。然气之所以不顺，乃气之不足也。盖丹田之气足，则气守于下焦而气顺，丹田之气不足，则气奔于上焦而气逆矣。"并说明呃逆病虽小但须防其变危证。一旦发为呃逆，便要立即治疗，治疗大法主要为补气稍佐祛寒，则呃可自止，其曰："治法宜大补其丹田之气，而少佐之以祛寒之药。则气旺而可以接续，寒祛而足以升提，故不必止呃逆而呃逆遂自止也。"

丹溪谓呃逆属于肝肾之阴虚者，其气必从脐下直冲，上出于口，断续作声，必由相火炎上，夹其冲气，乃能逆上为呃，用大补阴丸峻补真阴，承制相火。东垣尝谓："阴火上冲，而吸气不得入，胃脉反逆，阴中伏阳即为呃，用滋肾丸以泻阴中伏热。二法均为至当，审证参用，高明裁酌可也。"

《医学从众录》认为虚脱之呃、大病之后、虚赢之极或虚损误攻而致呃逆者，当根据病情分别论治，其曰："其中虚，速宜补脾，以六君子汤、理中汤加丁香、柿蒂、白豆蔻主之；察其阴虚，速宜补肾，以六味汤、八味汤加紫石英主之，归气饮最妙；虚甚者，必须大剂补元煎加丁香、白豆蔻主之。"

（3）虚实夹杂之呃

1）健脾除湿止呃：《太平惠民和剂局方》中枇杷叶散，治冒暑伏热，引饮过多，脾胃伤冷，饮食不化，胸膈痞闷，呕哕恶心；人参败毒散，治伤寒时气，呕哕寒热，主要用治时疫，而哕证仅作为其兼夹症状之一；香薷丸，用治大人、小儿伤暑伏热，呕秽恶心。此三方均可用以除湿止呃。秦景明在《症因脉治》中治水停心下，用二陈汤、苓桂术甘汤。《石室秘录》对气凌心包之呃逆的论治，在水湿门中提出以健胃固脾为主治法，方用止呃汤，其曰："水气凌心包之络，呃逆不止，死症也。而吾以为可救者，心包为水气所凌，惟恐犯心，所以呃逆不止者，欲号召五脏之气共救水气之犯心也。水气凌心包，以成呃逆之症，亦止须分消其水湿之气，而呃逆自除也。方用止呃汤。"药用半夏、陈皮、茯神、苍术、白术健脾利湿、降逆化痰，芡实、人参收涩益气健脾，吴茱萸、丁香温胃散寒、降逆止呃。此方健胃固脾，虽利湿分水，但不消真气，故能补心包而壮心君之位，不必止呃而呃可定矣。

2）扶阳救阴止呃：《金匮要略》曰："太阳病中风，以火劫发汗，邪风被火热，血气流溢，失其常度……久则谵语，甚者则哕。"本条之哕为太阳中风误用火疗迫汗伤阴所致，乃正气虚，胃气衰败的危象，正如《素问·宝命全形论》所说："病深者，其声哕。"其症多哕声低微，示预后不良，亦兼见发黄、口干咽烂、便秘等一派阳热之证，以及"手足躁扰，捻衣摸床"等阳气欲脱、神明散乱之症。治当急扶阳救阴，如用后世生脉散之类抢救。

（4）小儿呃逆治法：《备急千金要方》载"治小儿哕方"仅用生姜及牛乳两味，可示小儿用药清灵的特色，其具体用方如下："生姜汁、牛乳各五合，上二味煎取五合，分二服。又方取牛乳一升，煎取五合，分五服。"《圣济总录》中记载治疗"小儿哕方"达十一首之多，有"治小儿哕逆，麝沉散方""治小儿哕逆不止，诃黎勒散方""治小儿哕，牛乳饮方""治小儿哕不止，羊乳饮方""治小儿胃气虚哕逆，丁香补胃丸方""治小儿胃气虚冷，哕逆不止，枇杷叶散方""治小哕逆不止，乳食不进，遂愈散方""治小儿哕逆腹胀。消乳进食丸方""治小儿脾胃虚寒，哕逆不止，木香丸方""治小儿脾胃虚寒，哕逆不入乳食，人参丸方""治小儿胃寒多哕，人参丸方等"。

2. 其他疗法

皇甫谧提出治疗热证呃逆、疟证呃逆、病气呃逆、寒邪呃逆和气虚呃逆具体的针刺穴位，成为传承针灸治疗呃逆之法的重要医家，起到承先启后的关键作用。《针灸甲乙经》曰："热病发热，烦满而欲呕哕……气逆，噫不止，嗌中痛，食不下，善渴，舌中烂，掌中热，饮呕，劳宫主之"，又曰："烦心，咳，寒热善哕，劳宫主之"。以上两条，论述有关热病呃逆的针灸治疗，提出治疗穴位为劳宫穴。又曰："疟，寒厥及热厥，烦心善哕，心满而汗出，刺少商出血立己"。其认为疟证呃逆者，刺少商穴，使其出血则呃逆立止。又曰："气痛，哕呕面肿，奔豚，天枢主之。"此条说明病气呃逆，伴有呃逆、面肿等证，选用天枢穴治疗。又曰："胸痹逆气寒厥急，烦心，善唾，哕噫，胸满噭呼，胃气上逆，心痛，太渊主之。"此条说明因寒邪侵犯，造成胸痹心痛，寒邪犯胃，胃气上逆作呃者，选用太渊穴。又曰："心痛，衄，哕，呕血，惊恐畏人，神气不足，郄门主之。"其认为治疗心气不足的心痛伴随呃逆，用郄门穴。

《外台秘要》亦指出一系列针灸治疗哕证的选穴及治法，其所用的穴位及治法有：针刺少商，太渊灸三壮，温溜灸三壮，胁堂、三里灸三壮，极泉灸五壮，劳宫灸三壮，间使灸三壮，郄门灸五壮，鸡尾灸五壮。其中针刺少商（肺经），太渊（肺经）灸三壮，胁堂（奇穴）灸三壮，极泉（心经）灸五壮，劳宫（心包经）灸三壮，郄门（心包经）灸五壮等。孙思邈在《千金方》中指出灸法止呃，论有"噫哕呕逆，灸石关百壮""哕灸承浆七壮，灶如麦大，又灸脐下四指，七壮""呕碗灸心主各七壮，在掌腕上约中，吐不止。更灸如前数""呕哕而手足逆冷者，灸三阴交各七壮，在足内踝直上三寸廉骨际，未瘥更灸如前数"等方法。

宋元时期，针灸治疗呃逆的选穴进一步丰富，如胁堂、幽门、温溜、少商、膈关、郄门、劳宫、间使、温溜等。《圣济总录》中以单独的篇章命名，使呃逆的灸法成为一项独立的疗法，也显示出宋代呃逆治法的多样性，其曰："少商二穴主哕，《针灸甲乙经》云：在手大指内侧，去爪甲如韭叶，手太阴脉之所出也，各灸三壮，灶如小麦大"，又曰："哕噫膈中气闭塞，灸腋下聚毛下附肋宛宛中，五十壮"。

王肯堂在《证治准绳》中进一步以灸法治呃逆，其曰："治呃逆，于脐下关元灸七壮，立愈，累验。又方，男左女右，乳下黑尽处一韭叶许，灸三壮，甚者二七壮。"王氏将产后呃逆另列一小节分述，他认为产后呃逆属于恶候，其曰："此恶候也。急灸期门三壮，神效。屈乳头向下尽处是穴，乳小者，乳下一指为率。男左女右，与乳正直下一指陷中动脉处是穴，灶如小豆大，穴真病立止。"另外，特别举例产后呃逆用药，其曰："丁香散，羌活散，桂心五钱，姜汁三合，水煎服。参附汤。（上皆热剂）。干柿一个切碎，以水一盏，煎六分热呷。（内有热，不禁热剂者可用）。"其中可看出产后呃逆用药偏于温的特点。张景岳在《景岳全书》中载有治疗呃逆的"简易方"一篇，提到有关验方、嗅法与灸法，其验方为："治呃逆久不愈，连连四五十声者，用生姜捣汁一合，加蜜一匙，温热服。"嗅法为："治呃逆服药不效者，用硫黄、乳香等分，以酒煎，令患人以鼻嗅之效……用雄黄一味，煎酒嗅。"灸法取穴为："两乳穴，治呃逆立止"，又曰："取穴法：妇人以乳间垂下到处是穴，男子不可垂者，以乳头下一指为率，与乳头相直骨间陷中是穴。男左女右，灸一处，艾灶如小麦大，着火即止，灸三壮，不止者不可治。膻中、中脘、气海、三里"。

虞抟在《医学正传》中提出灸咳逆法，具体方法如下："乳根二穴，直乳下一寸六分，妇人在乳房下起肉处陷中，灸七壮即止，其效如神""又气海一穴，直脐下一寸半，灸三七壮，立止"，可供呃逆取穴参考。

李中梓延续明代对呃逆的认识，认为哕证即呃逆，在《医宗必读·呕吐哕》中指出："《内经》所谓哕者，盖呃逆也。即其论针刺者有云，病深者其声哕，又曰：哕者，以草刺鼻，嚏而已……此皆治呃逆之法，每试而必效者也。" 在"治病奇穴"篇中，李氏提出膏肓治疗呃逆，其曰："膏肓，主阳气亏弱，诸虚痼冷，梦遗，上气呃逆，膈噎，狂惑忘误百病。"对于一时性呃逆，李氏提出"抑之骇之，使气下"之法，具体治法为："以纸拈鼻嚏而止，或以一诈冤盗贼而止，或鼻闻食香调气而止。"主要以取嚏、惊吓及调气导引三法治疗一时性呃逆。若是虚寒呃逆，李氏提出嗅法，治疗方式为："用乳香、硫黄、艾叶各三钱为末。好酒一盅，煎数沸，乘热使病患鼻嗅其气。"其亦提出灸法治疗呃逆，选用期门穴及脐下丹田，操作方法为："灸期门穴于乳下动处，男左女右三七壮。再不止者，灸脐下丹田二三十壮。"

综上所述，呃逆一病由来已久，历代医家对其论述颇丰，对本病病名、病因病机、证候分类及治疗的认识众说纷纭，遂叙上文以供参考。

（焦君竹　李文昊）

反胃源流考

反胃，又名胃反、翻胃，作为病症最早见于《内经》，至汉代张仲景在《金匮要略》中首次提出此病名，宋元时期得以发展完善，确立为独立的疾病，病名一直沿用至今。明清时期，其辨证论治逐渐完善，由此可见古代文献中有关反胃的病名、病因病机、证候分类、治疗的论述颇为丰富，现将其源流探究如下。

（一）病名

"反胃"一词作为病名，历经千年而沿用于今。早在《内经》中即有描述，如《素问·至真要大论》曰："厥心痛，汗发呕吐，饮食不入，入而复出，筋骨掉眩清厥，甚则入脾，食痹而吐"，指出厥心痛的临床表现伴有反胃之症，即饮食不入，入而复出。《灵枢·邪气脏腑病形》亦曰："微急为膈虫食饮入而还出，后沃沫。"由此可见，早在《内经》时期，虽然并未明确记载此病名称，但诸位医家已经对反胃的病症有所认识了，然而其临床表现与噎膈相似，故噎膈与反胃在此时并无明确界限，二者均为饮食不入的病症。后至东汉张仲景在《金匮要略·呕吐哕下利病脉证治》中首载"胃反"之病名，其曰："趺阳脉浮而涩，浮则为虚，涩则伤脾，脾伤则不磨，朝食暮吐，暮食朝吐，宿谷不化，名曰胃反"，又曰："胃气无余，朝食暮吐，变为胃反"。其明确指出本病之名，并对其症状进行详细描述，为后世医家对此病的理解奠定了基础。

隋代巢元方在《诸病源候论·胃反候》中对《金匮要略》之说有所发挥，指出："荣卫俱虚，其血气不足，停水积饮在胃脘则脏冷，脏冷则脾不磨，脾不磨则宿谷不化，其气逆而成胃反也。"可见本病的病位与脾胃相关，尤其是胃，故将其命名为"胃反"。后至唐代孙思邈在《千金方》中转载《脉经》之论，其曰："寸紧尺涩，其人胸满，不能食而吐，吐止者为下之，故不能食。设言未止者，此为胃反，故尺为之微涩。"其指出胃反的脉象为"寸紧尺涩"。又曰："趺阳脉浮而涩，浮即为虚，涩即伤脾，脾伤即不磨，朝食暮吐，暮食朝吐，宿谷不化，名胃反。趺阳脉紧而涩，其病难治。"唐代王冰在《素问》注文中指出"食入反出，是无火也"，称本病症状为"食入反出"。

宋代王怀隐等编撰的《太平圣惠方·治反胃呕哕诸方》始有"反胃"之病名，曰："夫反胃者，为食物呕吐，胃不受食，言胃口翻也。"自此以后，"反胃"这个病名便被广泛应用，一直沿用至今。元代朱丹溪在《丹溪心法》中称："翻胃大约有四，血虚、气虚、有热、有痰兼病"，又指出："翻胃即膈噎，膈噎乃翻胃之渐"，将膈、噎、翻胃视为一体。

明代对反胃的论述颇为丰富。如李梴在《医学入门》中曰："饮食不下而大便不通，名膈噎。《疏》云：膈有拒格意，即膈食反胃也。"其并提到反胃有胃冷与胃热之分。同一时期著名医家张介宾对反胃亦有较详尽的论述，其在《景岳全书·反胃》中指出："噎膈反胃二证，丹溪谓其名虽不同，病出一体，若乎似矣，然而实有不同也。盖反胃者，食犹能入，入而反出，故曰反胃；噎膈者，隔塞不通，食不能下，故曰噎膈。"对噎膈反胃二证进行分别阐述。后至李中梓在《医宗必读》中亦提到反胃与噎膈的临床症状特点，其曰："愚按：反胃噎膈，总是血液衰耗，胃脘干槁。槁在上者，水饮可行，食物难入，名曰噎塞；槁在下者，食虽可入，良久复出，名曰反胃"，指出二者病位不同；又曰："二者皆在膈间受病，故通名为膈也。噎塞之吐，即洁古之上焦吐；反胃之吐，即洁古之下焦吐"。明代赵献可在《医贯》中称："翻胃者饮食倍常，尽入于胃矣，但朝食暮吐，暮食朝吐，或一两时而吐，或积至一日一夜，腹中胀闷不可忍而复吐，原物酸臭不化，此已入胃而反出，故曰翻胃。男女老少皆有之。"其沿袭丹溪所述，准确形象地描述其病症特点。

至清代一直沿用反胃病名，对反胃病证亦有更深入的认识。如陈士铎在《石室秘录》中详尽阐述了反胃的治法。李用粹在《证治汇补·反胃》中和沈金鳌在《杂病源流犀烛·噎膈反胃关格源流》中均对反胃进行系统论述。综上所述，历代医家均以病症特点命名本病，对本病临床表现的论述细致入微，值得后世学者借鉴参考。

（二）病因病机

关于反胃的病因较多，病机也很复杂，历代医家对此有不同认识，纵观古代文献，其病因病机可归纳为以下几个方面。

1. 痰饮积滞

《诸病源候论·脾胃病诸候》载："荣卫俱虚，其血气不足，停水积饮在胃脘则脏冷，脏冷则脾不磨，脾不磨则宿谷不化，其气逆而成胃反也。"其明确指出气血不足，水饮停积中焦所致胃反之病理机制。元代朱丹溪在《局方发挥》中云："积而久也，血液俱耗，胃脘干槁""其槁在下，与胃为近，食虽可入，难尽入胃，良久复出，名之曰膈，亦曰反胃"，进一步指出痰饮积久，胃脘失和饮食难入或入久复出之病机。又如危亦林在《世医得效方·大方脉杂医科》中曰："或忧思蓄怒，宿食痼癖，积聚冷痰，动扰脾胃，不能消磨谷食，致成斯疾。"其将前人所述加以总结，认为本病为情志不调，痰饮宿食积聚，扰乱脾胃运化功能所致。后至清代张璐在《张氏医通·诸呃逆门》中云："虽曰脾胃虚寒。然致病之由。必有积滞于内。"《张氏医通·诸气门下》又曰："胃脘之血为痰浊所滞，日积月累，渐成噎膈反胃之次第。"可见，尽管反胃病因病机纷杂，痰饮积滞为其主要致病因素。

2. 癌瘤瘀阻

清代张锡纯首提反胃可由癌邪凝聚导致，在其《医学衷中参西录·论胃病噎膈治法及反胃治法》中指出："然即愚生平经验以来，反胃之证原有两种，有因幽门生癌者；有因胃中虚寒兼胃气上逆、冲气上冲者。"可见癌瘤侵袭，脾胃传导阻滞也是反胃一大病因。

3. 脾胃虚寒

纵观历代医家所述，认为脾胃虚寒所致反胃颇为多见。如《金匮要略·呕吐哕下利病脉证治》云："不能消谷，胃中虚冷故也。脉弦者，虚也。胃气无余，朝食暮吐，变为胃反"，又云："趺阳脉浮而涩，浮则为虚，涩则伤脾。脾伤则不磨，朝食暮吐，暮食朝吐，宿谷不化，名曰胃反"。又如清代林珮琴在《类证治裁·噎膈反胃论治》中载："反胃者，食入反出，完谷不化，由胃阳之衰于下也。"宋代《圣济总录·呕吐门》言："食久反出，是无火也。"清代叶天士在《临证指南医案·噎膈反胃》中言："夫反胃乃胃中无阳，不能容受食物，命门火衰，不能熏蒸脾土，以致饮食入胃，不能运化，而为朝食暮吐，暮食朝吐。治宜益火之源，以消阴翳，补土通阳，以温脾胃。"

4. 脾胃气虚

明代徐春甫在《古今医统大全》中认为："夫脾胃之气不充，则阴阳失其升降，所以浊气在上则生膜胀，而邪气逆上则呕而吐，是为反胃。"其又载："反胃之证，其始也，或由饮食不节，痰饮停滞，或因七情过用，脾胃内虚而作……脾气渐虚，不能运化，故食久而复出，有即时吐出，皆为正气不完。辛香之药，尽是治标，当扶助正气，健脾和胃，是为治本，而疾可瘳"，又言："翻胃病，多是损伤胃气，不能纳谷，故食入即吐。有思虑顿食，并浩饮伤脾，不司运化，故朝食暮吐，暮食朝吐，皆原物之完出，故有脾胃二经分治。此又不可不察也"。

5. 胸阳不振

胸阳乃上焦阳气，胸阳不振则阳气无以宣发温养全身，《灵枢》云"上焦出于胃上口"，因此脾胃之阳受损较著，则胸阳不振。《金匮要略·呕吐哕下利病脉证治》云："寸口脉微而数，微则无气，无气则营虚，营荣虚则血不足，血不足则胸中冷。"如清代罗美在《古今名医汇粹·噎膈》中引喻嘉言之论曰："胸中之阳，如天之有日，其关系纳谷之道，最为扼要。"

6. 肾阳衰微

陈士铎在《辨证录·翻胃门》中载："盖脾胃之土，必得命门之火以相生，而后土中有温热之气，始能发生以消化饮食。倘土冷水寒，结成冰冻，则下流壅积，必返而上越矣。"又《石室秘录》载："有食久而反出者，此肾火虚，不能温脾，故脾寒而反出也。治反胃者，俱当治肾，但当辨其有火无火之异，则死症可变为生也。"可见，肾火不足、命门火衰，不能温煦脾土，脾失健运，停水积痰在胃脘，脾阳不足，胃腑失其通降，则胃中水谷不消而致反出。

7. 阴津亏虚

明代皇甫中在《明医指掌·翻胃症五》中云："翻胃多因气血虚，脉来不足命多殂。"因胃为燥土，其性喜润恶燥，内燥损耗胃津，故胃运欠佳；而肠府失濡润，则传导之力不盛，也间接影响胃气之通降、脾气之运化。故皇甫氏又云："大抵此病由血槁不能荣润肠胃，故上不得纳，下不得便，如肠结若羊粪者死。"

8. 饮食不节

《景岳全书·杂证谟·反胃》云："或以酷饮无度，伤于酒湿；或以纵食生冷，败其真阳。"人的正常生理活动需要后天水谷充养，倘若摄食不节则反会损伤脾胃之气，以致反胃。恣食生冷，饥饱无度，导致脾胃之气损伤，脾胃虚寒，不能腐熟水谷，饮食停滞胃内，宿食不化，而成反胃；烟酒无度，或喜热酒、烈酒，嗜食肥甘、膏粱厚味，均可积热成毒，浸渍脏腑损伤胃气而为反胃。

9. 内伤七情

明代龚廷贤在《寿世保元·卷三·翻胃》中曰："膈噎翻胃之疾得之六淫七情。"其另一著作《万病回春·翻胃》中也提到："夫膈噎翻胃之症，皆由七情太过而动五脏之火，熏蒸津液而痰益盛，脾胃渐衰，饮食不得流行，为膈、为噎、为翻胃也。"《景岳全书·杂证谟·反胃》云："或因七情忧郁，竭其中气，总之，无非内伤之甚，致损胃气而然。"《证治汇补·胸膈门·反胃》也载："病由悲愤气结，思虑伤脾，或尝富后贫之失精，或先贵后贱之脱营，抑郁无聊，而寄情诗酒，或艳冶当前，而纵饮高歌，皆能酿成痰火，妨碍饷道而食反出。"忧愁、思虑、恚怒皆能损伤肝脾，肝脾失调，肝气横逆犯脾，脾失健运而水谷不下、逆而上冲，反胃有所成也。

（三）证候分类

历代医家对反胃证候分类的表述有：①脾胃虚寒；②肾阳衰微；③胸阳不振；④阴津亏虚；⑤痰饮积滞；⑥癥瘤瘀阻；⑦胃肠积热；⑧胃中积热；⑨痰浊阻胃；⑩血瘀积结。

（四）治疗

《内经》虽未明言治疗方药，但也提出了"厥阴之复，治以酸寒，佐以甘辛，以酸泻之，以甘缓之"的治法。张仲景对于反胃提出"病人欲吐者，不可下之"的观点及创制了大半夏汤等治反胃的方剂。宋金元之后，由于对反胃病因病机的认识日益全面，治法也不断丰富，通常可以概括为以下数法：

1. 辨证论治

（1）化痰导滞：《景岳全书·杂证谟·反胃》云："反胃初起，而气体强壮者，乃可先从清理。如二陈汤、橘皮半夏汤之类，皆可清痰顺气。平胃散、不换金正气散、五苓散之类皆可去湿去滞。半夏干姜散、仲景吴茱萸汤、橘皮汤之类皆可去寒。然此惟真有邪滞，乃可用之。若病稍久而胃气涉虚者，则非所宜。"《明医指掌·翻胃证五》云："下焦有寒者，其脉沉而迟，其症朝食暮吐、暮食朝吐，小便清，大便闭而不通，治法当以通其闭塞，温其寒气。"可见寒气凝滞当以温通；而寒饮停聚也当温化，如明代戴思恭在《秘传证治要诀及类方》中载："故翻胃人胸膈多为冷气所痞。二陈汤，加丁香十粒，枳壳半钱。"

（2）消癌化瘀：民初张锡纯在《医学衷中参西录·论胃病噎膈治法及反胃治法》中载："于变质化瘀丸中加生水蛭细末八钱。"其较早地创制了活血化瘀、消癌散结之法以治疗癌毒瘀结之反胃。

（3）重镇降逆：历代治疗反胃单方验方颇多，多为赤石脂、白矾、黄丹、硫黄等质重沉降之药配伍结合为主。如《太平圣惠方·治反胃呕哕诸方》中所载的重用单味赤石脂的赤石脂圆。又如宋代严用和原著的《严氏济生方》"灵砂末（一两），丁香末，木香末，胡椒末（各半钱）"的反胃方。此法多与温脾暖胃法联合运用，以免中焦受伤，"非投以温补胃府兼降逆镇冲之药不可"。

（4）调气养胃：《古今医统大全·翻胃门》载曰："翻胃病，多是损伤胃气，不能纳谷，故食入即吐。有思虑顿食，并浩饮伤脾，不司运化，故朝食暮吐，暮食朝吐，皆原物之完出，故有脾胃二经分治。此又不可不察也。夫脾胃之气不充，则阴阳失其升降，所以浊气在上则生䐜胀，而邪气逆上则呕而吐，是为反胃。故调气养胃，则阴升阳降；传化合时，则无反胃之患。致于朝食暮吐，暮食朝吐，此又以健脾消导兼治之也。反胃之病，治法不外于斯矣。"《景岳全书·杂证谟·反胃》中云："治反胃之法，当辨其新久，及所致之因……无非内伤之甚，致损胃气而然。故凡治此者，必宜以扶助正气，健脾养胃为主""虚在中焦，而食入反出者，宜五君子煎、理中汤、温胃饮、圣术煎之类主之。若胃虚甚者，宜四味回阳饮，或黄芽丸主之"。

（5）清中止呕："热者寒之"，针对胃府蕴热，当以清热泻火、理气平冲之法。如孙思邈在《备急千金要方·胃府》中云："治胃反食即吐，上气方：芦根、茅根，各二两，细切。"《医学入门》云："胃热，面红、手足热、食已即吐，二陈加姜炒芩连、山栀。暴甚，略加槟榔、木香。"《景岳全书·杂证谟·反胃》云："若湿多成热，而见胃火上冲者，宜黄芩汤，或半夏泻心汤之类主之。"

（6）温脾暖胃：脾胃虚寒所致反胃最为常见，历代医家亦多认为当行温脾暖胃之法。如明代戴思恭在《秘传证治要诀及类方》中曰："故翻胃人胸膈多为冷气所痼。二陈汤，加丁香十粒，枳壳半钱；或治中汤加枳壳、砂仁各半钱，半夏一钱，入米与生姜同煎。若胃寒甚，服药而翻者，宜附子粳米汤加丁香十粒，砂仁半钱。"又如清代陈念祖在《医学从众录·膈症反胃》中云："食入反出，脾失其消谷之能，胃失其容受之能，宜理中汤温脾，加麦芽以畅达一阳之气，与参术消补同行，土木不害，而脾得尽其所能。"清代王旭高在《医学刍言》中记载："反胃宜温，朝食暮吐，是无火也。吐带酸水者，宜温中焦，如人参、白术、干姜、川椒、吴萸，甚则附子；吐出白沫者，宜温下焦，如附子、肉桂、吴萸、干姜、当归、苁蓉、川楝子。"

（7）温补肾阳：真火旺则脾土得以温养熏蒸，《景岳全书·杂证谟·反胃》云："虚在下焦，而朝食暮吐，或食入久而反出者，其责在阴，非补命门以扶脾土之母，则火无以化，土无以生，亦犹釜底抽薪，不能腐熟水谷，终无济也。宜六味回阳饮或人参附子理阴煎，或右归饮之类主之。此屡用之妙法，不可忽也。"《医贯》记载："观此可见下焦吐者，乃命门火衰，锅底无薪，不能蒸腐胃中水谷，腹中胀满，不得不吐也""须用益火之原，先以八味地黄丸补命门火，以扶脾土之母，徐以附子理中汤理中焦，万举万全"。

（8）滋阴生津：《丹溪心法》云："有内虚阴火上炎而反胃者，作阴火治之。"《景岳全书·杂证谟·反胃》云："反胃证，多有大便闭结者，此其上出，固因下之不通也，然下之不通，又何非上气之不化乎。盖脾胃气虚，然后治节不行，而无以生血，血涸于下，所以结闭不行，此真阴枯槁证也。必使血气渐充，脏腑渐润，方是救本之治，若徒为目前计，而推之逐之，则虽见暂通，而真阴愈竭矣。故治此之法，但见其阴虚兼寒者，宜以补阳为主，而大加当归、肉苁蓉、韭汁、姜汁之属；阴虚兼热者，宜以补阴为主，而加乳汁、童便、酥油、蜂蜜、豕膏、诸血之属。"陈士铎在《辨证录·翻胃门》中载："水足而胃中有津，大肠有液，自然上下相通而无阻滞之患。"其另一著作《石室秘录》中云："盖人反胃，乃是肾中阴水竭也，肾水不足则大肠细小，水不足以润之，故肠细而干涸。肠既细小，则饮食入胃，不能下行，必反而上吐。治之之法，不可治上，宜治下。"其指出应当通过滋阴养血生津之法，来润泽枯涸之胃肠，以助胃肠规则蠕动而止反胃。运用一派滋阴方药的同时，医家也多推崇真火真水共补之法，"水火既济，自然上下流通，何至有翻胃之疾哉"。

2. 其他疗法

古代文献中也有使用非药物疗法治疗反胃的记载。如《诸病源候论》引《养生方·导引法》云："正坐，两手向后捉腕，反向拓席尽势，使腹弦弦上下七。左右换手亦然。除腹肚冷风宿气，或胃口冷，食饮进，退吐逆不下。"即采用导引的方法。针灸对于反胃也具有明显的止吐效果。如清代廖润鸿在《勉学堂针灸集成·食不化》中载："翻胃，公孙、中脘针。"

纵览历代医家对反胃的认识，无论是证型还是治法，都远远超过当前《中医内科学》各版教材所记载。反胃是临床常见疾病之一，因此有必要对此进行更加全面而深入的研究，为中医临床诊疗反胃及相关疾病提供启迪与帮助。

（郎笑飞　周雪明）

腹痛源流考

◎

"腹痛"作为病名首见于《内经》，辨证论治始于《金匮要略》，证候分类始于《诸病源候论》。明代以前，腹痛和胃脘痛常混称，明代以后才将二者明确分开。本书所论述的腹痛，属于中医内科学范畴。由于腹痛的病因复杂，病机涉及多个脏腑，故从病名、病因病机、证候分类及治疗入手，对历代重要医籍中腹痛的相关病证论述进行整理研究，考查其学术脉络和规律，颇有意义。

（一）病名

"腹痛"一词，历经数千年而沿用至今。然而由于历代医家对前人临床经验、理论认知的程度、方式不同，在理解上也各有其历史局限性，故不同时期对于腹痛的认识有所不同。纵观历代有关腹痛的诸多论述，"腹痛"在古代医书中含义有两方面：第一，疾病名称，指腹痛是指胃脘以下，耻骨毛际以上部位发生疼痛为主要表现的病证；第二，症状用词，指腹部的疼痛不适的症状。

综合分析腹痛诸多称谓的历史，可归纳为 4 种分类命名。

1. 以病因病机分类命名

据殷墟出土的甲骨文记载，早在殷商时代，就有腹不安、疾身、蛊等腹部疾病，这可能是关于腹痛的最早认识。腹痛一证，首载于《内经》，该书对于腹痛的论述，多从寒热邪气客于肠胃立论。《素问·气交变大论》《灵枢·邪气脏腑病形》《灵枢·师传》《灵枢·胀论》《灵枢·经脉》等篇对因感受风湿、风气、燥气所致的腹痛，以及感寒泄泻、肠鸣飧泄、胃热肠寒、热病夹脐急痛等腹痛进行了论述，比如《素问·气交变大论》云："岁土太过，雨湿流行，肾水受邪。民病腹痛……上应镇星。"《灵枢·师传》曰："胃中热，肠中寒则疾饥，小腹痛胀。"东汉时，张仲景在《金匮要略》中将腹痛分为虚、实腹痛，并提出相应治疗方剂。晋代王叔和在《脉经》中亦通过脉象来辨别腹痛。隋代巢元方在其《诸病源候论》中将腹痛分为急腹痛和久腹痛。但在此时期，对腹痛、心痛的区分还不明确。宋代时，杨士瀛在《仁斋直指方论》中将腹痛分为寒热、死血、食积、痰饮、虫等进行鉴别，陈无铎在《三因极一病证方论》中将腹痛按病因分为外感六淫、七情所伤和饮食劳倦的三因学说。元代朱丹溪在《丹溪心法》中进一步发挥，尤对气、血、痰、湿提出相应的用药。明代秦景明在《证因脉治·腹痛论》中根据脉象、病因、症状将腹痛分为外感、内伤腹痛，并且将外感腹痛又分为风气、寒气、暑湿、燥火、痧胀腹痛，将内伤腹痛分为热积、寒积、食积、痰积、酒积、虫积、血滞血虚、气结、气虚腹痛，其分类细致，前所未有。到清代，对于腹痛的认识进一步发展，张璐在《张氏医通》中对感暑、积热、酒积腹痛逐一描述，叶天士在《临证指南医案》中记载了发疹腹痛，并在《医林改错》中对瘀血腹痛进行了阐述。唐容川在《血证论》中也记述了很多关于瘀血腹痛的内容。

2. 以病位分类命名

（1）腹中痛：指腹部疼痛，多因感受寒邪导致。早在东汉，华佗在《中藏经·论胃虚实寒热生死逆顺脉证之法》中就提到了因寒导致的腹中痛，其曰："胃者腑也，又名水谷之海……虚则肠鸣胀满……寒则腹中痛，不能食冷物。"后来，《金匮要略》中亦多次提到"腹中痛"，《金匮要略·水气病脉证并治》曰："趺阳脉当伏，今反紧，本自有寒，疝，瘕，腹中痛，医反下之，下之即胸满短气。"

（2）腹皮痛：是指体内因存在寒、湿等邪气而导致的实证腹痛。《灵枢·经脉》曰："任脉之别……散于腹。实则腹皮痛，虚则痒搔，取之所别也。"其可能是关于腹皮痛的较早记载。宋代杨士瀛在《仁斋伤寒类书》中记载了湿邪腹痛，其曰："腹皮痛者，脾不胜水，故水与气搏于皮肤之间……小半夏茯苓汤加官桂。"

（3）心腹痛：是腹痛的一种，也是古人对腹痛的描述。《脉经》中记载了心腹痛的生死脉象："心腹痛，痛不得息，脉细小迟者，生；坚大急着死。"《丹溪心法》中提出了心腹痛是"郁结不行，阻气不运"所致，其曰："凡心腹痛者，必用温散，此是郁结不行，阻气不运，故痛。"到明代，张介宾在《景岳全书》中提出了心腹痛脉象难辨的观点，其曰："凡诸病之虚实，辨之于脉者皆易。惟心腹痛证，则有大有小，其脉多有难辨。"

（4）少腹痛：是指多由精血亡失过多、热邪侵袭、人体正气不足、虚火内盛而导致的腹部疼痛。《伤寒论·辨可下病脉证并治》曰："太阳病不解，热结膀胱，其人如狂，血自下，下者愈……外解已，但少腹急结者，乃可攻之，宜桃核承气汤。"《金匮要略》曰："夫失精家，少腹弦急，阴头寒……亡血，失精。脉得诸芤动微紧，男子失精，女子梦交，桂枝龙骨牡蛎汤主之。"到晋代，《脉经》云："热在下焦则溺血……少腹弦急，痛引脐中。"到隋代，《诸病源候论》中也有关于少腹痛的记载，其曰："脉来触触者，少腹痛。"而且还在"诸疝候"中提到"少腹痛"可以是"诸疝"的伴随症状，如曰："诸疝者……或少腹痛，不得大小便。"金元时期李东垣秉承仲景之学，亦有"少腹痛，厥阴也，当归四逆汤加吴茱萸汤主之"等论述。

（5）脐痛：是指腹部疼痛的部位在脐周，多与外感寒邪、脏腑虚寒、气机不畅、食积不化、大便不通相关。《素问·腹中论》曰："人有身体髀股胻皆肿，环脐而痛……病名伏梁，此风根也。其气溢于大肠而著于肓，肓之原在脐下，故环脐而痛也。"到东汉，《中藏经》中出现当脐而痛的记载，其曰："积冷不去，则当脐而痛……痛已则泄白物是也。"张仲景在《伤寒论·辨阳明病脉证并治》中曰："病人不大便五六日，绕脐痛……此有燥屎，故使不大便也。"《金匮要略·腹满寒病宿食病脉证治》曰："夫瘦人绕脐痛……心下则痞也。"亦有不少关于脐痛的论述。明代时亦有类似记载，《普济方》曰："夫膈者……心腹胀满，咳嗽气逆，腹下若雷鸣，绕脐痛，不能食，名曰怒膈，一名寒膈。"其提到了"绕脐痛"为怒膈的伴随症状。王旭高在《医学刍言》中曰："脐中痛不可忍，喜按者，肾气虚寒也。宜通脉四逆汤加白芍。"清代陈士铎在《辨证玉函·气病》中云："如有人气崩迫于下，两腹作胀，欲泻不能，不泻更急……或环脐而痛……谓非气之下而何？"《张氏医通》云："当脐痛为肾虚任脉为病，六味丸加龟板灰……法当腹中急痛，此为本虚受寒，小建中汤和之。"这些称谓均指以脐为中心的腹痛。

3. 以病性分类命名

（1）腹暴痛：是指发作急、来势猛的腹痛。早在明代，张介宾就在《类经》中提到："火实于腹则腹暴痛。"到清代，张璐在《张氏医通》中记述："若冷食停蓄，心腹暴痛作胀。当用红丸子、备急丸温下之。"

（2）腹冷痛：是指感受寒邪或脏腑虚寒而导致的腹痛。早在唐代苏敬等编撰的《新修本草》中，就有关于"心腹冷痛"治疗的记载："当归（《本经》温，《别录》大温）……礜石（《本经》大热，《别录》生温、熟热）。"到元代，《丹溪心法》中也有"寒痛者，绵绵痛而无增减者是"的描述。危亦林在《世医得效方》中有关于冷气腹痛的描述，并且提出用北亭丸治疗，其曰："北亭丸治久积冷气腹痛……当归建中汤亦效。"明代时《普济方》中也有关于心腹冷痛治疗的记载。至明代董宿在《奇效良方》中提出用雀附丸治疗脾肾久虚所导致的冷气腹痛，其曰："治脾肾久虚，冷气腹痛，时自泄痢，水谷不消，饮食少进，宜服之。"程钟龄的《医学心悟》中记载了腹中冷痛及其伴发症状："腹中冷痛……寒气内攻，腹中骤然暴痛，手足、口鼻俱冷，或腹中寒冷，欲得热物熨之……且寒痛绵绵不止，热痛时作时止也。"

4. 以疼痛性质分类命名

（1）腹中干痛：是指症见不吐不泻、痛有间歇的腹痛，多因虫扰作痛所致。如明代吴崑在《医方考》中记载："腹中干痛有时者，虫痛也……干痛者，不吐不泻而但痛也。"

（2）腹中绞痛：是指腹部痉挛性的剧痛。早在晋代皇甫谧在《脉经》中就有关于腹中绞痛的记载："阴毒为病，身重背强，腹中绞痛，咽喉不利，毒气攻心，心下坚强……四肢厥冷。"到清代，徐春甫在《古今医统大全》中亦提到"腹中绞痛"是"易"病的伴发症状："男子病新瘥未平复，而妇人与之交接得病者，曰阳易；妇人病新瘥，男子与之交，曰阴易。此则正气将复，却被淫欲之邪动易也，故曰易。其候身重气乏，腹中绞痛，头不能举，足不能立，四肢拘急。"

（3）腹满痛：是指腹内胀满疼痛，有表、里、虚、实之分。《素问·至真要大论》指出："少阴之胜，心下热善饥，脐下反动，气游三焦，炎暑至……呕逆躁烦，腹满痛溏泄，传为赤沃。"《脉经》云："病腹中满痛，为实，当下之。"到隋代，《诸病源候论》中也有记载："膀胱宿有停水……故令两胁腹满痛，亦令月水不利，亦令成血瘕也。"宋代朱肱在《类证活人书》中也有记载，其曰："腹满时痛，属太阴也，自利不渴者，脏寒也，当温之，宜四逆汤、理中汤也。"明代医家对其进一步发展，张介宾在《类经》中提到火在中焦导致腹满痛，其曰："火在上焦则呕逆躁烦，在中焦则腹满痛……利血尿赤也。"同时期，吴又可在《广瘟疫论》中曰：

"时疫腹满痛，属宿食为邪热所结者，十之七八。"至清代《医学心悟》曰："腹满痛，何以是太阴症？答曰：脾为坤土，坤为腹，阴中之至阴也。邪气传之，则腹满而痛。"

（4）腹中虚痛：是指在病后由于机体正气不足，气血亏虚而导致的虚性腹痛。金元时期，刘完素在《素问病机气宜保命集》中曰："诸下痢之后，小便利而腹中虚痛不可忍者……当服神效越桃散。"宋代《圣济总录》中有关于用黄连汤治疗腹中虚痛的记载，其曰："治中焦有寒……或因霍乱后……腹中虚痛，黄连汤方。"

（5）腹中刺痛：多指由于血虚而导致的腹部刺激性的疼痛。早在金元时期，李东垣在《脾胃论》中提到腹中刺痛等多种症状皆由血虚，其曰："腹中刺痛……腹中不宽快是也……皆血虚也。血虚则里急……皆加当归身。"

（6）腹中切痛：是由于风寒、虫积等实邪而导致的腹痛。《灵枢·经脉》云："足太阴之别，名曰公孙……厥气上逆则霍乱，实则腹中切痛，虚则鼓胀取之所别也。"《圣济总录》曰："夫风入腹，拘急切痛者，风邪搏于阴经也……风寒之气，与正气相击，故里急而切痛也。"清代汪宏在《望诊遵经》中曰："面目青黄，力乏身痛……腹中切痛，或如虫啮，或如虫行者，虫疰也。"

（7）腹烦痛：是指由于邪气攻心，导致疼痛伴有心烦不安为主要临床表现的腹痛。早在隋代，《诸病源候论》曰："夫欲辨阴阳毒病者……其候身重背强……毒气攻心，心腹烦痛，短气，四肢厥逆，呕吐。"《肘后备急方》中也提到："治食生冷杂物……不即消，心腹烦痛……烧地令极热，即敷薄荐莞席，向卧覆取汗，即立愈也。"

（8）腹内坚痛：是指由于瘀血、蛊毒等因素而造成的腹痛，其主要特征为疼痛剧烈，痛时拒按。晋代时，《肘后备急方》曰："疗饮中蛊毒，令人腹内坚痛……取铁精捣之，细筛，又别捣，乌鸡肝以和之，丸如梧子大，服三丸……微者即愈。"此外，宋代《太平圣惠方》记载："治产后恶露不下，腹内坚痛不可忍，赤龙鳞散方。"

（二）病因病机

腹痛的病因很多，外感风、寒、暑、湿（多以寒邪为主），或者内伤饮食，以及情志失调、气滞血瘀、素体虚弱、劳倦内伤、虫积、癥闭、积聚等均可导致腹痛。脏腑气机不利，气血阻滞，"不通则痛"，或气血不足，经脉失养，脏腑失煦，"不荣则痛"，是腹痛发生的基本机理。腹痛的病变部位涉及脾、胃、肝、胆、肾、膀胱、大肠、小肠等多个脏腑。现将历代医家所述之病因病机整理如下：

1. 外感时邪，气机阻滞

早在《内经》时期，便有关于因外感六淫所致腹痛的记载，其中以寒性腹痛为主，且多从寒热邪气客于肠胃立论。如《素问·举痛论》曰："经脉流行不止，环周不休，寒气入经而稽迟，泣而不行，客于脉外则血少，客于脉中则气不通，故卒然而痛。"其指出因感寒而导致气血凝滞等导致腹痛，该段论述可能是"不通则痛""不荣则痛"的起源。又如《灵枢·五邪》曰："阳气不足，阴气有余，则寒中肠鸣腹痛。"《中藏经》中亦有关于因寒邪而致腹痛的记载："寒则腹中痛，不能食冷物。"张仲景在《金匮要略·腹满寒疝宿食病脉证治》中云："夫瘦人绕脐痛，必有风冷。"其亦是对感受寒邪引起腹痛的描述。外感六淫导致腹痛的理论在《诸病源候论》中进一步得以论述，巢氏提出心腹痛是在"府藏虚弱"的基础上，再感寒冷之邪而发，并从外感、内伤、不内不外因三方面进行论述，到宋代，陈无择在《三因极一病证方论》中提出三因学说，其中包括外感六淫导致腹痛的观点。李东垣在《医学发明》中明确提出"不通则痛"的观点。刘完素的《素问玄机原病式》在《内经》腹痛多为寒邪所致的基础上，明确提出热邪是造成腹痛的重要原因。

2. 肝郁脾虚，气滞血瘀

情志失调，则肝失疏泄，肝郁气滞，不通则痛；或者忧思伤脾，脾失健运，肝木克伐脾土，而致腹痛；或者日久血瘀气滞，络脉痹阻，疼痛加重，甚则造成腹中癥瘕积聚。《素问·举痛论》云："厥气客于阴股，寒气上及少腹，血泣在下相引，故腹痛引阴股。"其指出寒邪侵袭肝经，气滞不通，血行不畅，进而产生腹痛引阴股等临床表现，与肝经循行相关。《金匮要略·水气病脉证并治》曰："肝水者，其腹大，不能自转侧，胁下腹痛，时时津液微生，小便续通。"其指出水气凌肝，肝脏功能失司，气机不畅，进一步导致水液停阻，产生腹部胀满，胁下腹痛等症状。唐代孙思邈在《备急千金要方》中明确指出血虚、血瘀可导致腹痛。宋代严用和提出情志失调可以导致腹痛。金元时期，朱丹溪在《丹溪心法》中曰："如颠扑损伤而腹痛者，乃是瘀血。"此外，朱丹溪还提出了六郁可导致腹痛的观点。清代黄元御在《四圣悬枢》中也有"土虚木燥，腹痛胁痛"的记载，还提出相应的治疗。

3. 脏腑虚寒，虚实夹杂

到隋代对本病的认识更加深入，《诸病源候论》将心腹痛、久腹痛、心久腹痛均归咎于虚寒，论及的各种腹痛，多因脏腑虚寒，又感寒邪，或者与血气相搏而成，其曰："久腹痛者，脏腑虚而有寒……发则肠鸣而腹绞痛，谓之寒中……则变下痢"，又曰："久心腹痛者，由寒客于腑脏之间……脏气虚，邪气盛，停积成疹，发作有时，为久心腹痛也。然心腹久痛……变为寒疝"。至宋代《太平圣惠方》中也有相关论述，其曰："夫肾脏者……若肾虚则腰背切痛，不能俯仰……脐腹结痛……是肾虚之候也。"到金元时期，李杲在《内外伤辨惑论》中认为："既脾胃有伤，则中气不足，中气不足，则六腑阳气皆绝于外。"

4. 饮食不节，食滞不化

饮食不节，食积不化，壅滞肠道，腑气不通；或者食积不化，郁而化热，或过食肥甘，中虚不运，气血运行不畅，气机郁滞，与湿热搏结，壅遏肠道，而致腹痛。《灵枢·百病始生》认为胃中食积可导致腹痛，其曰："其著于缓筋也，似阳明之积，饱食则痛，饥则安。"《金匮要略·果实菜谷禁忌并治》曰："贪食，食多不消，心腹坚满痛。"张仲景对腹痛的虚实辨证尤为精细，认为暴痛多由食滞、寒滞、气滞。《肘后备急方》指出但凡是心腹痛之疾病，其发病除了感染严重危险的霍乱以外，便是宿结冷热所致，其曰："凡心腹痛，若非中恶霍乱，则是皆宿结冷热所为。"《诸病源候论》中就有关于因冷热不调、饮食不节，而致霍乱和心腹痛的记载，其曰："冷热不调，饮食不节，使人阴阳清浊之气相干，而变乱于肠胃之间……霍乱而心腹痛者，是风邪之气客于脏腑之间，冷气与真气相击……或下攻腹，故心腹痛也。"《医学入门》中记载了食积郁结肠胃的治疗。《儒门事亲》中亦有虫积腹痛的相关记载。

5. 禀赋不足，劳倦内伤

早在《难经·十六难》中就有先天禀赋不足，肾气亏虚导致腹痛的记载，其曰："假令得肾脉……其病：逆气，少腹急痛，泄如下重，足胫寒而逆。"《中藏经》曰："虚则多惊悸，惕惕然无眠，胸腹及腰背引痛……心虚则恐惧多惊，忧思不乐，胸腹中苦痛，言语战栗，恶寒恍惚，面赤目黄，喜衄血，诊其脉左右寸口两虚而微者是也。"《金匮要略》云："虚劳里急，悸，衄，腹中痛……小建中汤主之。"

（三）证候分类

历代医家对腹痛证候分类的表述有：①寒邪内阻；②湿热壅滞；③饮食积滞；④肝郁气滞；⑤阳气素虚；⑥虚寒腹痛；⑦瘀血腹痛；⑧食积腹痛。

（四）治疗

历代医家对腹痛治疗的论述不一，现将其归纳整理如下：

1. 辨证论治

（1）解表散寒，理气止痛：感受寒邪，寒性收引凝滞，易伤人体阳气，失于温煦，可致腹痛，治当温中散寒或以热治寒。《神农本草经》中有药物治疗寒性腹痛的相关记载。《素问·举痛论》云："寒气客于背俞之脉……按之则热气至，热气至则痛止矣。"《素问·至真要大论》中也提出了"寒者热之"的治法。《备急千金要方》中记载用生姜汤来散寒止痛。《张氏医通》中指出"感暑而痛，或泻利并作"用"十味香薷饮"。《古今医鉴》针对不同病因提出不同治疗原则，提出"是寒则温之，是热则清之"的治法。

（2）泄热通腹，行气导滞：《神农本草经》中有药物治疗热性腹痛的相关记载。《金匮要略》中明确提出攻下后"黄苔"是否消退是判断胃肠积滞是否清除的标准，并指出厚朴三物汤治疗"痛而闭"等证候。晋代葛洪在《肘后备急方》中亦通过解表清里或者泻下清热法治疗热性腹痛，其曰："若有热实得汗不解，复满痛烦躁，欲谬语者，可服大柴胡汤方……当微利也。"南宋杨士瀛在《仁斋直指方论》中提到用脾积丸治疗饮食积滞所致的腹胀痛闷、大便秘结。《丹溪心法》中提出要根据老人、肥人体质的不同，而采用初痛宜攻、久痛宜消、热痛应以辛开苦降之法治之的治疗原则。明代陶华在《伤寒六书》中提到："有燥屎宿食而痛者……腹满而硬痛也，大承气下之。"张景岳在《景岳全书》中提到"下焦小腹痛者……皆有之。凡闭结者，利之下之"，指出了实证闭结者应用下法。

（3）疏肝解郁，行气止痛：《神农本草经》中有药物治疗气滞腹痛的相关记载。《金匮要略·黄疸病脉证并治》曰"诸黄，腹痛而呕者，宜柴胡汤"，还有用大柴胡汤治疗"心下满痛"。宋代时，《太平圣惠方》中提到："治积聚，心腹疼痛，胸膈气滞，四肢无力，不思饮食，木香散方。"而严用和提出用加味七气汤、聚香饮子以疏肝理气、散结解郁治疗情志失调所致的腹痛。到元代，王好古在《此事难知》中记述："小腹痛，厥阴也，重则……轻者当归四逆汤。"明代薛己的《内科摘要》曰："仪部李北川，常患腹痛，每治以补中益气加山栀即愈。一日因怒，肚腹作痛，胸胁作胀，呕吐不食，肝脉弦紧。此脾气虚弱，肝火所乘，仍用前汤吞左金丸，一服而愈。此面色黄中见青兼赤。"张景岳也在《景岳全书》中提到用柴胡疏肝散来疏肝解郁。清代叶天士在《临证指南医案》中提出用左金丸、金铃子散清火泻郁，用四七汤、五磨饮子开通气分，强调以"通"为主。《张氏医通》记载了七情内结，心腹绞痛用七气汤。

（4）活血化瘀，通络止痛：《神农本草经》中有药物治疗瘀血腹痛的相关记载。《金匮要略·妇人产后病脉证治》曰："产后腹中疞痛，当归生姜羊肉汤主之；并治腹中寒疝，虚劳不足。"《医学发明》中提出："痛随利减，当通其经络，则疼痛去矣。"此处"通络止痛"的治法，对后世产生了深远的影响，成为后世治疗腹痛的准则。张景岳还提出了血积之痛用通瘀煎。《景岳全书》中记载了用柴胡疏肝散以疏肝行气，活血止痛治疗腹痛的经验。李梴在《医学入门》中记载了四物汤加减治疗瘀血所致腹痛："瘀血痛有常处……四物汤去地黄，加桃仁、大黄、红花。"《古今医鉴》针对瘀血病因提出"是血则散之"的治疗原则，清代王清任用少腹逐瘀汤治疗瘀血腹痛，唐容川用小柴胡汤加香附、姜黄、桃仁、大黄，通过活血行气、疏肝解郁治疗腹痛，疗效卓著，他在《血证论》中还提到活血补气治腹痛的观点，其曰："血家腹痛，多是瘀血……然亦有气痛者，以失血之人，气先不和……宜逍遥散加姜黄、香附子、槟榔、天台乌药治之。"

（5）消食导滞，理气止痛：《神农本草经》中有药物治疗食积腹痛的相关记载。《内经》中也有"结者散之""留者攻之"的治法记载。《丹溪心法》曰："在上者多属食，食能作痛，宜温散之，如干姜、炒苍术、川芎……不可用峻利药攻下之，盖食得寒则凝，热则化，更兼行气快气药助之，无不可者"，还提出："治酒积腹痛者，宽气要紧……白汤下"。叶天士在《临证指南医案》中提出"食滞则消之"的治法，且叶天士治疗久积腹痛多用丸散，渐除其疾。《张氏医通》中记载酒积作痛用曲蘗丸。

（6）温中补虚，缓急止痛：《神农本草经》中有用药物治疗虚寒腹痛的相关记载。《伤寒论》曰"腹中痛，与芍药三两"，取其缓急止痛之效，《金匮要略》中亦有用附子粳米汤治疗"腹中寒气，雷鸣切痛……呕吐"，用大建中汤治疗"心胸中大寒痛"，用大乌头煎治疗"寒疝绕脐痛……其脉沉弦者"。《伤寒论》亦从六经辨证，对腹痛进行治疗。到晋代，葛洪就在《肘后备急方》中提到采用温中散寒的方法治疗虚寒腹痛，而且多用干姜、半夏、吴茱萸、附子、生姜、大枣、粳米等。还提到："孙真人方治心腹俱痛。以布裹椒薄注上火熨，令椒汗出，良。"《备急千金要方》中提出了治疗脐下绞痛的温脾汤，温中补虚的羊肉当归汤，温中散寒的当归汤、高良姜汤等。明代陶华在《伤寒六书》中提到："阴寒在内而腹痛者……以热剂温之，附子理中汤。"

2. 其他疗法

（1）针灸治疗：《素问·长刺节论》曰："病在少腹，腹痛不得大小便……刺少腹两股间，刺腰髁骨间，刺而多之，尽炅病已。"《内经》中还提出了通过针刺足三里治疗腹痛的方法。《灵枢·四时气》曰："小腹痛肿，不得小便……取三里。"晋代皇甫谧在《针灸甲乙经》中亦提到腹痛的相关记载，明确指出了虫积腹痛的特点，以及针刺治疗的具体方法，其曰："心腹痛……是蛔蚊也。以手聚按而坚持之，无令得移，以大针刺之，久持之，虫不动，乃出针。"《备急千金要方》中明确记载了足三里是治疗腹痛的效穴，还记载了相关的刺灸法。《外台秘要》中对唐以前的诸多医籍进行归纳整理，总结了诸多关于刺灸法、热熨法、药浴法、按摩法等治疗腹痛的方法。

（2）导引法：《诸病源候论》腹痛治疗多用导引之法，对寒邪腹痛、湿邪腹痛、气滞腹痛、便秘腹痛、癃闭腹痛、虫毒腹痛、食积腹痛等的导引治疗进行阐述，比如对于常见的气滞腹痛，《诸病源候论》曰："夫逆气者，因怒则气逆，甚则呕血，及食而气逆上。"《养生方·导引法》云："偃卧，以左足踵拘右足拇指，鼻纳气，自极七息，除癖逆气。"

以上历代医家的论述，不仅确定了中医药治疗腹痛的理论基础，而且至今仍对我们治疗该病理念的理解有着很大的引领和启发作用，对临床实践起着重要启迪与昭示作用。

（王佳柔　姜德友）

泄泻源流考

与泄泻有关的记载，始见于出土文献《马王堆汉墓帛书》，临床表现始于《内经》，脏腑分类始于《难经》，及至近代，泄泻认识渐臻全面。由于泄泻病因复杂，病机涉及多个脏腑，临床表现纷繁复杂，故从病名、病因病机、证候分类治疗入手，对历代重要医籍中泄泻的相关病证论述进行整理研究，考查其学术脉络和规律，颇有意义。

（一）病名

由于早期并未有泄泻的病名，但相关内容已经列为病证而论，如《内经》所言的诸泄和《金匮要略》所言的下利，关于泄与泻的区别，明代董宿原在《奇效良方》中记载："泄者泄露之义，时时溏薄，或作或愈；泻者一时水去如注。"由此二者意义并非完全相同，故将泄泻诸多历史称谓进行分析，归纳分类为以下4种。

1. 以病因病机分类命名

风泄，《杂病源流犀烛》曰："风泄，恶风自汗，或带清血，由春伤风，夏感湿，故其泻暴，或泻而风邪内缩，必汗之。"沈金鳌在此明确指出风泄的病因病机为春季感受风邪，夏季又感受湿邪，二者相互结合，而发作为泄泻，其病情严重急剧，属于伏邪与新感相结合的一类疾病。

寒泄，《时病论》曰："盖寒泻致病之原，良由感受乎寒，寒气内袭于脾，脾胃受寒则阳虚，虚则不司运用，清阳之气，不主上升，反下陷而为便泻。"其指出寒邪是导致本病发生的原因之一。

暑泄，《杂病源流犀烛》曰："又有暑泄，因受暑邪，烦渴，尿赤，自汗面垢，暴泻如水。"

湿泄，由湿伤脾胃所致，如明代戴元礼在《证治要诀·大小腑门》中曰："湿泻，由坐卧湿处，以致湿气伤脾，土不克水，梅雨阴久，多有此病。"关于湿泄的临床表现，《时病论》曰："湿泻之为病，脉象缓涩而来，泻水而不腹痛，胸前痞闷，口不作渴，小便黄赤，亦或有腹中微痛，大便稀溏之证。"

火泄，清代沈金鳌在《杂病源流犀烛》中曰："火泄，即热泄。脉数实，腹痛肠鸣，口干喜冷烦渴，小便赤涩，后重如滞，泻水，痛一阵，泻一阵。泻后尚觉涩滞。仲景谓之协热自利是也。"《时病论》亦曰："其证泻出如射，粪出谷道，犹如汤热，肛门焦痛难禁，腹内鸣响而痛，痛一阵，泻一阵，泻复涩滞也，非食泻泻后觉宽之可比，脉必数至，舌必苔黄，溺必赤涩，口必作渴，此皆火泻之证也。"

食泄，清代雷丰在《时病论》中认为食泄的病因为湿邪困脾，脾失健运，胃失消化。清代沈金鳌在《杂病源流犀烛》中对食泄临床表现进行了简单的描述，如"食泄，脉弦紧，腹痛则泄，泄后痛减"。

酒泄，《景岳全书》则对酒泄进行了细致的论述，针对酒的性质和人的体质，将酒泄分为湿热和寒湿两种，并确立了不同的治法。其曰："酒泻证，饮酒之人多有之，但酒有阴阳二性，人有阴阳二脏，而人多不能辨也。夫酒性本热，酒质则寒，人但知酒有湿热，而不知酒有寒湿也。故凡因酒而生湿热者，因其性也，以糵汁不滋阴，而悍气生热也；因酒而生寒湿者，因其质也，以性去质不去，而水留为寒也。"后至清代，《杂病源流犀烛》曰："伤酒泄，素嗜酒而有积，或一时酒醉而成病。其症骨立，不能食，但饮一二杯。经年不愈。"对酒泄的临床表现和病因病机进行了总结描述。

2. 以脏腑分类命名

《难经》曰："泄凡有五，其名不同。有胃泄，有脾泄，有大肠泄，有小肠泄，有大瘕泄。"其并对每种泄泻的临床表现进行了归纳，如："胃泄者，饮食不化，色黄。脾泄者，腹胀满，泄注，食即呕吐逆。大肠泄者，食已窘迫。大便色白，肠鸣切痛。小肠泄者，溲而便脓血，少腹痛。大瘕泄者，里急后重，数至圊而不能便，茎中痛。此五泄之要法也。"

关于泄泻和痢疾，明代张景岳认为，泄泻源于水谷不分，属中焦，涉及的脏腑有脾胃和小肠，病位浅而病情轻，治宜分利；下痢源于脂血伤败，属下焦，涉及的脏腑有肝、肾、大肠，病位深而病情重，治宜调理真阴，并助小肠之主，以益气化之源。而泄泻之由肝者必以脾虚为前提，如《景岳全书·泄泻》说："凡遇怒气便作泄泻者，必先以怒时挟食，致伤脾胃。故但有所犯，即随触而发，此肝脾二脏之病也，盖以肝木克土，脾气受伤而然。"因泄泻与下痢的临床表现是不同的，所以鉴别起来不是十分困难，如明代王肯堂在《证治准绳·泄泻滞下总论》中曰："泄泻之症，水谷或化或不化，并无努责，惟觉困倦。若滞下则不然，或脓或血，或脓血相杂，或肠垢，或无糟粕，或糟粕相杂，虽有痛不痛之异，然皆里急后重，逼迫恼人。"后至清代，人们对五脏泄的认识进一步完善，雷丰认为五泄之中，胃泄、脾泄属于今天所谓的食泻；而大肠泄、小肠泄、大瘕泄则属于今天所谓的痢疾，并在《时病论》中对此进行了论述，其曰："考《五十七难》中，胃泄、脾泄，即今之食泻也，大肠泄、小肠泄、大瘕泄，即今之痢疾也。"清代何梦瑶在《医碥》中曰："每天明时泻一二次，名肾泻。"清代沈金鳌在《杂病源流犀烛》中曰："又有肾泄即五更泄，一名晨泄，又名瀼泄，固由于肾虚失守藏之职。而亦有由于食者，有由于酒者，有由于寒者"，指出"肾泄"又名"瀼泄"，也提出了导致肾泄的原因。《医碥》也对肝泄进行了描述，如"有肝气滞。两肋痛而泻者，名肝泄"，即肝泄是因为肝气郁滞，横逆犯脾所致。

3. 以临床表现分类命名

飧泄，最早见于《内经》，如《素问·阴阳应象大论》曰："春伤于风，夏生飧泄""清气在下，则生飧泄"，指出飧泄的发病特点和发病机理，即春季感受风木之邪，蛰伏于里，木气克土，肝郁克脾，影响脾之清阳之气，清气不升反降则导致飧泄。飧，从夕，从食，指晚上吃的食品，《诗经·魏风·伐檀》中记载："熟食曰飧。"而《礼记》中的论述更加形象，其飧指用水泡饭，其曰："君未覆手，不敢飧。"由此可知飧泄临床表现为大便泄泻清稀，并有不消化的食物残渣，肠鸣腹痛，脉弦缓等。

濡泄，按《证治要诀》言"濡泻"就是水土不服的顿泻。在《素问·阴阳应象大论》中记述说："湿胜则濡泻。"尤在泾在《金匮翼》中还说："湿泻，一名濡泄，其脉濡细，其症泄水，虚滑，肠鸣，身重，腹不痛。”

洞泄，病名出自《素问·金匮真言论》"长夏善病洞泄寒中"句。述说在"长夏"的季节，由于"寒中"这个原因，多有洞泄发生，指出了洞泄的原因、病时、病势。酷似现代医学诊断的夏季急性肠炎。后世医家通过临床观察，对洞泻又赋予了新的临床含义。丹波元坚将该症称为"刮肠"，以形容病情的急骤及严重程度。它的临床症状尚应有形寒、四肢不温，面色暗白或发青，脐冷腹痛，脉象沉微，两尺极弱之阳微欲绝危候。

鹜溏，也称鸭溏，《内经》取鹜溏为病名，兼阐明其病状，如《素问·至真要大论》曰："阳明在泉……主胜则腰重腹痛，少腹生寒，下为鹜溏"，又曰："阳明之胜，清发于中，左胠胁痛溏泄"，皆是指鹜溏。

4. 以发病规律分类命名

五更泻，又名晨泻、鸡鸣泻、肾泻、脾肾泄，最早叙述五更泻的是明代医家龚廷贤，其在《寿世保元》中指出："脾肾虚弱，清晨五更作泻，或全不思饮食，或食而不化，大便不实者，此肾泻也。"这是中医关于五更泻的最早记载。

（二）病因病机

总结历代医家对泄泻病因病机的论述，可知其发病与五脏六腑功能失常密切相关，现总结归纳如下：

1. 外感六淫

《素问·至真要大论》曰："暴注下迫，皆属于热。"《素问·阴阳应象大论》有"湿胜则濡泄""春伤于风，夏生飧泄"之说，并指出有长夏多发的特点；明代楼英在《医学纲目》中云："寒泄，岁水太过，寒气流行病肠鸣溏泄。"王纶谓："若夏秋之间，湿热大行，暴注水泻。"秦景明云："火令当权，天之热气下降，地之湿气上升，暑湿之气，充塞宇内，人感热淫之邪，伤于肠胃，暑泻作矣。"以上说明，风、寒、暑、湿、火均能引起泄泻，燥邪致泄的最早记载见于《素问·至真要大论》，其曰："阳明司天，燥淫所胜……寒清于中，感而疟，大凉革候，咳腹中鸣，注泄鹜溏。"

2. 肺与大肠功能失常

大肠与泄泻的关系最为密切，是其主要病位所在，《素问·灵兰秘典论》有："大肠者，传导之官，变化出焉。"大肠传导无序可致便泻无度。《灵枢》则云"肠中热则出黄如糜，脐以下皮寒。肠中寒，则肠鸣飧泄"，即是相关的描述。《伤寒论》曰："下利，谵语者，有燥屎也，宜小承气汤。"所论"下利"即是由于燥屎内结大肠，逼迫津液旁流所致。清代唐宗海在《中西汇通医经精义》中将肺与大肠的关系解释为："肺合大肠，大肠者传导之府……传导之府，谓传导肺气，使不逆也。"前贤喻嘉言云："秋月伤肺，伤于肺之燥也……但在肺则为咳嗽，在大肠则为飧泄。但使肺热不传于大肠，则飧泄自止。"另外，清代余师愚在《疫疹一得·疫疹之症》中指出："毒火注于大肠，有下恶垢者，有利清水者，有倾肠直注者，有完谷不化者。此邪热不杀谷。"其阐发了毒火致泻说。此外，若寒热湿滞蕴结大肠，亦或病久入络，瘀血阻滞，气机不畅，脉络受伤，肠胃功能受扰，亦可导致泄泻不已。如王清任提出："瘀血，卧则将津门挡严，水不能由津门出，由幽门入小肠，与粪合成一处，粪稀溏，故清晨泻三五次。"

3. 脾胃失和

《内经》曰："脾病者……虚则腹满肠鸣，飧泄食不化"，又曰："食饮不节起居不时者则阴受之。阳受之则入六腑……下为飧泄"，指出了饮食所伤脾胃与本病发生的密切联系。金代李东垣在《脾胃论》中曰："形体劳役则脾病，病脾则怠惰嗜卧，四肢不收，大便泄泻。脾既病，则其胃不能独行津液，故亦从而病焉。"《血证论》云："脾阳不足，水谷固不化，脾阴不足，水谷仍不化也。"其说明运化水谷是由脾阴、脾阳共同完成，二者病变均可见大便失调。明代戴原礼指出："伤食泻，伤于生冷油腻，停滞膈间，脾气不温，食难消化；或多餐糯食；及一切非时难化之物。"其既言伤食泻病因又言其病机。《景岳全书》谓："泄泻之本，无不由于脾胃。"由此可见，脾胃受损是本病发生的重要因素之一，伤及脾胃，水谷之精华不能吸收，遂成为泄泻。此外，饮水过多也可导致本病，如仲景云："水恣入胃，必作利也。"金代张从正在《儒门事亲》中亦载："因隆暑津液焦涸，喜饮寒水，本欲止渴，乘快过多，逸而不动，亦为留饮……久则成痰……下入大肠则为泻。"因水湿困脾，影响脾之运化吸收功能，水留肠间，停而为饮，而致肠鸣辘辘有声，便泻清水。喻嘉言也认为是"有形之饮，留结于胃肠之间"所致。

4. 肝胆失调

《素问·举痛论》曰："怒则气逆，甚则呕血及飧泄。"南宋陈无择对情志失常、肝胆经不畅引起泄泻的论述很有特色："喜则散，怒则激，忧则聚，惊则动，脏气隔绝，精神夺散，以致溏泄。"《景岳全书》则指出："凡遇怒气便作泄泻者，必先怒时挟食，致伤脾胃。故但有所犯，即随触而发。"清代李冠仙在《知医必辨》中曰："肝气一动，即乘脾土，作痛作胀，甚则作泻。"唐容川指出："凡泻泄之症虽出于肠胃，但人身肝主疏泄，疏者条达而上也，泄者顺利而下也……木气太泄则暴注，暴注者泄为太过之故也。"湿热熏灼，肝胆壅遏，其疏泄条达不及，风阳之性激发，肆其不胜而顺乘脾土为其必然。脾受克，运化受挫，水湿夹热毒常直趋而下，泄泻作矣。清代冯兆张在《冯氏锦囊秘录》中亦指出："泄泻而属脾胃者，人固知之矣。然门户束要，肝之气也。守司于下，肾之气也。若肝肾气实，则能闭束而不泻泄，虚则闭束失职，而无禁固之权矣。"

5. 心与小肠功能失常

《儒门事亲》谓："小肠寒而湿其泄也。"明代张景岳在《类经·藏象类》中曰："小肠居胃之下，受盛胃中水谷而分清浊，水液由此而渗于前，糟粕由此而归于后，脾气化而上升，小肠化而下降，故曰化物出焉。"清代吴谦在《医宗金鉴》中提到："胃主消化水谷，小肠主盛受消化，心脾之热下移小肠胃府，则运化之职失矣，故下注泄泻也。"无论是感受寒湿之邪，抑或是热邪均可以影响小肠的传化功能，从而导致泄泻的发生。

6. 肾虚作泻

明代罗周彦在《医宗粹言》中指出肾阴虚损为患，其曰："元阴不足而泄泻者，名曰肾泻。其状则水谷不分，至圊即去，足胫冷，少腹下重，但去有常度，昼夜或一、二次，与他证之泻不同。盖元阴之气衰弱，不能健运其水谷故也。"后至清代，林珮琴对肾泄（五更泻）论述更为详尽，其在《类证治裁》中指出："肾中真阳虚而泄泻者，每于五更时，或天将明，即洞泄数次。此由丹田不暖，所以尾闾不固，或先肠鸣，或脐下痛，或经月不止，或暂愈复作，此为肾泄。盖肾为胃关，二便开闭，皆肾脏所主，今肾阳衰，则阴寒盛，故于五更后，阳气未复，即洞泄难忍。"清代张璐在《张氏医通》中亦总结云："（肾脏）真阳虚则水邪胜，水气内溢，必渍脾而为泄泻。"

此外，如吴谦的《医宗金鉴》，程钟龄的《医学心悟》等，皆宗《内经》之旨，并有所发挥，病因方面强调湿邪致泻的主导性，病机上重视肝、脾、肾的重要作用，兼论及心肺，病位在大、小肠。

（三）证候分类

历代医家对泄泻证候分类的表述有：①寒湿泄泻；②湿热泄泻；③伤食泄泻；④脾虚泄泻；⑤肾虚泄泻；⑥水饮留肠；⑦瘀阻肠络。

（四）治疗

《内经》在论述本病与其他病的标本关系时，明确提出"先病而后泄者治其本。先泄而后生他病者治其本。必且调之，乃治其他病"的治疗原则。历代医家在其基础上发展完善，现将泄泻的治法归纳整理如下：

1. 辨证论治

（1）淡渗利湿：《内经》云："其下者，引而竭之。"其明确指出因势利导的治疗方法，后至汉代张仲景对此法进一步延伸，其认为因湿邪内蕴，阻滞气机，气机不得宣畅，而致水气并下，即"下利气者"的治疗思路为"当利其小便"，以分利肠中湿邪，湿去气宣则利止，此即"急开支河"之法。宋代陈无择在《三因极一病证方论》中亦极力倡导："治湿不利小便，非其治也。"但古往今来的医家在实践中认识到运用此法亦要把握分寸，如《景岳全书》指出："然惟暴注新病者可利，形气强壮者可利，酒湿过度、口腹不慎者可利，实热闭涩者可利，小腹胀满、水道痛急者可利。又若病久者不可利，阴不足者不可利，脉证多寒者不可利，形虚气弱者不可利，口干非渴而不喜冷者不可利。"这种论证，能从正反两方面考虑泄泻可利与不可利的关系。即使在正确辨证情况下，亦不可过用，如清代李用粹在《证治汇补》中说："淡渗不可太多，恐津枯阳陷。"

（2）和中解表：若邪气侵袭于表，体内兼有正气不足，部分外邪乘虚入里，阻滞中焦气机，中焦气机紊乱，清气不上，导致泄泻，治当解表祛邪，和中止泻，使表邪从汗而去，里虚得以调和，正如明代薛立斋在《平治荟萃》中云："泄有宜汗解者。"

（3）健脾燥湿：明代李中梓在《医宗必读》中云："脾土强者，自能制湿，无湿则不泄。"因此，燥湿止泻为治疗泄泻的主要方法，盖因湿而泻，脾虚不运则生湿，故而健脾燥湿，使水邪不滥，仓廪得积。此法与淡渗法常配合用，如清代秦昌遇所说："湿泻之治，宜燥湿利小便。"但在运用中不可重投，以免伤正，如阴亏热淫的患者，忌燥湿更伤阴液。

（4）消积导滞：指运用推陈出新，荡涤肠胃之品而止泻，亦是《内经》"实者泻之""通因通用"之义。张子和强调"陈莝去而肠胃洁"，元代朱丹溪在《金匮钩玄》中指出治"宜消导疏涤之"。脾胃呆钝，不能运化水谷，宿食积滞，扰乱肠腑泌别清浊功能，进而作泻，故当去积导滞。李中梓主张用疏利法，其曰："痰凝气滞，食积水停，皆令人泻，随证祛逐，勿使稽留。"对于脾虚食滞之久泻患者，治应健运脾土，巧佐疏导，甚至以疏导为主，先求积去滞通，胃肠安和。

（5）清热利湿：本法多用于夏秋季节，常由外邪感染或误治而成。丹溪曰："有宜寒凉而愈者，若长沙言：协热自利者，黄芩汤主之。"李中梓亦云："热淫所至，暴注下迫。苦寒诸剂，用涤燔蒸，犹当溽暑伊郁之时，而商飚飒然倏动，则炎熇如失矣，所谓热者清之是也。"明代李梴在《医学入门》中云："清热亦不可太苦，苦则伤脾。每兼淡剂利窍为妙。"但在热泻当中，尚有"热结旁流"一证，临证时应加详审，以免贻误。

（6）调和肝脾：肝旺脾虚泄泻的治疗原则是抑肝扶脾，代表方为《景岳全书》的痛泻要方。明代王纶在《明医杂著》中亦提出："脾虚肝所乘也，宜六君子加柴胡、升麻、木香……若脾脉弦长者，肝木乘脾土也，当补脾平肝。"若久泻不止，可用酸味药佐之，取其酸味收敛，又有平肝止泻之功。如李中梓在《医宗必读》中曰："酸之一味，能助收肃之权。经云散者收之是也。"

（7）温中理脾：病程长，反复发作的脾胃虚弱型泄泻，多选用甘温之品，以健胃补脾、温阳运中。此即《内经》"虚则补之"之义，后至明代李中梓亦云"甘能缓中，善禁急速；且稼穑作甘，甘为土味，所谓急者缓之是也"，其指出甘味药物具有缓急止泻之功。秦景明在《症因脉治》中对温中补脾止泻的方法加以完善，其曰："补虚不可纯用甘温，太甘则生湿。"因气贵流通，在处方时酌加木香、砂仁等药物醒脾和胃，使补而不滞，以达补其虚、升其阳、除其浊、调其气之功，使升中有降，补中有疏。

（8）升提止泻：源于《内经》"陷者举之"之义，包括益气升阳法、轻清升阳法，清代魏之琇在《续名医类案》中有载："大凡泄泻服分利调补等剂不应者，此肝木郁于脾土，必用升阳益胃之剂。"其中所涉升阳益胃之剂，即东垣升阳益胃汤，方由益气升阳的黄芪、人参、白术、炙甘草，以及轻清升阳的羌活、独活、防风、柴胡等组成，二者一司益气升阳、健中治本，一司轻清升阳、化湿祛邪，联合止泻。

（9）益火生土：《内经》提出"寒者温之"之法，后世医家赵献可在《医贯》中总结本法具体方药，其曰："命门之火旺，火能生土，而脾亦强矣，故古方有椒附丸、五味子散……若命门火衰，脾土虚寒者，用八味丸。"清代汪昂在《医方集解》中再次强调："大补下焦元阳，使火旺土强，则能制水而不复妄行矣。"

（10）固涩止泻：遵《内经》"涩可固脱"的治疗原则，历代医家均主张本法不宜早用，否则邪滞不去，祸不旋踵，如明代李梴在《医学入门》中说："凡泻皆兼湿，初宜分理中焦，渗利下焦，久则升提，必滑脱不禁，然后用药涩之，其间有风胜兼以解表，寒胜兼以温中，滑脱涩住，虚弱补益，食积消导，湿则淡渗，陷则升举，随证变用，又不拘于次序。"其将泄泻的治疗法则详细论述，并指出滑脱不禁者，当用药涩之。李中梓在《医宗必读》中亦云："注泄日久，幽门道滑，虽投温补，未克奏功，须行涩剂，则变化不愆，揆度合节，所谓滑者涩之是也。"后至清代李用粹在《证治汇补》中进一步指出："兜涩不可太早，恐留滞余邪。"因此本法施用的原则是：湿热不清不涩；里急后重不除不涩；暴泄邪寒实者不涩；夹积夹食不涩；滑脱邪少虚多者方可止涩。

此外，在泄泻的预后及治法上，陈士铎在《石室秘录》中认为"大泻之后，自多亡阴"，但治亡阴不可乱投补阴药，因为"以补阴之药急治，反足增其水势，法当以温药补之"。暴泄属实，久泄属虚，但久泄之中常有夹实、夹热、夹湿、夹瘀等情况。针对瘀血，佐以活血化瘀。

2. 其他疗法

（1）针灸治疗：晋代《针灸甲乙经》记载了最早的针灸治疗泄泻处方，如其曰："溺黄，小腹痛里急肿，洞泄，体痛引骨，京门主之"，又曰："洞泄淋癃，大小便难，腰尻重，难起居，长强主之……痿厥癫疾洞泄，然谷主之"。后至宋代王执中在《针灸资生经》中设专篇记录治疗泄泻的诸多穴位，其载曰："曲泉、治泄利……腹结，治腹寒泄利。神阙、治泄利不止。小儿奶利不绝……。气穴、治妇人泄利不止。阳纲、治大便泄利，主大便不节，小便赤黄，肠鸣泄注……膺窗、主肠鸣泄注。"元代王国瑞在《扁鹊神应针灸玉龙经》中云："脾泄为灾若有余，天枢妙穴刺无虞。若兼五脏脾虚证，艾火多烧疾自除。天枢：在脐两旁各二寸。针一寸，灸五十壮，宜补，应脾俞穴。"其指出灸天枢穴以补脾止泻的方法，同时提出内关、通维、神门亦主治本病，其曰："内关、通阴维，别走少阳……治伤寒发热，胸满腹胀……肠鸣冷痛，脾黄……泻利，食积"，又云："久冷伤惫脏腑，泻利不止，中风不省人事等疾，宜灸神门"。明代杨继洲在《针灸大成》中曰："肠鸣：三里、陷谷、公孙、太白、章门……大便泄泻不止：中脘、天枢、中极。"其丰富了泄泻的针灸疗法。《普济方·针灸》论述关元俞的止泻功效，其云："关元俞二穴，在十七椎下两旁，各寸半，针三分，铜人经云，理风劳，腰痛，泻利。"后至清代李学川在《针灸逢源》中曰："泄泻不止，里急后重：下脘、天枢、照海。"方慎庵在《金针秘传》中曰："梁门：二穴在承满下一寸，足阳明脉气所发。治胁下积气，食饮不思，大肠滑泄，谷不化。可灸五壮，针入三分。"由此可见，明清时期针灸医家对本病的治疗有丰富经验。

（2）食疗法：明代《古今医鉴》以养元散治疗虚性泄泻。其云："糯米（一升，水浸一宿，滤干，燥慢火炒，令极热），干山药（少许），胡椒（少许），上各为细末，和匀，每日清晨用半盏，再入砂糖少许，滚汤调服，其味极佳，且不厌人，大有滋补。"该剂亦有温宫之用，亦可用于女人子宫虚冷的不孕。明代王肯堂在《证治准绳·类方》中曰："茶梅丸，用腊茶为细末，不以多少，用白梅肉和丸，赤痢甘草汤下，白痢乌梅汤下，泄泻不止陈米饮下，每服二十丸，团茶尤佳。"其指出以不同汤水送服茶梅丸可达到不同治疗效果，尤其是以陈米煮水送服可止泻。清代张锡纯在《医学衷中参西录》中云："治泄泻久，而肠滑不固者。即前薯蓣粥，加熟鸡子黄三枚。"其并指出具体服法，即每服用药7~8钱，或至1两，和凉水调入锅内，置炉上，不住以箸搅之，2~3沸即成粥服之。若小儿服，或少调以白糖亦可。可见历代医家应用食疗法治疗本病的丰富经验。

（3）外治法：宋代骆龙吉在《增补内经拾遗方论》中记载："治泄泻不止：梧桐叶不拘多少，用水煎十数沸，只浴两足后跟，其泻即止。若浴之近上，大便反闭。"即可取梧桐叶量不等，用水数十碗，煮十数沸取出。只使两后脚跟浴于其中，即可达到止泻的效果。三建膏出自清代张璐所撰的《张氏医通》，该方可治疗各种疾病，若以丁香末少许于膏上，贴脐上及中脘，则可治疗腹痛、少食、泄泻之症。其曰："天雄、附子、川乌各一枚，桂心、官桂、桂枝、细辛、干姜、蜀椒各二两。切片，麻油浸春五、夏三、秋七、冬十日，煎熬去滓，滤净再熬，徐徐下黄丹，不住手搅，滴水不散为度，摊膏贴敷。若治阴疽，先以葱汤洗患处，并加银粉少许于膏上贴患处；腹痛、少食、泄泻，加丁香末少许于膏上，贴脐上及中脘；阳衰精冷，加鸦片少许于膏上，贴脐中及丹田；冷哮喘嗽，加麝香少许于膏上，贴肺俞、华盖及膻中穴；癥瘕冷积，加阿魏、麝香少许于膏上，贴患处。"

总之泄泻是临床常见难治疾病之一，它的发生及发展往往与多种因素相关，且病程较长，部分迁延难愈，故治疗需标本兼顾，辨证分析精准，同时提倡中西医多法并用，因人因时选方用药，才可以达到满意疗效。

（韩鑫萍 苏 明）

痢疾源流考

中医对于"痢疾"的认识源远流长，《内经》以"肠澼""赤沃"等称谓论述其脉证及病因病机、临床特点是为发端，其后历代先贤对本病的阐发更是积厚流光。"痢"之名始于两晋，其证候分型则始见于巢元方的《诸病源候论》，至宋代陈师文的《太平惠民和剂局方》正式提出"痢疾"病名。本病称谓及分型诸多，病因病机复杂，故从病名、病因病机、证候分类、治疗四方面切入，整理研究相关论述，梳理学术脉络，总结前贤对本病的理论研究和临证施治经验。

（一）病名

"痢疾"之名，《内经》称之为"肠澼""赤白""赤沃""小肠泄""大瘕泄"，张仲景在《金匮要略》中则有"热利""下利"之论述，其后两晋隋唐又有"滞下""痢病"等诸多称谓，直至宋代始倡"痢疾"病名，并沿用至今。本文以痢疾的病因病机、病症特点、证型及其他不便于归类的分类方式，对"痢疾"之名进行梳理，并按照时间纬线归纳，兹述如下：

1. 以病因病机分类命名

《素问·太阴阳明论》云："食饮不节，起居不时者，阴受之……入五脏则膜满闭塞，下为飧泄，久为肠澼。"其说明饮食和起居的不时，均可导致脾气与胃气的升降失调，导致痢疾的发生。

张仲景之学承于内难，将痢疾与泄泻统称为"下利"，对于其病机，多为"以有热故也"，且给以方药证治。《金匮要略·呕吐哕下利病脉证治》有云："下利已差，至其年月日时复发者，以病不尽故也，当下之，宜大承气汤。下利谵语者，有燥屎也，小承气汤主之。下利便脓血，桃花汤主之。热利下重者，白头翁汤主之。"其开清肠解毒和温补涩固下之法门，其白头翁汤为后世治疗湿热痢疾之经典方。

宋金元时期，赵佶的《圣济总录》认为"痢"与"泄泻"皆因外邪侵袭，传于脾胃，故将其归于"泄痢门"。如"风寒暑湿袭于外，则留连肌腠。传于脾胃……暑胜则为毒痢。而又或冷或热或赤或白或色杂或肠垢或滞下或休息或疳或蛊之类"。

直至《太平惠民和剂局方》中首先提出"痢疾"的病名，其曰："皆因饮食失调，动伤脾胃，水谷相拌，运化失宜，留而不利，冷热相搏，遂成痢疾。"陈无择在《三因极一病证方论》中加以引申，其曰："经中所载，有血溢、血泄、血便、注下，古方则有清浓血及泄下，近世并为痢疾，其实一也。""痢疾"之名方才统一，频见于后世典籍。严用和的《济生方·痢疾论治》亦有："今之所谓痢疾者，即古方所谓滞下是也。"言治痢"必先导涤肠胃，次正根本，然后辨其风冷暑湿而为之治法"。

金元时期各医家对本病的认识有了进一步的发展，刘完素在《河间六书·滞下》中言："以白痢为寒，赤痢为热，误也""假如下利赤白，俗言寒热相兼，其说尤误"，对下痢的颜色为白为赤即断为因寒因热的看法提出质疑，并提出："各随五脏之部而见五色，是谓标，本则一出于热，但分浅深而已"。张从正在《儒门事亲》中认为"故赤白痢，不可区分寒热，止可分新旧而治之""赤痢新积""白痢旧积"，在临床上有一定的参考价值。朱丹溪在《丹溪心法》中承先贤之说，并对辨证提出新的观点，力倡"痢赤属血、白属气""赤痢乃自小肠来，白痢乃自大肠来，皆湿热为本""血痢久不愈者，属阴虚"等，并且对本病性质提出其看法，不仅指出疫毒为痢疾的病因来势凶猛，更强调痢疾具有流行性、传染性。

2. 以病症特点分类命名

《内经》称本病为"肠澼"，并对其脉证及预后作了较为详细的论述，后世发挥多源于此。《素问·通评虚实论》云："帝曰：肠澼便血何如？岐伯曰：身热则死，寒则生。帝曰：肠澼下白沫何如？岐伯曰：脉沉则生，脉浮则死。帝曰：肠澼下脓血何如？岐伯曰：脉悬绝则死，滑大则生。帝曰：肠澼之属，身不热，脉不悬绝，何如？岐伯曰：滑大者曰生，悬涩者曰死，以脏期之。"其指出痢疾发病时所下之物的不同所对应不同脉症特点的表现。

"赤白""赤沃"则是《内经》中关于本病的不同称谓。《素问·至真要大论》有云："少阳司天……发热恶寒而疟，热上皮肤痛，色变黄赤，传而为水，身面胕肿，腹满仰息，泄注赤白""少阴之胜，心下热，善饥，脐下反动，气游三焦……呕逆躁烦，腹满痛，溏泄，传为赤沃"，其指出不同经脉中病，下痢颜色不同特点。

《难经》作进一步的补充论述，并将大肠泄、小肠泄、大瘕泄等作了比较和区分，最早指出本病具有"里急后重""至圊而不能便"，使其症状更为明确。《难经·论疾病》云："泄凡有五，其名不同。有胃泄，有脾泄，有大肠泄，有小肠泄，有大瘕泄，名曰后重……小肠泄者，溲而便脓血，少腹痛。大瘕泄者，里急后重，数至圊而不能便，茎中痛。此五泄之要法也。"其"小肠泄"及"大瘕泄"的论述较《素问》描述更加具体，但归之于五泄，可见当时对于痢疾与泄泻的分界并不明确。

华佗《中藏经·脉病外内证决论》所说"病肠澼者，下脓血，病人脉急，皮热，食不入，腹胀，目瞑者，死。或一身厥冷，脉沉细而不生者，亦死"，是对噤口痢的最早描述，其特点为不欲食，多预后不良。

清代吴谦则从总结前贤对痢疾的认识切入，《杂病心法要诀·痢疾总括》有言："大瘕泻者，里急后重，数至圊而不能便，茎中痛也。小肠泻者，溲涩而便脓血，少腹痛也。大肠泻者，食已窘迫，大便色白，肠鸣切痛也。肠澼者，饮食不节，起居不时，阴受之，则入五脏，膜胀闭塞，下为飧泻，久为肠澼，腹痛下血也。滞下者，积汁垢腻，与湿热滞于肠中，因而下也。此皆古痢之名也。然痢之为病，里急后重，下利脓血，小便赤涩。里急者，腹痛积滞也。后重者，下坠气滞也。"其详细指出大瘕泻、大肠泄、小肠泄病症特点，并对里急后重的症状机制进行了分析。

3. 以证型分类命名

两晋隋唐时期，葛洪首先以"痢"称本病，区别于一般泄泻，为后世医家所接受沿用。医家陈延之在《小品方》中提出"滞下"的病名，认为"肠胃中实，始作滞下"，始有将痢疾与泄泻分病之意。其后隋代巢元方在《诸病源候论·诸痢病候》中有"痢病"之名，并立专篇论述，分为水谷痢、赤白痢、赤痢、血痢、脓血痢、冷痢、热痢、冷热痢、杂痢、休息痢、白滞痢、蛊注痢、肠蛊痢等候。针对余邪缠绵，迁延不愈，又分有诸久痢候。该书将痢疾作为一独立疾病，对其证型和病因病机都有较为详尽的论述，"白滞痢""脓血痢""休息痢"等名称多沿用至今。

《备急千金要方》《外台秘要》等亦称之为"痢"，有关证型分类亦是本同末离。孙思邈在《备急千金要方》中指出："大凡痢有四种，谓冷热疳蛊。冷则白，热则赤，疳则赤白相杂，无复节度，多睡眼涩，蛊则纯痢瘀血"，又曰："热则多益黄连，去其干姜。冷则加以热药。疳则以药吹灌下部。蛊毒则以蛊法治之药"。王焘在《外台秘要》中曰："此病有数种，有水痢，有谷痢，有血痢，有脓痢，有脓血相和痢者，有肠澼痢。"

明清时期，秦景明的《症因脉治》将其按病因分外感和内伤，有寒湿痢、湿热痢、燥热痢、疫痢、七情痢、劳役痢、饮食痢及休息痢八种证型，以便临床辨证使用。此外，戴原礼提出"劳痢"，李梴提出"虚痢""滑痢"，赵献可提出"疫毒痢"，张石顽提出"阴虚痢疾"，陈修园提出"奇恒痢"等，极大地丰富了痢疾的辨证内容。

4. 其他命名

元代罗天益在《卫生宝鉴》中提出因泻痢后脾胃虚，则"不可一概用克伐之剂"，对善后调理论述较多。清代周学霆在《三指禅·痢症脉论》中总结了痢疾病名的演变过程。如其曰："痢有不与世相递嬗，而名则因时而变易。方策所传，其来有自，不容不据古以准今。《素问》谓之肠澼；《难经》谓之里急后重；汉谓之滞下；晋谓之秋燥；至唐方谓之痢。即其名而绎其义，便血曰澼，痛甚曰急，壅塞曰滞，皲裂曰燥，不利曰痢，痢之情形已显示于称名之表。"清代喻嘉言的《医门法律·痢疾论》中对痢疾的治疗记载甚详，并创"逆流挽舟"之治法，为外感痢疾的治疗确立了有效法门。而且总结其治痢之误，其一"凡治痢不分标本先后，概用苦寒者，医之罪也"；其二"凡治痢不审病情虚实，徒执常法，自恃颟顸者，医之罪也"；其三"凡治痢不分所受湿热多寡，辄投合成丸药误人者，医之罪也"。以供后世注意。清代叶天士在《临证指南医案·痢》中提出"治痢大法，不过通塞二义"，抓住其治痢要点。顾松园根据自己的经验积累，在《顾松园医镜》中提出治痢四忌："一忌温补""一忌大下""一忌发汗""一忌利小便"，后世根据其四忌归纳并总结出了治疗痢疾之禁忌："忌过早补涩，忌峻下攻伐，忌分利小便"并沿用至今。

（二）病因病机

明代龚廷贤在《寿世保元·痢疾》中曰："痢者，古之滞下是也，多由感受风寒暑湿之气，及饮食不节，有伤脾胃，宿积郁结而成者也。"李梴在《医学入门》中也提出"外感暑湿，内伤生冷，硬物积滞"之因。综前贤之所述，本病发病多为感受外邪，饮食不节，七情气郁及房劳过度等所致，现将历代医家所述整理如下：

1. 外感六淫，客于肠胃

痢疾多由外感六淫所引发，《素问》记载"四之气，风湿交争……注下赤白""火胜则热，火淫所胜，则焰明郊野，寒热更至。民病注泄赤白，少腹痛，溺赤，甚则血便，皆为外所因。巢元方在《诸病源候论》中认为"痢皆由冷热之气乘虚入客于肠间"并在脓血痢候中指出"春伤于风，至夏热气乘之"。后陈无择的《三因极一病证方论·滞下三因证治》指出痢疾的外因主要是寒、热、风、湿之邪，如"病者滞下，人皆知赤为热，白为寒，而独不知纯下清血为风，下如豆羹汁为湿。夫六气之伤人，初无轻重，以暑热一气，燥湿同源，收而为四，则寒热风湿，不可偏废"。罗天益在《卫生宝鉴·泻痢论》中有"脏腑泄痢，其证多种，大抵从风湿热论之，是知寒少热多"之说，而吴士瑛在《痢疾明辨》中更着重强调暑、湿、热三气尤多。可见外感六淫是痢疾的重要病因，历代医家于风寒暑湿之邪各有侧重，尤以湿热之邪而起，亦可因寒湿之邪内侵而成。

湿热之邪内犯，侵及肠胃，郁蒸为患，则导致运化失司，气血阻滞，热毒壅盛，相互搏结，化为脓血，发为痢疾。《医贯·痢疾论》言"利为湿热甚于肠胃，怫郁而成，其病皆热证也"，指出湿热之邪内犯侵及肠胃，郁蒸为患。吴崑在《医方考》中言："痢，滞下也。患痢大都责于湿热，热伤气，故下白；热伤血，故下赤；热伤大肠，则大肠燥涩，故里急后重。"其指出湿热之邪伤于机体的不同层次而致患，下痢色泽与质的不同。《杂病源流犀烛·痢疾源流》有言："诸痢，暑湿病也。大抵痢之病根，皆由湿蒸热壅，以至气血凝滞，渐至肠胃之病。惟由湿热，故多偏干燥，里急后重，小便赤涩，皆其症也。"其阐明湿热之邪壅滞与肠胃，导致气血阻滞，与热毒相互搏结与肠中，化为脓血，发为痢疾。

若寒湿侵于肠胃，因寒性凝滞收引，湿性重浊黏滞，寒湿相夹，易损阳气，气血失于阳气推动而运行不畅，以致气滞血瘀涩于脉中，使肠液凝滞，与肠中秽浊之物相互搏结，客于肠之脂膜，化为赤白脓血而发。正如《症因脉治·寒湿痢》言："寒湿痢之因……寒湿时行，内气不足，乘虚感人，郁遏营卫，卫郁营泣，内传肠胃，则水谷不化，气血与糟粕互相蒸酿，而痢下赤白之症作矣。"《诸病源候论·痢疾诸候》言："白滞痢者，肠虚而冷气客之，搏于肠间，津液凝滞成白。"以上皆说明寒湿之邪致痢之病机。

2. 时邪疫毒，直中客体

痢疾之病多发生于夏秋季节，暑湿秽浊，疫毒易于滋生。如《景岳全书·痢疾》言："痢疾之病，多病于夏秋之交，古法相传，皆谓炎暑大行，相火司令，酷热之毒蓄积为痢，今人所宗，皆此一说。"素体湿热内结，湿热疫毒内传，同气相求，再加疫毒峻烈之性，人体正气与之相搏，正不胜邪，则痢之而生。如《证治汇补·痢疾》言："生冷油腻，留滞于内，湿蒸热瘀，伏而不作，偶为调摄失宜，风寒暑湿，干触秽浊，故为此疾。"巢元方在《诸病源候论》中言："大肠虚者，毒气乘之，毒气挟热，与血相搏，则成血痢也。毒气侵食于脏腑，如病蛊注之家，痢血杂脓瘀黑，有片如鸡肝，与血杂下是也。"其说明正气虚弱之时，疫毒便会乘机侵入人体，导致发病。朱丹溪在《丹溪心法·痢病》中言"又有时疫作痢，一方，一家之内，上下传染相似"，不仅指出疫毒为痢疾的病因，其来势凶猛，更强调痢疾具有流行性、传染性，并论述痢疾的病因以"湿热为本"，提出通因通用的治痢原则，为后世医家所推崇。清代吴士瑛在《痢疾明辨》中着重指出时邪疫毒乃痢疾主要病因，其曰："时毒乃疫气流行，或因天气亢旱，暑热异常，或因天时大水，湿热郁蒸，或因水气偏胜，一方盛衰不同，其病速，其症重，每有二三日告毙者。"其说明当外界气候变化异常时，影响人体自身的调节，此时外界疫毒滋生，极易侵袭人体，客于肠胃，其病来势凶猛，传变快速，病情危重。若疫毒之邪侵及阳明气分，进而内窜营血，甚则迫进下焦厥阴、少阴，则导致脏腑感邪，多为急重之痢。

3. 内伤饮食，气滞食积

人以食为天，受气于谷，谷入于胃而化生精微滋养脏腑身形，若饮食不当，则会损害脾胃的正常运化秩序，进而导致多重病症。因此，内伤饮食致病是痢疾发病的重要原因。历代医家对此阐述颇多。《素问·太阴阳明论》中便提出"食饮不节，起居不时……下为飧泄，久为肠澼"。痢疾多数由两方面而成：一者暑月恣食生冷，如陈延之在《小品方》中所言："春月暴热，解脱饮冷……下青黄汁。"《景岳全书·杂症谟·痢疾》言："因热贪凉者，人之常事也，过食生冷，所以致痢……此其病在寒邪，不在暑热。"赵献可在《医贯》中言："以为痢发于秋，是暑月湿热所致……但不详所以致郁热者，多因暑热酷烈，过饮冰水，过食生冷，热为寒郁，久而为沉寒积冷者，亦有之。"以上均说明暑月食寒凉之物可引发痢疾。说明平素若恣食生冷瓜果等寒凉之品，虽可解一时之快，但凡物极必反，脾胃突然接受寒凉之品，伤及脾胃，使脾运化失司，水湿内停，中阳被遏，中阳不足则寒从湿化，寒湿留滞于肠间内蕴，气血凝滞不畅，化为白冻脓血，乃为寒湿之痢。二者为过食肥甘厚味，如《金匮钩玄·滞下辩论》言："皆由肠胃日受饮食之积，余不尽行，留滞于内，湿蒸热瘀，郁结日深，伏而不作；时逢炎暑大行，相火司令，又调摄失宜，复感酷热之毒；至秋阳气始收，火气下降，蒸发蓄积，而滞下之证作矣。"《证治汇补·痢疾》指出："无积不成痢。痢乃湿、热、食积三者。"由上可知，若过食肥甘酒炙之品，加之嗜食无度，暴饮暴食，或食不洁之物，以致湿热内生，直趋中道，蕴结于肠之脂膜，与气血搏结，腐败化为脓血，则生湿热之痢。

4. 内伤七情，脏气郁结

七情联于五脏六腑，因情志内伤可导致痢疾的发病。陈无择在《三因极一病症方论》中指出脏气郁结是为痢疾内所因。刘完素在《素问病机气宜保命集·泻痢论》中则云："春宜缓形，形缓动则肝木乃荣，反静密则是行秋令。金能制木，风气内藏，夏至则火盛而金去。独火木旺，而脾土损矣。轻则飧泄身热脉洪，谷不能化，重则下痢，脓血稠黏，皆属于火。"其指出肝旺克脾土是痢疾的病因之一。清代陈士铎承刘完素之说，在《辨证录·痢疾门》中阐述："人有夏秋之间，腹痛作泻，变为痢疾，宛如鱼冻，久则红白相间，此是肝克脾土也。"若因郁怒伤情，肝气亢盛，下犯脾土，气滞血凝，饮食难化，日久则交结，可渐成下痢赤白黏冻。《证因脉治·七情痢》则阐发忧思犯脾一说，其曰："七情内伤痢之因：忧愁思虑则伤脾，脾阴既伤，则转输失职，日饮水谷，不能运化，停积肠胃之中，气至其处则凝，血流其处则泣，气凝血泣，与稽留之水谷互相胶固，则脾家壅滞，而贼邪传肾之症作矣。"忧思伤脾，导致脾的运化失司，食积内停于体，与气血交杂而酿成痢疾，因脾肾同源，肾司二便，故贼邪传肾乃下痢无度。朱丹溪在《丹溪心法·痢九》中提出"腹痛者，肺金之气郁在大肠之间"，亦可谓后世参考。

5. 脾肾虚弱，久痢无度

脾为后天之本，肾为先天之本。李中梓在《医宗必读·痢疾》中明确提出："痢之为证，多本脾肾。脾司仓廪，土为万物之母；肾主蛰藏，水为万物之元""然而尤有至要者，则在脾肾两脏，如先泻而后痢者，脾传肾为贼邪难疗，先痢而后泻者，肾传脾为微邪易医，是知在脾者病浅，在肾者病深。肾为胃关，开窍于二阴，未有久痢而肾不损者。故治痢不知补肾，非其治也"。因此脾肾虚弱之人极易发生痢疾病症。因脾胃虚弱，外感寒湿或恣食生冷，或过服寒凉之药，克伐中阳，寒积于内，命门火衰，日久遂成虚寒痢。张景岳在《景岳全书·杂证谟·痢疾》中指出："凡里急后重者，病在广肠最下之处，而其病本则不在广肠而在脾肾。""脾肾虚弱之辈，但犯生冷，极易作痢"指此而言。亦有久痢缠绵难愈，脾胃先伤，继而及肾者，所谓"脾家壅滞，而贼邪传肾之症作矣"。亦有湿热之痢，易伤津耗液，阴津煎灼而致肾阴亏虚者。

6. 过用温补，房劳过度

刘完素在《校正素问精要宣明论方》中言："夫痢者……更服暖药主极，郁而成利。"其指出过服温补也是痢疾的一个病因。后陈无择言："纵情恣欲，房室劳逸，致损精血，肠胃枯涩，久积冷热，遂成毒痢，皆不内外因。"明代徐彦纯在《玉机微义》中引南宋严用和所言云："或有饮服冷酒寒物，房室劳伤精血，而成久毒痢，则宜化毒以保卫之。"虽后世从之者寡，但房劳过度在痢疾的发病与病机转变过程中多少起到推波助澜的作用，可参详一二。

此外，有因痢疾补涩太早，闭门留寇，积滞内停，久而正气亦弱，或痢疾失于调养，饮食不节，房事不戒，而成虚实夹杂的休息痢。还有因邪留胃中或热毒疫毒之气上攻，或痢证正虚，胃气上逆，则成为噤口痢。

（三）证候分类

历代医家对痢疾证候分类的表述有：①湿热痢；②寒湿痢；③疫毒痢；④噤口痢；⑤休息痢；⑥阴虚痢；⑦虚寒痢；⑧劳痢。

（四）治疗

关于痢疾的治疗方法，历代医家对其有诸多论述。痢疾为病，无论虚实，肠中总有积滞，致气血失于通畅，因此去除积滞，调气行血为治疗本病的基本原则。《证治要诀》曰"凡治痢须先逐去积滞"，刘河间在《河间六书》中提出"行血则便脓自愈，调气则后重自除"，河间的"调气和血法"为经验之得，但在具体的应用中，同时要根据虚实、寒热、急缓加以灵活施治。

1. 辨证论治

（1）清热化湿，调气和血：此法多用于湿热之邪导致的痢疾。主方为芍药汤，根据不同他症加减取之。《素问病机气宜保命集》言："芍药汤，下血调气。经曰：溲而便脓血。气行而血止，行血则便自愈，调气则后重除。芍药（一两）、当归、黄连（各半两）、槟榔、木香、甘草（炙。各二钱）、大黄（三钱）、黄芩（半两）、官桂（一钱半）……食后温服。如血痢，则渐加大黄。如汗后脏毒，加黄柏半两，依前服。"后代日本人丹波元坚在《杂病广要》中云：《医方考》芍药汤，加芒硝，痢疾便脓血，里急后重者主之。《明医杂著》曰："痢疾主方，于本方去当归、大黄、官桂，加枳壳（《回春》芍药汤，即此方有当归）。若呕吐食不得下，加软石膏（一钱半）、陈皮（一钱）、山栀仁（炒五分），入生姜汁，缓呷之，以泻胃口之热。"以上皆指出芍药汤为治疗湿热痢疾之要方，方中黄芩、黄连性味苦寒，擅入大肠以清热燥湿，重用芍药可养血合营，缓急止痛，配以当归养血活血，体现"行血则便脓自愈"之法，加之木香、槟榔行气导滞，大黄合二黄燥湿之功，合归、芍共达清热化湿、调气和血之效。若伴犯呕难下食者，即加石膏、陈皮、栀子、姜汁，既可行气泻胃热，还可止呕，以保疗效；若脓血重、里急后重感极者，可加芒硝，合大黄而有泄热导滞、清火除脓之效。

亦有白术黄芩汤治痢。元代罗天益在《卫生宝鉴》中言："白术黄芩汤，服前药痢疾虽除，更宜调和。白术（一两）、黄芩（七钱）、甘草（三钱）。上三味㕮咀，作三服，水一盏半煎服一盏，温服。此方重在调和，既可调和脾胃，又可祛湿热，为和中活血之功也。

程国彭根据芍药汤的临床效果，加以改进创新。《医学心悟·痢疾》云："古人治痢，多用坠下之品，如槟榔、枳实、厚朴、大黄之属。所谓通因通用，法非不善矣，然而效者半，不效者半。其不效者，每至缠绵难愈……予因制治痢散，以治痢症初起之时。方用葛根为君，鼓舞胃气上行也；陈茶、苦参为臣，清湿热也；麦芽、山楂为佐，消宿食也；赤芍药、广陈皮为使，所谓行血则便脓自愈，调气则后重自除也。"此方特治痢疾初期，葛根升阳止泻，善补脾胃以助升发清阳之气，苦参、陈茶共奏清热燥湿之效，山楂、麦芽消食除积，以助泄热，赤芍、陈皮血气同行，除脓舒肠，效果尤佳。

陈念祖在《医学从众录·痢症》中言："芍药汤（方见《时方》）治痢初起，腹痛里急后重者。小便短涩者，加滑石二钱、泽泻钱半；腹痛者，加砂仁一钱；滞涩难出者，加当归、白芍各钱半；甚者，加大黄一钱；若食积者，加山楂三枚；白痢者，加陈皮、砂仁、茯苓各一钱；红痢者，加川芎、桃仁各一钱；红白相杂者，加川芎、桃仁以理血，滑石、陈皮、苍术以理气；如呕吐食不下者，加黑栀、莲子去壳三钱，仓米三钱，入生姜汁一滴，缓缓呷之，以泻胃口之热湿"，又曰："王损庵云：痢症不外湿热二字，所受不外阳明一经……初病即以芍药汤主之，大意以行血则脓血自愈，调气则后重自除，真百发百中之奇方也。若发热头痛，脉浮而紧，是风寒郁而不解，内陷而为痢；宜以人参败毒散，鼓之外出，苟得微汗，其痢自松"，其指出初感湿热痢疾之时，在芍药汤的基础上，兼见发热恶寒，见表证者，则用人参败毒散使病邪从里出表，喻嘉言谓之"逆流挽舟"之法。

（2）清热凉血，解毒除积：此法多用于时疫毒邪直中人体，客于肠胃所致的痢疾。仲景创白头翁汤以治此痢。《金匮要略》言："下利，三部脉皆平，按之心下坚者，急下之，宜大承气汤"，又曰："热利下重者，白头翁汤主之。白头翁汤方：白头翁二两，黄连、黄柏、秦皮各三两，上四味，以水七升，煮取二升，去滓，温服一升；不愈，更服"。本方有清热燥湿、凉血止痢之功，白头翁味苦性寒，擅清肠热而解毒，并可疏达厥阴肝木之气。亦有败毒散以治疫毒痢疾。其后《玉机微义·时疫作痢》叙述："有一方一家之内，上下传染，长幼相似，是疫毒痢也。治法虽当察运气之相胜，亦不可狃泥，当先察其虚实冷热，首用败毒散，加人参、甘草、陈皮，随证用之。"其指出疫毒痢具有传染性，倡败毒散治疗，以扶正驱邪。又有《先醒斋医学广笔记》言："外有时行疫痢一证，三十年前，间或有之，今则往往夏末秋初，沿门阖境患此。其证大都发热，头疼，口渴，烦躁，下痢，溺涩，甚者一日夜行百次。或兼发斑疹，势甚危迫。世医妄指为漏底，殊不知此是时气使然。因世人禀赋渐薄，积感湿蒸厉气所致。治法当清热解毒表散为急，如升麻、葛根、柴胡、黄连、黄芩之类。"其指出此痢由素体本虚，又感湿邪及疫毒杂而混致，提出以清热解毒散表之法治疗，用黄连、黄芩之类以清热燥湿，葛根、柴胡、升麻之类以散表缓急，如果见壮热神昏、谵语者，系热毒侵入营血之征，可加服紫雪丹、至宝丹或万氏牛黄清心丸，以清营凉血开窍醒神。若见危重病者，应实行急则治标之法，如《经方实验录》载："米右（住方浜路肇方弄十四号）高年七十有八，而体气壮实，热利下重，两脉大，苔黄，夜不安寐，宜白头翁汤为主方……老妇服此之后，得快利，得安寐，复何求者？依法，病后当事调理。但妇以劳师远驾，心实不安，即任之。竟复健康如中年人。"此案说明白头翁汤证对效绝。若正不胜邪的内闭外脱之候，当急进参附汤，先回阳救脱，之后再按疫毒之痢治疗。

（3）滋阴养血，清肠化湿：素体阴虚，感邪病痢，或痢久不愈，湿热伤阴，遂成阴虚之痢，当滋阴养血，清肠化湿。孙思邈创驻车丸，以治阴虚痢疾。《备急千金要方·脾脏方》载："驻车丸，治大冷洞痢肠滑，下赤白如鱼脑，日夜无节度，腹痛不可堪忍者方。黄连（六两）、干姜（二两）、当归、阿胶（各三两）。右回味末之，以大醋八合烊胶和之……大人饮服三十丸，小儿百日以还三丸，期年者五丸，余以意加减，日之服。"方中黄连清热燥湿止泻，阿胶滋阴养血，当归可养血活血，干姜温中散寒，四药配伍，共奏滋阴清热养血，固肠止痢之效。其后《外台秘要·水谷痢方》载："疗热水谷下痢。黄连阿胶汤方。黄连、阿胶（炙，各二两）、栀子（三十枚）、乌梅（二十枚）、黄柏（一两），上五味，切，以水七升，煮取二升半，分为再服，神良。"此方具有滋阴清热，养血生津之功。若遇热伤血分者，可养血药配以清热药之类，以使清热药随养血药入血分已达其效，此日人丹波元坚在《杂病广要》中引《石山医案》言："一人患滞下，腹痛里急后重，诊脉濡弱近驶，此热伤血也。先用四物汤加槟榔、黄连、大黄、黄芩煎服云云。"《玉机微义·滞下治法》亦言："黄芩芍药汤，治泄痢腹痛，或后重身热，久不愈，脉洪疾，及下痢脓血稠黏。黄芩、芍药（各二两）、甘草（五钱）。按，此手足太阴经药也。仲景用芍药甘草汤，以复其阴，酸以收之，甘以缓急，酸甘相合，以补阴血也。"后世又用仲景当归芍药汤治血虚导致腹痛之痢，《杂病广要·滞下》言："当归芍药汤，治痢腹痛因血虚者。当归、川芎（各一钱半）、芍药（炒三钱）、生地黄、黄连（炒）、木香（各三钱），水煎，食前服。"本方用当归补血活血、调经止痛，芍药养阴缓急止痛，川芎活血祛瘀、开郁止痛，地黄、黄连清热凉血，木香以顺气，以达止痛调血养阴、清肠化湿之效。

（4）温中燥湿，行气和血：此法多用于寒湿困肠胃所致的寒湿痢疾。《玉机微义·滞下治法》言："《局方》胃风汤，治风冷乘虚，入客肠胃，水谷不化，泄泻注下，及肠胃湿毒，如下豆汁，或下瘀血，日夜无度。人参、白茯苓、川芎、桂、当归、白芍、白术（各等分），上粗散，每服二钱，入粟米数粒同煎，食前服。"按此方名为治风，乃补血和血，益胃气之药，本方可补虚温阳，健脾调营。又曰："以黄连苦寒之药为君，正治湿热之气。佐以辛苦温药，所从开郁行滞，气血通宜，病亦自已。干姜、木香、茱萸三者，各随经合宜而用，要学者临机应变，又不可拘执于此也。"其以苦寒药燥湿，配以温药祛寒，可使气血自通，以干姜、木香、茱萸等药各随兼症加之，以强调临机应变的方法。《医学从众录》有曰："加味平胃散，苍术（二钱），陈皮、甘草（各一钱），厚朴（一钱五分），猪苓、黄芩、泽泻（各一钱五分），干姜（五分），白芍（三钱），陈仓米（一钱五），水煎服。色红者去干姜，加当归三钱，黄连一钱。"此方中苍术、黄芩健脾燥湿，厚朴、干姜温中和胃祛寒，白芍、甘草缓急止痛，当归养血活血，陈皮行气，兼猪苓、泽泻利水逐瘀，既有温中燥湿之效，又有行气和血之功。

（5）温补脾肾，收涩固脱：本法用于治疗脾胃素弱，因调护不当导致的虚寒痢疾。张仲景创桃花汤，以温中涩肠止痢。《金匮要略》言："下利便脓血者，桃花汤主之。桃花汤方：赤石脂一斤（一半锉，一半筛末）、干姜一两、粳米一升……温七合，内赤石脂末方寸匕，日三服；若一服愈，余勿服。"桃花汤主治虚寒痢疾之证，方中赤石脂为君，性温味甘涩而质重，功能涩肠固脱；干姜温中散寒；粳米补虚安中。"内赤石脂末"冲服，是为增强涩肠固脱的功效。其后《玉机微义》言："若滞下则不然，或脓或血，脓血相杂……予近年涉历亦有大虚大寒者，不可不知"，又曰："娄长官年三十余，奉养厚者，夏秋间患滞下……予曰：此必醉饱后吃寒凉太过，而当作虚寒治。因其多服干姜，遂教用四物汤去地黄，加人参、白术、陈皮、酒红花、茯苓、桃仁，煎入生姜汁饮之，至一月而安，"本案患者因饮食寒凉而致脾胃虚寒太过，而在治疗中干姜服用过多，体内余温可续，故在后续治疗时去干姜配以养血健脾之药治疗。又曰：

"局方真人养脏汤，治冷热不调，下痢赤白，里急后重，腹痛脱肛。"用真人养脏汤以补虚固脱，若与上方桃花汤合用，效果极佳。加之《古今医统大全》载："诃子皮散，治肠胃虚寒泄泻，米谷不化，肠鸣腹痛脱肛，或作脓血，日夜无度。诃子皮（七分），干姜（六分），粟壳（去筋膜蜜炒），橘皮（各五分）。"诃子皮涩肠止泻，善治久痢；粟壳散结止血，可驱除脓血；干姜温中祛寒，共达固肠之效。遂《医学从众录》言："张景岳谓痢症是夏月畏热贪凉，过伤生冷，至大火西流……久痢用胃关煎，温补命门真火，以扶脾土，则痢自止"，又曰："久痢每以八味丸与补中益气汤间服收功，粟壳、诃子、赤石脂、肉豆蔻兜涩之药，不可早服，久痢亦不可废"，上二方同诃子皮散有异曲同工之妙。

（6）休息痢：以温中清肠，调气化滞为治则，如《玉机微义》言："诃藜勒丸，治休息痢日夜无度，腥臭不可近，脐腹撮痛。椿根白皮、诃子肉（半两），母丁香（三十个），上为细末，醋糊为丸，如桐子大。每服五十丸，温米饮下。"按上方用温凉之药以止痢，较之《太平惠民和剂局方》专用涩热，本方专以芳香醒脾调气为主，则法变矣。又《医贯·痢疾论》言："有一等休息痢者，经年累月，愈而复发。此系寒积在大肠底，诸药所不到，独巴豆一味研炒，蜡丸如龙眼大，空腹服之，再不复发，此亦通因通用之法也。"其唯用大辛大热之巴豆，取其辛热之效，又与寒相合以抵其助泄之弊。《医宗必读》言："屡止屡发，久不愈者，名曰休息。多因兜涩太早，积热未清香连丸加参、术、甘草、茯苓、枳实，有调理失宜者，随证治之。有虚滑甚者，椿根白皮，东引者，水浸一日，去黄皮，每两配人参一两、煨木香二钱、粳米三钱，煎汤饮之。"其指出休息痢因兜涩过早所致，方中故妙用椿根白皮水浸去黄皮炮制之法，配以参、香、米三者，以补虚、清积热，亦具调理之效。后至《杂病广要·滞下》认为："休息痢者，胃管有停饮，因痢积久，或冷气或热气乘之，气动于饮，则饮动而肠虚受之，故为痢也。冷热气调，其饮则静而痢亦休也。肠胃虚弱，易为冷热，其邪气或动或静，故其痢乍发乍止，谓之休息痢也。"治疗休息痢，多以行气化滞药为主，气行则滞消，全身气机运行得当，机体才会焕发生机与动力。

（7）噤口痢：实者以泄热和胃，苦辛通降为法；虚者则以健脾和胃，降逆止呕为要。《玉机微义》引《百一选方》中言："治噤口痢，石莲去壳留心并肉，碾末，每二钱，陈皮饮调下。此是毒气上冲心肺，借此以通心气，便觉思食。"又有《杂病广要》引《仁斋直指方论》言："下痢噤口不食，虽曰脾虚，盖亦热气闭隔心胸所致也。俗用木香则失之温，用山药则失之闭。"《玉机微义》引《澹寮集验秘方》载："治噤口痢，毒气上冲心肺者，败毒散四钱，陈仓米百粒，姜三片，枣一枚煎。"后至《杂病广要》引《玉机微义》言："按痢而能食，知胃未病也。若脾胃湿热之毒，熏蒸清道而上，以致胃口闭塞而成噤口之证，理宜除胃口之邪热，而此云其毒上冲心肺，其毒不知指何者之邪。然亦有脾胃虚而得者，亦有误服利剂药毒犯胃者，又有服涩热之剂太早而邪气闭遏于胃口者，必当求责。"上文均指出噤口痢病因为毒气上冲于心，故上方均用通达心窍之法，然《百一选方》重在清热调气，《仁斋直指方论》重在健脾清心开窍，《澹寮集验秘方》重在清热解毒，《玉机微义》重在辨证施药，体现了医家虽辨证相同，但侧重各异，最终均达到心气豁达则食欲方恢的目的。《苍生司命·痢证》言："噤口痢有二证，虚与热是也。热塞胃口，正气衰惫，莫能与争，故滴水不进。古人有用人参三钱，酒炒黄连三钱，酒炒石莲肉一钱，频频少饮，饮而或吐，又少饮之。若得些须入胃，胃气即回而食少进矣。愚谓热胜则川连当用四钱，人参当用二钱；虚胜则人参当用四钱，川连当用二钱。盖变通之道也。此症亦有人参不能用一分者，以阴太虚而邪阳太盛也，故身热脉大。"其认为噤口痢为虚与热二证，因此以除热补虚为主，重用人参，然以阴太虚阳太盛则禁用人参。又有《时方妙用》言：

"绝食频呕，即是噤口痢……若食入即吐不利于香砂、橘半者，宜用干姜黄连黄芩汤，苦辛以开拒格。若胸满而吐及干呕吐涎沫者，宜吴茱萸汤，温镇以和土木，其效如神。凡心下痞满，从仲景三泻心汤及厚朴生姜甘草半夏人参汤等，择用如神。"清代陈修园举干姜黄连黄芩汤治食入即吐；吴茱萸汤治胸满而吐，及干呕吐涎沫等，将其分证详细，并加以辨证处方。

《杂病广要·滞下》载："痢不纳食，俗名噤口。如因邪留胃中，胃气伏而不宣，脾气因而涩滞者，香、连、枳、朴、橘红、茯苓之属。热毒冲心，头疼心烦，呕而不食，手足温暖者，甘草泻心汤去大枣易生姜。此证胃口有热。不可用温药。若阳气不足，宿食未消，噫而不食，枳实理中加砂仁、陈皮、木香、豆蔻或山楂、曲、柏之类。"其指出用行气药醒脾气，加生姜以止呕，加山楂、神曲以去宿食。

2. 其他疗法

（1）针灸治疗：针灸治疗痢疾的记载颇多，体现出先贤对于疾病的治疗方法研究至深，晋代皇甫谧的《针灸甲乙经》就有对痢疾针刺配穴治疗的详细记载，其后医家均对此有很多的经验总结，并根据不同的兼症施以不同穴位针治。

如《针灸甲乙经》言："飧泄，补三阴交，上补阴陵泉，皆久留之，热行乃止。病注下血，取曲泉、五里。肠中有寒热，泄注肠澼便血，会阳主之。肠鸣澼泄，下窌主之。肠澼泄切痛，四满主之。便脓血，寒中，食不化，腹中痛，腹哀主之。绕脐痛抢心，膝寒注利，腹哀主之。溏瘕，腹中痛，脏痹，地机主之。飧泄，太冲主之。溏不化食，寒热不节，阴陵泉主之。肠澼，中郄主之。飧泄大肠痛，巨虚上廉主之。"其指出痢疾为病，当用补法刺三阴交，合阴陵泉穴，需久留针，以使针下产生热感为佳。若有不同兼症，可分别配伍不同穴位施治，如便血者，可配会阳穴，主治便血；完谷不化，寒热交错，当取阴陵泉，主排渗脾湿，平调寒热。针刺治疗痢疾效果良好，后世又创出灸法治痢，如《千金翼方》中言："食不消化，泄痢，不作肌肤，灸脾俞随年壮。泄注五痢便脓血，重下腹痛，灸小肠俞百壮。泄痢久下，矢气劳冷，灸下腰百壮，三报之。在八魁正中脊骨上。灸多益佳，三宗骨是。忌针。少腹绞痛泄痢不止，灸丹田百壮，三报之。在脐下二寸，针入五分。"其说明有些部位虽然忌针，但是灸法却可以达到奇效。明代《针灸大成》对先贤针灸疗法加以总结并有所创新，载："赤白痢疾。如赤：内庭、天枢、隐白、气海、内关。如白，里急后重，大痛者：外关、中脘、隐白、天枢、申脉。"其详细记述了痢疾对其色的诊治，为后世留下了丰富而宝贵的遗产。

（2）治疗禁忌：治疗痢疾之禁忌有三：一者忌过早补涩，二者忌峻下攻伐，三者忌分利小便。其中一者忌过早补涩。如《仁斋直指方论》言："大要以散风邪，行滞气，开胃脘为先，不可遽用肉豆蔻、诃子、白术辈，以补住寒邪。不可遽投罂粟壳、龙骨、牡蛎辈，以闭涩肠胃。邪气得补而愈盛，补之愈盛而愈作，不为缠扰撮痛，则为里急后重，所以日夕淹延而未已也。"其指出痢疾补涩太早，闭门留寇，积滞内停，久而正气亦弱，缠绵难愈。二者忌峻下攻伐。如《医门法律》言："胃受湿热，水谷从少阳之火化，变为恶浊，而传入于大肠。不治少阳，但治阳明，无益也。少阳生发之气，传入土中，因而下陷，不先以辛凉举之，径以苦寒夺之，痢无止期矣。"盖因痢疾病情复杂，来势极速，此时正处于邪正交争过程，若用峻下之品，攻伐邪气，非攻下邪气，反而误伤正气，加重病情。三者忌分利小便。如《内科百效全书》中云："利小便者，治水泄之良法也。以之治痢则乖。痢因邪热胶滞，津液枯涩而成，若用五苓等剂分利其水，则津液愈枯，滞涩愈甚，遂至缠绵不愈，则分利之为害也。若清热导滞，则痢自愈而小便自利，安用分利为哉。"其指出利水太过，使体内津液枯竭，更耗正气，使痢疾缠绵难愈。

（3）预后调护：痢疾系由外感、内伤饮食所引起的胃肠道疾病，一般说来，饮食的宜忌与治疗的配合，至关重要。患者宜进行清淡饮食，禁酒肉肥甘，寒凉之品，保证脾胃的养护。另外，在痢疾初愈后，也应顺应气候变化而增减衣物，以防外邪入侵，而使病情复发迁延难愈。对于脾胃本虚者，更应多加注意平时的饮食规律，可加以食疗养护脾胃，锻炼身体，固护正气，所谓"正气存内，邪不可干"。

纵观历史长河，汇各家先贤精粹，本书对于痢疾的命名、病因病机、证候分类及治疗方法等作了梳理汇总，旨在供广大读者熟悉参详。

（李　俊　赵术志）

便秘源流考

便秘之病症始见于《内经》，辨证论治始于《金匮要略》，证候分类始于《诸病源候论》，关于便秘的诊断及治疗，不同医家更是祖述有自，莫衷一是。因此，本书参阅历代文献，追本溯源，归纳整理各代医家对便秘病名、病因病机、证候分类及治疗等方面的论述，以期全面而系统地认识便秘。

（一）病名

便秘从《内经》时期起被称为"结""难""闭""不利""不通"等病名，溯及东汉《伤寒杂病论》中用"脾约""阴结""阳结"等称谓代指便秘，此时不再简单地将其视为伴随症状而是将便秘作为疾病主症，后至隋唐《诸病源候论》用"秘""涩"指代便秘症状，为后世广泛采用。而后宋金元用"秘涩""秘结""大便涩滞""大便结燥"来描述便秘。迨至明清，便秘一病称谓仍未统一，但多以"秘结"为名，历代医家对便秘病名的称谓不一，现整理历代医家所述，或据其病因病机而命名，或以其病症特点不同而分，或以病性分类命名，兹述如下：

1. 以病因病机分类命名

宋代《圣济总录》指出冷、热、虚、风、食所致"营卫不和，阴阳气相持"为便秘之因由，从此而有冷秘、热秘、风秘、虚秘之称谓，为此种分类之始。其后诸多医家在此分类的基础上增补完善，补充了气秘、湿秘、痰秘等内容，使此分类法渐趋形成完整的体系。严用和在《济生方·大便门·秘结论治》中谓："秘凡有五……多因肠胃不足，风寒湿热乘之。"其又将便秘分为风秘，气秘，湿秘，寒秘，热秘五类。

2. 以病症特点分类命名

《内经》对于便秘的记述散在于多个篇章中，且多作为兼伴症状，用"结""难""闭""不利""不通"等称谓，如《素问·举痛论》中详论诸痛时即提到"痛而闭不通"，又如《灵枢·杂病》云：“腹满，食不化，腹响响然，不能大便。”再如，探讨厥证病证表现时也提出“太阴之厥，则腹满膜胀，后不利”等有关"不利"的表述，此外亦有"不得前后""大肠结""膈肠不便"等多种描述。可见《内经》认为便秘的主要症状是不通、腹胀和肠鸣等。魏晋时期王叔和《脉经》中即指出"病先发于脾，闭塞不通"，将大便不通定为便秘。

3. 以病性分类命名

汉代张仲景在《伤寒论·辨脉法》中结合脉象及临床症状特征的不同，将便秘分为阴结和"阳结"两类，其中"脉浮而数"者为阳结，"脉沉而迟"者为阴结；认为前者症状为"能食，不大便"，而后者症状为"不能食，身体重，大便反硬"。隋代巢元方在《诸病源候论》中将便秘分别名为"大便难""大便不通"两节论，虽未明确将便秘划分两类，然通过两个不同的症状作为病名，以示区分，不失为一种分型的方式。金代张元素在《医学启源·六气方治》中认为："凡治脏腑之秘，不可一例治疗，有虚秘，有实秘"，从病性角度，总体分为虚实两类，又曰："有胃实而秘者，能饮食，小便赤……胃虚而秘者，不能饮食，小便清利"。以虚秘、实秘为便秘分型纲领，至今仍为诸医家所遵循。张景岳承袭《伤寒论·辨脉法》之名，亦有"阴结""阳结"之分，但已明确强调其分类依据，从邪结与否而论"阴结"和"阳结"，认为"有火者便为阳结""阳结者邪有余""无火者便为阴结""阴结者正不足"。张氏认为前人对便秘的"立名太繁"，有徒生疑惑之嫌，而前医所名之证，皆可据病性特征分为"阴结"与"阳结"二类。其在《景岳全书》中曰："则凡云风秘者，盖风未必秘，但风胜则燥，而燥必由火，热则生风，即阳结也。岂谓因风而宜散乎？有云气秘者，盖气有虚实，气实者阳有余，阳结也。气虚者阳不足，阴结也，岂谓气结而尽宜破散乎？至若热秘、寒秘，亦不过阴阳之别名耳。再若湿秘之说，则湿岂能秘，但湿之不化，由气之不行耳，气之不行，即虚秘也，亦阴结也。总之，有火者便是阳结，无火者便是阴结，以此辩之，岂不了然？余故曰：凡斯二者，即秘结之纲领也。"张景岳认为风秘乃为火热化燥生风，而风胜又增燥，以至大便结燥，故属阳结；气秘之实者为阳有余，属阳结，而气不足者为阳气弱，属阴结；湿秘实因气机不行而湿浊不化，当属阴结。张景岳认为将便秘分为阳结、阴结足矣。清代沈金鳌在其《杂病源流犀烛》中则明确以症状表现不同作为依据，将便秘分别名为"大便不通"和"大便秘结"，指出秘结者"时常燥结，艰于下利"，而大便不通则"往往十日半月不便，闭塞阻隔，甚至胸腹胀满"。

及至近现代，《中华医学杂志》于1919年第5卷第三期刊登的《小儿便秘之疗法》一文中，将"便秘"作为疾病病名首次正式公开提出，至此"便秘"之名被广泛认可，并得以规范统一而沿用至今。

（二）病因病机

《灵枢·营卫生会》中描述了饮食水谷进入体内的吸收排泄过程，其曰："水谷者，常并居于胃中，成糟粕而俱下于大肠。"饮食入口，先存于胃中，化谷之精气而输于脾，分谷之糟粕而传于肠，大肠传导变化，如此"日受其新以易其陈"而排出糟粕，形成排便行为。肠腑以降为顺，以通为用，各种原因引起的大肠通降失常，使其失于传导变化糟粕之能，便秘因而发生。因此明晰引起大肠通降失常的病理因素是历代医家论述便秘病因病机的途径之一。自《内经》始论便秘，延续至今，历代医家对便秘病因病机的论述渐臻全面详尽，或从病邪性质而论，或以脏腑病变为由，各有侧重，又互有关涉，统观历代医家所述，将其病因病机总结归纳如下：

1. 邪客肠腑

关于便秘病机，尚有医家从"风入大肠"而论，即"风秘"之说。"风秘"一名大抵始见于《外台秘要》，宋以后渐被广泛论述，但大多只涉其名、列其方，而未详论其实。综观其论，结合方药推测，风秘病因病机主要从以下几个角度阐述。其一，三焦不和，风热内生。诸多医家在《诸病源候论》对便秘病机认识的基础上，进一步发展，认为三焦五脏不和，蕴热生风，进而耗伤津液，发为便秘，如《圣济总录》曰："若三焦不和，风热所搏，则肠胃干燥，津液虚少，糟粕结聚，传导不行。"其二，外风袭肺传肠。此论肇始于宋代张锐的《鸡峰普济方》，张氏从外风袭肺脏传肠腑及风有燥伤津液之弊两个方面立论，指出"风搏肺经，传于大肠，肠中受风，津液燥少"是发为风秘之由，此论被后世医家普遍认可并有所传承。其三，血虚生风。以清代张石顽为代表，在秉承前人外风传肠腑而致风秘之余，同时提出"肝肾风秘"之说，从"肾脏血虚，大肠风秘"立论，认为肝肾不足，阴血亏虚是化生内风而致秘的主要病机，从血虚生风的角度对于风秘做以进一步完善。

2. 热盛伤津

热盛伤津，肠道失于濡润，无水以行舟，则大便坚干不下。这是医家早期认识到的便秘病因病机之一。《素问·举痛论》中明言"热气留于小肠"是导致"痛而闭不通"的直接原因。《诸病源候论》亦明确指出肠胃蕴热可导致糟粕壅塞，难以排出，其曰："热气偏入肠胃，津液竭燥，故令糟粕痞结，壅塞不通也。"张景岳更是提出了"有火者便是阳结"，将邪实火盛视为引起的大便秘结的重要原因，并以有无火热之象作为划分便秘类型的依据。

引起肠腑热结的病因众多，总而观之无外乎外感及内伤两端。外感者尤以伤寒、温病两大门类所论颇丰，可见"伤于风寒暑湿"皆可蕴积化热，而"走枯津液，致肠胃燥涩，秘涩不通"。张仲景在《伤寒论》中多处论及便秘，并常以排便情况作为诊断或用药的依据，认为伤寒为病，多由外受风寒所致，"始表中风寒，入里则不消矣"，化为积热，结于肠腑而为便难，并为此设立了三承气汤、麻子仁丸等方。明代吴又可在《温疫论·大便》中亦有"大便闭结者，疫邪传里，内热壅郁，宿粪不行，蒸而为结，渐至坚硬"的相关论述，皆为外感致热盛津伤便秘之证。

内伤者则多责于脏腑里热，实热传腑，灼伤阴津而致大便燥结，每与饮食起居失常，久之助生火热所致。如金元时期李东垣在《兰室秘藏·大便结燥门》中指出饮食失节，过食肥美辛热，或劳役过度皆可"助火邪，伏于血中，耗散真阴，津液亏少，故大便结燥"。虞抟从饮食起居最关乎脾胃、命门，为发病之始立论，其曰："饮食之火起于脾胃，淫欲之火起于命门，以致火盛水亏，津液不生，故传道失常，渐成结燥之证。"另外素体阳盛、过服温热药物、气郁日久等，皆易化热生火，耗津伤阴，致肠腑津枯，大便坚干不通。

3. 湿滞肠胃

《素问·至真要大论》云："湿淫所胜……大便难。"其首度提及湿邪为便秘之由，而《严氏济生方》首次以"湿秘"为名，明确指出湿邪壅滞肠道，津液滞而不流，腑气壅而不畅，是导致便秘的途径之一。

4. 气机失常

《金匮要略》以厚朴三物汤治疗腹满寒疝宿食病中"痛而闭者"，虽未明述其病机，但由方药推测，其"闭"为气滞所致。明代龚廷贤在《济世全书·大便秘》中提出"气秘"一型，以"气滞后重，烦闷胀满，大便结燥而不通"为主要表现，认为其乃由气机不畅所致，指出腑气以通降为和顺，而气机壅滞肠胃，甚至变生逆乱而升降失常，均可致大便不通。

情志不遂为气机失常的常见原因，明代秦景明在《症因脉治·大便秘结论》中曰："诸气怫郁，则气壅大肠，而大便乃结。"而"诸气怫郁"则为情志不遂之果，每因恼怒忧思以动乱气机。清代叶天士在《临证指南医案》中也将情志不遂视为导致肠腑闭郁不通的原因之一，提出了"多郁多怒，诸气皆痹，肠胃不司流通"的论点，并记载了诸多相关医案。此外《诸病源候论》曰"冷热壅涩，结在肠胃之间……故令大便难也"，表明邪气结聚亦为气机壅塞，肠腑气结的原因之一。《严氏济生方》亦指出"风寒湿热乘之，使脏气壅滞……所以秘结也"，意在表明邪气传而入腑，结聚肠腑，阻滞气机，因而为秘；刘完素则以"阳气怫郁"为由，认为阳气不展，郁而化生邪热，不但耗伤阴津，亦能产生"结滞壅塞而气不通畅"的病理机转，而为便秘。

5. 瘀血内阻

《素问·缪刺论》载有"人有所堕坠，恶血留内，腹中满胀，不得前后"之论，将外伤瘀血留滞作为便秘的病因病机而论，是瘀血致秘的早期认识。清代陈士铎在《辨证录》中则以气滞血瘀并提，认为情志不遂是气滞的缘由，气滞则血聚不散，其曰："留于肠胃而成痛，抟结成块，阻住传化之机，隔断糟粕之路，大肠因而不通矣。"综合历代医家所论，外伤留瘀，或久病入络，或血枯脉涸，或气塞不通，均为肠腑血行不畅、瘀血停滞的主要原因，肠腑血络不通，传导通降失司，因而大便不通。现代医家结合微观的检测方法，认为便秘与瘀血关系密切，且彼此相生，互为因果，常可形成恶性循环，因此十分重视瘀血在便秘中的病理作用。

6. 阴寒凝结

《灵枢·杂病》谓"多寒气……便溲难"，指出阴寒凝滞，为便秘成因之一，是后世所谓"冷秘""阴结"的理论基础。阴寒之源，或有寒邪直中、饮食生冷之实寒，或因年老久病，阳气衰疲之虚寒，皆可与积滞糟粕并结，使肠腑收引闭塞，腑气不通，而致大便秘涩。张仲景在《金匮要略》中探讨腹满病证表现时，亦涉及冷秘的相关描述，其曰："趺阳脉微弦，法当腹满，不满者必便难……此虚寒从下上也。"虽未以便秘为主病探讨，但已明确了虚寒是"便难"的成因之一。明代戴思恭在《证治要诀》中则直指阴寒冷积致秘的病理机制，其曰："冷秘，由冷气横于肠胃，凝阴固结，津液不通，胃道秘塞。"其摆脱了常见因热致秘的藩篱，对便秘的病机有更完整的认识。

7. 饮食积滞

饮食水谷，胃以受盛，肠以传导，取其精微而生气血，去其糟粕而成大便。若宿食不化，停积肠腑，腑气不通，则糟粕不去。《备急千金要方》、宋代杨士瀛《仁斋直指方论》等著作中均对宿食致秘有所关注，并有相关记述。《诸病源候论》虽未详论宿食导致便秘的机理，但在"温病食复候"中提及病后饮食调养不当，食用难消之物而导致宿食，其曰："停积在于肠胃，便胀满结实，大小便不通。"可见脾胃气弱，饮食不节，是导致宿食停滞不下的主要原因。而食积停滞，又有郁而化热伤津之势，更为促发便秘之由，如《症因脉治》便将"积热便结"责于饮食积滞，提出"膏粱积热，湿热热气，聚于脾中而不散"，肠腑津液为热所伤，腑气为宿食所阻，因而大便不得通下。

8. 气血亏虚

正气不足，肠腑功能失司，腑气不降，糟粕不下，为"虚秘"的发病之机。年老体弱之人，气血津精渐弱；产后每多亡血伤阴；发汗太过，或溲利太甚，失治误治，以致津气耗伤；骤疾虽瘥，气血未复等，皆可致"气虚不能推送，阴虚不能濡润"，为虚秘发病之因。《济生方》中强调肠腑通畅有赖"阴阳二气"平衡无偏，所谓"气为阳，血为阴"，阳与气之不足，阴与血之亏虚，皆可导致阴阳偏颇而使肠腑通降失职发为虚秘。气不足者，身形不振，肠腑不运，推运乏力，则有"质弱形弱，言语力怯，神思倦怠，大便不出"等表现，秦昌遇将其归于气秘范畴，为"气虚不振"之证。气虚为阳虚之渐，气虚本无力传运，复加阳虚寒凝，肠腑如霜雪结冻沟壑，坚厚难开，陈士铎以日照冰融作比，指出"大肠有火则通，无火则闭"，强调了阳气温煦之能有蒸化腑气以推运糟粕之力，若下焦阳虚则腑气不行而不能传送，发为阳虚便秘。

9. 阴津不足

阴血不足者，"津液不行，不得通流"，肠液无以化生，肠腑无以濡润，故糟粕结涩难行。诸医家每以年老阴血日衰，或孕产、汗、吐、利等劫伐阴津阴血等因素作为辨证的重要依据，如宋代朱端章的产科专书《卫生家宝产科备要》中将"产后大肠秘涩"作为产后常见病证详以论述，其曰"产时走津液多，肠胃未和，乃常事也"，指出产后这一特殊时期大便秘涩时有发生。而清代李用粹认为诸秘之症与证虽不同，但究其根本病机独重血虚。可见历代医家十分重视阴血不足在大肠传导化物糟粕时的病理作用，而特殊时期的特殊病理体质特点，亦为阴血不足的重要原因，对于辨证有提示性意义。

10. 脏腑失和

《素问·五脏别论》曰"魄门亦为五脏使，水谷不得久藏"，可见大肠维持正常生理功能、魄门开闭如常是五脏六腑协调作用的结果。因此便秘病位虽在肠，但与脾胃、肺、肝关系密切，并受气血津液盛衰的影响。诸多医家每以病邪性质为核心，结合脏腑功能失常立论，使便秘病因病机更为细致全面。

脾胃纳饮食，消磨五谷，居中焦，转输精微，升降相因，纳运相应，精微得散，糟粕得行，因此脾胃是肠腑通畅的重要相关脏腑，为历代医家重视。魏晋时期王叔和在《脉经》中即指出"病先发于脾，闭塞不通"，脾胃功能失常，糟粕内停，是便秘形成的重要原因之一。《素问·玉机真藏论》谓："脾为孤脏……其不及，则令人九窍不通。"其言简意赅指出脾虚气弱，运化不及则大便秘结不通。《伤寒杂病论》中提出"脾约"一证，责于胃热束脾，脾不散精，水津直趋膀胱而不走大肠。金代李东垣在《脾胃论》中则指出脾受湿困，使"有形之土，下填九窍之源，使不能上通于天"而致"九窍不通"。可见脾胃虚弱、胃热津枯、中焦湿阻等均可导致便秘的发生。

肺与大肠相表里，大肠腑气不降，亦可责于肺失宣肃，如《仁斋直指方论》曰"大肠者，诸气之道路关焉"，传送糟粕赖气之推动流通，而肺与大肠相表里，若由冷、热、积聚或风壅所致肠腑不通，当以肺气为枢纽，流通肺气以治。后至清代陈士铎在《石室秘录·大便燥结》中总结大便燥结时指出大肠之秘乃由"肺气燥"之故，而"肺燥则清肃之气不能下行于大肠"，肺津不降，肠腑津枯而致便秘。清代唐宗海在《血证论》中亦将肠燥津枯之由归于肺热移于大肠所致。足见"肺与大肠相传送"的生理特点对辨治便秘具有重要提示意义。

肾主水液，司二便。肾阴宁静濡润，为大肠提供精血津液等物质基础；肾阳振奋温煦，为大便的正常排泄提供功能基础，可见肾脏功能失常，亦为便秘发生之由。金代李杲在《兰室秘藏》中则提出饮食劳欲失节有害肾乏阴之虞，是肾虚便秘的常见病因。清代尤在泾在《金匮翼》中对虚秘以阴虚、阳虚而论，且认为以下焦肾虚为主，肾阳不足，则"不能传送而阴凝于下"；肾阴不足，"精血枯燥，则津液不到，而肠脏干槁"，较为全面地概括了肾虚与虚秘的密切关系。

亦有医家认为肝与大肠相通，而肝主疏泄，调畅气机，故将腑气不通之咎责于肝气怫郁，诚如清代黄元御在《四圣心源》中所谓"凡病之起，无不因于木气之郁"，为上述气机失调的常见表现。此外肝郁化火，津灼气结以致肠腑不通，亦为医家从肝辨治便秘的依据之一，如《辨证录·大便秘结门》言："欲开大肠之闭，必先泻肝木之火。"

（三）证候分类

历代医家对便秘证候分类的表述有：
（1）胃热腑实。
（2）气阻痰湿。
（3）气虚血亏。
（4）阳虚寒凝。
（5）癥瘕积聚。
（6）肠道实热。
（7）肠道气滞。
（8）脾虚气弱。
（9）脾肾阳虚。
（10）阴虚肠燥。
（11）实秘：①胃肠积热；②气机郁滞；③阴寒积滞。
（12）虚秘：①气虚便秘；②血虚便秘；③阴虚便秘；④阳虚便秘。

（四）治疗

《内经》虽未独立论述便秘，亦未设立方药，但已涉及"其实者，散而泻之""中满者，泻之于内"等基本治则，为历代医家所遵承的辨治法度。及至张仲景始创辨证论治先河，尤善以下法治便秘，根据病证特征选用苦寒攻下、温通攻下、攻逐水饮、清热活血等治法，为后世辨治便秘提供思路。隋唐时期，诸医家对便秘病证认识愈加深入，证治上沿用下法之余，更广开思路，根据病因病机随证施以清下温养之法，并以润肠通便为常法，有促进通便之效，此外外用药也逐渐受到认可并广泛应用。宋金元以降，逐渐涌现多家学术流派，形成百家争鸣的学术局面，对便秘病因病机认识的多角度，决定了证治的多样性，同时大量方书的编纂整理，亦为诊治便秘提供思路和方药，但万变不离其宗，大都不离辨证施治之旨。通过收集整理便秘证治的相关文献记载，将便秘的主要治法归纳如下：

1. 辨证论治

（1）攻下泻热：用治热结肠腑证，根据"热者寒之""实者泻之"的基本治则，多以苦寒攻下药物为主，有峻下燥屎、荡涤肠中积热之效，借泻下以求存阴。张仲景论治阳明病首创大、小承气汤，指出"有燥屎，乃可攻之"，为峻下热结代表方，在肠腑实热便秘证中广泛应用。《景岳全书》亦将承气汤类方的攻下邪热法作为治疗阳结的主要治法，其曰："阳结证，必因邪火有余，以致津液干燥……宜诸承气汤。"可见攻下邪热法以峻利之品为主，药力峻猛，能迅速攻积祛邪，以防邪实挫败正气，但诸医家亦明确指出妄用攻下，可致"津液走，气血耗"，有变生他疾之弊，当审证施治为宜。

（2）行气导滞：《伤寒论》虽以下法治秘为主，但诸方每多兼顾调畅气机，而《金匮要略》更设厚朴三物汤，重在理气以治"痛而闭者"，可见张仲景虽力主急下燥结以治秘，但亦重视肠腑以通为顺的生理特征，泻下与理气并举，使腑气得以通降，可谓标本兼治。清代顾靖远的《顾松园医镜》亦有言曰："三焦相通，不过一气。气闭则大便亦闭。"并设立橘杏汤以行腑气，表明腑气通畅是治疗便秘的关键。除通行大肠腑气外，诸医家尚关注肺气宣肃在通行腑气中的重要作用，朱丹溪提出"肺气不降，则大便难传送"，因而主张选用杏仁、枳壳、沉香等肃降肺气之品。戴元礼沿承此意，针对气机升降失司，"谷气不行，其人多噫"的气秘者，设用苏子降气汤加枳壳以复腑气通降之能。叶天士更宗丹溪之意，力主"肺气化，则便自通"的治疗原则，以开泄上焦肺窍为法善用开宣之品合以辛润苦降，调畅肺气宣降，使"上焦开泄，下窍自通"，寓有"提壶揭盖"之意。

（3）活血化瘀：瘀血便秘者，以化瘀通便为其治。《伤寒论》用抵当汤以治血热互结便秘，开创化瘀通便先河，同时亦有桃仁承气汤，虽原本非为便秘所设，但为后世加减化裁用治离经之血成瘀所致的"瘀血闭结之证"，应用甚广。而叶天士医案中亦收载瘀血便秘的相关医案，叶氏不局限于攻下瘀血，药选桃仁、冬葵子、郁金、归须等，取其辛润通络之效，扩展了化瘀通便的应用思路。

（4）润肠通便：《内经》未言及便秘治法，但从"津液盛则大便调和"等相关描述中不难推断，肠腑传运糟粕有赖津液阴血之濡润，因此治疗津伤燥结便秘当以濡润肠道为法，是润下法思路之源。孙思邈首倡润法治秘，指出"凡大便不通，皆用滑腻之物"，开辟润下通便治法的先河，为后世医家所承袭并各有发挥。朱丹溪指出"津液少而秘者，宜以药而滑之"，选药多以黑芝麻、火麻仁、阿胶等脂多质润、滋腻之品为主，有润滑肠腑之效。亦有医家以"增液行舟"为润法之本意，药用滋阴养血、生津润燥之品以增肠液、润肠燥，如陈士铎提出"但补其肾中之水，则水足以济火，大肠自润矣"，而明代李梴在《医学入门》中进一步提出以辛润燥之法，为选方用药提供思路。

（5）温下通便：寒凝温而散之，积滞下而通之，针对寒实冷积所致便秘，以温里与泻下同用为法而攻下寒积。《金匮要略》以大黄附子汤温里散寒，通便止痛，用治"胁下偏痛，发热其脉紧弦"之寒积里实腹痛。《备急千金要方》针对"寒癖宿食，久饮饱不消，大秘不通"之寒食内结之象，以辛热攻下之巴豆与大黄相合，亦为温下通便之峻剂。《太平惠民和剂局方》收载半硫丸，有"除积冷，暖元脏，温脾胃，进饮食"之效。硫黄温暖下元，且暖而不燥，下而不峻，用"治心腹一切疹癖冷气，及年高风秘、冷秘或泄泻等"，既不燥烈伤阴，又不峻下伤阳，和缓有效，为后世广泛应用。

（6）补虚通便：虚秘者，虽有便结不通之象，但因气血阴阳不足所致，因此根据"塞因塞用"原理，当以"虚则补之"为治则，辨证运用补虚法以治之。气虚便秘者，常以益气通便为法，如清代谢映庐的《谢映庐医案》强调若为"气虚多汗，则有补中益气之法"，而不宜妄用攻下之法。阳虚便秘者，每多兼气虚表现，以温阳益气通便为法，或温阳之品合补脾益气同用，如明代赵献可在《医贯》中方用"补中益气汤倍升麻送四神丸"。若兼精血不足，肠燥便秘，则温肾暖肠，益精润肠，如《景岳全书》立济川煎方寓通于补，温润通便，广为后世所用。血虚便秘者，血枯肠燥，法当养血润肠通便，如《症因脉治》载用四物汤加麻仁、何首乌为治。又因津血互生，遂多与滋阴并举，用治阴血亏虚之便秘，诚如元代朱丹溪在《丹溪心法》中所谓："燥结血少，不能润泽，理宜养阴。"阴虚便秘者，以滋阴通便为治，诸医家尤以滋肾水为重，指出"治阴虚者，但壮其水，则泾渭自通"。

2. 其他疗法

（1）针灸治疗：针灸是治疗便秘较为常用的治法之一，有着悠久的应用历史。早在《内经》时期已有相关记载，此时主要以针刺治疗为主，如《灵枢·杂病》所载"腹满，大便不利……取足少阴"等。此外尚有关于刺络放血与利下药并用，以治恶血留内所致前后不通的记载，为针药并用以治便秘的早期探索。继《内经》之后晋朝皇甫谧的《针灸甲乙经》，在治疗便秘方面取穴进一步细化，主要以针刺局部穴位及脾肾经穴为主。之后医家关于针灸治疗便秘的论述渐趋丰富，针刺取穴多元，并常以呼吸、按摩等方法配合同用，在诸多著作中均有详尽的描述。隋唐以后，灸法治秘渐为所用，结合其自身的温、补作用，多用于虚秘或冷秘的治疗，多取神阙等局部穴位为主，使温补之力直达肠腑。如宋代窦材在《扁鹊心书》中记载有灸神阙以治疗年老体弱及虚劳病后等虚秘者。明代徐春甫在《古今医统大全》中亦有隔盐、蒜灸神阙治秘的相关记载。

（2）局部用药

1）导法：即将药物通过肛门灌入大肠的方法。张仲景首创灌肠通便之法，此时以单味药物为主，常用蜜、土瓜根、猪胆汁等。而《外台秘要》所用药物种类逐渐丰富，并且融合了辨证用药的思想，使导法的应用渐趋系统化，使药物直达病所，以达润肠通便之效。随着用药经验的累积，明代龚廷贤在仲景之法基础上增用药物配伍。清代吴谦在《医宗金鉴》中提出"直肠结鞕导之宜"，表明燥屎结于大肠下段近肛门处时应用导法较为适宜，明确了导法的适用范围。

2）敷贴：即将调制成糊状的药物制剂贴敷于脐上，使其渗透入腹而直接发挥效用。如元代危亦林在《世医得效方》中记载有"连根葱、生姜、淡豉、盐""生大螺一二枚以盐一勺，和壳生捣碎""乌桕木研烂"等药物敷于脐上，用以治疗便秘。

（3）按摩导引：古医籍记载的治法仍有很多，开拓了后人治疗便秘的思路。如《诸病源候论》记载养生导引法、吴谦首倡握药疗法，此外亦有推拿按摩、耳穴贴压、气功等多种辅助疗法。

综上所述，便秘之病自《内经》以来便被人们所认识，经过历朝历代医家的努力完善、研究发展，其辨证论治体系正日趋完善。然而历代医家对其论述繁多，观点不一，遂成本文以考镜源流、澄明其史，以便世学者参考学习。

（张 森 姜琳琳）

口疮源流考

"口疮"作为病名首见于《内经》，其辨证分型始于《诸病源候论》，明清时期，各位医家对口疮有了更加深刻的认识。口疮是在临床中常见而又易反复发作的疾病，故从病名、病因病机、证候分类及治疗入手，对历代重要医籍中口疮病的相关病证论述进行整理研究颇有意义。

（一）病名

"口疮"这一病证之病名在历史上较少，综合分析其称谓，其病名可归纳为以下两种分类，兹述如下：

1. 以病因病机分类命名

隋代巢元方在《诸病源候论》中将口疮分为"热病口疮""伤寒口疮""时气口疮"，其中"热病口疮"为"此由脾脏有热，冲于上焦，故口生疮也"，"伤寒口疮"为"夫伤寒，冬时发其汗，必吐利，口中烂生疮"，"时气口疮"为"发汗下后，表里俱虚，而毒气未尽，熏于上焦，故喉口生疮也"。

2. 以病症特点分类命名

"口疮"一词，经历数千年而沿用至今，其作为病名首见于《内经》，《素问·气交变大论》中记载："岁金不及，炎火乃行，生气乃用……复则寒雨暴至……民病口疮。"《素问·气厥论》中亦有"口糜"之称谓，其云："膀胱移热小肠，膈肠不便，上为口糜。"糜，即糜，后至清代吴谦等所著的《医宗金鉴》中指出"以致满口糜烂，甚于口疮"，将口疮和口糜进行了初步的鉴别。《内经》中亦提出"口疡"一词，如《素问·五常政大论》中云："少阳司天，火气下临，肺气上从……鼻窒口疡。"虽然"口疮"与"口疡"并无区别，但是后世医家较少以此称名。后至宋代《太平圣惠方》中提出"口舌生疮"之名，其曰："气冲于口与舌，故令口舌生疮也。"因其疮生于口与舌，故将口疮称为"口舌生疮"。后至明代"口疮"也常被称之为"口破"，如明代陈实功在《外科正宗·大人口破》中曰："口破者，有虚火、实火之分。"后至清代《医宗金鉴》里也常用"口破"来代替"口疮"，且清代医家陈复正按口疮的颜色分为"赤口疮"与"白口疮"，其在《幼幼集成》中曰："如舌上生疮，赤者谓之赤口疮……其疮白者，名白口疮，又名鹅口疮。"

值得一提的是，"口疳"一病原指龋齿，如唐代王焘在《外台秘要》中言："又口疳，其齿龈不触，自然脓血出。"后至明代，"口疳"之病名称谓也可代指"口疮"，如明代申斗垣在《外科启玄》中曰："是湿热在于胃口之上，乃脾之窍，宜内除其胃中湿热。若不早治，恐食其口唇腮颊等处。"因此阅文时应当辨清其意。

（二）病因病机

口疮病的产生可以由于多种因素导致，如外感热邪、饮食不节、情志抑郁不舒、先天禀赋不足等，均是口疮病发生的重要因素。火热内生是口疮病发生的基本病因。口疮的病变部位与五脏均有关，但主要在心、脾、肾三脏，尤以脾脏为重。

1. 外感风热

口鼻为肺胃之门户，风热邪气易通过口鼻进入人体，热邪侵袭肺胃，入里化热上攻口舌，则发为口疮。《素问·气交变大论》与《素问·五常政大论》中所论的口疮均与外感热邪有关，表明当时人们已经认识到口疮发病与外感热邪有关。《诸病源候论·伤寒口疮候》所言的"伤寒口疮"的病因就为外感热邪。宋代《太平圣惠方》记载："夫热病，发汗吐下之后，表里俱虚，毒气未除，伏热在脏，热毒乘虚，攻于心脾，上焦烦壅，头痛咽干，故口舌生疮也。"明代龚廷贤在《寿世保元》中指出："口疮者，脾气凝滞，加之风热而然也。"清代高秉均在《疡科心得集》中曰："夫口疮与口糜者，乃心脾气滞，更外感风热所致。"可见各个医家对外感六淫邪气，尤以风热之邪作为口疮发病的重要因素已有丰富的认识。

2. 心脾积热

过食辛辣厚味，热积心脾；或郁闷恼怒，火热内盛，心脾郁热，均可导致口疮发作。如《灵枢·脉度》云："心气通于舌……脾气通于口。"脾开窍于口，舌为心之苗，积热日久不解，上攻口舌，发为口疮。《诸病源候论》继承《内经》之旨亦载："脏腑热盛，热乘心脾，气冲于口与舌，故令口舌生疮也。"后至《太平圣惠方》认为口疮与心脾积热大有联系，云："夫手少阴心之经也，心气通于舌；足太阴脾之经也，脾气通于口。腑有热，乘于心脾，气冲于口与舌，故令口舌生疮也"，又云："夫口者，脾脉之所通，舌者，心气之所主。若经络否涩，气血壅滞，则生于热，热毒之气，在于脏腑，搏于心脾，蕴热积蓄，日久不能消散，上攻于口舌，故生疮久不瘥也"。《圣济总录·口齿门》亦曰："口舌生疮者，心脾经蕴热所致也，盖口属脾，舌属心，心者火，脾者土，心火积热，传之脾土，二脏俱蓄热毒，不得发散，攻冲上焦，故令口舌之间生疮肿痛。"杨士瀛在《仁斋直指方论》中指出："唇舌焦燥，口破生疮者，盖心脾受热所致也。"明代《普济方》言："口疮者，由心脾有热，气冲上焦，熏发口舌，故作此疮也。"王肯堂在《证治准绳》中将心脾之经脉循行与口舌相联系，进一步曰："心属君火，是五脏六腑之火主，故诸经之热皆应于心。心脉布舌下，若心火炎上，熏蒸于口，则为口舌生疮。脾脉布舌下，若脾热生痰，热涎相搏，从相火上炎，亦生疮者尤多。"孙文胤在《丹台玉案·口门》中曰："脾开窍于口，饮食浓味，则脾气凝滞，加之七情烦扰过度，则心火炎盛，而口疮生矣。"以上医家均明确指出口疮发作与心脾积热密切相关。

3. 阴虚火旺

素体阴虚内热，或久病伤阴，阴液亏耗，则阳无所制；或思虑过度，劳伤心脾，心血亏虚；或过劳伤肾，真阴亏损，水不济火，阴火循经上炎而致口舌生疮。《诸病源候论》曰："产后口生疮者，心脏虚热。心开窍于口，而主血脉；产则血虚，脏有客热，气上冲胸膈。"明代戴元礼在《证治要诀·口舌》中曰："下虚上甚，致口舌生疮。"张介宾在《景岳全书》中云："口疮连年不愈者，此虚火也。"清代吴谦等在《医宗金鉴》中曰："此因思虑太过，多醒少睡，以致心肾不交，虚火上炎。"陈复正在《幼幼集成》中言："口疮服凉药不效，乃肝脾之气不足，虚火泛上而无制。"以上均指出口疮反复发作，经年难愈多由阴虚火旺、虚火上炎所致。

4. 脾胃虚弱

脾居中焦，通连上下，为升清降浊之枢纽。劳倦过度、恣食生冷、过用寒凉等，均可致脾胃受损，脾气亏虚，升清降浊失职。脾胃升降失调，则湿浊不化，困于中焦，郁久化火，上熏口舌而发口疮。或脾胃阳虚不潜，无根之火上浮，熏灼口舌而发为口疮。元代朱丹溪在《丹溪心法》中指出："口疮，服凉药不愈者，因中焦土虚，且不能食，相火冲上无制。"清代冯兆张在《冯氏锦囊秘录》中云："更有中气不足，脾胃虚衰，不能敛纳下焦阴火，被逼上炎，以致虚阳口疮。"清代尤在泾在《金匮翼·口》中曰："一者胃虚食少，肾水之气逆而承之则为寒中，脾胃虚衰之火被迫上炎，作为口疮。"由此可见本病与脾胃之气的盛衰关系密切。

5. 酒食生火

因饮食不节，脾胃受损；过食肥甘厚味，辛辣炙煿，饮酒成性，热蕴于内。脾胃受损，则运化失常，食积化热，邪热上承，熏蒸口舌，则病乃成。唐代孙思邈在《备急千金要方》中也提出酒食与口疮的发病关系，其曰："凡患口疮及齿，油面酒浆，酸酢咸腻干枣，瘥后仍慎之。若不久慎，寻乎再发，发即难瘥。"宋代娄居中在《食治通说》中云："好食炙煿者，将为口疮咽痛、壅热痈疡之疾。"明代王肯堂在《证治准绳》中引用东坦之语曰："好饮酒人多有此疾。"《外科正宗》言："实火者，舌红而满口烂斑，甚者腮舌俱肿，脉实口干，此因膏粱厚味。醇酒炙煿，心火妄动发之。"清代《焦氏喉科枕秘》在口疮图旁更指出："乃食火酒炙煿椒姜之物而起"。

此外，其他的各位医家对口疮的病因病机有不同的认识，如明代戴原礼在《秘传证治要诀及类方》中指出："下虚上盛，致口舌生疮。"他认为上焦心气热盛，下焦肾元不足，从而导致口疮。明代吴崑在《医方考》中曰："肝主谋虑，胆主决断，劳于谋虑决断，故令气虚。咽门为胆之使，胆汁上溢于咽，故令口苦。木能生火，故令口疮。"

综上所述，口疮虽然病因众多，但"火热"是其发病的共同病理因素。《圣济总录·口舌生疮》曰："口疮者，由心脾有热，气冲上焦，熏发口舌，故作疮也。又有胃气弱，谷气少，虚阳上发为口疮者，不可执一而论，当求其所受之本也。"以上所述均表明口疮发病虽有脏腑虚实之分，但均有"火热"这一病理因素存在。

（三）证候分类

历代医家对口疮证候分类的表述有：①心脾积热；②肝肾阴虚；③脾肾阳虚；④心脾不足；⑤肺肾阴虚；⑥胃火上炎；⑦湿邪困脾；⑧阴虚火旺；⑨脾气虚弱；⑩湿浊壅结；⑪瘀血凝滞；⑫心肾不交；⑬气滞血瘀；⑭脾胃虚寒；⑮脾胃积热；⑯心火上炎；⑰虚火上炎；⑱脾胃虚火。

（四）治疗

《内经》虽首先提出了口疮的概念及其病因病机，但并未提出具体治疗方法。隋唐时期的《千金方》《外台秘要》中均记载了大量治疗口疮的内服及外用方剂，并且《千金翼方》中提出"凡口疮忌食咸腻及热面、干枣等，宜纯食甜粥，勿食盐菜，三日即瘥"，对口疮日常的饮食宜忌具有重要的指导价值。而后的各代医家论治口疮则多以辨证为原则，来论治口疮。清代徐大椿在《医贯砭》中曰："口疮，上焦实热，中焦虚寒，下焦阴火。中焦何以必定虚寒，岂无脾胃实火者。下焦何以必定阴火，岂无虚寒而逼阳于上者。各经传变所致，当分别而治之。"其更加强调了辨证论治的重要性。总之，治疗"口疮"应重视脏腑根本，如《杂病源流犀烛》曰："凡口疮者，皆病之标也，治者当推求其本焉。"历代医家多采用内治为主，外治局部为辅的方法。纵览历代文献，口疮的治疗可概括如下：

1. 辨证论治

（1）疏风泻热：风热犯表型口疮，可疏风泻热。《丹溪心法·口齿》认为："口舌生疮，皆由上焦热壅所致，宜如圣汤，或甘桔汤加黄芩一钱。"明代龚廷贤在《寿世保元》中云："口疮者，脾气凝滞，加之风热而然也，治当以清胃泻火汤主之，此正治之法也。"《冯氏锦囊秘录》提出"初起不可便用凉药敷掺""必先用辛轻升散，而后清凉，使郁火达外，再视其所因而治之"之观点。

（2）清心泻脾：《太平圣惠方》曰："治心脾风热积滞，口舌生疮，齿龈内烂，经久不瘥，宜服升麻散方。"《圣济总录》指出口疮分心脾有热和虚阳上发两类，且记载有治疗"热毒发动，口疮心烦躁"的玄参煎方。《医宗金鉴·外科心法要诀》云："实火者，色艳红，满口烂斑，甚者腮舌俱肿，脉实口干，此因过食膏粱厚味，醇酒炙煿，以致心、脾实火妄动，宜服凉膈散，外搽赴筵散，吐涎则效。"

（3）滋阴降火：阴虚火旺型之口疮，当先滋阴降火。《景岳全书》谓："劳伤心脾兼火者，宜二阴煎、清心莲子饮之类主之。"清代张璐在《张氏医通·七窍门下》中云："劳神不睡，口舌破者，自当安神养心，作心虚治。"古人同样注重辨证施治补益耗伤的心阴，以助患者安神除烦，《医宗金鉴·外科心法要诀》云："口疮，有虚火实火之分。虚火者，色淡红，满口白斑微点，甚者陷露龟纹，脉虚不渴，此因思虑太过，多醒少睡，以致心肾不交，虚火上炎，宜服四物汤加黄柏、知母、丹皮，少佐肉桂以为引导，从治之法也，外以柳花散搽之。"《冯氏锦囊秘录》引用朱丹溪之语曰："劳役过度，虚火上炎，游行无制，舌破口疮者，又当从理中汤加附子治之。"

（4）温补脾胃：本法适用于脾胃虚弱型口疮。《丹溪心法·口齿》曰："口疮服凉药不愈者，因中焦土虚，且不能食，相火冲上无制，用理中汤。人参白术甘草补土之虚，干姜散火之标，甚则加附子，或噙官桂亦妙。"赵献可在《医贯》中主张"饮食少思，大便不实，中气虚也，用人参理中汤；手足逆冷，肚腹作痛，中气虚寒，用附子理中汤"。后至清代涂蔚生在《推拿抉微》中曰："口疮服凉药不效，乃肝脾之气不足，虚火泛上而无制。宜理中汤以收其浮游之火，外以上桂末吹之。"

2. 其他疗法

（1）针灸疗法：针灸疗法对口疮有一定的疗效。明代杨继洲在《针灸大成》中就指出针刺劳宫、廉泉等穴位可治疗口疮。龚廷贤在《万病回春》中曰："舌下肿难言，口疮，舌纵涎出，及舌根急缩，廉泉针三分，得气即泻，灸三壮。"

（2）外治法

1）含药：又可分为汤剂含漱、包药口含和直接含药三种方法。《备急千金要方》中记载了以蔷薇根皮、黄柏、生地、升麻煎汤含漱的方剂，《太平圣惠方》《圣济总录》等所记载的方剂更多。包药口含是以薄绵裹药粉或药丸含于口中有涎即吐出者，此法类似含漱法，如《太平圣惠方》的石胆散方、黄柏丸方等；有津便咽下者，属噙化法，如《备急千金要方》的治口热生疮方。噙化亦有不用绵裹而直接含药丸者，如《圣济总录》的当归膏方。《丹溪心法》则含用官桂，《景岳全书》中的"临卧时以川黄柏衔口过宿"，此法皆属于直接含药的方法。

2）敷粉：是将药粉涂敷在口疮患处及其周围的方法，至今仍用。这种方法最早出现在《太平圣惠方》中，其记载了铅霜散和角蒿散。《太平惠民和剂局方》和《黄帝素问宣明论方》也记载了两种赴筵散。《丹溪心法》的柳花散、《卫生宝鉴》的绿袍散，更是历久不衰。至明代，出现更多敷粉方剂，如《外科正宗》的冰硼散、《证治准绳》的绿云散、《景岳全书》的阴阳散及细辛黄柏散等，这些方剂有利于辨证选方和灵活加减使用。

3）贴药：贴药可分为贴患处和贴穴位两种方法。贴患处的方法，如《丹溪心法》所载"舌上生疮用白荷花瓣贴之"。贴穴位的方法，如《张氏医通》所载巴豆研末调和米饮贴印堂。

治疗口疮应辨证论治，不可一味清热去火，致犯"虚虚"之戒。《景岳全书》云："口舌生疮，固多由上焦之热，治宜清火，然有酒色劳倦过度，脉虚而中气不足者，又非寒凉可治，故虽久用清凉终不见效。此当察其所由，或补心脾，或滋肾水，或以理中汤，或以蜜附子之类反而治之，方可痊愈。此寒热之当辨也。"清代程杏轩在《医述·杂症汇参》中云："龙雷之火，亦能焚焦草木，岂必实热方使口舌生疮乎？盖脾胃气衰，不能按纳，下焦阴火，得以上乘，奔溃肿烂。若一清胃，则中气愈衰，阴火愈炽。温补中、下二焦，使火有所接引而退舍矣。"实热口疮固然多见，但虚证口疮亦不在少数，应辨清虚实，概用寒凉药物，不仅难以治愈口疮，反而徒伤正气。

以上历代医家关于口疮的论述，逐步确立了中医药治疗口疮的理论体系，对后世医家有效治疗口疮起到了重要的指导作用。

（周　岚　姜德友）

第五篇　肝胆系病证

胁痛源流考

对胁痛的认识源远流长，其起源于秦汉，发展于隋唐，全面于宋元，完善于明清。本书在重要古籍中发掘有关资料，进行考证，在病名沿革、病因病机、证候分类及治疗方面加以研究，兹以讨论，遂整理如下：

（一）病名

胁，是指侧胸部，为腋以下至第十二肋骨部的总称。如明代吴崑在《医方考·胁痛门》中云："胁者，肝胆之区也。"清代吴谦等所著的《医宗金鉴·正骨心法要旨》中明确指出："其两侧自腋而下，至肋骨之尽处，统名曰胁。"且肝胆经脉布于两胁，故现代所述之"胁"指两侧下胸肋及肋缘部，即肝胆胰所居之处。现将历代医家对胁痛之命名整理为3种，具体如下：

1. 以病因病机分类命名

东汉张仲景所著的《金匮要略》中，其"腹满病篇"称胁痛为胁痛里急，其"痰饮病篇"阐述痰饮停于胁下而引起的疼痛，此虽未明确提出痰饮胁痛，但有"胸胁支满"等词语描述，后世医家又称之为悬饮胁痛、停饮胁痛。隋唐时期，孙思邈在《备急千金要方》中专设"肝胆"篇，且在病因上提出肝实热胁痛和肝虚寒胁痛两方面。元代朱震亨在《丹溪心法》中提出"湿热胁痛"的概念，如其文曰："当归龙荟丸。治内有湿热，两胁痛。"

明清两代对胁痛病名不但阐述丰富全面，而且认识较为深刻。如明代李梴在《医学入门》中明确提及病因病机不同，认为"左胁痛"和"右胁痛"的治法不同，同时亦提出"干胁痛"的说法，"虚甚成损，胁下常一点痛不止者，名干胁痛"，以胸胁刺痛、干咳、胸膜摩擦音等为主要表现的疼痛类疾病，这相当于西医学的干性（纤维素性）胸膜炎，中医认为本病因肺痨等病变侵及胸膜，灼烁阴液，气血瘀滞，络脉不和所致。张景岳在《景岳全书》中提出当分"外感胁痛"和"内伤胁痛"；赵献可在《邯郸遗稿》中言"胎前胁痛者，其因有三：有因恸哭，有因内伤，有因恼怒"，提出"胎前胁痛"的说法。李中梓撰的《医宗必读》曰："惊伤胁痛，桂枝散。"吴崑在《医方考》中提出"肝气胁痛"，龚居中在《痰火点雪》中有"火病胁痛"的称法。秦景明在《症因脉治》中有"运气胁痛""感冒胁痛"的称法，如其言感冒胁痛之因曰："起居不慎，感冒外邪，或初感即中少阳，或传变而入少阳，则邪居半表半里，而成胁痛之症也"，其亦有"肺邪胁痛"的称法，其曰："若咳嗽痰声，无论左右，即为肺邪胁痛，宜泻青各半汤，并刺少商穴"。

清代尤怡在《金匮翼》中谈到"肝郁胁痛""肝虚胁痛""肾虚胸胁痛""肝火胁痛""污血胁痛""跌仆胁痛"。阎纯玺在《增补胎产心法》中提及"妊娠胁痛"因恼怒伤肝或痰浊瘀阻导致。叶桂在《叶氏女科证治》中有"经来胁痛"及"经来胁气痛"的说法。冯兆张在《女科精要》中提及"产后胁痛"，其曰："产后胁痛，若肝经血瘀，玄胡索散；若肝经气虚，四君子加柴胡、薄、桂；若肝经血虚……然若不用姜、桂，辛温助脾肺，以行药力，不惟无以施力，反助其胀矣。"又林珮琴在《类证治裁》中提"风寒胁痛"和"食积胁痛"。此外，清代郭志邃的《痧胀玉衡》曰："痧症不忌食物，痧毒裹食，结成痧块于胁而痛……毒血凝结，即慢痧不至胀急伤人，亦成胁痛，瘀之日久，势必难散。"此又提及胁痛痧。又刘奎在《松峰说疫》中有胁痛瘟的概念，其曰："（一名结胁瘟，甚恶，不治数日即毙。）其症但胁肋痛。"

民国时期，医家谢观编纂的《中国医学大辞典》提出"房劳胁痛"，此为证候名，主要指因房劳伤肾，气虚血滞所致胁肋部疼痛。

2. 以病症特点分类命名

东汉时期，张仲景在《伤寒论》中对胁痛的认识结合《内经》中观点，提出"胸胁苦满""胁下痞硬""胁下硬满"等胁痛的症状。华佗在《华氏中藏经》中丰富了胁痛的症状，描述其为"胁下坚痛"。隋唐时期孙思邈在《千金方》中用"两胁下痛""胁下坚满"等词语形容胁痛。金代张子和在《儒门事亲》中用"两胁刺痛"来描述。

3. 以病位分类命名

有关"胁痛"的最早记载见于《足臂十一脉灸经》，将其称名"胁痛"，体现其病位特点，其曰："病足小指次指废……廉痛，胆寒，膝外廉痛，股外廉痛，办外廉痛，胁痛。"《素问·缪刺论》云："邪客于足少阳之络，令人胁痛不得息。"此处"胁痛"既可以作为症状表现，亦可以作为病位特点，其病位为足少阳之络，而足少阳胆经循行过胁，当邪气侵袭胆经，阻滞胆络气血，不通则痛，因此名为胁痛。《素问·藏气法时论》云："肝病者，两胁下痛引少腹，令人善怒。"《灵枢·五邪》云"邪在肝，则两胁中痛"，亦指出胁痛的病位在肝，综上所述，在《内经》及《内经》以前，"胁痛"之病名，是以其病位为主要分类依据，位在肝胆所居之处及肝胆二经在胁肋部所行之处。此外，《素问·气交变大论》中又称胠胁痛，《灵枢·经筋》中有季胁痛，亦有《灵枢·刺热论》胸胁痛及《灵枢·本藏》胁下痛的称法。隋代巢元方的《诸病源候论》沿袭《内经》中"胸胁痛"之名，其曰："胸胁痛者，由胆与肝及肾之支脉虚，为寒气所乘故也。"亦在胁痛病因病机、辨证论治方面加以发展。宋代严用和在《严氏济生方》中云："夫胁痛之病……肝脏既伤，积气攻注，攻于左，则左胁痛；攻于右，则右胁痛；移逆两胁，则两胁俱痛。"此提及左胁痛、右胁痛，但未明确说明二者病因之分。

（二）病因病机

胁痛主要病机为肝胆郁滞，疏泄失调，枢机不利，肝络失和。病变脏腑主要在肝胆，又与脾胃肾有关。纵观历代医家，无外乎外感与内伤之分，病证多有实有虚，其病理因素多为气滞、血瘀、湿热三者。

1. 外邪侵袭

外邪入侵，传入少阳，足少阳胆经受病，枢机不利，肝胆互为表里，其脉布两胁，导致肝失疏泄，而外邪包括寒邪与湿热邪气，风寒易化热，所以湿热之邪多见，此留滞于经脉，气血运行不畅，凝滞而引胁痛。如《素问·举痛论》云："寒气客于厥阴之脉，厥阴之脉者，络阴器系于肝，寒气客于脉中，则血泣脉急，故胁肋与少腹相引痛矣。"其说明寒邪传肝脉，使胁肋少腹痛。《素问·刺热论》云："肝热病者……胁满痛，手足躁，不得安卧。"其说明肝湿热致胁痛。再如隋代巢元方在《诸病源候论》中说："邪气乘于胸胁，故伤其经脉。邪气之与正气交击，故令胸胁相引而急痛也。"这更佐证了邪气令胁痛。

此外，《内经》尚提出胁痛有与天运时气密切相关者，即运气胁痛，笼统而言亦属外邪侵袭范畴，无非更加强调运气因素对胁痛发病的影响。后代言运气胁痛为运气感冒，是以胁肋刺痛为主要见证的流行性传染病，如明代楼英在《医学纲目》中完善了这个观点，其曰："运气胁痛者，乡境皆病胁痛也，其证有二：其一，风木助肝气实而痛。经云：厥阴所至为胁痛。又云：厥阴在泉，风淫所胜，民病两胁，里急支满。又云：少阳司天之政，初之气，风胜乃摇，候乃大温，其病胁痛，治以凉剂得痊也。其二，燥金攻肝虚而痛。经云：少阳所至为胁痛。又云：阳明司天，燥气下临，肝气上从胁痛。又云：少阴司天，地乃燥，凄沧数至胁痛，善太息。又云：岁木不及，燥乃大行，民病中清，胠胁痛，治以温剂得痊也。"此外，《症因脉治》指出："病起于仓卒，暴发寒热，胁肋刺痛，沿门相似，或在一边，或在两边……所谓天灾流行之疫症，俗名刺肋伤寒，又名痧胀是也"，其并描述其病因，其曰："少阳司政，相火用事；少阴司政，君火用事；阳明司政，燥火用事；其年胜复之气太过，则相火甚于本位，而肝胆自病；君火太过，则子病累母，肝胆亦病；燥火用事，金病克木，肝胆亦病；三火炽甚，木火通明，肝胆之气怫郁，则两胁暴痛之症作矣"。

2. 肝气郁结

肝位胁下，胆附肝下，其经脉布两胁，因此肝胆有病，往往反映到胁肋部位，而肝为将军之官，喜条达而恶抑郁，故情志所伤，如暴怒伤触，忧思悲哀，皆令肝失调达，疏泄不利，气阻络痹，引起胁痛。此观点最早源自《内经》，其曰："若有所大怒，气上而不下，积于胁下，则伤肝。"《难经》亦曰："恚怒气逆，上而不下则伤肝。"恚，乃恨、怒之意。内伤情志这一理论，打破了外在致病的局限性。而宋代严用和对胁痛的认识，从理论到实践都有较大的发展，他主要将胁痛归因为情志因素，如其在《严氏济生方》中指出："夫胁痛之病……多由疲极嗔怒，悲哀烦恼，谋虑惊忧，致伤肝脏。"宋以后把肝郁导致胁痛单独列为病因，如清代尤怡在《金匮翼》中说："肝郁胁痛者，悲哀恼怒，郁伤肝气。"沈金鳌在《杂病源流犀烛》中亦曰："气郁，由大怒气逆，或谋虑不决，皆令肝火动甚，以致胠胁肋痛。"凡此足以说明胁痛与肝气郁结之关系最为密切。

又胁痛与积息密切相关，宋代《圣济总录》曰："病胁下满，气逆，二三岁不已，病名曰息积。夫消息者，阴阳之更事也"，又曰："论曰凡积气在右胁下，复大如杯者，肺积也，气上贲冲，息有所妨，名曰息贲"。清代《金匮翼》言："今气聚于胁下，息而不消，积而不散，故满逆而为病。然气不在胃，故不妨于食，特害于气而已。治宜导引服药，药不可独治，善导引能行积气，药力亦藉导引而行故也……赤茯苓汤，治息积，胁下气逆满闷。"此本心病传肺，肺当传肝，肝而不受。邪复贲于肺，故结为积，从而表现为胁下满痛。

3. 瘀血停着

气为血之帅，血为气之母，气行则血行，气郁则血瘀，因此气滞与血瘀常相互影响。若跌仆或负重，损伤胁络，导致气血运行不畅，瘀血阻塞，发为胁痛。早在《内经》就有瘀而致痛的论述，其曰："邪在肝，则两胁中痛……恶血在内"。《金匮翼》提出"污血胁痛"时，表明跌扑损伤导致"污血"停滞而胁痛，其曰："污血胁痛者，凡跌仆损伤，污血必归胁下故也。其症昼轻夜重，或午后发热，脉短涩或搏，其人喘逆。"《杂病源流犀烛》曰："由恶血停留于肝，居于胁下，以致胠胁肋痛，按之则痛益甚。"由此可知瘀血导致的疼痛位置固定，且痛处拒按。

4. 痰饮阻滞

东汉张仲景在《金匮要略·痰饮咳嗽病脉证并治》中言："留饮者，胁下痛引缺盆，咳嗽则辄已。"这不仅论述了本病的治则，而且深刻阐述了胁痛的病因病机为体内水液不得输化，停留或渗注于体内某一部位。明代戴元礼在《证治要诀》中言胁痛乃水饮痰浊流注厥阴之经，气机痹阻所致，此观点继承张仲景痰饮胁痛之说。亦有朝鲜医家许浚在《东医宝鉴》中曰："痰饮流注于厥阴之经，亦能使胁下痛，病则咳嗽、气急引胁痛。"其对痰饮阻滞导致胁痛加以概括总结。

5. 火病所致

明代龚居中的《痰火点雪》，又名《红炉点雪》，单独列出"火病胁痛"一篇，其言："夫左胁者，肝之部位也。窃见患痰火者，往往多左胁痛，此盖由性燥暴而多怒，怒伤肝，故作患也。"其认为暴怒伤肝，化火致痛。此外，还提出读书人多得痰火病，其曰："由作文写字，多以左胁伏桌，倦后尽力倚靠，暂不见伤，久则胁痛，乃胸前死血作梗也，于主方中加红花一钱，其效如神。"而妇人左胁痛，多以忧思忿怒之气，不得条达，治疗时行气开郁为主，兼以破结散火，这也提出火病胁痛的治法。

6. 饮食积滞

明代张景岳所著的《景岳全书》中指出胁痛之病本隶属于肝胆，因为此二经之脉皆循胁肋，但邪气在其他经脉，气机逆乱，则以依相传，迁延及少阳、厥阴，于是导致胁肋疼痛。并指出饮食劳倦可引起胁痛，属于脾胃之所传，其曰："故凡以焦劳忧虑而致胁痛者，此心肺之所传也；以饮食劳倦而致胁痛者，此脾胃之所传也；以色欲内伤，水道壅闭而致胁痛者，此肾与膀胱之所传也，传至本经，则无非肝胆之病矣。至于忿怒疲劳，伤血，伤气，伤筋，或寒邪在半表半里之间，此自本经之病。"清代张璐在《张氏医通》中亦指出饮食积滞可以导致胁痛恶寒热，其曰："食积胁痛发寒热。痛引心下。恶心恶食。必有一条扛起。有脉必滑。二陈加香、砂、枳、术、曲、朴、楂、芽。甚则加吴茱萸制川连。"

7. 劳欲久病

肝体阴而用阳，久病、劳欲过度或失血所致体虚，精血亏损，肝阴不足，络脉失养，导致胁痛。明代张景岳细化胁痛的病因病机，言肝肾精虚导致胸胁隐痛，同时提出胁痛与肾密切相关，如《景岳全书》曰："内伤虚损，胁肋疼痛者，凡房劳过度，肾虚赢弱之人，多有胸胁间隐隐作痛，此肝肾精虚，不能化气，气虚不能生血而然。凡人之气血，犹源泉也，盛则流畅，少则壅滞，故气血不虚则不滞，虚则无有不滞者。"清代尤怡深化认识虚致胁痛，不但提出肝虚胁痛，还谈到肾虚胸胁痛，如《金匮翼》曰："房劳过度，肾气虚弱，赢怯之人，胸胁之间，多有隐隐微痛，此肾虚不能纳气"。

8. 肝虚失养

还有一些医家认为肝血虚、肝气虚、肝阴虚皆可引起络脉失养，从而导致胁痛。明代李梴认为肝血虚可以引起胁痛，如《医学入门》云："虚者，肝血虚也，痛则悠悠不止，耳目聩，善恐，如人将捕。"明代王肯堂在《证治准绳》中言："肝气虚，视物不明，两胁胀满，筋脉拘急，面色青，小腹痛。"其指出肝气虚可导致两胁胀满。清代尤怡认为肝阴虚导致胁痛，《金匮翼》曰："肝虚者，肝阴虚也。阴虚则脉绌急，肝之脉贯隔布胁肋，阴虚血燥，则经脉失养而痛，其症胁下筋急，不得太息，目昏不明，爪枯色青，遇劳则甚，或忍饥即发者是也。"又如清代林珮琴言："有肝阴虚者，热痛嗌干，宜凉润滋液。三才汤加柏子仁、白芍。"清代顾靖远也认为肝血虚、肝气虚、肝阴虚火旺皆令胁痛，治应养血和肝，除热下气，从虚劳门治之。

9. 惊伤致痛

而明代李中梓在《医宗必读》中认为惊伤可引起肝郁气滞，从而导致胁痛。清代罗国纲也认为如此，如《罗氏会约医镜》曰："胁痛之病，本属少阳胆经、厥阴肝经，以二经之脉，皆循胁肋故也……气逆不解，必以此相传，延及本经，则无非肝胆之病矣。至于忿怒伤血、伤气、伤筋，或寒邪在半表半里之间，此是本经之病。"

此外，妇科方面，清代方昌翰在《竹林女科证治》中列出经来胁气痛，其曰："经来胁内有一块如杯作痛，其血淡黑色，宜治块为先，急服四物玄胡汤。"在妊娠病中，胁痛多因肝气郁滞引起，如清代阎纯玺在《胎产心法》中云："妊娠胁痛，有因哭泣，因内伤，因恼怒，不宜破气，宜用童便和酒服之，或紫苏饮去参，用白芍、当归，加砂仁、童便。"产后病中，胁痛多由痰瘀引起，如清代吴本立在《女科切要》中曰："产后胁痛，仍顽痰瘀血也。左痛为痰，右痛为血，宜补中益气汤。顽痰在左，加白芥子。瘀血在右胁，加枳壳、柴胡。"

（三）证候分类

历代医家对胁痛证候分类的表述有：①肝气郁结；②肝血瘀阻；③肝胆湿热；④肝胆实火；⑤肝肾阴虚；⑥肝阳虚；⑦湿热蕴结；⑧瘀血停着；⑨肝阴不足。

（四）治疗

东汉前著述，多以胁痛的症状与病因为主，而张仲景在前人认识的基础上，特别提出了治疗胁痛的具体措施，填补胁痛之治法方药，此后历代发展亦多可观之处，现总结归纳如下：

1. 辨证论治

（1）左右分治法：明代周慎斋在《周慎斋遗书》中有左右胁痛分治的治法，其言左胁属肝主升属血，右胁属肺主降属气，而左胁痛为肝气有余，火郁血凝，以小柴胡泻肝气，四物汤和肝血；右胁痛为肺气不降，气滞血凝，以乌药、青皮、陈皮调气，川芎、当归、芍药、肉桂和血。又说左胁痛治疗宜升提，其曰："枳实、川芎各五钱，炙甘草二钱，共末，酒调下。"右胁痛治疗宜降气，又曰："枳壳、桂心各四钱，姜黄四钱，炙甘草二钱，共末，姜、枣汤下。"吴正伦在《脉症治方》中言左胁痛属肝有余，右胁痛属肺不足，肝有余则乘脾土，土虚则不生金，金不足则木无所制而愈其土，因此治疗须以制肝为大法。后至清代陆以湉在《冷庐医话》举名家医案，其曰："余观程杏轩治胁痛在右而便闭，仿黄古潭治左胁痛法，用瓜蒌一枚，甘草二钱，红花五分神效，以瓜蒌滑而润下，能治插胁之痛，甘草缓中濡燥，红花流通血脉，肝柔肺润，其效可必，是肝移邪于肺之说为的也。"吴谦等的《医宗金鉴》论胁痛也分左右，认为左为瘀留血，治宜枳芎散等；右为痰气饮，疗以枳橘散等。何梦瑶在《医碥》中亦言，左胁痛多属留血，或肋下有块；右胁痛多气郁，气郁则痰亦停。同时指出"左血右气，亦难泥定"，应临证灵活掌握，不可偏执。刘河间论饮食劳役而致两胁痛者，左胁痛治宜补中益气汤加白芍，右胁痛治宜补中益气汤加青皮，其曰："盖左宜破血，右宜破气。"

（2）气血痰食分治法

1）气：一般为气机郁滞，脉络失和，导致胁痛，要疏肝解郁，常选用柴胡、白芍、甘草、枳实、川芎、制香附、郁金等令肝郁得以疏泄，气滞得以行通。如《医方考》曰："严氏推气散，枳壳、桂心、片子姜黄（各半两）、炙甘草（一钱五分），肝气胁痛，此方主之。肝藏血而主怒，故病则气血俱病。越人云：东方常实，实则可以泻矣，故用枳壳破其气，姜黄利其郁，桂心能引二物至于痛处。又曰：木香桂而柔，以故用之。乃甘草者，取其和缓之气，以调肝木之急尔。"《金匮翼》曰："肝郁胁痛者，悲哀恼怒，郁伤肝气，两胁骨疼痛，筋脉拘急，腰脚重滞者是也。枳壳煮散……悲哀烦恼，肝气致郁，枳壳能通三焦之气，故以为君；肝欲散，故细辛、川芎、桔梗之辛以散之；肝苦急，故用甘草之甘以缓之。其用防、葛者，悲则气敛，借风药以张之也"，又引用戴语，其曰："胁痛，身体带微热者，《本事》枳壳煮散良。若只是胁痛，别无他症，其痛在左，为肝经受邪，宜川芎、枳壳、甘草；其痛在右，为肝移病于肺，宜片姜黄、枳壳、桂心、甘草"，又曰："《良方》香橘汤，治七情所伤，中脘不快，腹胁胀满"。又朱丹溪言，木气实，用苍术、川芎、当归之类，若气有余化火，以当归龙荟丸，姜汁下，是泻火之要药。

2）血：血瘀阻滞胁络，不通则痛，一般为活血化瘀，常用药物有桃仁、红花、制川军、穿山甲、赤芍、大黄、当归等。方剂用《金匮要略》中旋覆花汤治疗"肝着"，其曰："肝着，其人常欲蹈其胸上，先未苦时，但欲饮热，旋覆花汤主之。"以旋覆花活血行气；葱管辛散通阳，宣通上下；新绛理气活血。而瘀血证明显时，元代李东垣在《医学发明》中用复元活血汤治疗，方中柴胡疏肝胆之气，当归养血活血，山甲破瘀通络，桃仁、红花祛瘀生新，瓜蒌根润燥散血，甘草缓急止痛，重用大黄荡涤凝瘀败血。诸药合用，气血畅行，肝络疏通，则胁痛自平。张秉成云："去者去，生者生，痛自舒而元自复矣。"故方以"复元"为名。同时，《证因脉治》的桃仁红花汤为另一有效方剂，方中大黄行瘀破积，枳壳、厚朴行气破滞，桃仁红花破瘀活血，当归养血活血，赤石脂散瘀活血。

3）痰：痰饮流注胁下而致胁痛，元代朱丹溪在《丹溪心法》中以二陈汤加南星、苍术、川芎而治，《医碥》言有痰加苍术、半夏、白芥子，又说"痰饮痛，脉沉弦滑，导痰汤"。方中南星燥湿化痰，祛风散结枳实下气行痰，共为君药；半夏功专燥湿祛痰，橘红下气消痰，均为臣药，辅助君药加强豁痰顺气之力；茯苓渗湿，甘草和中，为佐使药。全方共奏燥湿化痰，行气开郁之功。

4）食：由饮食积滞导致的胁痛，元代李东垣在《内外伤辨惑论》选用枳实导滞丸，方中重用大黄，苦寒泻下，攻积泻热，使积热从大便而下，为君药。枳实行气导滞，消积除胀满；神曲消食化滞而和胃，共助大黄以攻积导滞，为臣药。黄芩、黄连苦寒，清热燥湿而止痢；茯苓、泽泻利水渗湿而止泻；白术健脾燥湿，使攻积而不伤正，均为佐药。诸药相伍，使食消积去，湿化热清，则证自愈。亦有《类证治裁》消食丸，其曰："食积者，食滞胁下，有一条扛起。消食丸。楂、曲、青、陈、麦芽、莱菔子、香附、阿魏。"还有《张氏医通》保和丸或神保丸等都为消食导滞的方剂。

（3）脏腑分治法

1）治肝：胁痛的基本病位在肝胆，而肝胆布两胁，故胁痛之病主要责之肝胆。《备急千金要方》认为胁痛有两类，肝实热者，应清肝利胆，特设处方五张，竹沥泄热汤、前胡汤方、防风煮散方、远志煮散方和地黄煎方；有肝虚寒者，当温经散寒，处方有补肝汤、补肝散、补肝酒、防风补煎方和槟榔汤方。严用和认为胁痛主要应疏肝解郁，用枳芎散、推气散等治之，其曰："治左胁刺痛，不可忍者。枳实（炒）、川芎（各半两）、粉草（炙，二钱半）上为细末，每服二钱，姜枣煎汤调服，酒调亦可，不拘时候"，又指出："推气散治右胁疼痛，胀满不食。枳壳（去瓤，麸炒）、桂心（去粗皮，不见火）、片子姜黄（洗。各半两）、甘草（炙，三钱）"。《类证治裁》中用清肝汤："白芍（钱半），当归、川芎（各一钱），山栀、丹皮（各四分），柴胡（八分）。"而后世主要用柴胡疏肝散和香附汤治疗。

肝火湿热胁痛可用当归龙荟丸，如明代虞抟在《医学正传》中有言："泻肝火大盛之要药，因内有湿热，两胁痛甚，伐肝木之气，肝实宜之。当归、龙胆草、栀子仁、黄连、黄芩、大黄（酒湿煻火煨）、芦荟、青黛（各五钱）、木香（二钱五分）、麝香（五分，另研），上为细末，神曲糊丸，如梧桐子大，每服二十丸，生姜汤下。一方，加柴胡五钱，青皮一两，热甚者烘热服。一方，木气实者，用川芎、苍术、青皮、芍药、柴胡、甘草、龙胆草，各等分，水煎服。"此外，清代汪昂在《医方集解》中用龙胆泻肝汤治疗，方中龙胆草善泻肝胆之实火，并能清下焦之湿热为君，黄芩、栀子、柴胡苦寒泻火，车前子、木通、泽泻清利湿热，使湿热从小便而解，均为臣药；肝为藏血之脏，肝经有热则易伤阴血，故佐以生地、当归养血益阴；甘草调和诸药，配合成方泻肝胆实火，清肝经湿热。

此外，《证治准绳》治疗肝肾二经气血亏损胁胀作痛时，投以补肝汤。《续名医类案》以一贯煎治疗肝阴虚胁痛。

2）治肾：肝肾同源，精血互生，若肝肾阴虚，精血亏少，肝脉失养，可致胁肋隐痛。宋代钱乙的《小儿药证直诀》投大补元煎，明代《景岳全书》用左归饮，方中均有熟地、山茱萸、枸杞补益肝肾、滋养精血，山药补气养阴、益肾固精，共以补益肝肾之法除胁痛之证。又如清代傅山等的《傅青主先生秘传杂症方论》曰："治胁痛必须平肝，平肝必须补肾，肾水足而后肝气有养，不治胁痛而胁痛自平也。方用肝肾兼资汤：熟地（一两）、白芍（二两）、当归（一两）、白芥子（三钱）、黑栀（一钱）、山萸（五钱）、甘草（三钱）水煎服。"《症因脉治》亦言："肝肾真阴不足，龙雷之火上冲，家秘肝肾丸；若肝肾真阳不足，无根之火，失守上炎，八味丸治之。"《金匮翼》亦认为肾虚胸胁痛者，宜用熟地、破故纸（补骨脂）之类补肾，阿胶、芎、归之类和血。吴澄在《不居集》中曰："内伤虚损，胁肋疼痛者，凡房劳过度，肾虚羸弱之人，多有胸胁间隐隐作痛……倘于此症，而不知培气血，而但知行滞通经，则愈行愈虚，鲜不殆矣。宜右归饮、小营煎、大补元煎。"顾金寿在《重订灵兰要览》中亦提及肾邪病用神宝丸，法当先温利而后补之，其曰："向用神保丸，以肾邪透膜，非全蝎不能导引，然巴豆性热，非得芒硝、大黄荡涤之，后遇热必再作，乃大泄数次病已……肾邪上薄于胁不能下，且肾恶燥，热方发之，非得利不愈。"

3）治脾胃：木克土，木旺则土衰，肝脾二经虚损，其胁必痛，而治疗肝郁脾虚之胁痛，首选方剂为《太平惠民和剂局方》的逍遥散，以柴胡疏肝解郁，白芍、当归大补肝血、缓肝之急，白术、甘草、茯苓健运脾土。又宋代窦材在《扁鹊心书》中曰："此由胃气虚积而不通，故胁下胀闷，切不可认为肝气，服削肝寒凉之药，以速其毙。服草神、金液十日，重者灸左食窦穴，一灸便有下气而愈，再灸关元百壮更佳。（老人与病后及体虚人两胁作痛，总宜以调理肝脾，更须察其兼证有无虚实，治颇不易。）……一人脾气虚，致积气留于胁下，两肋常如流水，多服草神丹而愈。（脾虚致积，当用温行，水流胁下，更仗温化。）"清代魏之琇在《续名医类案》中记载："石山治一人，客维扬，病胁痛，医以为虚，用人参羊肉补之，其痛愈甚。

一医投龙荟丸，痛减，汪诊脉弦濡而弱，曰：脾胃为痛所伤，尚未复，遂以橘皮枳术丸加黄连、当归。服之而安。越五年，腹胁复痛，彼思颇类前病，欲服龙荟丸未决。汪诊之，脉皆濡弱而缓，曰：前病属实，今病属虚，非前药可治也。以人参为君，芎、归、芍药为臣，香附、陈皮为佐。甘草、山栀为使。煎服十余帖，痛止食进。"

2. 其他疗法

（1）外治法：胁痛的治法不局限于内服法，如东晋时期葛洪在《肘后备急方》中提出熨法治疗本病，其曰："大豆半升，熬令焦，好酒一升，煮之令沸，热饮取醉。又方，芫花，菊花等分，踯躅花半斤，布囊贮，蒸令热，以熨痛处，冷复易之。"虽然其中取醉之法欠妥，但本方之意，对后世临床治疗本病有一定启发。

后世外治以针灸治疗胁痛为多，如西晋皇甫谧在《针灸甲乙经》中言："邪在肝，则病两胁中痛……取行间以引胁下，补三里以温胃中，取血脉以散恶血，取耳间青脉以去其瘈。"唐代孙思邈也谈到根据季节的不同，针灸疗法要选取不同的穴位，如《备急千金要方》曰："肝病其色青，手足拘急，胁下苦满……春当刺大敦，夏刺行间，冬刺曲泉，皆补之；季夏刺太冲，秋刺中郄，皆泻之。又当灸期门百壮，背第九椎五十壮。"明代《普济方》言："治胸胁相引，不得倾侧（资生经），穴本神、颅息；治胸胁胀切痛，穴太白……治胸胁支满，痛引胸中，咳逆上气，喉中作声，喘不能言，穴华盖。"明代高武着在《针灸聚英》中指出："肝火盛、木气实、有死血、痰注、肝急。针丘墟、中渎。"又如张介宾在《类经图翼》中曰："（胁肋胀痛）膈俞、章门（七壮）阳陵泉、丘墟（三壮）。"清代雷少逸编纂的《灸法秘传》提到："胁痛在左，肝经受邪；在右，肝邪入肺。宜灸临泣可愈。"

（2）食疗法：食物疗法也可以辅助药物疗法治疗胁痛，如《神农本草经》曰："梅实味酸，平，无毒。主下气，除热烦满，安心。"除了梅实以外，梅花粥亦可治疗肝郁型胁痛。陶弘景在《名医别录》中言："生藕性寒，能生津凉血；熟藕性温，能补脾益血。"宋代刘翰等编撰的《开宝本草》记载："绿豆，消肿下气。"绿豆酸枣酿藕也可治胁痛。明代李时珍的《本草纲目》言田螺可以"利湿热，治黄疸"。遂以鸡骨草煮田螺组成食疗方，作为治疗胁痛的佳品。此外，茵陈栀子仁粥、田基黄煮鸡蛋、炒猪肝萝卜、桃仁粳米粥、枸杞粥等对胁痛也有一定疗效。

（3）养生气功法：明代胡文焕在《养生导引法》中曰："一法：胁侧卧，伸臂直脚，以鼻纳气，以口出之，除胁皮肤痛，七息止。一法：端坐生腰，右顾视目，口纳气咽之，三十。除左胁痛、开目。一法：手交项上相握，自极，治胁下痛。坐地，交两手，着不周遍，握当挽，久行，实身如金刚，令息调长，如风云如雷。"此法是继承于《诸病源候论》中气功导引治疗方法，后又有清代廖平摘编于《巢氏病源补养宣导法》中。养生气功可诱导病患思想专一，融化杂念，减少困倦，专注病位，使人易于入静和放松，配合匀而长的呼吸，利于胁痛的治疗。

总之，纵览古今医家的论述，情志、饮食、久病、跌仆等因素均可引起胁痛，临床治疗时应拓展思路，辨证论治，从而提高疗效。且胁痛多与情志有关，因此保持精神愉快，情绪稳定，使气机条达，以及适当进行体育锻炼，增强体质，对预防和治疗有一定作用。

（苏　超　任鹏鹏）

黄疸源流考

黄疸为中医临床常见疾病，其病名始见于《内经》，辨证论治始于《伤寒杂病论》，至宋代发展渐臻完善，但其体系繁杂，历代医家对本病的论治亦种类繁多，因此参照各医家的论述，系统整理黄疸病相关病证的古医籍文献，对黄疸病名、病因病机、证候分类和治疗进行研究，考其源流，并总结如下：

（一）病名

1. "瘅"与"疸"的考证

"疸"字虽是黄疸的正字，但是黄疸作为一种疾病，在它发生之初，应该是从原始的、具有多种含义的"瘅"字中分化出来。汉代以前用"疸"字的古籍很少，古文献中黄疸多称为"瘅"。考秦汉以前古籍中，"瘅"与"疸"本为二字。汉代许慎在《说文解字·疒部》中曰："疸，黄病也"，而"瘅"字义为劳病，又曰："瘅，劳病也"。"瘅"字在古代词典中曾经有"病""劳""劳病""苦"等多种含义，并在很多先秦的医书中，"瘅"字又可有"热""内热""湿热""热病""热盛"等多种解释。如果将这些早期的"瘅"字所包含的多种意义进行综合概况的话，"瘅"作为病名，应该是一类内热炽盛、使人倦怠的疾病。但因古汉语里通假的情况很多，"瘅"和"疸"两字均属于形声字，故在某些情况下，二者意相同而同用。大约在战国时期，"瘅"病开始分化，《内经》中开始出现"黄疸"。但从文献的早晚和应用范围看，"瘅"字的出现应早于"疸"字，因此，"疸"字可能是"瘅"字在传诵、听写过程中出现的简化字。

2. 黄疸病的病名

黄疸病名首见于《内经》。《素问·平人气象论》云："目黄者曰黄疸。"又《灵枢·论疾诊尺》云："面色微黄，齿垢黄，爪甲上黄，黄疸也，安卧，小便黄赤。"其指出目黄、身黄、小便黄为黄疸病的三大主要临床症状，为后世认识本病奠定了基础。中医对黄疸的命名分类，始于汉代张仲景。张仲景将黄疸分为谷疸、酒疸、黑疸、女劳疸、黄汗。隋代巢元方在《诸病源候论》中除五疸外，又加急黄、劳黄等。唐代孙思邈又增加湿疸。而王焘在《外台秘要》中所论及黄疸未脱离张氏、巢氏范围。元代朱丹溪在《丹溪心法》中曰："疸不用分其五，同是湿热。"罗天益又将黄疸分为"阴证"和"阳证"两种。明代张介宾在《景岳全书》中于阴黄、阳黄外，又有"胆黄"之说。由此可见中医对黄疸的命名分类是繁多的，这也是中医治疗黄疸的一个关键。

黄疸的病因病机不一，阴阳偏盛不同，临床表现概不一致，辨证治疗亦不能强同，因此进一步研究其命名分类，实有必要。综合后世对黄疸病的认识，可归纳为7种命名方式。

（1）以病因病机分类命名：张仲景在《金匮要略》中，设有专篇论述黄疸，根据病因的不同，将黄疸进一步分为谷疸、酒疸、女劳疸三种，并指出黑疸为诸黄疸病之转归。在《金匮要略》中，其文曰："风寒相搏，食谷即眩，谷气不消。胃中苦浊，浊气下流，小便不通，阴被其寒，热流膀胱，身体尽黄，名曰谷疸。额上黑，微汗出，手足中热，薄暮即发，膀胱急，小便自利，名曰女劳疸，腹如水状，不治。心中懊侬而热，不能食，时欲吐，名曰酒疸"，又云："酒疸下之，久久为黑疸"。张仲景认为与饮食关系密切的称为谷疸，与饮酒关系密切的称为酒疸，女劳疸意在强调肾虚，黑疸则是酒疸、谷疸、女劳疸等进一步发展的后期表现，不属于独立的疾病。这种根据病因病机分类法明了清晰，此后医家也多按此分类。宋代陈无择在《三因极一病证方论》中，提出了谷疸、酒疸、女劳疸等的证治方法。明代秦昌遇在其所著的《证因脉治》中同样按照此分类方法，分别论述了谷疸、酒疸、女劳疸的病症、病因、脉证、方药。明代汪机在《医学原理》中论曰："黄疸之症，方书有酒、食、大饥、女劳、失治五者之分。"其中汪机所述之酒疸、女劳疸皆同于《金匮要略》，而食疸为《金匮要略》中谷疸、饥疸为汪氏所述、之所以立此名，是因为其病机为："大饥入浴，以致水湿之气乘虚入袭，蓄热而成。"

（2）以病势分类命名：《诸病源候论》立有"急黄候"一篇，指出："脾胃有热，谷气郁蒸，因为热毒所加，故卒然发黄，心满气喘，命在顷刻，故云急黄也。"急黄是黄疸病中病势急剧、病情险恶的一类病证，因此后世诸多医家非常重视急黄的论治，如《外台秘要》《圣济总录》《普济方》《沈氏尊生书》等根据"杀人最急"的特点，均都详细论述了急黄的治疗方法。另明清时期温病学派的兴起，从而产生了"瘟黄"一名。明代王纶在《明医杂著》中提到："若时气发热，变为黄病，所谓瘟黄也。治宜内泻湿热。"所谓"时气"，属于季节性感染，这也与急黄相同。据此日本丹波元坚认为瘟黄"盖是急黄耳"。清代吴谦等所著的《医宗金鉴》在谈到黄疸的死症时，专门提到"天行疫疠发黄，名曰瘟黄，死人最暴也"。可见其使用"瘟黄"一词来命名由于天行疫病引起的黄疸，并且这种瘟黄发病急，变化快，死亡率很高，所以才用"死人最暴"来描述。清代俞震在《古今医案按》中也认为："若时行病发黄亦多死，谚所谓瘟黄也。"此外，沈金鳌在《杂病源流犀烛》中言"又有天行疫毒，以致发黄者，俗谓之瘟黄，杀人最急"，并发现这类患者发病急，病情重，传染性强，常伴出血、神昏谵语等危重病候。

（3）以病症特点分类命名：这种命名法在《诸病源候论》中应用较多。有依据主症、兼症或并发症不同而命名之分。如"不废行立"之行黄，"心腹胀满气急"之内黄，"而色洞黄"之黄病，"身体尽黄，额上反黑"之黑疸等都是根据主症命名；根据兼症或并发症命名分类的有噤黄（身目发黄兼见舌噤强不能语）、癖黄（身发黄兼见胁下癖块疼痛）、脑黄（身体发黄兼见头脑痛眉痛）等。宋代《太平圣惠方》中也根据患者发病时所表现的不同临床症状提出了鬼黄（身体发黄而心中恍惚常见鬼神）、奸黄（面目遍身俱黄而心神狂乱诈奸黠如不患人）、髓黄（身体黄赤而四肢不举）、立黄（眼目发黄而两脚疼痛）、火黄（遍身黄如火色）、房黄（眼赤身黄而夜多梦泄）、惊黄（面色青黄而心多惊悸）、水黄（身面青黄而脚膝浮肿）等不同黄疸病候。其后的《圣济总录》也同样用此方法将黄疸分类命名。

自隋朝开始，黄疸类病出现了纷繁复杂的局面，从巢元方"二十八黄"，再到《太平圣惠方》《圣济总录》分别所载"三十六黄"，虽然较汉代著作中对黄疸的描述更加详细，但因分类缺乏标准和规范，且症状描述杂乱，反使得医家临证更加无从下手，这种情况到北宋以至明清时期才逐渐突破。这种根据某一突出的症状特征命名分类过于繁杂，其在内容上有交叉重复的部分，未能抓住疾病的本质，所以后世医家并未采用这种分类。

（4）以脏腑部位分类命名：《诸病源候论》中提出了"黄疸二十八候"一说，并明确提出："夫九疸者，一曰胃疸，二曰心疸，三曰肾疸，四曰肠疸，五曰膏疸，六曰舌疸，七曰体疸，八曰肉疸，九曰肝疸。凡诸疸病，皆由饮食过度，醉酒劳伤，脾胃有瘀热所致，其病，身面皆发黄，但立名不同耳。"其可以看作是以用脏腑部位命名黄疸的最早记载。但巢元方并未具体分述其症状，只指出它们具有大致相同的病因病机。在唐代孙思邈的《千金翼方》中载有"秦王九疸散方"，除分别给出治疗九疸之方外，还简单记录了九疸的症状，载"胃疸，食多喜饮""心疸，烦心，心中热""肾疸，唇干""脾疸，尿赤出少，惕惕恐""膏疸，饮少尿多""舌疸，渴而数便""肉疸，小便白""髓疸，目眶深，多嗜卧""肝疸，胃热饮多，水激肝。"这是对《诸病源候论》中"九疸"的补充。这些病名是根据病位不同得名，故巢元方有"身面皆发黄，但立名不同耳"。至宋代《圣济总录》论述了"三十六黄"，其中心黄、肝黄、脾黄、肺黄、肾黄等，可视为对以脏腑部位命名的进一步发展。此外在《太平圣惠方》也同样提出了肝黄、心黄、脾黄、肺黄、肾黄、胆黄、脑黄、胃黄等，并明确论述了治疗方剂及针灸治疗。这种方法虽在理论上丰富了黄疸的命名，反映了诸多医家对于黄疸认识的不断深入，但临床意义不大，故后世应用较少。

（5）以动物分类命名：《太平圣惠方》和《圣济总录》中的"三十六黄"命名最具特色的就是采用动物等物体为名，如"鸡黄""蚰蜒黄""蛇黄""牛黄""鸦黄""犊黄""猪黄""虾蟆黄"。这类病名有的可以明显看出是某一症状与某动物的某些特征相像而得名，如牛黄"如牛吼"、蛇黄"伏地似隐"、猪黄"口嚼沫从口角出"等。但大多数此类名称看不出与所取动物有何关联，并且重复交叉，描述的复杂症状使辨病的特点反而不清晰。这也可能是这种命名分类法最终未能引起其他医家讨论的原因。

（6）以阴阳学说分类命名：阴黄和阳黄是根据阴阳学说将黄疸分为两类的一种划分方法。《灵枢·经脉》论及脾、肾"所生病"可以出现黄疸，在治疗上要"盛则泻之，虚则补之，热则疾之，寒则留之"。由此治法可见，《内经》中已经认识到黄疸病不仅有实证、热证，也有虚证、寒证，虽未直接提出阳黄、阴黄病名，但相关的论述为后世阴阳划分理论的提出和发展奠定了基础，其影响广泛而深远。

阴黄病名最早记载于《诸病源候论》，在第十二卷"黄病诸候篇"记载的二十八种黄病中，认为："阳气伏，阴气盛，热毒加之，故但身面色黄，头痛而不发热，名为癊黄。"《太平圣惠方》和《圣济总录》提出的"三十六黄"中再次出现"阴黄"之名。《外台秘要·温病及黄疸二十门》中共引用有关黄疸病文献17家51条，载方78首，其中也记载有"阴黄"。第一次对黄疸病的阳证、阴证进行系统分析的是宋代医家韩祗和，其在《伤寒微旨论》中立"阴黄证篇"，首次提出阴黄和阳黄病名，并且结合自己的观察和治疗，补充了治疗阴黄方六首，"既治数人，皆得中病，不可不传焉"。韩氏的理论和方剂为后世医家大力推崇，称为"韩祗和法"，开辟了黄疸病治疗的新篇章。同时代的窦材也在《扁鹊心书》中云"黄疸……此证第一审阴阳"其指出阳黄多实证，阴黄多虚证。之后罗天益在《卫生宝鉴》中总结了前人的经验，把阳黄和阴黄的辨证论治系统化，对指导临床实践具有重大意义。此后成无己的《伤寒明理论》、刘完素的《黄帝素问宣明论方》、王好古的《阴证略例》也在前人的基础上有所发挥，指出阳黄病机为热盛，阴黄病机为湿盛。到了明代，医家张景岳集各家之长，系统地论述了阴阳黄分类、症状描述、理论基础、病因病机、治法治则及处方用药，才使阴阳黄理论及其临床实践得到了重大推进。明代陈义正在《幼幼集成》中曰："夫黄疸之证，古人多信为湿热，及有五疸之分，皆未足以尽之，予谓黄之大要，亦惟有二：曰阳黄，曰阴黄。而寒热虚实，总括二者之中，无余义矣。"以黄疸色泽来辨阳黄、阴黄，明清时期亦十分流行。如清代林珮琴在《类证治裁》中曰："阳黄系胃腑湿热熏蒸，与胆液泄越，上侵肺则发为黄，其色明如楮子，治在胃。茵陈蒿汤。阳黄系脾脏寒湿不运，与胆液浸淫，外渍肌肉，则发而为黄，其色晦如烟熏。"但是，对于黄疸色泽的临床意义，诸医家有许多不同见解。清代喻嘉言在《医门法律》中曰："今人但云阳疸色明，阴疸色晦，此不过气血之分，辨之不清，转足误人。"可见当时对阳黄阴黄的色泽辨证意见并未统一，争论亦十分激烈，但毕竟为现代黄疸色泽辨证奠定了基础。

直到清代前期和中期，该理论才渐被认可与继承。尤其是清代医家们在张介宾研究的基础上采用张氏倡导的理论融合之研究思路持续探索，使阴阳黄理论通过与其他理论融合而得以细化与丰富，终使阴阳黄理论得到了发展并渐趋完善，被官方巨制《医宗金鉴》所采用，也为绝大多数民间医家所接受，终于成为了一种主流理论。

（7）其他命名：巢元方在《诸病源候论》中提出"胎疸"，指出："小儿在胎，其母脏气有热，熏蒸于胎，至生下小儿体皆黄，谓之胎疸也。"此病名专指特定的人群，即小儿，此类似于现代的新生儿黄疸，是独立的一类黄疸。明代李梴的《医学入门》在小儿门胎毒类提到的一种黄疸："有生下肌肉红白，二腊后遍身面目小便皆黄，大便不通，谓之血疸。因母受湿热，或衣被太暖所致。"这种黄疸与胎疸相似。

宋代窦材在《扁鹊心书》中提出"胆黄证"，认为此证"因大惊卒恐，胆伤而汁泄于外"所致，此后诸医家亦予以发挥。《景岳全书》曰："知黄之大要有四：曰阳黄，曰阴黄，曰表邪发黄，曰胆黄也。"第一次提出了"胆黄"的病名，并详细论述了"胆黄"病证表现和病因病机。

另外，《症因脉治》中率先采用了外感黄疸、内伤黄疸的命名分类方法。按此分类法，外感黄疸包括黄汗、正黄疸，而内伤黄疸则包括谷疸、酒疸、阴黄。这是将传统的五疸进行重新组合归类。

由此可知，黄疸病的分类与命名一直是受到医家重视的一个问题，从先秦早期的认识阶段，到唐宋经验积累阶段，延续至明清在已有的理论基础上，进行提高的阶段，可以看出中医对于黄疸的认识脉络清晰，是一个从各家争鸣到逐步统一的过程。

（二）病因病机

黄疸病的产生可以由于多种因素导致，如饮食不节，嗜酒肥甘，或外感湿热之邪或是疫毒，均可以导致脾胃受损，脾失健运，湿邪壅阻脾胃，使得脾胃升降失常，脾气不升，则肝气郁结，胆汁疏泄失常，湿邪郁遏，导致胆汁浸入血液，溢于肌肤，从而致黄。

1. 感受毒邪

《素问》中已经提到黄疸可由疫毒导致，即"黄埃化疫也，民病夭亡，脸肢府黄疸满闭"，但是更为明确的是孙思邈在《千金翼方》中所述"凡遇时行热病，多必内瘀著黄"，指出时行疫毒侵入人体，可以导致黄疸。若疫毒严重者，其病势暴急凶险，并具有传染性，正如《圣济总录》中记载："人感其邪，有此黄病疗不及时，则伤害至速。"《杂病源流犀烛》亦云："有天行疫疠，以致发黄者，俗谓之瘟黄，杀人最急。"诸如此类文字都提示我国早已认识到黄疸可由具有传染性的疫疠之气致病。

2. 湿热蕴蒸

关于湿热蕴蒸发黄，古人论述颇多，《素问·六元正纪大论》中记载"溽暑湿热相薄，争于左之上，民病黄瘅而为附肿"，最早提出了炎暑湿热致黄这一病机。至此，无论是仲景的医书，还是魏晋隋唐相关医书中，也均阐发了湿热致黄的病因病机。张仲景进一步指出，黄疸的形成与瘀热有关。《伤寒论·辨阳明病脉证并治》曰："阳明病……此为瘀热在里，身必发黄。"至宋元金时期黄疸湿热论盛行，成无己在《伤寒明理论》中论述："湿也，热也，甚者则发黄。内热已盛复被火者，亦发黄也。"《医学津梁》进一步阐述："疸者，湿热所成，湿气不能发泄，则郁蒸而生热，热气不能宣畅，则固而生湿，湿得热而益深，热因湿而益炽，两者相助而相成愈久愈甚者也。"可见湿热蕴蒸在黄疸病的病因病机中有着重要作用，这也是至今临床中最常见的病因病机。清代叶天士在《临证指南医案》中有叙："病从湿得之……阳黄之作，湿从火化，瘀热在里，胆热液泄……熏蒸遏郁，侵于肝则身目俱黄。"又如林珮琴在《类证治裁》中曰："阳黄系胃腑湿热熏蒸，与胆液泄越，上侵肺则发而为黄。"

通过以上记载，可以清楚地看到，从《内经》开始，历代医家均认为湿热蕴蒸为黄疸最主要的病机。并且理论探讨也是不断地深入，逐步地完善。

3. 寒湿郁阻

历史上寒湿发黄的记载不如湿热发黄丰富，且存在一定争议。《伤寒论》曰："伤寒，发汗已，身目为黄，所以然者，以寒湿在里不解故也。"清代林珮琴在《类证治裁》中再次提出："阴黄系脾脏寒湿不运，与胆液浸淫，外渍肌肉，则发而为黄。"其提示寒湿郁阻也是黄疸的病因病机之一，只不过，寒湿郁阻导致的多数是阴黄之证。《症因脉治》中就有言："阴黄之因，或热病后过用寒凉，或真阳素虚，太阴阴寒凝结，脾肾交伤，则阴黄之症成矣！"《临证指南医案》有叙："阴黄之作，湿从寒化，脾阳不能化热，胆液为浊所阻，渍于脾，侵淫肌肉，溢于皮肤，色如熏黄，阴主晦，治在脾。"此外宋代《仁斋直指附遗方论》、元代《阴证略例》等均认为阴黄为寒湿内阻，胆液浸淫，外溢肌肤而发黄疸。

4. 血分瘀热

《伤寒论》中指出："阳明病……但头汗出，身无汗，剂颈而还，小便不利，渴饮水浆者，此为瘀热在里，身必发黄也。"《金匮要略》中指出了"脾色必黄，瘀热以行"，提示血分瘀热也是黄疸病机之一。《医学心悟》提出："瘀血发黄，亦湿热所致，瘀血与积热熏蒸，故见黄色也。"其明确阐述了湿热瘀结于血分导致发黄的病机。唐容川在《金匮要略浅注补正叙》中同样指出："瘀热以行一瘀字，便见黄皆发于血分……脾为太阴湿土，主统血，热陷血分，脾湿郁遏，乃发为黄。"其说明瘀血内结致黄疸也是由湿热所致，由湿热瘀三者交结发黄而已。

5. 脾胃受损

饮食不节，酗酒过度或饥饱无常，皆能损伤脾胃，正如《诸病源候论》所云："凡诸疸病，皆由饮食过度，醉酒劳伤，脾胃有瘀热所致，其病，身面皆发黄"，其中"因酒后伤食而得者，曰酒疸"，因伤食而得者为谷疸。《外台秘要》指出："脾胃有热，谷气郁蒸，因为热毒所加，故卒然发黄。"《圣济总录》更云："疸病，正有五种……症状虽异，大率多因酒食过度，水谷相并，积于脾胃，复为风湿所搏，热气郁蒸，所以发黄为疸。"《重订严氏济生方》复曰："黄疸……此由酒食过度，脏腑热极，水谷相并，积于脾胃。"《症因脉治·内伤黄疸》进一步阐述："酒疸之因，其人以酒为事，或饥时浩饮，大醉当风入水，兼以膏粱积热，互相蒸酿，则酒疸之症成矣。"这些都明确了酒食所伤化生瘀热，而发黄的病机。

（三）证候分类

历代医家对黄疸证候分类的表述有：①脾胃湿热；②肝胆湿热；③胆热瘀结；④热邪炽盛；⑤热毒内陷；⑥寒湿困脾；⑦脾虚血亏；⑧阴虚湿阻；⑨肝郁血瘀。

此外亦有以阴阳分类的表述：

（1）阳黄：①热重于湿；②湿重于热；③胆腑郁热；④疫毒炽盛。

（2）阴黄：①寒湿阻遏；②脾虚湿滞。

（四）治疗

清代黄元御在《四圣心源》中指出："黄疸者，土湿而感风邪也。太阴湿土主令，以阳明戊土之燥，亦化而为太阴之湿。设使皮毛通畅，湿气淫蒸，犹得外泄。一感风邪，卫气闭阖，湿淫不得外达，脾土堙郁，遏其肝木。肝脾双陷，水谷不消，谷气瘀浊，化而为热。瘀热前行，下流膀胱，小便闭涩，水道不利。膀胱瘀热，下无泄路，熏蒸淫泆，传于周身，于是黄疸成焉。"其明确指出黄疸病的根源在脾，在湿。因此在治则治法方面，亦应宗"诸病黄家，但利其小便"之说，以祛湿为主，但根据不同性质的病邪、不同证候，除通利祛邪法以外，尚有其他疗法。随着临证经验的积累，对于黄疸病的中医治疗方法也不断地丰富和发展起来，现将黄疸辨证论治归纳整理为以下几点。

1. 辨证论治

（1）和解表里：黄疸病多与脾胃关系密切，而且多累及肝胆，从而使少阳失和，出现少阳阳明同病而致湿热发黄的病证。《金匮要略》就指出："诸黄，腹痛而呕者，宜柴胡汤。"《伤寒论》中同样指出"一身及目悉黄，小便难，有潮热，时时哕，耳前后肿，刺之小差，外不解，病过十日，脉续浮者"，应予小柴胡汤和解枢机，清热达邪。《证治准绳》也有"脉不浮不沉微弦，腹痛而呕，宜和解"之记载。

（2）发汗退黄：当黄疸兼有恶寒发热，脉浮自汗的表虚症候时，张仲景曰："当以汗解之，宜桂枝加黄芪汤主之。"至魏晋时期也沿用了仲景这种发汗退黄的方法，如《备急千金要方》所举的麻黄醇酒汤方，《外台秘要》中麻黄等五味汤方均是针对表实无汗的黄疸证提出的，并说明："尽服之，温覆，汗出即愈。"明代虞抟在《医学正传》中也指出根据湿邪所处部位不同，采用的方法也不同，"湿在上宜发汗，湿在下宜利小便"，或者二法合用，分消上下之湿邪。

（3）祛湿利小便：张仲景提出"黄家所得，从湿得之"，认为黄疸的致病因素主要为"湿邪"，故在《金匮要略》中言"诸病黄家，但利其小便"，并创制了著名的茵陈蒿汤、栀子柏皮汤等方剂，从此类诸方的药物组成看，主要药物为茵陈，其专攻清热利湿以退黄，为治疗黄疸的要药。大黄亦为中医传统的退黄要药，具清热解毒、攻积导滞、化瘀退黄之功，可使瘀热湿浊之毒从大便而解。在《景岳全书》中也指出："阳黄证，多以脾湿不流，郁热所致，必须清火邪，利小水，火清则溺自清，溺清则黄自退。"明代王肯堂在《证治准绳》中言黄疸"大法宜利小便，除湿热"，邪有所出路，才能使黄疸消退。此后许多医家也肯定了祛湿利小便为黄疸病的基本治疗途径，如《脉因证治》提出"疏湿利小便"法治疗黄疸，其曰："治法以疏湿，利小便、清热，或汗之。五苓加茵除连类。"明代徐春甫也言"治黄疸必利小水为捷径"，可见医家尤为重视利小便这一治法的应用，通利大小便是清泄湿热而治疗阳黄的首要方法。《医门法律》进一步阐述祛湿之法，其曰："溺黄赤安卧者，疸病。溺黄赤者，热之征也；安静嗜卧者，湿之征也，所以有开鬼门，洁净府之法。开鬼门者，从汗而泄其热于肌表也；洁净府者，从下而泄其湿于小便也。此特辨名定治之大端，而精微要渺，惟《金匮》有独昭焉。"

（4）通腑攻下：黄疸的病因多为湿邪为患，因此使湿邪有所出路，除了祛湿利小便之外，通腑攻下也是黄疸的治法之一。即如《金匮要略》曰："一身尽发热而黄，肚热，热在里，当下之""黄疸腹满，小便不利而赤，自汗出，此为表和里实，当下之"。《证治准绳》也提出以下病证也应采用下法："脉沉，心中懊恼，或热痛，腹满，小便不利而赤，自汗出，宜下。"《景岳全书·黄疸》中阐述为："若闭结热甚，小便不利，腹满者，宜茵陈蒿汤、栀子大黄汤之类主之。"这些都是通腑攻下法的经典论述。该书还提出了用此法的注意事项，其曰："湿热内郁者，心烦热，脉缓滑，多汗，宜从分消清利。若阳明实邪内郁而痞结胀满者，宜先下之，然后清其余热，则自无不愈。"

（5）活血化瘀：黄疸多与瘀有关，张仲景依据"脾色必黄，瘀热以行"的发病机理，在治疗黄疸时运用了活血化瘀之法，如治疗女劳疸的硝石矾石散，实为仲景治疗黄疸病的一大特色。《明医指掌》提出："瘀血黄者，大便黑，小便利，抵当汤、桃仁承气汤，量人虚实，下尽黑物则愈。"唐容川在《血证论》中也指出："凡是血热者，其目多黄。"也酌情加丹皮、红花等活血药物以治之。《顾氏医镜·黄疸》进一步提出："因女劳而成疸者，血瘀不行，为难治也……仲景硝矾二石，以消瘀除浊为主……俾瘀血分从二便而出。"

（6）温阳化湿：宋代韩祗和在《伤寒微旨论》中载有"伤寒发汗已，身目为黄，所以然者，寒湿在里不解故也，不可以下之于寒湿中求之"的论述，首创温阳化湿之法治疗阴黄，并立茵陈四逆汤、茵陈附子汤等数方，开辟了黄疸治疗的新篇章。窦材在《扁鹊心书》中进一步指出："阴黄则身色晦暗……重用温补，则小便长而黄自退。"此后，朱肱、王好古等多位医家续予阐发温阳化湿之法治疗阴黄。

（7）建中温补：《证治准绳》认为治疗黄疸须分新久，久病脾胃受伤，气血虚弱，必用建中温补之法，其言："男子黄，大便自利，宜补。饥饱劳役，内伤中州，变寒病生黄，非外感而得，宜补。"朱丹溪在《丹溪心法》中也强调黄疸虚证"治宜四君子汤，否八味丸"，使正气盛则邪气退。《景岳全书》也认为阴黄证出现气血之败，宜温补脾肾，以培气血，则"血气复则黄必尽退"。

2. 其他疗法

针灸疗法自古以来便被广泛应用于黄疸病的治疗中，如《扁鹊心书》云："一人遍身皆黄，小便赤色而涩，灸食窦穴五十壮，服姜附汤、全真丹而愈。"其提出应用灸法治疗黄疸的治验。后至明代《普济方·针灸》中列出脾俞、中脘、太溪、然谷、太冲、中封、五里等穴位，以治疗黄疸，尤其以脾俞为要，并且指出经外奇穴中"黄门穴"，其曰："治黄胆，穴脾俞……治马黄，黄胆等病，穴黄门穴（从鼻头直入发际，度取通绳分为三断绳，取一分入发际当绳头针是穴）"，此处"黄胆"便为"黄疸"的别称。又曰："治马黄黄胆急疫等病，穴巨阙，灸穴七壮。治马黄黄胆，穴上脘，灸七壮"，扩充了黄疸病的灸法，并曰："资生经云：五苓散治疸病发渴立效，瘀热在里，身黄肿，煎茵陈汤下，服此不效，方可针灸"。由此可知，临床治疗黄疸时，应便宜诊治，针药并用，治法从权。

综上所述，虽然历代医家对黄疸病的认识不一，但其发展脉络却值得探究，遂翔实整理如上，以飨读者。

（韩洁茹　姜德友）

癥积源流考

"癥""瘕""积""聚"是祖国医学理论中有关腹部肿物的四种病名。素有"五积""六聚""七癥""八瘕"之说。中医古籍中对癥瘕积聚的论治有着丰富的记载，其文献之多，内容之广，素有书山学海之谓。本文撷菁摘要地选录了历代经典著作、各家学说等文献资料，详细地从命名、病因病机、症状表现、证候分类、辨证论治几方面进行考证，以条清缕细地了解其渊薮、掌握其大要。因癥与积相类，聚与瘕相类。癥、积皆有形可征，固定不移，痛有定处，属血分，乃为脏病；瘕、聚皆无形，聚散无常，痛无定处，属气分，乃为腑病。癥积病程较长，病情重，治疗较难。瘕、聚病程较短，病情轻，治疗较易。瘕聚之病，由于病程迁延，病势逐渐加重，可向癥积转变。本文对癥与积详细整理考证，瘕与聚则简要提及。

（一）病名

癥积是一类临床常见病、多发病。历代医家在长期医疗实践中积累了极为丰富的经验，为我们留下了大量的宝贵文献资料。

1. 癥

癥是指腹腔内有形的坚硬结块。多由寒温失宣，饮食不节，情志失调，致脏腑之气虚弱，气血滞涩，聚结在内，渐而成癥。癥者，征也，为有形可征。故"言其形状，可征验也"。腹中坚硬，按之应手，以不动者，名曰癥。纵观历代有关癥的诸多论述，可归纳为 3 种分类命名。

（1）以病因、证候分类命名：古人素有"七癥""十二癥"之说，所谓"七癥"者，隋代巢元方在其《诸病源候论》中详论癥之病因、证候，具体提出了食癥、暴癥、米癥、虱癥、鳖癥、发癥及蛟龙癥，并分而论之。为后世癥病的概念及分类奠定了基础。可见"七癥"之说当首见于隋代。然"七癥"几乎都与饮食有关，其中又多属偶然，对临床并无普遍指导意义，正如宋代陈无择在《三因极一病证方论》中所言："然七癥八瘕之名，经论亦不详出，虽有蛟龙、鱼、鳖、肉、发、虱、米等七证，初非定名，偶因食物相感而致患耳……然亦不必如此执泥。"陈言此说，颇有见地。

至于"十二癥"之说，首见于华佗的《中藏经·积聚癥瘕杂虫论》，其曰："积聚、癥瘕、杂虫者，皆五脏六腑真气失而邪气并，遂乃生焉，久之不除也，或聚或积、或癥或瘕、或变或蛊，其状各异，有能害人者，有不能害人者，有为病缓者，有为病速者，有疼者，有痒者，有生头足者，有如杯块者，势类不同……癥有劳、气、冷、热、虚、实、风、湿、食、药、思、忧之十二名。"并于其后列出一癥瘕方。

宋元以后，对癥的认识又有了进一步的发展，诸医家各抒己见，如宋代陈自明在《妇人良方大全》中提出"血癥"，《太平圣惠方》提出"积年厌食癥块""久积癥癖"等。使癥病之说日趋系统、完善。由此可见，癥之种类远不止七种、十二种。纵观历史上有代表性的医籍数十种，初步统计癥之命名有 20 余种之多，如气、血、食、鳖、发、思、虱、劳、米、冷、暴、热、蛟龙、虚、蛇、实、风、热、肉、药、忧、厌食癥块、久积癥癖等。不过细考之则有些仅列病名，有些又纯属偶然，故临床实用意义不大。其中真正有实用价值者，不过数种。

（2）以病症特点分类命名："癥"之病名，始见于东汉张仲景的《金匮要略·疟病脉证并治》，其载道："病疟，以月一日发，当以十五日愈。设不瘥，当月尽解。如其不瘥，当云何？师曰：此结为癥瘕，名曰疟母。"又见于《金匮要略·妇人妊娠病脉并治》中："妇人宿有癥病，经断未及三月，而得漏下不止，胎动在脐上者，为癥痼。害……其癥不去故也，当下其癥，桂枝茯苓丸主之。"

2. 积

积与癥相类，也是指腹腔内有形的结块，其块固定不移，痛有定处。多因寒温失时，饮食失节，情志不调，以致气滞血涩，郁结积久而成。由此可以看出，癥与积在病因病机上区别并不大，正如宋代《圣济总录·积聚统论》所言："癥瘕、癖结者，积聚之异名也。"明代汪机著的《医学原理》，概言："积聚者，乃癥瘕、肠瘤、伏梁、肥气、痞气、息贲、奔豚等证之总名也。"现将积病名诸论梳理如下。

（1）以病因病机分类命名："积"之病名，最早见于《内经》，如《灵枢·五变》云："人之善病肠中积聚者。何以候之。少俞答曰皮肤薄而不泽。肉不坚而淖泽。如此肠胃恶。恶则邪气留止。积聚乃伤。脾胃之间。寒温不次邪气稍至蓄积留止大聚乃起。"并首次将积聚分为伏梁、肥气、痞气、息贲、奔豚五种，如《素问·腹中论》所载："病有少腹盛。上下左右皆有根。此为何病？可治不？岐伯曰：病名曰伏梁。"其为后世的"五积"说奠定了基础。随着历史的发展，历代医家对"积"的认识也多有发挥，特别是宋代以后，诸医家在大量的临床实践中总结了许多宝贵经验，纷纷提出自己的见解，如金代张从正在《儒门亲事》中称"食积""酒积""气积""涎积""癥积""癖积""水积""血积""肉积"，元代罗天益在《卫生宝鉴》中称"肉积""酒积""血积""气积""水积"。清代在林珮琴在《类证治裁》中曰："蛋积""狗肉积""小腹症积"。

（2）以病位分类命名：秦越人将《内经》中的五种积（伏梁、肥气、痞气、息贲、奔豚）予以归纳，根据其病机、部位、形态等确立五脏之积。如《难经·五十五难》曰："病有积，有聚，何以别之？然：积者，阴气也；聚者，阳气也。故阴沉而伏，阳浮而动。气之所积名曰积，气之所聚名曰聚。故积者，五脏所生；聚者六腑所成也。积者，阴气也，其始发有常处，其痛不离其部，上下有所终始，左右有所穷处。"《难经·五十六难》曰："肝之积，名曰肥气，在左胁下，如覆杯有头足；又曰："心之积名曰伏梁。起脐上。大如臂。上至心下"；又曰："脾之积，名曰痞气。在胃脘。覆大如盘"；又曰："肺之积，名曰息贲。在右胁下。覆大如杯"；又曰："肾之积，名曰贲豚。发于少腹。上至心下。若豚状。或上或下无时"。其明确地将积聚的发生及症候特点进行了扼要的辨别，至此，"五积"之说基本成形。

但明确提出"五积"的确是华佗，如《中藏经·积聚癥瘕杂虫论》中所载："积聚、癥瘕、杂虫者。皆五脏六腑真气失而邪气并，遂乃生焉""积有五，聚有六，癥有十二，瘕有八，虫有九，其名不等。积有心、肝、脾、肺、肾之五名，聚者，大肠、小肠、胆、胃、膀胱、三焦之六名癥有劳、气、冷、热、虚、实、风、湿、食、药、思、忧之十二名，瘕有青、黄、燥、血、脂、狐、蛇、鳖之八名，九虫有伏、蛇、白、肉、肺、胃、赤、弱、蛲之九名也"。此后凡提及积症，往往概称为"五积"。如《诸病源候论》《外台秘要》《太平圣惠方》《景岳全书》《医宗必读》《医宗金鉴》《杂病源流犀烛》等皆宗"五积"之说。

最后统计积之病名恐有三十三种之多。如此细的分类，既有烦琐之弊，也使人难以记忆，掌握要领。在此详列，以期读者对其略有了解。

（二）病因病机

癥积的形成乃由多种致病因素协同作用的结果，凡外感邪毒，日久不去，或情志抑郁，久而不解，或寒温不调，饮食伤脾，酿生痰浊，以及它病缠绵不愈，均可导致气滞血瘀，而成癥积。以上是引发癥积的主要原因，正气亏虚则是癥积发病的内在因素。

有关癥积病因病机的论述，首见于《内经》，如《灵枢·百病始生》载曰："黄帝曰：积之始生，至其已成奈何？岐伯曰：积之始生，得寒乃生，厥乃成积也"，黄帝曰："其成积奈何？岐伯曰：厥气生足悗，悗生胫寒，胫寒则血脉凝涩，血脉凝涩则寒气上入于肠胃，入于肠胃则䐜胀，䐜胀则肠外之汁沫迫聚不得散，日以成积。卒然多食饮则肠满，起居不节，用力过度，则络脉伤。阳络伤则血外溢，血外溢则衄血；阴络伤则血内溢，血内溢则后血；肠胃之络伤，则血溢于肠外，肠外有寒，汁沫与血相抟，则合并凝聚不得散，而积成矣。卒然外中于寒，若内伤于忧怒，则气上逆，气上逆则六输不通，温气不行，凝血蕴里而不散，津液涩渗，著而不去，而积皆成矣"。后世医家对癥积病因病机的论述皆是在《内经》的基础上结合个人临床发展而来，明代张景岳在《景岳全书》中引张洁古之语云："壮人无积，虚人则有之。"王肯堂在《证治准绳》中亦有记载。

明代张介宾在《景岳全书·积聚》中亦谓："凡脾肾不足及虚弱失调之人，多有积聚之病。"《景岳全书·积聚》所言"积聚之病，凡饮食、血气、风寒之属，皆能致之"等，结合前人对癥积病因病机的认识，在此分述如下：

1. 情志抑郁，气滞血瘀

气滞日久，血运不畅，使瘀血内停，脉络受阻，结而成块，以成癥积。如《灵枢·百病始生》曰："卒然外中于寒。若内伤于忧怒。则气上逆。气上逆。则六输不通。温气不行。凝血蕴里而不散津液。涩渗著而不去而积皆成矣。"而宋代严用和在《济生方·积聚论治》中也有相应之说："有如忧、思、喜、怒之气，人之所不能无者，过则伤乎五脏，逆于四肢，传克不行，乃留结而为五积。"其后宋代王贶于在《全生指迷方》中所述："若腹中成形作块，按之不移，推之不动，动辄微喘，令人寒热，腹中时痛，渐渐羸瘦，久不治之，多变成水虚劳，亦由忧思惊恐寒热得之。"更有陈士铎补前贤之未名，演五行生客之理，辨脏腑乘侮之制，在其《辨证录》中云："人有肝气甚郁，结成气块，在左胁之下，左腹之上，动则痛，静则宁，岁月既久，日渐壮大，面色黄槁，吞酸吐痰，时无休歇，人以为痞块也，谁知木郁而成癥瘕乎。"由此可见，情志不调是导致癥积发病的重要因素。

2. 内伤饮食，酿生痰浊

酒食不节，饥饱失宜，损伤脾胃，酿生痰浊，痰气胶着，血运不畅，瘀血内停，脉络阻滞，渐成癥积。如《太平圣惠方》所言："夫虚劳癥瘕病者，皆由久寒积滞，冷饮食不能消化所致也。结聚牢强，按之不转动者为癥，推之转移则为瘕也。今虚劳之人，脾胃气弱，不能消化水谷，复为寒冷所乘，故结成此病也""夫妇人症痕者，由冷热不调，饮食不节，积在腹内或肠胃之间，与脏气结搏，其牢强推之不移者名曰症，言其病形征可验也"。再如《圣济总录·积聚统论》所言："然又有癥瘕，癖结者，积聚之异名也，证状不一，原其病本大略相类。但从其所得，或诊其证状以立名尔……然有得之于食，有得之于水，有得之于忧思，有得之于风寒。"刊于宋代的《小儿卫生总微论方》中有载曰："小儿积聚癖癥者，其证不同。积聚乃气之所患，又不与治，脾胃既已虚冷，饮食先已不化，乳哺再稍失宜，即便乃成伤也。"明代寇平所撰之《全幼心鉴》亦载有："积聚之因，盖由姿恣餐生冷，面食肥滑粘腻之物，停于脏腑，脏属阴，阴气不行，蓄积一处，不动故曰积。"以及后世诸如《济阴纲目》《杂病源流犀烛》《类证治裁》等，皆从内伤饮食的角度对癥积的病因病机进行了论述，在此就不详细列举。总而言之，这些又都说明了内伤饮食，酿生痰浊是癥积形成的又一因素。

3. 寒温失节，胶结阻滞

由于寒温失节，致脏腑之气虚弱，而饮食不消，聚结在内，或寒、湿、热诸邪侵袭人体，留着不去，以致脏腑阴阳失和，痰浊内阻，气血不畅，脉涩血凝，久而成积。如《中藏经》所言："积聚，癥瘕，杂虫者，皆五脏六腑真气失而邪气并，遂乃生焉。"《灵枢·百病始生》也有言道：《内经》云：积者，盖厥气生足悗，悗生胫寒，胫寒则血脉凝涩，凝涩则寒气上入于肠胃，则膜胀，膜胀则肠外之汁沫迫聚不得散，日以成积。"再如唐代王焘《外台秘要·寒疝积聚方》云："《病源》夫积聚者，由寒气在内所生也，血气虚弱，风邪传于腑脏，寒多则气涩，气涩则生积聚也。"《圣济总录·诸癥》载有："论曰：积气在腹中，久不差，牢固推之不移者，癥也。此由寒温失宜，饮食不节，致府藏气虚弱，食饮不消，按之其状如杯盘牢结，久不已，令人身瘦而腹大，至死不消。"金代医家刘完素在《素问玄机原病式》中论道："诸病上下所出水液，澄澈清冷，癥瘕癥疝，坚痞腹满急痛，下利清白，食已不饥，吐利腥秽，屈伸不便，厥逆禁固，皆属于寒。"明代陈文昭补解送人陈氏妇科的《陈素庵妇科补解》也有论曰："产后积聚，因产后劳伤，脏腑虚弱，为风冷所乘，风冷搏于脏腑，与气血相结所致。"

癥积的病因病机概分为以上三种，但临床中常常是七情、饮食、邪毒等致病因素交错夹杂而致病，如清代尤怡在《金匮翼·积聚统论》中云："积聚之病，非独痰食气血，即风寒外感亦能成之。然痰食气血非得风寒，未必成积。"此外，癥积的形成往往与正气不足密切相关，早在《内经》中就有记载："正气存内，邪不可干""精神内守，病安从来""勇者气行则已，怯者著而成病"。可见，正气亏虚这一因素在癥积的发生发展中起着举足轻重的作用。

（三）证候分类

历代医家对癥积证候分类的表述有：

（1）积证：①脘腹之积；②右胁腹之积；③左胁腹之积；④右腹之积；⑤左腹之积；⑥气血阻滞；⑦气结血瘀；⑧湿热结毒、⑨正虚瘀结；⑩气滞血阻；⑪瘀血内结；⑫痰食瘀滞。

（2）聚证：①肝郁气滞；②食浊阻滞；③热结腑实；④食痰阻滞；⑤寒凝气滞。

（四）治疗

有关癥积的论治，几千年来前人积累摸索出了无数的效方验案，这是一笔宝贵的财富。为了使读者能条清缕细地了解前人对癥积证治认识的发展，下面将通过对大量文献的采集、整理，针对癥积的治疗进行详细归纳。

1. 辨证论治

《内经》中对癥积的治疗没有提出具体的治法和方药，但《素问·至真要大论》中"寒者热之，热者寒之，微者逆之，甚者从之，坚者削之，客者除之，劳者温之，结者散之，留者攻之"及"大积大聚，其可犯也，衰其大半而止，过者死"等治疗原则的提出，寓意癥积类的有形之邪需要使用削、散、攻等较为峻猛的手法进行治疗，并且提到虽然要使用较峻猛的手法，但在治疗中亦不能矢意攻克，当病情已被大部分攻治后就该停止，否则攻克太过，会引起严重的后果。这些治疗原则为后世医家所遵循并加以发展，对后世癥积的治疗有着根本性的指导作用。

（1）攻邪：张子和是金元四大家之一，是"攻下派"的创始人。在其所著的《儒门事亲》中指出癥积的治疗方法，其曰："岂有病积之人大邪不出，而可以补之乎？"，又曰："陈痤去而肠胃洁，癥瘕尽而营卫昌，不补之中有真补者存焉"，亦指出："积滞、痞块、寒疝、血瘕，凡气之疾。终之气病，宜破积发汗之类"及"五积六聚，其用药亦不外于是。夫五积在脏，有常形属里，宜以苦寒之药，涌之、泄之；六聚在腑，无常形，属表，宜以辛温之药，发之、汗之。与前五苦六辛亦合"之论述，均论证了治疗癥积应喻补于攻，可采用苦寒涌泄及辛温发汗之法。

明末张景岳在《景岳全书》中引用徐东皋所说："若夫大积大聚，如五积之久而癥病，坚固不移者，若非攻击悍利之药，岂能推逐之乎？"其认同坚固不移的癥病，不得不使用悍利峻攻之药方能奏效。《景岳全书》亦说："治积之要，在知攻补之宜，而攻补之宜，当于孰缓孰急中辨之。凡积聚未久而元气未损者，治不宜缓，盖缓之则养成其势，反以难制，此其所急在积，速攻可也。若积聚渐久，元气日虚，此而攻之，则积气本远，攻不易及，胃气切近，先受其伤，愈攻愈虚，则不死于积而死于攻矣。此其所重在命，不在乎病，所当察也。"其表明患病初期，患者正气仍盛之时，应抓紧时机，速攻邪害，以免缓治令病邪壮大，但若患病日久，患者正气已虚之时，攻邪只会伤害脾胃，愈攻愈虚，危害性命。其对于攻邪的方法的认识，认为应根据邪正盛衰的情况以选择不同的治疗方法对后世医家影响深远。如清代太医吴谦在《医宗金鉴》中云："凡治诸癥积，宜先审身形之壮弱，病势之缓急而治之，如人虚，则气血衰弱，不任攻伐，病势虽盛，当先扶正气，而后治其病；若形证俱实，宜先攻其病也。"其指出对于正虚的患者，该采取先补正而后攻邪的方法，先补脾胃生化之源。清代程国彭在《医学心悟》中总结云："治积聚者，当按初、中、末之三法焉。邪气初客，积聚未坚，宜直消之，而后和之。若积聚日久，邪盛正虚，法从中治，须以补泻相兼为用。若块消及半，便从末治，即住攻击之药，但和中养胃，导达经脉，俾荣卫流通，而块自消矣。更有虚人患积者，必先补其虚，理其脾，增其饮食，然后用药攻其积，斯为善治，此先补后攻之法也。"

（2）消积：《灵枢》记曰："石瘕生于胞中，寒气客于子门，子门闭塞，气不得通，恶血当泻不泻，衃以留止，日以益大，状如怀子，月事不以时下，皆生于女子，可导而下。"其提示石瘕可用疏导、通导、消导的方法除去它。消法是借着行气活血、化痰利水及消食导滞等方法，令气、血、痰、水、食等所结成的有形之邪渐消缓散的一种治法。适用于癥瘕、气滞血瘀、水湿内停、痰饮不化、饮食停滞等。凡脏腑、经络、肌肉之间渐积而成的病，病势较缓，而又虚实夹杂者，必须采用渐消缓散的方法而不能急于排除的病情都可使用消法。

宋代许叔微在《普济本事方》中有关于桃仁煎治疗妇人血瘕血积的记载，其曰："治妇人血瘕血积，经候不通。桃仁（去皮、尖，麸炒黄）、大黄（湿纸裹甑上蒸）、川朴硝（各一两）、虻虫（半两，炒黑），上四味末之，以醇醋二升半……血鲜红即止，续以调气血药补之。"宋代《圣济总录》认为癥积的病因："有得之于食，有得之于水，有得之于忧思，有得之于风寒，凡使血气沉滞留结而为病者，治须渐磨溃削，使血气流通，则病可愈矣"，又指出："凡癥瘕癖积忌生冷酥滑物"。记载的方剂治法以理气活血、温阳化痰、软坚散结为主，方用京三棱汤、硇砂丸、木香三棱丸、雄黄丸、槟榔汤、鳖肉煎丸、紫葛粉丸、沉香煎丸、蓬莪术丸等，如："醋心呕逆，不思饮食，木香三棱丸方。"常用的药物有木香、大黄、槟榔、干姜、白术、茯苓、莪术、鳖甲等。宋代严用和在《济生方》中指出："停滞一消，则不成积，克化失宜，久之必成积聚癥瘕矣。橘核丸。"以橘核丸治疗积滞久不消散而成的癥积。金元时期，朱丹溪认为癥积是由于痰瘀互结而成，其《丹溪心法》曰："气不能作块成聚，块乃有形之物也，痰与食积、死血而成也。用醋煮海石、醋煮三棱、蓬术、桃仁、红花、五灵脂、香附之类为丸，石碱白术汤吞下。瓦垅子能消血块，次消痰"，又曰："凡积病不可用下药，徒损真气，病亦不去，当用消积药，使之融化，则根除矣"。其在治疗上主张应用活血、补气、化痰、软坚、解郁等方法消积。

张景岳亦认同治癥不宜一味强攻的观点，《景岳全书》云："瘕者，假也，所谓假者，谓其形虽若癥，而原无根窠，非若癥痞之坚顽有形者也……瘕由于聚，聚在阳分而犹乌合，故散之非难……惟散之之法，最有因通因塞之妙用。而人多莫之知也凡病在气分而无停蓄形积者，皆不可下。盖凡用下者，可除有形，而不可以除无形。若气因形滞者，去其积则气亦顺，自无不可。若全在无形气分，即下亦不去，而适足以败正气也，宜切识之。散气之法，只在行气，盖气行则散也。"其认为不宜采用攻下之法去治疗因气分而致的无形聚瘕，应以疏散行气之法治之，纵使强用攻下之法，病亦不会好转。

明代李梴在《医学入门》中曰"积则消之化之下之"，而武之望在《济阴纲目》中指出："消积之中，当兼行气、消痰、消瘀之药为是。"方隅在《医林绳墨》中进一步补充了攻补兼治的治疗癥积的原则，其曰："治法主意，癥瘕之癥，利气行血，调脾向导为要。"后世医家亦遵循这些治疗原则，如清代唐宗海在《血证论》中指出："癥之为病，总是气与血胶结而成，须破血行气，以推除之，元恶大憝，万无姑容。即虚人久积，不便攻治者，亦宜攻补兼施，以求克敌。"其认为破血行气攻治的同时，亦当兼施补法。

（3）养正：癥积为难治之证，久用攻伐祛邪，定必伤正。后世根据《素问》中"大积大聚，其可犯也，衰其大半而止，过者死"的论点，发展出"养正积自消"的治疗原则。明代李中梓在《医宗必读》中指出："故去积及半，纯与甘温调养，使脾土健运，则破残之余积，不攻自走；必欲攻之无余，其不遗人夭殃者鲜矣。"清代沈金鳌在《杂病源流犀烛》中曰："病深者伐其大半即止，然后俟脾土健运，积聚自消。"其指出攻伐癥瘕之邪，只需攻治大半，不必尽攻无遗，余邪可通过扶固脾胃元气，滋长后天生化之源，令荣卫充实，余邪不攻自退。张锡纯以扶正为本，佐以祛邪，并审视病情的新久、患者体质的虚实，辨别邪正的轻重缓急，实行消补兼施的原则治疗癥积；张氏推崇备至并灵活运用三棱、莪术、生水蛭等开破力峻之品，对于正虚或病久的癥积病患，认为"非数剂所能愈，必以补药佐之，方能久服无弊"其自创治疗癥瘕的"妇科方"理冲汤、理中丸及化瘀通经散中，加入三棱、莪术，同时配伍黄芪等益气养血扶正之品，认为："参、茋能补气，得三棱、莪术以流通之，则补而不滞，而元气愈旺。元气既旺，愈能鼓舞三棱、莪术之力以消癥瘕，此其所以效也。"《医学衷中参西录》又指出："若虚弱者，宜去三棱、莪术，将鸡内金改用四钱。齐自芸先生用此方按注中如此加减，治愈癥瘕垂危之证，由此知鸡内金之消。鸡内金之消癥瘕，诚不让三棱、莪术矣。"由此可知治疗当时刻注意扶护正气。

（4）攻法宜缓，补法忌涩：癥瘕的治疗在攻邪要固护正气的同时，亦需考虑到攻法宜缓。《金匮要略》中首次提出了治疗癥积的方剂及用药。《金匮要略》中记载："病疟，以月一日发，当以十五日愈；设不差，当月尽解；如其不差，当云何？师曰：此结为癥瘕，名曰疟母。急治之，宜鳖甲煎丸。"《金匮要略》亦有："妇人宿有癥病，经断未及三月，而得漏下不止，胎动在脐上者，为癥痼害……所以血不止者，其癥不去故也，当下其癥，桂枝茯苓丸主之。"这两条最早提出的治疗癥积的方剂都是丸剂形式，丸剂是把药材提取物或药物研成细末，加适宜的黏合辅料制成的球形或类球片形制剂。相比于汤剂它的药效更持久，"丸者缓也"丸剂吸收较缓慢，但能节省药材，且方便携带及服用，更加适用于虚弱性或慢性疾病。使用丸剂治疗癥积可达到既攻且缓的治疗原则，还有寓攻于补之意，为后世医家所认同。孙思邈在《备急千金要方》中曰："丸药者，能逐风冷，破积聚，消诸坚癖，进饮食，调和荣卫。"其指出丸药可消坚癖，破积聚。清代《杂病源流犀烛》说："且夫积聚必成块，治块宜丸，不宜煎，煎药如过路之水，徒耗元气，无损于块。"以上这些方剂的用药及剂型都对后世有重要指导作用，直至现代仍为临床所常用。

明代李中梓在《医宗必读》中云："盖积之为义，日积月累，匪朝伊夕，所以去之，亦当有渐，太亟则伤正气，正气伤而不能运化，而邪反固矣"。薛立斋在《校注妇人良方》中亦曰："人以胃气为本，治法宜固元气为主，而佐以攻伐之剂，当以岁月求之。若欲速效，投以峻剂，反致有误。"其提到攻伐宜缓，去之有渐，否则会伤及正气，正气受挫，邪气反而会更加深入。清代叶天士在《临证指南医案》中综合攻补治法的观点，其曰："总之，治癥瘕之要，用攻法，宜缓宜曲。用补法忌盈忌呆。"

2. 其他疗法

（1）针灸治疗：针灸或针药结合治疗癥积的记载有很多，如针灸治疗癥积的记录最早见于《内经》。《素问》云："病在少腹有积，刺皮骭以下，至少腹而止，刺侠脊两傍四椎间，刺两髂髎季胁肋间，导腹中气热下已。"《脉经》中亦有"尺脉伏，小腹痛，癥疝，水谷不化。宜服大平胃丸、桔梗丸，针关元补之"的记载。西晋皇甫谧的《针灸甲乙经》及宋代王执中的《针灸资生经》均指出水道是治疗癥瘕的有效穴位，如《针灸资生经》有言："水道主小腹胀满痛引阴中，月水至则腰背痛，胞中瘕，子门寒。"北宋《黄帝明堂灸经》中指出膀胱俞可以治疗"女子癥聚，烦满，汗不出，小便赤黄"。明代张介宾的《类经图翼》中云："女人癥瘕，血结成块"，可取天枢穴。武之望在《济阴纲目》中多次提到"以长针按疗之，行以毒药"的针药配合方法去治疗"八瘕"。徐春甫在《古今医统大全》中有针灸同用治疗癥积的记载，其曰："长桑君针积块瘕，先于块上针之，甚者又于块首一针，块尾一针，针讫灸之立应。"其治疗时针直接刺于肿块上及齐刺，颇为独特。另外，治疗操作上用穴的先后次序，古文中亦有所描述，廖润鸿在《针灸集成》中曰："癥瘕，肠鸣泄痢，绕脐绞痛，天枢百壮，章门、大肠俞、曲泉、曲池、对脐脊骨上三七壮，灸宜先阳后阴。"其表示灸治时应先灸阳经再灸阴经。

关于灸法，《备急千金要方》曰："癥瘕，灸内踝后宛宛中，随年壮，又灸气海百壮。久冷，及妇人癥瘕，肠鸣泄利，绕脐绞痛，灸天枢百壮，三报之。万勿针穴在侠脐两边各二寸。"此外，《千金翼方》云："治瘕癖，患左灸左，患右灸右，第一屈肋头近第二肋下即是灸处，第二肋头近第三肋下向肉翅前亦是灸处。"《外台秘要》亦云："疗胀满瘕聚，带下疼痛法。灸气海百壮，穴在脐下一寸半，忌不可针……灸三焦俞随年壮，穴在第十三椎下两傍各一寸半。"以上都强调忌不可针，而推荐以灸法治疗，大致是受到《内经》中"胞中瘕，子门寒"影响之故。

（2）养生导引：古代医籍中关于癥积的养生导引记载不多，如《素问》云："积为导引服药，药不能独治也。"其指出了导引法对癥积的治疗可起到加强辅助的功效。巢元方在《诸病源候论》中云："向晨，去枕正偃卧，伸臂胫，暝目闭口无息，极胀腹两足再息，顷间，吸腹仰两足，倍拳，欲自微息定，复为之，春三、夏五、秋七、冬九。荡涤五脏，津润六腑，所病皆愈。腹有疾积聚者，张吸其腹，热乃止，癥瘕散破，即愈矣。"其指出具体操作方法，即除去枕头，平躺仰卧，外展手臂、伸直下肢，闭眼合口，尽力地扩张腹部并伸展两足，以鼻缓缓呼吸两次。然后快速吸气同时两手与两下肢举起，背部离席。然后慢慢自然呼气，躯干及上下肢恢复原状，反复施行数次。明代胡文焕在《养生方导引法》中指出了两种治疗癥积的方法，其曰："挽两足指，五息止，引腹中气。去疝瘕，利九窍。"此句意思是用手握拉两足趾，行气五息而止，引气到达腹中，令腹中气动，可以消除疝气、腹中结块，令大小便通利。另一种方法是："坐，舒两脚，以两手捉大拇指，使足上头下，极挽，五息止，引腹中气遍行身体。去疝瘕病，利诸孔窍，往来易行。久行精爽，聪明修长。"即是坐于地上，舒展双脚，用两手握住双足两大蹬趾，使足上抬，头下低，尽量把足牵高，行气五息而止，令气达腹中，再引腹中气遍行身体。可以治疗疝瘕病，通利九窍，如此反复行之。长久可使人神清气爽，聪明而俊秀。

历代医家以导引治疗癥瘕的记载虽然不多，但大抵可以领会到导引可以加强腹部的锻炼，使人体内部脏腑得到适当的运动和按摩，有利于调动和激发体内的真气运行，使经络通调，气血宣通，阴阳平衡，令癥积散破。

（3）其他外治法：癥积属于疑难杂症，但是古代医家也有治疗癥积的外治方法，包括热熨法、阴道纳药法、贴敷法等，使药物直达病所，以增强疗效。早在《灵枢》中就已经提出，石瘕"可导而下"。

在晋代葛洪《肘后备急方》中就有"熨癥法"的记载，其法用"茱萸三升，碎之，以酒和煮，令熟布帛物裹以熨癥上，冷更均番用之，癥当移去。复逐熨，须臾消止"。又有一法，其曰："铜器受二升许，忙鱼膏令深二三寸，作大火炷六七枚，燃之令膏暖，重纸覆癥上，以器熨之，昼夜勿息，膏尽更益也。"《备急千金要方》中亦有以单味商陆作外用敷贴于肚腹上治疗"卒暴癥"的记录，其曰："取商陆根捣碎，蒸之，以新布籍腹上，以药铺著布上，以衣物覆其上，冷复易之，数日用之，旦夕勿息。"

王焘所著的《外台秘要》收集了唐代以前中医外治法方剂一千二百余首，在《外台秘要》就记载了黄瘕皂荚散导之方、青瘕导药方等，所采用的都是阴道纳药法，如："又疗黄瘕皂荚散导之方。皂荚（一两，炙，去皮子）、蜀椒（一两，汗）、细辛（六分），上三味，捣散，以三角囊大如指长二寸贮之。取内阴中。闷则出之，已则复内之，恶血毕出，乃洗以温汤，三日勿近男子，忌生菜等。"阴道纳药法是将外治药物制成栓剂、膏剂或粉剂放置于阴道穹窿或子宫颈部位的方法，可以令药物直达病所，更容易被病灶吸收。后世医家治疗癥积也很重视外治法的应用，如明代胡滢的《卫生易简方》治疗腹中癖块，其曰："用大黄、朴硝等分，为末。以葱、蒜研烂，和匀如膏厚摊绢帛上，贴患处即消软。"《景岳全书·妇人规下》也有相关记载："妇人久癥宿痞……外以阿魏膏贴之，仍用熨痞方，或用琥珀膏亦可。"

另外，清代魏之琇所撰写的《名医类案》中也有"以韭饼置痛处熨之"治疗食积瘕的记载。

此为以药物放在癥瘕上作热熨治疗，热熨法属于热疗法，是通过温熨体表部位，起温经散寒、消瘀散结及调整经络脏腑功能的作用。热熨法可较大范围地令病灶的体表受热，为古人治疗癥积的常用外治法之一。清代董西园认为："大抵癥瘕搭积，挟虚者多，难以峻攻，当从针灸蒸贴诸法，不可徒恃汤药。"其总结认为当以针灸贴敷等方法，加强癥积的治疗效果。

随着历代医家对癥积认识的不断完善，癥积的辨证论治及其治疗体系逐渐完善，因此总结历代医家对癥积之病的认识与治疗，颇具意义，并且对现代临床辨证思路及用药有较好的指导作用。

（江正龙　庞雪莹）

鼓胀源流考

"鼓胀"作为病名首见于《内经》，辨证论治始于《金匮要略》，自古以来一直属于古代四大疑难病症之一。自《内经》时期始，历代医家对其逐渐认识，由于本病病因复杂，病机涉及多个脏腑，临床表现变化百种，故从病名、病因病机、证候分类及治疗四方面开始探索发掘，对历代重要医籍中鼓胀的相关病证论述进行整理研究，考查其学术脉络和规律，颇有意义。

（一）病名

"鼓胀"一词，沿用千载，至今依然应用于临床。然而由于历代医家对前人临床经验、理论认知的程度、方式不同，在理解上也各有其历史局限性，故不同历史时期鼓胀的学术含义有所不同。纵观历代有关鼓胀的诸多论述，"鼓胀"在古代医书中含义有三方面：第一，疾病名称，以腹大胀满、皮色苍黄，甚则腹皮青筋暴露、四肢不肿或微肿为主要特征的一种疾病；第二，症状用词，指腹部胀大如鼓的症状；第三，指病机而论，如鼓胀致神昏等表述。现综合分析鼓胀病诸多称谓的历史，并归纳为以下 3 种，兹述如下：

1. 以病因病机分类命名

隋代巢元方在《诸病源候论》中记载了另外一种病名"水蛊"，其曰："此由水毒气结聚于内，令腹渐大，动摇有声，常欲饮水，皮肤粗黑，如似肿状，名水蛊也。"《说文解字》载曰："蛊，腹中虫也，从虫从皿。"后至唐代，孙思邈在《备急千金要方》中提到"蛊胀"，是指因蛊虫侵袭人体而导致的一种疾病，其曰："世有拙医，见患蛊胀者，遍身肿满，四肢如故，小便不甚涩，以水病治之，延日服水药，经五十余日望得痊愈，日复增加，奄至殒殁。"此处"水蛊"及"蛊胀"应指因感染某种寄生虫而导致的疾病，为广义鼓胀的一种类型。时至明代，"蛊胀"含义更丰富，一者如戴元礼在《证治要诀》中认为："蛊与鼓同，以言其急实如鼓，非蛊毒之蛊也。"并且张景岳之《景岳全书》云："又或以血气结聚，不可解散，其毒如蛊，亦名蛊胀。"即此处的"蛊"并非指蛊毒之蛊，而是由于其血气结聚，不可解散的疾病特点像蛊毒一样。徐春甫在《古今医统大全》中认为胀满鼓胀乃病之新久轻重之名，新者为胀满，因"湿热饮食，劳倦内伤，脾气积滞"所致；若"积损既久，脾气日亏，气凝血聚，渐著不行"，由胀满而成鼓胀。徐氏同时解释"单腹胀"与"蛊"的命名原因，其曰："以其外虽坚满，中空无物，有似于鼓，坚固难治，俗名单腹胀。以其四肢皆不肿，而惟腹中胀肿如鼓，乃气血结成蛊毒之形，而不可解释消散，故又名曰蛊。血化为虫，因字之义而命名也。生气通天论曰：病久则传化，上下不并（不通也），良医弗为，此之谓也。"二者如方隅、方谷在《医林绳墨》中所述："至若蛊胀之症，所受山岚瘴气，或虫蛇蛊毒之物，遂使大腹作胀，肚见青红之纹。"

可见唐朝及唐以前，医家们对鼓胀病名的认识以广义为主，而随着医学的发展，人们对疾病理解的不断深入，鼓胀的病名更加具体化，引申出许多狭义的分类病名。宋代杨士瀛将鼓胀按饮食不节、脾虚湿困、情志郁结、瘀血内停，分为谷胀、水胀、气胀、血胀。在《仁斋直指方论》中分别详细论述："失饥伤饱，痞闷停酸，旦则阴消阳长，谷气易行，故能饮食，暮则阴长阳消，谷气难化，故不能食，是为谷胀；脾土受湿，不能制水，水渍于肠胃而溢于体肤，辘辘有声，怔忪喘息，是为水胀；七情郁结，气道拥隔，上不得降，下不得升，身肿大而四肢瘦削，是为气胀；烦躁漱水，迷忘惊狂，痛闷呕恶，虚汗厥逆，小便多，大便黑，妇人尤多见之，是为血胀。"后至明代，万全在《万氏家传保命歌括》中将历代医家所论发展完善，总结曰："按胀病，《灵枢经》论，五脏六腑之胀，及水胀、肤胀、鼓胀之状，又诸书所谓鼓胀，水胀，气胀，血胀之病，名虽不同，其实则一也。"故总体称其为"胀病"，同时沿袭杨氏所论之病因分类命名，谓："曰谷胀，曰水胀，曰气胀，曰血胀。谓之四病，或寒，或热，或虚，或实，又不可无以别也。"清代程国彭在《医学心悟杂症要义》中认为"鼓胀"指"中空无物"的气鼓，而"蛊胀"指"中实有物"之"非虫即血"之病，将二者分别论之，其曰："或问：方书有鼓胀、蛊胀之别，何也？答曰：鼓者，中空无物，有似于鼓；蛊者，中实有物，非虫即血也。中空无物，填实则消，经所谓塞因塞用是已。中实有物，消之则平，经所谓坚者削之是已。"程氏所论不同于狭义鼓胀，即"气鼓"与其他病因所致腹部胀满的"血鼓""虫鼓"不同。由此可知，以病因命名，扩大了本病的范围，可以使后世医家对本病有更深更广的理解。

2. 以病症特点分类命名

《素问·腹中论》曰："有病心腹满，旦食则不能暮食，此为何病……名为鼓胀。"此为"鼓胀"的最早论述，言其为一种平旦纳可、傍晚纳难的心腹满病。《灵枢·邪气脏腑病形》亦曰："肝脉急甚者为恶言，微急为肥气，在胁下，若覆杯，肝瘀血日久，痞块渐大，脉络瘀阻，隧道壅塞不通，水湿停聚于内，腹部胀大如鼓，甚至青筋显露，形成鼓胀。"其指出了本病腹部胀大如鼓的典型证候特点。清代薛雪在《医经原旨》中将其命名原因解释为："则心腹胀满不能再食，其胀如鼓，故名'鼓胀'。"同时指出本病与其他腹胀疾病的差异为腹部筋脉突出的特点，其曰："色苍黄者，亦皮厚腹色不变之义，但腹有筋起，为稍异耳，盖此亦病在气分，故名鼓胀也。"可见古人对此病的形象理解。《灵枢·水胀》将水与肤胀、鼓胀、肠覃、石瘕、石水进行鉴别时，曰："鼓胀何如……腹胀身皆大，大与肤胀等也，色苍黄，腹筋起，此其候也。"早在《内经》时期，古医先贤便将鼓胀的独特病症特点作为鉴别要点与其他疾病进行鉴别，如腹部胀满，人身体积增大，皮肤颜色变苍黄，腹部筋脉绷紧鼓起等。至金元时期，朱丹溪之《丹溪心法》称其为"单鼓"，其曰："鼓胀又名单鼓"，指出鼓胀腹部胀大的病症特点，此后明代张景岳在《景岳全书》中整理曰："单腹胀者，名为鼓胀，以外虽坚满而中空无物，其象如鼓，故名鼓胀……且肢体无恙，胀惟在腹，故又名为单腹胀。此实脾胃病也。"由此可知，患者出现头面四肢消瘦，只腹部胀大的疾病，即为鼓胀，又称为"单腹胀"。明清医家亦称其为"膨脝""蜘蛛病""蜘蛛蛊"等。"膨脝"在《汉语大词典》中有四点含义，其一指腹部膨大貌；其二为引申义指饱食；其三泛指胀大；其四为中医专有名词，即腹部胀大如鼓。而"蜘蛛病"

"蜘蛛鼓（蛊）"这一类称谓则根据其形象而言，因患者这种单腹肿大而四肢瘦削的形象类似蜘蛛，故又称为"蜘蛛鼓（蛊）"。这些含义均表现出鼓胀病的病症特点，正如明代戴元礼在《证治要诀·蛊胀》中谓："俗谓之膨脝，又谓之蜘蛛病，所感不同，止是腹大而急，余处皮肉如常。"明代李梴在《医学入门》中亦曰："若单腹肿大，而四肢极瘦者，名蜘蛛蛊。"此外明代龚廷贤在《济世全书》称"蛊证"，并将其分类，大要有二，分别为"单腹胀""双腹胀"，其曰："急急气满，睡卧不安，四肢微肿，此单腹胀，因内伤七情所致，取效微迟；四肢浮肿，肚大身重，此双腹胀，因外感风湿所致，取效甚速。"后至清初蒋示吉在《医宗说约》中有言："水肿鼓胀其原一，皆是脾虚不运克。鼓胀病重水肿轻，水肿皮浮如常食（四肢皆肿，饮食如常，其病在外，故轻，名双鼓胀）；气入于脏为鼓胀，腹大身瘦食不入（名单鼓胀，病在内故重）。"此论述将水肿理解为"双鼓胀"，并将此与鼓胀鉴别，值得学者商榷。

3. 以病位分类命名

东汉张仲景在《金匮要略·水气病脉证并治》中虽未提鼓胀病名，但其有言曰："肝水者，其腹大，不能自转侧，胁下腹痛……脾水者，其腹大，四肢苦重，津液不生，但苦少气，小便难。肾水者，其腹大，脐肿，腰痛，不得溺，阴下湿如牛鼻上汗，其足逆冷，面反瘦。"其提示病变脏器在肝、脾、肾，均属水邪为患，具有腹大胀满或小便困难之症，与《内经》所述之鼓胀相当，可见在汉代，人们对鼓胀的理解更加深入，分别命名为"肝水""脾水""肾水"，并以此划分证型，分证论治。

历代典籍尚有虫胀、臌症、肿胀等名称记载，都与《内经》所述鼓胀病相似，属于历代医家阐发的个人的独到见解。然其一家之言，仅作为参考，现今临床早已不用。

（二）病因病机

鼓胀的病因比较复杂，往往虚实互见。早在内经时期，就有相关病因病机的概括，如《素问·至真要大论》中提出"诸湿肿满，皆属于脾""诸胀腹大，皆属于热""诸病有声，鼓之如鼓，皆属于热"等。《素问·阴阳应象大论》又曰："寒气生浊，热气生清。清气在下，则生飧泄；浊气在上，则生䐜胀。"而《灵枢·经脉》言足太阴"虚则鼓胀"，胃病则"大腹水肿"；《灵枢·胀论》曰："厥气在下，营卫留止，寒气逆上，真邪相攻，两气相搏，乃合为胀也。"历代医家对鼓胀病因进一步研究丰富，如元代朱丹溪在《格致余论》中所述："今也七情内伤，六淫外侵，饮食不节，房劳致虚……遂成胀满。经曰：鼓胀是也。"明代皇甫中在《订补明医指掌》中引用丹溪之说，并加以补充总结曰："多因过伤饮食、劳力、怒气所致。过食则伤脾，劳力则伤血，怒气则伤肝，三者俱伤，其病必重，药亦难效。"因此，将历代医家所论总结归纳，本病与六淫侵袭、虫毒感染、内伤脾胃、酒食不节、情志所伤及他病迁延等因素有关，兹述如下：

1. 外感六淫，疫毒侵袭

六淫之中，以湿热引起者为多。湿热之邪侵袭，郁久不去，脾为湿困，中气方耗，升降失职，则水湿停滞而成鼓胀。故《素问·至真要大论》言："诸湿肿满，皆属于脾"，又言："诸胀腹大，皆属于热"。后刘河间在《素问病机气宜保命集》中论及"诸病有声，鼓之如鼓，皆属于热"，指出："腹胀大而鼓之有声如鼓者，热气甚则然也。《经》所谓热甚则肿，此之类也。是以热气内郁，不散而聚，所以叩之如鼓也。"此外，寒邪为患亦可导致腹部胀满，日久也常发为鼓胀。

2. 水毒污染，虫积作胀

多由接触疫区、疫水，感染虫毒，瘀阻经络，脉道不通，内伤肝脾，升降失常，清浊相混，积渐而成鼓胀。正如巢元方在《诸病源候论》中所说："自三吴以东及南诸山郡山县，有山谷溪源处，有水毒病，春秋辄得，一名中水，一名中溪，一名中洒，一名水中病，亦名溪温"，"水蛊候"又曰："此由水毒气结聚于内，令腹渐大，动摇有声，常欲饮水，皮肤粗黑，如似肿状，名水蛊也"。"水蛊候"指出在三吴以东等沼泽地带的水中有"水毒"（溪毒）等结聚于内，可致腹内生虫而成"水蛊"，此为历史上"寄生虫致鼓"的早期文献记载。后《症因脉治·虫积腹胀》亦载有："肚大青筋，腹皮胀急，反能饮食，或面见白斑黑点，或喜食一物，或腹起块扛，大便偶见长虫，此虫积腹痛之症也。"可见水毒感染、虫积亦可作胀而成鼓胀。

3. 内伤脾肾，留滞于中

宋代《太平圣惠方》曰："夫水气心腹鼓胀者，由脾肾二脏俱虚故也。脾主于土，肾主于水，土能克水，今脾胃虚弱，不能制于水，使水气停聚在于腹内，故令心腹鼓胀也。"其指出了心腹鼓胀病中脾肾二脏的重要作用，若"脾肾二脏俱虚"，则导致"水气停聚在于腹内"。后至金元医家朱丹溪在《丹溪心法》中对鼓胀进行系统整理论述，朱氏认为鼓胀的病变中心脏腑是脾胃，根本病机在于湿热壅滞引起气机升降失常，其曰："脾土之阴受伤，转运之官失职，胃虽受谷，不能运化，故阳自升，阴自降，而成天地不交之否，于斯时也，清浊相混，隧道壅塞，郁而为热，热留为湿，湿热相生，遂成胀满。"后至明代张景岳在《类经》中进一步完善，总结曰："内伤脾肾，留滞于中。"对于此句的理解，可大致分为两类，一则由于肾为先天之本，脾为后天之源，二者为生命之根本。劳欲过度，伤及脾肾，脾伤则气血生化无源，水湿等病理产物内生，肾伤则水液代谢失调，水湿难以排出，以正虚为主。《风劳臌膈四大证治》亦明确指出："劳倦所伤，脾胃不能运化而胀。"二则由于停积及湿热有余，以邪实为主。无论是正虚，还是邪实，均可导致病理产物留滞于心腹，因此张氏云："则心腹胀满，不能再食，其胀如鼓。"此外薛雪在《医经原旨》中认为："色苍黄者，亦皮厚腹色不变之义，但腹有筋起，为稍异耳，盖此亦病在气分，故名鼓胀也。"薛氏"苍黄"说与章氏"青黄"说颜色不同，《说文解字》释"苍"乃"艸色也"，从段注可知"引申为凡青黑色之称"，从艸仓声。由此可知不同医家对其病因病机认识之侧重点不同，薛雪之"苍黄"说，即青黑之色伴黄色，认为其病因病机为"内伤脾肾，留滞于中"，可见侧重肝、肾、脾三脏。

4. 酒食不节，损伤脾胃

酒食不节，损伤脾胃，运化无权，酒食浊气，蕴结不行，清阳不升，浊阴不降，清浊相混，壅阻气机，水谷精微失于输布，湿浊内聚，遂成鼓胀。早在《素问·腹中论》就指出鼓胀反复发生的原因："帝曰：其时有复发者，何也？岐伯曰：此饮食不节，故时有病也。"宋代《太平圣惠方》总结前人经验，指出饮食不消，令心腹鼓胀的发病过程，其曰："夫心腹鼓胀者，由阴阳不和，脏腑虚弱，风邪冷气在于腹内，与脏气相搏。脏为阴，腑为阳，令阳气外虚，阴气内积，脾虚风冷乘之，伏留在脏，则心腹坚满，饮食不消，气逆壅滞，故令心腹鼓胀也。"后至明代《景岳全书·论证》曰："少年纵酒无节，多成水鼓……其有积渐日久而成水鼓者，则尤多也。"首次提出"饮酒致鼓"的理论，还明确指出："于诸鼓之中，则尤以酒鼓为最危难治之证。"后至清代，陈修园在《时方妙用》中提出误服枳朴等宽胀伤正药物致病或加重原本虚胀病情，其曰："臌症，多是气虚中满，误服枳、朴宽胀之药所致。"其说明酒、食、药三者无论哪一种无节制，都可形成鼓胀。黄元御在《四圣心源》论鼓胀根原篇中，详细指出鼓胀的根源为中气之败的病机过程。因为五脏中肺主气，肾主水，且人身中半以上为阳，属于气分，中半以下为阴，属于水分，在生理状态下阴阳之定位即"气盛于上，水盛于下"，二者之间相互循环互根"气降则生水，水升则化气"，究其转运之枢，全在中气，若中气衰败，则"气不化水而抑郁于下，是谓气鼓"，反之"水不化气而泛滥于上，是为水胀"。

5. 情志郁结，气失调畅

情志所伤，气逆伤肝，肝脉瘀积，日久而成鼓胀，或肝气郁结不舒，横逆犯脾，脾胃受克，运化失职，而致水湿内停，气、血、水壅结亦可形成鼓胀。《三因极一病证方论》载："鼓胀……假如怒伤肝，肝克脾，脾气不正，必胀于胃。"明代孙文胤在《丹台玉案》中指出鼓胀的发作，有得于食、气，以及气食兼并者，且有先后之分，先伤于色，而后伤于食者，或先伤于食，而后伤于色，病因病机离不开脾、肝、肾，然以肝脾为主，其曰："伤于食，则食不能消，而胃气以窒。伤于气，则肝经受病，而痞塞不通。伤于气、食，则肝家有余，脾家不足，以有余之肝木，克不足之脾土，则气愈结，而食愈不化，由是膨胀紧急，而病日益深矣。"后至清代沈金鳌在《杂病源流犀烛》中同样认为："鼓胀病根在脾……或由怒气伤肝，渐蚀其脾，脾虚之极，故阴阳不交，清浊相混，隧道不通，郁而为热，热留为湿，湿热相生，故其腹胀大"，又指出："有因忧思太过而成者，必二便不利，脉虚涩，肠鸣而胀"，可见暴怒、忧思也能引起鼓胀。由此可知肝脾功能的失调是鼓胀的主要病因病机。正如章虚谷之《灵素节注类编》曰"此由内伤肝脾"，并且指出其主要病症为肤色青黄，腹部青筋浮起，这正是由于腹部胀满，皮肤绷紧导致的，其曰："故色青黄并现，腹胀而有筋绽。"章氏"青黄"说，即青色伴黄色，《说文解字》释"青"："东方色也"，东方主木，木主青，木生火，从生丹（丹，赤石也，赤，南方色也），由此可知章氏侧重肝、脾二脏，强调其病因病机为"内伤肝脾"。

6. 他病失治，迁延日久

凡因他病损伤肝脾，导致肝失疏泄、脾失健运者，均有续发鼓胀的可能，正如《灵枢·经脉》认为足太阴"虚则鼓胀"，又指出"胃中寒则胀满"。若泻痢日久，耗气伤阴，脾失健运，水湿停留；癥积日久，气血瘀阻，水湿停聚，痰瘀留着；及黄疸日久，湿热蕴蒸，肝郁疏泄不畅，络脉痰阻，均可成为鼓胀的又一诱因。如喻昌在《医门法律》中所述："凡有癥瘕、积块、痞块，即是胀病之根，日积月累，腹大如箕，腹大如瓮，是名单腹胀。"丁甘仁在《女科医案》中所谓"现为黄疸，久则恐成血鼓"亦是指此而言。可见，他病日久，肝脾肿大，也是本病成因之一。

鼓胀虽病因繁多，病位各异，而其病机关键在于肝、脾、肾三脏的功能障碍。肝气郁结，气滞血瘀，遂致脉络壅塞，这是形成鼓胀的一个基本因素。其次是脾脏功能受损，运化失职，遂致水湿停聚；再者肾脏的气化功能受损，不能蒸化水液而使水湿停滞，也是形成鼓胀的重要因素。此外，肾阴和肾阳又同时起到滋养肝木和温养脾土的作用，若肾虚阴阳不足，对肝脾二脏的功能也会产生影响。故肝气郁滞、血脉瘀阻、水湿内停是形成鼓胀的三个重要病机，如清代何梦瑶在《医碥》中述："气水血三者，病常相因，有先病气滞而后血结者……有病血结而后气滞者……有先病水肿而血随败者……有先病血结而水随蓄者。"喻嘉言在《医门法律》中亦认为"阴气不散"而致"水裹、气结、血凝",故鼓胀气血水之病理观于兹而立矣。后至清末民初,鲍相璈在《验方新编》中指出:"手指按之下陷不起者,水鼓也。随手即起者,气鼓也。周身老黑色,皮内有紫黑斑点者,血鼓也。"将三者加以鉴别,并提出十三种难治情况及一种易治情况,其曰:"身大热如火者难治。身发寒热如疟者难治。四肢发黑者难治。肠胀、脉大命绝者,难治。唇口黑暗脾绝者,难治。缺盆平心绝者,难治。手足心平肾绝者,难治。肚脐翻突肺绝者,难治。背平肝绝者,难治。泻后身有青筋起者,难治。大便滑泄者,难治。周身有破皮者,难治。先起于四肢,后散于腹者,难治。先起于腹,后散于四肢者,易治。"此外清代顾锡在《银海指南》中提到鼓胀兼有目疾的病机论述,其曰:"如有兼目疾者,未有不两胞肿胀,眵泪赤涩,须察其本病之由,而以照顾脾胃为主。盖土败则木贼,木能生火,火又生风,眉睫之间,变端不测矣。"由此可知鼓胀之病,病机复杂,虚实互见,因此临证时应详细辨析,审因论治。

（三）证候分类

历代医家对鼓胀证候分类的表述有:

（1）实胀:①气滞湿阻;②寒湿凝聚;③湿热蕴结（搏结）;④肝脾血瘀;⑤虫积作胀;⑥火热灼营;⑦肝风内动;⑧寒（水）湿困脾。

（2）虚胀:①脾虚水困;②脾肾阳虚;③肝阴不足;④气虚不足;⑤肝肾阴虚。

（3）危候:①鼓胀出血;②鼓胀神昏。

（四）治疗

由于本病病因病机复杂,因此治疗亦各不相同,虚实差异,寒热变化,各自有法。如《素问·阴阳应象大论》所言之"中满者,泻之于内"及《素问·汤液醪醴论》之"去菀陈莝""洁净腑"等治则,皆属于对鼓胀实证的治疗法则。又如《素问·至真要大论》中所言之"塞因塞用"的反治法,主要治疗鼓胀虚证。后至宋代,许多医家对鼓胀的治疗方剂进行了补充完善,其中《太平圣惠方》有治水蛊诸方、治水气心腹鼓胀诸方、心腹鼓胀诸方3篇治疗鼓胀的内容。所述治鼓方药,包括逐水、利水、理气、补益等类,使鼓胀在治疗学的发展方面,达到了一个新的里程碑。《圣济总录》系征集当时民间及医家所献医方,结合"内府"所藏秘方整理而成,包含丰富的治鼓方剂。杨士瀛在《仁斋直指方论·胀满方论》中论述了鼓胀的虚实辨证,"实者,腹中常胀,外坚内痛,按之不陷,法当为之疏利;虚者,时胀时减,虚气留滞,按之则濡,法当以温药和之",阐述了鼓胀的治疗大法,并记述了鼓胀的预后,指出"脐心突起"为鼓胀危重征象之一。明代《医方考》记载了"以朝宽暮急,能食不能食而辨之"判断鼓胀的方法,并指出其病机根本为"虚中之实",并认为鼓胀的治疗应按病因之不同分别论治,其曰:"宜分气、血、虫、食而治之……实者可攻,虚者渐磨可也。"综上所述,历代医家有不同的治疗思路,现将鼓胀治疗归纳整理为以下几点。

1. 辨证论治

（1）攻邪:《素问·腹中论》所载的"鸡矢醴"为治疗鼓胀的最早方剂,其曰:"治之以鸡矢醴,一剂知,二剂已。"《类经》中将此方解析为:"鸡矢之性,能消积下气,通利大小二便，盖攻伐实邪之剂也。"其明确指出本方所应用的治疗方法即攻伐实邪之法，适用于实邪停积及湿热阻滞导致的鼓胀。后至汉代，张仲景在《金匮要略》中所述的"肝水""脾水""肾水""石水"等水气病都以腹部胀大为主症，其曰："病水腹大，小便不利，其脉沉绝者，有水，可下之。"其"水气病脉证并治"中所载述之枳术汤、防己茯苓汤、苓桂术甘汤、五苓散、己椒苈黄丸等诸多名方，至今仍为治疗鼓胀的首选方剂。此外仲景提出了黄疸与鼓胀的联系，指出黄疸本系病在肝脾，然久而不解，致脾肾衰败，血瘀水结，转而成鼓胀，后世论鼓胀之"气血水"理论始肇于此。沿至唐代，孙思邈将蛊（鼓）胀与水胀加以鉴别，《备急千金要方》曰"又有蛊胀，但腹满不肿；水胀，胀而四肢面目俱肿"，指出鼓胀治疗切忌"治蛊以水药，治水以蛊药"，同时注意治疗内伤水肿病时不可误用放腹水法，其曰："凡水病忌腹上出水，出水者月死，大忌之。"对后世治疗鼓胀具有较大影响。后至宋代攻邪法的方剂得以丰富，如《太平圣惠方》治心腹鼓胀诸方中提出了许多利水通便的方药，以攻邪祛胀，如木通散、桃仁散、郁李仁丸、芫花丸等。到了金元时期，张子和为主攻派代表，主张以舟车丸、浚川散、禹功丸等峻下逐水，以促鼓胀的消退，并载述以舟车丸治鼓胀的医案，以验证自己的观点。

（2）补虚：金元四大家于鼓胀均有建树，尤其是朱丹溪之论鼓胀对后世之影响最巨，在《丹溪心法》中运用补益之法治疗，其曰："宜大补中气行湿，此乃脾虚之甚，必须远音乐，断厚味，大剂人参、白术，佐以陈皮、茯苓、苍术之类"，又曰："理宜补脾，又须养金以制木，使脾无贼邪之患；滋肾水以制火，使肺得清化。却厚味，断妄想，远音乐"。可见其所述之法以健脾行湿为主、养肺滋肾制木为辅。值得注意的是，在《赤水玄珠》中引用丹溪之说时，将"远音乐"写为"近音乐"，二者明显差别，可见孙一奎传抄之误。《格致余论》指出平素调摄应"却盐味以防助邪，断妄想以保母气"。

明清医家在总结前人论治鼓胀的基础上，赋予新义，并有所发明，大多主张以补为主。虞抟在《医学正传》中推崇朱丹溪的医学思想与经验，称赞朱丹溪的治鼓观点，其曰："详明尽，诚千古不易之定议也"，并谓："愚尝以丹溪法活人多矣"。顾清远在《顾松园医镜》中亦主张："鼓胀起于脾虚气损，治之当以大补之剂，培其根本，少加顺气，以通其滞。"薛己在《疬疡机要》中受李东垣温补学说的影响，以调补养正为其治疗的基本大法，适当运用温补治法，并在同一本书的"变症治法篇"中倡导调补解利，其曰："以调补为守备之完策，以解利为攻击之权宜"，并举例说明，其曰："阳虚者，朝用六君子汤，夕用加减肾气丸。阴虚者，朝用四物汤加参、术，夕用补中益气汤"，同时载有用金匮肾气丸及补中益气汤治愈鼓胀的医案，加以论证。龚廷贤在《寿世保元》中认为鼓胀乃"内伤不足"之证，因其证机以虚为主，即"朝宽暮急者为血虚，暮宽朝急者为气虚，朝暮俱急者气血俱虚"，因此治疗应本《内经》"塞因塞用"之旨，以人参、白术健脾。至于病胀日久，脾胃虚，虽有大小便不利，亦属气虚不运，血虚失养，"当大补气血为主""慎不可用下药也"。正如龚氏自述："按经曰：塞因塞用，故用补剂以治胀，初服则胀，久服则通，此唯精达经旨者知之，庸医未足道也。"刘纯在《杂病治例》中补充滋阴之法以治疗鼓胀，其曰："滋阴，无阴则不能化，故胀，故药加芩、连类。"此外，如《医门法律》《四明心法》《杂病源流犀烛》《时方妙用》等均主张治疗鼓胀以补法为主，慎用攻下。

（3）攻补兼施：有不少医家提出，鼓胀病机复杂，单纯运用攻法或补法，难以取效，故主张采用攻补兼施，李东垣倡攻补兼施之法，所创"中满分消汤""中满分消丸"分治寒胀、热胀，二方均属寒热并用，仅侧重有所不同。明代龚廷贤在《万病回春》中认为胀来源于虚实并存，其曰："夫胀者，由脾胃之气虚弱，不能运化精微而致水谷聚而不散，故成胀也。然饮食失节，不能调养则清气下降，浊气填满胸腹，湿热相蒸，遂成胀满。"因此治疗鼓胀时，应消补同用，其曰："腹胀脾胃气血俱虚者，宜半补而半消也。"后至明代张景岳在《景岳全书》中对前人或攻或补的治疗方法进行论述，他提出："逐水利水之剂，但察其果系实邪，则此等治法诚不可废，但必须审证的确，用当详慎也。"同一时期孙文胤在《丹台玉案》中亦指出治疗鼓胀的大法，其曰："以实脾去湿宽膨利水为主，不可过于克伐。"此外，《医彻》《医宗金鉴》中所拟攻补兼施之法，同样有效地指导着临床实践。清代喻嘉言《寓意草》亦有有关攻补兼施之法的明言，其曰："明乎此，则有培养一法，补益元气是也；则有招纳一法，升举阳气是也；则有解散一法，开鬼门洁净府是也。三法虽不言泻，而泻在其中矣，无余蕴矣。"后至清代张璐在《张氏医通》中总结治法并列举汤药，其曰："用半补半泻之法，健脾顺水宽中为主，不可过用猛烈，反伤脾胃，病再复胀，不可治也，宜分消汤、分消丸，随寒热虚实加减治之。"这一时期，诸多医家重视鼓胀的辨证论治，如辨气胀、血胀、水胀、谷胀、虫胀、寒胀、热胀、实胀、虚胀而治，此内容主要反映于《寿世保元》《伤寒杂症保命歌括》《医学入门》《石室秘录》《医碥》《傅青主男科重编考释》等。时至近现代，化瘀治鼓，已为临床家所共识。刘树农先生佐之以养阴，章次公先生辅之以导滞，郑荪谋先生伍之以升清降浊，李丹初先生配之以养血搜剔，各有千秋；关幼波先生重益气化瘀，陈继明先生倡补下启中，经验丰富；魏长春首运大气以治鼓，吕承全温补脾肾以行水，各具特色。

纵观古今，历代名家治鼓诸法历练有得，各臻佳妙，沉疴痼疾，每可赖以回春。笔者浅析部分中医名家有关鼓胀的论述，以求继承和发扬前人经验，结合当今临床实际，对鼓胀病的治疗及研究有一定的启迪和指导作用。

2. 其他疗法

（1）针灸治疗：对于鼓胀的其他治疗，首先当属针灸疗法，而鼓胀的针刺疗法，早在《灵枢·经脉》就已提出，其曰"虚则鼓胀，取之所别"，明确指出对于鼓胀的针刺。可选用足太阴之别——公孙穴以急攻缓调，达到治疗目的。后至唐代《备急千金要方》也继承《灵枢·经脉》的思想并对其加以完善，提出了对于鼓胀患者可针刺公孙穴及太白穴，使其理气消胀而愈。后至明代《普济方》中记载诸多穴位，如四满、太白、阴交、石门、水分等，此外还列举了在中封穴针灸并用的治法，以及分证论治，如"神阙（见水肿）、公孙，治腹虚胀如鼓"，又有"治腹中雷鸣，腹胀如鼓，四肢肿五种水病，穴复溜"及"治身黄羸瘦，四肢怠惰，腹胀如鼓，两胁积气如卵石，穴章门"等论述。但由于鼓胀病情重，是古代四大顽症之一，许多医家都认为腹部"禁针"，《铜人腧穴针灸图经》《类经图翼》都有"禁不可针""极禁针刺"的说法。在临床上，是否可以采取针刺治疗应视患者的身体状态及病情而定，须仔细辨别。

亦可用艾灸法治疗，如《扁鹊神应针灸玉龙经·针灸歌》言："脾虚腹胀身浮肿，大都三里艾宜燃。"《神灸经纶》《外台秘要》等亦有运用灸法治疗鼓胀的论述，如"先灸中脘七壮"及"灸脐中"等。《灸法秘传》更提出辨位施灸治疗鼓胀，其曰："鼓胀在上，灸于上脘；在中，灸于中脘；在下，灸于下脘，或灸气海。至若胀及两胁者，灸于期门。胀及腰背者，灸于胃俞。胀至两腿者，灸足三里。胀至两足者，灸行间可也。"此充分体现了辨证论治的思想。《证治摘要》中引用外台及景岳方书中的灸法治疗鼓胀之阴证，并详细论述了艾灸的过程，其曰："鼓胀灸法（栗山孝庵传）先以味噌，填满神阙，别取土器，锥凿小孔于其心，以安脐上，熟艾一钱，分为三炷，灸于孔上，令火气通脐。”值得一提的是，艾灸治疗鼓胀也有禁忌证，如《外台秘要》认为“腹无文理者不可疗”。

（2）放腹水法及熏洗法：除针灸疗法以外，晋代葛洪在《肘后备急方·治卒大腹水病方》中首次提出用放腹水的方法治疗鼓胀，谓：“若唯腹大，下之不去，便针脐下二寸，入数分令水出，孔合须腹减乃止。”本法为通过外治法以攻邪的典型代表。后至唐代孙思邈在《备急千金要方》中载外洗法治疗“腹大气急”者并列举方药，以“蒺藜子、赤小豆各一升，松菜子二升，巴豆一枚，合皮壳，葱心青皮一升，蒴藋五升，右六味㕮咀，以水二斗煮取八升以淋洗肿处”。后至宋代《太平圣惠方》及明代《普济方》亦都有运用熏洗法治疗鼓胀的记载。清代邹存淦在《外治寿世方》中指出不同病因导致的鼓胀应用不同药物进行熏洗，如水鼓者可取盖屋稻草、蒺藜或地骨皮煎汤，并将汤液“倾入盆内，先坐盆上熏之，待汤温方洗其腹”，如此则“小便随下黄水”，若能“熏洗数次”则“永不再发”。又如血鼓“小腹胀有血丝，通身黑色，皮内有紫黑斑点者是”，可用“酒煎荷叶洗”，而妇人血鼓以“刘寄奴，或马鞭草煎汤熏洗”。

（3）贴法：明清时期鼓胀的治疗方法日趋完善，诸多医家采用药物贴法治疗鼓胀，如明代李时珍在《本草纲目》中应用半夏敷贴治疗小儿腹胀，其曰：“小儿腹胀，以酒和丸，姜汤下，仍姜汁调，贴脐中。”除此之外，龚廷贤的《鲁府禁方》、清代李用粹的《证治汇补》等古医籍亦简单记载运用敷贴疗法治疗鼓胀的论述，丰富了古代医学运用外治方法对鼓胀的治疗。清代邹存淦及丁尧臣在《奇效简便良方》中亦介绍了用盐外敷的治疗方法。另《济生秘览》中载有元戟膏，对“腹满如石、阴囊肿大”者疗效甚好，其曰：“贴肿处，口咬甘草不过两三时，水即下矣。”除以上方贴法外，吴师机在《理瀹骈文》中应用薄贴法治疗鼓胀，如蛤蟆膏、十臌取水膏、鼓胀消满膏等，均为治疗积聚及鼓胀的薄贴膏方典范。程鹏程的《急救广生集》，引用《宜良李氏刊方》中治方治疗蛊胀，其曰：“活乌背鲫鱼（一尾，重四五两者），愈大愈佳，再用独子肥皂（一个）去子，用壳同全鱼捣烂，团贴脐上，脐虽平而有纹影者，其气自入。轻者贴一二日，重者贴三五日，才应气蛊下泄，余蛊泻下即愈，是方余蛊皆可用，惟蜘蛛蛊不用。”而对于“腹皮青色”者，引用《子母秘录》之法，指出应速予“胡粉盐熬色变，以摩腹上”，否则“不速治须臾死”。

（4）熨法：邹存淦在《外治寿世方》中对气鼓及食鼓采用行气消食之品炒熨治疗，其曰：“食臌，嗳气作酸，饱胀，萝卜子炒热熨。”吴师机在《理瀹骈文》中也用药熨法治疗“按之随手即起”的气鼓，予“多年瓦油盏头连垢腻火内烧热”后置于脐上，而对于“面黑胁痛”的气鼓，则“用炒大麦芽熨”。

（5）膏摩法：邹存淦在《外治寿世方》中还指出在治疗心腹胀满或兼有癥瘕积聚时，应用膏摩法，即诸风痛痒癥瘕疮痍抓伤效方，其曰：“前胡、白芷、细辛、官桂、白术、川芎各三两，附子泡、吴茱萸泡、当归、川椒各一两，茶酒拌匀，以炼猪油熬膏摩。”

（6）导引法：本亦属于外治法之一，其治疗鼓胀的记载散见在历代医籍中，如元代危亦林在《世医得效方》中记载了消除鼓胀的导引法，并且强调“按摩导引之法甚多，随意用之皆可”。后至清代，尤乘在《寿世青编》中提出了静功六字却病法，即嘘、呵、呼、呬、吹、嘻，认为“六字出息，治病之旨”，并强调“凡修此道，须择子日子时起首，二十七日为期”，如此则“虚劳、臌膈之症，顿然自愈”。

（7）脐疗法：本法是一种集敷、膏、熏、洗、涂、熨、摩、针、灸、角、导引等于一体的外治法。元代仇远在《稗史》中记载：“水气浮肿，用大田螺、大蒜、车前子等分，捣膏摊贴脐上，水从便旋（指小便）而下。象山县民病此，得是方而愈。”清代叶天士在《种福堂公选良方》中则用"轻粉（二钱）、巴豆（四钱，去油）、生硫黄（一钱），上研末，做成饼，先以新棉一片铺脐上，次以药饼当脐按之，外以帛敷之……久患者，隔日方取去药饼"，其治疗"腹部鼓胀如鼓者"的效果"如神"。

以上历代医家的论述，不仅确定中医药防治鼓胀病的理论基础，至今仍影响现代医家对此病的治疗理念，对临床实践起着重要启迪与昭示作用。

（张海丽　吴丽丽）

头痛源流考

"头痛"作为病名，首见于长沙马王堆汉墓帛书中的《阴阳十一脉灸经》。头痛一证首载于《内经》，称之为"首风""脑风"，《内经》中关于头痛的论述，奠定了头痛证治的理论基础。自明清以来，对头痛的认识渐臻完善。由于头痛病因复杂，病机涉及多个脏腑，临床表现纷繁复杂，故从病名、病因病机、证候分类及治疗入手，对历代重要医籍中头痛相关的病证论述进行整理研究，考察其学术脉络和规律，颇有意义。

（一）病名

"头痛"一词，历经数千年而沿用至今。然而由于自然环境、社会背景，以及历代医家对前人临床经验、理论认知程度和方式的不同，对于头痛的理解具有历史局限性，故不同历史时期头痛学术含义有所不同。纵观历代有关头痛的诸多论述，"头痛"在古代医书中的含义有两方面：第一，疾病名称，指多种原因引起的头部疼痛；第二，症状用词，指一种常见的自觉症状。本书所研究的头痛是指头痛作为疾病名称而言。

1. 以病因病机分类命名

（1）首风：指新沐浴之后，或运动劳役等而使腠理疏松，阳气发泄，因不慎感受风邪，风邪客于首面所致的一类疾病。以头面多汗，恶风，头痛等为主证。《素问·风论》曰"新沐中风，则为首风……首风之状，头面多汗恶风"，论述了首风的形成及临床特征。隋代巢元方在《诸病源候论·头面风候》中曰"诸阳经脉，上走于头面，运动劳役，阳气发泄，腠理开而受风，谓之首风"，指出首风是因各种原因导致腠理疏松易于受风而形成。宋代《圣济总录·首风》亦曰："新沐之人，皮腠既疏，肤发濡渍，不慎于风，风邪得以乘之，故客于首而为病。其证头面多汗，恶风头痛。"清代沈金鳌在《杂病源流犀烛·头痛源流》中云："首风，风伤于卫病也，盖沐则腠理皆开……邪遂袭而入，则卫受之，故成首风，其症头面多汗，必恶风（宜大川芎丸）。"

（2）头风：指素有痰饮，又复感外邪而致的头痛，一般以头痛为主症，也有不出现头痛症状者。《内经》并无头风的记载，只有关于首风、脑风的论述，在此基础上，《诸病源候论》中首次提及头风："头面风者，是体虚，诸阳经脉为风所乘也……病甚则头痛。"南宋杨士瀛在《仁斋直指方论·头风方论》中即指出"头风为病，不必须有偏正头疼之证"，说明头风不一定有偏正头痛的临床表现。明代李梴在《医学入门》中云"头风项强分偏正，素有痰者，或栉沐取凉，及醉饱仰卧，贼风入脑、入项"，指出了头风发生的原因与风邪入侵有关。明代王肯堂始将头风与头痛的区别加以规范。《证治准绳·头痛》提出："医书多分头痛、头风为二门，然一病也，但有新久去留之分耳。浅而近者名头痛，其痛卒然而至，易于解散速安也。深而远者为头风，其痛作止不常，愈后遇触复发也。"明代以后，医著中多将头风并入头痛之门类，不再单独列为一门。

（3）大头风：又名大头痛、大头瘟、大头天行，由瘟疫毒邪上干于头部，表现为头痛、头面肿大的一类疾病。元代朱丹溪在《治法机要》中曰"夫大头风证者，是阳明邪热太甚"，指出大头风是因阳明热甚而导致的。《证治准绳》曰"头肿大如斗是也，是天行时疫病"，指出大头痛是天行时疫之病。《杂病源流犀烛·头痛源流》曰："更有大头风者，头大如斗，俗名大头瘟，天行时疫病也，感天地不正之气，甚而溃裂出脓，由邪客上焦之故（宜普济消毒饮）。"

（4）雷头风：为风热邪气客于头部，以头痛起块，鸣响如雷，发热恶寒为主证的一类疾病。《证治准绳》所说："头痛而起核块者是也。或云头如雷之鸣也，为风邪所客，风动则作声也。"清代吴谦在《医宗金鉴》中曰："雷头风痛，头面疙瘩，耳闻雷声，宜清震汤，即荷叶、苍术、升麻也。"其明确了清震汤治疗雷头风的方法。张璐在《张氏医通》中曰："（雷头风）头痛而起核块者，雷头风也。或头中如雷之鸣，为风客所致。"对于雷头风的描述亦有相似之处。

（5）摇头风：又名风头旋，表现为头痛而摇，《素问·五藏生成》云："徇蒙招尤，目冥耳聋，下实上虚，过在足少阳、厥阴。""招"即摇之意，足少阳胆与足厥阴肝，风火相煽，因而作摇。

（6）脑风：脑风风邪从风府穴向上侵入脑户所致的一类疾病，以头部冷痛为主证。《素问·风论》曰"风气循风府而上，则为脑风"，指出脑风是因为风邪之气循风府而上侵袭脑部所致。金元时期刘完素在《黄帝素问宣明论方·脑风证》中曰："风气循风府而上，则为脑风，项背怯寒，脑户极冷，以此为病。"其在指出病因的基础上道明了脑风的临床表现。

（7）脑痛：在古代医著中所指含义不一，或泛指头痛，或特指脑风，或特指真头痛。亦如《灵枢·厥病》曰："真头痛，头痛甚，脑尽痛，手足寒至节，死不治。"《中藏经·卷中》曰："病脑痛，其脉缓而大者死。"元代朱丹溪在《脉因症治》中云："脑痛乃风热乘虚而入于脑，以辛凉之药散之行之。"以上均指风邪作祟入脑络而致头脑剧痛。

2. 以六经分类命名

汉代张仲景在《伤寒论》中，以经脉为分类标准，对头痛进行了论述。因三阳经俱上循头面，厥阴经脉络于巅，外邪内犯，循经上逆，可见诸经之头痛，书中论及太阳、阳明、少阳、厥阴头痛，开创头痛论治的理法方药先河。至金元时期，李东垣在《兰室秘藏·头痛门》中云："太阳头痛，恶风，脉浮紧……少阳经头痛，脉弦细，往来寒热……阳明头痛，自汗，发热，恶寒，脉浮缓长实……太阴头痛必有痰，体重，或腹痛，为痰癖，其脉沉缓……少阴经头痛，三阴、三阳经不流行，面足寒气逆为寒厥，其脉沉细；厥阴头顶痛，或吐痰沫厥冷，其脉浮缓。"其补充了头痛六经辨证之太阴、少阴之头痛，形成了六经头痛学说。

3. 以病位分类命名

（1）头项痛：该病名首见于《内经》，如《素问·脉要精微论》曰："推而下之，下而不上，头项痛也。"《素问·热论》曰："伤寒一日，巨阳受之，故头项痛腰脊强。"《伤寒论·伤寒例》也有记载："尺寸俱浮者，太阳受病也，当一二日发。以其脉上连风府，故头项痛，腰脊强。"《针灸甲乙经·缪刺》云："邪客于足太阳之络，令人头项痛。"

（2）偏头痛：是指头痛偏向于头的某一部分，或在左，或在右，又名偏头疼、偏头风、半边头痛、半边头风。晋代《针灸甲乙经》中就有了偏头痛的记载。王叔和在《脉经》中曰："左手寸口人迎以前脉阳虚者，手太阳经也。病苦颅际偏头痛，耳颊痛。"其指出了偏头痛的发生与手太阳经脉相关。宋代王怀隐等编撰的《太平圣惠方》有云："夫头偏痛者，由人气血俱虚，客风入于诸阳之经，偏伤于脑中故也。"《圣济总录·偏头痛》中进一步指出偏头痛连于额角："论曰偏头痛之状，由风邪客于阳经，其经偏虚者，邪气凑于一边，痛连额角，故谓之偏头痛也。"也有用偏头风代指偏头痛者。清代张璐指出了偏头痛可因素有痰湿，郁而化火，且具有病位易于变换的特点，《张氏医通·诸痛门》云："偏头风者，其人平素先有湿痰，加以邪风袭之，久而郁热为火，总属少阳厥阴二经。有左痛忽移于右，右痛忽移于左者，风火击动其痰湿之气，所以互换也。"

（3）眉棱骨痛：指风热邪气，上攻于头部，下注于目睛，目系与眉骨牵引而作痛。古代医著常附于头痛类疾病中。《证治准绳》曰："眉骨者，目系之所过，上抵于脑，为目属于脑也。若诸阳经或挟外邪，郁成风热毒，上攻于头脑，下注于目睛，遂从目系过眉骨，相并而痛。"

4. 以病性分类命名

（1）真头痛：指痛势紧急的头痛危证。真头痛一名始见于《灵枢·厥病》，其曰："真头痛，头痛甚，脑尽痛，手足寒至节，死不治。"《难经·六十难》亦云："手三阳之脉受风寒……入连在脑者，名真头痛。"其指出了因风寒之邪侵袭于脑而引起的头痛是真头痛。宋代陈无择在《三因极一病证方论·头痛证治》中云："头者诸阳之会……凡头痛者，乃足太阳受病，上连风府眉角而痛者，皆可药愈；或上穿风府，陷入于泥丸宫而痛者，是为真头痛，不可以药愈……治之之法，当先审其三因，三因既明，则所施无不切中。"其对真头痛做了更为具体的论述，还进一步阐释了真头痛的成因，并指出治真头痛当详审三因。

（2）厥头痛：是经气逆乱所致的头痛。《灵枢·厥病》多有记载，诸如："厥头痛，面若肿起而烦心，取之足阳明、太阴。"《难经·六十难》曰："然：手三阳之脉，受风寒，伏留而不去者，则名厥头痛。"指出厥头痛是因为手三阳脉受风寒之邪侵袭所致。宋代严用和在《严氏济生方》中云："凡头痛者，血气俱虚，风、寒、暑、湿之邪伤于阳经，伏留不去者，名曰厥头痛……皆令人头痛。"其对厥头痛之推究，堪称允当。明代张介宾在《类经·针刺类·刺头痛》中曰："厥，逆也。邪逆于经，上干头脑而为痛者，曰厥头痛也。"在古代医著中，厥头痛又有肾厥头痛、痰厥头痛、风厥头痛、热厥头痛等区别。

（3）头目碎痛：形容头痛的严重程度。在《中藏经·虚实大要论》中有云："胸膈痞满，头目碎痛，饮食不下，脑项昏重，咽喉不利，涕唾稠黏，诊其脉左右寸口沉结实大者，上实也。"

（4）头痛如锥刺：形容程度剧烈，难以忍受的头痛症状。唐代王焘在《外台秘要》中曰："手足清，烦（一作脉）热汗不出，转筋，头痛如锥刺之，循循然不可以动……窍阴皆主之。"

（5）头卓然而痛：形容头痛突然而至的特征。《伤寒论·辨太阳病脉证并治》曰："太阳病二日……大便硬，小便当数而反不数，及多，大便已，头卓然而痛，其人足心必热，谷气下流故也。"

（6）溺时头痛：是指在小便时所发生的头痛，多见于某些疾病过程中。汉代张仲景在《金匮要略》中曰："百合病者……每溺时头痛者，六十日乃愈。"

（7）头痛如破：指比较严重的头痛。《素问·疟论》曰："疟之始发也，先起于毫毛……头痛如破，渴欲冷饮。"《针灸甲乙经·六经受病发伤寒热病》云："头痛如破，身热如火，汗不出，瘛疭（《千金》作头痛），寒热，汗不出，恶寒，里急，腰腹相引痛，命门主之。"

（二）病因病机

头为元神所居，"诸阳之会"，为"精明外袭之府"，故头痛内与脏腑、气血，外与六淫邪气皆密切相关，金元时期李东垣将头痛分为外感头痛和内伤头痛。正如《证治准绳·头痛》所云："盖头象天，三阳六腑清阳之气皆会于此，三阴五脏精华之血亦皆注于此。于是天气所发六淫之邪，人气所变五贼之逆，皆能相害。"若六淫之邪外袭，或直犯清空，或循经上干；或痰浊、瘀血痹阻经脉，致使经气壅遏不行；或气虚清阳不升；或血虚经脉失养；或肾阴不足，肝阳偏亢；或情志抑郁，郁而化火；均可导致头痛的发生。其病因虽多，但不外乎外感和内伤两大方面。

1. 六淫外袭（外感头痛）

风、寒、湿、热等六淫之邪外袭人体，阻滞经脉气血运行易致头痛，早在《内经》中就有关于外感风、寒、湿、热、火等邪气而致头痛的记载，其中尤以风邪为甚，《素问·太阴阳明论》提出了"伤于风者，上先受之"的见解。夫风为百病之长，六淫之总司，风邪常兼夹它邪（寒邪、湿邪、热邪等）上犯。致西晋，王叔和在《脉经》中提出了外感风寒、风热、风湿均可引起头痛的看法。例如，《备急千金要方》曰："寸脉紧，即头痛风寒，或腹中宿食不化。"其为外感风寒，寒凝血涩而头痛；《脉经》曰："伤寒有五，皆热病之类也……其人素伤于风，因复伤于热，风热相薄，则发风温，四肢不收，头痛身热，常汗出不解，治在少阴、厥阴，不可发汗。"其为外感风热，风热上犯清空而头痛；《脉经》曰："风水，其脉浮，浮为在表，其人能食，头痛汗出，表无他病，病者言但下重，故从腰以上为和，腰以下当肿及阴，难以屈伸，防己黄芪汤主之。"其为外感风湿，风湿袭表，上蒙清阳而头痛。到金元时期，李东垣对湿热、寒湿引起的头痛做了进一步的描述。如清代何梦瑶在《医碥·头痛》中云："六淫外邪，惟风寒湿三者，最能郁遏阳气。火暑燥三者皆属热，受其热则汗泄，非有风寒湿袭之，不为患也。然热甚亦气壅脉满，而为痛矣。"其说明外感头痛不离风寒湿热邪。

2. 内伤头痛

"脑为髓之海"，主要依赖肝肾精血及脾胃运化水谷精微，输布气血以濡养滋润，所以内伤头痛，与肝、脾、肾三脏密切相关。

（1）情志郁怒：长期精神紧张、忧思过度，或平素性情暴逆、恼怒太过，均可上扰清阳而发头痛。早在《素问》中就有关于情志不顺导致头痛的记载。《素问·藏气法时论》曰："肝病者……气逆，则头痛耳聋不聪颊肿。"肝主疏泄，气机逆乱则头痛。《素问·方盛衰论》曰："气上不下，头痛巅疾。"此即气机逆乱，清阳不升故而头痛。明代孙志宏在《简明医彀》中首次提出了头痛的七情致病因素："夫头痛之证，内成者因气血痰饮，七情抑郁。"明代秦昌遇在《症因脉治》中亦云："或元气虚寒，遇劳即发……或七情恼怒，肝胆火郁。皆能上冲头痛，而成内伤头痛之症也。"由此可见，头痛可为情志郁怒，肝失疏泄，郁而化火，上扰清空而致。亦可为肝阴不足，肝阳偏亢所致。

（2）瘀血痰浊：外伤跌仆，或内伤虚损，久病入络，气滞血瘀，脉络瘀阻，不通则痛，每易致头痛。《灵枢·厥病》曰："头痛不可取于腧者，有所击堕，恶血在于内。"外伤跌扑，络脉瘀阻，不通则痛，可引起头痛。隋代巢元方认识到"膈痰"可致头痛，甚为可贵，在《诸病源候论·膈痰风厥头痛候》云："膈痰者，谓痰水在于胸膈之上，又犯大寒，使阳气不行，令痰水结聚不散，而阴气逆上，上与风痰相结，上冲于头，即令头痛。或数岁不已，久连脑痛，故云膈痰风厥头痛。若手足寒冷至节即死。"以上痰浊、瘀血头痛病因为虚实夹杂，比较复杂，须仔细辨证。

（3）饮食不节：素嗜肥甘厚味，或暴饮暴食，劳伤脾胃，有碍运化，气机失常，清阳不升，脉络失养而痛。如《脉经》云："寸口脉紧，即头痛，风寒，或腹中有宿食不化。"其是对食积头痛的描述。朱丹溪在《脉因证治》中曰："食积，因胃中有阴冷，宿食不化，上冲头痛，右手脉浮紧甚者是也。"其指出食积头痛的病因及脉象。亦有酒后头痛之说，如清代林珮琴在《类证治裁》中提及，"因伤酒者气逆"可致头痛。

（4）脏腑气弱：禀赋不足，或后天戕伤，脏腑衰弱，气血不足，皆可引起头痛。《内经》中有关于气虚血虚导致头痛的记载。北宋王怀隐等所著的《太平圣惠方》中记载了气血虚弱的致病因素，脾虚生化无权，气血亏虚，气虚则清阳不升，血虚则脑髓失养而致头痛："夫头偏痛者，由人气血俱虚，客风入于诸阳之经，偏伤于脑中故也……或读书用心，牵劳细视，经络虚损，风邪入于肝，而引目系急，故令头偏痛也。"明代张介宾在《景岳全书》中也进行了阐述："凡头痛属里者，多因于火，此其常也。然亦有阴寒在上，阳虚不能上达而痛甚者。其证则恶寒呕恶，六脉沉微，或兼弦细，诸治不效，余以桂、附、参、熟之类而愈之，是头痛之有阳虚也。"其首次论述了阳虚致病的特点。

（三）证候分类

历代医家对头痛证候分类的表述有：①风寒头痛；②风热头痛；③风湿头痛；④肝阳头痛；⑤气虚头痛；⑥血虚头痛；⑦肾虚头痛；⑧痰浊头痛；⑨瘀血头痛；⑩痰湿头痛；⑪郁火头痛；⑫气血虚头痛。

（四）治疗

头痛一病，在秦汉时期以外治法治疗为主；在宋元时期内外兼顾治疗，并完善了六经皆有头痛的理论；而明清时期则以八纲辨证为主，治疗亦在前人基础上有所发展。依据以上特点，将头痛证治归纳如下：

1. 辨证论治

（1）疏风散寒：早在晋代，王叔和在《脉经·平三关病候并治宜》中就已论述："寸口脉浮，中风，发热，头痛。宜服桂枝汤、葛根汤……覆令汗出。"《诸病源候论·伤寒解肌发汗候》提出解肌发表的治法："伤寒，是寒气客于皮肤，寒从外搏于血气，腠理闭密，冷气在内，不得外泄，蕴积，故头痛、壮热、体疼。所以须解其肌肤，令腠理开，津液为汗，发泄其气，则热歇。"《诸病源候论·热病诸候》曰："或病已经五六日，然其人喉口不焦干，心腹不满，又不引饮，但头痛，身体壮热，脉洪大者，此为病证在表，未入于脏。故虽五六日，犹须解肌发汗，不可苟依日数，辄取吐下。"金代成无己在《伤寒明理论》中有云："盖太阳为病属表。而头痛专为主，表证虽有风寒之不同，必待发散而后已。太阳病，头痛发热，身疼腰痛……夫头者精明之府也，神明居之，小小邪气作为头痛者，必曰发散而可也。"后至明代，张介宾在《景岳全书》中曰："外感头痛，自有表证可察，盖其身必寒热，脉必紧数，或多清涕，或兼咳嗽，或兼脊背酸痛，或兼项强不可以左右顾，是皆寒邪在经而然，散去寒邪，其痛自止，如川芎、细辛、蔓荆子、柴胡之类，皆最宜也。若寒之甚者，宜麻黄、桂枝、生姜、葱白、紫苏、白芷之类，随其虚实而加减用之。"此上说的都是用发汗疏风的方法治疗外感风寒所致的头痛。

（2）祛风清热：金元时期，就有了关于用清空膏通过祛风清热祛湿法治疗头痛的记载，例如，刘完素在《宣明论方》中亦记载了用防风通圣散治疗外感风热表里俱实之头痛；《丹溪心法》曰："如风热在上头痛，宜天麻、蔓荆子、台芎、酒制黄芩。"明代皇甫中《明医指掌》曰："风热上攻头痛者，防风通圣散，或芎芷散。"明代董宿原在《奇效良方》中云："清空膏乃风湿热头痛药也。"清代宋兆淇辑注的《南病别鉴》曰："热头痛脉浮而数，或滑而长亦有诸口苦舌干渴欲饮，痛连风府与风池。恶热其常恶风暂，此为风热症已显，羌防柴葛连乔芩，甚则石膏用之验。"

（3）祛风胜湿：金元时期，《脾胃论》中就有祛风胜湿法治疗外感风湿头痛的记载："如肩背痛不可回顾，此手太阳气郁而不行，以风药散之。如脊痛项强，腰似折，项似拔，上冲头痛者，乃足太阳经之不行也，以羌活胜湿汤主之。"后至清代，钱峻在《经验丹方汇编》中记述："采单瓣白凤仙花一瓶，烧酒浸满蒸熟去火性随量饮，出汗为妙。"其是通过发汗的方法祛除体内风湿之邪。

（4）峻下热结：对于痰火内结于里而兼见头痛者，常采用峻下热结法攻逐体内积滞、通泄大便。如《伤寒论·辨可发汗病脉证并治》所载："伤寒不大便六七日，头痛有热者，与承气汤。"《丹溪心法·头痛》曰："头痛多主于痰，痛甚者火多。有可吐者，可下者。"以上所述都是运用下法治疗头痛。

（5）平肝潜阳：肝为风木之脏，极易产生内风，循经上达巅顶，从而引发头痛。《伤寒论·辨厥阴病脉证并治》中说："干呕，吐涎沫，头痛者，吴茱萸汤主之。"明代龚廷贤在《万病回春》中曰："刘毅斋但怒则两太阳作痛，先用小柴胡汤（方见伤寒）加茯苓、山栀，后用六味丸（方见补益），以生肾水而不再发。"此为滋水涵木法，以求治本。张大燮在《张爱庐临证经验方·肝厥头痛》中论述："巅顶头痛，左目失明，痛甚则厥，经事频冲，症患五六载，春季特甚焉。迩发正值春分，其势更剧，脉虚弦数，胃纳不思……脏阴大伤，虚阳无制，倘厥逆再勤，必至脱也。拟柔肝法，即参补纳意。肉桂（五分）、炒乌梅肉（三分）、煅磁石（四钱）、青铅（一个）、熟地（一两）、龙胆草（三分）、炙鳖甲（七钱）。"张锡纯在《医学衷中参西录》中多论肝阳、肝火上逆所致的头痛。书中所载头痛医案多由于劳累忧虑、肝胆之火夹气血上冲脑部所致，治法以引火下行、滋阴清热兼用升清降浊法等使清阳得升、浊阴得降、肝阳得平，皆以牛膝、代赭石为主药。且此类头痛须知肝为将军之官，中藏相火，强镇易使其反动，因此又宜兼有疏肝之药，将顺其性之作引也，茵陈为张锡纯此类头痛中常用药，张氏认为茵陈为青蒿之嫩者，采于孟春，得少阳发生之气最早，与肝胆有同气相求之妙，虽其性凉能泻肝胆，而实善调和肝胆不复使起反动力也。

（6）活血化瘀：《东垣试效方》中提到气血俱虚头痛，其曰："气血俱虚头痛者，于调中益气汤中，少加川芎、蔓荆子、细辛，其效如神。"王清任在《医林改错·血府逐瘀汤所治症目》中曰："头痛有外感，必有发热恶寒之表症，发散可愈；有积热，必舌干口渴，用承气可愈；

有气虚，必似痛不痛，用参芪可愈。查患头疼者，无表症，无里症，无气虚、痰饮等症，忽犯忽好，百方不效，用此方一剂而愈。"王清任认为血瘀可化生百病，在常规的头痛辨证基础上，尝试从化瘀角度出发可取一定的效果，血府逐瘀汤诚如其所言现广泛应用于临床。

（7）益气升清：明代陈士铎在《辨证玉函》中曰："至于虚症头痛，有阳虚阴虚之分。阳虚者脾胃之气虚，阴虚者肝肾之气虚也。"其并提到前者可用补中益气汤加蔓荆子、半夏。后者可用肝肾同资汤治疗。清代魏之琇在《续名医类案》中云："窦材治一人，起居如常，但时发头痛。此宿食在胃脘也。服丁香丸十粒而愈。"若为气血不足，则治以补脾益气为主。《素问·通评虚实论》曰："头痛耳鸣，九窍不利，肠胃之所生也。"《脾胃论》以补中益气汤进行治疗。而对"眼黑头旋，恶心烦闷，气短促上喘，无力以言……头苦痛如裂，身重如山……"者，李东垣认为是"痰厥头痛作矣"，又当以补中益气、化痰除湿为主，故在《脾胃论·调理脾胃治验》中用"制半夏白术天麻汤"治疗。此外，《明医指掌》记载了用二陈汤加减以化痰降逆治疗痰厥头痛："痰厥头痛，二陈汤加苍术、蔓荆子、南星、防风。"

（8）补肾填精法：肾为先天之本，元气之根。脑为髓海，其主在肾，若肾虚髓不上荣，脑海空虚，故头脑空痛，有肾阴虚和肾阳虚之分。《素问·五藏生成》曰："是以头痛巅疾，下虚上实，过在足少阴、巨阳，甚则入肾。"此指代肾气亏虚导致的头痛。唐容川在《血证论》中详细论述了虚症头痛。他认为头晕头痛常同见，虚证更是如此，须分晕与痛之两口，而后辨证施治。他认为肾虚头痛即《内经》所谓"头痛颠疾，下虚上实"以六味地黄丸加细辛、葱白等治之。若是肾厥头痛，乃肾中浊阴上逆于头，上实下虚，手足厥冷，宜肾气丸加细辛、葱白。

（9）分经论治：《伤寒论》中充满了对于头痛辨证论治的精神，对于太阳头痛，用辛温之剂以发散风寒；治"伤寒不大便六七日，头痛有热者"，用承气汤以通下；治厥阴病，"干呕，吐涎沫，头痛者"，用吴茱萸汤温散厥阴寒邪，以降浊阴。金元时期，李东垣在《内经》和《伤寒论》中对头痛证治的基础上，补充了太阴头痛和少阴头痛，这一分经用药的方法，对后世影响很大。《丹溪心法》云："太阳头痛……川芎、羌活、独活、麻黄之类为主；少阳头痛……柴胡为主；阳明头痛……升麻、葛根、石膏、白芷为主；太阴头痛，必有痰……苍术、半夏、南星为主；少阴头痛……麻黄附子细辛汤为主；厥阴头痛……吴茱萸汤主之。"以上分条缕析，对辨证用药具有很大的参考价值。

2. 其他疗法

（1）针灸治疗：头为"诸阳之会""清阳之府"，手足三阳经和足厥阴肝经均上头面，督脉直接与脑府相联系，因此各种外感及内伤因素导致头部经络功能失常均可引起头痛，因而从经络着手的针灸疗法在头痛的治疗亦有不容小觑的作用。而对于针灸治疗头痛记载，早在《内经》时期就有论述，《素问·骨空论》曰："黄帝问曰：余闻风者百病之始也，以针治之奈何？岐伯对曰：风从外入，令人振寒，汗出头痛，身重恶寒，治在风府，调其阴阳，不足则补，有余则泻"晋代皇甫谧在《针灸甲乙经》中云："两目眉头痛，临泣主之。脑风头痛，恶见风寒，鼽衄鼻窒，喘息不通，承灵主之。头痛身热，引两颔急（一作痛），脑空主之。"明代曹士珩在《保生秘要》中曰："用手法百会穴掐六十四度，擦亦如之，寻用后功。"由此可见，针灸治疗头痛作用之高。

（2）刺血疗法：古时亦称"启脉""刺络""巧石法"，是《内经》中主要的治疗手段。主要的治病机理是泻热逐邪，活血通络。书中对放血疗法的原则、瘀血阻络的诊断、适应证、取穴及操作手法都进行了详细的论述。如《素问·血气形志》说："凡治病必先去其血。"《灵枢·九针十二原》中还提出了"凡用针者，虚则实之，满则泄之，宛陈则除之"的治疗原则。

（3）药摩法：是用手掌面或手指指面附着于一定部位上，以腕关节连同前臂作轻缓而有节律的盘旋摩擦。运用摩法治疗头痛最早见于《金匮要略·中风历节病脉证并治》，其曰："头风摩散方，大附子（一枚，炮）、盐（等分）上二味为散，沐了，以方寸匕，已摩疾上，令药力行。"该法直接作用于病变部位，对头痛的治疗亦有一定的作用。

（4）药物吹鼻法：该治法始载于《伤寒论·辨痓湿暍脉证》曰："湿家病，身上疼痛，发热，面黄而喘，头痛鼻塞而烦，其脉大，自能饮食，腹中和无病，病在头中寒湿，故鼻塞，内药鼻中则愈。"宋代王衮用药物吹鼻法治疗偏头痛，在《博济方》中云："治偏头痛至灵散：雄黄、细辛等分研令细。每用一字以下，左边疼，吹入右鼻；右边疼，吹入左鼻，立效。"

（5）药物外敷外洗法：早在五代时，就有关于药物外敷治疗头痛的记载，唐代孙思邈在《千金翼方》中亦有："头风作痛：茱萸煎浓汤，以绵染，频拭发根良。"在宋代时，《日华子本草》，其有云："治头痛。水调决明子，贴太阳穴。"宋代王怀隐在《太平圣惠方》中也记载了该法："治风头痛，每欲天阴先发者方。桂心（一两末）上以酒调如膏，用敷顶上并额角。"

（6）导引：《诸病源候论》一书虽没有治疗头痛之方药，却记载了许多古代养生导引之法，如《诸病源候论·伤寒候》云："《养生方·导引法》云：端坐生腰，徐徐以鼻纳气，以右手持鼻，徐徐闭目吐气。治伤寒头痛洗洗，皆当以汗出为度。"又如《诸病源候论·头面风候》载："头痛，以鼻纳气，徐吐出气，三十过休……欲治头痛，偃卧闭气，令鼻极乃息，汗出乃止。"唐代王焘在《外台秘要》中"养生方导引法"一篇就有治疗头风的导引术记载："一手拓颐向上极势，一手向后长舒，急弩四方显手掌，一时俱极势四七。左右换手皆然。拓颐手两向，共头歙侧，转身二七。去臂膊头风眠睡……又两手头后，极势振摇一七，手掌翻覆安之二七，头欲得向后仰之，一时一势，欲得歙斜四角急挽之三七，去头披膊肘风。"

（7）其他一些特殊头痛的辨治

1）雷头风（头鸣）：古籍中所载多以清震汤为主方治疗雷头风。《证治准绳》曰："夫雷者，震也。震仰盂，故东垣制药用荷叶者，象震之形，其色又青，乃述类象形。当煎《局方》中升麻汤主之，名曰清震汤。"清代程国彭在《医学心悟》中曰："雷头风者，头痛而起核块，或头中雷鸣，多属痰火，清震汤主之。"《类证治裁》记录一例以清震汤治疗雷头风的病案。由此可知古人多用清震汤（升麻、苍术、荷叶、薄荷）治疗雷头风，以其为风火上升，结核肿痛，用苍术除湿痰，薄荷散风火，升麻、荷叶入巅顶，升发阳气，自得汗出肿消痛除。

2）眉棱骨痛：诸医家对于眉棱骨痛多从风热辨治，选奇汤（羌活、防风、黄芩、炙甘草）最被推崇。清空膏亦可用于眉棱骨痛，如《医学心悟》所说："眉棱骨痛，或眼眶痛者俱属肝经。见光则痛者，属血虚，宜逍遥散。痛不可开者，属风热，清空膏。"又可知眉棱骨痛不惟实证之风热，亦可由血虚导致。

3）偏头痛：北宋苏东坡在《东坡杂技》中记述："裕陵传王荆公偏头痛方，云是禁中秘方。用生萝菔汁一蚬壳，仰卧注鼻中，左痛注右，右痛注左，或两鼻皆注亦可。数十年患，皆一注而愈。荆公与仆言，已愈数人。"

4）巅顶头痛：清代鲍相璈在《验方新编·巅顶头痛一切脑寒风疾》中云："藁本、川芎、防风各一钱，荆芥穗钱半，生金银花二钱，如无生鲜即用干金银花亦可。枸杞藤一两，煎水服。如遇风痛不止，急用煨姜贴太阳之法最妙。"

以上历代医家的论述，不仅确定了中医药治疗头痛的理论基础，而且至今仍对我们治疗该病的理念有着很大的引领和启发作用，对临床实践起着重要启迪与昭示作用。

（王书惠　王佳柔）

眩晕源流考

中医对眩晕病的认识历史悠久，论载颇丰，早在《内经》即有对其病因病机的论述，但"眩晕"作为正式病名始见于典籍《三因极一病证方论》。由于眩晕病病因多样，病机有异，证候颇多，涉及多个脏腑，治疗之法亦有不同，历代医家也各有心得，见仁见智。因此，对历代重要医籍中眩晕病的相关论述进行整理研究，寻找其学术脉络和规律颇有深意。

（一）病名

"眩晕"这一病证，自古以来病名较多。综合分析其诸多称谓的历史，其病名可归纳为以下两种分类，兹述如下：

1. 以病因病机分类命名

隋代巢元方在《诸病源候论》中列"风头眩候"专论此病，如《诸病源候论·风头眩候》云："风头眩者，由血气虚，风邪入脑，而引目系故也。"唐代王焘在《外台秘要》中亦将眩晕称之为"风头眩"。唐代孙思邈在《备急千金要方》中曰："茵芋酒，治大风头眩重，目瞀无所见，或仆地气绝，半日乃苏，口喁噤不开，半身偏死……甚者狂走，有此诸病，药皆主之方。"又提出"风眩"之名，如其言："痰热相感而动风，风心相乱则闷瞀，故谓之风眩。"

2. 以病症特点分类命名

早在殷商出土的甲骨文就有"疾亡旋""旋有疾王"记载。旋，旋运转动，"疾旋"即中医之眩晕证。先秦时期有关眩晕文献记载零散不成系统，如《尚书·说命》曰："若药弗瞑眩，厥疾弗瘳。"瞑眩，即眼睛昏花眩晕。又有称之为"眩瞀"者，如《国语·吴语》言："有眩瞀之疾者，以告。"眩瞀，眼睛昏花，视物不明。先秦还有"瞀病"之称谓，如《庄子·杂篇徐无鬼第二十四》曰："予少而自游于六合之内，予适有瞀病。"瞀病，即头晕目眩的病症。

春秋两汉时期，对眩晕病的认识有了进一步的发展。《内经》有目眩、目瞑、眩仆、眩冒、掉眩、眩转等不同称谓，如《素问·五藏生成》载："徇蒙招尤，目冥耳聋，下实上虚，过在足少阳、厥阴，甚则入肝。"《素问·五常政大论》云："发生之纪，是谓启陈，土疏泄，苍气达……其动掉眩巅疾。"《灵枢·口问》指出："上气不足，脑为之不满，耳为之苦鸣，头为之苦倾，目为之眩。"总之，《内经》关于眩晕的论述为后世医家提供了理论依据。《难经》中有关眩晕的记述甚少，在《难经·十四难》中指出脉有"一呼三至，一吸三至，为适得病。前大后小，即头痛、目眩"。至汉代张仲景继承了《内经》对眩晕的认识，虽未立眩晕专篇，但《伤寒杂病论》中多处对眩晕病进行了阐释，并有"眩""目眩""冒眩""头眩"之称，或与他症并称之"癫眩""眩悸"等。此外尚有："身为振振摇""振振欲擗地"等描述。如《伤寒论·辨太阳病脉证并治》云："太阳病发汗，汗出不解，其人仍发热，心下悸，头眩，身𥆧动，振振欲擗地者，真武汤主之。"《金匮要略·痰饮咳嗽病脉证并治》云："心下有支饮，其人苦冒眩，泽泻汤主之。"张仲景所载的"眩"即"目眩"，"冒眩"即《内经》所言之"眩冒"。

晋至隋唐时期多沿用《伤寒论》"头眩"之病名。晋代王叔和在《脉经》中称之为"头目眩"，如其曰："病先发于肝者，头目眩，胁痛支满。"

自汉唐至宋，"眩晕"病名一直没有正式见于典籍，及至南宋陈无择撰写《三因极一病证方论》，卷之七有"眩晕证治"章节，载有"夫寒者……多使挛急疼痛，昏不知人，挟风则眩晕"等，"眩晕"病名始正式见于中医典籍。宋代严用和在《严氏济生方》中对眩晕的论述较为全面，最早把眩晕作为本病正名记载，对眩晕的概念给予了较明确的论述："所谓眩晕者，眼花屋转，起则眩倒是也""目眩晕转，如在舟车之上"。其后的著作如元代朱丹溪《脉因证治》、明代王肯堂《证治准绳》、明代张景岳《景岳全书》、清代李用粹《证治汇补》等在载录本病证时大多即以眩晕作为正名，现代的有关著作均沿用《三因极一病证方论》所载，以眩晕作为本病的正名。

（二）病因病机

眩晕病的病因病机早在《内经》中就有丰富的记载，后世医家不断补充与发挥，逐渐形成了因风、因火、因痰、因虚、因瘀致眩等不同流派，虽各具其理，然未免失之偏颇。参验历代医家之论说，具体分析，含英咀华，试探究眩晕之病因病机。

1. 因风致眩说

风自外受，也可内生，因风致眩理论源于《内经》。

外风眩晕：《灵枢·大惑论》曰："邪中于项，因逢其身之虚，其入深，则随眼系以入于脑，入于脑则脑转，脑转则引目系急，目系急则目眩以转矣。"其认为外风入脑可导致眩晕。隋代巢元方在《诸病源候论·风头眩候》中曰："风头眩者，由血气虚，风邪入脑，而引目系故也。五脏六腑之精气，皆上注于目，血气与脉并于上系，上属于脑，后出于项中。逢身之虚，则为风邪所伤，入脑则脑转而目系急，目系急故成眩也。诊其脉，洪大而长者，风眩。又得阳维浮者，暂起目眩也。风眩久不瘥，则变为癫疾。"其认为血气虚，则风邪易入脑而成眩。唐代孙思邈在《千金方》中曰："夫风眩之病，起于心气不定，胸上蓄实，故有高风面热之所为也。"宋代《圣济总录》云："风头旋者，以气体虚怯，所禀不充，阳气不能上至于脑，风邪易入，与气相鼓，致头运而旋也。"其指出禀赋不足易招外风侵袭而致眩。明代虞抟在《医学正传》中云："风木太过之岁，亦有因其气化而为外感风邪而眩者。"其认为眩晕可由岁气太过，外风作乱所致。

内风眩晕：内风与肝关系密切，多由于肝木生风而起。《素问·气交变大论》中有："岁木太过，风气流行，脾土受邪……甚则忽忽善怒，眩冒巅疾。"其指出外界风气太过，土气不能行其政令，木气独胜，肝失疏泄，气机逆乱，上扰清阳可致眩晕。《素问·六元正纪大论》曰："木郁之发……甚则耳鸣眩转，目不识人，善暴僵仆。"其认为肝木郁滞日久，化火伤阴，致风阳升动，上扰清空而发眩晕。《素问·至真要大论》曰："诸风掉眩，皆属于肝。"其强调了眩晕的发生与肝脏密切相关，中医"无风不作眩"的经典名言即源于此，后世医家对此说又作了补充。《临证指南医案·眩晕》华岫云按："经云诸风掉眩，皆属于肝。头为六阳之首，耳目口鼻，皆系清空之窍。所患眩晕者，非外来之邪，乃肝胆之风阳上冒耳。"清代林珮琴在《类证治裁·眩晕》中曰："良由肝胆乃风木之脏，相火内寄，其性主动主升。或由身心过动，或由情志郁勃。或由地气上冒，或由冬藏不密。或由年高肾液已衰，水不涵木。或由病后精神未复，阴不吸阳，以至目昏耳鸣，震眩不定。"此处指出内风之起，皆由肝之阴阳失调，肝阳上亢所致。清代沈金鳌在《沈氏尊生·杂病源流犀烛》中云："眩晕，肝风病也。"清代陈修园在《医学从众录·眩晕》中则直言："盖风非外来之风，指厥阴风木而言。"叶天士以"阳化内风"立论，由肝胆之风阳上冒所致，并反复指出慎防瘛瘲痉厥、跌仆风痱之类，《杂病源流犀烛》中亦有此论述。

2. 因水（痰饮）致眩说

饮食不节，损伤脾胃，或忧愁思虑劳倦伤脾，脾失健运，水湿内停，积聚成痰；或肺气不足，宣降失司，水津不得通调输布，津液停聚而为痰；或肾虚不能化气行水，水聚而为痰；或肝郁气滞，气滞湿郁而为痰，痰浊阻滞，清阳不升，清窍失养，所以头晕目眩。因痰致眩说始于张仲景，《伤寒杂病论》关于痰饮、水湿致眩，虽未有专论，但多处对眩晕证治进行了阐述，如《伤寒论》云："伤寒若吐、若下后，心下逆满，气上冲胸，起则头眩，脉沉紧，发汗则动经，身为振振摇者，茯苓桂枝白术甘草汤主之。"《金匮要略·痰饮咳嗽病脉证并治》有"心下有支饮，其人苦冒眩""卒呕吐，心下痞，膈间有水，眩悸者，小半夏加茯苓汤主之""心下有痰饮，胸胁支满，目眩""假令瘦人，脐下有悸，吐涎沫而癫眩，此水也"等论述，此皆为水饮痰湿致眩。后世医家十分重视张仲景痰饮致眩的理论。至元代朱丹溪在《丹溪心法》中则认为眩晕"属痰者居多"，其曰："盖无痰不能作眩也。虽有内风者，亦必有痰"。力倡"无痰不作眩"之说。明代张三锡的《医学六要·头眩》、明代龚廷贤的《寿世保元》、明代秦景明的《症因脉治》、清代蒋廷锡的《古今图书集成医部全录精华本·头门·徐春甫古今医统》、清代沈金鳌的《杂病源流犀烛·头痛源流·眩晕》等均强调痰饮与眩晕发病有密切关系。

3. 因火致眩说

头为清阳之会，十二经脉之气血皆上荣清窍，故若感受外邪，血气不和，风火相煽，则为眩。《伤寒论》云："少阳之为病，口苦，咽干，目眩也"，又曰："阳明病，但头眩，不恶寒，故能食而咳，其人必咽痛"，指出少阳病或阳明病邪盛正实，正邪搏击，风火旋动于上而致眩。至金代刘完素在《素问玄机原病式·诸风掉眩皆属肝木》中言："所谓风气甚而头目眩运者，由风木旺，必是金衰，不能制木，而木复生火，风火皆属阳，多为兼化；阳主乎动，两动相搏，则为之旋转。"其认为因风木旺，金衰不能制木，风与火两阳相搏则为旋转。明代张三锡在《医学六要》中有"眩晕悉数虚火"之说，指出眩晕与虚火相关。明代王肯堂在《证治准绳》中认为"脑转目眩者皆由火也"，十分强调火邪是致眩晕的主要因素。清代杨乘六在《医宗己任编》文中开头即说："眩晕之病，悉属肝胆两经风火。"其指出眩晕的发生与肝胆二经之火有密切关系。清代何书田在《医学妙谛》中说："精液有亏，肝阴不足，血燥生热，热则风阳上升，窍络阻塞，头目不清，眩晕跌仆。"其指出风、火是致眩之标，而肝虚阴精不足才是致眩之本。

4. 因瘀致眩说

跌仆坠损，头脑外伤，瘀血停留，阻滞经脉，而致气血不能上荣于头目；或瘀血停于胸中，蒙闭心窍；或者妇人产时受寒，恶露不下，血瘀气逆，并走于上，上扰清空，皆可导致眩晕。

明代杨士瀛在《仁斋直指方论》中云："瘀滞不行，皆能眩晕。"虞抟在《医学正传》中载："外有因坠损而眩运者，胸中有死血迷闭心窍而然，是宜行血清经，以散其瘀结。"对跌仆外伤致眩晕已有所认识，可谓是因瘀致眩说之肇端。张景岳在《景岳全书·妇人规》中论述产后血晕时提出："血晕之证，本由气虚，所以一时昏晕，然血壅痰盛者亦或有之。如果形气脉气俱有余，胸腹胀痛上冲，此血逆证也，宜失笑散。"由此可知在眩晕的发病中，瘀血也是一个不可忽视的因素。李中梓在《医宗必读》中谓："瘀血停蓄，上冲作逆，亦作眩晕。"其亦指出瘀血致眩的理论。清代王清任在《医林改错》中提出用通窍活血汤治疗昏晕，并指出元气亏虚，血气不畅可导致"瞀闷"。清代唐容川在《血证论·瘀血》中亦有"瘀血攻心，心痛头晕，神气昏迷，不省人事"等记述。

5. 因虚致眩说

《内经》首开因虚致眩的先河。《灵枢·海论》曰："脑为髓之海，其输上在于其盖，下在风府……髓海有余，则轻劲多力，自过其度；髓海不足，则脑转耳鸣，胫酸眩冒，目无所见，懈怠安卧。"肾为先天之本，主藏精生髓，髓聚而成脑，若肾精暗耗，生髓不足，不能上充于脑，则脑转耳鸣。《灵枢·卫气》又有"上虚则眩"之说。《灵枢·口问》云："上气不足，脑为之不满，耳为之苦鸣，头为之苦倾，目为之眩。"其说明上气不足，清阳不升可致眩。张仲景在《金匮要略·血痹虚劳病脉证并治》中云："夫失精家，少腹弦急，阴头寒，目眩，发落。"此为虚劳失精，阴阳两虚之眩晕。宋元以后医家在前人因虚致眩学说的基础上进一步发展，如严用和认为"疲劳过度，下虚上实……皆令人眩晕"；李东垣则认为脾胃虚弱、元气不足可致头目昏眩；《证治汇补》有"眩晕生于血虚也"之论；成无己在《伤寒明理论》中说："伤寒头眩，责其虚也，起则头眩与眩冒者，皆发汗吐下后所致，是知阳虚也。"其认为伤寒头眩之人，皆因汗吐下之太过，伤及阳气，而致眩晕形成。

后至明代，张景岳在《景岳全书》中曰："头眩虽属上虚，然不能无涉于下。盖上虚者，阳中之阳虚也；下虚者，阴中之阳虚也。"其指出下虚致眩理论，并提出"无虚不作眩"的观点，《景岳全书》曰："眩运一证，虚者居其八九，而兼火兼痰者，不过十中一二耳。"明代周慎斋在《慎斋遗书·头晕》中指出："头晕有肾虚而阳无所附者，有血虚火升者，有脾虚生痰者，有寒凉伤其中气，不能升发，故上焦元气虚而晕者，有肺虚肝木无制而晕者。"其对"因虚致眩"理论作了较深入的发挥。尤其对阳虚眩晕论述颇丰，其云："头为诸阳之首，病人头晕，清阳不升也。头重不能抬起，阳虚不能撑持也"，又云："五更头晕，阳气不足也。盖阳主动，动则阳气上升，故不晕；五更静极，阳气虚则潜于下，不足于上，所以晕也"。明代王绍隆在《医灯续焰》中曰："清阳出上窍，而目在其中。清阳者气也，气不足则不能上达，以致头目空虚，而眩晕时时作矣。"其认为气虚是眩晕发病的根本病因。明代秦景明的《症因脉治》在成无己"伤寒头眩从阳虚论治"的基础上有所发挥，认为阳气虚不仅是伤寒眩晕的病因，也是眩晕的主要病理环节，故而强调"阳虚致眩"说。

清代周杓元的《温证指归》根据温病学理论阐述眩晕发病的基本病机，认为此病总因肾气虚弱，一遇大热，耗损真阴，使阴不摄纳而阳无所依，上蒙清窍而发为眩晕。陈修园在《医学从众录·眩晕》中曰："盖风非外来之风，指厥阴风木而言，与少阳相火同居，厥阴气逆，则风生而火发，故河间以风火立论也。风生必挟木势而克土，土病则聚液而成痰，故仲景以痰饮立论，丹溪以痰火立论也。究之肾为肝母，肾主藏精，精虚则脑海空而头重，故《内经》以肾虚及髓海不足立论也。其言虚者，言其病根；其言实者，言其病象，理本一贯。"其是对眩晕病因风、火、痰、虚致眩的又一概括，且论述了历代医家与《内经》记述有所差异的原因，即是否从整体出发，分析本病之发病机理。

（三）证候分类

历代医家对眩晕证候分类的表述有：①肝阳上亢；②气血亏虚；③肾精不足；④痰浊内蕴；⑤瘀血阻络；⑥风邪上扰；⑦痰浊中阻；⑧瘀血阻窍；⑨心阴虚；⑩心阳虚；⑪心火暴盛；⑫气滞血瘀。

（四）治疗

纵观历代医家对眩晕治疗的论述颇多，现总结如下：

1. 辨证论治

《内经》为眩晕病的辨证治疗奠定了理论基础，后世医家不断有所补充与发挥。汉代张仲景对眩晕一证并未有专论，但据其病机的多个方面，拟定出相应的治法方药。例如，小柴胡汤治疗少阳眩晕；大承气汤治阳明腑实之眩晕；真武汤治疗少阴阳虚水泛之眩晕；苓桂术甘汤、小半夏加茯苓汤、泽泻汤等治痰饮眩晕等，为后世论治眩晕奠定了基础。至唐宋时期，诸家方书在仲景方药的基础上进一步完善丰富，如唐代王焘在《外台秘要》中载有治风头眩方剂九首，治风头旋方剂七首，从风邪立论。宋代《圣济总录》载有治风头眩方剂二十四首，且大多方剂中应用防风、川芎、前胡、独活，可见此时期十分重视风邪在眩晕病发病中的重要作用。

金元时期，眩晕病的治法方药有所发展。张子和认为本病系由痰实而致，并强调邪祛则正安，治病以攻邪为本，临床多运用吐法治疗眩晕，可谓独具慧眼。其在《儒门事亲·头风眩运》中指出："夫妇人头风眩运，登车乘船亦眩运，眼涩……皆胸中有宿痰之使然也。可用瓜蒂散吐之"，又曰："头风眩运……可用独圣散吐之。吐讫，可服辛凉清上之药"，指出了运用独圣散治疗痰涎壅塞之眩晕病。李东垣在《兰室秘藏·头痛》中指出用半夏白术天麻汤治疗脾胃气虚，痰浊上逆之眩晕，并指出："足太阴痰厥头痛，非半夏不能疗；眼黑头眩，风虚内作，非天麻不能除。"治疗仍从脾胃着眼。朱丹溪的《丹溪心法》主张"无痰不作眩"，并指出治痰方法，其曰："头眩，痰，挟气虚并火。治痰为主，挟补药及降火药。无痰则不作眩，痰因火动。又有湿痰者，有火痰者。湿痰者，多宜二陈汤。火者，加酒芩。挟气虚者，相火也，治痰为先，挟气药降火。"

明清时期许多著作集前人经验之大成，关于眩晕治疗的记载颇为详尽。明代张景岳在《景岳全书·眩晕》中曰："原病之由，有气虚者，乃清气不能上升，或汗多亡阳而致，当升阳补气；有血虚者，乃因亡血过多，阳无所附而然，当益阴补血，此皆不足之证也。"其指出补益气血的治疗原则。明代张三锡在《医学六要·头眩》中将眩晕分湿痰、痰火、风痰、阴虚、阳虚、气虚、血虚、亡血、风热、风寒、死血等证候并分证立方。明代王肯堂在《证治准绳·杂病·眩晕》中对本病的治则作了详尽的论述，其曰："因实热而动者，治其热；因邪搏而动者，治其邪；因厥逆上者，下治所厥之邪；因阴虚而起者，补其阴而抑其阳，按而收之；因阳虚气上浮者，则补其阳，敛其浮游之气；因五志而动者，各按其脏气以平之；因郁而发者，治其所郁之邪，开之发之；因精血不足者，补之，不已，则求其属以衰之；因胜克而动者，以盛衰之气而补泻之；中气虚衰而动者，补其土而安之；上焦精明之气虚不能主持而动者，亦当补中焦之谷气推而扬之；因五脏六腑上注之精气不足而动者，窥其何者之虚补之。"

清代李用粹在《证治汇补》中将眩晕分为湿痰、肝火、肾虚、血虚、脾虚、气郁、停饮、阴虚、阳虚等证候并分别立方，其认为丹药镇坠，药性多燥热，容易助火散气，可使眩晕加重。程国彭在《医学心悟》中除总结了肝火、湿痰、气虚夹痰、虚火上炎、命门火衰等致眩晕的治疗大法外，还着重介绍了以重剂参、附、芪治疗虚证眩晕的经验。叶天士在《临证指南医案·眩晕》中认为眩晕有夹痰、夹火、中虚、下虚的不同，并详细介绍其临床应用。陈梦雷在《图书集成医部全录·薛己医案·头眩》中强调辨证施治的内容，其曰："头目眩运，若右寸关脉浮而无力，脾肺气虚也，用补中益气汤。若左关尺脉数而无力，肝肾气虚也，用六味地黄丸。若右寸尺脉浮大或微细，阳气虚也，用八味地黄丸。血虚者，四物汤加参苓白术；气虚者，四君子汤加当归黄芪；肝经实热者，柴胡清肝散；肝经虚热者，六味地黄丸；脾气虚弱者，补中益气汤；脾虚有痰者，半夏白术天麻汤；外证衄血过多者，芎归汤；发热恶寒者，圣愈汤。大凡发热则真气伤矣，不可用苦寒药，恐复伤脾胃也。"

此外，明代龚廷贤在《寿世保元》中记载治疗眩晕的半夏白术汤、补中益气汤、清离滋坎汤、十全大补汤等，至今临床仍在应用。此时期尚有医家从体质方面阐述对眩晕的辨证治疗，很有独到见解，如明代徐春甫在《古今医统大全·眩晕宜审三虚》中认为："肥人眩运，气虚有痰；瘦人眩运，血虚有火；伤寒吐汗下后，必是阳虚。"以及明代虞抟在《医学正传·眩晕》中指出："大抵人肥白而作眩者，治宜清痰降火为先，而兼补气之药。人黑瘦而作眩者，治宜滋阴降火为要，而带抑肝之剂。"

2. 其他疗法

（1）针灸治疗：眩晕的针灸疗法始见于《内经》。《内经》未列出治疗眩晕病的方药，但明确指出了治疗穴位及经络。《灵枢·口问》曰："目眩头倾，补足外踝下留之。"足外踝下为足太阳经的昆仑穴，针用补法，可培补正气，缓解眩晕。《灵枢·五邪》曰："邪在肾……时眩。取之涌泉、昆仑……邪在心……时眩仆，视有余不足而调之其输也。"涌泉和昆仑分别为足少阴经的井穴和足太阳经的经穴，当病在心、肾时分别取相关腧穴施以补泻。

至汉代张仲景不仅有较多治疗眩晕的著名方剂，亦应用针刺之法治疗眩晕，对病邪偏重在经脉，以经脉症状为主，气机郁结，风火上扰所致的眩晕多采用此法。《伤寒论》云："太阳与少阳并病，头项强痛，或眩冒……当刺大椎第一间、肺俞、肝俞，慎不可发汗"，又曰："太阳少阳并病，心下鞕，颈项强而眩者，当刺大椎、肺俞、肝俞，慎勿下之"，指出邪在太阳少阳两经时，由于太阳表证未去，邪气已传入少阳，经气不利，而见头项强痛，眩晕等经脉症状，汗、下均非所宜，针刺大椎、肺俞外解太阳之邪，针刺肝俞和解少阳之邪，方是正治之法。

魏晋医家皇甫谧《针灸甲乙经》根据眩晕伴随症状的不同，在《内经》记载针灸治疗方法基础上还应用足少阳胆经、手太阳小肠经、足太阴脾经、足阳明胃经、足厥阴肝经、手少阳三焦经、任脉、督脉等经脉取穴，如"风眩目眩，颅上痛，后顶主之"（取督脉腧穴），"头痛目眩，颈项强急，胸胁相引不得倾侧，本神主之"（取足少阳胆经腧穴）。并在书中叙述了针灸补泻手法及针刺原则，其曰："热盛则泻之，虚则补之，不盛不虚，以经取之"。

唐代孙思邈在《备急千金要方》中亦载有眩晕病的针灸疗法。孙氏在治疗风眩中提到依据年龄状况决定艾灸次数，并指出"火气引上其数处迥发者，则灸其近当鼻"之法。

至宋金元时期，亦有大量关于针灸治疗眩晕的记载。如"完骨，疗风眩项痛头强寒热""当阳、临泣疗卒不识人，风眩鼻塞"等。张从正在《儒门事亲》中曰"诸风掉眩，皆属于肝，木主动……可刺大敦，灸亦同"，考虑用针灸之法从肝论治眩晕。

明代是针灸学术发展之高潮，理论研究深化，继承了金元时期各个流派的不同特点，并在其基础上推陈出新。《针灸大成》取中脘、鸠尾等穴，治疗张氏"眼目黑瞀""以疏其痰"。徐凤在《针灸大全》中则取脾经络穴公孙，配膻中、中魁、丰隆，治疗"呕吐痰涎，眩晕不已"。清代针灸治疗眩晕的记载较少，直至近现代针灸疗法又广泛应用于临床。

（2）熏洗、导引：魏晋南北朝时期有熏洗、导引等方法治疗眩晕，尤其对导引方法记载较多。如《养生导引法》云："伏前侧牢，不息六通，愈耳聋目眩"，又如："低头不息六通，治耳聋目癫眩"。唐代孙思邈在《千金翼方》中还谈到了以水煮吴茱芙三升，用绵拭发根；水、盐、蛇床子同煮浸头后，包裹4、5日，然后用水冲洗的外洗方法，用以治疗风寒所致之眩晕。清代沈金鳌引在《保生秘要》中运功和痰滞导引法的应用，也颇有新意。

本文从眩晕的历史脉络出发，对于该病病名、病因病机、证候分类及证治作了详细的介绍，旨在为广大读者熟悉参详，了解古人的见解与思维方式，进而从中获得启发，所谓勤求古训，博采众方。

（周雪明　杜　琳）

瘿病源流考

·

祖国医学对瘿病的认识历史悠久，源远流长，早在春秋战国时期，《淮南子·坠形篇》及《庄子》就有瘿病记载。历代医学文献对于瘿病的治疗有诸多论述，积累了丰富的选方用药经验。本书从病名、病因病机、证候分类及治疗等方面对瘿证的源流进行考证，总结历代医家对于瘿病病因病机的认识，同时对瘿病的辨证施治进行剖析，归纳出常见的证型及方药，以期为临床实践探寻理论根源，指引研究方向，提高临床疗效。

（一）病名

"瘿病"一词，历经数千年而沿用至今，不同时期瘿病病名含义有所不同。纵观历代医书有关瘿病命名的诸多论述，将其归纳如下：

由于瘿字同"婴"，婴之意为绕，所以瘿即在颈绕喉之病也。《说文解字》记载："瘿，颈瘤也，从病婴音。"刘照释名"瘿，婴也，在颈婴喉也"，谓瘿病之状如贝壳编成之圈状佩于颈也，或如有物系于喉间状。可见瘿是一种颈部的疾患。

唐宋时期有"石瘿""泥瘿""劳瘿""忧瘿""气瘿"等称谓，如宋代《圣济总录·瘿瘤门》曰："石瘿、泥瘿、劳瘿、忧瘿、气瘿，是为五瘿，石与泥则因山水饮食而得之；忧、劳、气则本于七情。情之所至，气则随之，或上而不下，或结而不散是也。"

宋代陈无择的《三因极一病证方论·瘿瘤证治》亦提出"肉瘿""血瘿""筋瘿"之病名，

其曰："坚硬不可移者，名曰石瘿；皮色不变，即名肉瘿；筋脉露者，名筋瘿；赤脉交络者，名血瘿；随忧愁消长者，名气瘿"，并谓："五瘿皆不可妄决破，决破则脓血崩溃，多致夭枉"。后至明代陈实功《外科正宗》亦宗此说，可见历代医家对本病之称名认识之丰富。

（二）病因病机

瘿病如璎珞之状，在颈绕喉。其发病与环境异常、情志不遂关系密切，多因气机不畅、血行瘀滞、痰瘀互结所致，其病变部位虽然在颈部咽喉处，但与肝、脾、胃等脏腑关系密切。历代医家对"瘿病"的发病机制，各有其论。

1. 水土禀异，令人病瘿

古代医家认为瘿病的发生与地理环境的相关，早在《吕氏春秋·尽数篇》中即有明言道："轻水所，多秃与瘿人。"三国时期的名士嵇康著的《养生论》云："颈如险而瘿，水土之使然也。"后至隋代，巢元方在《诸病源候论·瘿候》中亦有记载，其曰："瘿者……亦由饮沙水，沙随气入脉，搏颈下而成之。初作与瘿核相似，而当颈下也。皮宽不急，垂捶捶然是也。患气结成瘿者，但垂核捶捶无脉也"，又曰："诸山水黑土中出泉流者，不可久居，常食令人作瘿病，动气增患"。《圣济总录·瘿瘤门》指出："山居多瘿颈，处险而瘿也。"金代张子和在其《儒门事亲》中亦载曰："颈如险而瘿，水土之使然也。"明代医家江瓘的《名医类案》述有："汝州人多病颈瘿，其地饶风沙，沙入井中，饮其水则生瘿。"清代名医沈金鳌在《杂病源流犀烛·颈项病源流》中提及："然西北方依山聚涧之民，食溪谷之水，受冷毒之气，其间妇女，往往生结囊如瘿。"可见中医学很早以前就认识到瘿病的发生与地域和水土因素密切相关。

2. 情志不遂，气血不畅

宋代《济生方·瘿瘤论治》中论有："夫瘿瘤者，多由喜怒不节，忧思过度，而成斯疾焉。大抵人之气血，循环一身，常欲无滞留之患。调摄失宜，气血凝滞，为瘿为瘤。"《圣济总录·瘿瘤门》谓其为："妇人多有之，缘忧郁有甚于男子也。"《太平圣惠方·瘿气咽喉肿塞》当中谈到瘿病压迫气管、食管的病变亦与情志因素相关，其曰："夫瘿气咽喉肿塞者，由人忧恚之气在于胸膈，不能消散，搏于肺脾故也。咽门者，胃气之道路，喉咙者，肺气之往来，今二经俱为邪之所乘，则经络痞塞，气不宣通，故令结聚成瘿，致咽喉肿塞也。"陈言在《三因极一病证方论·瘿瘤证治》中也有"随忧愁消长"之记载。明代李梴认为"瘿"的病因往往是"因七情劳欲，复被外邪，生痰聚瘀，随气留注，故生瘤赘，总皆气血凝滞结成"，其在《医学入门·脑颈部》中指出："瘿……原因忧恚所生，故又曰瘿气，今之所谓影囊者是也……总皆气血凝结成。惟忧恚耗伤心肺，故瘿多着颈项及肩。"江瓘在《名医类案》中称"其为少阳厥阴肝胆因郁怒痰气所成。"薛己在《外科发挥》中言瘿病的病因病机时指出："此七情所伤，气血所损之证也。"由此可知，瘿病的形成与精神情志的变化有关，常由情志不遂，气血郁滞所致。

3. 脏气不平，痰气凝结

中医学认为先天禀赋的不同决定了体质差异的存在，故禀赋有阴阳，脏气有强弱，瘿病的发生不但与环境关系密切，而且与人之脏气秉性相关。脏气不平，遇环境或情志等刺激，聚湿生痰，凝滞气血，变生瘿病。晋代皇甫谧在《针灸甲乙经》中言道"气有所结发瘤瘿"。明代医家李梴的《医学入门》认为"盖瘿、瘤本共一种，皆痰气结成"。陈实功的《外科正宗·瘿瘤论》提出"夫人生瘿瘤之症，非阴阳正气结肿，乃五脏瘀血、浊气、痰滞而成"，认为本病多以气郁为先，兼有血瘀、痰凝之证。清代医家林珮琴的《类证治裁》中有"其症属五脏，其原由肝火"的说法。沈金鳌在《杂病源流犀烛》中也有"瘿瘤者，气血凝滞，年数深远，渐长渐大之证"及"其证皆隶五脏，其原皆由肝火。盖人怒动肝邪，血涸筋挛，又或外邪搏击，故成此二证，惟忧恚耗伤心肺，故瘿多着颈项及肩。惟有所劳欲，邪乘经气之虚而住留，故瘤随处皆有"之阐述。王维德在《外科证治全生集》中亦云："尽属阴虚，毒发五脏。"高秉钧在《疡科心得集》中也指出："瘿瘤者，非阴阳正气所结肿，乃五脏瘀血浊气痰滞而成也"，并提出其发病机理不同则临床表现各异，如"怒动肝火，血涸而筋挛者，自筋肿起，按之如筋；或因劳役火动，阴血沸腾，外邪所搏而为肿者；或郁结伤脾，肌肉消薄；或劳伤肺气，腠理不密；或因劳伤肾水，不能荣骨而为肿者"，表明瘿病的发生与五脏气机关系密切。

（三）证候分类

历代医家对应瘿病证候分类的表述有：

（1）瘿痈：①风热痰凝；②气滞痰凝。

（2）肉瘿：①气阴两虚；②气滞痰凝。

（3）气瘿（气滞痰阻）。

（4）石瘿：①肝胆蕴热；②肝热痰湿；③痰瘀交凝；④脾胃气虚；⑤气滞血瘀；⑥痰湿郁结。

（5）瘿气：①气滞；②阴虚；③阳亢；④痰湿；⑤气虚。

（6）瘿囊。

（7）瘿瘤。

（8）瘿气。

（9）泥瘿（即土瘿）。

（10）忧瘿。

（11）劳瘿。

（12）筋瘿。

（13）血瘿。

（四）治疗

纵观历代医家对瘿病之辨证论治，治法多样，现整理归纳如下：

1. 辨证论治

（1）化痰软坚，消瘿散结：古代医家认为瘿病大多为痰作祟，因此化痰软坚、消瘿散结类药物是古代医家治疗瘿病的主药，常用海藻、昆布、海带、夏枯草、浙贝母、杏仁、半夏、南星等。常用方剂如海藻丸、昆布丸、海藻玉壶丹等。《神农本草经》提出海藻"主瘿瘤气"，明代缪希雍在《本草经疏》中秉东垣之言，记载有昆布可治"瘿坚如石者"，言其为治疗瘿病的专用药、特效药，取其"咸能软坚"之性。唐代孙思邈的《备急千金要方》载有治石瘿、气瘿、劳瘿、土瘿、忧瘿等方药瘿病（海藻、龙胆草、海蛤、通草、昆布、夏枯草、半夏），《三因极一病证方论》《济生方》等书将本方称为破结散；宋代《太平圣惠方》载有神效方，其曰："治瘿气经久不消，神效方：海带、海藻、昆布。"金元时期，张从正在《儒门事亲》中载化瘿丹（海带、海藻、海蛤、昆布、泽泻、连翘、猪靥）。罗谦甫在《卫生宝鉴》中载有"治瘿气久不消"的海带丸（海带、贝母、青皮、陈皮），及"治瘿气火盛，久不消散"的海藻溃坚丸（海藻、海带、昆布、莪术、青盐）。明代王肯堂的《证治准绳》载有"治瘿瘤结硬"的守瘿丸（海藻、昆布、通草、杏仁、射干、牛蒡子）。

（2）疏肝理气，消瘿散结：治疗瘿气，古有"顺气为先"之训，即疏肝气，健脾运，当用陈皮、柴胡、槟榔、青皮、香附、木香等疏肝理气药。如《外台秘要》疗瘿细气方、深师苏子膏疗气瘿方中所用之陈皮，《外科正宗》海藻玉壶汤、活血散瘿汤中所用之青皮，治疗"忧郁伤肝，思虑伤脾"而"生气瘿肉瘤"的十全流气饮中更有陈皮、乌药、木香、香附、青皮等多味疏肝理气类药物。《外台秘要》"疗冷气咽喉噎塞兼瘿气昆布丸"应用吴茱萸、干姜两味温性疏肝理气药，旨在治疗由于寒邪内侵肝经而致肝气郁滞不通的气滞痰凝类瘿病。

（3）理气活血，化痰消瘿：《外科正宗》中的海藻玉壶汤为治疗痰结血瘀型瘿病的主要方剂。方中当归、川芎养血活血，与青皮、陈皮、海藻、昆布等理气化痰药合用共奏理气化痰、活血消瘿之功。如患者结块较硬形成瘀血型结节，则可酌加黄药子、三棱、莪术、穿山甲片、丹参等破血逐瘀之品以增强活血软坚、消瘿散结之功。另如《外台秘要》范汪疗五瘿方中应用倒挂草，《备急千金要方》及《千金翼方》中治积年瘿痛的陷脉散方中应用丹参、大黄、琥珀，《外科正宗·瘿瘤论》活血散瘿汤中应用白芍、当归、川芎、红花，均为理气活血、化痰消瘿法的具体应用。

（4）清肝泻火，消瘿散结：忧患郁怒，痰气塞结，气滞血瘀，郁久极易化火，所以古代医家多运用龙胆草、栀子、黄芩、夏枯草等苦寒泻火之品，用以治疗肝火旺盛，气机郁滞型瘿病。如《外台秘要》中的5个治瘿的方剂和《圣济总录》中的4个方剂都运用了龙胆草等清泻肝火的药物。古代医家运用清热泻火药时，注重明辨实邪所居部位而斟酌用药，同时注意以阴济阳及顾护阴液。如心经有热，以黄连、犀角等直折心火；若热在肺胃，渴饮多食，消瘦便频，常用生石膏、知母、黄连、黄芩等，并酌加滋阴之品；若热在肝经，见头晕目眩，烦躁易怒者，当清泻肝火，常用龙胆草、夏枯草、青黛等。另外，在运用清热泻火药同时，又选用通草、木通、淡竹叶、大腹皮、防己、车前子等药物以利小便，使热邪随小便而出；同时选用白蔹、白头翁、连翘、水牛角、松萝等清热解毒之品以消痛散结。如《太平圣惠方》中"治颈卒生结囊，欲成瘿，宜服木通散方"也用了木通、松萝、白蔹等。《普济方》"必效主气瘿方（一名白头翁丸）"中应用"白头翁、通草、玄参、连翘子、白蔹"，以及《本草纲目》明确指出黄药子有"凉血降火，消瘿解毒"的功效，用黄药子酒治疗瘿病时，可应用"常把镜自照，觉消便停饮"及"以线逐日度之，乃知其效也"的疗效观察方法。

（5）滋阴降火，宁心柔肝：瘿病痰气郁结日久化火，火热耗伤阴精而导致阴虚火旺，其中尤以肝、心两脏阴虚火旺的病变较为突出。此为病久由实转虚，治疗当先滋养肝之体，以助肝之疏泄，使气机条达，遏制诸郁之渐，同时注意"壮水之主，以制阳光"，滋肾水以上济心火，下抑肝阳。故古代医家多以玄参、麦冬、生地、熟地、地骨皮、沙参、知母等甘寒药物以滋肝肾之阴，并主张以清润为原则，避免滋腻阻碍气机。如《证类本草》指出"玄参，一名逐马，味苦，散瘤瘿瘰疬"。此外，由于痰火与阴液耗伤互为因果，阴虚则经脉枯涩，痰火愈结愈炽，痰火不除，阴液也难以回复。因此，养阴增液的同时也不可忽视清热化痰。瘿病痰气瘀结日久化火，未有不耗伤气血者，临床表现颈前结块，日久不消，神疲乏力，正气耗伤，精血不足，虚实夹杂类瘿病，益气养血药亦多常用。《圣济总录》治瘿气咽喉肿塞的茯苓汤方中人参、茯苓，通气丸中的黄芪均可益气生血，健脾益气。此类药物还有小麦、白术、五味子、当归、山药等，如《本草纲目》言："小麦，消瘿，醋浸，同海藻末，酒服。"

除上述治疗方法外，历代医家对瘿病治疗亦有其他相关论述，如《太平圣惠方》认为："瘿有三种，有血瘿，可破之；有息肉瘿，可割之；有气瘿，可针之。" 根据瘿病的不同特点处以不同治疗手段，《外科正宗·瘿瘤论》曰："初起自无表里之症相兼，但结成形者，宜行散气血。已成无痛无痒，或软或硬色白者，痰聚也，行痰顺气，已成色红坚硬，渐大微痒微疼者，补肾气、活血消坚。"根据病程分别论治，并按此治则拟定了海藻玉壶汤、活血消瘿汤、十全流气饮等。

（6）碘剂的应用：以含碘药物治疗瘿病的方法，中医典籍早有收录，如唐代《备急千金要方》收载的10首，及《千金翼方》收载的9首治疗瘿病的方剂均着重用到海藻、昆布、羊靥（羊甲状腺）、鹿靥等药。唐代王焘在《外台秘要》中收录的35首治疗瘿病方药，其中含海藻或昆布的有27首，用羊、鹿靥的有6首，金代张从正在《儒门事亲·瘿》中曰："夫瘿囊肿闷……又以海带、海藻、昆布三味，皆海中之物，但得三味，投之于水瓮中，常食亦可消矣。"其表明当时医家已懂得使用碘化水预防及治疗瘿病。然而，须加以说明的是，碘剂的运用仅限于对单纯性甲状腺肿患者，如对于甲状腺功能亢进的患者，碘剂不但不抑制甲状腺激素的合成，反而是后者合成的主要原料，并且甲状腺功能亢进缓解者，服用过多碘，易引起复发。因此，在对古代文献进行整理、学习时，应作客观分析，根据临床实际合理运用。

（7）单味药应用：单味药中，黄药子有较好疗效。明代李时珍在《本草纲目》中指出黄药子"凉血降火，消瘿解毒"，其曰："项下瘿气，黄药子一斤，洗到，酒二斗浸之。每日早晚当服一盏，忌一切毒物及戒怒。"后世医家应用黄药子浸酒、黄药子浸膏或复方配伍治疗瘿病，皆源于此。《山海经》载："夭帝之山有草如葵，名曰杜衡，食之已瘿。"杜衡即杜葵，又名马蹄香，《本草纲目》言其可治"颈间瘿瘤之疾"。《典术》载曰："服食天门冬治瘿除百病，天门冬又称天棘，《医学正传》言其可疗诸般痈肿。"此外，穿山甲、蜂房等药物亦可用于临床。

2. 其他疗法

（1）外科治疗：外科治疗瘿病的记载可追溯至三国时期。《三国志·魏书》引《魏略》谓贾逵"发愤生瘿，后所病稍大，自启愿欲令医割之"，而曹操劝告贾逵曰："吾闻'十人割瘿九人死'。"这个历史故事说明，在公元3世纪前，中医已经对手术治疗瘿病进行探索，然而随着药物应用的不断丰富，且手术疗法尚不完善，人们多选择内治法治疗本病。正如《三因极一病证方论·皮证治》所载："五瘿皆不可妄决破，决破则脓血崩溃，多致夭枉。"《肘后备急方》还首次使用了外敷治瘿之法，并记载海藻酒"治瘿瘤结气，散颈下硬核瘤"。可见历代医家认为瘿病以颈前有肿块为主要临床表现，其部位特殊，故治疗时主要通过内服药物取效而不可轻易在局部施以手术。

（2）针灸治疗

1）针刺：晋代皇甫谧在其《针灸甲乙经》中首先提出了关于"瘿病"的针灸治疗方案，其曰："瘿，天窗，天容，天府及臑会主之。瘤瘿，气舍主之。"隋代巢元方《诸病源候论·瘿候》亦指出："有气瘿，可具针之。"

2）艾灸：唐代孙思邈的《备急千金要方》第七篇中提出 11 种灸法，如"诸瘿，灸肩髃，左右宛宛处""又灸风池百壮，夹项两边""灸两耳后发际""灸通天五十壮"等。唐代王焘在《外台秘要》中也整理了 13 种灸法。元代危亦林在《世医得效方》中言治疗瘿病可根据性别的不同，体质的差异，分而治之，其曰："灸法，治诸瘿。灸大空穴三七壮。又灸肩髃左右相当宛宛处。男左十八壮，右十七壮；女右十八壮，左十七壮。穴在肩端两骨间陷者宛宛中，举臂取之。又灸两耳后发际，共百壮。"

总之，《外台秘要》《太平圣惠方》《圣济总录》《铜人腧穴针灸图经》《针灸聚英》《针灸大成》《针灸集成》等均有针灸疗瘿的记载，但以灸法为多见，针法使用较少，疑与当时《针灸集成》中所言之"瘿瘤，不可针破，针则肆毒；肉瘤，针灸则皆杀人；血瘤，针则出血不止而死"的认识有关。

（3）瘿病的防治与禁忌：中医学历来重视预防，早在《内经》时期就提出了"治未病"的预防思想。《素问·四气调神论》指出："圣人不治已病治未病，不治已乱治未乱，此之谓也。夫病已成而后药之，乱已成而后治之，譬犹渴而穿井，斗而铸锥，不亦晚乎。"由此可见预防的重要性。对于瘿病，医家早在远古时期就对其提出预防措施。如张子和提出将海藻、昆布"投入水瓮中常食"，以改善饮用水质来防治。《儒门事亲·瘿》谓"海带、海藻、昆布三味，皆海中之物，但得三味，投之于水瓮中，常食亦可消矣"，以之作为防治瘿病的方法。《外科正宗·瘿瘤论》提出本病禁忌，其曰："切不可轻用针刀，掘破出血不止，多致立危，久则脓血崩溃，渗漏不已，终致伤人。"

通过对传统文献的初步检索、研究，不难发现我国历代医家对瘿病病名、病因病机、辨证分型、治则治法、选方用药等方面都有各自的理论阐述和临床发挥，积累了丰富的治疗经验，为临床实践提供可靠参考。

（曲晓雪　刘春燕）

疟疾源流考

"疟疾"作为病名首见于《内经》，辨证论治始于《金匮要略》，证候分类始于《诸病源候论》，自唐代以来，对疟疾的认识日臻全面。疟疾由感受疟邪、瘴毒引起，因兼感时令邪气不同，患者体质差异，其临床表现纷繁复杂。故从病名、病因病机、证候分类、治疗入手，对历代重要医籍中疟疾的相关病证论述进行整理研究，考查其学术脉络和规律，颇有意义。

（一）病名

"疟疾"一词历经数千年而沿用至今，中医"疟疾"一词的内涵外延超出了现代医学对本病的认知界定，较为庞杂。狭义之疟疾指感受疟邪、瘴毒引起的，以寒战壮热、休作有时、凌虐于人为临床特点的疾病。广义之疟疾包含非疟邪、瘴毒所致的寒热往来证候。本书所研究的疟疾主要指狭义之疟疾。综合分析疟疾的诸多历史称谓，可归纳为 5 种分类命名。

1. 以病因病机分类命名

《素问·疟论》中阐明了寒疟、温疟、瘅疟的临床表现与发病机制，后世医家对其认识亦有发展与变化。第一，寒疟，在《素问》中指"先伤于寒而后伤于风，故先寒而后热"的疟疾。因寒属阴而风属阳，故寒疟表现为先寒战后壮热。第二，牝疟，在《金匮要略》中指寒多热少的疟疾，其曰："疟多寒者，名曰牝疟，蜀漆散主之。"明代秦景明在《症因脉治》中将"牝疟"称作"牡疟"，对牝疟之症做了补充："牡疟之症，即痰饮之疟。"因牝疟夹痰，少阳不和，胃气不舒，故胸胁痞满，欲吐不吐。第三，瘅疟，在《素问》中指但热不寒的疟疾，其曰："其但热而不寒者，阴气先绝，阳气独发，则少气烦冤，手足热而欲呕，名曰瘅疟。"张仲景论瘅疟与之相同。第四，温疟，在《素问》中指"先伤于风而后伤于寒，故先热而后寒"的疟疾。张仲景论温疟与《内经》有所不同，其曰："温疟者，其脉如平，身无寒但热，骨节疼烦，时呕，白虎加桂枝汤主之。"张氏认为温疟指热多寒少、表微寒兼里热的疟疾。《诸病源候论》继承了《素问》对温疟的认识，同时提出："夫病疟六七日，但见热者，温疟矣。"唐代王焘在《外台秘要》中对温疟的认识与巢氏相同。此二书所论温疟，均宗《素问》所论温疟、瘅疟而言。

晋代葛洪在《肘后备急方》中首载"瘴疟"。隋代巢元方在《诸病源候论》中称之"山瘴疟"，其曰："此病生于岭南，带山瘴之气。其状，发寒热，休作有时，皆由山溪源岭嶂湿毒气故也。其病重于伤暑之疟。"瘴疟多发于岭南地区，是指感受山岚瘴毒之气，邪郁于内，蒙闭心窍的病证。明代秦景明在《症因脉治》中载道："瘴气入人脏腑，血聚上焦，败血瘀于心窍，毒涎聚于肝脾，则瘴毒疟疾之症作矣。"此外，亦有"疫疟"与"瘴疟"相似，古代医家认为，非山瘴地区，感受疫病秽浊之邪，所发疾病为"疫疟"。宋代陈无择在《三因极一病证方论》中指出"疫疟"的特点为"一岁之间，长幼相若，或染时行，变成寒热"。清代张璐在《张氏医通》中曰："疫疟，夏秋之间，沿门阖境皆是也。其证壮热多汗而渴。"可见，瘴疟、疫疟均可在一定地区引起流行，发病急骤，病情危重多变。因二者证治相似，故以寒热统分热瘴与寒瘴讨论。热瘴，症见热盛寒微，或壮热不语，神昏谵语；寒瘴，症见寒甚热微，或但寒不热，嗜睡不语，神志昏蒙。就疾病本质而言，瘴病即是疟疾，而南方地区称之为"瘴"，多是因方言不同导致的发音差别。

2. 以病程分类命名

《金匮要略》曰："病疟，以月一日发，当以十五日愈，设不差，当月尽解。如其不差，当云何？师曰：此结为癥瘕，名曰疟母，急治之，宜鳖甲煎丸。"疟病迁延日久反复发作不愈，以致疟邪假血依痰，形成痞块，结于胁下，名曰疟母。《诸病源候论》曰："凡疟积久不瘥者，则表里俱虚，客邪未散，真气不复，故疾虽暂间，小劳便发。"疟疾迁延日久，每遇劳累辄易发作，名曰劳疟。如明代戴元礼在《证治要诀》中载道："久疟，经年累月，名曰疟母，又名劳疟。"值得一提的是，后世之疟积、疟痞、母疟、老疟亦指疟母，然唯元代朱丹溪的《丹溪心法》认为"老疟病，此系风暑于阴分"，与张仲景所述不同。

3. 以病症特点分类命名

《素问·疟论》曰："疟之始发也，先起于毫毛，伸欠乃作，寒栗鼓颔，腰脊俱痛。寒去则内外皆热，头痛如破，渴欲冷饮。"记载了疟疾发作的典型症状。先秦时期的《管子·立政》中载曰："正道捐弃而邪事日长。"正者，不偏、不斜也，引申为典型。典型疟疾发作者，属正疟，表现为寒战发热，头痛汗出，休作有时。《素问·生气通天论》中载道："夏伤于暑，秋必痎疟。"明代张介宾在《景岳全书》中所载正疟发作时间与《素问》一致，其曰："以清脾饮治秋时正疟，随证加减大效。"不典型发作者，属类疟，表现为寒战发热不清，休作不定，包含广义之疟疾。如清代陆子贤在《六因条辨》中言："伏暑恶寒发热，乍有乍无，或轻或重，如疟非疟。"

4. 以病位分类命名

《素问·刺疟》根据病位将疟疾分为足六经疟（足太阳之疟、足少阳之疟、足阳明之疟、足太阴之疟、足少阴之疟、足厥阴之疟）、五脏疟（肺疟、心疟、肝疟、脾疟、肾疟）和胃疟。例如："足太阳之疟，令人腰痛头重，寒从背起，先寒后热，熇熇暍暍然，热止汗出，难已……肺疟者，令人心寒，寒甚热，热间善惊，如有所见者……胃疟，令人且病也，善饥而不能食，食而支满腹大。"宋代《圣济总录》将经与脏腑相连，提出新病证名：足太阳膀胱疟、足阳明胃疟、足少阳胆疟、足少阴肾疟、手太阴肺疟、足太阴脾疟、手少阴心疟、足厥阴肝疟，皆源于《素问·刺疟》。后至清代，林珮琴所著《类证治裁》言："疟邪伏于募原，浅者客三阳经，深者入三阴经……三阳疟多发在夏至后，处暑前。三阴疟多发在处暑后，冬至前。"其提出三阳疟，指疟疾之发于三阳经者；三阴疟，指疟疾之发于三阴经者。

5. 以发作时间分类命名

《素问》以发作时间不同区分疟疾的病因、病候、病机等，分为"其日作者""其作日晏与其日早者""其间日发者（其间日而作者）""间二日或至数日发"者。清代蒋宝素在《医略十三篇》中载间日疟即"间日发（作）者"，俗名"间日子母""当期日二作"；而"日一作，夜一作"的疟疾俗称"子母疟"。因邪气所客之处有深浅不同，故疟疾发作时间亦不同。如邪在阳分病浅则发作日早，邪陷阴分病深则发作日迟，故有一日疟、间日疟、三日疟之分，以间日疟最为常见。

历代医家在前人立论的基础上，也阐发了个人的独特见解。《诸病源候论》首载疟疾并发下利的病证，其曰："凡病疟多渴引饮，饮不消，乃变为癖。大肠虚引饮，水入肠胃，则变为利也。"后世称此证为"痢疟"。宋代陈无铎在《三因极一病证方论》中首载"湿疟"，后世称"暑疟""湿热疟"。明代秦景明认为"湿疟即暑疟"，其发病与正疟相似，但亦俱有身热不扬，身体重痛，肢节烦疼，呕逆胀满，胸隔不舒，苔腻，脉洪数或弦数等特点。疟疾亦有其他命名如风疟、疟黄、鬼疟、痰实疟、十二时疟等。

（二）病因病机

古人认为风寒暑湿、情志劳倦、痰食内滞、起居不慎等均可致疟，同时也认识到感受疟邪、瘴毒为关键。疟疾患者常因兼感风寒暑湿等时令邪气不同，以及夹杂情志、劳倦、痰食和体质差异等因素，而形成不同的疟疾证候。本病的基本病机是，疟邪伏于半表半里，出入营卫之间，邪正交争则作，正胜邪伏则止。现将历代医家所述，整理总结如下：

1. 感受疟邪，邪伏少阳，正邪相争

当疟邪、瘴毒入侵人体之后，伏于半表半里，出入营卫之间，入与阴争则恶寒，出与阳争则发热，正邪交争则寒热往来。若正邪相离，邪气藏伏，不与营卫相争，则寒热休止。《素问》从阴阳角度阐明了疟疾的病机，其曰："阴阳上下交争，虚实更作，阴阳相移也。阳并于阴，则阴实而阳虚……夫疟气者，并于阳则阳胜，并于阴则阴胜，阴胜则寒，阳胜则热。"疟气即疟邪。阳主外，阳虚则外寒，阳胜则外热；阴主内，阴虚则内热，阴盛则外寒。疟邪入与阴争，则里阴盛表阳虚，表现为寒战；疟邪出于阳争，则里阴虚表阳盛，表现为壮热。《素问》从病机角度对疟疾的典型症状加以分析，其曰："阳明虚，则寒栗鼓颔也。巨阳虚，则腰背头项痛；三阳俱虚则阴气胜，阴气胜则骨寒而痛；寒生于内，故中外皆寒。阳盛则外热，阴虚则内热，外内皆热，则喘而渴，故欲冷饮也。"足阳明胃经，自交承浆，却分行循颐后下廉出大迎，其支别者，从大迎前下人迎，故气不足，则恶寒颤栗而颐颔振动也。足太阳膀胱经，其脉从头别下项，循肩髆内侠背抵腰中，故气不足，则腰背头项痛也。热伤气，故内外皆热，则喘而渴。《素问》亦详述疟疾休止的机理，其曰："疟气者，必更盛更虚，当气之所在也，病在阳，则热而脉躁；在阴，则寒而脉静；极则阴阳俱衰，卫气相离，故病得休；卫气集则复病也。"疟气与卫气相离，则寒热休止。明代李梴在《医学入门》中将疟疾归为暑类病篇中，论道："阳邪与荣争，而邪火发于外，则为热；阴邪与卫争，而正气退于内，则为寒。"

疟疾之病位属少阳半表半里，而病位深浅影响了疟疾发作之间隔，以下为不同时间发作疟疾之发病机制。《素问》认为发病时疟气"与卫气并居"，其曰："卫气者，昼日行于阳，夜行于阴。此气得阳而外出，得阴而内薄，内外相薄，是以日作……其间日发者，由邪气内薄于五脏，横连募原也。其道远，其气深，其行迟，不能与卫气俱行，不得皆出，故间日乃作也。"邪在阳分病位浅则发作日早，一日即与卫气相会；邪在阴分病位深则发作日迟，二三日方与卫气相会。故疟疾有一日一发、二日一发、三日一发之不同。明代李梴在《医学入门》中指出："阳为腑邪浅，与荣卫并行，一日一发；阴为脏邪深，横连募原，不能与正气并行，故间日蓄积乃发，或三、四日一发。"清代吴谦在《医宗金鉴》中言："卫气者一日一夜周于身……病初邪浅者，卫行未失常度，其邪日与卫会，故日作也；病久邪深者，卫行迟失常度，其邪不能日与卫会，故间日乃作也；时有间二日，间三日，或至数日作者，亦卫气行愈迟，会愈迟，故作愈迟也。"喻嘉言的《医门法律》，进一步明确了疟疾的病位，其曰："疟邪之舍于营卫，正属少阳半表半里"，又曰："半表半里者少阳也，所以寒热往来亦少阳所主，谓少阳而兼他经之证则有之，谓他经而全不涉少阳，则不成其为疟矣"。

2. 久疟体虚，营卫空虚，稍劳即发

《诸病源候论》阐明了"劳疟"的病因病机。其曰："凡疟积久不瘥者，则表里俱虚，客邪未散，真气不复，故疟虽暂间，小劳便发。"疟邪日久，气血耗伤，加之脾胃虚弱，气血生化之源不足，营卫空虚，故每遇劳累辄易发作，症见面色萎黄，乏力短气。巢氏认为，久疟不愈还与疟疾新发时误治相关，其曰："夫疟，皆由伤暑及伤风所为，热盛之时，发汗吐下过度，腑脏空虚，荣卫伤损，邪气伏藏，所以引日不瘥，仍故休作也。"后至清代，雷丰在《时病论》中补充了劳疟的病因病机，其曰："劳疟者……或因劳役过度，营卫空虚而患疟也。"

3. 久疟不愈，假血依痰，结于胁下

《金匮要略》首次记载了"疟母"的病因病机和辨证论治。张仲景认为，疟病迁延日久反复发作不愈，以致疟邪假血依痰形成痞块，结于胁下，名曰疟母。痞块形成过程中，气虚与血瘀、痰浊互为因果。血瘀、痰浊使气的生成、载运、调节等功能障碍，而致气虚；气虚则血的生成与运行亦受到影响，津液输布障碍而成痰浊，导致瘀血不去、痰浊停留，形成了虚、瘀、痰共见的病理本质。后至明代，李梴在《医学入门》中指出："久则必有疟母。"清代张璐在《张氏医通》中论述了疟母的病因病机，认为"疟母者，顽痰挟血食而结为癥瘕"。

以上为疟疾的病因病位与发病机制。至于疟疾的不同证候表现，则是兼感时令邪气不同及患者体质差异引起的。一般说，感受疟邪而不兼感时令邪气，则表现为正疟，温疟多夹暑邪，寒疟多夹痰饮，湿疟常兼暑湿，瘴疟常夹秽浊，劳疟多正虚夹瘀。如素体阳盛，暑邪内蕴，则形成温疟、瘴疟。《金匮要略》认为其与"阴气孤绝，阳气独发"有关，即患者体内阳热炽盛，耗伤阴液。素体阳虚、复感寒气，则引起寒疟、牝疟。清代李用粹在《证治汇补》中载道："纳凉之风寒，沐浴之水寒，先伏于腠中，因秋风凉肃而发。"先伤于寒则患者阳虚，后复感寒邪发为寒疟。兼感湿邪，则发为湿疟。疟疾发于暑者（又名暑疟），暑多夹湿，故《症因脉治》认为"湿疟即暑疟"。暑邪太盛，邪热入里，可引起瘅疟。又如感受瘴毒，因患者体质不同而发生寒瘴、热瘴的不同证候。寒瘴为素体阳虚，瘴毒湿浊，壅遏三焦，阳气被阻，不能宣达，故乍寒乍热，寒甚热微，恶寒战栗；甚则瘴毒痰湿之邪，蒙闭心窍，则神昏不语。热瘴多为素体阳盛，瘴毒疫疠侵入少阳，热重于湿，或湿从热化，故乍寒乍热，热甚寒微，或壮热不寒；甚则热入心包，神志昏蒙，出现神昏谵语、痉厥、躁扰不宁等证。大抵疟疾初起实证居多，久疟不愈，则气血亏耗，正虚邪恋，甚则血瘀痰凝，胁下结块，而形成劳疟和疟母。

另外，历代医家在前人立论的基础上，也阐发了个人的独特见解。《诸病源候论·痰实疟候》曰："痰实疟者，谓患人胸膈先有停痰结实，因成疟病，则令人心下胀满，气逆烦呕也。"《诸病源候论·劳疟候》曰："凡疟积久不瘥者，则表里俱虚，客邪未散，真气不复，故疾虽暂间，小劳便发。"其为后世"无痰不成疟""无虚不成疟"之说，奠定了理论基础。《三因极一病证方论》首创"疟备内、外、不内外三因"学说，认为"外则感四气，内则动七情，饮食、饥饱、房室、劳逸，皆能致疟"，并分论疟疾外所因、内所因、不内外因的证治。宋代严用和在《严氏济生方》中指出："或乘凉饮冷，当风卧湿，饥饱失时，致脾胃不和，痰积中脘，遂成此疾，所谓无痰不成疟也"。陈氏所谓三因致疟论及严氏所持无痰不成疟论，实际上包括以"寒热往来"为特征的许多病证。一般来说，呈发作性的，寒罢则壮热，汗出则热退、身凉，间日一发，或一日一发，或三日一发为临床特征的疟疾，系疟邪、瘴毒所引起；至于六淫、七情、痰食、劳逸皆可致疟之说，脏腑、经络、风暑等皆可名疟之论，各有所见，后世有从之者，也有持异议者。明代张介宾在《质疑录》中说："疟邪随人身之卫气为出入，故有迟早、一日、间日之发，而非痰之可以为疟也。"其明确认定疟邪致疟，而非痰致疟，这在认识上是一个进步。张氏指出："严用和论疟，谓无痰不作疟，若指痰为疟邪之主，反以疟邪为痰病之客矣。岂有人身津液变痰，而为寒为热以成疟者乎？痰本因疟邪以生，而非因痰以有疟邪者。"清代中叶以后，随着温病学说的发展与成熟，不少医家将疟疾列入温热病范畴进行讨论。清代叶天士从"脾胃受病"立论，其著《三时伏气外感篇》曰："疟之为病，因暑而发者居多，方书虽有痰食、寒热、瘴疠之互异，幼稚之体，多因脾胃受病。"

（三）证候分类

历代医家对疟疾证候分类的表述有：

（1）正疟（邪伏少阳）。

（2）温疟（湿热内蕴，热重）。

（3）寒疟（湿热内蕴，湿重）。

（4）瘴疟。①热瘴（热毒内陷）；②冷（寒）瘴。

（5）暑疟。

（6）湿疟。

（7）痢疟。

（8）劳疟（正虚邪恋、气虚血损）。

（9）疟母（气滞血瘀）。

（10）疟邪入营。

（四）治疗

《素问·刺疟》即对针刺治疟做了阐述，并提出了"疟脉缓大虚，便宜用药，不宜用针"之戒。现将疟疾治疗归纳整理为以下几点。

1. 辨证论治

应根据不同的证候遣方用药：邪在少阳者，和解以达邪；偏热者，清热以解表；偏寒者，温阳以散邪；感染瘴疫之气者，治当辟秽解瘴；夹痰者祛痰；夹食者消滞。疟久转为虚证，应根据不同情况随证调治，或调补脾胃，或补养气血。如虚实夹杂，寒热交错，则当攻补兼施，温凉并用。

（1）发汗祛邪：发汗祛邪法的运用，必须掌握时机，区别情况而决定，药物常选择柴胡、桂枝、羌活、防风等。《素问·阴阳应象大论》曰："其有邪者，渍形以为汗。"因疟疾与感受外邪有关，故发汗为常用治疗方法之一。《金匮要略》言："疟脉自弦……弦紧者可发汗、针灸也。"弦紧是病偏于表，多兼感风寒，可用发汗祛邪法或结合针灸治疗。《诸病源候论》载道："夫疟岁岁发，至三岁发，连月发不解，胁下有痞……先其时发其汗，服汤已，先小寒者，引衣自温覆汗出，小便自引利，即愈也。"汗法亦可用于久疟不愈、胁下有痞块者。《景岳全书》曰："凡古人治疟之法，若其久而汗多，腠理开泄，阳不能固者，必补敛之；无汗者则腠理致密，邪不能解，必发散之。故曰：有汗者要无汗，扶正为主；无汗者要有汗，散邪为主。"从临床实际来看，疟疾初发，常用和解发汗法，使邪气从汗而解。反之，如汗出甚多，阳不能固，则不能发汗太过，宜固宜散，则当斟酌虚实而定之。

（2）和解少阳：《素问·疟论》认为疟气藏于"皮肤之内，肠胃之外"。因皮肤属太阳表，肠胃属阳明里，故疟邪伏藏于半表半里，亦属少阳经脉部位，历来有"疟不离少阳"之说。张仲景建立了六经辨证体系，将小柴胡汤作为少阳病主方。《伤寒论》曰："伤寒五六日，中风，往来寒热，胸胁苦满，嘿嘿不欲饮食，心烦喜呕……小柴胡汤主之。"后世医家以和解少阳法立论治疗疟疾之典型发作者（正疟），方用小柴胡汤。方中柴胡与黄芩相配伍，一散一清，恰入少阳，以解伏藏少阳之疟邪。明代张介宾认为疟疾的病位"大抵皆属少阳经"，他的治疟诸方多用柴胡等和解法。明末吴又可在所著《温疫论》中制订达原饮，用槟榔、厚朴、草果等"使邪气溃散，速离募原"，此方兼治瘟疫或疟疾之邪伏募原者。因募原属半表半里，为邪气藏伏之处，故开达募原亦能疏解伏藏之疟邪。后至清代，吴谦在《删补名医方论》中载清脾饮，该方由小柴胡汤化裁而来，"治痰积成疟，无表里证者"；陈修园在《医学三字经》中曰："疟为病，属少阳……治之法，小柴方。"

（3）清热达邪：《金匮要略》曰："温疟者，其脉如平，身无寒但热，骨节疼烦，时呕，白虎加桂枝汤主之。"此证系里热炽盛，表有寒邪，张仲景以清热达邪立法，用白虎汤清在里之邪热，加桂枝解在外之寒邪。又曰："阴气孤绝，阳气独发，则热而少气烦冤，手足热而欲呕，名曰瘅疟。若但热不寒者，邪气内藏于心，外舍分肉之间，令人消铄肌肉。"此证系阳热灼炽人体表里内外，消耗阴液使人肌肉消损。此处，仲景没有提出具体的治法和方药，后世医家多主张清热益气生津，用白虎加人参汤、竹叶石膏汤化裁治之。后至明代，张介宾基于清热达邪的思想，总结了治瘅疟三法，认为应先辨别虚实，后判断表邪是否已解。《景岳全书》曰："如热邪内蓄，而表邪未解者，则当散以苦凉；如热因邪致，表虽解而火独盛者，则当清以苦寒，此皆治其有余也。若邪火虽盛，而气血已衰，真阴日耗者，急宜壮水固元，若但知泻火，则阴日以亡，必致不救。"

（4）清热燥湿：《三因极一病证方论》首载"湿疟"，并对其病因进行了阐述，其曰："因汗出复浴，湿舍皮肤，及冒雨湿，名曰湿疟。"后世称"暑疟""湿热疟"。因暑多夹湿，暑为阳邪，其性炎热，湿与热常相合为病，故治疗当以清热燥湿立论。偏于暑热者，以清热解暑为主，用加味香薷饮合益元散。《症因脉治》载有加味香薷饮，其方清解暑热，燥湿健脾；清代汪昂在《医方集解》中载有益元散，功擅清暑除烦。偏于暑湿者，以祛暑燥湿为主，用柴平汤加藿香、佩兰。明代吴崑在《医方考》中载道："柴平汤，疟发时一身尽痛，手足沉重，寒多热少，脉濡者，名曰湿疟，此方主之。"此方乃小柴胡汤、平胃散组成，用以和解表里，燥湿除满。另外，清热燥湿法亦可治疗痢疟之热证，症见痢下赤白，舌苔黄腻，方用柴芩煎。《景岳全书》载有柴芩煎，其主"疟痢并行，内热出血，兼表邪发黄者"。

（5）辟秽解瘴：瘴疟，偏于热毒重者，以辟秽解毒为主，方用清瘴汤；呕吐剧烈，急用玉枢丹以辟秽降逆；壮热神昏谵语者，急用紫雪丹以泄热解毒，清热开窍。偏于寒湿重者，以辟秽化浊为主，方用加味不换金正气散。如痰湿蒙闭心窍，神志昏迷，加服苏合香丸以开窍辟秽。明代《普济方》所录方以辟毒类、解表发汗祛湿类占多数，说明明初医家对瘴病的认识仍是抽象的鬼魅瘴毒意象与外感伤寒或伤湿的辨证共存。明代王纶在《明医杂著》中认为岭南瘴病有4种：岭南伤寒、疟疾、瘟疫热病、瘟黄。此时医家对岭南疾病已经从笼统的瘴病治疗开始向从伤寒、温病等辨病治疗转变，瘴病的概念在疾病史上开始淡化。《景岳全书》认为瘴病为南方地区的疟疾，其曰："瘴以地言，而疟即风寒外感之病也。但其甚者，则或至迷困喑哑，乃与常疟为稍异耳。凡治此者，亦总不离寒热虚实及有邪无邪。"张氏认为，瘴疟为外感风寒之病，当以伤寒之法辨寒热、虚实及辨有邪无邪，兼顾南方气候所致的湿困脾虚。观张景岳之用方，以麻黄汤、桂枝汤解表，小青龙汤解表化饮，小柴胡汤和解少阳，辅以姜附汤、平胃散、不换金正气散等温中、祛湿剂。由此可推，张景岳辨瘴病为疟疾范畴，治疗上以伤寒解表散热等法辨证施治。

（6）温阳达邪：《金匮要略》曰："疟多寒者，名曰牝疟，蜀漆散主之。"张仲景认为牝疟多由素体阳虚，复加疟邪痰阻所致，发作时以寒多热少为特征。治用蜀漆散，温阳化痰截疟。

如寒疟但寒不热，怠惰嗜卧，胸痞泛恶，乃太阴阳气衰微，痰湿留恋。治用附子理中汤合蜀漆散，以温运脾阳，截疟化痰。《金匮要略》所附《外台秘要》方曰："柴胡桂姜汤，治疟寒多微有热，或但寒不热。"张氏认为柴胡桂姜汤亦可治疗寒疟。方中柴胡、桂枝和解达邪，甘草、干姜温化寒湿，黄芩、瓜蒌根、牡蛎清热解渴。正如《医门法律》所说："疟多寒者，寒多于热，如三七、二八之分，非纯寒无热也。"可见寒疟并非纯属寒证，常为寒热交错，故用黄芩、瓜蒌根等，如苔白而不渴者，则可去之。另外，温阳达邪法亦可治疗痎疟之寒证，症见下利清稀，舌苔白腻，方用加味不换金正气散加柴胡、常山。

（7）补益虚损：此法多适用于劳疟。久疟不愈，耗伤正气，加之脾胃虚弱，生化乏源，导致气血亏虚；若其稍劳即作，名曰劳疟，气血亦亏。疟疾为疟邪作用于人体发病，因人之体质有阴阳盛衰，故久疟亦有气血阴阳不同程度之亏虚。如疟疾因少阳木火炽盛、津液不足致渴。《金匮要略》载小柴胡去半夏加瓜蒌汤，"治疟病发渴者，亦治劳疟"，在和解少阳的基础上，清热生津止渴，使阴液得复。《肘后备急方》《外台秘要》均载牛膝一味，其善补肝肾，用治"劳疟积久"，为后世补益诸法奠定理论基础。阴虚潮热者，宋代《圣济总录》中提出祛劳汤，"治劳疟经年不瘥，寒热羸瘦"，方中鳖甲、知母、青蒿滋阴清虚热。中气不足者，明代薛立斋运用补中益气汤加减治之，谓之"此不截之截也，一服即愈"。气血不足者，《景岳全书》载五福饮、何人饮补益气血，小营煎滋阴养血。

（8）攻补兼施：针对疟母虚、痰、瘀共见之病理本质，张仲景开攻补兼施法之先河，创制鳖甲煎丸。其方以鳖甲为君，行气化瘀，除痰消癥，补益气血，养正祛邪。后世医家宗仲景之法，在鳖甲煎丸基础上加减变化，亦有创制新方者。《备急千金要方》用此方去鼠妇、赤硝，而加海藻、大戟。《圣济总录》载鳖肉煎丸，以生鳖肉代鳖甲为君，去紫葳、蜂巢、赤硝，加海藻、紫菀、大戟。上二方均去赤硝，加海藻、大戟，软坚化水更妙。《圣济总录》亦载有雄黄丸，"治一切远年疟，结成癥瘕"。《张氏医通》论述了攻补兼施的必要性，其曰："虚人疟母，必用补益……久疟不愈，必有留滞，须加鳖甲消之。"其并针对疟母虚实偏盛，分别用芎归鳖甲饮、疟母丸治之，继承和发展了仲景虚实异治的治疗思想。

（9）截疟：中医治疗疟疾以辨证论治为基础，同时尚有"截疟"一法：在疟疾发作前的适当时间，运用药物或针灸等方法，以制止其发作。具有截疟功效的中药有常山、青蒿、马鞭草、豨莶草、槟榔、乌梅等。《神农本草经》明确记载常山、蜀漆有治疟功效：常山治"温疟"，蜀漆"主疟"。《肘后备急方》明确地把青蒿作为治疟要药，而且还认识到青蒿不宜高温久煎，要绞汁服用，其曰："青蒿一握，以水二升渍，绞取汁，尽服之。"唐代孙思邈在《备急千金要方》中提到可用马鞭草治疟，其曰："治疟，无问新久者：马鞭草汁五合，酒三合，分三服。"宋代杨倓在《杨氏家藏方》中载截疟七宝饮，为截疟之代表方，适用于疟疾数发、体壮痰湿者。针灸取穴为大椎、陶道和两侧合谷。日本人浅田宗伯在《先哲医话》中载道："虚人截疟以灸大椎为最。"

关于截疟法的使用，应遵循因势利导、因人制宜的原则。《素问·阴阳应象大论》言："其盛，可待衰而已。"其指出治疗周期性发作的疾病时，应根据邪盛斗争之盛衰择时治疗：疟疾发作时邪势太盛，不宜直接攻邪治疗，以防伤正。故施用截疟法宜早不宜迟，一般以疟发前 2 小时为宜。张介宾亦对截疟法的使用做了论述，其曰："至如截疟诸方，虽不可执，亦不可无。第有效于此而不效于彼者，亦以人之气血阴阳各有不同故耳。故凡用截药者，亦当察人之强弱而酌以用之，庶乎得效。"张氏认为使用截疟法当因人制宜，根据人的体质强弱分别施治。张氏分别指出了截疟诸方的适应证，如《景岳全书》载道："截疟常山饮，气血强壮者，可用。"

2. 其他治疗

（1）针灸治疗：《素问·刺疟》对针灸治疗疟疾积累了丰富的经验。第一，根据其病位不同，将疟疾分为足六经疟、五脏疟和胃疟。第二，针对上述类型疟疾，提出针灸治疗的基础方与加减方，并指出了不同的手法。第三，提出"疟脉缓大虚，便宜用药，不宜用针"之戒。第四，确立"先发如食顷，乃可以治"之治则。《素问》运用针灸治疗疟疾对后世产生了深远的影响，成为后世治疗疟疾的重要手段之一。如晋代皇甫谧在《针灸甲乙经》卷七中记载曰："疟，寒厥及热厥，烦心善哕，心满而汗出，刺少商出血立已。"后至明代，杨继洲的《针灸大成》遥承《素问》之说，补充了具体的腧穴与针灸手法。如经云："足太阳之疟……刺郄中出血。"杨氏谓"郄中"曰："一云金门，一云委中，针三分，若灸可五壮。"

（2）推拿疗法：清代张筱衫在《厘正按摩要术》中，运用推拿治疗食疟、痰疟、久疟、瘅疟。张氏提出"勿谓徒恃手法而不求方药也"之戒，强调推拿疗法与内治法结合之必要性。张氏认为，推拿治疟"务须缓以图治，不可期以速效"，疗程不可过短，且不同年龄有别，其曰："逐日行按摩等法三五次，至三五日、五七日均可。婴儿如此，大人则次数加多，日期更久，方为合法。"后至民国，涂蔚生在《推拿抉微》中载有不同类型疟疾的推拿手法，如"疟疾兼呕吐者""疟疾一旦发者""邪疟至晚发者"等。涂氏运用推拿疗法的同时，亦重视内治法，宗仲景之法治疟。

（3）外治法：将药物敷贴于身体某一部位上，可以起一定的防治作用。外治部位与经络腧穴有密切关系，为头部、上肢部、下肢部、腹部、背部等处，以在鼻孔的为最多，其次为脐部、印堂等处。使用药物，应加以分析，以确定疗效。为了使用方便，药品最好制成软膏或丸剂。如清代邹存淦在《外治寿世方》中曰："斑蝥一个，用膏药贴于印堂，须早一日贴，一周时即效。"外治方法尤其适用于儿童及服药困难者。如《厘正按摩要术》载道："小儿胎疟，不能服药，用黄丹五钱，生明矾三钱，胡椒二钱五分，麝香少许，共研末，以好醋调敷手心，男左女右，以绢包手掌，药发自汗而愈。"

以上历代医家的论述，逐步确立了中医药防治疟疾的理论体系，至今仍指导着临床实践，为祖国医药卫生事业的繁荣做了巨大贡献。

（陈天玺　李皓月）

第六篇 肾系病证

水气病源流考

水气之为病，其源可谓久矣。其病名最早见于《内经》，仲景《金匮要略》有"水气病"之目，将其单独论述进行辨证施治，《诸病源候论》有"水肿病诸论"。继此以下，医家阐述日深，著述颇多。然而因各医家观点不尽一致，加之水气病涉及多个脏腑，证候表现及变化颇为复杂，病机也各不相同，所以笔者认为对水气病的文献资料加以梳理极为必要，遂整理、研究历代重要医籍中有关水气病的论述，对水气病的源流作以探析，寻找水气病诊疗的学术脉络和规律，以指导临床实践。

（一）病名

历代医家对水气之称谓较多，现将各种名称进行归纳，总结为以下 4 种，介绍如下：

1. 以病因病机分类命名

《素问·阴阳别论》曰："三阴结，谓之水。"《素问·宣明五气》说："下焦溢为水。"此处"水"为病因病机的表述，因此《内经》中的"水"字，既指水肿病，又指水肿病的病因病机。此外"水气"之名，亦首见于《内经》，《素问·评热病论》曰："诸有水气者，微肿先见于目下也。"此处之"水气"指水湿之邪，为致病因素。《素问·逆调论》也说："夫不得卧，卧则喘者，是水气之客也。夫水者，循津液而流也。肾者水脏，主津液，津液主卧与喘也。"其指出人体水液代谢与"肾主水"的生理功能密切相关，若人患有"水气"，表现为"微肿先见于目下"，甚则"不得卧，卧则喘"时，则与"肾者水脏，主津液"的功能失常有关。汉代张仲景在《内经》基础上，首次提出"水气病"病名，在《金匮要略》中特设"水气病脉证并治"一篇，其曰："师曰：病有风水，有皮水……风水其脉自浮，外证骨节疼痛，其人恶风；皮水其脉亦浮，外证胕肿，按之没指，不恶风，其腹如鼓，不渴，当发其汗。"将水气病分为四类，其中风水、皮水之名与病因病机有关，如"风水"指风邪外袭，以突发头面部及四肢水肿为主要表现的水肿病，仲景以此命名突出其外感风邪，卫表不固的病因病机；"皮水"之名，其病因病机在脾肺，尤其突出肺脏，因肺主皮毛，若肺通调水道功能的异常，则水气失于布散，游溢于腠理之间，玄府之内。可见仲景对水气病的称谓及症状描述较为全面，开水肿病辨证论治之先河，为后世认识并辨治水肿病奠定了基础。

自汉代以后，诸医家对水气的概念各有不同的理解。有人认为水气是水之寒气，如宋代成无己在《注解伤寒论》中曰："伤寒表不解，心下有水饮，则水寒相搏，肺寒气逆。"也有人认为水气即是水饮之气，如清代钱天来在《伤寒溯源集》中注曰："水气，水饮之属也。"刘渡舟教授则指出"水气的概念，应是既有水饮，又有寒气"，并指出："因水与寒，水与饮往往协同发病。水指其形，寒指其气，饮则指其邪。二者相因，故不能加以分割。"

2. 以病症特点分类命名

"水"作为病名，最早见于《内经》。《素问·平人气象论》曰："颈脉动，喘疾咳，曰水。

目裹微肿如卧蚕起之状，曰水"，又曰："足胫肿曰水"。即具有颈部结喉两旁足阳明经人迎穴处动脉（即颈总动脉）搏动亢进，喘咳，眼睑微肿，小腿即足部水肿等病症特点的疾病，称作"水"。《灵枢·水胀》曰："水始起也，目窠上微肿，如新卧起之状，其颈脉动，时咳，阴股间寒，脚胫肿，腹乃大，其水已成矣。以手按其腹，随手而起，如裹水之状，此其候也"，对水肿症状作了较为详尽的记载。《素问·水热穴论》在"水"的基础上，又提出"水病"之称，其曰："故水病下为胕肿大腹，上为喘呼，不得卧者，标本俱病。"论述其以在上为喘，在下为腹部及腿部浮肿为病症特点。唐代孙思邈在《备急千金要方》中亦用此名，其曰："凡水病之初，先两目下肿起，如老蚕色，挟颈脉动，股里冷，胫中满，按之没指，腹内转侧有声，此其候也。"孙氏亦述"水胀"之病名，其曰："水胀，胀而四肢面目俱肿。" 由此可知"水""水病""水胀"是因水而肿的病证，是水肿病名的雏形。

此外还有"水肿"之名，其最早见于《素问·水热穴论》，其曰："水病，下为胕肿大腹，上为喘呼，不得卧者，标本俱病，故肺为喘呼，肾为水肿，肺为逆，故不得卧。"其意在言水病出现水肿时与肾之功能失常相关。《诸病源候论》首次将"水肿"作为独立疾病论述，并将"水肿"之名作为各种水病的总称，设有"水肿病诸候"专篇。自此以后，医家多将由于肺失通调、脾失转输、肾失开合、膀胱气化不利，导致体内水液潴留，泛滥肌肤，表现以头面、眼睑、四肢、腹背甚至全身浮肿为特征的一类病证冠以水肿之名，一直沿用至今。

3. 以脏腑分类命名

《金匮要略》曰："正水其脉沉迟，外证自喘；石水其脉自沉，外证腹满不喘。"关于正水的命名，虽然不典型，但其病症描述为"外证自喘"，可见与肾相关，而《内经》中指出"肾者，胃之关也"，可见正水还当有浮肿，腹大等表现，正如清代喻嘉言在《医门法律》中所云："正水其脉沉迟，外证自喘，北方壬癸自病，阳不上通，关门闭而水日聚，上下溢于皮肤，胕肿腹大，上为喘呼，不得卧，肾本肺标，子母俱病也。"关于石水的描述，《内经》中早有"阴阳结斜，多阴少阳曰石水，少腹肿"（《素问·阴阳别论》）及"肝肾并沉为石水"之论述（《素问·大奇论》），指出石水的病位主要为肝、肾。由此可知"正水""石水"病位偏里，病势较重，累及脾、肝、肾等脏腑，其命名与病变脏腑相关。《金匮要略》又曰："心水者，其身重而少气不得卧，烦而躁，其人阴肿。肝水者，其腹大，不能自转侧，胁下腹痛，时时津液微生，小便续通。肺水者，其身肿，小便难，时时鸭溏。脾水者，其腹大，四肢苦重，津液不生，但苦少气，小便难。肾水者，其腹大，脐肿，腰痛，不得溺，阴下湿如牛鼻上汗，其足逆冷，面反瘦。"将"五脏水"之证候分别列出，即心、肝、脾、肺、肾之功能异常，进而导致水肿病，此说与脏腑关系确切，足以为证。

4. 以疾病先后顺序分类命名

《金匮要略》中有"水分"之名，其曰："先病水，后经水断，名曰水分，此病易治。"此指出妇人由于先患有水肿病而后继发闭经的疾病，为水分，此是根据疾病先后顺序而命名。

（二）病因病机

关于水气病病因病机的认识，《内经》时期即十分丰富；至汉代仲景更加明晰丝缕；隋唐医家进一步深化，且逐渐重新脾胃虚弱之病因病机；至宋代，"阳水阴水"分类法确立。纵观各历史时期医家的论述，从表里分析，无出外感与内伤两端，即外感之因主要涉及风邪外袭与外感水湿；内伤之因主要在于饮食不节、情志内伤、劳倦过度、久病或他病传变，二者常相互影响，互为因果。而在疾病初期常由于外邪侵袭，或内湿为患。若病久，或失治、误治导致肺、脾、肾、三焦、膀胱等脏腑代谢功能失调，水湿不化，进而使水气病缠绵难愈，成为危重之证。现将病因病机总结为以下 5 方面。

1. 风湿外袭，阴阳不调

《素问·水热穴论》曰："勇而劳甚，则肾汗出，汗出逢风，内不得入其脏，而外不得越于皮肤，客于六府，行于皮肤，传为胕肿，本之于肾，名曰风水。"其指出水气病为外感风邪所致，病始于肾。《金匮要略·水气病》明确提出"风气相击，身体洪肿"之病因，认为感受风邪，水为风激是风水的发病机理。《景岳全书·肿胀》亦明言："凡外感毒风，邪留肤腠，则亦能忽然浮肿。"可见，风邪为六淫之首，常夹寒夹热，侵袭肺卫，致使肺失通调，风水相搏，发为水气病。故水气病的调护应避风寒，以防复发或加重。

此外久居湿地，冒雨涉水，湿衣裹身过久，亦可致水湿内侵，困遏脾阳，脾胃失其升清降浊之功，水无所制，发为水肿。正如《素问·六元正纪大论》曰："感于寒湿，则民病身重，胕肿，胸腹满。"《难经》云："久坐湿地，强力行水则伤肾。"再如《医学入门·水肿》曰："阳水多外因，涉水冒雨，或兼风寒、暑气而见阳证。"

综上所述，无论是风邪，亦或是湿邪侵袭，其根本条件均是人身之阴阳失衡，盖因"正气存内，邪不可干""邪之所凑，其气必虚"。因此《素问·生气通天论》曰："因于气，为肿，四维相代，阳气乃竭。"《灵枢·五癃津液别》亦曰："五谷之津液和合而为膏者……阴阳气道不通，四海闭塞，三焦不泻，津液不化，水谷并于肠胃之中，别于回肠，留于下焦，不得渗膀胱，则下焦胀，水溢则为水胀。"由此表明，在《内经》时期，人们认为水气病发病既以阴阳失调为基础，又有外邪侵袭的因素。明代张景岳亦重视阴阳之机在水气病发病过程中的地位，指出"病在水分者，以阴胜于阳，而肌肤皆肿""盖水之与气，虽为同类，但阳旺则气化，而水即为精，阳衰则气不化，而精即为水""阴中无阳则气不能化，所以水道不通，溢而为肿"。李中梓、喻昌等医家亦持此说。清代张璐在《张氏医通》中将"平衡权治者"释义为"使阴阳各得其平也……阴阳平治，水气自去"。

2. 脏腑失约，水湿内聚

早在《内经》时期，就认识到脏腑失调是水气病发生的病因之一，长期自啖酒醴膏粱，或饥饿，或饮冷太过，以致脾失健运，湿热内蕴，津液不化，聚留为水，进而影响肺、肾、膀胱等脏腑之调节水液代谢之功能，而引发水气病。具体而言乃肺失通调、脾失转输、肾失开合、三焦膀胱气化不利，其中以脾、肾为主。如《素问·水热穴论》载："肾者，胃之关也，关闭不利，故聚水而从其类也，上下溢于皮肤，故为胕肿。胕肿者，聚水而生病也。"其指出水病的形成与肾气化不利，水液内聚，上犯于中焦密切相关。《素问·至真要大论》又指出"诸湿肿满，皆属于脾"，指出湿病、水肿、满病的产生，主要源于脾之功能失常。仲景在《金匮要略·水气病》中亦曰："寸口脉弦而紧，弦则卫气不行，即恶寒，水不沾流，走于肠间。少阴脉紧而沉，紧则为痛，沉则为水，小便即难"，又曰："师曰：寸口脉沉而迟，沉则为水，迟则为寒，寒水相搏，趺阳脉伏，水谷不化，脾气衰则鹜溏，胃气衰则身肿"，明确指出肺失通调，肾阳虚衰，脾胃虚弱可致水肿病的发生。《诸病源候论·水肿病诸候》亦对水气病病机作以概括，其曰："水病者，由肾脾俱虚故也。肾虚不能宣通水气，脾虚又不能制水，故水气盈溢，渗液皮肤，流遍四肢，所以通身肿也。"由此可知隋唐以前之医家十分重视脾肾虚弱在水气病发病中的作用。后至明代《景岳全书·水肿》进一步总结指出："凡水肿等证，乃脾肺肾三脏相干之病。盖水为至阴，故其本在肾；水化于气，故其标在肺；水惟畏土，故其制在脾。今肺虚则气不化精而化水，脾虚则土不制水而反克，肾虚则水无所主而妄行。"故肺脾肾三脏相干说，确有见地，影响深远，后世医家多从此说。

3. 三焦气化不利

《素问·灵兰秘典论》指出："三焦者，决渎之官，水道出焉。"《灵枢·五癃津液别》说："三焦不泻，津液不化……留于下焦，不得渗膀胱，则下焦胀，水溢为水胀。"其言明了三焦是水液运行的通道，而三焦气化功能则是水气运行的内在动力。张景岳在《类经·藏象类·十二官》中指出："上焦不治，则水泛高源；中焦不治，则水留中脘；下焦不治，则水乱二便。"其阐述了上、中、下三焦不利的致病特点，为后世以三焦论治水肿病奠定了基础。故三焦水道通利，气化正常，则水液运行通畅；三焦功能障碍，水道不畅，则水液运行受阻，浊液不能外排，致水停肿满。明代医家方隅及方谷在《医林绳墨》中云："今面目浮肿，皆因阳之不聚，气之不行，停滞上焦，壅塞而为肿也。治当清理上焦之气，使肃清而不浊，通利耳目之窍，使周行而不滞。"

4. 湿毒浸淫，水湿泛滥

刘完素在《素问玄机原病式·热类》中云："湿热相搏则怫郁痞膈，小便不利而水肿也。"其说明水气病之病机为热邪郁闭气机，水液不能宣通而生湿，湿热相兼，阻碍气机。他在《素问病机气宜保命集·肿胀论》中对水肿病的病机又有独到见解，重点阐述了火热郁积对水肿病的作用机理，认为火热邪气郁积导致气机的升降出入失常，从而导致水液的输布失常，水液溢于皮肤而引起水肿。《宣明论方·水湿门》言："湿病本不自生，因于火热怫郁，水液不能宣行，即停滞而生水湿也。"明代徐春甫在《古今医统大全》中提出"水肿病源于湿热"之论，其言："故诸水肿者，湿热之相兼也。如六月湿热太甚，而庶物隆盛，水肿之象明可见矣。"可见，湿毒浸淫，而致水湿泛滥为肿乃水气病发病重要机理之一。

5. 瘀血阻络

早在《内经》时期即认识到了水与血的生理病理关系，如《素问·调经论》中"瘀血不去，其水乃成""孙络水溢则经有留血"，之论述，可见古代医家对瘀血致水病认识之早。《灵枢·经脉》指出阳明为多气多血之经，本经主血所生之病，可因水停而腹肿大，"是主血所生病者……大腹水肿"。张仲景在《金匮要略·水气病》中云"血不利则为水，名曰血分"，其不仅仅只是一句病机分析，它更启发了中医千百年来因血致水辨证的滥觞，其创制的蒲灰散是后世化瘀利水法的代表方。隋唐、宋金元时期虽明确提出瘀血阻络之说，但从其所创的方药中可以看出该时期的医家对瘀血所致水肿病的辨证论治已有一定的认识，多在利水方中加入活血之品。明代徐灵胎在《医砭·肿胀》中说："气水血三者，病常相因，有先病气滞而后血结者，有先病血结而后气滞者，有先病水肿而血随败者，有先病血结而水随者。"其明确指出可先由血结而致水病。《张氏医通》云"血积则津液不布"，言血液运行不畅可致津液代谢障碍。《血证论》中亦论述"血病不离乎水，水病不离乎血"及"瘀血化水，亦发水肿"的观点，为瘀血阻络致肿说提供了直接的理论支持。从以上所列举的论述中可以看出古代医家对血瘀导致水肿的病理有较为深刻的认识，及至近现代瘀血阻络致肿说得到了更多临床医家的认可，并展开了化瘀利水法的广泛研究。

6. 饮食失节、酿生水饮

饮食失节可导致脏腑失调而产生水气病。隋代巢元方在《诸病源候论·养生方》中明确提出"十一日，勿食经夏自死肉脯，内动于肾，喜成水病"，并首次提出水肿患者必须忌盐。《景岳全书》亦曰："大人小儿，素无脾虚泄泻等证，而忽尔通身浮肿，或小便不利者，多以饮食失节，或湿热所致。"其表明饮食失节可导致水液代谢失常而发作水肿病，亦指出过度饮酒可成水臌，其曰："少年纵酒无节，多成水臌。"

7. 情志内伤，劳倦致病

此外情志内伤，肝气郁结，疏泄失司，三焦气机不畅，水道不利，则水湿泛于肌肤，发为水肿；或忧思不解，损伤脾胃，脾虚失运，发为水肿。劳倦太过，损伤脾胃或房劳过度，或生育不节，损伤肾气，均可影响水液代谢，发为水肿。《灵枢·刺节真邪论》言："故饮食不节、喜怒不时，津液内溢……乃下流于睾。"明代李中梓在《医宗必读》中强调情志内伤与劳倦在水气病致病中的作用，其曰："凡实，或六淫外客，或饮食内伤，阳邪急速，其来必暴，每成于数日之间。若是虚症，或情志多劳，或酒色过度，日积月累，其来有渐，每成于经月之后。"

8. 久病或他病传变

《中藏经》中提出水肿"有因嗽而得者，有因劳而生者，有因凝滞而起者，有因虚而成者，有因五脏而出者，有因六腑而来者"，已意识到久病、他病可以转变为水气病。唐以前对水气病病因的认识多集中于外感，迨至宋代始有医家明确指出他病转化可致继发性水肿，如严用和在《济生方·水肿论治》中首先论及疮毒转归，其曰"有年少血热生疮，变为肿满，烦渴，小便少，此为热肿"，并提出以赤小豆汤为治。金元时期朱震亨，及其弟子戴思恭有因疮致肿之记载。明代李梴在《医学入门·水肿》中指出阴水的病因病机，其多由患喘、咳、疟、痢等日久，正气亏虚，或产后气血亏损，或误服寒凉药物耗伤阳气而致，其谓："阴水多因久病或产后，久病者盖谓久病喘、咳、疟、痢，或误服凉药以致肿者，危证也。"

（三）证候分类

历代医家对水气病证候分类的表述有：
（1）肺水：①风邪遏肺；②痰热壅肺；③咽喉不利；④肺气虚寒。
（2）脾水：①脾胃气虚；②脾阳不足；③水热互结。
（3）心水：①心气虚弱；②心阳不振；③心血瘀阻。
（4）肾水：①膀胱停水；②下焦湿热；③肾阳不足；④浊邪上逆。
（5）肝水：气滞水停。
（6）脾肾两虚。
（7）三焦壅滞。
（8）风水相搏。
（9）湿毒侵淫。

（10）水湿浸渍。

（11）瘀水互结。

（四）治疗

水气病，治疗当以恢复脏腑的气化功能并消除水肿为目的，治疗时应辨其部位、察其表里、别其虚实，总结历代医家治疗水气病大法不外祛邪与扶正两端，具体如下：

1. 辨证论治

（1）攻邪：攻除水邪之法早在《内经》中即已言明。《素问·汤液醪醴论》提出"平治于权衡……开鬼门，洁净府，去菀陈莝"的治疗原则。张仲景的《金匮要略·水气病》继承《内经》之旨，云："诸有水者，腰以下肿，当利小便；腰以上肿，当发汗乃愈"，又云："病水腹大，小便不利，其脉沉绝者，有水可下之"，即发汗法、利小便法、攻下逐水法。这三法是宋以前治疗水气病的指导原则，可作为水气病治疗的纲领。

1）发汗：发汗法是通过开泄腠理、发汗解肌，以祛除在表之水邪的治法。凡是水气留滞部位偏上、偏表者均可用此法。宗《内经》"其高者，因而越之"之旨，意用汗法，使水湿之邪从表散之。仲景在《金匮要略·水气病》中再次强调"腰以上肿，当发汗乃愈"，并创制诸如越婢汤、防己黄芪汤、麻黄附子汤及甘草麻黄汤等众多发汗利水之方剂。同时仲师亦提出发汗法应用之禁忌，即"然诸病此者，渴而下利，小便数者，皆不可发汗"。后世医家多禀其旨，创立宣肺发汗法、温经发汗法、发汗兼清郁热诸法。此外，明代龚信在《古今医鉴》论述水肿的治法时，曰"治法：身有热者，水气在表，可汗之；身无热者，水气在里，可下之"，指出通过身热的临床表现来判断水气的表里，从而指导临床疗法的选择。

2）利小便：利小便法是通过通利小便的方式予水邪以出路，排出人体内蓄积之水邪的治疗方法。即《内经》所谓"在下者，引而竭之"之意。但不可理解为单纯的"利小便"法，其意为通过调节相关脏腑功能以恢复三焦水道之通畅，从而达到水气从小便而出之目的。《金匮要略·痰饮病》中的苓桂术甘汤、肾气丸即是本法之体现。虽说"当从小便去之"，但两方均不是直接利小便之方。苓桂术甘汤主要是通过温药之温阳作用使脾气充实而恢复其为胃转输津液的作用，肾气丸则是通过补益肾气而恢复肾主水的功能。只要使水液运化恢复正常，就可以使小便自利而水气消散。此外，诸如五苓散、防己茯苓汤等方剂亦是张仲景应用利小便法治疗水气的主要方剂。此外，明代戴思恭提出运用吐法以通小便，其曰："吾以吐法利小便，譬如滴水之器，开其上窍，则下窍水自出焉。"

3）攻下逐水：本法是古代治疗水肿的常用之法，病情急、水气盛、体质实者可短暂应用，属应急之法。此法有伤正之弊，但若能抓住时机、运用得法，急则治其标，往往可使水邪得以前后分消，收到立竿见影之效。待水气祛除，再施以扶正的方法，调理脏腑气机，使津液渐至正常输布，水肿自除。《金匮要略·水气病》虽言此法，却未处方，其方剂运用可借鉴《金匮要略·痰饮病》中十枣汤、甘遂半夏汤、木防己加茯苓芒硝汤、厚朴大黄汤、己椒苈黄丸等。后世对攻下逐水法又加以拓展，明确提出前后分消法，如明代皇甫中在《明医指掌》中曰："论治法，本当专利小水，以宽其胀。但肿势太盛，内而膀胱，外而阴囊，相连紧急，阻塞道路，虽加利水之剂，苦无一线之通，病何由去。必其大便，以逐其水"，并认识到治宜"随下而随补，则病已去而脾无恙，渐为调理，庶可得生。苟病势已极，而犹守旧规，吾恐闭城门而欲其盗之出也难矣。如肿势未退，还是利水为上"。因为泻下攻逐利水之法，易耗伤正气，故当中病即止，以免戕伐生生之机。

（2）扶正：《内经》《金匮要略》所示发汗、利小便、攻下逐水三法，互相配合、圆机活法，对于水气病属阳、属实者治疗效果较好；但对于属阴、属虚者，却有所不适。故自严用和、朱丹溪将水气病别以阴阳以来，在阴水之治疗上更重扶正，尤以温补脾肾为要，确为水气病治法上的较大发展，时至今日，更臻完善翔实。清代日本医家丹波元坚在《杂病广要》中指出："水气之治，古方概用泻药而不及补法，自宋南渡后，创立扶脾之剂，迄至明清诸家，无一不主于调补者。顾古今时异，人之禀受有强弱之不同，非古人之略于补，而后人之嫌于泻也。"其对古今水气病的治法进行梳理，指出扶正补虚法和泻法在水气病治疗上的应用发展历程，并明示后世医者临证辨证论治，其曰："虽然，今世虚肿固多，而实肿亦间有之，医者随证施治，不必株守一格，庶几乎其可矣。"

1）健脾利水：脾虚健运失司是水气病形成的重要环节。《内经》中 "诸湿肿满，皆属于脾"是后世医家从脾治水的重要理论依据。补益脾胃利水法在《金匮要略》中尤为常用，在"水气病"篇11首方剂中，均使用了诸如黄芪、白术、茯苓、生姜、甘草、大枣、枳实等健脾益气之药。迨至金元时期，朱丹溪对脾虚水泛的病机做了详细剖析，并直言以参、术补脾以利水，《丹溪心法》曰："水肿因脾虚不能制水，水渍妄行，当以参、术补脾，使脾气得实则自健运，自然升降，运动其枢机，则水自行，非五苓之行水也。宜补中、行湿、利小便，切不可下。当用二陈汤加白术、人参、苍术为主，佐以黄芩、麦门冬制肝木。"后至丹波元坚的《杂病广要》引用《济生方》之语，其曰："阴水为病，脉来沉迟，色多青白，不烦不渴，小便涩少而清，大腑多泄，此阴水也，则宜用以温暖之剂，如实脾散、复元丹是也。"其明确指出阴水可用补土实脾法治之。

2）补肾利水：水气病乃肺、脾、肾三脏功能失调所致，其中尤以肾为根本。《素问·水热穴论》曰："肾者，胃之关也，关闭不利，故聚水而从其类也，上下溢于皮肤，故为胕肿。"《中藏经》记载："水者，肾之制也，肾者，人之本也，肾气壮，则水还于海，肾气虚，则水散于皮。"这些论述为补肾利水法的应用提供理论依据。仲景在《金匮要略·水气病》中未出补肾方，但其治疗"微饮短气"之肾气丸可谓补肾利水法之祖方，故而即使属于肺脾病变导致的水肿，其治疗亦离不开温肾益气。正如赵献可在《医贯》中所云："盖脾土非命门之火不能生，肺气非命门之火不能化。"由此可见，补肾利水是治疗水气病的重要治法。温肾利水之代表方有济生肾气丸、真武汤等。若因阴虚内热，水热互结导致水气病，可予猪苓汤、瓜蒌瞿麦丸等滋阴补肾利水方。

3）脾肾并补：清代沈金鳌在《杂病源流犀烛》中云："胀肿门惟水病难治，其人必真火衰微，不能化生脾土，故水无所摄，泛溢于肌肉间，法惟助脾扶火，足以概之"，并指出"助脾扶火之剂最妙是五苓散"。陈士铎在《辨证录》中创 "二天同补丹"以脾肾兼治。针对扶土及补肾二法之主次清代医家王旭高在《王旭高医书六种》中云："久病虚羸，胸无痞满者宜补肾，胸有痞满者宜补脾。"

4）补肺利水：肺气不足，气机升降失调，难以正常肃降，从而形成水肿。故当补肺气，助升降，通水道。仲师善用黄芪，《金匮要略》中的防己黄芪汤、防己茯苓汤、黄芪桂枝苦酒汤及桂枝加黄芪汤等治水气病之方证，均提示了以补为先，从肺论治的思维。后世诸如岳美中、江育仁、张志坚等医家则更加重视补肺与宣肺并用而利水的方法。

总之，中医对水肿的认识大体有两个阶段，在隋唐之前，多从实治，概用祛邪法（发汗、利小便、攻下逐水等），宋代以后，提出阴水之说，治疗多重扶正（调补肺脾肾等）。近现代医家在此基础上不断探索实践，丰富前法，并创立疏肝行气利水、益气强心利水、活血化瘀利水、清热解毒利水等治法，常数法相兼而用，完善、拓展了水气病的治疗大法，有效指导临床实践。

2. 其他疗法

（1）针灸治疗：早在《素问·水热穴论》即明确记载了治水"五十七穴"，《素问·汤液醪醴论》之"去宛陈莝"法是通过针刺放血而达到"祛瘀生新"以消其肿的目的。再如晋代皇甫谧善用针灸疗法治疗水气病，在其《针灸甲乙经》中记载了水气病的常用穴及配穴法；唐代孙思邈亦有施用灸法疗水肿的记载。然而有一些穴位是可灸不可针的，如清代俞震在《古今医案按》中曰："震按水分穴，可灸不可针，考资生经曰：水肿惟得针水沟，若针余穴，水尽即死，此明堂铜人所戒也。庸医多为人针水分，杀人多矣。"其警示后人治疗水肿病时要注意水分穴的针灸方法。

（2）动物脏器疗法：唐代孙思邈开创了以动物脏器疗水气病之治法，这在当时是非常先进和科学的，如使用羚羊肺、猪肾等以脏补脏，尤宜于久病虚证水肿之患者。

（3）使用外用药法：唐代王焘创外用膏剂——商陆膏以摩肿利水，至宋代，严用和又创涂脐膏，敷脐以利小便、消水肿。

（4）抽腹水法：《灵枢·四时气》记载有："徒疢，先取环谷下三寸，以铍针针之，已刺而筩之，而内之，入而复之，以尽其疢。"其可谓抽腹水法之肇始。然而《古今医案按》中曾借用孙思邈的《千金方》所述之水肿病禁忌在腹部抽水的观点，即若抽水则病情转危，一月死，来阐述当时有部分医家应用抽腹水的方法治疗水病，虽然一时间见效，但并未使患者生存率升高，其曰："又千金方曰：凡水病，忌腹上出水，出水者一月死。而今有专门治肿胀者，用铜管子从脐下刺入，出水如射，顷刻盈缶，腹胀即消。以此水露一夜，明晨视之，浮面者是清水，中央者是淡血，沉底者是脂膏"，并指出："盖病者清浊不分，气血皆变为水，决而出之，去水即去其气血也。虽一时暂快，或半月，或一月，肿胀仍作，再针之亦死，不针之亦死矣"，可见古代医家对应用本法治疗水病之观点不一。

（5）饮食起居调护法：历代医家均重视饮食与起居的调护，诸如慎口味、戒盐豉、起居环境、睡卧姿势等均有相关论述，可谓调护备矣。

综上所述，水气之为病，因机确为复杂，症状百出而多变，治疗亦颇为棘手，但纵览古今医家，多崇《内经》、法仲景，从整体观念出发，因时、因地、因人制宜，常数法同施、多方化裁，同时注重医护结合，值得后世医家学习借鉴。

（王　兵　姜德友）

淋证源流考

淋证早在《内经》中就有论述，其分型始于汉代，后世日臻发展，至明清时期逐渐成熟完备。祖国医学对于淋证的认识历史悠久，论载丰富，历代医家也各有心得，见仁见智。因此，从病名、病因病机、证候分类及治疗入手，对历代重要医籍中淋证的相关论述进行整理研究，加以归纳，清其脉络，追本溯源具有重要的理论与临床意义。

（一）病名

淋证病名出自明代徐用诚的《玉机微义》，淋证之病症及论治则始于《伤寒杂病论》，称之为"淋病"。《内经》中有"淋""淋溲""淋满""淋閟"等名称的记载，《中藏经》首开淋证分类之先河，提出了八种淋证，即冷淋、热淋、气淋、劳淋、膏淋、砂淋、虚淋、实淋。北周姚僧坦在《集验方》中提出了五淋一名，谓："五淋者，石淋、气淋、膏淋、劳淋、热淋也。"隋代巢元方在《诸病源候论》中将淋证分为石淋、劳淋、气淋、血淋、膏淋、寒淋、热淋，并以"诸淋"统之。唐代孙思邈的《备急千金要方》中提出"五淋"之名。王焘的《外台秘要》引《集验论》之语具体指出五淋内容，其曰："五淋者，石淋、气淋、膏淋、劳淋、热淋也。"五淋之称，也多被后世相袭沿用，但多分为气淋、血淋、石淋、膏淋、劳淋五种。如《济生方·淋利论治》曰："淋之为病，种凡有五，气、石、血、膏、劳是也。"上述五淋之差异，尽在热淋与血淋，究其原因，盖为巢元方的血淋是热淋之甚者的表述，然按之临床实际，二者病机治法方药不尽相同，从金元到明清时期，诸医家对于淋证的认识日趋完备，但其论述更侧重于病因病机论治，对于诸淋证的名称亦逐渐统一，此处就古今提出之淋证分而述之，可归纳为 3 种分类命名。

1. 以病因病机分类命名

《素问·气厥论》对于热淋的相关记载，其曰："胞移热于膀胱，则癃溺血。"《素问·六元正纪大论》亦载有"二之气，阳气布，风乃行，春气以正，万物应荣，寒气时至，民乃和，其病淋"，又云："热至则身热，吐下霍乱，痈疽疮疡，瞀郁注下……淋閟之病生矣。"《中藏经》中载气淋有云："气淋者，脐腹满闷，小便不通利而痛也。"《诸病源候论》将气淋称为气癃，认为："气淋者，肾虚膀胱热，气胀所为也"，又曰："劳淋者，谓劳伤肾气而生热成淋也。肾气通于阴，其状尿留茎内，数起不出，引小腹痛，小便不利，劳倦即发也"。《千金方》和《医宗必读》亦有肾劳，脾劳之说。后至清代张璐在《张氏医通》中曰："劳淋者，遇劳即发。"由此可知劳淋之名是以发病原因而命名。

2. 以病症特点分类命名

《素问·六元正纪大论》中有"小便黄赤，甚则淋"的表述。《中藏经》中亦有"热淋者，小便涩而色赤如血也"之言。《金匮要略·五脏风寒积聚病脉证并治》又称淋证为淋秘。《千金方》谓："凡气淋之为病，溺难涩，常有余沥。"

典型病状分类有石淋、膏淋、血淋三者。

（1）石淋：又称砂淋、砂石淋。首见于《中藏经》，其曰："砂淋者，腹脐中隐痛，小便难，其痛不可忍，须臾从小便中下如砂石之类，有大者如皂子，或赤或白，色泽不定。"在《金匮要略·消渴小便不利淋病脉证并治》中亦有记载："淋之为病，小便如粟状，小腹弦急，痛引脐中。"清代医家尤在泾在《金匮心典》中描述的更为具体，称石淋是"膀胱为火热燔灼，水液结为滓质，犹海水煎熬而成盐碱也"的疾病。

（2）膏淋：古医籍中还有淋浊、白浊、肉淋等名称。如《诸病源候论》曰："淋而有肥，状似膏，故谓之膏淋，亦曰肉淋，此肾虚不能制于肥液，故与小便俱出也。"早在《中藏经》中就有记载："膏淋者，小便中出物如脂膏也。"《杂病源流犀烛》指出："膏淋者，似淋非淋，小便如米泔，如鼻涕……欲出不快而痛也。"张璐在《张氏医通》中云："膏淋者俨若脂膏，或便中有如蜒蚰之状。"

（3）血淋：《诸病源候论》中记载"血淋者，是热淋之甚者"。《济生方·淋利》曰："血淋为病，热即发，甚则尿血，候其鼻头色黄者，小便难也。"后世对于血尿与血淋亦有记载，如元代朱震亨在《丹溪心法·淋》中曰"痛者为血淋，不痛者为血尿"，指出其差异之处。

3. 以病性分类命名

早在《中藏经》中有云："冷淋者，小便数，色白如泔也。"巢元方在《诸病源候论》中对淋证有寒淋和热淋之分，谓："寒淋者，其病状先寒战然后尿是也，由肾气虚弱，下焦受于冷气，入胞与正气交争，寒气胜则战寒而成淋，正气胜则寒战解，故得小便也"，描述热淋曰："热淋者……其状小便赤涩"。宋代陈无择在《三因极一病症方论》中所论述的五淋，易劳淋为冷淋。《圣济总录》指出："其状先寒颤，然后便溺成淋，谓之冷淋也。"

（二）病因病机

纵观淋证的病因，大体可分为外感和内伤两大类，其中以内伤尤为突出。沈金鳌在《杂病源流犀烛》中云："而究其原，则皆由阴阳乖舛，清浊相干，或膀胱蓄热由，水道瘀塞，所以欲通不通，滴沥涩痛，为溺窍病也。"其认为淋证的病因多由"阴阳乖舛，清浊相干"，进而导致的"水道瘀塞"，膀胱气化失司。遂将历代医家所述，整理归纳如下。

1. 外感六淫

《素问·至真要大论》曰："夫百病之生也，皆生于风寒暑湿燥火，以之化之变也。"《素问·六元正纪大论》亦载有"初之气，地气迁，阴始凝……甚则淋"，指出外感六淫可致淋证。后世医家大多宗其说，如宋代杨仁斋，《仁斋直指附遗方论·诸淋方论》曰："肾气虚弱，囊中受寒，亦有挟冷而小便淋涩者"，此为外感寒邪致淋的表述。清代陈士铎的《辨证录》云"人有春夏之间，或遭风雨之侵肤，或遇暑气之逼体，上热下湿，交蒸郁闷，遂至成淋"，即指出"风雨侵肤""暑气迫体"等外邪侵袭可致淋证。

2. 湿热蕴结

湿热蕴结为淋证最为常见的病机，可由热搏于肾，流入于胞中而致小便灼热刺痛，形成热淋；亦可由于湿热蕴于膀胱，灼伤阴络，迫血妄行而致小便涩痛有血，形成血淋实证；亦可由于湿热久蕴，煎灼尿液，形成砂石而成石淋；亦可由于湿热羁留，阻滞脉络，脂液不循常道，渗于膀胱与尿液相混，形成膏淋实证。早在《内经》中就有"肾虚膀胱热"的理论。如《素问·至真要大论》曰："太阳之胜……隐曲不利，互引阴股……诸转反戾，水液浑浊，皆属于热。"《素问·气厥论》亦曰"胞热移于膀胱"，皆以热立论。《金匮要略》曰："病热在下焦者，则尿血，亦令淋秘不通。"《诸病源候论》云："诸淋者，由肾虚而膀胱热故也。膀胱，津液之府，热则津液内溢而流于睾，水道不通，水不上不下，停积于胞，肾虚则小便数，膀胱热则下水涩，数而且涩，则淋沥不宣。"巢元方讨论淋证病机共性的同时，还对诸淋各自不同的病机特性进行了探讨，如："气淋者，肾虚膀胱热，气胀所为也""热淋者，三焦有热，气搏于肾，流入于胞而成淋也""石淋者……肾主水，水结则化为石，故肾客砂石，肾虚为热所乘""膏淋者……此肾虚不能制于肥液""劳淋者，谓劳伤肾气，而生热成淋也"。这种既注意淋证的共性，又强调淋证的个性的病机分析方法，为临床治疗不同淋证提供了理论依据。明代王肯堂则进一步阐发了这一病机，《证治准绳》载曰："予尝思之，淋病必由热甚生湿，湿生则水液浑，凝结而为淋。"李梴在《医学入门》中曰："淋皆属热，间有冷者，外因当风取凉，冒暑湿热郁滞，胞内痿痹，神不应用。内因……酒肉湿热下流膀胱肾。"其亦明确提出此病机。

3. 气血郁结

金代刘河间根据《内经》气血贵乎流通的理论，认为淋证的病机与气血郁结有关。早在《素问玄机原病式》中就有记载，言淋证由"热甚客于肾部，干于足厥阴之经，廷孔郁结极甚而气血不能宣通"而致。明代徐用诚在《玉机微义》中推崇刘河间的气血郁结学说，在论述淋证主热的按语中有："以气为本，气行则水自化也，亦气血之谓。"戴思恭的《证治要诀》记载："气淋，气郁所致。"《医学入门》曰："内因七情心肾气郁，小肠膀胱不利，或忿怒、房劳、忍溺。"徐春甫曰："即言心肾气郁，与夫惊、忧、恐、思、皆内所因。"《冯氏锦囊秘录》说："更有气淋、冷淋、虚淋、肉淋之别，实同候而异名，总不外乎水火不交，心肾气郁，遂使阴阳乖舛，清浊相干，自清而浊，自柔而坚，自无形而有形。"孙一奎的《赤水玄珠》载曰："妇人经未绝年，厥阴肝经用事，肝主谋虑，妇人多郁，郁久成火，凝滞浊液，渐结成粒，名曰石淋。"以上都明确指出"气郁"这一病机。肝主疏泄，"忿怒"伤肝，肝脏失于疏泄则气机不畅，气滞化火，火气郁于下焦则膀胱气化失司，从而导致气淋实证的发生。气为血之帅，血为气之母，气血之病互相影响，病及血分，互致郁结。

4. 脾肾亏虚

脾肾亏虚之淋证亦为多见，有脾虚不能统血，血随溺出形成血淋者；有肾阴不足，虚火扰络，络伤血溢之血淋者；有肾虚不能固摄，脂液外溢成膏淋者；亦有久病体虚遇劳即发的劳淋。总之，淋证之虚者，多见脾肾。早在《灵枢》中便有记载，其曰："中气不足，溲便为之变。"《诸病源候论》云"膏淋者……此肾虚不能制于肥液，故与小便俱出也"，指出肾虚封藏失司可致膏淋。《医学入门》记载劳淋曰："中气既弱，不能运通水道，下输膀胱。"故明代李中梓曰："劳淋，有脾劳、肾劳之分，多思多虑，负重远行，应酬纷扰，劳于脾也。"《医学正传》言："脾土受害乏力，不能运化精微，清浊相混，故使肺金无助，而水道不清，渐成淋闭之候。"其指出脾虚土不生金，肺通调水道之功受损而致淋，脾肺皆虚，且以脾虚为本。《景岳全书》有"但有久服寒凉而不愈者，又有淋久不止，及痛涩皆去，而膏淋不已，淋如白浊者，此惟中气下陷及命门不固之证也"之论，也明确提出了淋证有脾肾亏虚之机。

5. 饮食不节

唐代王焘在《外台秘要》中提出"饮食不节"是诸淋的病因之一，其载曰："若饮食不节，喜怒不时，虚实不调，则脏腑不和，致肾气虚而膀胱热也。"饮食偏嗜，饥饱不均，或过食肥甘厚味，醇酒辛辣之物，均可导致脾运失常，日久而致脾虚。脾虚气弱，升降运化功能失常，气不化水散精，则聚而为湿。若由疲劳过度损其脾气，脾湿下注，入膀则发为劳淋；若久而不愈，致脾气虚弱，中气下陷则可并发气淋；若脾虚不能散精，清浊不分，精微物质聚而不化，结于肾与膀胱，则发为石淋；若气不摄精，精微物质直趋下焦，则发为膏淋。明代虞抟的《医学正传》进一步概括，曰："原其为病之由，皆膏粱之味，湿热之物，或烧酒炙肉之类，郁遏成痰，以致脾土受害乏力，不能运化精微，清浊相混，故使肺金无助，而水道不清，渐成淋闭之候。"其明确指出肆意嗜酒，恣食肥甘厚味，最易酿成湿热，所以饮食节制对于淋证的预防、治疗和康复具有重要意义。

6. 情志失调

宋代陈无择的《三因极一病证方论》认为"心肾气郁，膀胱不利"可导致淋证，在明代李梴的《医学入门》中则有更为详密的记载，其曰："内因七情心肾气郁，小肠膀胱不利，或忿怒、房劳、忍溺……干于肺经，廷孔郁结，初则热淋、血淋，久则火烁为砂石淋。"其指出七情所伤致淋的情况。李中梓的《医宗必读》有"多思多虑……应酬分扰，劳于脾也"之说，指过度思虑烦劳伤脾，脾虚气弱可治淋证。清代冯兆张的《冯氏锦囊秘录》曰："《内经》言：淋，无非湿与热而已；然有因忿怒，气动生火者。"其亦认为情志不畅可致淋证。

7. 劳倦过度

早在《素问·痿论》就有记载："思想无穷，所愿不得，意淫于外，入房太甚，宗筋弛纵，发为筋痿，及为白淫。"宋代《济生方》亦曰："人之有生，将理失宜，役用过度，劳伤肾经，肾脏有热，热留膀胱，流入胗脏，遂成淋病。"以上均指出劳役过度，可成淋证。明代虞抟在《医学正传》中言："或谓用心太过，房劳无节，以致心肾不交，水火无制，清阳不升，浊阴不降，而成天地不交之否。"即是阐明思虑过度耗伤心血与房劳伤肾同时作用，而致心肾不交所致淋证的情况。此病因可归之于《诸病源候论》的"肾虚膀胱热"。这种认识符合临床实际，故被后世医家所推崇。

上述种种病因病机，可单独发生作用，亦可同时作用于人体而发病，或结合其他诱因而发病。古人认为金石丹药的滥用亦可治淋证的生成，如《证治准绳》云："更有人服金石药者，入房太甚，败精流入胞中，及饮食痰积渗入者，则皆成淋。"此外，《医学入门》中有"淋皆属热，间有冷者……初则热淋血淋，久则火烁为砂石淋"之论，说明病久一种淋证可转化为另一种淋证。诸如此类论述，亦有很多，兹不赘述，关键在于审证求因，分清标本。如此才能"知犯何逆，随证治之"。

（三）证候分类

历代医家对淋证证候分类的表述有：①热淋；②石淋（阴虚石淋、气虚石淋）；③血淋（阴虚血淋、阳虚血淋）；④气淋；⑤膏淋（阳虚膏淋、阴虚膏淋、气虚膏淋）；⑥劳淋（阴虚劳淋、气虚劳淋）；⑦寒淋；⑧痛淋。

（四）治疗

对于淋证的治疗，古代医家经验颇丰。《金匮要略》提出"淋家不可发汗"的原则，虽未提出淋证的处方，但在小便不利的治疗中选用茯苓、瞿麦、滑石等清利湿热药物的记载，被后世医家沿用发展。隋代巢元方在《诸病源候论》中载曰："又有石淋、劳淋、血淋、气淋、膏淋。诸淋形证各随名，具说于后章。而以一方治之者，故谓之诸淋也。"巢氏并未记录详细处方，但可见隋代以前便有治疗淋证的处方。唐代出现较多治疗淋证的方药，孙思邈的《备急千金要方》中记载了53首治疗淋证的方剂，如石韦散等；王焘的《外台秘要》收录35首，其中包括若干唐代以前的方剂，并且还按诸淋、五淋、石淋、气淋、膏淋、热淋等分门别类排列，并有应用鳖甲、牛角等单位药物治疗石淋的记载。金元医家李东垣认为治淋当"分在气在血而治之"，由此可知，历代医家治淋方法不一，故将其整理归纳如下：

1. 辨证论治

（1）祛除湿热：《内经》中言淋之因唯湿与热两端，朱丹溪据本病之因为火邪和心与小肠相表里均属火性的理论，在《丹溪心法》中提出淋证与心和小肠的病变关系密切，多为心火下移小肠，故以"疏利小便，清解邪热，调平心火"为原则。张介宾的论述更加具体："论治：热蓄膀胱，溺赤热甚而或痛或涩者，必当专去其火，宜先用抽薪饮、大分清饮、七正散之类主之。若小水不利，而，烦热难解者，惟绿豆饮最为妙。若兼大便燥结者，宜八正散主之。若微热不甚，或热势稍退者，宜加减一阴煎，或导赤散、火府丹、清心莲子饮之类主之。若小火不利者，宜清肺饮子主之。"将不同脏腑之热予以不同方药治疗，提出从脏腑分而论治淋证，为后世医家拓展思路。

（2）调和气血：《证治准绳》曰："气淋，气壅不通，小便淋结脐下妨闷疼痛，瞿麦汤、石韦散、榆枝汤、木香流气饮。气虚淋，八物汤加杜牛膝、黄芩汁煎，服，老人气虚亦能淋，参、术中加木通、山栀。血受伤者，补血行血自愈，勿作淋治。死血作淋，牛膝膏妙，但虚人能损胃不宜食……血淋，用侧柏叶、生藕节、车前草等分捣汁，调益元散、立效散、瞿麦散、小蓟饮子。"从王肯堂随证选方用药的规律可知：气郁者理气；气虚气滞者补气行气兼备；瘀血阻滞者，化瘀行血；热结伤血者，清热凉血止血，治淋证气血郁结之法已然相当完备。戴元礼在《证治要诀》中云："治法除证属虚冷之外，其余诸证，若用本题药不效，便宜施以调气之剂，盖津道之逆顺，皆一气之通塞也。如木香顺气饮……此如不效，但宜投以益血之方，益小便者，血之余也，血既充满，则滋肤下润，自然流通，如火麻丹却为得当，其中有地黄辈。"李梴在《医学入门》中有具体论述，其曰："治膏淋石淋，郁金、琥珀开郁，青皮、木香行气，蒲黄、牛膝破血。"疏肝、行气、开郁、破血总不离气血，故统为调和气血法。

（3）补脾益肾：早在《内经》中就有中气不足，溲便异常的记载，可知中焦脾胃之气亏虚对二便的影响，因此从脾胃中焦入手，补益脾气，为劳淋等虚淋之治疗原则。关于脾劳的论述，明代李中梓在《医宗必读·淋证》中曰："脾劳……专因思虑者，归脾汤。"其指出应用归脾汤补益心脾，治疗脾劳。清代李用粹在《证治汇补》中指出："又有积久淋病，用前法不效者，以补中益气汤升提阳气。"这种补脾益气、养心脾和升阳举陷区别使用的治法现今仍有效地指导着临床。而补肾之法治疗淋证是历代医家常用大法，且补肾必分阴阳，如《医宗必读》曰："肾虚而寒者，金匮肾气丸。"《证治汇补》亦云："用药……下焦阴虚，滋肾丸；下焦阳虚，肾气丸。"《张氏医通》将劳淋的治法加以总结归纳，指出："劳淋，有脾肾之分，劳于脾者，宜补中益气汤加车前子、泽泻；劳于肾者，宜六味汤加麦冬、五味子。"

此外对于肾虚寒淋的治疗，《张氏医通》云："膏淋者……如不甚痛者，须固涩其精，慎勿误与通利，鹿茸霜、肉苁蓉、菟丝子、莲须、芡实、山药之类，或桑螵蛸、菟丝子等分，泽泻减半，蜜丸服，后以六味丸合聚精丸调补之。"其指出久虚不摄，膏脂滑脱者又当重在固涩。在《医学衷中参西录》中亦有寒淋汤的记载，其曰："其证喜饮热汤，喜坐暖处，时常欲便，便后益抽引作疼，治以此汤服自愈。"综上所述膏淋病久，涩痛减轻而淋出如脂不止，症见形瘦、头昏、乏力、腰膝酸软者，必当使用固涩之法。兼杂其他症状可随证加减，总以保存正气为要。值得一提的是，在金元时期，朱丹溪在《丹溪心法》中有淋证"忌补"之说，但是其所指淋证应属于实热，遂不可应用补药，其曰："最不可用补气之药，气得补而愈胀，血得补而愈涩，热得补而愈胜。"因此诸医家临证时应圆机活法，灵活应用。

（4）补虚清热：明清医家对于肾虚湿热淋证的治疗论述比较清楚，如明代《医宗粹言》指出："殊不知邪气蕴结膀胱者，固不可补，若气虚则渗泄之气不行，必须参芪补气，血虚则不得滋润疏通，必须归、地补血。大抵肾虚宜补肾，以四物汤加知柏，或煎下滋肾丸，若气虚于下而不通者，宜补而升之。虽云升补不可独用，而渗利亦不可独行。"其提出补泻结合，补虚清热之法。清代《证治汇补》提出治疗淋证应以虚实为纲，其曰："如气淋脐下妨闷，诚为气滞，法当疏利；若气虚不运者，又宜补中。血淋腹硬茎痛，诚为死血，法当去瘀；然血虚、血冷者，又当补肾。"

然诸淋之分并非绝对，如清代尤在泾在《金匮翼》中云"初则热淋、血淋，久则煎熬水液，稠浊如膏如砂石也"，故当把握疾病发展之动态变化。在治疗上尤怡又言："散热利小便，只能治热淋、血淋而已。其膏、砂、石淋，必须开郁行气，破血滋阴方可。"徐东皋认为："淋证初作者，主于实热，当利之，八正散之属是也。即利之久而不愈，久而下陷者，虚也，宜升其气，气升而水自下。"由此可知历代医家对淋病病程发展及治疗思路之深入理解。

2. 其他疗法

（1）灸法：灸法治病具有悠久的历史，其特点是通过经络传导调整人体的气血、阴阳等，激发人体内在的平衡调节机制，从而起到经络畅达、扶正祛邪的作用。艾为菊科多年生草本植物，叶似菊叶，表面有毛绒，其性温芳香，有温经止痛之功效。其内服能行气活血，外用能灸百病、壮元阳、通经脉，尤其是以艾炷施灸时，其温热感直透肌肉深层，疗效更佳。古云："小便之通与不通，全在气之化与不化。"唐代以前，便有医家应用灸法治疗淋证，如《备急千金要方》中有："石淋小便不得，灸水泉三十壮。足大敦是也""劳淋灸足太阴百壮，在内踝上三寸，三报之""五淋不得小便，灸悬泉十四壮，穴在内踝前一寸，斜行小脉上，是中封之别名""卒淋，灸外踝尖七壮""淋病不得小便，阴上痛，灸足太冲五十壮"等记载。现今临床，应用灸法治疗淋证却并不多见，事实上，对于一些因虚而致的淋证，在应用汤剂治疗的同时如配合灸法能够明显提高疗效。

（2）食疗：食物疗法是中医药宝库中的一大瑰宝，是中华民族用于防病治病、养生保健一种基本手段。历代医籍对于淋证的食疗记载颇丰，如《太平圣惠方》中记载应用水芹菜白根，去叶捣汁，井水和服，可治疗小便淋痛；《仁斋直指方论》中用荞麦面煮食，治疗热淋；《本草纲目》中有："荞麦……气盛有湿热者宜之。"《随息居饮食谱》认为常食黑木耳对于血淋的治疗有效，因黑木耳有凉血止血之功，并可入肾。对于萝卜治疗淋证，在《朱氏集验医方》中便有记载：用大萝卜，洗净，切做一指厚四五片，用好白蜜淹，安铁铲土，慢火炙干，又蘸又炙，取尽一二两蜜，反复炙令香熟，不可焦，候冷细嚼，以盐汤送下，名瞑眩膏，可治疗诸淋疼痛不可忍。葡萄亦可治疗淋证，《药性论》记载其"除肠间小气，调中治淋，通小便"。同时，在《太平圣惠方》中亦有相似记载，应用葡萄绞取汁，合藕汁、生地黄汁、蜜各等量煎，每于食前服50毫升，对于热淋，小便涩少，疼痛沥血有效。对于易发病及已发病的患者，如果能根据中医食疗学的理论有针对性地选择一些食物或药食两用的药物并坚持长期服食，确可收到良效。

（3）治疗宜忌：《中藏经》提出"又诸淋之病，与淋相从者活，反者死凶"的预后；《丹溪心法》载有"最不可用补气之药，气得补而愈胀，血得补而愈涩，热得补而愈盛"的治疗禁忌。明代《景岳全书》对淋证的治疗提出了"热者宜清，涩者宜利，下陷者宜升提，虚者宜补，阳气不固者宜温补命门"的辨证论治原则，多被后世医家奉为圭臬。

以上历代医家关于淋证的论述，逐步确立了中医药治疗淋证的理论基础和治疗方法，对后世医家有效治疗及预防淋证起到了重要的启迪与指导作用。

（曲婉莹　李皓月）

癃闭源流考

癃闭作为病名最早见于《内经》，辨证论治始于《金匮要略》，清代至今之医家对癃闭的研究日臻完备。由于癃闭的病因复杂，病机涉及众多脏腑，临床表现亦种类繁多，故从病名、病因病机、证候分类及治疗入手，将历代著作中癃闭的相关病症论述悉数整理研究，对于考查癃闭的学术脉络及规律，影响深刻，意义深远。

（一）病名

早在《内经》时期，关于癃闭的记载即已出现，其包括"闭癃""癃""闭""气癃""胞痹""小便闭""遗溺"等表述。汉代曾称为"淋"，隋朝称为"癃闭"，唐代均称"小便不通"，宋代称"淋"和"癃"，金元时期称"小便不通""小便闭塞"，后至明代，众多医家提出"癃"与"闭"之区别。遂整理历代医家对本病之称谓如下：

1. 以病因病机分类命名

癃闭又称"胞痹"，如《素问·痹论》曰："胞痹者，少腹膀胱按之内痛，若沃以汤，涩于小便，上为清涕。"此处　"胞痹"指膀胱痹，是因邪客膀胱，膀胱气闭，气化失司，郁而化热，湿热蕴结所致的癃闭，主要症状表现为腹部膨隆胀满，疼痛拒按，小便艰涩不利，鼻流清涕等。此外，亦有"气癃"之称，属于膀胱气滞导致的小便不畅，如《灵枢·胀论》曰："膀胱胀者，少腹满而气癃。"

2. 以病症特点分类命名

《素问·标本病传论》曰"膀胱病，小便闭"，称本病为"小便闭"，并阐明病位在膀胱。《素问·五常政大论》言："其病癃闭，邪伤肾也。"《素问·宣明五气》又云"膀胱不利为癃"，称本病为"癃闭"或"癃"。《素问·气厥论》曰："胞移热于膀胱，则癃溺血。"其将小便不畅且尿血的病症称为"癃溺血"。《灵枢》称　"闭癃"，如《灵枢·经脉》曰："肝所生病者……遗溺，闭癃"，其又云："肝足厥阴之脉……是主肝所生病者……遗溺，闭癃"。而《灵枢·五味》中亦云"酸走筋，多食之，令人癃"，指出酸味具有收敛的作用，酸味下注膀胱，膀胱的尿脬薄而柔软，遇到酸味便会收缩卷曲，导致膀胱出口处也紧缩约束，影响水液的排泄，从而形成小便不利的病症。

癃闭在汉代以后曾称为"淋""小便不利"。诸如汉代张仲景在《伤寒论》《金匮要略》中未见过"癃闭"的记载，是因汉代为避炀帝刘隆讳，特将"癃"字改为"淋"所造成的。如《伤寒论·太阳病脉证并治》谓："淋家不可发汗，发汗则必便血"，又云："风湿相搏，骨节疼烦……小便不利，恶风，不欲去衣，或身微肿者，甘草附子汤主之"。《金匮要略·消渴小便不利淋》云："淋之为病，小便如粟状，小腹弦急，痛引脐中。"此处之淋病包含癃闭表现。巢元方的《诸病源候论·诸淋候》曰："诸淋者……致肾虚而膀胱热故也。"在沿用先前称谓的基础上，又将"小便不通""小便难"归为癃闭，丰富了该病的范畴。唐代孙思邈在《备急千金要方》和王焘《外台秘要》中均以"小便不通"等称谓来记述此类疾病，观其证候表现与癃闭基本类似。宋代医家陈无择以仲景为宗，认为"淋"当与"癃"同源异名。其《三因极一病症方论》曰："淋，古谓之癃，名称不同也。"其实此处"古"是指汉唐时期。金元医家李东垣、朱丹溪等在医籍中则仍以"小便不通""小便闭塞"等名称之。如李东垣在《兰室秘藏》中提出："治小便闭塞不通……而窍涩也。"明代张景岳特将"淋"和"癃"分开，首次将"癃""淋"二病分而论述，并综合前代诸家之经验，专设《杂证谟·癃闭》篇，将癃闭的病因、病机、治疗立为"四因十三法"，对后世医家有较大影响。明代李中梓在《医宗必读·小便闭癃》中也指出："闭与癃，二证也。新病为溺闭，盖点滴难通也；久病为溺癃，盖屡出而短少也。"清代医家林珮琴在《类证治裁》中亦曰："闭者，小便不通；癃者，小便不利……闭为暴病，癃为久病。闭则点滴难通……癃则滴沥不爽"。由此可见，此时医家已经逐渐意识到"癃""闭"之不同。但二者均指排尿困难，仅病情程度不同，且因两证常合而出现，又可相互转化，所以现代临床多将两证合而称谓。

（二）病因病机

癃闭的基本病位在于膀胱，其发病与五脏六腑均有关系，且与肺、脾、肾、三焦的关系最为密切。其病理基础可归结为三焦不畅，浊阴不降。若肺失其职，则不能通调水道，下输膀胱；若脾气虚弱，则不能升清降浊；若肾失气化，气不化水，发为本病。

1. 湿热蕴结，膀胱失司

若过食辛辣厚味，酿湿生热，湿热不解，下注膀胱；或湿热素盛，肾热下移膀胱，膀胱湿热阻滞，气化不利，小便不通，均可致癃闭。故临床上，癃闭除小便过少或不得小便外，还可兼见小腹胀满、口苦、舌红苔腻等症，此为湿热下注膀胱所致。正如《素问·六元正纪大论》中言："热至则身热……淋闭之病生矣"，又曰："湿胜则濡泄，甚则水闭胕肿"。巢元方也在《诸病源候论·小便不通候》中提出："小便不通，由膀胱与肾俱有热故也。"无独有偶，唐代王焘也认为癃闭的病机由膀胱与肾俱有热故也，他在《外台秘要·小便不通》中曰："肾主水，膀胱为津液之府，此二经为表里，而水行于小肠，入胞者为小便。肾与膀胱既热，热入于胞，热气大盛，故结涩令小便不通。"清代谢映庐在《得心集医案·癃闭门》中提出："有因湿热郁闭而气不化者……清热导湿而化之。"清代吴谦在《杂病心法要诀·小便闭癃遗尿不禁总括》中指出"癃"与"闭"在有热邪的程度上有所不同，但究其病因的本质确属一致，如其所云"膀胱热结，轻者为癃，重者为闭"。由此可见，历代医家推崇癃闭湿热病机说者甚众，而根据膀胱热邪的不同，"癃"与"闭"发病不同，但其本质均为湿热壅滞、气化不利。

2. 肺热壅滞，津液失布

肺为水上之源，温热犯肺，热邪壅滞，肺气不能肃降，津液输布失常，水道通调不利，不能下输膀胱；或因热气过盛，下移膀胱，致上、下焦均为热气闭阻，形成癃闭。如《素问·六元正纪大论》曰："民病咳，嗌塞，寒热发暴，振溧癃闭，清先而劲。"后至明代张景岳在《景岳全书·杂证谟·癃闭》中曰："滴水之器，闭其上窍，则下窍不通。开其上窍，则下窍必利。"清代李用粹在《证治汇补·癃闭》中说："有肺中伏热，不能生水，而气化不施者……一身之气关于肺，肺清则气行，肺浊则气壅。故小便不通，由肺气不能宣布者居多，宜清金降气为主，并参他症治之。"可见肺热壅滞，津液失布的病理机制。

3. 肝郁气滞，津液输布失常

七情所伤，引起肝气郁结，疏泄不及，从而影响三焦水液的运行和气化功能，导致水道的通调受阻，形成癃闭。《灵枢·经脉》曰："足少阴之别……实则闭癃""肝足厥阴之脉……是主肝所生病者……闭癃"；张介宾在《类经》释曰："本经……下行者过阴器抵小腹，故为此诸病。"明代孙一奎更明确提出"肝主小便"的观点。从经脉分布来看，肝经绕阴器，抵少腹，故肝脏功能失常，可随经络导致癃闭。

4. 燥邪内伤，津液失布

燥邪最易耗伤津血，津血不足，不能下输膀胱，导致小便不利。李东垣在《兰室秘藏》中指出："治小便闭塞不通，乃血涩致气不通，而涩窍也。"另外，燥邪外袭，直接犯肺，可影响肺气肃降，亦能导致小便不通。明代李中梓在《医宗必读》中指出："若使肺燥不能生水，则气化不及州都，法当清金润肺。"其说明燥邪伤肺，伤津耗液，肺失宣降，则水液不能输布下焦，亦能导致小便不通。

5. 脾气不升，小便不利

若脾胃功能失常，津液生化无源，或津液输布失调，亦可产生癃闭。脾胃功能失常主要包括脾胃阳虚和脾胃气虚两个方面。若素体阳虚或过用苦寒之剂，耗伤脾胃阳气，可导致脾阳不足，清阳不升，浊阴难降，小便因而不利。《灵枢》中认为癃闭属虚证者是以脾肾阳气不足为主。脾气不足多因劳倦伤脾，或素体脾胃虚弱，或饮食不节等所致，脾虚中气下陷，小便因而不利。又有《素问·玉机真藏论》曰："帝曰：夫子言脾为孤脏，中央土以灌四旁，其太过与不及，其病皆何如？岐伯曰：太过，则令人四肢不举；其不及，则令人九窍不通，名曰重强。"以上两段文字均强调中气对于小便产生、排泄的重要性，其中又突出表达脾气旺盛的重要性。

6. 肾元亏虚，气化无权

年老体弱或久病体虚，肾阳不足，命门火衰，气不化水，是以"无阳则阴无以化"而致膀胱气化无权，泌浊不能，终致溺不得出；或因下焦积热，日久不愈，津液耗损，导致肾阴不足，无阴则阳无以化，也可产生癃闭。《素问·灵兰秘典论》曰："膀胱者，州都之官，津液藏焉，气化则能出矣。"因膀胱与肾相表里，为"州都之官"，储藏尿液，故癃闭的病位主要在膀胱，膀胱气化不利为癃，制约不利而为遗溺。又有《素问·五常政大论》曰："其病痿厥坚下，从土化也。少羽与少宫同。上宫与正宫同。其病癃闭，邪伤肾也。"可见《素问》中已经对此病的发病原因有深入的论述。隋代巢元方认为小便不利的病机为肾气亏虚，《诸病源候论·虚劳病诸候》在"虚劳小便余沥候"中提出："肾主水，劳伤之人，肾气虚弱，不能藏水，胞内虚冷，故小便后水液不止，而有余沥，尺脉缓细者，小便余沥也。"或因下焦积热，日久不愈，耗损津液，以致肾阴亏耗，水府枯竭而无尿。明代张景岳在《景岳全书》中云："今凡病气虚而闭者，必以真阳下竭，元海无根，水火不交，阴阳痞隔，所以气自气，而气不化水，水自水，而水蓄不行。气不化水，则水府枯竭者有之；水蓄不行，则浸渍腐败者有之。"通过上述医家的论述可知，肾元亏虚、气化无权为癃闭的重要病因之一。

7. 病因多样，并见他症

瘀血败精或肿块结石，阻塞尿路，小便难以排出，因而形成癃闭。如明代《景岳全书·癃闭》中言："或以败精，或以槁血，阻塞水道而不通也，若此者，本非无水之证，不过壅闭而然。"又如明代赵献可在《医贯》中指出："便中有如鼻涕之状，此乃精溺俱出，精塞溺道。"

此外，如人体水液耗伤太过，尿液生化无源亦可形成癃闭。《伤寒论》记载了汗下太过，见小便不利的病症，其曰："大下之后，复发汗，小便不利者，亡津液故也。"又有因过汗伤液，出现小便难之论述，其曰："太阳病，发汗，遂漏不止，其人恶风，小便难，四肢微急。"

由此可知，癃闭主要由湿热蕴结、肺热壅滞、肝郁气滞、燥邪内伤、劳倦伤脾、肾元亏虚等引起三焦不畅，浊阴不降所致。

（三）证候分类

历代医家对癃闭证候分类的表述有：①膀胱湿热；②肺热壅盛（肺热气壅）；③肝郁气滞；④浊瘀（尿道）阻塞；⑤脾气不升（中气下陷）；⑥肾阴亏耗；⑦肾阳衰惫。

（四）治疗

关于癃闭的治法方药，东汉张仲景首创五苓散、猪苓汤、蒲灰散等，治疗气化不行、水热互结、瘀血夹热之小便不利，为本病的辨证治疗奠定了基础。其后，历代医家对癃闭的治疗思维日趋完善，清代谢映庐在《得心集医案·癃闭门》中详细地总结了对本病的治疗方法，其指出"小便之通与不通，全在气之化与不化，然而气化二字难言之矣"，并将气化的原因分别论述，如一者"有因湿热郁闭而气不化者，用五苓、八正、禹功、舟车之剂，清热导湿而化之"；二者"有因上窍吸而下窍之气不化者，用搐鼻法，探吐法，是求北风开南牖之义，通其上窍而化之"；三者"因有阴无阳而阴不生者，用八味丸、肾气汤，引入肾命，熏蒸而化之"；四者"有因脾虚而九窍不和者，理中汤、七味白术散之类，扶土制水而化之"，等等，并总结曰"古法森立，难以枚举，总之，治病必求其本"。故谢映庐充分地认识到了气化在治疗癃闭时的重要性，并结合不同的病情阐述了气化的含义，列举了代表方剂，为治疗癃闭提供了直接的指导。现总结归纳历代医家对本病治疗的论述如下：

1. 辨证论治

（1）清金润肺：肺为水之上源，热邪伤肺，肺热壅盛，气逆不降，不能通调水道下输膀胱。其根在于肺，须清其肺热，气化才得以宣通，非单纯利膀胱所能取效，故以清金润肺法治之，此法用于肺热壅盛，上焦不通之癃闭。《医宗必读·小便闭癃》指出："膀胱为州都之官，津液藏焉，气化则能出矣。夫主气化者，太阴肺经也。若使肺燥不能生水，则气化不及州都，法当清金润肺，车前子、紫菀、麦冬、茯苓、桑皮之类。"清代罗美在《古今名医汇粹》中曰："若使肺燥不能生水，则气化不及州都，法当清金润肺。"由此可知，若肺金得清，肺燥得润，则水道通调，膀胱气化恢复，小便得通，故用清肺润燥、利尿养阴之品，如黄芩、桑白皮清肺；麦冬滋养肺阴；车前子、木通、栀子、茯苓清热而通利小便，兼加桔梗、枳壳开宣肺气。如患者出现心烦，舌尖红或口舌生疮等症，可加黄连、竹叶等；如大便不通，可加杏仁、大黄；如兼证见头满、鼻塞、脉浮者，可加薄荷（后下）等。诸药合用即可清肺热，利小便，下病治上，提壶揭盖。

（2）清热利湿：湿热不解，下注膀胱，或肾移热于膀胱，影响气化。《诸病源候论·小便病诸候》云："小便不通，由膀胱与肾俱有热故也……热入于胞，热气大盛，故结涩，令小便不通。"此法适用于膀胱湿热之癃闭。若火热之邪下移膀胱，膀胱之气化功能失司，则可出现癃闭，其证见小便量少，热涩刺痛甚则小便闭阻，小腹胀满特甚，口渴不欲饮，口苦口黏，舌红苔黄，脉多兼数，常见于泌尿系炎症及肾、膀胱、输尿管结石等，此时单用淡渗利水法恐不能奏效，治非若纯阴之剂，并分三焦论治。上焦热者，重在清心肺，加黄芩、栀子；中焦热者，重在清脾胃，加黄连、芍药；下焦热者，则加黄柏、知母，诸药合用，共奏清热祛湿、泻火开闭之功。

（3）疏肝达郁：本法适用于肝郁气滞之癃闭。老年肾气不足，阴阳失和，经脉不利，相火妄动，败精瘀阻，滞结肝经，肝郁气滞，水道闭阻，形成肿物压迫膀胱。《内经》云："肾司二便，其职在肝。"《灵枢·经脉》曰"肝足厥阴之脉……是主肝所生病者……遗溺，闭癃"，其指出肝经病变可以引起癃闭，常用逍遥散、沉香散等方，用药如沉香、陈皮、当归、王不留行、石韦、白芍、甘草、柴胡、滑石等。若肝郁气滞症状较重，可合六磨汤；若气郁化火，苔薄黄舌质红者，可加丹皮、山栀等。治疗时若一味利水而不思达木，其性趋下，则愈利愈闭，木郁不达，乘脾犯胃，中气下陷，运化无权，则下窍难开，小便必闭。用本法后肝气条畅，脾气健旺，则诸窍启闭如常，溺道自通。本法治疗重在怡养性情，疏肝理气。

（4）散瘀行水：败精槁血阻塞水道，可致癃闭。《灵枢·本输》指出："实则闭癃，虚则遗溺，遗溺则补之。"房劳过度，肾气受损，瘀血败精，阻塞于内或盛结成块，阻塞于膀胱尿道之间。瘀结者，并不局限于瘀血，湿热瘀阻、精瘀互结、痰瘀互结等皆是也，此法用于尿道阻塞之癃闭。此类患者主要表现为小便淋漓不畅，或尿如细线，或阻塞不通，小腹胀满疼痛，大便不通，舌色紫有瘀斑，脉涩或细数。方用代抵当丸加减。瘀血败精阻塞于内，或瘀结成块，阻塞于膀胱尿道之间，致小便点滴而下或尿如细线，甚至阻塞不通。《景岳全书·癃闭》曰："或以败精，或以槁血，阻塞水道而不通也。"代抵当丸用当归尾、穿山甲、桃仁、大黄、芒硝通瘀散结；生地黄凉血滋阴；肉桂助膀胱气化以通尿闭，用量宜小，以免助热伤阴。若瘀血重者，加红花、川牛膝以增强其活血化瘀之功；若病久血虚，面色不华，加养血行瘀之黄芪、丹参之类；若瘀血现象较重，加丹参等；病久血虚，加黄芪。如小便一时性不通，胀闭难忍者，加麝香吞服，以急通小便，此药芳香走窜能通行十二经，畅达三焦。药力较猛，切不可多用，以免伤人正气。若由尿路结石所致的尿道阻塞，小便不通，加用金钱草、海金沙、鸡内金、冬葵子、瞿麦等，或参考淋证治疗。

（5）滋肾化气：阴虚之体，热积膀胱，水热互结，津液不布，正如《内经》谓"无阴则阳无以化"。肾阴不足，膀胱气化失司，症见形体瘦弱，小便量少，热赤或闭，小腹胀满较甚，日渴不欲饮，耳鸣，眩晕，五心烦热，舌质红绛，根部苔黄，脉多弦数或细数。此法适用于因肾阴不足导致的癃闭。肾主水液司二便，与膀胱相表里，若肾阴不足，肾气之蒸化作用失常，则关门不利，小便不通而成癃闭。明代张景岳多以左归饮、六味地黄丸为主方，以滋肾水、填真阴、助气化，以求肾水充沛，小便得通。

（6）温补脾肾：高年肾气不足，或久病体虚，命火衰微，膀胱气化乏力，无阳则阴无以化。金代李杲在《脾胃论》中曰："脾胃虚则九窍不通。"脾为中土，专司升清降浊。凡劳倦内伤，思虑损脾，寒温不适，饮食失节，每致损伤脾土，则清气不升，精血无以生化，浊阴不降，水道不能畅通。《医宗必读·小便闭癃》又言："大虚者，非与温补之剂，则水不能行，如金匮肾气丸及补中益气丸是也。"肾阳不足，元气衰惫，则神疲无力，腰膝酸软，用肉桂、附子补下焦之阳，以鼓舞肾气；六味地黄丸补肾滋阴；车前子利水，此方立意为温补肾阳，化气利尿。如果出现小腹胀满，时欲小便不得出，或量少而不畅，神疲乏力，食欲不振，气短语声低微等中气下陷表现者，可用补中益气汤合春泽汤加减。《灵枢·口问》指出"中气不足，溲便为之变"，中气不足，清阳不升，浊阴不降，故小便不利；中气下陷，升提无力则小腹坠胀，故用补中益气汤补中气、升清气，脾气升运则浊阴易降；春泽汤化气利水，二方合用共奏升清降浊化气行水之效。

（7）塞因塞用：即用补药治疗假实真虚证的办法。清末张锡纯在《医学衷中参西录》中认为"治阳分虚损，气弱不能宣通，致小便不利"，故宗塞因塞用之旨，创"宣阳汤"。

2. 其他疗法

（1）针灸治疗：针灸治疗癃闭历史悠久，自先秦及两汉至晋代、唐代、宋代、金元时期、明代及清代均有应用。在《足臂十一脉灸经》里所载的十一脉病候中，唯足厥阴脉有"多弱（溺）"。其指出足厥阴经与本病有关。在《内经》中关于本病的 12 条原文中，涉及足厥阴取穴的有 7 条。由此可知《内经》时期取穴仍以足厥阴经为主，且取穴部位以下肢为主，较少在腹部和腰骶部近端取穴。晋代《脉经》治疗小便不利采用针药并施的方法，取小腹部腧穴和足少阳经穴。而《针灸甲乙经》则沿袭了《内经》时代对小便病候的认识。综合来看，治疗癃闭主要涉及任脉、足太阳经及足三阴经。任脉和足太阳脉的经穴主要集中在腹部和腰骶部，足三阴经穴主要集中在膝以下。从治疗部位来看，近端取穴多于远端取穴。近端多取小腹部和腰骶部经穴，远端取穴多集中在膝以下。唐代《千金方》《外台秘要》《医心方》等医籍在治疗癃闭取穴上以近端取穴为主，远端取穴涉及足厥阴、足太阳、足少阴、足阳明、足太阴经穴等。后至宋代《太平圣惠方》《圣济总录》《扁鹊心书》《西方子明堂灸经》《备急灸法》《针灸资生经》多以近端（腹部、腰骶部）的任脉和足太阳膀胱经穴和远端足厥阴、足少阴经穴为主。金元时期治疗小便不利则多取任脉的近端腧穴，诸如《扁鹊神应针灸玉龙经》以大陵、支沟治疗癃闭。明代医家整理汇总了大量关于针灸治疗癃闭的经验和经方。治疗上多取近端小腹部及远端膝以下的足太阴与足少阴经穴。其在《神应经》《针灸大全》《奇效良方》《杨敬斋针灸全书》《针灸聚英》《外科理例》《名医类案》《医学纲目》《医学入门》《针灸大成》《针方六集》《类经图翼》《循经考穴编》等书中均有论述。清代《医宗金鉴》《针灸逢源》与《针灸集成》多以近端取穴为主，并强调了背俞穴的应用。

（2）其他：古代医家在长期的医疗实践中，还发明创造了推拿、外敷、探吐等各式各样的方法。唐代医家孙思邈在《备急千金要方·胞囊论》中记载了最早的导尿术，其曰："为胞屈僻，津液不通，以葱叶除尖头，纳阴茎孔中深三寸，微用口吹之，胞胀，津液大通便愈。"其可谓中医治疗本病的一大突破。还有其他各种办法，如对排尿无力，点滴不爽的癃闭患者，进行少腹膀胱区按摩；在民间，还可采用独头蒜、葱白等捣匀敷脐周温阳，以通小便；亦或借用取嚏、探吐等方法开肺气以通下窍等。这些特色疗法分散记载于许多中医书籍中，操作简捷，行之有效，为癃闭的治疗提供了许多新的途径，在此不一一详述。

以上历代医家关于癃闭的论述，逐步确立了中医药防治癃闭的理论基础，对后世医家有效治疗及预防癃闭疾病的发生发展起到了重要的启迪与指导作用。

（刘德柱　姜德友）

关格源流考

"关格"作为病名首见于《伤寒论》。自清代以降，关格病认识渐臻全面。由于关格病病因病机复杂，治疗方法多种多样，故从病名、病因病机、证候分类及治疗四方面入手，对历代重要医籍中关格病的相关病证论述进行整理研究，考查其发展脉络，兹述如下：

（一）病名

"关格"作为病名，历经千年沿用至今，未见其他称谓，但不同时期"关格"的学术含义有所不同，现整理如下：

关，东汉许慎在《说文解字》中云："关，以木横持门户也。"《辞海》云："关，门闩。"此外，"关"又可以指代脉象，如西汉司马迁在《史记·仓公传》中云："少阳初关一分。"又如西晋王叔和在《脉经》中有注云："从鱼际至高骨，却行一寸，其中名曰寸口。其骨自高从寸至尺，名曰尺，泽后尺前名曰关。阳出阴入，以关为界。"

格，《说文解字》云："格，木长貌。"唐代释玄应在《一切经音义》中载有："格，椷架也。"《辞海》云："格，阻隔。"

从疾病角度来说，分而言之，小便不通谓之关，呕吐时作谓之格。"关格"一词被最早提及，见于《内经》，然而当时并非病名。其含义有三。

一为脉象，指阴阳离决时的脉象状态。如《素问·六节藏象论》云："故人迎一盛病在少阳，二盛病在太阳，三盛病在阳明，四盛以上为格阳。寸口一盛病在厥阴，二盛病在少阴，三盛病在太阴，四盛以上为关阴。人迎与寸口俱盛四倍以上为关格。"又如《灵枢·终始》云："人迎与脉口俱盛四倍以上，命曰关格。关格者，与之短期。"另有《灵枢·禁服》云："人迎四倍者，且大且数，名曰溢阳，溢阳为外格，死不治。必审按其本末，察其寒热，以验其脏腑之病……寸口四倍者，名曰内关，内关者，且大且数，死不治。必审察其本末之寒温，以验其脏腑之病。"

二为脉理，指"覆脉""溢脉"两种真脏脉产生的机理。即《难经·三难》所言："脉有太过，有不及，有阴阳相乘，有覆有溢，有关有格，何谓也。然，关之前者，阳之动也，脉当见九分而浮。过者，法曰太过。减者，法曰不及。遂上鱼为溢，为外关内格，此阴乘之脉也。关以后者，阴之动也，脉当见一寸而沉。过者，法曰太过。减者，法曰不及。遂入尺为覆，为内关外格，此阳乘之脉也。故曰覆溢，是其真脏之脉，人不病而死也。"所谓"溢脉"，是指脉位长度超过九分并延伸至鱼际的太过之脉，寸口脉越过腕横纹，甚者脉充皮下，可见其搏动，直达手掌大鱼际。这是由于阴盛阳不足，阴乘阳位，使阳气被关闭于内，而阴气被阻格于外所导致的结果，即"外关内格"，传统中医称之为"肝阳上亢"。"覆脉"则指脉位长度超过一寸并延伸及尺肤部的脉象，寸口脉脉管细而硬长，超出尺部向后下移数寸，脉跳弦紧而有力，如绷紧的弓弦、绳索之感觉。这是阳盛阴不足，阳乘阴位，使阴气被关闭于内，而阳气被阻格于外所导致的结果，即"内关外格"，传统中医称之为"痰饮证"。二者都属邪气太盛，使机体阴阳二气严重失调所致，均提示邪气盛，正气严重衰败，胃气消亡，气血化源乏竭，主病凶险，预后不良。

三为病理，指阴阳俱盛，不能相互营运而格拒的严重病理状态。即《灵枢·脉度》所言：

"阴气太盛，则阳气不能荣也，故曰关；阳气太盛，则阴气弗能荣也，故曰格；阴阳俱盛，不得相荣，故曰关格。关格者，不得尽期而死也。"《难经·三十七难》亦云："阴气太盛，则阳气不得相营也，故曰格。阳气太盛，则阴气不得相营也，故曰关。阴阳俱盛，不得相营也，故曰关格。关格者，不得尽其命而死矣。"由此可见，《内经》《难经》的观点基本一致。

后世医家基于《素问·脉要精微论》中"阴阳不相应，病名曰关格"的论断，从病症学角度对"关格"进行了诠释。如王注："阳脉而响应之不足，阴脉而响应之有余，故曰阴阳不相应，病名曰关格。关主不得便溺，格主吐逆，上下俱病是也。"又如戴复庵曰："关格者，谓膈中觉有所碍，欲升而不升，欲降而不降，欲食不能食，此为气之横格也。"但后世众医家所指的病症又有区别。其含义亦有三。

1. 小便不通，兼见呕吐

"关格"一词作为病名被正式提出，首见于张仲景《伤寒论》。该书"平脉法"曰："关则不得小便，格则吐逆。"其认为关格是以小便不通和呕吐为主证的疾病，属于危重证候。后世医家多遵此说，如明代龚廷贤在《寿世保元》中云："溺溲不通，非细故也，其朝不通，便令人呕，名曰关格。又曰不通而死矣。一见呕吐，便不可救。经曰：出入废则神机化灭，升降息则血气孤危，此之谓也。"本书所论关格亦遵此义。

2. 大小便皆不通，兼见呕吐

隋代巢元方在《诸病源候论·大便病诸候·关格大小便不通候》中曰："关格者，大小便不通也。大便不通，谓之内关；小便不通，谓之外格；二便俱不通，为关格也……关格则阴阳气痞结，腹内胀满，气不行于大小肠，故关格而大小便不通也。"其认为关格是大小便俱不通的疾病。南宋时期的医家将张仲景的"不得小便而又吐逆"说与巢氏的"大小便不通"说合二为一，提出关格病为上有吐逆，下有大小便不通，如张锐在《鸡峰普济方》中有载，"奉职赵令仪妻，忽吐逆，大小便不通，烦乱，四肢渐冷，无脉凡一日半，与大承气汤一剂，至夜半渐得大便通，脉渐生。翌日，乃安。此关格之症，极为难治。兆所见者，惟此一人"，即为较早记录此种关格病的有效医案。再如明代赵献可在《医贯》中云："关格者，粒米不欲食，渴喜茶水饮之，少顷即吐出，复求饮复吐。饮之以药，热药入口即出，冷药过时而出，大小便秘，名曰关格。关者下不得出也，格者上不得入也。"其亦说明关格病的特点为"上不得入""下不得出"。清代冯楚瞻在《冯氏锦囊秘录》中载曰："关者，二便俱秘，下不得出也。格者，吐逆水浆，上不得入也……关格者，谓膈中觉有所碍，欲升不升，欲降不降，欲食不食，寒热上下不通，此为气之横格也……关格者，忽然而来乃暴病也。大小便秘，渴饮水谷，少顷则吐，又饮又吐，唇燥眼珠微红，面赤或不赤，甚者或心痛，或不痛，自病起粒米不思，滴水不得下胃，饮一杯吐出杯半，数日后，脉亦沉伏，此寒从少阴肾经而入，阴盛于下，逼阳于上，谓之格阳之症，名曰关格。"其亦遵循关格病为"吐逆水浆""二便俱秘"并见的说法。

3. 呕吐先作，继而大小便不通

清代费伯雄在《医醇賸义·关格》中有述："苟在上之格者能通，则在下之关者亦无不通。尝见患此证者，多起于忧愁怒郁，即富贵之家，亦多有隐痛难言之处，可见病实由于中上焦，而非起于下焦也。始则气机不利，喉下作梗；继则胃气反逆，食入作吐；后乃食少吐多，痰涎上涌，日渐便溺艰难。"其认为关格是因呕吐渐见大小便不通的病，症见喉下作梗，继而食入呕吐，渐见溲溺艰难，大便如羊粪，可见于反胃、噎膈病的后期。

（二）病因病机

关格病因总由阴阳之气不相营运，相互离绝所致，病机往往表现为本虚标实，寒热错杂，脏腑多与脾、肾、三焦、肺脏相关，由脾阳亏损，肾阳衰微，阳不化水，水浊逗留，浊邪壅塞三焦，气化功能不得升降所致，并且可由他病如水肿、癃闭、虚劳、淋证、鼓胀等病传变而成，为危重症候。因而最终可因正不胜邪，发生内闭外脱、阴竭阳亡的极危之候。现将历代医家所述整理如下：

1. 阴阳俱盛，不得相营

《内经》与《伤寒论》对关格的描述虽有不同，病机却有相似之处，均为"阴阳俱盛，不得相营"。明代李中梓在《病机沙篆·关格》中言"关者阴盛之极，故关闭而溲不得通也；格则阳盛之极，故格拒而食不得入也"，可见关格是阴阳相互离绝的危象。

2. 浊阻三焦，气化不行

另一种为医家所认同的观点是《伤寒论》所云"邪气隔拒三焦"致病。《诸病源候论·大便病诸候·关格大小便不通候》曰："又风邪在三焦，三焦约者，则小肠痛内闭，大小便不通。日不得前后，而手足寒者，为三阴俱逆，三日死也。"其载有"三焦约"一说。清代李用粹在《证治汇补》中云："既关且格，必小便不通，旦夕之间，徒增呕恶，此因浊邪壅塞三焦，正气不得升降。所以关应下而小便闭，格应上而呕吐，阴阳闭绝，一日即死，最为危候。"其着重强调了浊阻三焦，气化不行所致的格拒之象。

3. 多重病因，他脏累及

唐代以后医家对关格的病因病机的研究描述更为充实，亦涉及肝、脾、肾、肺、大肠、小肠等其他脏腑。唐代王焘在《外台秘要》中首先提出外感风寒亦可引起关格，其云："风寒冷气入肠，忽痛坚急如吹状，大小便不通，或小肠有气结，如升大胀起，名为关格病。"北宋王怀隐总结了关格有三种病因：一是"阴阳不和，荣卫不通"；二是"阴阳气结，气不行于大小肠"；三是"风邪在于三焦"。金代张元素则认为"关则不得小便，格则吐逆。关者甚热之气，格者甚寒之气，是关者无由之出，故曰关也，格者无入之理，故曰格也。寒在胸中，遏绝不入，热在下焦，填塞不出"。金元医家李东垣则明确提出"皆邪热为病也"。朱丹溪在《丹溪心法》中则认为本病为"有痰"及"中气不运"所致，其云："关格，必用吐，提其气之横格，不必在出痰也。有痰宜吐者，二陈汤吐之，吐中便有降。有中气虚不运者，补气药中升降。寒在上，热在下，脉两手寸俱盛四倍以上。戴云：关格者，谓膈中觉有所碍，欲升不升，欲降不降，欲食不食，此谓气之横格也。"

至明代，张景岳有云："关格证在《内经》本以人迎察六腑之阳，寸口察五脏之阴，人迎盛至四倍以上，此阳明经孤阳独见，水不济火也，故曰格阳，格阳者，阴格于阳也。气口盛至四倍以上，此太阴经元阴无主，气不归精也，故曰关阴，关阴者，阳关于阴也。若人迎寸口俱盛至四倍以上，且大且数，此其阳气不藏，故阴中无阳，阴气不升，故阳中无阴，阴阳相离，故名关格也。凡见此者，总由酒色伤肾，情欲伤精，以致阳不守舍，故脉浮气露，亢极如此，此则真阴败竭，元海无根，是诚亢龙有悔之象，最危之候也。"其引《内经》之脉法阐关格之病机，并以肾虚为关格病的发病之本。

清代何廉臣首次提出"溺毒入血，血毒上脑"致关格之说。在其重订清代戴天章《广温热论》（又名《广瘟疫论》）之《重订广温热论·验方妙用》中有云："溺毒入血，血毒攻心，甚或因毒上脑，其症极危，急宜通窍开闭，利溺逐毒，导赤泻心汤（陶节庵《伤寒六书》方）调入犀珀至宝丹，或导赤散合加味虎杖散（廉臣验方）调入局方来复丹二三钱，尚可幸全一二。此皆治实证之开透法也。"

费伯雄在《医醇賸义·关格》中亦有言："尝见患此证者，多起于忧愁怒郁，即富贵之家，亦多有隐痛难言之处，可见病实由于中上焦，而非起于下焦也。始则气机不利，喉下作梗；继则胃气反逆，食入作吐；后乃食少吐多，痰涎上涌，日渐便溺艰难。此缘心肝两经之火煎熬太过，营血消耗，郁蒸为痰。饮食入胃，以类相从，谷海变为痰薮，而又孤阳独发，气火升痰，宜其格而不入也。"由此可见，忧愁郁怒、忧心煎熬等情志不畅，引起气机郁滞，气郁日久可化火生痰而致关格。清代张节在所著《张氏医参》中提出关格由肺胃病变所致。

（三）证候分类

历代医家对关格证候分类的表述有：①脾肾亏虚，湿热内蕴；②脾肾阳虚，寒浊上犯；③肝肾阴虚，肝风内动；④肾病及心，邪陷心包；⑤痰浊蒙窍；⑥浊毒入血；⑦阴微阳竭。

（四）治疗

关格的治疗应遵循明代王肯堂在《证治准绳·关格》中提出的"治主当缓，治客当急"的总原则。所谓"主"，是指关格之本，即脾肾阴阳衰惫。"治主当缓"，是指治疗关格时，应坚持长期调理，缓缓调补脾肾之阴阳。所谓"客"，是指关格之标，即湿浊毒邪。"治客当急"，是指对于关格的湿浊毒邪，要尽快祛除。祛浊又分化浊和降浊，湿热浊邪，当清热化浊；寒湿浊邪，当温阳散寒化浊；湿浊毒邪上犯中上二焦者，则宜降浊，使其从大便降泄而去。用药宜刚柔相兼，缓缓图之，忌用大剂量的峻补之品。运用"急"之法，应以泄浊化痰为主，因浊为阴邪易伤阳气，浊不去则阳不复，浊邪郁久可成毒，故应急祛之。

1. 辨证论治

（1）疏肝理气：明清时期针对情志因素导致的关格病症运用逍遥丸等疏肝理气。如清代陈莲舫在《陈莲舫医案》中认为关格病机虽然颇为复杂，但总以肝气失于疏泄，胃气不得和降，以致气机逆乱居多，故其治法重在理气和胃、柔肝养肝，使肝气条达、胃气和降，可望小便通畅，呕吐减缓，关格渐开。清代程钟龄在《医学心悟》中提出了关格由肝脾至肾之观点，而用温肾退黄之茵陈术附汤（茵陈、白术、附子、干姜、炙甘草、肉桂）加味治之。

（2）通腑降逆：历代医家亦以通腑降逆法治疗急危重症的关格。宋代已有大承气汤治疗关格的记载，体现了通腑泄浊、急下存阴之思想。明代龚廷贤在《寿世保元》中云："阴阳关格，前后不通寻常通利大府。小水自行，因腑气一通，逆气即降，呕逆自止，小便畅通，关格之证即解。"清代在《医门法律》"云岐子关格九方"中亦有加味麻仁丸、大承气汤等方，并且对"云岐子关格九方"进行评论，其曰："九方不达病成之理，漫图弋获。其以峻药加入六君子汤、补中益气汤中，犹可言也。其以峻药加入二陈汤，及八正、承气等方，不可言矣。至于片脑、麝香、皂角等药，骤病且不敢轻用，况垂毙者乎？伎转出转穷，所以为不学无术，徒读书之流欤。"其认为骤病时应用通腑降逆之法不可妄加峻药，否则损伤正气，不利于疾病康复。

（3）调肺温脾：唐代孙思邈在《备急千金要方》中首次提出"关格方"，其曰："蒴蒸汤，治皮虚主大肠病，寒气关格方。蒴、根叶（切三升），菖蒲叶（切三升），桃叶皮枝（三升），细糠（一斗），秫米（三升），上五味以水一石五斗，煮取米熟为度，大盆器贮，于盆上作小竹床子罩盆，人身坐床中，周回四面将席荐障风，身上以衣被盖覆。若气急时，开孔对中泄气，取通身接汗可得两食久许。如此三日，蒸还温药足汁用之。若盆里不过热，盆下安炭火。非但治寒，但是皮肤一切劳冷悉治之。"其指出劳冷伤肺所致关格的方药。北宋《圣济总录》载有治上焦的"黄芩汤"，治中焦的"茯苓丸"等方药，调理脾肺。清代喻嘉言在《医门法律》中收录 "云岐子关格九方"中柏子仁汤、人参散、槟榔益气汤、木通二陈汤、皂角散、导气清利汤等，均可调肺补脾，化痰行气，扶正祛邪。

（4）补肾通关：明代徐彦纯在《玉机微义》中的"滋肾通关丸"（黄柏、知母、肉桂等）为治疗肾虚关格之代表方，至今仍被广泛应用。《景岳全书》记载："关格之脉，必弦大至极。夫弦者为中虚，浮大者为阴虚，此肾水大亏，有阳无阴之脉也。治此者，宜以峻补真阴为主，然又当察其虚中之寒热，阴中之阴阳，分别处治，斯尽善也"，又云："关格证，凡兼阳脏者必多热，宜一阴煎、左归饮、左归丸之类主之。兼阴脏者必多寒，宜大营煎、右归饮、右归丸之类主之。若不热不寒，脏气本平者，宜五福饮、三阴煎及大补元煎之类主之"，可见张景岳认为调肾为关格之基本治法，其云："关格证，所伤根本已甚，虽药饵必不可废，如精虚者当助其精，气虚者当助其气，其有言难尽悉者，宜于古今补阵诸方中择宜用之。斯固治之之法，然必须远居别室，养静澄心，假以岁月，斯可全愈。若不避绝人事，加意调理，而但靠药饵，则恐一曝十寒，得失相半，终无济于事也。凡患此者，不可不知"。后至清代《医门法律》"云岐子关格九方"中既济丸亦取补肾之意。张璐在《张氏医通》中运用"启峻汤（人参、黄芪、当归、白术、陈皮、甘草、肉桂、茯苓、干姜、肉果、沉香、炮附子）"脾肾同治以治疗本病。

（5）肺肾同治，调和三焦：因三焦为全身气机之原始，气机阻滞则阴阳不相顺接，如汉代华佗在《中藏经·论三焦虚实寒热生死顺逆脉证三法》中认为三焦"总领五脏六腑，营卫经络，内外左右上下之气也，三焦通则内外左右上下皆通也"。因此历代医家宗"上窍开则下窍通"及"身汗得后利，则实者活"等理论运用提壶揭盖法，从肺肾相关论治，亦效。

2. 其他疗法

关格患者进食饮药比较困难，因此可用其他疗法，如灌肠法、针灸疗法及肛门纳药法进行治疗，以达通腑降浊解毒作用。常用的灌肠方药有降浊灌肠方（生大黄、生牡蛎、六月雪等）和降氮汤（大黄、桂枝）等。关格吐逆小便不利，急宜先灸肾俞、气海、天枢等穴，针刺涌泉、水分等穴。丹波元坚在《杂病广要》中引用"小品方"中肛门纳药法，其曰："小品疗小便不通及关格方：取生土瓜根捣取汁，以水解之，于筒中吹纳下部即通。"

"关格"的病症文献较为丰富，笔者通过搜集古籍文献，梳理其条文论述，总结其理论基础，为临医家缩减查阅过程，并提供简本。愿学者加以参考借鉴，以传承古人思想。

（高　阳　李文昊）

阳痿源流考

《马王堆汉墓医书》载有对阳痿病之最早命名，后世医家在前人基础上对本病进一步认识。本书将从古代文献入手，溯源澄流，整理前人的精粹，从病名、病因病机、证候分类和治疗四方面进行论述，兹述如下：

（一）病名

历代医家对本病的认识往往都带有鲜明的个人特色，故本病在古代有不同称谓，现总结如下：

1. 以病因病机分类命名

（1）阴痿：《素问·阴阳应象大论》曰："年六十，阴痿，气大衰，九窍不利。"《素问·五常政大论》曰："阴痿气大衰而不起不用。"《素问·本病论》称"阴痿少力"。《灵枢·经筋》称"阴痿不用"，《灵枢·邪气脏腑病形》称肾脉"大甚为阴痿"等。此外，书中对阳痿的命名还有"筋痿"（《素问·痿论》）、"阴器不用"（《灵枢·经筋》）、"阴不用"（《灵枢·五音五味》）、"隐曲不利"（《素问·至真要大论》）、"不得隐曲"（《素问·阴阳别论》）等，约在东汉时期成书的《神农本草经》里载有"阴痿""阴痿不足""阴痿不起""丈夫阴气不足"等称谓，同时也记载了"阴萎不起""男子阴萎"的病名，西晋王叔和《脉经》称之为"阴萎不起"，皇甫谧《针灸甲乙经》称之为"阴痿""阴痿不用"，东晋葛洪《肘后备急方》称之为"阴萎"，隋代巢元方《诸病源候论》则称之为"阴痿""阴萎""阴不起"，唐代孙思邈《备急千金要方》称之为"阴痿""阴痿不用"。但使用最多的还是"阴痿"，这一病名也被后世医家广泛使用。

（2）阳萎：宋代窦材在《扁鹊心书·神方》中记载："五福丹……又能壮阳治阳萎，于肾虚之人功效更多。"可见在宋代，便有医家将本病称为"阳萎"，推动了历代医家对本病的认识和理解。

（3）阳痿：宋元时期的医家除沿用"阴痿"之名外，还在文献中使用了其他几种称谓，如"阳道痿弱"（《圣济总录》《太平圣惠方》）、"阳事不举"（《太平惠民和剂局方》《济生方》）、"阳气痿弱"（《圣济总录》《太平圣惠方》）、"阳事不兴"（《太平惠民和剂局方》《三因极一病证方论》）、"阳事痿弱"（《御药院方》）、"阳道不兴"（《三因极一病证方论》）、"房室不举"及"男子绝阳"（《太平惠民和剂局方》）等。明清时期，这种命名不统一的混乱状况得以改善。明代周慎斋首次以"阳痿"命名该病，在其著作《慎斋遗书·阳痿》中有"阳痿多属于寒"的记载。张介宾亦取"阳痿"为病名，由于张氏为一代大家，理论造诣深厚，临证经验丰富，其论述对后世影响极大，所以后来的多数医家在论及"阳痿"时，都遵从张氏之说，用"阳痿"命名者亦渐多，至清代韩善徵著书时，便以《阳痿论》名之。民国时期的医著中沿用明清命名之法，多以"阳痿"名之，少数医籍如《中西验方新编》《通俗内科学》等仍以"阴痿"为名。中华人民共和国之后，随着中医规范化工作的逐渐深入，"阴痿"这一病名逐渐被"阳痿"完全取代，同时较常出现的还有"阳萎"这一病名。二者同义，只不过"萎"字取其引申义，而"痿"字特指疾病状态，以后者较通用。

2. 以病症特点分类命名

《灵枢·经筋》《灵枢·五音五味》多以"不起""不用"作为阳痿的病名描述。《灵枢·经筋》云："足厥阴之筋……阴股痛，转筋，阴器不用，伤于内则不起"，又云："足厥阴之筋……结于阴器，络诸筋。其病足大指支内踝之前痛……阴器不用"，指出本病的病症特点及受累脏腑经络。《天下至道谈》称阳痿为"不能"，《养生方》则称之为"不起""老不起"等。

（二）病因病机

阳痿的发病与五脏六腑功能失调密切相关，其病因有外有内，病机有实有虚。总结历代医家所论，本病多由感受外邪，心火闭塞，痰湿热阻，肝胆不舒，心脾两虚，肾阳气虚衰，恐惧伤肾，药物、食物致痿，他病或久病迁延致痿等，兹述如下：

1. 感受外邪

《素问·风论》中曰"肾风之状，多汗恶风，面疣然浮肿……隐曲不利，诊在肌上，其色黑"，指出外邪侵袭机体，内传少阴，导致隐曲不利，产生生殖功能异常等病症。后至王叔和在《脉经·辨三部九候脉证》中曰："大风邪入少阴，女子漏白下赤，男子溺血，阴萎不起。"《圣济总录·肾脏风毒流注腰脚》进一步详细记载了风邪导致阳痿的病因病机，其曰："盖肾主腰脚，风邪客于肾经，久而不去，风毒流注，发于下部，故变脚弱之证……治肾藏风虚，腰膝疼痛，阴痿缓弱。"此外，清代周扬俊在《温热暑疫全书·暑病方论·暑痿》中记载："暑痿，膏粱富贵之人，暑月阳事痿顿"，指出因"暑湿"致痿，韩善徵也对这一病因有一定的认识。

2. 心火闭塞

《辨证录·阴痿门》云："人有年少之时因事体未遂，抑郁忧闷，遂至阳痿不振，举而不刚，人以为命门火衰，谁知是心火之闭塞乎。"其指出心火闭塞亦可致阳痿，若心火内生，日久郁滞气血，心肾不交，由心累及于肾，故而导致阳痿。

3. 痰湿热阻

过食肥甘，伤脾碍胃，生湿蕴热，湿热下注，热则宗筋弛纵，阳事不兴，可导致阳痿，经所谓壮火食气是也。如《灵枢·经筋》云："经筋之病，寒则反折筋急，热则筋弛纵不收，阴痿不用。"《素问·至真要大论》曰："太阴司天，湿气下临，肾气上从，黑起水变，埃冒云雨，胸中不利，阴痿，气大衰而不起不用……太阴在泉，客胜则足痿下重，便溲不时，湿客下焦，发而濡泻，及为肿、隐曲之疾。"张从正在《儒门事亲·疝本肝经宜通勿塞状》中指出阳痿发热与湿热相关，其曰："湿为燥热所壅，三焦闭涩，水道不行，阴道不兴，阴囊肿坠。"又明代王纶在《明医杂著·男子阴痿》按语中谓："阴茎属肝之经络。盖肝者木也，如木得湛露则森立，遇酷热则萎悴。"明代医家张介宾在《景岳全书·杂证谟·阳痿》中认为："凡肝肾湿热，以致宗筋弛纵者，亦为阳痿。"后至清代张聿青在《张聿青医案》"阳痿"案中评论曰："命门相火，为生身之本，真阳亏损则火衰，湿痰郁遏，火不用事，则火亦衰。脉滑而大。痰多阳痿，火之式微，湿之有余也。"其认为"痰湿"可阻遏相火，相火不用而致阳痿。且清末韩善徵在《阳痿论》中认为因痰所致阳痿，多见于体丰气旺之人，必兼见痰凝气逆之候。

4. 肝胆不舒

肝主筋，阴器为宗筋之汇。若情志不遂，忧思郁怒，肝失疏泄条达，不能疏通血气而畅达前阴，则宗筋所聚无能，王纶在《明医杂著·续医论》中也指出了情志不遂导致阳痿的病机，曰："少年人阳痿，有因于失志者，但宜舒郁不宜补阳……非真火衰也，乃闷郁之故也。宜其抑郁通其志意，则阳气立舒，而其痿自起矣。"清代如沈金鳌在《杂病源流犀烛·前阴后阴病源流》中说："又有失志之人，抑郁伤肝，肝木不能疏达，亦致阴痿不起。"陈士铎在《辨证录》中亦认为，肝气素郁的男子长期若得不到矫正，则可导致阳痿，其曰："男子有怀抱素郁而不举子者，人以为命门之火不宣也，谁知心肝二气之滞乎……久则阳痿不振。"此外，丹波元简在《灵枢识·五音五味》中曰："怯者，举而不强，或见敌不兴也。"而胆气虚是生怯的根本原因，因此胆虚可致举而不强。叶天士在《临证指南医案》中认为："阳痿……有郁损生阳者，必从胆治。盖经云，凡十一脏皆取决于胆。又云少阳为枢。若得胆气展舒，何郁之有。"其提出"胆郁致痿"说。

5. 心脾两虚

胃为水谷之海，气血之源。若忧愁思虑不解，饮食不调，损伤心脾，病及阳明、冲脉，以致气血两虚，宗筋失养，而成阳痿。《素问·阴阳别论》曰："二阳之病发心脾，有不得隐曲，女子不月；其传为风消，其传为息贲者，死不治。"《圣济总录·风消》论曰："夫肠胃发病，传于心脾，心主血，心病则血不流，脾主味，脾病则味不化而精不足。精血不足，故其证不能隐曲，女子不月。"虽然所论为女子，但其道理亦适用于男子，但凡人身心脾两虚，病久便会累及于肾，影响生殖功能，又《景岳全书·阳痿》说："凡思虑、焦劳、忧郁太过者，多致阳痿。盖阴阳总宗筋之会……若以忧思太过，抑损心脾，则病及阳明冲脉……气血亏而阳道斯不振矣。"后至清代汪朴斋在《产科心法·种子门·种子歌》中认为："劳心之人，心血耗散，常至临事不举，此心亏血少，非肾火亏也。"其进一步阐述了心血亏虚致痿的情况。

6. 肾阳气虚衰

西晋葛洪在《肘后备急方·治卒患腰胁痛诸方》"治诸腰痛，或肾虚冷，腰疼痛阴萎方"中明确指出阳痿病肾虚冷（肾阳虚）的病机。隋代杨上善在《黄帝内经太素·阴阳》中注释"阴阳别论篇"时，认为老年性阳痿为肾气亏虚，其曰："人年六十，肾气衰，精气减，筋弛，故宗筋痿也。"后至明代诸医家认为房劳太过，或少年误犯手淫，或早婚，以致精气亏虚，命门火衰，发为阳痿，正如《景岳全书·阳痿》所说："凡男子阳痿不起，多由命门火衰，精气虚冷。"以上均指出阳痿发病与肾阳气虚衰密切相关。

7. 恐惧伤肾

大惊卒恐，惊则气乱，恐则伤肾，恐则气下，渐至阳道不振，举而不坚，导致阳痿。《景岳全书·杂证谟》曰："忽有惊恐，则阳道立痿，亦其验也。"且张氏在《类经》中注释《内经》有关"恐伤肾"的条文时云："恐则精却，故伤肾。凡猝然恐者多遗尿，甚则阳痿，是其征也。"其认为恐甚亦可导致阳痿。明代徐用诚在《玉机微义》中曰："恐气所致……为阴痿。"清代叶天士在《临证指南医案》"阳痿"案评论云："亦有因恐惧而得者，盖恐则伤肾，恐则气下。"何梦瑶在《医碥·杂症·恐》中指出恐责之于心气虚、肾气虚、肝胆不足，即生阳痿、骨酸。

8. 药物、食物致痿

药物和食物是人类治疗疾病和补充能量的主要手段，但由于它们自身的性质特点，也可导致某些副作用，例如，《食疗本草·卷上》中记载："芰实……凡水中之果，此物最发冷气，不能治众疾……损阴，令玉茎消衰。"

9. 他病致痿

《外台秘要·消中消渴肾消方八首》引《古今录验方》云："消渴病有三……但腿肿脚先瘦小，阴痿弱数小便者，此是肾消病也。"这是我国对糖尿病导致阳痿的第一次明确记载。在《外台秘要》中，又记载了奔豚致阳痿，其曰："又奔豚汤，疗虚劳五脏气乏损，游气归上，上走时若群豚相逐憧憧，时气来便自如坐惊梦，精光竭不泽，阴痿上引少腹急痛，面乍热赤色。"孙思邈在用草乌头丸治疗积聚时提到了积冷结聚可导致阳痿，其曰"草乌头丸……破积聚，治积结冷聚，阳道弱，大便有血"（《千金翼方·补益·大补养》）。

10. 久虚致痿

《诸病源候论·虚劳病诸候下》"虚劳阴萎候"篇载有："肾开窍于阴，若劳伤于肾，肾虚不能荣于阴器，故萎弱也"，又"虚劳阴冷候"篇曰："血气不能相荣，故使阴冷也。久不已，则阴萎弱"。《备急千金要方·胆腑方·风虚杂补酒煎》云："巴戟天酒，治虚羸，阳道不举，五劳七伤，百病，能食下气方。"以上均指出久病肾虚致痿的机理。

（三）证候分类

历代医家对于阳痿证候分类的表述有：①湿热下注；②肝郁不舒；③瘀血阻滞；④命门火衰；⑤肾阴亏虚；⑥心肾不交；⑦脾肾阳虚；⑧恐惧伤肾；⑨心脾受损；⑩中虚气陷；⑪肝阴不足；⑫胃阴不足。

（四）治疗

阳痿治疗不易，为历代医家所困扰之难题，现总结历代医家对阳痿的辨证论治如下：

1. 辨证论治

（1）祛除湿浊逐痰饮：《冯氏锦囊秘录》云："阳痿有因纵酒嗜味太过……过味则清气不升，皆足以致痿也。"本证型多见于贪酒嗜食，体壅多痰多湿代谢紊乱；或多愁善感焦虑忧郁者。临床表现为阳痿不举，举而不坚，体形肥胖，动则气短，乏力易汗，头昏心悸，神疲体倦，嗜睡贪食，阴处多潮湿，舌质淡体胖，苔黄白腻。治以祛湿化浊，方选涤痰汤加减。药用制半夏、制天南星、陈皮、枳实、茯苓、石菖蒲、竹茹、川芎、苍术、香附、栀子、泽泻、白芥子、山楂、何首乌等。

（2）清热利湿舒筋络：清代郭诚勋在《证治针经》中说："湿热为患，宗筋必弛纵而不坚举。"本证多见于酒毒湿浊之躯，或有慢性生殖系统炎症者。下肢灼热感，舌质红，苔黄白腻，脉滑或濡。治以清热利湿，舒畅筋脉。方选萆薢饮合柴胡胜湿汤化裁，药用草薢、车前子、土茯苓、石菖蒲、黄柏、莲子心、柴胡、羌活、泽泻、薏苡仁、当归、苍术、益智仁、枸杞子、川牛膝等。

（3）补养心脾益气血：若气虚血亏，阳道失其荣养，则阳物难以做强。正如《景岳全书》云："若以忧思太过，抑损心脾，则病及阳明、冲脉……气血亏而阳道斯不振矣。"本证多见于体弱气血不足，劳心思虑太过者，临床表现为举而不坚，甚或不举，伴有梦遗滑精，面色萎黄，头晕耳鸣，腰酸神疲，健忘梦多，舌质淡红，脉沉细弱。治以补气血、益心脾。方选人参养荣汤合归脾汤化裁。药用当归、白芍、熟地黄、黄芪、白术、茯神、五味子、远志、党参、甘草、酸枣仁、木香、枸杞子、山茱萸、地龙等。

（4）温补脾肾助阳气：正如张景岳云："男子阳痿不起，多由命门火衰、精气虚冷。"此型患者多见于素体虚寒或纵欲不节伤阴损阳者。临床表现为阳痿难举，腰膝酸软，形寒怕冷，精神倦怠，小便频多，大便溏薄，口干不渴，舌质淡红，苔薄白，脉沉细，治当温阳起痿。方选还少丹合秘精丸加减。药用熟地黄、怀牛膝、枸杞子、山茱萸、杜仲、远志、五味子、巴戟天、肉苁蓉、石菖蒲、莲子、芡实、金樱子、车前子、露蜂房等。

（5）滋补肝肾养阴精：正如《诸病源候论》所谓："若劳伤于肾，肾虚不能荣于阴器，故痿弱也。"本证型多见于素体阴虚，或房事劳伤虚火易动者。临床表现为阳痿不举，梦中遗泄，或射精过快，足跟疼痛，溲黄便干，舌红少苔或剥苔，脉细数。治以滋阴精，降虚火。方选二地鳖甲煎合大补阴丸加减。药用熟地黄、生地黄、菟丝子、茯苓、枸杞子、五味子、金樱子、生鳖甲、牡蛎、丹参、续断、桑寄生、龟甲、知母、黄柏等。

2. 其他疗法

宋代王执中在《针灸资生经》中曰："阴谷、主阴痿，小腹急引阴内廉痛……曲泉，主不尿阴痿；气冲，治阴痿茎痛，（千同）两丸骞痛不可忍"，指出阴谷、曲泉、气冲等穴位可治疗阴痿，又曰："筋挛阴缩入腹相引痛，灸中封五十壮，或不满五十壮，老少加减"，指出艾灸中封治疗阴缩入腹兼疼痛。明代《普济方》指出针灸治疗阴痿的方法，其曰："治阴痿，小腹急，引阴内廉痛，穴阴谷。"清代金冶田在《灸法秘传》中指出灸气海穴治疗真火衰惫型阳痿的方法，其曰："阳痿者，阳物痿软而不举也。年老之人，则常有之。若少壮之人，是为真火衰惫，法当灸其气海。"此外，阳痿早泄多因肾精（阴）亏虚、肾气（阳）不足所致，治疗上多以补法为主。故亦有"滋阴壮阳"药膳食疗法，如虫草炖老鸭适合补阴，苁蓉羊肉粥适合补阳。取其"寓补于食""寓医于食"，以求填补肾精，补益肾阳，恢复和增强性功能。

阳痿一证临床较为多见，且病情缠绵难愈，遂总结历代所述，整理归纳如上，以期为临床与科研提供参考。

（苏 明 周雪明）

遗精源流考

"遗精"之病首见于《内经》，《金匮要略》对本病进行辨证论治，《诸病源候论》对本病进行证候分类，明清医家对此病认识渐臻完善。遂整理研究历代重要医籍对遗精的相关论述，考证其病名、病因病机、证候分类及治疗，兹述如下：

（一）病名

"遗精"一词，最早见于《内经》，至明代统一病名，并沿用至今。现综合分析历代所见遗精之病名，将其归纳为两种。

1. 以病因病机分类命名

《内经》一书称本病为"精时自下"，认为本病由恐惧而引起，如《灵枢·本神》载道："恐惧而不解则伤精，精伤则骨酸痿厥，精时自下。"隋代医家巢元方对本病有"梦泄精""精溢""失精"等不同称谓，如在《诸病源候论》中曰"肾气虚弱，故精溢也"，又在"虚劳梦泄精候"中道："肾虚为邪所乘……今肾虚不能制精，则梦感动而泄也"。而宋代医家许叔微又提出 "遗精"和"梦遗"的名称，在其编写的《普济本事方》载"治遗精梦漏，关锁不固"。到了元代各医家又进一步地提出了"精滑"这一病名，并强调与"梦遗"之间的不同，如医家朱丹溪在《丹溪心法》中曰："因梦交而出精者，谓之梦遗。不因梦而自泄者，谓之精滑。"

2. 以病症特点分类命名

汉代医家张仲景在《金匮要略》中称本病为"失精"，并将其归于虚劳范畴，其症状为遗精、少腹的挛急疼痛，并伴有眼花、脱发等表现，其曰："夫失精家，少腹弦急，阴头寒，目眩、发落，脉极虚芤迟，为清谷、亡血、失精。"后至明代王肯堂首次提出 "滑精"一名，并在《证治准绳·遗精》中明确指出以有梦和无梦区分为"梦遗"和"滑精"，其曰："盖梦与鬼交为梦遗，不因梦感而自遗者为滑精，然总之为遗精也。"清代各医家亦宗其说，如程国彭在《医学心悟·遗精》中曰："梦而遗者，谓之梦遗；不梦而遗者，谓之精滑。"

（二）病因病机

遗精总由肾气不能固摄而引起。而导致肾气不固的原因多与情志失调、饮食不节、劳心太过、房劳过度、手淫斫丧等因素有关。病机多为心肾不交、劳伤心脾、湿热下注和肾虚不固。自《内经》对遗精病因论述后，经后世医家不断丰富，遂整理如下。

1. 君相火旺，心肾不交

心肾相交理论，早在《内经》中就有阐述。《素问·六微旨大论》载有 "相火之下，水气承之""君火之下，阴精承之"等语。心主藏神，气交于肾，凡劳神过度，暗耗心阴，心阳独亢，心火久动，则心火不能下交于肾，肾水不能上济于心，心肾不交，于是君火动越于上，肝肾相火应之于下，水亏火旺，扰动精室而遗。元代朱丹溪在《格致余论·阳有余阴不足论》中指出："主闭藏者肾也，主疏泄者肝也。二者皆有相火，而其系上属于心。心，君火也，为物所感则易动，心动相火亦动，动则精自走。相火翕然而起，虽不交会，亦暗流而疏泄矣。"朱丹溪是历史上第一位由君相二火关系阐发遗精病机的医家，其继承刘完素 "五志所伤皆热"的观点，认为情志剧变可引起"五性厥阳之火"，是导致相火妄动的因素，故称"相火易起，五性厥阳之火相煽则妄动矣"。因为心为君火，可引动下焦肝肾所藏之相火。在《丹溪心法》中有言："因梦交而出精者，谓之梦遗。不因梦而自泄者，谓之精滑。皆相火所动，久则有虚而无寒也。"后世医家在继承朱丹溪君相二火理论的基础上，各有发挥与侧重，明代医家对心肾不交病机论述颇为丰富。如龚居中在《痰火点雪·梦遗滑精》中曰："有梦交而遗者，以火动水沸，神驰精泄，此君不务德，乱命所致。"赵献可在《医贯》中指出："是故肾之阴虚，则精不藏。肝之阳强，则火不秘。以不秘之火，加临不藏之精，除不梦，梦即遗矣。"明代张介宾在《景岳全书》中非常重视心肾不交致病说，其认为：

"盖遗精之始，无不由乎心，正以心为君火，肾为相火，心有所动，肾必应之……以致君火摇于上，相火炽于下，则水不能藏，而精随以泄"，又曰："盖精之藏制虽在肾，而精之主宰在心，故精之蓄泄，无非听命于心。苟知惜命，先须惜精；苟知惜精，先宜净心"。李梴在《医学入门》中有言："梦遗之病全属心……日有所思，夜梦而失之矣。治宜黄连清心饮，或十味温胆汤、妙香散、定志丸。"其强调心在梦遗发病中的作用。周慎斋在《周慎斋医书》中指出："心藏神，肾藏精；心、肾者，精神之根蒂也。凡男子思虑过度，则水火不交，快欲恣情而精元失守。"其指出思虑过度为心肾不交的病因。孙文胤在《丹台玉案·痨瘵门》中载："至于梦遗鬼交……君火一动，相火从之。而梦遗鬼交之病起矣。"汪绮石在《理虚元鉴·遗精梦泄论》中言："精虽藏于肾，而实主于心。心之所藏者神，神安则气定，气为水母，气定则水澄而精自藏于命门。其或思虑过度，则水火不交，快情恣欲，则精元失守。所以心动者神驰，神驰则气走精逐而流也。"黄承昊在《折肱漫录·遗精》中亦云："梦遗之证，其因不同……非必尽因色欲过度，以致滑泄，大半起于心肾不交。"后至清代尤怡的《金匮翼·梦遗滑精》中云："动于心者，神摇于上，则精遗于下也。"由此可知历代医家对君相火旺，心肾不交致遗精的认识颇深。

2. 湿热痰火下注，扰动精室

外感湿热或者饮食不节，醇酒厚味，损伤脾胃，运化失司，酿湿生热，或蕴痰化火，湿热痰火流注于下，扰动精室，发生精液自遗。明代龚信纂辑的《古今医鉴·遗精》曰："夫梦遗滑精者，世人多作肾虚治……殊不知此证多属脾胃，饮食厚味，痰火湿热之人多有之。"李梴在《医学入门》中曰："如原非心肾不交，果因饮酒厚味，乃湿热内郁，中气不清，所化之精亦皆浊气，归于肾中，而水不宁静，故遗而滑也，宜补阴药中加人参、升麻、北胡，以升胃中清气，更宜节饮食以固命根也。"其指出湿热痰火下注的病机并强调了节饮食之重要性。周慎斋在《周慎斋遗书·遗精、白浊、沥精、遗尿》中载曰："心血既亏，相火必旺，所以中焦湿热，淫气不清，溢上则为痰涎，降下则为白浊，其原因湿热混浊。"沈金鳌撰的《杂病源流犀烛·遗泄源流》曰："有因饮酒厚味太过，痰火为殃者……有因脾胃湿热，气化不清，而分注膀胱者，亦混浊稠厚，阴火一动，精随而出。"以上皆言脾胃酿生湿热，扰动精室为遗精病机。张璐的《张氏医通·遗精》进一步总结曰："脾胃湿热之人，及饮酒厚味太过，与酒客辈，痰火为殃，多致不梦而遗泄。"

3. 劳伤心脾，气不摄精

凡中气不足，心脾气虚之人，每因劳倦太过，气伤更甚，或思虑过度，心脾受伤，致使中气不足，脾虚气陷，气不摄精，而发生遗精。张景岳在《景岳全书》中曰："有值劳倦即遗者。此筋力有不胜，肝脾之弱也"，又曰："有因用心思索过度辄遗者，此中气有不足，心脾之虚陷也"。民国江天览在《肾病自疗法》中指出："有劳倦即遗者，此筋力不胜，肝脾亏弱。有操心过度而遗者，此中气不足，心脾虚陷。"

4. 肾气虚损，精关不固

《内经》认为肾为"封藏之本"。青年早婚，或者恣情纵欲，或者少年无知，手淫无度，导致肾精不藏；肾阴虚则相火偏旺，扰动精室，使封藏失职；肾精又是肾脏气化的产物，肾气虚则精关不固，精关失约而自遗。如隋朝巢元方在《诸病源候论》中指出："肾虚为邪所乘，邪客于阴，则梦交接。肾藏精，今肾虚不能制精，因梦感动而泄也"，又曰："肾气虚弱，故精溢也。见闻感触，则动肾气，肾藏精，今虚弱不能制于精，故因见闻，而精溢出也"。又如明代赵献可在《医贯·梦遗并滑精》中曰："肾之阴虚，则精不藏。肝之阳强，则火不秘。以不秘之火，加临不藏之精，除不梦，梦即泄矣。"明代戴元礼在《秘传证治要诀·遗精》中认为"有欲太过滑泄不禁者"。赵说言其属于阴虚阳亢，戴说属于阴阳两虚，下元虚惫。此外，又有先天不足，禀赋素亏，下元虚惫，肾虚不藏，而导致滑泄。如张介宾之《景岳全书》云："有素禀不足而精易滑者，此先天之气单薄也。"龚居中在《痰火点雪·梦遗滑精》中曰："有下元虚弱，精神荡溢而遗者，此肾衰不摄，玉关无约，而精乃妄泄。"后至清代《杂病源流犀烛》亦指出："遗泄，肾虚有火病也。肾元虚，虚火流行，以至精海脱滑。"由此可见历代医家对肾气虚损，精关不固致遗精机理的深入认识。

5. 其他学说

以上所述皆受到历代医家广泛认可的主要病因病机。此外对遗精辨证亦有其他阐述，现简要概述如下：

（1）脑中风冷说：宋代张杲在《医说》中提出遗精病因"脑中风冷"，其曰："有人梦遗精，初有所见，后来虽梦中无所见，日夜不拘，常常遗漏，作心气不足，服心气药无验；作肾气虚，补肾药亦无验。医问患者觉脑冷否，应之曰：只为脑冷。服驱寒散（方无者）遂安。盖脑者诸阳之会，髓之海。脑冷则髓不固，是以遗漏也。有此疾者，先去脑中风冷，脑气冲和，兼服益心肾药，无不愈。"

（2）与五脏关系密切：遗精病位在肾，其发病与心、肝、肾、肺、脾之五脏相关。明代李中梓提出"五脏遗精"说，分称"肝遗、心遗、脾遗、肺遗、肾遗"，并提出各自症状与相应方药。其在《医宗必读·遗精》中言："若夫五脏各得其职，则精藏而治。苟一脏不得其正，甚者必害心肾之主精者焉……如心病而遗者，必血脉空虚，本纵不收；肺病而遗者，必皮革毛焦，喘息不利；脾病而遗者，色黄肉消，四肢懈惰；肝病而遗者，色青而筋萎；肾病而遗者，色黑而髓空。"其阐述了五脏遗精的临床表现。后世医家亦宗此说，如清代李用粹在《证治汇补·遗精》中曰："五脏各有精，肾则受而藏之，故遗精之病。五脏皆有，不独肾也。"

（3）辨证与年龄相关：中医辨证讲求因人、因时、因地制宜，不同年龄、职业的遗精者，辨证重点亦不同。明代《普济方·肾脏门》云："有少年气盛……不自觉知。此泄如瓶之满而溢者也。人或有之。是为无病。"明代缪希雍在《神农本草经疏》中言"老人气不足以送精出窍"，此为生理性遗精的情况。对于壮年遗精，明代黄承昊在《折肱漫录》中说："梦遗之证，其因不同……非必尽因色欲过度，以致滑泄。大半起于心肾不交，凡人用心太过则火亢于上，火亢则水不升而心肾不交。士子读书过劳，每有此病。"这主要由于用脑过度或高度精神集中后造成大脑疲劳而失控。民国江天觉编辑的《肾病自疗法》当中对于遗精之病有言道："往往伶俐乖巧之人，多有此病。村俗愚鲁之辈，反无是证。推原其故，在于心动与静耳。"总之，探讨遗精病因病机，多不外乎君相失调，心肾不交；相火妄动，扰动精室；肝失条达，房事不节；劳神过度，心脾两虚；肾阳虚惫，命门火衰；湿热下注，饮食失节等几种情况，但同时注意因人制宜，注意年龄因素和心理精神因素。

（三）证候分类

历代医家对遗精证候分类的表述有：①君相火旺，心肾不交；②湿热下注；③劳伤心脾（脾虚不摄）；④肾气不固；⑤肝火偏盛；⑥痰火内蕴；⑦肾阴亏虚。

（四）治疗

自汉代《金匮要略》记载失精的证治，提出"桂枝加龙骨牡蛎汤"始，后世医家对本病论述渐丰，各有见地。《临证指南医案》总结指出："故先生于遗精一症，亦不外乎宁心益肾，填精固摄，清热利湿诸法。如肾精亏乏，相火易动，阴虚阳冒而为遗精者，用厚味填精，介类潜阳，养阴固涩诸法摄，如无梦遗精，肾关不固，精窍滑脱而成者，用桑螵蛸散填阴固摄，及滑涩互施方法。如有梦而遗，烦劳过度，及脾胃受伤，心肾不交，上下交损而成者，用归脾汤、妙香散、参术膏、补心丹等方，心脾肾兼治之法。如阴虚不摄，湿热下注而遗滑者，用黄柏萆薢，黄连苓泽等，苦泄厥阴郁热，兼通腑气为主。如下虚上实，火风震动，脾肾液枯，而为遗精者，用二至百补丹，及通摄下焦之法。如龙相交炽，阴精走泄而成者，用三才封髓丹、滋肾丸、大补阴丸，峻补真阴，承制相火，以泻阴中伏热为主。又有房劳过度，精竭阳虚，寐则阳陷而精道不禁，随触随泄，不梦而遗者，用固精丸，升固八脉之气。又有膏粱酒肉，饮醇厚味之人，久之脾胃酿成湿热，留伏阴中，而为梦泄者，当用刘松石猪肚丸，清脾胃蕴蓄之湿热。"此段论述全面且精辟，方证俱全。然历代医家辨治遗精思路方法不一，现整理如下。

1. 辨证论治

（1）滋阴降火，交通心肾：唐代孙思邈在《千金方》中指出："心者，火也，肾者，水也，水火相济。"明代李中梓在《医宗必读·水火阴阳论》中云："火性炎上，故宜使之下，水性就下，故宜使之上。"心主藏神，气交于肾。心肾不交，君火动越于上，肝肾相火应之于下，水亏火旺，扰动精室而发生的遗精，治当滋阴降火，交通心肾。精血同源，故虽为肾病，治当从心。神气舍心，相火从令，精归其原而不妄遗泄。张景岳在《景岳全书》中曰："治遗精之法，凡心火盛者，当清心降火。相火盛者，当壮水滋阴。"其明确指出滋肾阴、清心火之治法。武之望在《济阳纲目·遗精》中亦曰："使水火既济，阴阳协和，然后火不上炎而神自清，水不下渗而精自固矣。"汪绮石的《理虚元鉴》提出："殊不知神不归舍，斯精不归元，故肾病当治其心，宜以养气安神为主，以润燥滋血之品为先，君火既安，相火自能从令，神清气爽，而精安有不固者哉。"龚廷贤在《云林神彀·遗精》中有言："心中有所慕，梦与人交泄，君火相火随，养血清心热。"龚廷贤在《万病回春》中云："心肾不交者，用水火分清饮（方见浊症）。心气虚热者，用清心莲子饮（方见浊症）。"《寿世保元》又曰"心所慕而作梦遗。此君火既动。而相火随之。治在心"，并提出方药黄连清心汤、清心莲子饮等后世交通心肾常用方。虞抟著《苍生司命·梦遗滑精》曰："思想、用心二证，宜分治之，早进补肾涩精丸，晚服天王补心丹、安神丸，使心肾交而水火既济也。"

（2）清热利湿，化痰止遗：对于湿热下注，扰动精室而发生的遗精多用清热、利湿、化痰诸法。元代朱震亨在《丹溪心法·遗精》中曰："专主乎热，带下与脱精同治法，青黛、海石、黄柏。"明代孙志宏在《简明医彀》中对遗精"湿热"病机，提出"伤热流通，宜淡渗清火"之治法。龚廷贤在《万病回春》中曰："有湿热而遗精者，宜健脾除湿热也。"后至清代《医学心悟》提出的"萆薢分清饮"成为后世治疗湿热遗精的主要用方，功效是"清热利湿，分清别浊""主赤白浊，淋病"。日本学者丹波元坚在《杂病广要》中亦载有："如阴虚不摄，湿热下注而遗滑者，用黄柏、萆薢、黄连、苓、泽等，苦泄厥阴热，并通腑气为主。"

（3）调补心脾，益气固精：心主藏神，曲运神机。脾主运化，脾虚则健运无权，化源不足，气不摄精而发生遗泄。治当调补心脾，益气固精。宋代《太平惠民和剂局方》提出"治心气不足，神思恍惚，言语错谬，惊悸不定"之"妙香散"，成为后世医家调补心脾的代表方。明代虞抟在《苍生司命·梦遗滑精》中曰："气虚者举之，补中益气汤加补肾降火药"，又言："脾胃虚弱，用参苓白术散、二仙丹。远行劳倦，用补气血药为君，加莲须、芡实、山药"。龚廷贤在《万病回春》中云："脾胃气虚者，用补中益气汤加山茱萸、山药；思虑伤脾者，兼用归脾汤加山茱萸、山药。"其提出了以"补中益气汤"等调补心脾之方治疗遗精。

（4）补肾益气，涩精止遗：此法用于肾气虚损、精关不固型遗精。《内经》曰："肾者主蛰，封藏之本，精之处也"，又曰："肾者主水，受五脏六腑之精而藏之"。肾虚而精关不固，所当固肾。而肾虚分肾阳虚、肾气虚、肾阴虚诸端，当辨证而治。宋代窦材的《扁鹊心书·梦泄》曰："凡人梦交而不泄者，心肾气实也；梦而即泄者，心肾气虚也……（仲景云：阴寒精自出，酸削不能行。可知精之不固，由于阳之不密。先生云：肾气虚脱，寒精自出，则温补下元为得法矣。世医苟明此理以治遗精，必不专事寒凉，而致人夭枉矣）。"其指出肾阳虚遗精当以温补下元为法，避免一味苦寒泻火导致失治误治。明代张景岳亦强调对肾虚之证注重培本温补而非苦寒清泄。其在《景岳全书》中指出："气陷者，当升举。滑泄者，当固涩。湿热相乘者，当分利。虚寒冷利者，当温补下元。元阳不足、精气两虚者，当专培根本。今人之治遗泄，动以黄柏、知母为君，或专用固本丸、坎离丸之类，不知苦寒之性，极能沉降泻水，肾虚者尤非所宜。肾有补而无泻，此辈亦何裨于肾，而凡用治于非火滑泄者，适足为肾之害耳。"龚居中在《痰火点雪·梦遗滑精》中指出："有下元虚弱，精神荡溢而遗者，此肾衰不摄，玉关无约，而精乃妄泄。法当君以补肾，佐以涩精也。"戴元礼在《秘传证治要诀》中曰："失精梦泄……若审是色欲过度，下元虚惫，滑泄无禁，宜正元饮加牡蛎粉，肉苁蓉各半钱，吞养气丹，或灵砂丹，仍佐以鹿茸丸、山药丸、大菟丝子丸、固阳丸之类。"龚廷贤在《万病回春》中云"有梦遗日久，气下陷者，宜升提肾气以归元也"，其并提出方药归元散，从以上医家所述可知"补肾调精"之法的广泛应用。

2. 其他疗法

（1）针灸治疗：针灸是非常有效且被广泛应用的治疗遗精的方法之一，对遗精的针灸疗法，最早见于《内经》，《灵枢》载："恐惧而不解则伤精……精时自下……故用针者，察视病人之态，以知精神魂魄之存亡，得失之意。"晋代多取单穴，如皇甫谧在《针灸甲乙经》中载："丈夫失精，中极主之。"至唐代灸法较有发展，孙思邈对遗精针灸治疗多从虚辨证，多用灸法。如《备急千金要方》记载："梦泄精，灸三阴交二七壮，梦断神良"，又云："男子失精，膝胫疼痛冷，灸曲泉百壮"。宋代王执中所著的《针灸资生经》曰："阳气虚惫，失精绝子，宜灸中极。"《扁鹊心书·梦泄》指出："若肾气虚脱，寒精自出者，灸关元六百壮而愈。若人一见女子精即泄者，乃心肾大虚也，服大丹五两，甚者灸巨门五十壮。"明清以后取穴逐渐丰富，清代叶广祚在《采艾编》中记载遗精艾灸之常用腧穴，其曰："灸肾俞、胞肓、至阴、中极（俱失精），关元（不觉遗溺），然谷（精漏）。"清代廖润鸿在《针灸集成》中曰："梦与人交泄精，三阴交三七壮；梦断百日后更灸五十壮，则无复泄精。"

（2）局部用药：此法多以益气升阳药物制成膏散贴于穴位或者固定位置而发挥作用，日本医家丹波康赖著的《医心方》记载："葛氏方，治男女精平常自出，或闻见所好感动便已发，此肾气乏少不能禁制方……雄鸡肝、鲤鱼胆。令涂阴头。"清代叶天士在《种福堂公选良方》中曰："治遗精方。文蛤研细末，以女儿津调贴脐内立止。"

（3）导引体位：文献记载对此病预防和治疗方法中有关于夜卧体位和导引运气等方法。明代王玺在《医林类证集要》中载："一法治遗精白浊诸冷不生，戌亥间阴旺阳衰之际，一手兜外肾，一手搓脐下八十一次，然后换手每手各九次……一法治遗精，以床铺安短窄，卧如弯弓，二膝并脐缩，或左或右侧卧，用手托阴囊，一手伏丹田，切须宁心净卧，戒除房事思欲之事，若固不泄，可保身安。"万全在《保命歌括·摄生辑要略》中载有："夜则侧卧，伸下一足，屈上足以挽下足之膝，一手掩其脐，一手卧固，攀起其茎，勿挨肉，甚妙。"龚廷贤在《万病回春》中指出："止遗精盗汗法，用短床或蒲罗，内侧身曲腿而卧，不许伸脚，病自安。"

历代医家对遗精的文献记载蔚为大观，对于遗精理法方药的论述随着时代发展日臻详备，古文献卷帙浩繁，本书仅窥其一斑，对遗精的发展源流进行浅析，以期对遗精的治疗有所启迪和借鉴。

（杜文章　李皓月）

第七篇　气血津液病证

郁证源流考

"郁证"病名首见于明代医著，其理论依据源于《内经》，后至宋代，其理论及治疗断续发展，金元时期进一步丰富，直到明清时期得以完善。因历代各家对其论述不尽相同，后代学者对其依然莫衷一是，故本书考证相关文献，对郁证的源流从病名、病因病机、证候分类及治疗四个方面进行探析整理，兹述如下：

（一）病名

"郁"字有停滞、蕴结等含义，为积、滞、蕴结不得发越之证的总称。春秋战国时期《素问·六元正纪大论》中提出因五常之气太过而形成的"木郁""火郁""土郁""金郁""水郁"的五郁观，奠定了郁证理论发展的基础。但该篇所述并非为现代医学所言抑郁之证，而是对自然界气机变化与人体发病关系的阐释。明代《医学正传》首次提出"郁证"之病名，虞抟云："有至人传云：伤寒大法有四：曰传经，曰专经，曰即病，曰郁病。"然而，历代医家还对其概念进行广义剖析，分类命名如下：

1. 以病因病机分类命名

金元时期朱丹溪在总结外感内伤等病因的基础上，提出了"六郁之说"，《丹溪心法·六郁》载曰："气血冲和，万病不生，一有怫郁，诸病生焉。故人身诸病，多生于郁"，又曰："郁者，结聚而不得发越也。当升者不得升，当降者不得降，当变化者不得变化也，传化失常，六郁之病见矣"，并分别解析了"气郁""湿郁""痰郁""热郁""血郁""食郁"的临床特点，其著作中又曰："气郁者，胸胁痛，脉沉涩；湿郁者，周身走痛，或关节痛，遇阴寒则发，脉沉细；痰郁者，动则喘，寸口脉沉滑；热郁者，瞀闷，小便赤，脉沉数；血郁者，四肢无力，能食便红，脉沉；食郁者，嗳酸，腹饱不能食，人迎脉平和，气口脉繁盛者是也"，论述了诸郁以气郁为始，而诸郁必兼气郁。开始将其作为一个独立的病症专篇论述。

2. 以五脏分类命名

清代李用粹在《证治汇补·五脏郁症》中曰："有本气自郁而生病者，心郁昏昧健忘，肝郁胁胀嗳气，脾郁中满不食，肺郁干咳无痰，肾郁腰胀淋浊，不能久立，胆郁口苦晡热，怔忡不宁。"以"心郁""肝郁""脾郁""肺郁""肾郁"称名，指脏腑本气郁结所致的病证。

3. 以情志分类命名

明代张景岳在总结前人的基础上扩充了郁证的范畴，如《景岳全书·论情志三郁证治》中记载："凡诸郁滞，如气、血、食、痰、风、湿、寒、热，或表或里，或脏或腑，一有滞逆，皆为之郁"，又曰："则凡气血一有不调而致病者，皆得谓之郁证"。且张氏特别重视"情志三郁"，即怒郁、思郁、忧郁。书中云："兹予辨其三证，庶可无误，盖一曰怒郁，二曰思郁，三曰忧郁。"并提出了"因病而郁、因郁而病"的观点。

4. 其他类似病证命名

东汉医圣张仲景在《金匮要略》中最早记载了百合病、脏躁、梅核气、奔豚气等病证，虽然没有提出情志致郁证的名称，但对郁证的辨证论治奠定了基础。隋代巢元方撰的《诸病源候论》出现类似郁证的记载，如"结气病，气病"等病症，其曰"结气病者，忧思所生也"，从气瘀进行论述。

由以上可见，关于郁证病名的探讨，历代医家积累了丰富的理论与实践经验，对后世中西医结合诊断具有重要意义。

（二）病因病机

总结历代医家对郁证病因病机的认识，发现其既以脏腑功能失调为病理基础，尤其是心、肝、肺三脏的功能改变为主，又与外感六淫、内伤杂病、情志不畅等致病因素息息相关，遂分别论述如下：

1. 外感六淫

外感六淫，寒热交替的变化引起内外失和而壅滞于体内，或食肥甘厚味，当化不化，停滞不通，久而成火、痰、湿等，则生郁证。朱丹溪认为"郁者，燥淫为病之别称也"。张景岳在《景岳全书》中指出外感"风、湿、寒、热"，邪气阻滞人身之正气，便可为郁，其倡导外感诸因素均可致郁。李用粹在《证治汇补·郁证》中载曰："郁乃滞而不通之义……或寒暑之交侵，而为九气怫郁之候，或雨雪之浸淫……而为留饮湿郁之候。"其指出郁证的发生与气候变化、外邪侵袭，尤其与湿邪郁滞密切相关。并且李用粹又引用戴氏所云，通过举例论证郁证与自然界气候之间的关系，其曰："湿郁关节重痛，首如物蒙，遇阴则甚；热郁目蒙溺涩，口干烦躁，遇暖便发。"

2. 七情内伤

《内经》记载了五气之郁的运气理论。其中《素问·六元正纪大论》云："木郁达之，火郁发之，土郁夺之，金郁泄之，水郁折之，然调其气。过者折之，以其畏也，所谓泻之。"根据朴素的唯物辩证法思想，运用天人相应的观念和取类比象的认识方法，提出了致郁的原因及治则。又如《素问·至真要大论》曰："诸气膹郁，皆属于肺。"《素问·举痛论》曰："思则心有所存，神有所归，正气留而不行，故气结矣。"《灵枢·本神》曰："愁忧者，气闭塞而不行。"《素问·本病论》曰："人忧愁思虑即伤心"，又曰："人或恚怒，气逆上而不下，即伤肝也"。其将情志与脏腑的病变关系论述的淋漓尽致，为郁证的发展奠定了基础。隋代巢元方在《诸病源候论》中对结气病的病因病机有所阐述，其曰："结气病者，忧思所生也。心有所存，神有所止，气留而不行，故结于内。"其详细提出了情志不畅导致郁证的病理过程。后至宋代，陈无择在《三因极一病证方论》中明确提出七情致郁，其曰："七情，人之常性，动之则先自脏腑郁发，外形于肢体，为内所因。"其进一步强调了七情致郁的观点。金元时期张从正在《儒门事亲》中指出："此皆抑郁不伸而受其邪也，岂待司天克运，然后为之郁哉？且积之成也，或因暴怒、喜、悲、思、恐之气。"其明确指出情志改变在郁证发病中的重要地位，并认为情志不畅对人体的影响甚于运气对人体的作用。明代徐春甫在《古今医统大全·郁证门》中说："郁为七情不舒，遂成郁结，既郁之久，变病多端。"清代张璐在《张氏医通》中引石顽之论，其曰："郁证多缘于志虑不伸,而气先受病。"吴澄则将情志致郁推而广之,在其《不居集》中,单列"七情内郁"一门专论情志致郁,指出"凡七情五志……各病皆属于郁",并提出"郁者心病也"的观点。

3. 因病而郁

郁证的发病除情志因素之外,还与脏腑的气血运行相关,当脏腑气血运行失常,阴阳失调时,人体便会发病,当病邪停留日久,阻滞气血,则郁结内生,而成郁证。金元时期刘完素在继《内经》五运六气的基础上,提出了"六气皆从火化"的热郁论,进而提出了"热甚则腠理闭塞而郁结也"。明代张景岳在《景岳全书》中说:"凡五气之郁,则诸病皆有,此因病而郁也;至若情志之郁,则总由乎心,此因郁而病也。"其将先郁而病与先病而郁进行分析,提出了"因病而郁"的观点。徐春甫在《古今医统大全》中亦曰:"诸病久则气滞血凝而成郁结,治之虽各因其证,当兼之以解散,固不可不知也。郁滞一开,则气血通畅,而诸病各自以其方而易愈也。"其将久病致郁的理论加以完善,并提出治疗原则,即在解除本病的基础上,兼顾解郁。戴原礼在《金匮钩玄》中亦指出:"郁者,结聚而不得发越也,当升者不得升,当降者不得降,当变化者不得变化也。此为传化失常,久郁之病见矣。"清代李用粹在《证治汇补·五脏郁症》中曰:"有本气自郁而生病者,心郁昏昧健,肝郁胁胀嗳气,脾郁中满不食,肺郁干咳无痰,肾郁腰胀淋浊,不能久立,胆郁口苦晡热,怔忡不宁。"其提出了脏腑本气郁结之论,亦是因病而郁的佐证。沈金鳌在《杂病源流犀烛·诸郁源流》中指出:"诸郁,脏气病也,其原本于思虑过深,更兼脏气弱,故六郁之病生也。"所以认识郁证的发病机理,不仅要关注七情变化的外在影响,更要注意到脏腑功能状态是本病发生的内在根据。

由以上各家论述可见,郁证的病因不外乎外感六淫,情志内伤,饮食失常,脏气素弱,气机不畅。正如清代王旭高在《医学刍言》中总结曰:"郁证乃七情杂沓,难分经络。如倦怠太息,或饥而不欲食,或食即饱胀,或心跳头昏,或腰酸足软,或火升内热,即在一日之中,时觉暂快,时觉昏沉,懒于言动。妇人患此最多,每每经事不调,腹中时痛。"因此临证时应虚实明晰,审因论治。

(三)证候分类

历代医家对郁病的证型分类的表述有:①肝气郁结型(气郁、怒郁);②气滞痰郁型(痰郁);③忧郁伤神型(思郁、忧郁、悲郁);④心脾两虚型;⑤阴虚火旺型;⑥气郁化火型(热郁);⑦血行瘀滞型(血郁);⑧食郁;⑨湿郁;⑩惊郁;⑪恐郁;⑫心神失养型(心郁);⑬肝郁;⑭脾郁;⑮肾郁;⑯肺郁;⑰心肾阴虚型。

(四)治疗

《内经》言:"大抵诸者病多有兼郁,此所以治有不同也。"明代赵献可在《医贯·郁病论》中提出,在治疗中可以一法代五法,以逍遥散为代表方,著名的滋水清肝饮及一贯煎等,都由此化裁而来,可见赵氏对郁证治疗的认识,具有深远意义。清代叶天士对郁证的治疗注重心理疗法,使病者移情易性,在《叶选医衡》中载有叶天士之理论,其云:"然郁在气血者,当以有形之药,分气血以疗之,医者之责也。若郁在情志者,即当以情志解散。此无形之气药,病者所自具也。"由此可知,郁病发生的病因相对较为复杂,临床症状颇多,易与他病相互影响,故而治疗上应详询病因，辨证论治，求其根本，辅助心理疏导。归纳总结各家治疗论述如下：

1. 辨证论治

（1）疏肝理气解郁：情志不遂，肝郁抑脾，耗伤心气，营血渐耗，心失所养，神失所藏，即所谓忧郁伤神，可以导致心神不安。正如《灵枢·口问》中说："故悲哀愁忧则心动，心动则五脏六腑皆摇。"若久郁伤脾，饮食减少，生化乏源，则气血不足，心脾两虚，郁久化火易伤阴血，累及于肾，由此发展可成种种虚损之候。郁怒抑肝，肝失条达，因此治疗当疏肝解郁，正如《素问·六元正纪大论》中"木郁达之"之观点。《丹溪心法·六郁》总结《内经》，认为郁证为情志郁结，肝气不舒所致，症见胸满胁痛，脉象沉涩。而临床上的各种郁证，往往从气郁开始，故治疗须以理气疏肝解郁为主。正如明代孙一奎在《赤水玄珠·郁证门》中记载本病多由肝气郁结致病，症见两胁作胀，嗳气，治用逍遥散加青皮、川芎、吴茱萸之类。此外亦可选用越鞠丸、气郁汤、木香调气散、七气汤等方。李用粹在《证治汇补·郁证》中曰："郁病虽多，皆因气不周流，法当顺气为先。"所谓郁病，总言由气机郁滞不畅而导致的种种病证。不论何种郁病，皆由气不周流，郁而不得发越，进而导致有形之邪的郁结或脏腑机能的失调。费伯雄在《医方论·越鞠丸》中亦曰："凡郁病必先气病，气得流通，郁于何有？"因此，疏通气机为郁证总的治则。程杏轩在《程杏轩医案》中对此进行详细论述，其曰："经云：血之与气，并走于上，乃为大厥。其由肝郁为病可知。考古人治郁证，多用越鞠逍遥二方，但越鞠燥而逍遥则润矣，越鞠峻而逍遥则和矣"，指出越鞠丸与逍遥散区别，并提出"治肝三法"，即"辛散、酸收、甘缓"，同时指出："逍遥一方，三法俱备。木郁则火生，加丹栀，名加味逍遥。滋水以生木，加熟地，名黑逍遥"。此外，程氏将变方加减进行论述，其曰："《己任编》中一变，疏肝益肾汤，再变滋肾生肝饮。前用逍遥减木者，恐其守中，用丹皮减山栀者，恐其苦泄伤胃也。肝胃二经同病，须分别其肝阴胃液已亏未亏。如阴液未亏，气药可以暂投，若阴液已亏，治惟养阴濡液。所谓胃为阳土，宜凉宜润，肝为刚脏，宜柔宜和。叶氏论治郁证，不重在偏攻偏补，其要在乎用苦泄热而不损胃，用辛理气而不破气，用滑润濡燥涩而不滋腻气机，用宣通而不揠苗助长数语，深得治郁之理。"可见，以顺气为先的法则，是治疗郁病的主要法门，气顺则血瘀、痰饮等病理产物自无盘留之地，寒、热、湿、火等病邪得以泄越，五脏六腑功能亦因而调达。

（2）化痰解郁，宽中理气：《丹溪心法·六郁》提出"痰郁"。由于痰气郁结所致症见动则喘息或咳嗽，胸闷，咽中梗阻，脉沉而滑。治宜涤痰解郁，可选用痰郁汤（《杂病源流犀烛》：苏子、半夏、前胡、炙甘草、当归、陈皮、沉香、瓜蒌仁、胆星、枳实、香附、滑石），升发二陈汤（《杂病源流犀烛》：半夏、赤茯苓、陈皮、川芎、柴胡、升麻、防风、甘草），润下丸（《证治汇补》：南星、半夏、黄芩、黄连、橘红、白矾）等方。清代黄凯钧在《友渔斋医话》中云："开郁则陈皮、香附、石菖蒲、郁金、远志，必须之品。"由于致郁的病因不同，虚实各异，切勿一遇郁证即用辛燥之品，恐误服而反伤正气。临床上无论虚证，实证，调理中焦脾胃必不可少。清代石寿棠在《医原》中说："夫郁者，不畅之谓，必用微辛微润诸品，得春和之气，寓生发之机，乃能畅达气机，又岂有用辛燥干涩之药，而能流畅遏郁之理？"因此常用贝母以开郁，其云："陟得土金之气，禀清肃之令。微辛微润则能通，微苦微凉则能降，而且色白形圆，象类心肺，所以主解郁结之疾。"《重订广温热论》亦曰："但川贝母虽为舒郁要药，而力薄性缓，必用至五钱一两，方能奏效。"清代王秉衡在《重庆堂随笔》中云："瓜蒌实润燥开结，荡热涤痰，夫人知之，而不知其舒肝郁、润肝燥、平肝逆、缓肝急之功有独擅也。"用瓜蒌实以散郁，为后世治疗郁证提供宝贵经验。

（3）清热利湿，疏肝健脾：《丹溪心法·六郁》提出"湿郁"，多由湿困气滞，郁而不散所致。症见周身疼痛，身重，头昏重，倦怠嗜卧，遇阴天或寒冷则发，舌苔薄腻，脉沉涩而缓。如因湿郁而使邪热不能外透，称湿遏热伏；如因湿郁而碍及脾的运化，称湿困脾阳，治宜除湿解郁。可选用湿郁汤（《证治准绳》：苍术、白术、香附、橘红、羌活、独活、抚芎、半夏、厚朴、茯苓、生姜、生草），渗湿汤，除湿汤，平胃散等方。金元时期李东垣以脾胃为出发点阐述了郁的形成机理。他认为饮食失节，寒温不适，脾胃乃伤，而喜、怒、忧、恐也可损耗元气，致脾胃气虚，最终导致脾胃清阳之气不升而下沉，造成木火受遏，从而形成脾胃、肝胆气郁。因此，他把调理脾胃功能，恢复气机升降作为调治郁证的关键。特别强调了火郁发之的治疗思想，而《临证指南医案·郁》指出，治疗郁证"不重在攻补，而在乎用苦泄热而不损胃，用辛理气而不破气，用滑润濡燥涩而不滋腻气机，用宜通而不揠苗助长"。如热郁证，诸郁久延不愈多可化热而成热郁，症见头昏目眩，口渴喜饮，唇舌干燥，小便黄赤，或肌热扪之烙手，脉沉数。治宜清热解郁，可选用热郁汤（《丹溪心法》：青黛、香附、苍术、川芎、山栀）加丹皮、石斛等。

（4）和血理气，兼以解郁：《丹溪心法·六郁》中指出气郁日久，可兼夹诸郁，使脏腑功能紊乱，气血津液失调，而相因为病。症见胸胁刺痛，四肢无力，小便淋漓，便血，脉或沉，或芤，或涩，或结促。《内经》指出调气为治郁之法，其云："帝曰：郁之甚者，治之奈何？岐伯曰：然调其气，过者折之，以其畏也，所谓泻之。"可见诸般郁结当以调理气机为先。此外徐春甫之《古今医统大全》在此基础上引用滑氏之语对调气之法进行论注，指出治疗时当随证而治，辨证施法，其曰："滑氏云：调气过折以其畏，此治郁之法也。谓欲调其气，当即其过者而折之以其所畏。盖以郁之为郁也，或内或外，或在气或在血，必各有因。治之之法，或汗或下，或吐或利，各当求其所因而折之。"赵献可在《医贯》中亦对六郁互为因果而致病的观点有所论述，其言："谓气郁而湿滞，湿滞而成热，热郁而成痰，痰滞而血不行，血滞而食不消化，此六者相因为病者也。"因此，在六种郁证的治疗当中，当从整体观出发，进而辨证论治，同时注重气血。当遇到气血郁滞为主的郁证时，可选用血郁汤（《证治汇补》：香附、丹皮、苏木、山楂、桃仁、赤曲、穿山甲、降香、通草、麦芽、红花、姜汁），四物化郁汤（《类证治裁》：生地、白芍、当归、川芎、桃仁、红花、香附、青黛）等方剂。清代萧埙在《女科经纶》中云："气行则血行，气止则血止，忧思过度则气结，气结则血亦结"，引方约之所言，曰："妇人以血为海，妇人从于人，凡事不得专行。每多忧思忿怒，郁气居多"，指出郁证引起的妇科月经不调，多因情志不畅，忧思郁怒所致，因此治疗当注重调气和血，开郁散结。《养生方》亦云："病忧恚泣哭，以令阴阳结气不和，故令月水时少时多，内热苦渴，色恶，体肌枯，身重。"故可以选用金铃子散，酌加桃仁、归尾、郁金、降香等行气之品，或以血府逐瘀汤（《医林改错》当归、生地、桃仁、红花、枳壳、赤芍药、柴胡、桔梗、甘草、川芎、牛膝），膈下逐瘀汤等方剂活血化瘀，气血同调。

（5）益气养血，调理心脾：自仲景《金匮要略》提出"妇人脏躁"一病，后世医家对甘麦大枣汤在郁证治疗当中的应用逐渐增多，其云："妇人脏躁，喜悲伤欲哭，象如神灵所作，数欠伸，甘麦大枣汤主之。"仲景指出脏躁一病，多以精神情志异常为主要临床表现，分析其病因病机多由妇人忧思日久，肝气郁滞，营血耗伤，心失所养，神失所藏，神明不宁而引起，遂以甘麦大枣汤养心安神，补脾和中，自此历代医家对调补心脾，调和气血治法治疗郁证颇有发挥。清代陈念祖在《女科要旨》中亦指出："人有隐情曲意，难以舒其衷，则气郁而不畅，不畅则心气不开，脾气不化，水谷日少，不能变化气血，以入二阳之血海。血海无余，所以不月。"

由此可知，治疗气郁不畅导致的郁证时，应在调畅气机的基础上，注重辅加养血之品，以养血补虚，如四物汤。然所选药物亦应注意，如方中芍药微酸微寒，以防血虚肝燥，木火沸腾；地黄先应用生，凉血生血，继则用熟，补水涵木；川芎辛窜，固属不合，当归亦须蒸去辛温之性。养血诸药，除四物外，惟丹参为胜。本草言其色赤入心，有去瘀生新之能，功兼四物，乃女科要药，可以备用。木郁生火，火则宜凉，此火非从外来，良由木失水涵，以致肝阳内炽，芩连知柏，苦寒伤胃，洵非所宜。不若生地丹皮之属，清肝凉血为稳。

明代皇甫中在《明医指掌》中总结认为气、血、痰三病，常多兼郁证，有的为郁久而生病，有的为病久而成郁，若以气虚为主之郁证，应选四君之辈；若以血虚为主之郁证，则应用四物之辈；若以痰湿为主之郁证，则应用二陈之属，但无论何种病因，其均应以开郁之品为佐，方为治疗之重点，其曰："虽则气用四君，血用四物，痰用二陈，必以开郁药佐之，是得治法之大要也。"此外开郁之品治疗郁证，虽然有行气解郁之功，但是又有耗伤津血之弊，如此便为医者施治增加了难度。故治郁的关键不在于攻破和滋补，而贵在灵机巧思，活法圆机。一般以苦辛凉润宣通为宜，使苦以泄热而不损胃，辛以理气而不破气，用滑润以濡燥，用宣通以开郁，不可妄投燥热敛涩呆补之剂，方能使血气和顺流畅而郁除。故而临床还需辨证施治，观其脏腑气血虚实之异，予以加减变化，方为妥善。

2. 其他疗法

值得注意的是病者如能调摄情志，对郁证的治疗是十分有利的。清代叶天士在《临证指南医案·郁》中记载："盖郁证全在病者能移情易性，医者构思灵巧，不重在攻补。"因此患者自身的情绪控制与调节，医生的劝诱开导，亦颇为重要。

纵观历代各家思想理论，考镜源流，笔者发现，现代中医学的郁证理论与明清时期的郁证不全相同，与明清以前的各种"郁"理论更是大相径庭。故以贯彻整理古人理论，一者理清古今郁证的医学概念的差异，避免不必要的学术争议；二者，有助于探讨郁证理论在中医学的发展规律，以资后世临床实践创新。

（梅婷婷　鞠丽丽）

血证源流考

血证包括多种出血性疾病，其中大部分疾病首见于《内经》，辨证论治始于《金匮要略》，证候分类始于《诸病源候论》，合而为一统称为血证则始于《医学正传》，自明清以降，人们对血证的认识逐渐全面。由于血证种类繁多，病因复杂，病机涉及五脏六腑，临床表现不一，根据历代不同医家对血证理解与认识的不同，现从血证病名、病因病机、证候分类及治疗四方面进行梳理，为血证进行整理研究，考查其学术脉络和规律。

（一）病名

血证，又称"血病""失血"，指血液不循常道，或上溢于口鼻诸窍，或下泄于前后二阴，或渗出于肌肤所形成的疾患。按出血部位的不同主要分为鼻衄、齿衄、咳血、吐血、尿血、便血、紫斑等疾病。春秋战国时期，就有关于血证的记载，然而并没有系统的名称，对于失血这一疾病，《内经》称其为"血流""血溢""夺血""脱血"及"见血"等，并未有"血证"这一名称。直到明代虞抟在《医学正传》中将多种出血病证归纳在一起，统称为"血证"。各血证病名源流分述如下：

1. 鼻衄

中医古籍对鼻衄之记载最早见于《内经》，但并未出现鼻衄名称，至隋代巢元方在《诸病源候论》中最早提出"鼻衄"的病名。汉代许慎在《说文解字》中云："衄者，鼻出血也，从血丑声。"《诸病源候论》亦提到相同的论述，指出："衄者，鼻出血也。"可见衄的病症特点为鼻出血，以此名可形象生动地表现出本证的临床特点。值得一提的是在古代"衄"字并非专指鼻衄，例如，宋代《圣济总录》中提出"大衄"一词，有两种含义，其一指九窍俱出血，原书曰："凡是之类，皆其候也，以至九窍血俱出者，谓之大衄。"其二指口耳皆出血，其曰："论曰大衄者，口耳皆血出是也。"可见古人对"衄"之理解是不断发展变化的。对于鼻衄来说，历代医书对其命名有不同论述。

（1）以病因病机分类命名：按病因命名还有惊衄、酒食衄、五脏衄、内伤衄血、外感衄血、劳伤鼻衄、郁热衄血、实热衄血等说法。"惊衄"首见于《素问·气厥论》，曰："脾移热于肝，则为惊衄。"王冰对此进行清晰地注释，其曰："肝藏血，又主惊，故热薄之，则惊而鼻中出血。"其指出"惊衄"即为鼻衄。后至宋代陈无择在《三因极一病证方论》中又名之为"酒食衄""五脏衄"，其中"酒食衄"指伤于酒食而致的鼻血，其曰："病者饮酒过多，及啖炙煿五辛热食，动于血，血随气溢，发为鼻衄，名酒食衄。"而"五脏衄"则是指由情志不畅激动过度而导致的鼻衄，其曰："病者积怒伤肝，积忧伤肺，烦思伤脾，失志伤肾，暴喜伤心，皆能动血，蓄聚不已，停留胸间，随气上溢，入清气道中，发为鼻衄，名五脏衄。"

又有"内伤衄血"，统指无外伤、外感所致的鼻衄，如明代秦景明在《症因脉治》中曰："内伤衄血之症，身无表邪，目睛或黄，五心烦热，鼻孔出血。"而"外感衄血"指感受外邪所致的鼻衄，如《症因脉治》云："外感衄血之症，恶寒身热，头疼身痛，鼻孔出血。"多因外感风热，或内有积热，外冒风寒，或太阳失表，热郁于经，阳明失下，热郁于里，或温病误用辛温，扰动经血所致。

"郁热衄血"见于元代朱丹溪的《丹溪心法》，朱氏认为郁热衄血由肝胆郁热，心肾之阴受损所致。常伴胁痛口苦、烦躁不眠等症。"实热衄血"载于《丹溪心法附余》，指因肺胃热盛，迫血妄行导致的衄血，如清代张璐在《张氏医通》中云："实热衄血，脉实大便秘者，犀角地黄汤加木香、大黄。""劳伤鼻衄"指因劳力过度所致的鼻腔出血，《张氏医通》曰："内伤劳役之人，喘嗽面赤，发热头痛而衄。此肺经气虚，失护卫之职，致心包火炎，经脉热甚，故行清道。"

（2）以病情分类命名：按病情分还有"鼻大衄""脑衄""口鼻出血""久衄""鼻久衄"等说法。"鼻大衄"亦称"大衄"，指鼻大量出血并见口、耳同时出血。《诸病源候论》云："鼻大衄者，是因鼻衄而口耳鼻皆出血，故云鼻大衄也。""脑衄"和"口鼻出血"均指血从口鼻涌溢而出，多因热盛迫血妄行，或血脉脏器受损所致，如元代危亦林在《世医得效方》中曰："口鼻出血不止，名脑衄。"清代日本医家丹波元坚在《杂病广要》中曰："口鼻出血，是肺胃上脘有损破。"

鼻出血经久不愈称为"久衄"，见于宋代《圣济总录》，其曰："衄久不瘥，则面色不荣，目昏眩冒。"此外明代《普济方》立专篇论述"鼻久衄"，并列出"鼻衄"日久不愈的治疗方剂。

（3）以病症分类命名：根据病症特点命名的名称有"衄蔑""鼽衄"等。《素问·气厥论》提出"衄蔑"，指鼻出血的症候，其曰："鼻渊者，浊涕下不止也，传为衄蔑。"《圣济总录》认为衄指鼻血，蔑指汗孔出血，如其所言："胆受胃热，循脉而上，乃移于脑，盖阳络溢则血妄行，在鼻为衄，在汗孔为蔑，二者不同，皆热厥血溢之过也。"《类经》云："衄蔑皆为鼻血，但甚者为衄，微者为蔑。"可见同一名称由于时代变迁，医家对其含义的理解亦逐渐改变。此外，"鼽衄"出自《素问·金匮真言论》，指鼻流涕与鼻腔出血的病症，王冰注曰："鼽，谓鼻中水出；衄，谓鼻中血出。"且《灵枢·经脉》明确了本病的病症特点，指出本病为肺经疾病，与肺脏相关，其曰："是主津液所生病者，目黄，口干，鼽衄，喉痹，肩前臑痛，大指次指痛不用。"

2. 齿衄

齿衄又称牙宣、齿间血出、齿血、牙血。巢元方在《诸病源候论》中对齿衄已有描述，但并未提出命名，仅作为症状提出，其曰："手阳明之支脉入于齿，头面有风，而阳明脉虚，风挟热乘虚入齿龈，搏于血，故血出也"，又曰："心主血脉而候于舌，若心脏有热，则舌上出血如涌泉"。明代张景岳在《景岳全书》中曰："血从齿缝牙龈中出者，名为齿衄。此手、足阳明二经及足少阴肾家之病。"王肯堂在《证治准绳》中将本病称为"牙宣"，其曰："血从齿缝中或齿龈中出，谓之齿衄，亦曰牙宣。"

根据病因分类有外感牙衄和内伤牙衄之不同名称。"外感牙衄"指外感风热侵袭阳经的齿牙出血，如秦景明在《症因脉治》中曰："外感牙衄之症，身发寒热，烦闷不安，目痛头额痛，鼻干不眠，牙血暴出。""内伤牙衄"指胃中实热或阴虚火炎所致的齿牙出血，分为阳明牙衄及少阴牙衄，如《症因脉治》曰："内伤牙衄之症，身无表邪，牙龈出血，一涌而上，来血甚多，此阳明经牙衄之症，若身无表邪，牙龈时或出血，来血不多，久而不愈，肌肉消瘦，此少阴肾经牙衄之症也。"

3. 吐血

关于吐血的最早记载亦见于《内经》，如《素问·厥论》中"太阳厥逆，僵仆，呕血，善衄"及"阳明厥逆，喘咳身热，善惊衄，呕血"等论述。《素问·举痛论》指出情志改变，气血不调进而导致呕血，其曰："怒则气逆，甚则呕血。"然《内经》所载均以"呕血"命名。直到张仲景在《金匮要略》中才首次提出"吐血"之名，如《金匮要略·惊悸吐衄下血胸满瘀血病脉证治》云："吐血不止者，柏叶汤主之"，又云："心气不足，吐血、衄血，泻心汤主之"。历代医家所述不一，遂整理如下：

（1）以病因病机分类命名：按病因分类命名，因于伤胃者可分为伤胃吐血、暑毒失血、胃经失血等，其他病因所致者，包括蓄热吐血、风热吐血、气逆失血、劳伤吐血、阳虚失血等名称。

"伤胃吐血"见于《三因极一病证方论》，其曰："病者因饮食过度，伤胃；或胃虚不能消化，致翻呕吐逆，物与气上冲蹙胃口决裂，所伤吐出，其色鲜红，心腹绞痛，白汗自流，名曰伤胃吐血。"《金匮翼》亦指出："伤胃吐血者，酒食过饱，胃间不安，或强吐之，气脉贲乱，损伤心胃，血随呕出也。"此外因暑毒中于酒客而导致的"暑毒失血"在《金匮翼》中被单独论述，其曰："暑毒失血者，脉大气喘，多汗烦渴，盖心主血，而暑气喜归心也。此病多于酒客。"而"胃经失血"见于清代吴澄的《不居集》，多因饮食太饱，或中气失调，邪热在中，迫血妄行所致。以上均属病因与胃导致吐血的命名。

此外还有"蓄热吐血""风热吐血""气逆失血""劳伤吐血""阳虚失血"等病症名，均见于《金匮翼》。其中"蓄热吐血"指吐血因于内有蕴热，其曰："蓄热吐血者，热蓄血中，因而妄行，口鼻皆出，热如涌泉，膈上热，胸中满痛，脉洪大，按之有力，精神不倦。"其中"风热吐血"指因风热外感而导致的吐血，其曰："风，阳邪也。热，火气也。并入络中，则血溢络外。"其中"气逆失血"指呕血由于气逆而致者，其云："气逆失血者，血从气逆，得暴怒而厥也。经云，阳气者，大怒则形气绝，而血菀于上，使人薄厥，又怒则气逆，甚则呕血及飧泄是也。"其中"劳伤吐血"指因过劳导致的吐血，其曰："劳伤吐血者，经所谓用力太过则络脉伤是也，盖络脉之血，随经上下，往来不休。若络伤损之处，其血因得渗漏而出矣。"其中"阳虚失血"指因脾胃阳虚导致的吐血，其云："阳虚失血者，脾胃气虚，不能固护阴气也。"并引用宋代杨士瀛在《仁斋直指方论》中的论述，其云："血遇热则宣流，故止血多用凉药。然亦有气虚挟寒，阴阳不相为守。营气虚散，血亦错行，所谓阳虚阴必走是耳。"

（2）以病症特点分类命名：以病症特点命名的名称有"内衄""血呕"等。唐代孙思邈在《备急千金要方》中称其为"内衄"，即由于劳倦、饮食过常导致的吐出如豆羹汁样之血，具有形似鼻衄，却不从鼻孔出，反而从胃出的病症特点，其曰："内衄者，出血如鼻衄，但不从鼻孔出，是近从心肺间津液出，还流入胃中，或如豆羹汁，或如切（血敢），血凝停胃中，因即满闷便吐，或至数斗至于一石者是也。"宋代陈无择在《三因极一病证方论》中称之为"血呕"，言其血随食出的特点，其曰："病者心下满，食入即呕，血随食出，名曰血呕。此由瘀蓄冷血，聚积胃口之所为也。"清代吴谦在《医宗金鉴·杂病心法要诀》中将内衄出血分为六种，分别指不同的血证，其曰："若从口出则为内衄。内衄出血，涎嗽出于脾，唾出于肾，咯出于心，咳出于肺，呕出于肝，吐出于胃。"由此可见，时至清代，人们对内衄的理解发生了改变，认为从胃吐出者方为真正的吐血，而其他从口中出血的内衄则不属于吐血，应分别与相应的脏腑对应。

4. 咳血

早在《素问·咳论》中便有咳血的相关记载，指出在严重咳嗽时会出现咳血、唾血的临床症状，其曰："肺咳之状，咳而喘息有音，甚则唾血。"由此可知，唾血是咳病进一步发展之后的严重症状，与肺密切相关，并且在《素问·至真要大论》中也出现有关咳血的描述，如"大雨且至，唾血血泄"及"疮病咳唾血"等，但并未形成独立疾病，亦未对此进行命名。关于咳血之名的由来，南齐褚澄在《褚氏遗书》中曰："外热则赤，内热则上蒸喉，或下蒸大肠为小窍。喉有窍则咳血杀人；肠有窍则便血杀人。"其指出咳血之名。而宋代王衮在《博济方》中应用"汉防己散"以"治咯血"，提到"咯血"之名。元代朱丹溪在《丹溪心法》中再次明确咳血的病名，后至明代李时珍将"咳嗽血"作为一个整体，分为咳血、嗽血、咯血、唾血四类，并将其与肺、脾、心、肾的关系加以分别论述，其谓："咳血出于肺，嗽血出于脾，咯血出于心，唾血出于肾。"这一分类方法为后世医家更好地理解和认识咳血做出铺垫。后至秦景明在《症因脉治》中指出咳血的明确定义，其云："喉中肺管嗽出名咳血。"其病症特点为从气管咳嗽而出的血证。后至清代，《张氏医通》对其症状进行了完善补充，其云："咳血者，因咳嗽而见血，或干咳，或痰中见红丝血点一两口，气急喘促。此虽肺体自燥，亦为火逆，咳伤血膜而血随痰出也。"

关于嗽血、咯血、咳血的不同之处，在刘完素《素问病机气宜保命集》中，认为"有痰无声"名之曰嗽，后世认为有微声也可谓之，因"嗽"为形声字，指上半身抖动并连连呛声。并且其《宣明论方》提出"嗽"与五脏皆相关，其曰："夫嗽者，五脏皆有嗽，皆因内伤脾胃，外感风邪，皮毛属肺，风寒随玄府而入，腠理开张，内外相合。"明代董宿在《奇效良方》中曰："清气不分，浊气上干于华盖，加以协水停饮，肺不得清，则为嗽矣。"后至清代沈金鳌在《杂病源流犀烛》中认为"嗽"证与脾相关，其曰："病在脾，脾藏痰，故痰出而嗽止。"

关于咳血与嗽血，丹溪曰："戴云：咳血者，嗽出，痰内有血者是……咯血者，毋咳出皆是血疙瘩。"即咳血与嗽血相同，而咯血则与其不同，后至孙一奎在《赤水玄珠》中亦认为咳血即嗽血，其曰："《统旨》云：嗽出痰内有血者，名咳血，又云咳血其因有二，热壅于肺者易治，不过凉之而已，久嗽损于肺者，难治，此已成劳也。"同时期的医家方隅在《医林绳墨》中亦指出"从嗽而来于肺者为咳血"。后至张景岳在《景岳全书》中则将二者细化，以痰的多少作为区分咳血和嗽血的标准，其云："咳血嗽血，皆从肺窍中出，虽若同类，而实有不同也。盖咳血者少痰，其出较难；嗽血者多痰，其出较易。"关于嗽血与咯血，丹溪的弟子戴思恭在《秘传证治要诀及类方》中指出嗽血与咯血的区别，其言"咯血不嗽而咯出血也"，即不由嗽这一动作而咯出血的病症为咯血。

5. 尿血

在《内经》中名为溲血、溺赤、溺血，指一种小便出血的症状，如《素问·四时刺逆从论》云"涩则病积溲血"，明确指出溲血的临床表现、病因及脉象。又如《素问·至真要大论》曰："民病注泄赤白，少腹痛溺赤，甚则血便。"其中　"溺赤"即为尿血。再如《素问·气厥论》曰："胞移热于膀胱，则癃，溺血。"此处"溺血"，亦指尿血的症状。除了主要的医学著作以外，在西汉司马迁的《史记·扁鹊仓公列传》中亦出现了　"溲血"一词，其曰："后二十余日，溲血死"，又云："故其三阴抟，溲血如前止"。可见当时的医家对尿血的认识仅局限于将其作为一种症状理解，而并未形成独立的疾病。直至东汉，张仲景在《金匮要略》中最早提出"尿血"之称，其曰："热在下焦者，则尿血，亦令淋秘不通。"

6. 便血

便血之名，首见于《素问·阴阳别论》，其曰："结阴者，便血一升，再结二升，三结三升。"《内经》中还称其为"肠风""后血""前后血""下血""血痔"等。

（1）以病症特点分类命名：《素问·风论》曰："久风入中，则为肠风、飧泄。"此处"肠风"指的是一种疾病，即以便血为主症的疾病，此病在宋代《太平圣惠方》中更为具体，指大肠久积风冷而中焦却为虚热，风冷热毒，搏于大肠，导致的下血，其曰："大肠中久积风冷，中焦有虚热，风冷热毒，搏于大肠，大肠既虚，时时下血，故名肠风也。"而《证治汇补》引用"戴言"云："或外风从肠胃经络而入客，或内风因肝木过旺而下乘，故曰肠风"，并言其临床表现为下清血纯血，其曰："外症腹中有痛，所下清血纯血。"《杂病源流犀烛》曰："肠风者，肠胃间湿热郁积，甚至胀满而下血也。"由此可见，虽然引起"肠风"的病因病机不同，但症状表现均有便血，因此将"肠风"作为"便血"理解时，指的是一种症状。

此外《灵枢·百病始生》中所示"后血"亦是以病症特点而命名，后即后阴、后窍，血从后出为后血，其云："阴络伤则血内溢，血内溢则后血，肠胃之络伤，则血溢于肠外。"而"血衃"之名亦复如是，见于《灵枢·五禁》，其曰："淫而夺形，身热，色夭然白，乃后下血衃，血衃笃重，是谓四逆也。"王冰注曰："衃血，谓败恶凝聚之血，色赤黑也。"可知此名为便血别名，指大便所下呈紫黑色的血块。《灵枢·杂病》曰："衄而不止衃血流，取足太阳。"后至汉代《伤寒论·辨太阳病脉证并治》称"圊血"，此名亦是以其病症表现为依据。"圊血"又作清血，为名词活用为动词，指便、排、拉，即便血，《金匮要略》中也有此说，其曰："下利，脉数而渴者，令自愈。设不差，必清脓血，以有热故也。"宋代《三因极一病证方论》称为"风利"。后至清代尤怡在《伤寒贯珠集》中亦称圊血，其曰："太阳病，以火熏之，不得汗，其人必躁，到经不解，必圊血，名为火邪。"王孟英在《鸡鸣录》中称为"肠红"。此外还有"泻血""血泄""结阴"等别称均以病症特点命名。

（2）以病位分类病名：根据出血部位命名，《金匮要略》将其称为"近血""远血"并分证论治，其曰："下血，先血后便，此近血也，赤豆当归散主之"，又曰："下血，先便后血，此远血也，黄土汤主之"。李时珍在《本草纲目》中将便血中近血、远血进行鉴别，其曰："便前为近血，便后为远血"，又从便血之清浊不同的角度将近血分为肠风和脏毒，其言："血清者，为肠风……血浊者，为脏毒。"《医宗金鉴》承袭《金匮要略》之论，其亦曰："下血，先便后血，此远血也……先血后便，此近血也。"高学山在《高注金匮要略》中解释曰："先便后血，便在大肠而血在胃，是血从胃而下注大肠者，胃比大肠较远，故曰远血"，指出远血的病位为胃，又云："先血后便。血在广肠之末。故曰近血"，并指出近血的病位为下焦之虚处，其曰："但当于下焦之虚处责之可矣"。

此外，亦有两个有争议的名称，即"肠澼"和"血箭"，二者均可以指便血，如明代龚信的《古今医鉴》指出"肠澼"即便血，其云："夫肠澼者，大便下血也。"而"血箭"则是肠澼的俗名，如明代李梴在《医学入门》中曰："名曰肠澼，俗呼血箭，因其便血即出，有力如箭射之远也。"但"肠澼"的另一层含义为痢疾，《景岳全书》云："痢疾一证，即《内经》之肠澼也。"而"血箭"的另一层含义指紫斑，详见紫斑。由此可知，以上二者的名称既可指便血，又指其他疾病，历代医家对其理解颇有争议，兹不细述。

7. 紫斑

紫斑为血液溢出于肌肤之间的一种疾病，临床表现为皮肤出现青紫斑点或斑块，所以历代医家将其归属于"血证""斑疹""丹疹"范畴，亦称"葡萄疫""紫癜风""血箭"。《素问·至真要大论》云："少阳司天，客胜则丹疹外发。"此处丹疹即"斑疹"，为关于紫斑的最早描述。后至汉代《金匮要略》对阴阳毒进行辨证论治，其曰："阳毒之为病，面赤斑斑如锦纹，咽喉痛，唾脓血"，又云："阴毒之为病，面目青，身痛如被杖，咽喉痛"，形象地表述出紫斑的临床表现。随着医学的发展，人们对紫斑的认识逐渐完善，宋代不知名作者的《小儿卫生总微论方》中有紫斑的相关论述，其云："小儿诸血溢者，由热乘于血气也，血得热则流溢，随气而上……又有血从耳目牙缝龈舌诸窍等出血者，是血随经络虚处者溢，自皮孔中出也。"后至明代陈实功在《外科正宗》中首次记载"葡萄疫"之名，指出其属斑毒类病证，多发于小儿，其曰："葡萄疫，其患多生小儿，感受四时不正之气，郁于皮肤不散，结成大小青紫斑点，色若葡萄，发在遍体头面，乃为腑症。"此书还提出"血箭"一词，与紫斑的临床表现相似，并且书中记录了应用桃花散及金墨治疗本病的方法，其曰："血箭出于心经火盛，逼血从毛窍出也"，又曰："治血箭以桃花散凉水调敷，或金墨涂搽自止"。后来清代唐容川在

《血证论》中更形象地解释了"血箭"之病名由来，其曰："从毛孔中流出一条血来，有似箭之射出，故名血箭。"又《伤寒六书》中称"发斑"，亦指紫斑，王肯堂在《证治准绳》中称"紫癜风"，其云："夫紫癜风者，由皮肤生紫点，搔之皮起而不痒痛者是也。此皆风湿邪气。客于腠理与气血相搏，致荣卫否涩，风冷在肌肉之间，故令色紫也。"

8. 其他

还有目衄、舌衄、血汗、汗血、红汗、脉溢等各种出血病名，因发病不多，所以历史上论述不多。

关于目衄、舌衄，《医宗金鉴·杂病心法要诀》曰："目出血，曰目衄。"《血证论》中设"目衄"专篇完善"目衄"的阐述。而《金匮翼·诸血统论》中提出舌衄，隶属于口中出血病证，其曰："舌衄者，舌出血不止也。心主血，在窍为舌。若心脏蕴热，血得热而妄行，或溢于心之窍，则有舌上出血之证，甚者出如涌泉。"

关于血汗、汗血、红汗等名称，《诸病源候论》中的"血证诸候·汗血候"首次提出了"汗血"一词，并将其临床表现描述为"血从肌腠而出也"，常因正虚而火热邪气炽盛，迫血外溢所致，与心肝二脏密切相关。后至陈无择在《三因极一病证方论》中对"汗血"的概念进行了明确论述，其曰："病者汗出正赤污衣，名曰汗血。"李时珍在《本草纲目》中提出三种名称，即"血汗""肌衄""脉溢"，并将三者联系起来论述，其曰："血汗即肌衄，又名脉溢，血自毛孔出。"后至清代，吴谦《医宗金鉴》沿袭《赤水玄珠》和《本草纲目》中"肌衄"的病名，将"肌衄"进行定义，其曰："皮肤出血曰肌衄。"《惠直堂经验方》在此基础上进一步整理，其云："血汗，出汗红色也，血自毛孔中出，即肌衄，又名脉溢，乃虚弱极有火之症也。"而后沈金鳌在《杂病源流犀烛》中将"血汗"名为"红汗"，其曰："血汗者，或有病，或无病，汗出而色红染衣，亦谓之红汗。"

（二）病因病机

对于血证病因病机的认识，历代医家著作良多，具有很深的指导意义。大多数医家认为血证的病因病机是复杂的，包括外感寒热之邪、脏腑虚损、饮酒过度、情志不节等。病位涉及五脏六腑，以心、肝、脾为主，盖因心主血、肝藏血、脾统血，又与肺、肾相关。纵观其历史脉络，均"源"自《内经》，后来根据不同历史时期，及气候、地域、社会环境等综合因素的不同，各时期医家对血证的认识亦不同，使血证的病因病机得以充实，并得到分流发展。时至金元时期，各家对血证的探讨达到一个高峰。时至明代出现大批著书，阐述了诸多有关血证病机的理论，对后世影响极大。后至清代，医家对瘀血导致血证之病因病机更为重视，并对前人观点进行归纳总结，出现了以唐容川的《血证论》为代表的血证专书。下面便对此进行梳理，并分别论述。

1. 感受外邪

虽然血证多由内伤而致，但也有因外感而致者。外感之邪以风湿热邪为主。感受热邪或素体热盛，日久郁热化火动血，灼伤脉络，血溢脉外。外风与内蕴之湿热相搏，侵袭上部则鼻衄、肌衄，侵袭下部脉络则见尿血、便血。有关感受六淫之邪而出血的记载主要见于《素问·至真要大论》《素问·气交变大论》《素问·五常政大论》等篇。总结而言，《素问·至真要大论》对外感致病的观点已有明言，其曰："少阴司天，热淫所胜……唾血血泄，鼽衄嚏呕。"其认为"热淫所胜"可致"唾血、血泄、鼽衄"等血证，并且指出其中鼽衄的病因病机为外伤火邪，其曰："其声商征，其病嚏咳鼽衄，从火化也"，又曰："大暑以行，咳嚏鼽衄，鼻窒白疡，寒热胕肿"。同时《素问·至真要大论》亦指出外寒对人体血行的影响，其曰："太阳司天，寒淫所胜，则寒气反至，水且冰，血变于中，发为痈疡，民病厥心痛，呕血血泄鼽衄，善悲时眩仆。"太阳司天之年，气候寒冷，天地间的寒气盛，寒气在不当令之时而至，攻伐其所胜之火，水随着寒气的到来而结冰，相应于人，外寒困滞人体内升发增长的阳气，阳气内郁而冲上，导致血变于中，发为痈疡，若体内阳气的变化影响血行，血上冲则发鼻衄、呕血，血下行则发便血等。又有"太阴司天，湿淫所胜……咳唾则有血"等言，明确指出外感致血证的病因病机。

此外《素问·金匮真言论》概括了衄的发病原因，即冬季未能保养防护，扰动阳气招致外邪，至春季阳气上升，重热熏肺而发病，指出"故春善病鼽衄"，又曰："故冬不按跷，春不鼽衄"。因此在冬季采用泻法针刺井穴、荥穴则可防治春季病发鼽衄，正如《素问·水热穴论》云："冬取井荥，春不鼽衄。"到了明代，李时珍在《本草纲目》中将吐血衄血的病因病机概括曰："有阳乘阴者，血热妄行；阴乘阳者，血不归经。"即热邪伤阴入血，导致血热迫血妄行；寒邪伤阳，气不摄血而致血离经而出。秦景明在《症因脉治》中亦明确提出因外感而致衄血，并且指出"外感衄血之症"的具体表现，其曰："外感衄血之症，恶寒身热，头疼身痛，鼻孔出血。"王肯堂在《证治准绳》中云："夫紫癜风者……此皆风湿邪气客于腠理。"其说明紫斑与外感的密切关系。后至李中梓在《证治汇补》中全面分析了"外风入肠胃"而致"肠风"血出如注的详细病机，其曰："或外风从肠胃经络而入客……故曰肠风。"以上医家在《内经》基础上继承发展，值得学习。

2. 内伤热郁

《内经》中对内伤热郁导致血证的论述非常丰富。其中关于呕血的发病原因见于《素问·厥论》，其指出若太阳经的运行发生逆乱，太阳为多气少血之经，其气逆则可导致呕血等症，其云："太阳厥逆，僵仆呕血善衄"，又云："阳明厥逆，喘咳身热，善惊衄呕血"。与上文"太阳厥逆"相似，阳明经多气多血，若阳明经气血逆乱，气冲上迫血外出，则可发呕血。总之太阳、阳明二经均多气，气有余便是火，若气机逆乱，气郁化火，迫血妄行，强迫血出，从而引发衄病。而咳唾血的发病原因则为热壅于内，熏灼肺胃，正如《灵枢·邪气藏府病形》曰："微缓为伏梁，在心下，上下行，时唾血。"其中微缓脉象表示有积聚肿块阻于心下，即胃脘，形成伏梁，邪聚日久化热，若热伤肺胃之络则导致咳唾血。此外《灵枢·邪气藏府病形》中还指出了外寒犯肺与肺中内热互结而导致咳血的复杂情况，其曰："微急为肺寒热，怠惰，咳唾血。"由此可见咳唾血的病因病机是复杂多变的，既可由外寒所致，又可由内伤热郁，还可因外寒内热所致。

膀胱受火热灼伤亦可导致小便不利或尿血，如《素问·气厥论》曰："胞移热于膀胱，则癃溺血。"《素问·痿论》亦提出体内阳气内动导致尿血的病因，其曰："胞络绝则阳气内动，发则心下崩数溲血也。"而《灵枢·热病》指出热病日久，热伤血络迫血妄行，导致尿血，其曰："热病七日八日，脉微小，病者溲血。"

后至隋代，巢元方在《诸病源候论》中对鼻衄的病因病机进行了详细的论述，"妇人杂病诸候"篇论述鼻衄的发病原因为"劳伤损动，因而生热"，并且对其发病机理加以解释，其曰："鼻衄者，由伤动血气所为。五脏皆禀血气，血气和调，则循环经络，不涩不散。若劳伤损动，因而生热，气逆流溢入鼻者，则成鼻衄也。"在"鼻病诸候"篇明确指出血热至衄的观点，其曰："血性得热，则流散妄行。从鼻出者，谓之衄。"

宋代严用和以此为纲，以火热立论，对后世医家产生深远影响，其曰："盖血得热则淖溢，血气俱热，血随气上，乃吐衄也。"后至金代刘完素在《内经》上加以补充，其《河间六书》中载曰"衄者，阳热，郁于足阳明而上，热甚则血妄行，而为鼻衄也"，指出了阳明热邪致衄病理机制。明代李时珍在《本草纲目》中亦提出阳明风热致齿衄的发病机理，其曰："齿衄有阳明风热、湿热、肾虚。"朱丹溪提出"阴常不足，阳常有余"的观点，其在《丹溪心法》中将吐血的病因病机总结为阳盛阴虚，其曰："吐血，阳盛阴虚，故血不得下行，因火炎上之势而上出。"张景岳在此基础上发展，辨察血证的病因病机时强调火与气，其曰："故察火者但察其有火无火，察气者但察其气虚气实。"清代唐容川在《血证论》中亦将"目衄"的发病原因归纳为阳明燥热所攻，其曰："春秋传，称蔡哀侯之泪尽，继之以血，则是血出自泪窍也……泪窍出血，乃阳明燥热所攻发。"此外在《血证论》中指出紫斑的病变脏腑为心肺，病理机制离不开火邪盛，迫血外出，并附治疗方药，原书云："由心肺火盛，逼血从毛孔中出，治宜清心火，以除血出之源……心肺兼治，宜用生地黄散。"

值得一提的是，关于阴虚火旺及火热内伤导致血证的论述，明代赵献可有不同观点，他指出"六气俱能使人血溢，何独火乎"，对"惟火论"及"惟阴虚火旺论"提出质疑，此外赵氏对火进行分类，并详细论述曰："况火有阴火阳火之不同，日月之火，与灯烛之火不同；炉中之火，与龙雷之火不同。又有五志过极之火，惊而动血者，火起于心；怒而动血者，火起于肝；忧而动血者，火起于肺；思而动血者，火起于脾；劳而动血者，火起于肾。能明乎火之一字，而于血之理，思过半矣。"由此可见其对血证病因病机的独到见解，他强调"六淫中虽俱能病血，其中独寒气致病者居多"，同时指出寒气致病机理，其曰："盖寒伪荣，风伤卫，自然之理，又太阳寒水少阴肾水，俱易以感寒，一有所感，皮毛先入，肺主皮毛，水冷金寒，肺经先受，血亦水也。"由此指出从肾论治血证的观点，为后世医家辨治血证拓宽思路。

3. 瘀血阻络

内有瘀血，血脉阻滞，流行不畅，致血不循经，横溢于外，导致出血。《灵枢·邪气脏腑病形》谓："有所堕坠，恶血留内。"其说明离经之血不能及时消散，积于体内可形成瘀血，又《灵枢·刺节真邪》曰："宗气流于海，其下者注于气街，其上者走于息道。故厥在于足，宗气不下，脉中之血凝而留止。"故气虚或气机郁滞所致气不行血也是瘀血形成的主要原因。瘀血形成之后阻于脉道，血不循经而旁溢则可诱发各种出血。正如《三因极一病证方论》曰："血不得循经流注，荣养百脉，或泣或散，或下而亡反，或逆而上溢，乃有吐、衄、便、利、汗、痰诸证生焉。"瘀血又能妨碍新血的生成及气血的正常运行，正如《血证论》中所云："凡物有根者，逢时必发，失血何根，瘀血即其根也，故反复发者，其中多伏瘀血。"《血证论》又根据此说提出"去瘀为活血要法"，有"经隧之中，既有瘀血踞住，则新血不能安行无恙，终必妄走而吐溢矣，故以去瘀为活血要法"之论。

4. 饮酒过多或嗜食辛辣

历代医家都毫无争议地认为血证与饮酒及饮食辛热的偏嗜有着密切的关系。早在《灵枢·百病始生》中便有关于饮食不节制导致血证的记载，其曰："卒然多食饮则肠满，起居不节，用力过度则络脉伤。阳络伤则血外溢，血外溢则衄血；阴络伤则血内溢，血内溢则后血。"在《素问·腹中论》中提出伴有唾血或前后血等症状的血枯证，得之于"年少时有所大脱血，若醉入房中，气竭肝伤"，由此可知过度饮酒对血证的影响。仲景《金匮要略》亦指出："夫酒客咳者，必致吐血，此因极饮过度所致也。"宋代《三因极一病证方论》在其基础上指出除了"病者饮酒过多""啖炙煿五辛热食"也是导致出血的病因，并提出"酒食衄"之说。在此之后窦材、叶天士等名家均有类似阐述，如叶天士指出"酒热戕胃之类，皆能助火动血"，为后世医家对血证病因病机的理解辅佐补充。

5. 情志内伤

早在《内经》中便指出情志与血证的关系，如《素问·举痛论》曰："怒则气逆，甚则呕血及飧泄。"因怒则气上，血亦随气涌上，故呕血。又如陈无择在《三因极一病证方论》中曰："病者积怒伤肝，积忧伤肺，烦思伤脾，失志伤肾，暴喜伤心，皆能动血。"虽五志均可化火动血，而尤与怒有关。如明代李中梓在《证治汇补》中指出便血的内因与肝木过旺有关，其曰："或内风因肝木过旺而下乘。"此外，《素问·疏五过论》中提出一种血证，名曰脱营，指一种由于生活条件由高到低，地位由尊贵到卑贱而生成的内伤疾病，此病发生与情志有关，其曰："离绝菀结，忧恐喜怒，五脏空虚，血气离守，工不能知，何术之语。"《素问·疹论》亦曰："悲哀太甚，则胞络绝，胞络绝则阳气内动，发则心下崩，数溲血也。"其指出悲伤过度与溲血的关系。宋代严用和在《重订严氏济生方·血病门》中提出"思虑伤心，心伤则吐衄"。后至《景岳全书》指出："忧思过度，损伤心脾，以致吐血咯血者，其病多非火证……是皆中气亏损，不能收摄所致。"其揭开了忧思过度导致中气亏损而致血证的本质。清代叶天士也赞同"耗损心脾"而致出血的观点。此外《医学正传》《金匮翼》《嵩崖尊生书》等大量著作都对情志所伤导致血证有详尽论述。

6. 劳伤过度

中国古代医家很早就意识到劳倦也是导致出血的重要因素。《素问·腹中论》所述血枯证的"先唾血""时时前后血"等出血症状，系由"得之年少时，有所大脱血，若醉入房中"而致。《诸病源候论》云："鼻衄……劳损藏府，血气生热，血得热则流散妄行，随气发于鼻者名为鼻衄。脏虚不复，劳热停积，故衄经久不瘥"，又云："劳伤于脏腑，内崩之病也……脏腑伤损，血则妄行……皆由伤损极虚所致也"，揭示了鼻衄等血证发于脏腑劳伤的机理。宋代窦材在《扁鹊心书》中云："失血之证……起于形体之劳。"明代李时珍论血汗的病因病机时指出因虚导致虚火迫血妄行，在《本草纲目》中云："心主血，又主汗，极虚有火也。"而虞抟在《医学正传》中论述了房劳过度，导致血迫妄行的机理，其曰："又若房劳过度，以致阴火沸腾，血从火起，故错经而妄行也。"清代尤怡在《金匮翼》中论述了"劳伤吐血"的发病机理，其曰："劳伤吐血者，经所谓用力太过，则络脉伤是也。"《杂病源流犀烛》中也有虚劳而致呕血的论述，其曰："呕血者……有因虚劳，五内崩损，涌出可升斗计者。"至张璐在《张氏医通·诸血门》中曰："内伤劳役之人，喘嗽面赤，发热头痛而衄。"以上医家所述提示人们，内伤劳役可致衄血等症。

7. 失治误治或他病所传

失治误治会导致或加重血证病情。如《伤寒论》曰："太阳病中风，以火劫发汗，邪风被火热，血气流溢，失其常度……阳盛则欲衄。"其明确指出太阳病误治可致衄。原文19条又曰："凡服桂枝汤吐者，其后必吐脓血。"其指里热亢盛之人，若误予桂枝汤温热之剂，则其热借助药势弥盛，胃气因而上逆，则发生呕吐，甚者热伤血络而吐脓血。后至《重订严氏济生方·血病门》云："又有感冒，汗后不解，郁结经络，随气涌泄，而成衄血。"其论述了感冒失治导致衄血的情况。后至明代王纶在《明医杂著》中明确指出了由于误治而加重血证的情况，其曰："凡酒色过度，损伤脾肾真阴，咳嗽、吐痰、衄血、吐血、咳血、咯血等症，误服参、芪等甘温之药则病日增，服之过多则不可治也。"综上所述，误治致血证包括衄家误用汗法伤阴助热和误用温热补药等几个方面，当为后世之戒。

他病传变也是血证一个重要病因。《伤寒论》中"少阴病八九日，一身手足尽热者"即指少阴病热化，其热涉膀胱血分，热伤血络，络伤则血不循经，从而导致"必便血"的证候。若少阴病强发其汗，势必伤阴动血，血循虚阳上涌，循清窍"或从口鼻""或从目出"，使阴竭于上，阳衰于下，出现"下厥上竭"之转归。《血证论》更加系统地论述了尿血与他病传变的关系，其曰："尿血……外因，乃太阳、阳明传经之热结于下焦……内因，乃心经移热于小肠，肝经遗热于血室。"

综上所述，关于人们对血证病因病机的认识，大抵举纲则简，计目则繁。虽众说纷纭，然可从"经纬"两方面总结。从"经"纵向分析归结，历代医家对其认识大体分为两类，一类为普遍性认识，一类为特殊性认识。其一为唐代以前诸位医家对血证病因病机的普遍认识，以《内经》《伤寒论》等经典著作为代表，其二为唐代以后诸医家对血证病因病机的继承发展，以《千金方》《三因极一病证方论》《杂病源流犀烛》《丹溪心法》《景岳全书》《医学正传》《医学心悟》《医贯》《血证论》等为代表。正如明末孙光裕之《血症全集》总结言："血分三因：论呕唾血溢为气逆所致；论衄吐血泄为火热所致；论衄血下血为伤寒所致。"同时孙氏提出"血属阴难成易亏论"，揭示了血证病因病机亦有虚论。从"纬"横向分析可知，血证病因有感受外邪、内伤热郁、饮酒过多或嗜食辛辣、情志内伤、劳伤过度、失治误治或他病所传及瘀血阻络等因素。病机有实有虚，实者包括热伤血络、气机逆乱、瘀血内阻；虚者包括气血阴阳的虚损，虚实结合，共同构成血证的病理机制。因此临证时应详细辨析，审因论治。

（三）证候分类

历代医家对血证证候分类的表述有：

（1）鼻衄：①风热（热邪）犯肺；②热毒内蕴；③胃热亢盛（胃火炽盛）；④肝火内动（上炎）；⑤肾精亏虚；⑥气血亏虚；⑦鼻咽热郁；⑧阴虚津损；⑨痰湿阻滞。

（2）齿衄：①胃火内炽（炽盛）；②阴虚火旺；③热毒内蕴；④气血亏虚。

（3）吐血：①热伤营血；②胃中积热（胃热壅盛）；③湿热伤胃；④肝火犯胃；⑤积滞伤胃；⑥瘀阻胃络；⑦寒郁中宫；⑧阴虚火旺；⑨中气虚弱；⑩气虚血亏；⑪气虚血溢；⑫阳气虚损。

（4）咳血：①风寒犯肺；②风热犯肺；③燥气（燥热）犯肺；④肝火犯肺；⑤阴虚火旺（肺热）；⑥气不摄血；⑦痰热壅肺；⑧气虚血瘀；⑨肺热壅盛；⑩阴虚肺热；⑪瘀血阻滞。

（5）尿血：①热迫膀胱；②火毒迫血；③心火内盛；④阴虚火旺；⑤痨伤气阴；⑥脾肾不固（脾不统血、肾气不固）；⑦气滞血瘀；⑧下焦热盛；⑨瘀血内结；⑩热毒内犯；⑪胃阴不足；⑫阳气虚损；⑬中气不足；⑭气化不足。

（6）便血：①胃中积热；②肝胃郁热；③气滞血瘀；④热毒内结；⑤湿热蕴蒸（肠道湿热）；⑥中气不足；⑦脾胃虚寒；⑧胃阴不足；⑨阳气虚损；⑩气虚不摄。

（7）紫斑：①热盛迫血（血热妄行）；②阴虚火旺；③气不摄血；④风热伤络；⑤瘀血内阻（阻络）；⑥肺卫郁热；⑦实热疫毒；⑧肝阳上亢。

（四）治疗

关于血证的治疗，历史悠久，早在《五十二病方》中便有应用头发、蒲席炒炭治疗外伤出血的记录，这也是炒炭止血最早记载。并且书中列举应用青蒿、茜草等药物煎煮内服，同时配合熏洗外治法治疗痔血，由此可知古代医家对血证治疗的认识由来已久。《内经》对本病的治则论述颇多，载有"寒者热之，热者寒之"及"血实宜决之，气虚宜掣引之"等观点，汉代张仲景在《金匮要略》中辨证论治，依法组方，对应寒热不同病机分别创立了泻心汤、黄土汤等治血名方，为血证的治疗提供了行之有效的方剂，至今为临床所习用。至唐代《千金方》总结前人经验，最早提出血证"止血、祛瘀、和血、补虚"的八字治则。

至两宋金元时期，医学上百家争鸣，张子和在《儒门事亲》中对血证提出"忌吐""忌汗""忌补"的原则。朱震亨在《丹溪心法》中论曰："斑属风热挟痰而作，自里而发于外……疹属热与痰，在肺清肺火降痰，或解散出汗，亦有可下者。"其强调治血证从痰与火论治，并注重养阴法，其在治疗吐血、呕血、咳血等血证时多用滋阴降火药，为后世唐容川在《血证论》中"宁血"法的形成做了铺垫。而李东垣在《兰室秘藏》中强调甘温益气之法，注重调理脾胃，其曰："先补胃气以助生发之气，故曰阳生阴长，诸甘药为之先务也。"其并主张益气养阴、益气升阳、益气摄血等方法。此外《太平圣惠方》《圣济总录》都进一步完善血证的治疗方法。

明清时期，诸医家对失血的辨证论治日臻完善。明代张介宾在《景岳全书》中认为："论治血证，须知其要，而血动之由，惟火惟气"，并指出："火盛逼血妄行者……可以清火为先，火清而血自安矣"。又有"气顺则血自宁也"，其阐明"清火""降气"为治疗血证的基本方法之一。此外张氏亦指出治疗禁忌，其曰："治疗中禁用寒凉以伐生气，又不宜妄用辛燥以动阳气，药宜纯甘至静之品，培之养之。"此后医家多尊景岳之法治之。

至清代对于血证治疗的论述又有了进一步的认识，程履新在《程氏易简方论》中立降气、破瘀、温中、温散、补气、补益、阻遏、升阳八法。吴澄在《不居集》中则以八卦为统，立补气温气、补气升气、降气活血、行气行血、引火归源、温表散寒、苦寒泻火、滋阴降火八法。吴塘提出血证的三焦分治，认为脉别三焦、因证施治，如《温病条辨》曰："上焦之血，责之肺气，或心气；中焦之血，责之胃气，或脾气；下焦之血，责之肝气、肾气、八脉之气。"

除此之外，清代王孟英着眼于"枢机气化"，治血强调调气，认为人身气与血相依附，血恃气以流通。且谓"病虽在血，治宜清气为先"。尤在泾在《金匮翼》中云："瘀血发热者……但通其血，则发热自止。"其指出活血化瘀在治疗瘀血发热中的重要性。程国彭在《医学心悟》中载："凡治血症，不论阴阳，俱以照顾脾胃为收功良策。"其又在"吐血"篇中指出："暴吐血，以祛瘀为主，而兼之降火；久吐血，以养阴为主，而兼之理脾。"其强调血证的治疗与脾胃的关系。何梦瑶在《医碥》中曰："凡血逆上行，宜降气，降气火即降。若徒以寒凉降火，往往伤脾作泻。脾寒不能行血，血愈不归经，宜行血，血行归经自止。若徒事止血，必有瘀蓄之患。宜补肝，不宜伐肝。肝火动，由肝血之虚，滋阴则火自降。用寒凉伐肝，火被郁，则怒发而愈烈矣。"其进一步阐明了"降气""行血""补肝"的法则。

唐容川的《血证论》为历史上第一部血液病专著，指出"治血者，必治脾为主"的基本原则。并在《血证论》中以吐血为例，说明隶属"通治血证之大纲"的治血四法的具体内容，即止血、消瘀、宁血、补血四法。《血证论》又曰："今乃逆吐……急调其胃，使气顺吐止，则血不致奔脱矣……惟以止血为第一要法。血止之后，其离经而未吐出者，是为瘀血……或壅而成热，或变而为痨，或结瘕，或刺痛……必亟为消除，以免后来诸患，故以消瘀为第二法。止吐消瘀之后，又恐血再潮动，则须用药安之，故以宁血为第三法……去血既多，阴无有不虚者矣。阴者阳之守，阴虚则阳无所附，久且阳随而亡，故又以补虚为收功之法。四者乃通治血证之大纲。"并在《血证论》中注意顾护生血之源。由此可知《血证论》无愧为血证集大成之作。

1. 辨证论治

（1）治火：火分虚实，实火应清热泻火止血。代表方如《金匮要略》泻心汤。虚火则宜滋阴降火，朱丹溪的《局方发挥》云："补养阴血，阳自相附。"临床代表方如知柏地黄丸、滋水清肝饮、茜根散等。

（2）治气：气之实者，应治以清气降气、降逆止血之法。实证出血，尤其是鼻衄、咳血、吐血等上部出血，应首重清气降气。正如明代医家缪希雍在《先醒斋医学广笔记》中云："气有余即是火，气降即火降，火降则气不上升。"《证治汇补》亦曰："活血必先顺气，气降而血自下行。"其是为治血必先调气的理论。气之虚者，应予补之，对于阳气衰竭、气不统血的出血，主要以归脾汤为代表的补气摄血法。《世医得效方·七情》中论及归脾汤时曰："治思虑伤脾，心多健忘，为脾不能统摄心血，以致妄行，或吐血、下血。"此外还有用于气血双亏、阴阳失调的益气养血法，代表方如补心汤。《备急千金要方》云："补心汤主心气不足，病苦惊悸汗出，心中烦闷，短气，喜怒悲忧悉不自知……呕吐血，舌本强，不通水浆。"除此之外还有壮肾止血之法，主治房劳，久病损及肝肾而出现漏下不止、尿血等，如慎火草散、蒲黄散、菟丝子汤等。

（3）治血：历代医家对于治血论述颇丰，但尤以《血证论》之"止血""消瘀""宁血""补虚"最为经典，堪为后世之纲领。

1）止血：《血证论》中指出："存得一分血，便保得一分命。"由此可知止血对于血证的治疗显得尤为重要。单以止血而论，止血又分凉血止血法、养血止血法、温中止血法、祛瘀止血法、收涩止血法。

凉血止血法以犀角地黄汤、小蓟饮子、清营汤等方为代表，适用于外感风热、温毒，致热入阳血，损伤脉络而出血。养血止血法以胶艾汤为代表。收涩止血法以十灰散为代表。温中止血则适用于脾阳不足所致的急慢性出血，以黄土汤为代表。祛瘀止血法适用于瘀血内结，脉络闭塞，血不归经而引起的出血，临床上以血府逐瘀汤为代表。收涩止血法是治标的方法，可广泛应用于各种不同部位出血。唯久病出血而有血瘀者，应慎用。常用的收涩止血药有白及、蒲黄、藕节、棕炭、乌贼骨。此外有些止血药经炒炭炮制后，亦兼有收涩作用，如地榆、茜草、侧柏叶等炒炭，用于治疗血热出血；而艾叶炭、姜炭、血余炭等，则可用于虚寒出血。

2）消瘀：《血证论》提出去瘀为治血要法，载曰："经隧之中，既有瘀血踞住，则新血不能安行无恙，终必妄走而吐溢矣，故以去瘀为治血要法。"由此可知消瘀是血证治疗的重要环节。当发生血证时，不能一味止血，当辨证而论，盖因在止血的同时，必然会伴有离经之血留着不去的情况，瘀血便相应而成；若因瘀血致出血时，更不可见血止血，当抓住病因，治病求本，从瘀论治。由此可知，瘀血既是导致出血的病理因素，同时亦属血证病理过程中的兼见表现。正如《先醒斋医学广笔记》曰："血不行经络者，气逆上壅也。行血则血循经络，不止自止。"因此在止血之后，应根据瘀血阻滞的实际情况，选用或配伍恰当的活血化瘀方药。即使在全力止血的同时，为防止止血留瘀之弊，也要合理使用化瘀药物。

3）宁血：急则治标，缓则治本，血止之后，则应针对不同病机而加以调理，使气血安宁，防止血复潮动，再度引起出血。故治疗须因证而施，或祛邪或调气或泻火凉血或滋阴润燥等，用药原则当以和缓为宜。唐容川用宁血法时，尤其注重调气，其曰："血之所以不安者，皆由气之不安故也，宁气即是宁血。"唐氏常针对气郁血滞，肝火炽盛，风邪外袭之证，分别选用丹栀逍遥散、当归芦荟丸、小柴胡汤等方药，着重调和气机，使血络安宁。

4）补血：《血证论》曰："去血既多，阴无有不虚者矣……故又以补虚为收功之法。"大量或反复出血，必然会引起气血亏虚，因此应用益气补血之法，有疗虚补损、修复创伤的重要作用。唐容川认为在"瘀邪未清"的情况下，骤用补法，可使余邪留滞，故纯补之法，务在邪尽之后方可应用，否则只宜调补，勿施纯补。注意在应用益气补血法的同时，或兼滋阴或兼扶阳，或侧重何脏何腑，总之须究本溯源，审因论治。

纵观以上治血四法，其治疗作用虽有不同侧重，但均以止血复正为宗旨，彼此之间又有前后兼顾，互相呼应的密切关系。如以止血法而言，用药往往兼顾消瘀，而消瘀之中实寓有宁血的作用。又如祛瘀法，既可消除或减少重复出血的危险，又能免去损正的后患，其中也蕴有止血和补血的意义。由此可见，在整个血证的治疗过程中，除了治火、治气之外，恰当地应用治血四法非常重要。

2. 其他疗法

（1）针灸治疗：中医典籍中对于针灸治疗血证的记载主要集中在鼻衄、吐血、便血、尿血四种疾病。有关鼻衄的针灸处方从《内经》时期就有记载，其曰："冬取井荥，春不鼽衄"，又曰："衄而不止，衃血流，取足太阳；衃血，取手太阳；不已，刺宛骨下；不已，刺腘中出血"，属治失血证最早的针灸配方。晋代皇甫谧的《针灸甲乙经》对其进行完善，唐宋时期进一步发展，唐代《黄帝明堂灸经》第一次提及尿血的针灸治法，后至宋代王执中《针灸资生经》所载便血针刺方法，其云："会阳、主腹中有寒泄注。肠澼便血。"针刺治疗血证的方法至明代达到鼎盛时期。明代杨继洲在《针灸大成》中记载尿血的针刺方法，其曰："小便淋血不止、阴器痛，阴谷、三阴交、涌泉。"此外灸法在血证的治疗中也占有重要地位，灸法分别有艾条灸、艾灶灸、火柴灸等。贴敷疗法选用不同的药物，有大蒜泥、肉桂末、吴茱萸末等亦可治疗血证。

（2）外治法：在治疗血证中，尚有许多特殊治法，疗效显著。关于吐血、齿衄、鼻衄等血证的外治法，历代医家有不同论述。如《肘后备急方》记载瓜蒂探吐治法，其曰："凡吐血后，心中不闷者必止。若烦躁闷乱刺胀者，尚有瘀血在胃，宜吐之。杜衡三分、瓜蒂二分、人参一分为末，汤服一钱，日二服，取吐为度。"《备急千金要方》记载含漱、涌吐等治疗方法。如"治齿龈间血出不止，生竹茹二两，醋煮，含之"及"以苦竹叶浓煮之，与盐少许，寒温得所，含之，冷吐"等论述。关于鼻衄外治方法尤多，总括有吹鼻、冷敷、浸足、导引、滴鼻等。如隋代僧人梅师（文梅）的《梅师集验方》中记载吹鼻法。其曰："治鼻衄出血，眩冒欲死：烧乱发，细研。水服方寸匕，须臾更吹鼻中。"此外《太平圣惠方》及《圣济总录》等方书中均有应用"龙骨吹鼻"法治疗鼻衄的方药记载。《太平圣惠方》中亦介绍局部冷敷法治疗鼻衄，其曰："盛新汲水淋颈后宛中，淋不止。一两罐即瘥。"后至明代王肯堂在《证治准绳》中加以丰富，记载黄丹吹鼻法，其云："鼻衄血者，初出多不能止，用黄丹吹入鼻中，乃肺金受相火所制然也。"李梴在《医学入门》中亦提出贴敷法、吹鼻法等，其云："外用冷水浸纸贴太阳穴，纸热又换。或用百草霜、胎发烧灰，吹入鼻中。"李中梓在《医宗必读》中也介绍了应用贴敷法治鼻血不止，其云："鼻血不止，新汲井水草纸数层，贴顶上及项脊，温则易，必止。"陈实功在《外科正宗》中亦曰："鼻中出血……外用紫土散敷囟顶上，内服羚羊清肺汤亦可自止。"其指出应用外敷囟顶之法以止衄血。后至清代祁坤在《外科大成》中的记载更加丰富，载有浸足法、贴蒜法、丸塞法、贴敷法等方法治疗鼻衄，其云："再用好暖酒十数碗盛盆内，踏两足浸之。或捣大蒜于两足心涂之，再神塞丸塞之，再以倾银紫土新罐为末，烧酒调敷囟门，立止。"赵学敏在《串雅内编》中详细介绍了贴蒜法，其曰："蒜一枚去皮捣如泥，作饼子如钱大。左鼻出血贴右足心，右鼻出血贴左足心，两鼻俱出俱贴之，立瘥。"许克昌、毕法合撰的《外科证治全书》则根据发病经脉不同而分别外治，其曰："一用水纸搭鼻冲，责其火在胃也；一用凉水拊后项，责其火在膀胱也；一用线扎中指，左衄扎左，右衄扎右，左右皆衄，左右皆扎，责其火在心胞络也。皆治鼻衄捷法。"顾世澄在《疡医大全》中亦记载了新汲水滴百会、百会顶青苔等方法。

唐氏在《血证论》中总结曰："用十灰散塞鼻并吞咽十灰散。为极稳妥；或用人爪甲煅为末，吹鼻止衄；或用壁钱窠塞鼻，取其脉络以维护之；龙骨吹鼻，能干结血孔免衄；白矾吹鼻，性走窜截血。醋和土敷阴囊，囊为肝所属，肝主血，敷囊以收敛肝气，则肝血自止。上病取下，治尤有理。鳝血滴鼻中；鳖血点鼻；温水浸足，使热气下引；捆病人中指；用湿纸贴脑顶，熨斗熨纸令干，乃汤熨取火之法。数者或效或不效，备录其方，以资采择。"

由此可知，历代医家所述外治法为后世医家研究治疗血证提供了广阔的思路和丰富的方法。

（3）饮食疗法：食疗在中医血证的治疗中有着不可忽视的作用，是伟大中医宝库的瑰宝。尽管时常作为一种辅助治疗方法，但却是有着其他方法所不能代替的作用。血证的食疗与辨证处方一样，不仅要重视辨证施食，还要综合病位、病势、病程等诸方面的情况，针对性地选择不同的食疗方法，同时还要注重食疗方的烹制方法，严格饮食禁忌，方能使食疗取得较好的疗效。

根据病机的不同，血热证的食疗应选择清热凉血之品以止血。选用性偏寒凉之食物，如藕节、荷叶、茅根、苦瓜、茶叶、菠菜、银耳、番茄、芹菜、黄花菜、鸡冠花、莽菜、鲫鱼、兔肉、猫肉、鸭肉、红高粱等。从功效而言，这些食物既可清热，又可止血。阴虚火旺型血证则应选择甘寒、甘凉的食物。如百合、阿胶、龟肉、龟板胶、鱼鳔胶、乌贼鱼、甘蔗汁、芦根、猪皮、动物肝脏等。气虚不能摄血的血证，常用的食物以甘温益气为主，如山药、白扁豆、大枣、紫河车、核桃、花生连衣、桂圆肉、牛肉、鸡肉、猪瘦肉等。

根据疾病经络的不同，咳血选择入肺经的食物，如百合、杏仁、桑椹、桑叶、梨、动物肺脏等。吐血病在胃，可加用乌贼骨、藕汁、生地汁；若属胃寒可加用羊肉、生姜等。便血分为远血、近血两种，远血多属脾胃虚寒，可选用入脾胃二经之品，如炮姜、木耳等；近血多属肠道湿热，食疗应首选清利肠道的菠菜、黄花菜、槐花等。

（4）血证的治疗禁忌：由于血证病情急迫且危重，所以在治疗上需十分谨慎，稍有偏差则贻害无穷。归纳起来主要有：不可妄用止血药，禁汗、禁吐、禁下等原则。

1）禁汗：失血之人，因肺之气阴两伤，导致卫气虚弱，卫外不固，易感外邪，不可以常规汗法解表。一则失血既伤阴血又伤水津，发汗必更伤肺津。二则失血之人，气最难敛，发汗解表药乃辛散疏泄之品，用后气更难敛，往往血随气溢而吐血不止。三则血汗同源，血证阴血已伤，再复发汗更竭阴亡血。

早在《金匮要略》中就树立了"衄家不可汗"的治疗禁忌，其曰："汗出必额上陷，脉紧急，直视不能眴，不得眠。"晋代王叔和的《脉经》亦记载"亡血家，不可攻其表，汗出则寒栗而振""咽中闭塞不可发汗，发汗则吐血""淋家不可发汗，必便血"等论述，直接阐述了血汗同源，发汗则动血，引起出血或易致出血的理论。盖血属阴，妄用汗法、吐法则耗伤阴液，阴虚则火旺，则易动血妄行。

2）禁吐：张子和在《儒门事亲》中曰："亡血者，不可宣吐，勿服酸辛热物、姜附之类药，不可不戒慎也。若犯诸亡血之证者，不可发汗，不可温补脾胃之药。若服之，虽进饮食，不生肌肉，此病转加危笃，乃成虚劳之病也。"其进一步明确禁吐、禁汗、禁妄补的治疗禁忌。缪希雍在《先醒斋医学广笔记》中曰："吐血三要法：宜行血，不宜止血……宜补肝，不宜伐肝……宜降气，不宜降火。"其指出吐血治疗宜忌。

3）禁下：《血证论》中用强调分清虚实，然后或下，或补。对于出血之证，强调急下存阴，提出："至于下法，乃所以折其气者。血证气盛火旺者十居八九，当其腾溢而不可遏，正宜下之以折其势……血证火气太盛者，最恐亡阴，下之正是救阴，攻之不啻补之矣。"如治疗吐血，唐氏强调"止血之法虽多，而总莫先于降气"，所谓"气顺而血不逆矣"。

4）慎用温燥药物：秦景明在《症因脉治》中云："凡治血症，要明血去火亦去，可用血脱益气。若血去火存，但可补血凉血，切不可用温燥。"其指出血证治疗慎用温燥药物。

5）慎用收涩药物：尤在泾在血证治疗上详辨病因，强调辨证论治，如郁热失血者，主张"勿用止血之药，但疏其表，郁热得疏，血亦自止"，指出切勿滥用止血药的基本原则。

综前所述，血证治疗或责之于热，或责之于气逆，或责之于温病，或责之于气虚不能摄血。然而前贤之观点，亦有完全相佐者，如《张氏医通》指出"衄者……责热在表，有麻黄、越婢等法"的汗法治衄。而唐容川曰："衄家不可发汗，汗则额陷，仲景已有明禁，以此类推，可知一切血证。均不宜发汗，医者慎之。"可见临床中应审证求因，灵活施治，不可拘泥于一家之说。

以上历代杏林国手的论述，不仅为中医药防治血证奠定理论基础，亦为现今医家对血证的治疗提供思路，更对临床实践起着重要指导作用，值得广大学者借鉴参考。

（罗正凯　李文昊）

痰饮病源流考

"痰饮"作为病名首见于《金匮要略》，由于痰饮病病因复杂，病机涉及多个脏腑，临床表现纷繁复杂，故从病名、病因病机、证候分类及治疗入手，对历代重要医籍中痰饮病的相关病证论述进行整理研究，考查其学术脉络和规律，颇有意义。

（一）病名

痰饮病是津液代谢失常，水液停聚于身体某一局部的一种病变。虽然在《内经》《五十二病方》《难经》等现存较早的中医古籍中均无"痰"字，但《内经》中已有"饮""溢饮""饮发""饮积""水饮"之说。后至汉代张仲景所著的《伤寒杂病论》，首次出现"痰饮"一词，但究其内涵侧重于饮病，与后世出现的"痰"的概念不同。西晋皇甫谧《针灸甲乙经》及西晋王叔和《脉经》，也是仅见"饮"而未见"痰"。隋唐以后的医籍陆续出现"痰"字，宋代杨士瀛所著的《仁斋直指方论》首先将饮与痰的概念加以明确区分，提出饮清稀而痰稠浊的观点，且有气分、血分之别。自此以后，后世医家对痰饮的辨证论治逐渐重视起来。理清痰饮的内涵及沿革，这对痰饮病的研究极有意义。现将历代医家对痰饮病的命名进行分类。

1. 以病因病机分类命名

张子和在《儒门事亲》中曰："凡人病痰证有五：一曰风痰，二曰热痰，三曰湿痰，四曰酒痰，五曰食痰。如新暴风痰者，形寒饮冷；热痰者，火盛制金；湿痰者，停饮不散；酒痰、食痰者，饮食过度也。"将痰证分为风痰、热痰、湿痰、酒痰和食痰五类，再如清代陈修园在《医学实在易》中载有"酒澼"一名，其曰"又因酒而成澼者，名酒澼"，强调的则是饮病因酗酒所致者称为酒澼。

2. 以病程进展命名

《内经》中载有"饮积""饮发"之说，其中"饮积"依据病程进展和病势特点命名，表明饮病经过长时间积累而成。"饮发"指饮邪伏于体内受外邪引触，内外因相合而复发。

3. 以病位分类命名

《金匮要略》云："问曰：夫饮有四，何谓也？师曰：有痰饮，有悬饮，有溢饮，有支饮。问曰：四饮何以为异？师曰：其人素盛今瘦，水走肠间，沥沥有声，谓之痰饮；饮后水流在胁下，咳唾引痛，谓之悬饮；饮水流行，归于四肢，当汗出而不汗出，身体疼重，谓之溢饮；咳逆倚息，短气不得卧，其形如肿，谓之支饮。"将痰饮划分为"痰饮""悬饮""溢饮""支饮"。表明痰饮证病因是水饮不化，积聚肠道为患，而并非后世医家所认识之由肺中咳出之"痰浊"为患。由此可见，仲景所云之痰饮，实质上是指与悬饮、支饮、溢饮三饮区别的一种水聚肠间的病证。即广义之痰饮，包括狭义之痰饮、悬饮、溢饮、支饮四类，为诸饮之总称；狭义之痰饮，是专指饮停肠胃的病证。仲景分列"痰饮""悬饮""溢饮""支饮"四饮，其命名均是从饮性流动，流注机体部位不同而称谓。悬饮病位在胁肋，"悬"有位处天地之间、依侧悬坠之意，故饮流胁肋之下者谓之悬饮；支饮病位在胸肺，肺为诸脏之华盖，"支"含有攻撑于上之意，故水饮停于上焦胸肺者，谓之支饮；溢饮病位在四肢，"溢"含有满盈外流之意，故水饮外溢于皮肤毛窍，关节肌肉者，谓之溢饮。而狭之痰饮之病因为水饮，病位在肠间。因此可以推断，"痰"字是依据"痰饮"证水走肠间的病位特征而命名的，是指病变部位。

唐代王焘在《外台秘要》中云："千金翼大五饮丸，主五种饮，一曰留饮，停水在心下。二曰澼饮，水澼在两胁下。三曰痰饮，水在胃中。四曰溢饮，水溢在膈上五藏间。五曰流饮，水在肠间，动摇有声。夫五饮者，由饮后伤寒，饮冷水过多所致方。"清代陈修园的《医学实在易》亦曰："然又有聚而不散者，名留饮；僻处胁下者，名澼饮；流移不定者，名流饮；沉伏于内者，名伏饮。"其中所称之"澼饮"类似于悬饮和留饮，流饮类似于狭义痰饮，可以看出，痰饮病的病名演变基本遵循了《金匮要略》中的称谓，虽略有变化，然终不越仲景之藩篱。

（二）病因病机

1. 六淫侵袭

《素问·至真要大论》曰："诸病水液澄澈清冷，皆属于寒"，说明寒邪是水饮形成的关键因素，又云："岁太阴在泉，湿亦淫所胜，则埃昏岩谷，黄反见黑，至阴之交，民病饮积"，表明湿邪在痰饮病的发生发展中起重要作用。总之，外寒水湿循经络到达各脏腑，影响脏腑功能，寒湿伤肺，肺失宣肃，不能通调水道；脾阳不足，脾失健运或水湿困脾；水寒之气伤及肾阳，肾失蒸化，开阖失权；肝失疏泄，气机郁滞，终致全身气机不畅，水液代谢失常，停而为饮。宋代陈无择在《三因极一病证方论》中云："人之有痰饮病者……外有六淫侵冒，玄府不通，当汗不泄，蓄而为饮，为外所因。"金元时期张子和在《儒门事亲》中曰："此论饮之所得。其来有五：有愤郁而得之者，有困乏而得之者，有思虑而得之者，有痛饮而得之者，有热时伤冷而得之者。饮证虽多，无出于此。"二者均详细论述了六淫邪气侵袭人体而致痰饮病的原理，即风寒侵肺，肺失宣降；寒湿困脾，脾失健运，津聚成饮。由此可知引发饮病的外邪，以寒邪和湿邪为最，因二者均为阴邪，伤人阳气。中阳不足，不能行水，则津液凝涩。若再暴饮水浆，肠满汁溢，势必造成水饮停聚。

2. 气血痰饮互化

津血同源，一者血赖气津充养；二者血行脉中，津液行于脉外，二者的运行均有赖于气的推动，故而气滞可致血瘀，从而致津停而成痰饮，此即瘀阻失饮，正如《金匮要略》所云："血不利则为水。"又如《古代医统大全》曰："人之有痰饮者，由荣卫不清，气血浊败，凝结而成的。"反之，痰饮阻滞经络亦可致瘀，此即饮阻致瘀。故清代尤怡在《金匮翼》中总结云："是以气行即水行，气滞即水滞，故知饮之为病，在人最多。善治者，以宣通其气脉为先，则饮无所凝滞。所以治痰饮者，当以温药和之。盖人之气血，得温则宣流也。及结而成坚癖，则兼以消痰破饮之剂攻之。"其不仅阐明了痰饮的成因，而且指出痰饮与气血的相互消长关系。此外，饮热化亦可成痰，痰寒化可生成饮。所谓"痰为饮之积，饮为痰之渐，稀涎水是也"（《杂病广要》）。即是论述痰饮互化的病理机制。

3. 脏腑阳气虚衰

清代黄元御在《四圣心源》中曰："痰饮者，肺肾之病也，而根原于土湿……气不化水，则郁蒸于上而为痰；水不化气，则停积于下而为饮。大凡阳虚土败，金水堙菀，无不有宿痰留饮之疾。"程文囿在《医述》中指出："总之痰饮之作，必由元气亏乏及阴盛阳衰而起，以致津液凝滞，不能输布，留于胸中。水之清者，悉变为浊，水积阴则为饮，饮凝阳则为痰。若果真元充足，胃强脾健，则饮食不失其度，运行不停其机，何痰饮之有？"程氏认为痰饮病均由阳气不足所致，即以五脏尤肺脾肾三脏阳虚为根本。心阳不振、肺失宣发通调、脾失运化输布、肾失温煦蒸腾、肝失疏泄条达，三焦气道不利，水谷运化失常，痰饮内生。

4. 津液运行失常

诸家在论痰饮的病机时，多归咎于津液运行失常。宋代严用和明确指出痰饮为津液运行失常所致，如《严氏济生方》云："人之气道贵乎顺，顺则津液流通，决无痰饮之患。调摄失宜，气道闭塞，水饮停于胸府，结而成痰。其为病也，症状非一。"肺为水之上源，通调水道，下输膀胱，肺与大肠相表里。肺失肃降，不能将脾转输至肺的津液及部分水谷精微向下向内布散于其他脏腑以濡润之，或者不能将脏腑代谢后产生的浊液下输于肾及膀胱，体内过多的水液不能通过大肠和膀胱排出体外，滞留体内，阻于经脉，则溢入肌腠形成痰饮病。此外，肺主气，司呼吸，在体合皮，其华在毛，影响全身气机运行和玄府的开合。肺失宣发，不能将脾所转输来的津液和水谷精微上输头面诸窍，外达于全身皮毛肌腠，或者不能宣发卫气于皮毛肌腠，失去温分肉、充皮肤、肥腠理、司开阖的作用，不能将代谢后的津液化为汗液并调节其排泄，最终郁于肌腠皮肤成为溢饮。正如《保命歌括》曰："外则六淫浸胃，玄府不通，当汗不汗，蓄而为饮，为外所因。"

5. 七情内伤

宋代《三因极一病证方论》云："人之有痰饮病者，由荣卫不清，气血败浊，凝结而成也。内则七情泊乱，脏气不行，郁而生涎，涎结为饮，为内所因。"其认为七情不畅，气机失常而致脏腑郁结，从而生发痰饮。《严氏济生方》云："人之气道贵乎顺，顺则津液流通，决无痰饮之患。调摄失宜，气道闭塞，水饮停于胸府。"其从气与津液的关系阐明气滞津凝而生饮的机理，后世医家多依此说。元代王珪在《泰定养生主论》中云："气痰者，因事逆意而然也。"亦指出情志不遂可以导致痰证的形成。张子和在《儒门事亲》中曰："此论饮之所得。其来有五：有愤郁而得之者，有困乏而得之者，有思虑而得之者……饮证虽多，无出于此。"由此可知，思则困脾，脾失运化；怒则伤肝，郁气不畅，疏泄不利；惊则伤肾，蒸腾气化不利；悲则伤肺，肺不宣降，均可致津液运行障碍，聚而成饮。

6. 饮食内伤

《千金翼方》云："夫五饮者，皆由饮酒后伤寒，饮冷水过多所致方。"《三因极一病证方论》亦云："人之有痰饮病者……或饮食过伤，嗜欲无度，叫呼疲极，运动失宜，津液不行，聚为痰饮，属不内外因。"《医学实在易》云："又因酒而成癖者，名酒癖。"

7. 素体禀赋

痰饮病的形成与后天禀赋密切相关。《金匮要略》云："凡食少饮多，水停心下，甚者则悸，微者短气。"此条指出患者素体中焦阳虚，脾不健运，胃纳不佳，故"食少"。又因气化失常，气不布津，津不上承而口渴，故"饮多"。食少饮多，说明内虚外犯，内外相因而致水停心下。又曰："水在脾，少气身重"，指出水邪困脾，脾失健运，或先天脾虚不能运化水湿，精气不生则中气不足，故"少气"；脾主肌肉，脾被水饮浸渍则身体沉重。又曰："夫短气有微饮，当从小便去之，苓桂术甘汤主之"，指出脾失健运，水湿困脾，水饮停聚为患。《金匮要略》在论及痰饮病的成因时说："夫病人饮水多，必暴喘满。"，此"病人"指先天禀赋不足，素体脾胃阳虚之人，若脾虚，运化无力，加之卒然饮水过多，则肠满而津液外溢，水饮积聚形成。可见，脾胃阳虚，无力行水是痰饮发病的首要环节。正如张子和所言："人之停饮留于胃脘，皆由胃气虚弱，饮水、饮酒不能转化，结为痰饮。"《医门法律》云："一由胃而下流于肠，一由胃而旁流于胁，一由胃而外出于四肢，一由胃而上入于胸膈，始先不觉，日积月累，水之精华，转为混浊，于是遂成痰饮。"此处"胃"指脾胃，脾胃功能失调，不能为胃行其津液，则水不化津而化水，上不能输精以养肺，下不能助肾以制水，终致全身水液代谢失常。

痰饮病的形成与先天禀赋亦密切相关。《金匮要略》指出"水在肾，心下悸"，以及"夫短气有微饮……肾气丸亦主之"。命门火衰，或肾阳素虚，不能蒸化水液，开阖失权，肾气不能化气行水，水饮失制，蓄水上逆则见心下悸动不宁。仲景应用"肾气丸亦主之"，可见肾阳亏虚的本质。王珪云："余自幼多病，莫识其原。或成偏头风，成雷头风，成太阳头痛……余自思父母俱有痰疾,我禀此疾,则与生俱生也。"由此可见,元代医家王珪已经认识到先天禀赋不足是痰饮病发生的因素之一。

(三)证候分类

历代医家对痰饮证候分类的表述有:
(1)痰饮:①脾阳虚弱;②饮留胃肠。
(2)溢饮:寒饮伏肺。
(3)支饮:脾胃阳虚。
(4)悬饮:①邪郁少阳;②饮停胸胁;③络脉不和;④阴虚内热。

(四)治疗

仲景在《金匮要略·痰饮咳嗽病脉证并治》中提出了"病痰饮者,当以温药和之"的治疗原则,然后依据各种饮证的不同病证特点,分述具体的治疗方法。所选方药如苓桂术甘汤、肾气丸、五苓散与甘遂半夏汤、大小青龙汤等二十方,均不越"温药和之"的治疗大法。这是因为水饮为阴邪,性寒,得温则散,散可通,故温通是治水饮的主要原则。但痰的治法不同。"痰"为浊稠之邪,可流窜停聚全身各处,胶结黏滞,且可热化、可寒化、可燥化,故治疗宜取清热、温化、润燥之法。虽然仲景在治痰饮的某些方中加入一、二味泻下或逐痰之品,如厚朴大黄汤中的大黄,甘遂半夏汤中的半夏,然从整体来看,这些泻下或逐痰药物与其他药物相配时仅仅起佐助作用,既可扬长避短,又与治饮之原则"温化"一致,同时还提高了蠲饮的药效。从以上条文来看,仲景治痰饮病的遣方用药,很大程度上是为治"饮证"而设。现将痰饮病的具体治疗方法总结如下:

1. 辨证论治

(1)解表蠲饮:"温药和之"虽为痰饮治本之法,但还应根据病位佐以祛饮之法。《素问·阴阳应象大论》曰:"其在皮者,汗而发之。"解表蠲饮法适用于内有伏饮、外感寒湿者,当以小青龙汤解表散饮,以治支饮饮停胸肺,攻撑急迫,或溢饮饮溢四肢,疼痛困重;若外寒而伏饮郁而化热者,则用大青龙汤发汗清热散饮。此法可祛除表邪,温化内饮。

(2)利水除饮:《素问·阴阳应象大论》曰:"其下者,引而竭之。"饮为有形实邪,邪不去则正不安,故治疗以祛邪为先。利水除饮法适用于水饮在里在下之证,可使水饮从小便而出。凡饮结于里者,则当温化利水,使饮从水道分消。古人认为治饮不在利小便,而在通阳化气,气行则水行,但在温阳化气的同时,兼以分利,则有利于快速分消饮邪。水停心下,清阳不升,浊阴上蒙清窍,治宜泽泻汤,利水蠲饮。而支饮呕吐反不渴者,为水饮停心下,呕吐虽可排出部分水饮,但饮邪尚未尽,故反不渴,宜小半夏汤,蠲饮降逆,和胃止呕。而痰饮呕吐兼眩冒悸动者,加茯苓等引水下行,淡渗利湿。此外,若痰饮蕴结下焦,膀胱气化不利,水饮停聚,水寒之气反逆上乘,可见呕吐涎沫、头眩、脐下悸动攻冲上逆者,宜五苓散温阳散寒,化气利水。

(3)泻水逐饮:《医门法律》指出"《内经》但曰:留者攻之耳",适用于饮邪盛,正气未虚者。支饮在肺,喘而不得卧,饮邪干肺,肺失宣肃,不能通调水道,治以葶苈大枣泻肺汤,泻肺逐水,以复肺气之宣降。饮流胁下,胸胁有水饮,属悬饮者,以十枣汤破积泻水,治疗饮停于胸胁，络脉受阻，气机不利，咳唾引痛之悬饮；留饮欲去不去，宜甘遂半夏汤攻逐水饮以缓其急，因势利导。

（4）行气导滞：《丹溪心法》云："善治痰者，不治痰而治气，气顺则一身之津液亦随气而顺矣。又严氏云：人之气道贵乎顺，顺则津液流通，决无痰饮之患。古方，治痰饮用汗吐下温之法。愚见不若以顺气为先，分导次之。"津液的运行有赖于气的推动，故而气滞可致津停而成痰饮。如饮热郁肺，肺失肃降，导致大肠气机阻滞，可出现腹满、心下时痛、大便秘结等症，方用厚朴大黄汤重用厚朴、大黄，能行气开郁，疏导肠胃，除饮荡热。

（5）理气和胃：宋代杨士瀛认为治痰当"理气为上，和胃次之"，而治水饮则需以表里虚实为纲：在表者"青龙汤汗之而愈"；在里者"十枣汤下之而安"；属虚者"当以安肾丸为主，加青木香丸少许以行之"；属实者"当以青木香丸为主，用五皮散加枳壳以导之"。

（6）清泄郁热：痰饮郁久可化热而成饮热互结，故而对于痰饮郁久可用清泄郁热法。如《金匮要略》曰："病溢饮者，当发其汗，大青龙汤主之。"大青龙汤证为外感风寒，肺气闭郁，外寒内热所致。故用麻黄、桂枝发汗，用石膏兼清郁热。此外，《金匮要略》亦云："膈间支饮……木防己汤主之。虚者即愈，实者三日复发。复与不愈者，宜木防己汤去石膏加茯苓芒硝汤主之。"木防己汤中加石膏亦是此意。

（7）扶正散饮：饮邪偏盛，正气尚存，应以逐饮祛邪为先。如《金匮要略》云："膈间支饮……虚者即愈，实者三日复发。复与不愈者，宜木防己汤去石膏加茯苓芒硝汤主之。"饮邪已微，正气未复，则宜扶助正气，或健脾消饮，或温肾利水，此法适用于饮病日久，正气亏耗，或年老体虚、邪实正虚者。膈间支饮，水停心下，水寒射肺，故见喘满，心下痞坚，面色黧黑，其脉沉紧者，为发病日久，经吐下诸法治疗，病仍不愈，虚实错杂者，宜用木防己汤，补虚散饮，通阳利水。服药后如痞坚转为虚软，此为水去气行，结聚已散，病可渐愈；若仍痞坚结实，此为水停气阻，病情仍可反复，应于原方去石膏之辛凉，加茯苓以导水下行、芒硝以软坚破结。

（8）温阳化饮：《金匮要略》中提出"病痰饮者，当以温药和之"此为仲景治痰饮病而创立的治疗大法。温药具有振奋阳气，开发腠理，通行水道的作用。人以阳气为本，所以，肺气温则腠理开发，水道通调，治节有序；脾气温则运化输布精微，饮不致集聚内停；肝温而条达，气机畅达，水湿得以疏泄；肾气温煦，蒸腾气化，暖泽脏腑，藏泻正常，水无泛滥之虑。温上以复宣发通调之职，温中则以助精微运化输布，温下则助气化水行。阳气得以振奋，三焦得以通利，大气得转，水精四布，五经并行，痰饮得消，则病证自愈。温化治本，尚有健脾、温肾之分。《金匮要略》曰："夫短气有微饮，当从小便去之，苓桂术甘汤主之，肾气丸亦主之。"张介宾总结指出："故治痰者，必当温脾强肾以治痰之本，使根本渐充，则痰将不治而自去矣。"后至清代叶天士进一步指出："大意外饮宜治脾，内饮治肾，是规矩准绳矣，议用苓桂术甘汤。"这里所说的内外，是指饮之标在脾，其本在肾，外感寒湿，饮食生冷，水谷不化精微，而变生痰饮，责之脾；而肾阳亏虚，饮从内生者责之肾。故本法常用之方有苓桂术甘汤、茯苓甘草汤、小半夏加茯苓汤、外台茯苓饮、肾气丸等。

2. 其他疗法

唐代王焘在《外台秘要》中载："胸中痰饮：伤寒热病疟疾须吐者，并以盐汤吐之"，指出用食盐催吐之法治胸中痰饮。元代王国瑞在《玉龙歌》中云："痰多直向丰隆寻。"因为丰隆穴是足阳明胃经络穴，别走足太阴脾经，有化痰之效，有形之痰与无形之痰均可应用。清代杨时泰在《本草述钩元》中曰："藜芦……服一匕，则令人胸中烦闷，吐逆不止，凡有痰饮，或中蛊毒恶气者，借其空吐上涌之力。"其应用藜芦催吐之法使痰饮排出体外。清代包三述在《包氏喉证家宝》中载："痰泡，痰饮乘火，凝注舌下，结成泡肿，绵软不硬，有妨言语，作痛。刀刺，流出黄痰共黄渣，捺净，吹冰硼散，服二陈汤加芩、连、薄。"包氏治疗痰饮在喉形成痰泡一症时，常用冰硼散吹之，并配以祛痰药服之。

以上历代医家的论述，为现代医家对痰饮病的理论基础研究及临床实践有极大的启迪作用。

（李秋实　孟　璐）

消渴病源流考

"消渴"作为病名首见于《内经》，辨证论治始于《金匮要略》，证候分类始于《诸病源候论》，自唐代以降，消渴病认识渐臻全面。由于消渴病病因复杂，病机涉及多个脏腑，临床表现纷繁复杂，故从病名、病因病机、证候分类及治疗入手，对历代重要医籍中消渴病的相关病证论述进行整理研究，考查其学术脉络和规律，颇有意义。

（一）病名

"消渴"一词，历经数千年而沿用至今。由于各代医家对前人临床经验、理论认知的程度、方式不同，在理解上也各有其历史局限性，往往赋予消渴不同的内容。纵观历代有关消渴的诸多论述可知，消渴的含义有三方面：第一，就疾病名称而言，指三多一少引起的消耗性疾病；第二，就症状而言，此指口渴多饮的症状；第三，指病机而言。本文所研究的消渴是指消渴病而言。综合分析消渴诸多称谓的历史，可归纳为四种分类命名。

1. 以病因病机分类命名

《素问·阴阳别论》曰："二阳结，谓之消。"将"消"与热连接在一起，热灼，则人身之津液、水谷消耗。《素问·通评虚实论》亦提出"消瘅"之名，《素问·脉要精微论》言"瘅成为消中"，称瘅病可导致"消中"。《灵枢·五变》中有："五脏皆柔弱者，善病消瘅"，又曰："此人薄皮肤而目坚固以深者，长冲直扬，其心刚，刚则多怒，怒则气上逆，胸中蓄积，血气逆留，臗皮充肌，血脉不行，转而为热，热则消肌肤，故为消瘅"。《说文解字》译瘅为"痨病也"。又《三因极一病证方论》曰："消中属脾，瘅热成则为消中。"可知"消中""消瘅"之病因在过劳，病性为瘅热，病位在脾，明确提出消渴病名。此外，还有果木消、虫消等命名，特指多食水果致渴或虫积致渴者。

2. 以病症特点分类命名

据甲骨文记载，殷商时期即已提出"尿病"这一病种，此可能是古人对消渴病的最早认识。汉代刘安在《淮南子·说三训》中曰："嫁女于病消者，夫死则后难复处也。"这里病消即指消疾，为糖尿病的最早病名。《素问·奇病论》曰："此肥美之所发也，此人必数食甘美而多肥也，肥者令人内热，甘者令人中满，故其气上溢，转为消渴。"将因过食肥甘美食而产生"内热""中满""气上溢"的疾病称为"消渴"。唐代甄立言在《古今录验方》中云"渴而饮水多，小便数……甜者，皆是消渴病也"，首次提出消渴患者尿中有甜味。《太平圣惠方》云"饮水随饮便下，小便味甘而白浊，腰腿消瘦者，消肾也"，明确指出消肾的临床特征。

3. 以病位分类命名

《内经》对消渴的病位分类已初具雏形，如《素问·脉要精微论》曰："瘅成为消中……病之变化，不可胜数。"后至《金匮要略》进一步指出消渴主要涉及的脏腑为肺、胃、肾，为后世以上、中、下三消分类奠定基础。唐代王焘的《外台秘要》引唐代甄立言《古今录验方》指出消渴病可分为消渴、消中、肾消三种。宋代《太平圣惠方》云"夫三消者，一名消渴，二名消中，三名消肾"，明确指出三消一词。此后，金代刘完素在《素问病机气宜保命集》，元代朱丹溪在《丹溪心法》中，根据"三多"症状偏重和部位不同，命名为"上消""中消""下消"，而明代周文采在《医方选要》中进一步指出："若热气上腾，心虚受之，心火散漫，不能收敛……病属上焦，谓之消渴。热蓄于中，脾虚受之，伏阳蒸胃……谓之消中。热伏于内，肾虚受之，病属下焦，谓之消肾。"这种划分及命名方法，沿用至今。

其中，膈消一词最早见于《素问》，如《素问·气厥论》曰："心移热于肺，传为膈消。"金元时期，李杲在《兰室秘藏·消渴门》中曰："高消者，舌上赤裂，大渴引饮。"膈消、高消均是指部位而言，后世称为上消，其由于心肺热盛、耗灼津液而成消。张从正在《儒门事亲》中对膈消的病因、症状及预后有了进一步的认识，其曰："心肺两间中有斜膈膜，下际内连横膈膜。故心移热于肺，久久传化，内为膈热。消渴而多饮者，此虽肺金受心火之邪，然止是膈消，未及于肺也。故饮水至斗，亦不能已。其渴也，其状多饮而数溲，或不数溲变为水肿者，皆是也。此消乃膈膜之消也。"清代罗国纲在《罗氏会约医镜》中曰："上焦之津液枯涸，其病在肺，而心脾阳明之火，皆能熏蒸而然，故又谓之膈消。"

关于消中，又称痟中。《太平圣惠方》曰："吃食多而饮水少，小便少而赤黄者，痟中也。"可见其病位在中焦。杨士瀛在《仁斋直指方论》中亦曰："热蓄于中，脾虚受之，伏阳蒸胃，消谷善饥，饮食倍常，不生肌肉，此渴亦不甚烦，但欲饮冷，小便数而甜，病属中焦，谓之消中。"其称名为消中，病位在脾胃。元代罗天益在《卫生宝鉴》中言："夫消之为病，其名不一，曰食亦，曰消中，曰宣疾。"后至明代徐春甫在《古今医统大全》中有"消中属脾痟"之论，认为消中与"脾痟"属于一类。

关于下消，《圣济总录》中无下消一名，而名为消肾，陈言在《三因极一病证方论》中进一步指出病位在肾，并详细介绍了消肾的临床症状，即尿多白浊，口干唇焦。其云："消肾属肾，盛壮之时，不自谨惜，快情纵欲，极意房中，年长肾衰，多服丹石，真气既丧，石气孤立，唇口干焦，精溢自泄，不饮而利。"后至金元时期，《丹溪心法·消渴》称其为"下消"，明代楼英在《医学纲目》中沿袭丹溪之论，其曰"下消者，经谓之肾消。肾消者，饮一溲二，其溲如膏油"，指出肾消与下消同，多因肾衰不摄所致。此外明代胡濙在《卫生简易方》中曰："若热伏于下焦，肾虚受之……名曰消肾，又曰急消，属于下焦，病在本也。"其指出"急消"的病位亦在下焦肾。后至朝鲜金礼蒙等撰写的《医方类聚》引张子和《杂记九门》云："若渴而饮水不绝，腿消瘦而小便脂液者，名肾消。"因此，上述医家所描述之"肾消""消肾""下消""急消"等疾病，皆属消渴病病位在下焦肾者。

关于"内消"之名，巢元方在《诸病源候论·消渴病诸候》中曰："内消病者，不渴而小便多是也。由少服五石，石热结于肾内也。"其指出内消之病多由服用五石散等药物，药热内留于肾所致，其病与肾相关，可理解为"下消"病。后至唐代孙思邈在《备急千金要方》中曰："内消之为病，当由热中所作也。小便多于所饮。令人虚极短气。夫内消者，食物消作小便也，而又不渴。"其认为内消与热留于中有关，宋代太医院编写的《圣济总录·三消统论》曰："消瘅者膏粱之疾也，肥美之过积为脾瘅，瘅病既成，乃为消中，皆单阳无阴，邪热偏胜故也"，又曰："病消中者，不渴而多溲，一名内消"。明代戴思恭在《证治要诀》中所述"消脾"与孙思邈所述"内消"之来源相同，其曰："消脾，缘脾经燥热，食物易化，皆为小便，转食转饥。"由此可见唐宋以降诸医家认为"内消"病在中焦，病位在脾，又名为"消中"。故"内消"一名有两种含义，一指病位在下焦之下消，一指病位在中焦之中消。

4. 以病性分类命名

明代医家张景岳分消渴为阳消、阴消，以病机和治法立论。《景岳全书》曰："消证有阴阳，尤不可不察。如多渴者曰消渴……凡此者，多由于火盛则阴虚，是皆阳消之证也。"同时指出《内经》对阴消之义已有明言，但人所未察。明代秦景明在《症因脉治》中曰："消者，消化失常之谓也。其症随饮而随渴，随食而随饥，随溺而随便。渴而数饮者，为上消。食过即饥者，为中消。时便膏沥者，为下消。今列外感二条，内伤二条。"以病性与病位相结合的方式将消渴分为外感三消及内伤三消，丰富了消渴病的内容。

另外，亦有医家将本病称为肾虚渴、病瘅后渴、诸失血及产褥中渴、酒渴等，不过因其所论不多，故不作为通用病名。

（二）病因病机

消渴病产生可以由于多种因素导致，如外感六淫、邪毒内侵，饮食不节、积热伤津，情志失调、郁火伤阴，先天禀赋不足、五脏虚弱，房劳过度、耗伤肾精或过服温燥药物等，均是消渴病发生的重要因素。阴津亏损，燥热内生是消渴病发生的基本病理，消渴的病变部位虽与五脏有关，但主要在肺、脾、肾三脏，尤以肾为重。遂将历代医家对消渴病病因病机的论述整理归纳如下。

1. 外感六淫，邪毒内侵

外感六淫，侵袭机体，机体寒热失调，均可导致消渴病的发生。如《素问·风论》曰："风者，善行而数变……其热也，则消肌肉。"其指出六淫中的风邪与消渴的发生有关。又《素问·气交变大论》言："岁水太过，寒气流行，邪害心火。民病身热……渴而妄冒。"《灵枢·五变》说："余闻百疾之始期也，必生于风雨寒暑，循毫毛而入腠理……或为消瘅。"李东垣在《内外伤辨惑论》中指出："外感风寒之邪，三日已外，谷消水去，邪气传里，始有渴也。内伤饮食失节，劳役久病者，必不渴，是邪气在血脉中有余故也。"其指出了消渴的产生可因风雨寒暑所致。以上均明确指出风雨寒暑皆可导致消渴的发生。

2. 饮食不节，积热伤津

《素问·奇病论》指出"数食甘美而多肥也"，可以"令人中满""其气上溢"发为消渴。孙思邈在《备急千金要方·消渴》中曰："凡积久饮酒，未有不成消渴。"《圣济总录·消渴》

中有："消瘅者膏粱之疾也。肥美之过积为脾瘅，瘅病既成，乃为消中。"陈无择在《三因极一病证方论·消渴叙论》中曰："夫消渴，皆由精血走耗，津液枯乏，引饮既多，小便必利，寝衰微，肌肉脱剥，指脉不荣，精髓内竭。"《太平圣惠方·三消论》云："三消者……或食肥美之所发也。"又如《丹溪心法·消渴》谓："酒面无节，酷嗜炙爆糟藏咸酸酢醯甘肥腥膻之属，复以丹砂玉石济其私，于是炎火上熏，脏腑生热，燥炽盛，津液干，焦渴饮水浆而不能自禁。"金代张子和在《儒门事亲·三消之说当从火断》中曰："故膏粱之人，多肥甘之渴、石药之渴"，又曰："而不减滋味，不戒嗜欲，不节喜怒，病已而复作"。张氏明确指出本病病机当从火断，尤其"归之火则一也"，更强调邪热炽盛为消渴病病机要点。可见饮食不节与本病的发生有着密切的关系。

3. 情志失调，郁火伤阴

平素情志不舒，郁怒伤肝，肝失疏泄，导致气机郁结，进而化火，消烁津液，上灼肺胃阴津，下灼肾阴；或思虑过度，心气郁结，郁而化火，心火亢盛，损耗心脾精血，灼伤胃肾阴液，故可转为消渴。如《灵枢·五变》曰："怒则气上逆，胸中蓄积，血气逆留。䐃皮充肌，血脉不行，转而为热，热则消肌肤，故为消瘅。"其首次提出七情致病，怒而气滞，气滞血瘀，瘀久化热，热耗气阴，津液亏虚发为消渴的病理机制。金代刘河间在《三消论》中指出："消渴者……或耗乱精神，过违其度，而燥热郁盛之所成也。"张从正在《儒门事亲·三消之说当从火断》中曰："消渴一证……不节喜怒，病已而复作。"其说明情志失调可诱发或加重消渴病。明代周慎斋在《周慎斋遗书·渴》中曰"一人心思过度……此心火乘脾，胃燥而肾无救也"，指出思虑过度可发为消渴的认识。这些论述均说明情志失调，五志过极是发生消渴的重要因素。

4. 先天禀赋不足，五脏虚弱

正气不足，则温化滋养无力，导致五脏柔弱，五脏柔弱则藏精不利而致阴虚。《灵枢·本藏》载："心肾肝脾肺等五脏脆则善病消瘅。"但在五脏虚衰证候中，更强调脾肾两脏的重要性。其一，侧重脾虚。《灵枢·邪气脏腑病形》指出"脾脉微小为消瘅"。明代楼英在《医学纲目·消渴》中继承《内经》之言，论述该病病机时说："饮食不节，劳倦所伤，以致脾胃虚弱。"后至清代陈士铎在《辨证录·消渴门》中曰："夫消渴之症，皆脾坏而肾败。脾坏则土不胜水，肾败则水难敌火。二者相合而病成。倘脾又不坏，肾又不败，宜无消渴之症矣。"清代张锡纯在《医学衷中参西录》中说："消渴一证……皆起于中焦而极于上下。"其二，侧重肾虚。《灵枢·邪气脏腑病形》认为"肾脉微小为消瘅"。东汉张仲景首次提出补肾温阳以治消渴。金代刘河间在《素问病机气宜保命集·消渴》中曰："肾消者，病在下焦，初发为膏淋，下如膏油之状，至病成而面色黧黑，形瘦而耳焦，小便浊而有脂。"后至明代赵献可在《医贯》中提出："治消之法，无分上中下，先治肾为急。"明代张景岳在《景岳全书》中指出："阳不化气则水精不布，水不得火则有降无升，所以直入膀胱而饮一溲二，以致泉源不滋，天壤枯涸者，是皆真阳不足，火亏于下之消证也"，又云："阳虚之消，谓宜补火，则人必不信。不知釜底加薪，氤氲彻顶，稿禾得雨，生意归巅，此无他，皆阳气之使然也。亦生杀之微权也。余因消证多虚，难堪剥削，若不求其斫丧之因而再伐生气，则消者愈消，无从复矣"。清代叶天士在《临证指南医案·三消》的按语中说："考古治法，唯仲景之肾气丸，助真火蒸化，上升津液……万世准绳矣。"由此可见历代医家对先天禀赋不足，五脏虚弱，尤其是脾肾之虚，导致消渴的病因病机的重视。

5. 房劳过度，耗伤肾精

年壮之时，不知自慎，惟欲房中寻乐，不拘时节，肾气虚损，真精亏虚，气化失司而为消渴。房室不节，劳伤过度，则"火因水竭而益烈，水因火烈而益干"致肾虚肺燥胃热，发为消渴。《千金方·消渴》指出消渴是由于"盛壮之时，不自慎惜，快情纵恣，极意房中"所致，并曰："稍至年长，肾气虚竭……此皆由房室不节所致也。"唐代王焘的《外台秘要·消渴消中》及宋代严用和的《济生方》皆对房劳致消有所记述。明代张景岳在《类经》中引明代李恒《袖珍方》之语曰："人身之有肾，犹木之有根，故肾脏受病，必先形容憔悴，虽加以滋养，不能润泽，故患消渴者，皆是肾经为病。由盛壮之时，不自保养，快情恣欲，饮酒无度，食脯炙丹石等药，遂使肾水枯竭，心火燔盛，三焦猛烈，五脏渴燥，由是渴利生焉。此又言三消皆本于肾也。"以上说明房室不节与消渴病的发生有密切关系。

6. 过服温燥药物，耗伤阴津

早在《内经》中即对过服温燥药物致消有所论述，即《素问·腹中论》有："热中、消中，不可服膏粱、芳草、石药，石药发瘨，芳草发狂。夫热中、消中者，皆富贵人也，今禁膏粱，是不合其心，禁芳草、石药，是病不愈，愿闻其说。岐伯曰：夫芳草之气美，石药之气悍，二者其气急疾坚劲，故非缓心和人，不可以服此二者。帝曰：不可以服此二者，何以然？岐伯曰：夫热气剽悍，药气亦然，二者相遇，恐内伤脾。脾者土也，而恶木，服此药者，至甲乙日更论。"《诸病源候论》曰："内消病者……由少服五石，石热结于肾，内热之所作也。"此外，唐代孙思邈的《备急千金要方》《外台秘要》及明代张景岳的《类经·消瘅热中》皆对温燥药物致消有相关论述，在此不再赘述。

（三）证候分类

历代医家对消渴证候分类的描述有：
（1）上消：肺热津伤。
（2）中消：胃热炽盛。
（3）下消：①阴气亏虚；②阴阳两虚。
（4）气虚痰湿型（早期）。
（5）阴虚型（中期）。
（6）阳虚型（晚期）。
（7）气阴两虚，脉络瘀阻（合并症期）。
（8）燥热炽盛。
（9）阴虚火旺。
（10）脾肾阳虚。
（11）瘀血内阻。
（12）肝气郁结。
（13）气滞血郁。
（14）肾阴虚。
（15）肾阳虚。

（四）治疗

早在《素问·奇病论》中就对消渴治疗有所记述，其曰："治之以兰，除陈气也。"后世医家对其进一步发展。根据消渴病的基本病因病机，临床以养阴生津、清热润燥为基本治疗原则，现将消渴论治归纳整理以下几点。

1. 辨证论治

（1）化痰利湿：《内经》中首次提出了消渴的治疗为"治之以兰，除陈气也"。"兰"即佩兰，运用佩兰醒脾化湿之功治疗消渴。《外台秘要》中所载"汉防己散"及《太平圣惠方》中所载"半夏散"均为祛湿化痰法治疗消渴的代表方，方中以茯苓、陈皮、半夏、木香、白术、防己等祛湿化痰药作为组方的主药。清代费伯雄补充发展了化痰利湿的治法，在《校注医醇賸义·三消》中指出："上消者，肺病也……当于大队清润中，佐以渗湿化痰之品，盖火盛则痰燥，其消烁之力，皆痰为之助虐也，逢原饮主之。中消者，胃病也……痰入胃中，与火相乘，为力更猛，食入即腐，易于消烁……宜清阳明之热，润燥化痰，祛烦养胃汤主之。下消者，肾病也……急宜培养真阴，少参以清利，乌龙汤主之。"陈修园根据脾喜燥恶湿的生理特点，在《医学实在易·三消症》中强调"以燥脾之药治之"，主张用理中汤倍白术加瓜蒌根治疗。

（2）疏肝解郁：《灵枢·本藏》指出"肝脆则善病消瘅易伤"，说明消渴与肝有关。《灵枢·五变》也认为："怒则气上逆，胸中蓄积，血气逆流……转而为热，热则消肌肤，故为消瘅。"郁怒伤肝，木失条达，疏泄无权，致精微不能正常输布而发为消渴。法宜疏肝解郁，理气疏津。清代医家既吸收前人精华，亦有所创新。对消渴发病机理，黄坤载、郑钦安认为消渴之病责之于肝，成为本病从肝论治的理论基础。

（3）活血化瘀：《素问·痹论》曰："病久入深，荣卫之行涩。"《灵枢·五变》指出七情致病，怒而气滞，气滞导致血瘀，瘀而化热发为消渴。这为活血化瘀法治疗消渴提供理论依据。清代唐容川在《血证论》中论曰："瘀血在里则口渴……是以发渴，名曰血渴，瘀血去则不渴矣。"活血化瘀法是近年来中医药治疗消渴病的热点，亦是目前广为应用的治法之一。现代研究表明，消渴病的整个病程中均存在有瘀血之证。因此，临床上运用活血化瘀法治疗消渴病及其并发症取得了较好的疗效。

（4）健脾益气养阴：明代戴元礼注重益气，在《证治要诀·消渴》中云"三消得之气之实，血之虚，久久不治，气尽虚则无能为力矣"，并专用黄芪饮加减治疗三消，把益气放首位，对后世医家用药颇有影响。李梴主张重视补脾益肾，于《医学入门·燥类》中谓："然心、肾皆通乎脾，养脾则津液自生，参苓白术散是也。"周慎斋治消渴强调以调养脾胃为主，特别重视养脾阴。如《周慎斋遗书》中云："盖多食不饱，饮多不止渴，脾阴不足也"，又曰："专补脾阴不足，用参苓白术散米糊丸服"。《证治汇补·消渴》中亦强调健脾益气的治疗作用，认为"五脏之精化。悉运于脾。脾旺则心肾相交。脾健则津液自化。故参苓白术散为收功神药也"。

（5）补肾：《金匮要略》言："男子消渴，小便反多，以饮一斗，小便一斗，肾气丸主之。"以肾气丸治下元不固之消，开辨证论治之先河。《景岳全书》云："阴虚之消，治宜壮水，固有言之者矣。"其指出下消用大补阴丸、六味地黄丸。清代陈士铎在《石室秘录·内伤门》中谓："消渴之症虽有上中下之分，其实皆肾水之不足也。"陈士铎创制引火升阴汤、合治汤等方剂，总以补肾水之不足为主。《医贯·消渴论》中提出命门火衰而致消渴的观点，指出："人之水火得其平，气血得其养，何消之有？其间摄养失宜，水火偏胜，津液枯槁，以致龙雷之火上炎，熬煎既久，肠胃合消，五脏干燥……故治消之法，无分上中下，先治肾为急，惟六味、八味、及加减八味丸，随症而服，降其心火，滋其肾水，则渴自止矣。"推崇治肾为本的还有张景岳、喻嘉言等，张景岳言："三消证……而无不由乎命门者也。"其认为消渴多本元亏损，当从根本滋养化源，在养阴基础上补阳，补阳基础上益气。明代李梴在《医学入门·消渴》中谓："治渴，初宜养肺降心，久则滋肾养脾。盖本在肾，标在肺，肾暖则气上升而肺润，肾冷则气不升而肺焦，故肾气丸为消渴良方也。"

（6）滋阴清热：《内经》在治疗方面，强调消渴患者要禁食膏粱厚味和芳草、石药等燥热伤津之品。如《素问·腹中论》谓："数言热中、消中，不可服膏粱、芳草、石药。"其并指出可用性味甘寒能生津止渴的兰草治疗。《金匮要略》认为胃热肾虚是导致消渴的主要机理，并提出清热生津的治法，首创白虎加人参汤等治疗方剂，至今仍为治疗消渴的有效方剂。唐代孙思邈在《备急千金要方》中立清热泻火、生津止渴大法，创立玉泉丸、黄连丸。同时认识到本病治愈较难，常复发，其曰："服枸杞汤即效，但不能常愈。"其收载治疗消渴方剂达52首，其中以天花粉、麦冬、地黄、黄连等清热生津之品为多。后至金代，刘河间提出"三消"治疗当"补肾水阴寒之虚，而泻心火阳热之实，除肠胃燥热之甚，济身津液之衰"，推崇白虎、承气诸方，同时拟定宣明黄芪汤，意在补肺气以布津液。朱丹溪更发展了刘河间三消燥热学说，在《丹溪心法·消渴》中指出治消当"养肺、降火、生血为主"，三消学说自此形成一套以养阴为主的治疗体系。

2. 其他疗法

（1）针灸治疗：针灸治疗消渴病历史悠久，早在《史记·扁鹊仓公列传》中即有用灸法治疗消渴病的医案。晋代医家皇甫谧在《针灸甲乙经》中不仅提出可以用针刺的方法治疗消渴病，而且还记载了针刺治疗的穴位，其曰："消渴嗜饮，承浆主之……消瘅，善喘……太溪主之。"唐代孙思邈则明确提出了消渴病采用灸法的适应证和禁忌证，他在《备急千金要方·消渴》中指出："治消渴咽喉干，灸胃脘下输三穴各百壮，穴在背第八椎下横三寸"，又曰："凡消渴病人经百日以上者，不得灸刺，灸刺则于疮上漏脓水不歇，遂成痈疽羸瘦而死，亦忌有所误伤"。

（2）饮食疗法：古代医家在长期的医疗实践中认识到消渴病系肥贵人膏粱之疾，故特别强调饮食控制在消渴病防治中的重要作用。唐代孙思邈认为"食物消皆作小便"，这一认识，为消渴的饮食控制疗法提供支持，有其可贵者，孙氏不仅明确提出饮食控制疗法，而且把饮食控制疗法放在治疗的首位，他说："能慎此者，虽不服药而自无可他。不知此者，纵有金丹亦不可救，深思慎之。"金代张从正发扬此治疗原则，指出："不减滋味，不戒嗜欲，不节喜怒，病已而可复作，能从此三者，消渴亦不足忧矣。"王焘在《外台秘要·消渴消中门》中对饮食控制疗法的实施，提出了具体要求，主张"先候腹空，积饥乃食"，反对患者无限制的过多饮食，提出"食欲得少而数，不欲顿而多"，即少食多餐。又张锡纯的《医学衷中参西录》在治消渴病的处方内，有猪胰一味，属于古代内服动物脏器以形补形的疗法，与现今西医之内分泌疗法暗合。

（3）运动疗法：运动疗法对于防治消渴病及其并发症有着重要的作用。隋代巢元方提出导引和散步是治疗消渴的"良药"，主张饭前"先行一百二十步，多者千步，然后食之"，已初步认识到运动疗法的重要意义。孙思邈也非常重视运动疗法，他认为"虽常服饵而不知养性之术，亦难以长生也。养性之道，常欲小劳，但莫大疲及强所不能堪耳。且流水不腐，户枢不蠹，以其运动故也"。认为宜食后"即须行步"，不宜"饮食便卧，终日久坐"。王焘在《外台秘要》中认为"养性之道不欲饱食便卧，亦不宜终日久坐……人欲小劳，但莫久劳疲极也……食毕即须行步，令稍畅而坐卧"。

以上历代医家的论述，不仅确定了中医药防治消渴病的理论基础，至今仍影响着我们对该病的治疗理念，对临床实践起着重要启迪与昭示作用。

（林　静　李永华）

汗证源流考

汗证，是一系列汗出异常病症的总称。传统医学对汗证的认识历史悠久，源远流长，纵观历史上中医学对汗证的认识，是一个动态发展的过程，有关汗证最早的论述首见于《内经》，证候的初步分类则始于《诸病源候论》，至明清时期形成完整的理论体系。鉴于相关著作论述浩如烟海，不胜枚举，对其加以整理归纳，清其脉络、追本溯源具有重要的理论与临床意义。

（一）病名

在中医的历史长河中，汗证二字出现较晚，但对于汗证的记载，最早见于《内经》，虽然书中并未出现"汗证"一词，但是记载了诸多关于汗证的病证名称，如魄汗、灌汗、寝汗、漏泄等。《内经》时期至元代的历代医家亦将其作为症状看待，缺乏系统的归纳总结，尤其对于头汗、手足汗等杂症鲜有提及，亦或论而不详。直至明代虞天民在其所著《医学正传·汗证》中将诸多出汗病症归纳一处，并统称为"汗证"。

综合分析历史上对于汗证的称谓，可归纳为：

1. 以病症特点分类命名

（1）自汗：《素问·阴阳别论》云："阴争于内，阳扰于外，魄汗未藏。"其中所提之魄汗相当于后世之自汗。与自汗相关的称谓，首见于《伤寒论》，如《伤寒论·辨太阳病脉证并治》曰："太阳中风，阳浮而阴弱，阳浮者，热自发，阴弱者，汗自出。"但需要说明的是，此处所指乃是太阳病汗自出之意，与后世杂病自汗之意有所分别。隋代巢元方在《诸病源候论》中所载虚劳汗候，虽无自汗之名，但就其所论病机、症状，与后世所说的自汗颇为相符。宋代陈无择在《三因极一病症方论·自汗证治》中言"无问昏醒，浸浸自出者，名曰自汗"，明确了自汗之证出汗的特点，但在出汗时间上，并没有将其与盗汗完全分开。直至明代张介宾在《景岳全书·汗》中指出："自汗者，濈濈然无时，而动作则益甚；盗汗者，寐中通身汗出，觉来渐收。"其明确自汗为醒时汗自出，而动则尤甚的疾病。

（2）盗汗：早在《内经》中即出现了寝汗一词，《素问·藏气法时论》云："肾病者，腹大胫肿，喘咳身重，寝汗出憎风。"《素问·六元正纪大论》亦云："太阳所至为寝汗，痉。"后至王冰注寝汗之意为"谓睡中汗发胸嗌颈腋之间"，此为中医对盗汗的最早认识。

盗汗一词，最早见于《金匮要略·血痹虚劳病脉证并治》，其曰："男子平人，脉虚弱细微，喜盗汗也。"但从《金匮要略》原文看，并未明确指出汗出的时间，即如后世所称的"盗汗者，寐中窃出，醒后倏收"。但《伤寒论》中有"目合则汗"之言，与后世所论之盗汗颇为相合。巢元方在《诸病源候论·虚劳盗汗候》中论曰："盗汗者，因眠睡而身体流汗也。"至明代《景岳全书·汗》曰"盗汗者，寐中通身汗出，觉来渐收"，将盗汗之定义明确下来。

（3）头汗：指仅头面部或头颈部汗出较多，而身体无汗的病症。早在东汉时期，张仲景于《伤寒杂病论》中便对其作了详尽的辨证论治，提出"但头汗出""额上汗出"等病症，如《伤寒论》曰"但头汗出，齐颈而还"，又如《金匮要略》曰"湿家之下，额上汗出"等。正如《吴中医集·汗》所言："头汗，别处无汗，热不得外越，但上蒸也。或因黄郁未发，或因湿家误下，或因水结胸蒸，或因火结热迫，或因阳明蓄血，或因热入血室，并详《伤寒论》。"但是，头汗一词首次出现在金代成无己所著《伤寒明理论·头汗》中，其载："头者，诸阳之会也，邪搏诸阳，津液上凑，则汗见于头也。"由此可见，后世医家多在仲景之法基础上加以补充完善。

相较于其他几种汗证，头汗较为特殊，因汗出部位不同，尚可下分几种类型：鼻汗、额汗、但头汗出、饮食汗及蒸笼头。

1）鼻汗：指鼻上局部多汗，临床上汗出部位多见于鼻部周围，尤以鼻翼两侧及上唇部汗出显著。明代方隅在《医林绳墨·汗》中言："或有鼻汗者，凡遇食饮汤饭，则鼻上多汗，此肺虚乘热也，此宜以益肺凉血，可用人参固本丸。"但因本证临床上较少见，故有关论述亦相对较少。

2）额汗：指头额局部多汗，或称额上汗出，最早出现于《金匮要略》中。其后医籍，尤其是明清医籍，如明代孙一奎的《赤水玄珠·头汗》、龚廷贤的《寿世保元·汗证》、清代张璐的《张氏医通·汗》、林珮琴的《类证治裁·汗症论治》等，对额汗做了相当丰富的补充。特别是清代沈金鳌在《杂病源流犀烛·诸汗源流》中详细地论述了额汗的辨证论治，其曰："人有汗出额上偏多者，以头为诸阳所会，故蒸热而汗，此就无病者言之也。又以左颊属肝，右颊属肺，鼻属脾，颏属肾，额属心，三焦之火，涸其肾水，沟渠之水，迫而上属于心，故血虚而偏多汗，此就有病者言之也（宜额汗方）。"

3）但头汗出：但头汗出一证，仲景在《伤寒论》《金匮要略》两书中共有19条条文涉及，所述情况大致有寒湿束表，阳气郁闭；表邪内传，从阳化热；邪弱阳微，搏结少阳等，并针对不同病机辨证施治，创制诸多名方。如《伤寒论》云："阳明病，发热汗出，此为热越，不能发黄也。但头汗出，身无汗，齐颈而还。"后世医家多认为"热不得外越，上蒸于首"为此证之基本病机。正如清代吴谦等编著的《医宗金鉴·自汗头汗》云："头汗热蒸不得越，黄湿水火血皆成。"

4）饮食汗：指饮食后随即汗出，甚则汗下如雨，最早见于《内经》。《素问·经脉别论》曰："饮食饱甚，汗出于胃。"《灵枢·营卫生会》进一步指出："人有热饮食下胃，其气未定，汗则出，或出于面……岐伯曰：此外伤于风，内开腠理，毛蒸理泄，卫气走之。"其作为独立病证名首见清代李用粹的《证治汇补·汗病章附饮食汗》，书中云："饮食汗者，因正气空虚，反为饮食慓悍之气所胜，故食入汗出，久不已，则心气耗散，令人消渴偏枯，宜安胃汤敛之。（医统）又饮酒中风，头面多汗，食则汗甚，常不可单衣，身常濡，口干善渴，名曰漏风。"清代陈士铎在《辨证录·汗症门》中云："人有饮食之时，头项至面与颈诚之间大汗淋漓，每饭皆如此，然身又无恙，人以为阳气之旺也，谁知是胃气之盛乎。"沈金鳌在《杂病源流犀烛·诸汗源流》中亦论曰："胃热者，多于食后汗下如雨。"可知，饮食汗应为胃热蒸腾津液，津液外泄于头面所致。

5）蒸笼头：为病证名，指小儿睡时惯常头部汗出，别无它症，不属病象。蒸笼头为俗称，出处不详，但古代儿科医籍中对其有相关论述。宋代钱乙在《小儿药证直诀·太阳虚汗》中云："上至头，下至项，不过胸也，不须治之。"又明代万全在《幼科发挥·心所生病·诸汗》中亦云："汗者心之液也，唯头汗不必治。小儿纯阳之体，头者诸阳之会，心属火，头汗者，炎上之象也。故头汗者，乃清阳发越之象，不必治也。"

（4）手足汗：指手足部经常潮湿汗出而其他部位无汗。汉代《伤寒论》将其作为症状表现论述，其曰："但发潮热，手足漐漐汗出，大便难谵者，下之则愈，宜大承气汤"，又曰："阳明病，若中寒者，不能食，小便不利，手足濈然汗出，此欲作固瘕，必大便初硬后溏"。后至金代成无己的《伤寒明理论·手足汗第九》首次将其作为独立病证论述，其曰："四肢者，诸阳之本，而胃主四肢，手足汗出者，阳明之证也。阳经邪热，传并阳明，则手足为之汗出。"后世医家通过大量临证积累，总结出脾胃湿热蕴蒸这一病机，如孙一奎在《赤水玄珠·手足汗》中云："手足汗乃脾胃湿热内郁所致，脾胃主四肢。"清代何梦瑶在《医碥》中亦云："手足汗，别处无汗，脾胃之热达于四肢也（脾胃主肌肉、四肢，热达于肌肉则体汗，若达于四肢则手足汗耳）。"

（5）偏沮：亦称半身汗，指汗出偏于半身（或左侧或右侧），而另一侧无汗之证。《素问·生气通天论》曰："汗出偏沮，使人偏枯。"马莳注此云："或左或右，一偏阻塞而无汗，则无汗之半体，他日必有偏枯之患。"张璐在《张氏医通·杂门·汗》中有"夏月只半身汗出……偏枯及夭兆也"之论，需指出的是，半身汗出并非专以左右而分，尚有上半身或下半身汗出的情况，如《金匮要略·水气病脉证并治》即有"从腰以上必汗出，下无汗"的论述。

（6）绝汗：又称脱汗，指大汗不止，或如珠如油（其汗出如油者，谓油汗），为亡阴亡阳之兆。《素问·诊要经终论》曰："太阳之脉，其终也戴眼，反折瘈疭，其色白，绝汗乃出，出则死矣。"唐代孙思邈《千金方》中描述绝汗为"汗出如水不止"。

（7）战汗：即先全身战栗而后汗出，是热病发病过程中正邪抗争的表现。如战汗后热退，脉静身凉，表示邪去正安，元气恢复，是疾病向愈之象。若汗出后四肢厥冷、烦躁不安，表示正不胜邪，正气虚弱，则属危重症候。多见于各种传染病的初、中期。对于战汗的论述、辨治，仲圣《伤寒论》为最详。不但列举了出现战汗的各种情况，如94条"太阳病未解，脉阴阳俱停，必先振栗汗出而解"，又如101条"凡柴胡汤病证而下之，若柴胡证不罢者，复与柴胡汤，必蒸蒸而振，却复发热汗出而解"。而且更强调对于汗后护理的重视，并告诫后学云："谨防风寒，亦可啜稀粥，以助胃气，强化汗源。"

（8）黄汗：指汗出色黄，沾衣着色之证。仲景在《伤寒杂病论》中即有论述，《伤寒论》中有关发黄的条文共计16条，虽未明言"黄汗"二字，但已意寓其中；《金匮要略》明确载有 "黄汗"之名，如"中风历节病脉证并治"篇有"历节黄汗出"之语；"水气病脉证并治"篇更明确了黄汗的症状，其言："问曰：黄汗之为病，身体肿，发热，汗出而渴，状如风水，汗沾衣，色正黄如柏汁。"对于黄汗一证，历代医籍皆将其归于黄疸门，故对其脉、因、证、治，本书不再赘述。

（9）红汗：指汗出淡红如血，故又称血汗、汗血。《诸病源候论·汗血候》曰："肝藏血，心之液为汗，言肝心俱伤于邪故血从肤腠而出也。"清代陶承熹在《惠直堂经验方》中云："血汗，出汗色红也，血自毛孔中出，即肌衄。"由此可见，红汗亦即肌衄，属血证。另《伤寒论》中亦有一种"红汗"，其病机是外证失汗，表气郁闭，邪气被遏，阳邪奔迫于上，损伤鼻窍之络脉所致。此为假衄血而真泄邪之举，衄之后，外邪随衄而泄，阳气随之而伸，病势向愈，即表邪以汗而解之意，故后世亦称此为红汗。清代周学霆在《三指禅》中曰："彼伤寒鼻衄，名曰红汗，热随血解，不必止血，亦不必再发汗。"

两种红汗，虽冠以汗名，实则为血证。

（10）心汗：指当心一片，津津汗出之证。元代朱震亨的《丹溪心法·盗汗》曰："别处无汗，独心孔一片有汗，思虑多则汗亦多，病在用心……名曰心汗。"《医林绳墨·汗》有"心汗者，当心膻中，聚而有汗"之言。《杂病源流犀烛·诸汗源流》亦曰："当心一片津津，而汗从心自出，名曰心汗。"

（11）腋汗：指两腋下局部多汗，元代危亦林在《世医得效方》中指出"心腋汗"一病，并指出"大人小儿皆有之"。后至明代方贤在《奇效良方》及方隅在《医林绳墨》中均有"腋汗"之论治表述。后至清代《类证治裁·汗症论治》曰："少阳挟热，或为盗汗，或腋汗、胁汗，须知从阴阳交互时，及阴阳交互处发泄者，皆阴阳不和半表半里症。"

（12）阴汗：指外阴及其附近局部多汗之证。仲景在《金匮要略》"水气病脉证并治"中即有"肾水者……阴下湿如牛鼻上汗"之论述。其证名则见于金代李杲的《兰室秘藏·阴痿阴汗门》。《医林绳墨》进一步指出："阴汗者，谓至阴之处，或两腿挟中，行走动劳，汗出腥秽。"此外，《景岳全书》中亦提及"阴汗"一词，但非谓病证，而是指汗发于阴，此汗出必冷。即所谓"冷汗"。

2. 以脏腑分类命名

《内经》除记载了魄汗、寝汗等称谓之外，另提出脏腑汗证概念。如《素问·经脉别论》云："饮食饱甚，汗出于胃。惊而夺精，汗出于心。持重远行，汗出于肾。疾走恐惧，汗出于肝。摇体劳苦，汗出于脾。"《素问·藏气法时论》亦云："肺病者，喘咳逆气，肩背痛，汗出。"后世医家以此为据，总结出心汗、肺汗、脾汗、肝汗、肾汗的"五脏之汗"辨治体系，为临床辨证不明的汗证提供新的思路与方法。正如清代王燕昌在《王氏医存·即汗处知其虚处》中言："五脏皆有汗，不独心也。汗皆为虚。心虚则头汗，肝虚则脊汗，肾虚则囊汗，肺虚则胸汗，脾虚则手足汗。人弱而专一出之汗，久而不愈，即此经虚也。"又如《类证治裁·汗症论治》曰："凡服止汗固表药，不应，愈敛愈出者，只理心血，以汗乃心液，心不摄血，故溢为汗。"

（二）病因病机

导致汗证发病的病因有许多，但总结而论，可以气、血、阴、阳、湿、热、痰、瘀八字概之。诸因既可单独为患，也可相兼为患。另一方面，"汗者心之液""肾主五液"，因此，各脏腑病变虽均有可能导致汗证，但最关键的脏腑仍需归结于心、肾二脏。纵观历代医籍，总结前人理论，汗证的病机可总括为虚、实二纲，分而论之则有：营卫失和，里热迫蒸，湿热内蕴，痰浊内盛，瘀血内阻，阳气虚衰、失于固摄及阴虚血少、营不内藏共7类，兹述如下。

1. 营卫失和

对于营卫失和而自汗出的论述，《伤寒论》中已作了最为详尽的阐述。后世医家也都是以

《伤寒论》相关条文为出发点，或引申或注释，虽能做到旁征博引，但是其理论基础尽皆源出《伤寒论》。如清代张璐在《张氏医通》中言："有因营卫不和者，盖风邪干卫，则腠理疏，营气乘表虚而外泄，则自汗。治当散邪急，宜从仲景桂枝汤，小建中辈。"

2. 里热迫蒸

外感六淫邪气，入里化热，而成里热炽盛。以火烁阴液，迫津外泄而见汗出津津。如《素问·气交变大论》言："岁水太过，寒气流行，邪害心火，民病身热烦心……甚则腹大胫肿，喘咳，寝汗出。"此证与阴虚证相较，虽同是热迫津泄，不同之处在于，一为实火，一为虚热。对于热扰作汗，《素问·举痛论》云："炅则腠理开，营卫通，汗大泄。"《素问·刺热》亦云："肝热病者……甲乙大汗……心热病者……丙丁大汗。"仲景的《伤寒论》中所论述的头汗、手足汗，其病机也多是因邪入阳明，致使内热大盛，蒸津外达。后世医家在此基础上进一步注释，如明代《赤水玄珠·手足汗》曰："亦有肠胃中有实热者，仲景承气症，谓手足濈濈然汗出，乃肠胃热甚而傍达四肢也。"又清代《杂病源流犀烛·诸汗源流》谓："阳明胃实，亦汗出额头。"罗国纲在《罗氏会约医镜·杂证·论汗证》中曰："凡食滞中宫，热气聚胃而上炎，则头汗出。"其指出食滞中焦脾胃，积久化热，热气上蒸，则头汗出。

3. 湿热内蕴

湿、饮同源，或停聚一处，或走窜流注，阻遏气机，气化不利则汗出异常。正如《素问·痹论》云："其多汗而濡者，此其逢湿甚也。"《景岳全书》亦曰："风湿相搏，时自汗出。"且湿性重浊，黏腻难除，常常郁久化热，进而形成湿热互结之候，为害更甚；或循经上行，熏蒸于首，形成头汗证，如《张氏医通》言："额上多汗而他处无者，湿热上蒸使然。"或内蕴中州，迫津于四末，可致手足汗证，如明代徐春甫在《古今医统大全》中所说："脚汗为脾经湿热内淫于四肢，故令手足心常有汗，至冬阳气内伏而汗愈多，由此知其湿热内淫也。"《赤水玄珠》亦曰："手足汗乃脾胃湿热内郁所致，脾胃主四肢。"或流注于下焦，并于厥阴肝经，而成阴汗证，如《张氏医通》言："阴间有汗，属下焦湿热。"

4. 痰浊内盛

痰性黏滞，不易祛除，古来即有"百病皆因痰作祟"及"怪病多痰"之说。痰，可裹挟津液，阻遏气机，致气化失常，又或阻滞经络，使得津液不能正常输布而外溢，亦或与热互结成痰热之机。以上种种均能导致汗出异常。故《丹溪心法》言："痰症亦有汗。"《景岳全书》也指出："痰证汗自出，痰消汗自止。"另外，古来对于偏沮一证，虽皆认为是气血不充，不能周于全身所导致，但逢此"怪"病，当不能排除痰浊作祟这一病机，所以在《张氏医通》对于半身汗的论述中，即指出："夏月只半身汗出，皆气血不充，内挟寒饮所致，偏枯及夭兆也。大剂十全大补、人参养荣、大建中辈加行经豁痰药治之。"

5. 瘀血内阻

经云：血不利则为水。瘀血内生，阻滞脉道，致使津无去路，则外溢于肌肤而作汗。清代王清任在《医林改错》中言："竟有用补气固表、滋阴降火，服之不效，而反加重者，不知血瘀亦令人自汗、盗汗，用血府逐瘀汤，一两付而汗止。"对于血瘀可致汗证，《伤寒论》中部分条文已有一定的体现，如《证治汇补》曰："头汗者……有瘀血内蓄者。"《类证治裁》则有"蓄血头汗，齐颈而还，犀角地黄汤"及"头汗，小便不利，渴而不饮，此血瘀膀胱也，桃仁承气汤"之论述。

6. 阳气虚衰，失于固摄

诸阳主表，人以卫气固其表，阳气一虚，表不得固，则腠理疏松，津液渗泄而发生汗证。如张介宾在《景岳全书》中曰："其闭启则由阳中之卫气"，又曰："阳气内虚，则寒生于中，而阴中无阳。阴中无阳，则阴无所主，而汗随气泄。故凡大惊大恐大惧，皆能令人汗出，是皆阳气顿消，真元失守之兆。"心为火脏，主一身之阳，若心阳不足，则一身之阳皆受影响，另"汗者心之液"，故《类证治裁·汗症论治》有"心阳虚不能卫外而为固则外伤自汗"之语。肾中元阳是为人身之大宝，司温煦之职，又"肾主五液"，所以清代叶桂在《临证指南医案》中指出："凡汗症未有不由心肾虚而得之者。"头为诸阳之会，三阳经之阳气皆上注于首，如三阳经阳气不充，则可发生头汗之证，如《杂病源流犀烛》引《普济本事方》之语云："头者，三阳之会……凡有头汗，自是阳虚，故曰汗出为阳。"四肢为诸阳之本，而脾主四肢，若脾阳不足，则可令手足汗出，如《吴中医集·汗》云："又有手足汗，属脾胃虚寒，不能运行津液，乃乘虚阳外越而溢，如阴盛而淫雨滂沱也，其汗必冷，与实热之汗不同。"总之，正如《素问·生气通天论》所说："阳气者，一日而主外。"如果人身阳气不足，令卫外功能失常，表不得固，就会发生诸多汗证。

7. 阴虚血少，营不内藏

通过《灵枢·卫气》，我们可知，人寤则阳气行于表，人寐则阳气入于里，本已阴虚内热，又逢阳入阴分，使得内热更盛，迫津外泄。所以临床上所见盗汗患者，阴虚者最为多见。《丹溪心法》指出："盗汗属血虚。"因血属阴，若血虚日久则会累及阴分而生内热；又"血为气之母"，在内之营血不足，可影响卫外之气的正常功能，而出现汗证。明代王绍隆在《医灯续焰》中曰："盗汗者……属阴虚。盖人之卫气昼行于阳，出外；夜行于阴，入内。入内热，内热则不足之阴受其蒸。入内则表虚，表虚则蒸池之液无从固。于是阴失其守，阳失其卫，而汗淋漓于卫，而汗淋漓于睡梦间者有矣。"王氏指出汗本阴津，由阳气蒸于阴分而出。若阴虚，则生内热，又逢阳乘，则热蒸津液，外溢而发生汗证，又如清代高世栻在《素问直解》中言："生阳之气，不周于身……寝则阳气归阴，阴虚故汗出。"所以《张氏医通》亦言："血液衰少者，乃火热亢极，为害弥甚。"若精神过用，心血暗耗，或失血诸证，伤及心血，使得心失血养，神气浮越，心液不藏，更易外泄作汗。

另外，饮食失节，起居失常，五志七情所伤，劳逸无度，大病久病等，均可导致机体脏腑功能失调，一方面使得精气阴血内亏；另一方面，又内生湿、热、痰、瘀等病理产物，多种因素相间为病，阻碍水液代谢正常进行，进而发为汗证。如巢元方在《诸病源候论》中将汗证归入虚劳候下，即可见一斑。

（三）证候分类

历代医家对汗证证候分类的表述有：①肺卫不固；②阴虚火旺；③心血不足；④湿热郁蒸；⑤心肾阳虚；⑥营卫不和；⑦正邪交争。

（四）治疗

纵观历代医家对于汗证的治疗方法，是随着中医理论体系的逐步完善而日渐丰富的。隋唐之前，多认为汗证乃因于六淫邪气所致，因此治疗上偏于祛邪。而自唐宋之后，医家逐渐认识到气血阴阳的虚损亦是造成汗证的重要因素，故而补益之法兴起并一直延续至今。总结来看，汗证的治疗大致为：

1. 辨证论治

（1）泻实：泻实之法，可谓由来最久，早在《素问·病能论》中便有记载，其曰："有病身热解惰，汗出如浴，恶风少气，此为何病？岐伯曰：病名酒风。帝曰：治之奈何？岐伯曰：以泽泻、术各十分，麋衔五分合，以三指撮为后饭。"其可以视为治疗实证汗证的最早方剂。汉代张仲景于《伤寒杂病论》中丰富了汗证的辨治体系，创立了如白虎汤、承气汤等诸多名方，至今仍为临床所沿用，也为后世医家在治疗汗证时开阔思路。

所谓泻实，即是针对不同病邪或病理产物所采取的治疗方法，大体有：清热、化湿、祛痰、逐瘀四法。不同于因"虚"所导致之汗证，因实邪侵袭人体，其势较急，且易相互转化，相兼为病，所以对于实邪所致汗证，在治疗上常常是几种方法联合应用。但须注意的是，在汗证治疗的过程中，要审机论治，谨防误治，如仲景针对不同情况所拟定的禁下、禁吐、禁被火等治法，可以预防他病未愈而汗证又起或加重汗出的症状，如《金匮要略》中所言"湿家下之，额上汗出"等，为后世医家对汗证的防治提供参考。

并且，实邪为患，多集中于某一部位，因此，常以局部汗出者居多，故在治疗时，需要依据发病部位及脏腑经络循行部位之不同，酌情增加引经药物。例如，痰证者，二陈汤化裁为主，佐以健脾行气之药，以行脾运，消痰水，明代王肯堂在《证治准绳》中言："痰证冷汗自出者，宜七气汤，或理中降痰汤。"因湿邪为患者，多选用防己黄芪汤，或羌活胜湿汤，《景岳全书》曰："外挟风湿，身重汗出，羌活胜湿汤，风湿相搏，时自汗出，防己黄芪汤。"因火热为患者，一般选用白虎汤、承气汤治疗，如《医宗金鉴》云："在阳明，谓之热越，白虎汤证也。若大热蒸蒸，汗出过多，则宜调胃承气汤。"至于因瘀血者，当视其瘀滞部位、脏腑之不同，以仲景桃核承气汤、王氏五逐瘀汤等随证治之。

另需说明的是，张介宾的《景岳全书》提出汗分阴阳之观点，并指出以有火无火为汗证的治疗原则。书中言："然则阴阳有异，何以辨之？曰：但察其有火无火，则或阴或阳，自可见矣。盖火盛而汗出者，以火烁阴，阴虚可知也；无火而汗出者，以表气不固，阳虚可知也。知斯二者，则汗出之要，无余义。"其为汗证的辨证立法提供思路。

（2）补益：所谓补益，包括补气、温阳、滋阴、理血，因病因不同，故采用不同方法治疗。《素问·三部九候论》中 "虚则补之，实则泻之"之语，对于汗证的防治尤为重要，因为汗出之症不同于其他症状，不易得到患者重视，若汗出过多，日久则容易发生气随汗泄、汗多伤津等情况，致人虚损。所以当守"补虚泄实"之则，毋使犯虚实之戒。关于治疗方药，历代医家所选颇为相同。如《临证指南医案》曰："如气虚表弱，自汗不止者，仲景有黄芪建中汤，先贤有玉屏风散。如阴虚有火盗汗发热者，先贤有当归六黄汤、柏子仁丸。"《证治汇补》指出："阳虚，用建中汤、参附汤，表虚，用桂枝加术汤"，同时又指出："凡虚症服诸药汗不止者，重加酸枣"。这些都是前人所总结下来的宝贵经验。但临证之时不能泥于古人之论而不晓变化，例如，《丹溪心法》补充说明，其载曰："用当归六黄汤甚效，但药性寒人，虚者只用黄芪六一汤。"由此可知，若不经辨证而一味应用六黄汤，则不但不会收效，反而会适得其反，使病情复杂化。

明代张介宾的《景岳全书》在前人的基础上，对汗证的治疗进行全面的总结，其言："肺气虚者，固其皮毛，玉屏风散；脾虚者，壮其中气，补中益气汤；心虚者，益其血脉，当归补血汤；肝虚者，理其疏泄，逍遥散；肾虚者，助其封藏，都气丸。"

另外，汗为人身阴津所化，全赖后天水谷之精微化生，若化源不足，又逢多汗，则津液内竭。所以仲景十分注重固护化源，如桂枝汤中姜枣的应用，其方后注中强调"啜粥"等皆是此理。

总而言之，阳气虚弱者，治疗当益气温阳，首选方剂如玉屏风散、建中辈等；阴血不足者，则可以用当归六黄汤、黄芪六一汤滋阴降火，或用当归补血汤、柏子仁丸等养血滋阴。

（3）和解：经云：阴平阳秘，精神乃治。补虚与泻实法均可调整机体至"中和"的状态，除此之外，亦有和解之法，其大体可分为：调和营卫、和解少阳、调和脏腑。调和营卫当属仲景桂枝汤方，调和少阳枢机当属小柴胡汤。如《类证治裁》曰："从阴阳交互时，及阴阳交互处发泄者，皆阴阳不和半表半里症，小柴胡汤、逍遥散。"人体脏腑功能与津液代谢密切相关，若脏腑之间的五行生克关系失常，影响脏腑代谢津液之功能，则须及时调治，损有余而补不足，使五脏安和。

2. 其他疗法

（1）针灸治疗：中医使用针灸方法治疗汗证，有着同样悠久的历史，早在《内经》中便有记载。《灵枢·五邪》云："邪在肺，则病皮肤痛，寒热，上气喘，汗出，咳动肩背，取之膺中外腧，背三节五节之傍……取之缺盆中以越之。"而《灵枢·寒热病》中云："骨寒热者，病无所安，汗注不休，齿未槁，取其少阴之阴股之络。"仲景在《伤寒论》中亦载："热入血室，但头汗出者，刺期门。"其后晋代皇甫谧的《针灸甲乙经》，乃至明代的《针灸大成》等著作，将针灸治疗汗证的理法逐步完善。但所论自汗、盗汗者多，头汗，手足汗者少。

（2）外用敛汗法：相较之下，用粉、散剂外扑或熏洗敛汗之法，具有使用方便，敛汗迅速的特点，与内服中药相配合，效果更显，至今仍广泛应用于临床。对此法最早的记载，为《伤寒论》大青龙汤方后注中载："汗出多者，温粉扑之。"此后《证治准绳》曰："治脚汗，白矾、干葛各等分为末，每半两、水三碗，煎十数沸洗，日一次，三五日自然无汗。"《证治汇补》言："用牡蛎、白术、麦麸、麻黄根、糯米、防风、白芷等末，绢包，周身扑之。"《张氏医通》亦曰："阴囊湿者，以炉甘石煅过扑之，密陀僧末亦佳。"由此可见，历代医家在本法之应用上积累了丰富经验。现代临床上，习惯用煅龙骨、煅牡蛎、石膏、滑石等，及或矿石类质重性沉，功善收敛的药物，研粉外用，治疗汗证。

（3）饮食疗法：药补不如食补，饮食疗法在汗证的治疗中有着不可忽视的作用。虽然常被作为一种辅助的治疗方法，但因其特性使得食疗具有其他疗法不能替代的优势。食疗治疗汗证，古已有之，例如，《证治汇补》即载有"或用猪心入人参、当归末一两。煮熟。去药食之"的药膳。

一般而言，采用食疗方法，多是针对以虚损性病机为主的汗证。如《备急千金要方·妇人方中》即有："治产后体虚，寒热，自汗出，猪膏煎方。猪膏一升，清酒五合，生姜汁一升，白蜜一升。上四味煎令调和，五上五下膏成，随意以酒服方寸匕，当炭火上熬""鲤鱼汤方。主妇人体虚，流汗不止或时盗汗方。鲤鱼二斤，葱白一升（切），豉一升，干姜二两，桂心二两。上五味，㕮咀四物，以水一斗，煮鱼取六升，去鱼，内诸药，微火煮取二升，去滓。分再服，取微汗即愈。勿用生鱼"等论述。可见，虽然使用的原料为食材，但以中医理论为指导，经过辨证，以及综合考虑病位、病势、病程等因素，针对性地选择不同食疗方法，并严格按照食物配伍禁忌，选择适宜的烹制方法，同样可取得满意的疗效。

以上例举乃是药食结合而制成的食膳之方，纵观历代养生食膳方论，有单以食物入药而治汗证之法，如明代龚廷贤所著《寿世保元》中即载有："治冷汗时出，用公猪肚洗净，装入糯米在内，令满，用线缝口，入砂锅内，水煮令烂，将肚并汤一并食之，用糯米晒干为末，每用小盏，空心米汤调服。"清代叶桂原著的《种福堂公选良方》曰："治盗汗方。莲子七粒，黑枣七个，浮麦一合，马料豆一合。用水一大碗，煎八分。服三剂愈。"清代陈杰在《回生集》中亦指出："治自汗，黑豆淘洗，磨成豆腐浆，锅内熬熟结成皮，每食一张，用热黑豆浆送下即效。"可见，所谓食疗本质在于以日常膳食来替代汤药而治疗某些病证，若单以药物或者食物来界定是否为食疗之法，难免有偏颇之嫌。临证之时，不能局限于药材或是食材，而应针对病患选择最适宜的方法，方显医者本分。

运用食疗之法治疗汗证，需注意谨记食疗宜忌：汗证一忌辛辣，二忌发物。辛辣之物能发越阳气，开宣腠理，而加重汗出，有"复发其汗"之嫌，故应忌之。东垣就有"自汗大忌生姜"之论；对于内热为患（无论虚热、实热）者，发物均能煽风助火，使得病症加重，所以对于鸡肉、鸭肉、鱼肉、虾蟹等，需忌食。

以上对于历代各家论述的归纳，仅局限于汗证源流的认识和理解，愿后者借前人之鉴，洞悉现代汗证的发展规律，以待于日后进一步深入考究，为中医整体辨证论治汗证拓宽临床思路，提高疗效。

（张志刚　王婷萱）

燥证源流考

早在《内经》时期便有燥邪致病的论述，并确立了"燥者润之""燥者濡之"等治疗大法。本书从燥证的病名、病因病机、证候分类及治疗四方面，对历代医家的论述加以总结整理，意在为临床辨治提供理论依据。

（一）病名

宋代以前之医家多是对燥证的临床症状加以论述，并未将其独立为一种疾病，自金代刘完素提出"诸涩枯涸，干劲皴揭，皆属于燥"之观点以后，有关燥证的论述逐渐增多。燥证之名首见于明代虞抟所著之《医学正传》，现综合分析燥证诸多称谓的历史，可从病因病机和病症特点两方面进行归纳。

1. 以病因病机分类命名

金元时期刘河间首先提出燥邪致病具两种属性，《宣明论方·燥门》云："风热火同阳也，寒湿燥同阴也。金燥虽属阴，而其性异于寒湿，而反同于风热火也。"此论似乎自相矛盾，但"风热火同阳也，寒湿燥同阴也"是将六气分成阴阳二类加以归纳，而后段则是从自然的真实状况说明燥与寒湿有所不同。河间认为燥性虽属秋阴，但六气皆从火化，故燥郁则为热属阳。

　　明代李梴首别内燥、外燥，《医学入门》云："燥有内外属阳，总来金被火相刑；皴劲渴秘虽风热，表里俱宜润卫荣。"此为目前最早提出燥有内外之分的文献。王肯堂在《证治准绳》中曰："能令金燥者火也。万物之燥，皆待火。惟金燥不待火，以火灼金，熔化为水液，反无燥象。"其认为火邪为金燥的主要病因，病机为火邪灼金。

　　清代医家对燥病的认识渐趋完善。蒋宝素在《医略》中记载："燥证者，六淫金燥之证也。"其认为外感燥邪为燥证病因。喻嘉言在《医门法律》中谓"秋伤于湿，乃误传伤燥与湿，且漫引诸气膹郁诸痿喘呕等病为燥证"，与其他医案所述"秋伤干燥"及燥邪致病特点不同。雷丰将燥证明确界定为外感燥邪所致之病证。

　　现代《中医刘渡舟临床经验》对燥证的病因亦有论述，言："《内经》言人体禀木、火、土、金、水五行而生成，故水是人体的重要组成成分。水能载舟，亦能覆舟；有余不足，皆能致害。不足者即是燥证，有余者即是水证。"其认为内伤燥证为体内水液不足所致。余国俊著的《名师垂教》言："由于气温有寒（凉）热（温）之别，故燥证有温燥与凉燥之不同。从秋分至霜降之间（大约为9月下旬至10月中旬），气温尚高（华北及西北地区尤为明显），此时燥热之气较盛，如感受燥热之邪所引起的疾病，称为温燥；霜降之后，气温急骤下降，气候转冷，此时燥凉之气偏盛，感之者即病凉燥。"其明确地将外感燥病分为温燥和凉燥，并对二者的病因进行论述。

2. 以病症特点分类命名

　　《内经》虽未明确燥证之名，但对燥邪致病中常见的眼睛干涩、口干、口渴、手足干燥皲裂、皮肤干燥、大便干燥、阴道干涩、带下过少等临床症状描述甚多，如"舌焦唇槁，腊干嗌燥""喉咽干燥""口燥舌干而渴""燥胜则干""燥伤皮毛""阳明司天，燥淫所胜"等描述。汉代张仲景在《伤寒杂病论》中未专篇论述燥邪致病，但燥邪致病的证候多散见于各篇之中。如《伤寒论》中"燥渴、口燥咽干、舌上燥而渴""少阳阳明者……胃中燥烦实""若利小便……胃中干燥"，以及《金匮要略》中"渴欲饮水，口干舌燥""脉浮发热，口干鼻燥""不更衣""大便难""大便硬""燥屎"等论述，可见仲景所述之口渴、便难津液亏损，肠道失濡所致，属燥证的范畴。

　　直至金元时期，刘河间针对《素问·至真要大论》病机十九条在《素问玄机原病式》中补充"诸涩枯涸，干劲皴揭，皆属于燥"之条文，并提出"渴"为燥之主症。张从正的《儒门事亲》从外、上、中、下四方面将燥证归为四类，即燥于外则皮肤皴揭，燥于中则精血枯涸，燥于上则咽鼻焦干，燥于下则便溺结闭，且张子和认为燥邪致病，症以咽鼻干焦、便溺结秘为主。朱丹溪列消渴、便结于燥门，曰："饮一溲二，大便阴结，溲多内燥，阴结是火亏，乃水冰地坼之寒燥。"其认为渴而多饮，大便燥结均属燥证。

　　燥证之名首见于明代虞抟所著之《医学正传》，书中认为"紧而涩、浮而弦，芤而虚"为燥证主脉。李梴对燥与结加以鉴别，在其所著的《医学入门》中言："燥有风燥、热燥、火燥、气血虚燥。结有能食，脉实数者，为阳结；不能食，脉弦微者，为阴结；亦有年高气血虚结者。"清代叶天士以证候表现来概括燥证之内涵，认为燥证为干涩不通之疾。

（二）病因病机

　　燥热病邪容易滋生于秋阳以曝，久晴无雨之时。若机体正气不足，或调护失慎，防御能力下降，燥热病邪遂从口鼻而入，以致病。秋日燥金主令，内合于肺；肺亦属金，其气燥，同气相求，故燥气入内，首先犯肺。正如叶桂所说"温自上受，燥自上伤"，理亦相等，均是肺气受病。喻嘉言亦认为燥气先伤于上焦华盖。肺主气属卫，肺为燥热病邪所伤，燥与热皆可损伤人体津气，其中尤以燥邪为甚，故本病初起即见肺卫津气干燥之候。

1. 运气胜复

《内经》大多是运用五运六气理论来论述燥气的。《内经》所述之"燥"，其中一层含义是指自然界现象，如《素问》中"在天为燥，在地为金"和"西方生燥，燥生金"之述，说明"燥"与气候关系密切，于是出现了"燥气"这一名称。

《素问》运用五运六气理论来说明六气在不同年份的变化，以及燥邪产生的条件。如金运太过之年，因燥属金运，故此年"燥气流行"，燥气容易变化急骤。木运不及之年，因金克木，故"燥乃大行"，燥邪容易致病。木运不及的年份，乃天干为丁之年，其中丁酉、丁卯年又逢阳明燥金司天，燥气的变化更甚。"阳明司天，燥气下临"和"阳明在泉，燥淫所胜"，前者说明阳明司天之年，燥气的变化类似于金运太过之年；后者是说阳明在泉之年，下半年气候变化多在泉之气所主，故易出现燥邪致病。《内经》论述六淫之邪的地域性问题，如《素问》载有"西方生燥""西方者，金玉之域，沙石之处"。西方与燥气皆有金行的特点，同气相求，该地区的人们易于感受燥邪。在《温病条辨》中有"阳明司天之年，岂无燥金之病乎""金为杀厉之气"等。燥气胜复的道理，大多医家并不深入钻研，有的医家单纯阐述胜气，有的医家单纯阐述复气。如沈目南所论"燥病属凉，谓之次寒"，是从燥的胜气方面论述的。清代喻嘉言论述燥病引用《易经》之"水流湿，火就燥"，是从燥的复气方面论述的。直到吴鞠通论燥病，既阐述了胜气，又论述了复气。他认为燥天的凉气侵犯人体，肝受邪而为燥，深秋之时，燥气大行，肺金应之，肺主皮毛，肌肤干燥，此为燥之胜气。胜己而复，其言："盖燥属金而克木，木之子，少阳相火也，火气来复，故现燥热干燥之证。"

2. 秋燥致病

清代喻嘉言提出了《内经》遗缺的"秋燥"之病因。他通过观察自然界的气候特点，把病因与四时和六气有机地结合起来，以阐明燥病的因果关系。喻嘉言认为"燥病必渴"，且燥邪易伤肺克肝，并对凉燥、温燥进行了鉴别，喻嘉言认为《素问》中"秋伤于湿，上逆而咳"及"秋伤于湿，冬生咳嗽"之观点并不准确，而应该是"秋伤于燥"，于是把秋季作为燥邪致病的时令。对《素问》"诸气膹郁，皆属于肺"的病机，亦提出"诸气膹郁"之属于肺者，是属于肺之燥，不属于肺之湿。他认为"春月地气动而湿胜，斯草木畅茂；秋月天气肃而燥胜，斯草木黄落"，燥之与湿，有霄壤之殊，由此可知，秋燥所致之燥证，多为外感燥邪，多发于秋季。

3. 燥邪外袭

六淫致病，古今医家言之者甚众。与其他五气相比言"燥"者鲜矣，但亦不乏其人。燥性本凉，但燥邪外袭可以有兼寒、兼热之别，故有凉燥、温燥之分。

《诸病源候论》记载 "唇口而皴候"，其曰："唇口面皴者，寒时触冒风冷，冷折腠理，伤其皮肤，故令皴劈……若血气实者，虽劲风严寒，不能伤之。虚则腠理于面受邪，故得风冷而皴劈也。又，冬时以暖汤洗面及向火，外假热气，动于腠理，而触风冷，亦令病皴。"宋代《太平圣惠方》中关于皮肤干燥、手足干燥皲裂的论述，则集中在"治手足皲裂诸方"篇中，载曰：

"夫皲裂者，由肌肉虚，冬时触冒于寒，为风冷所折，手足破，故谓之皲裂也。"刘完素在《黄帝素问宣明论方》《素问玄机原病式》《素问病机气宜保命集》三书中均对"燥"有所论述。刘河间运用天人相应的观点，引用《内经》"厥阴所至为风府为瞖启"的观点，在《素问玄机原病式》中指出"风能胜湿而为燥"。他认为中风病过程中出现很多症状，其中筋脉弛缓，多由风热之邪，消耗水湿，水缺则燥，燥盛伤筋所致。亦提出"秋凉极而万物反燥""寒能收敛，腠理闭密，无汗而燥"之论述，寒邪能够导致干燥，首先是因寒性收敛，导致腠理闭塞，汗出不畅，难以濡润肌肤，出现干燥的症状。其次因外感寒邪，导致肌腠闭郁，阳气不通，热郁体内，津液耗伤。同时，阴虚之人更易感受燥邪，正如叶天士指出："夏热秋燥致伤，都因阴分不足。"石寿棠亦言："凡此燥病，多生于阴亏之辈，劳苦之人，夏月炎蒸，液为汗耗，水竭金枯，里气已燥，以燥感燥，同气相求，最为易易。"清代石寿棠在其所著《医原》中以"燥"与"湿"为纲，统论百病之病因、辨证、治法、用药等问题。并立"燥气论"专篇论述燥证原理。其曰："燥胜则干。干为涩滞不通之疾。其病有外感、内伤之因，寒燥、燥热之异。"可见石氏认为燥兼寒热，即燥兼阴阳二性。

4. 瘀血致燥

清代唐容川在《血证论》中论述瘀血发渴的机理时指出："胞中有瘀血，则气为血阻不得上升，水津因不得随气上布。"其认为瘀血内停、气机受阻、水津不布是瘀血发渴的病机所在。由此可知瘀血内停、血流缓慢、络脉瘀阻、气机不畅、气不布津，可以导致津液不能正常输布而出现燥证。同时，津液的亏耗、机体的血容量减少，也可加重血液循环涩滞不畅，即血瘀的状态，二者之间相互影响。燥瘀搏结，相互交错，阻于经络关节，则肢体关节肿痛甚或变形。

5. 脏腑气化不及

肺脾气虚，布津乏力：肺主宣发肃降，通调水道，津液因而敷陈于肌肤，灌溉于脏腑，《灵枢》将其喻为"上焦如雾"。肺气虚损，布津乏力，津液不能上布外达，则可出现皮肤喉鼻干燥之症，李东垣谓此"气少则津液不行"。脾主运化升清，脾气不足，水谷精微不能输布，亦可出现燥象，若脾气虚甚，累及脾阳，阳虚生寒，寒凝气滞，则亦可因虚生寒，因寒生燥。

6. 热盛津亏

巢元方在《诸病源候论》中关于燥证的论述，主要表现在对便干、便秘、眼睛干涩、口干等症状的病因病机分析中。书中关于便秘、便干、便难的认识，列有"大便难候""大便不通候""大小便难候"等篇章专门论述。如"大便难候"条下云："大便难者，由五脏不调，阴阳偏有虚实，谓三焦不和，则冷热并结故也……其肠胃本实，而又为冷热之气所并，结聚不宣，故令大便难也"，又云："邪在肾，亦令大便难……渴利之家，大便也难……脉沉为阴，阴实者，病苦闭，大便不利，腹满四肢重，身热若胃胀右手关上脉阴实者，脾实也，苦肠中伏，伏如牢状，大便难。脉紧而滑直，大便亦难"。"大便不通候"条下云："大便不通者，由三焦五脏不和，冷热之气不调，热气偏入肠胃，津液竭燥，故令糟粕痞结，壅塞不通也。"可见巢氏认为大便干燥难解的直接原因为热盛津亏，即脏腑功能失调，三焦不畅，水火阴阳不能按照正常道路运行，热气蕴结为邪而伤阴津。在"口舌干焦候"条下有记载曰："手少阴，心之经也，其气通于舌。足太阴，脾之经也，其气通于口。脏腑虚热，气乘心脾，津液竭燥，故令口干舌焦也。诊其右寸口……病苦少气不足以息，嗌干，无津液故也。又右手关上脉，浮为阳……病苦唇口干。又，左手关上脉，浮为阳……病苦腹中满，饮食不下，咽干。"可见巢氏认为口干的病机乃是阴虚阳浮，热灼津液。宋代《太平圣惠方》中关于便干、便难的论述，主要集中在"治伤寒大便不通诸方""治时气大便不通诸方""治热病大便不通诸方"等篇中。如："夫伤寒，阳脉微而汗出少为不及，自始汗出多为太过。阳明脉实，因发其汗，汗出多，亦为太过，则阳气绝于里，绝于里则津液竭，致热结在内，故大便牢而不通也"，又云："夫时气大便不通者，由于脾胃有热，发汗太过，则津液竭，津液竭则胃中干燥，结热在内，则大便不通也"，以及："夫热病经发汗之后，汗出多则津液少，津液少则胃中干结，热在胃，所以大便不通。又有脏腑自生于热者，此由三焦痞隔，脾胃不和，蓄热在内，亦大便不通也"。可见其对大便不通的认识仍沿袭热结津枯的观点。于"治时气口干诸方""治热病口干诸方""治口舌干燥诸方"等篇中。其中明确提到了口舌干燥的病机，如"夫时气热毒攻于心肺，则膈上壅躁，若胃中有热，则津液竭少，咽喉不利，头痛心烦，毒热未除，故口干也""夫热病口干者，由热毒在于脾胃故也。口为脾之外候，其脏若有积热，则津液枯少，故令口干也""夫手少阴心之经也，其气通于舌；足太阴脾之经也，其气通于口，脏腑虚热，热气乘心脾，津液竭燥，故令口舌干燥也"。与前人笼统地认为口干口渴为热盛伤津不同，本书明确了口干舌燥的关键在于热乘心、脾、胃三经伤其阴液，尤其是胃津之多寡与口干与否关系密切。刘河间指出"金本燥，能令燥者火也"这一观点，来说明燥化的原因，就是因火之气化。如转筋病证，他提出："经云热气燥烁于筋，则挛瘛而痛，火主燔灼，燥动故也，夫转筋者，多因热甚、霍乱吐泻所致。以脾胃土衰，则肝木自甚，而热燥于筋，故转筋也。"又如便秘之症，他认为热邪消耗津液，大肠燥涩，则大便干枯。

7. 阴虚津少

《内经》之后，对"燥"论述较多的著作为《伤寒杂病论》。《伤寒论》认为干燥之症状的病因有失治、误治、过汗、火盛、阴虚而伤及津血不足，如《伤寒论》云："以火劫发汗……身体则枯燥"，又曰："重发汗而复下之……舌上燥而渴"，更有"若发汗，若下，若利小便……胃中干燥""阳明病……咽燥口苦""少阴病……口燥咽干者"之记载。造成干燥之证的病因虽不同，但病机均为脏腑津液亏损，津亏生燥所致。张仲景论"燥"多因肺失通调，脾胃运化失常，肾之气化功能不调等，导致津液不能运化、转输、气化，出现津亏。隋代巢元方在《诸病源候论》"目涩候"一篇中论述，如："目，肝之外候也，腑脏之精华，宗脉之所聚，上液之道。若悲哀内动腑脏，则液道开而泣下，其液竭者，则目涩。又风邪内乘其腑脏，外传于液道，亦令泣下而数欠，泣竭则目涩。若腑脏劳热，热气乘于肝，而冲发于目，则目热而涩也，甚则赤痛。"可见书中认为眼睛干涩的病因有哭泣过度、风邪内乘、热邪煎灼等，而总归结于泪液耗竭。宋代《圣济总录》在"伤寒烦渴""虚劳口干燥"等篇中载曰："肾者水藏。膀胱者津液之府，二经为表里，伤寒热入于藏，流于少阴之经，则肾受病矣，肾水恶燥，热盛则燥，故渴而引饮。又伤寒邪气，非发汗吐下则不能除。治发汗吐下过甚，则亡津液，津液耗少，热气内生，亦令渴也"，又言道："水性润下，阳与之升，故津液相成，神乃自生，今肾居下焦，膀胱为表，膀胱者，津液之府，若其人劳伤，阴阳断隔，不能升降，下焦虚寒，上焦生热，热即水不胜火，津液涸竭，致有口舌干燥之候"。书中认为口舌干燥不外津伤，有汗吐下亡液伤津与邪热入里伤津两途，值得注意的是书中提到了上热下寒这一特殊病机，而且认为其病因可能是劳役或房劳所致阴阳之气断隔而不能正常升降流通，故而阳热盛于上则伤津，阴寒沉于下则液不升，是以口干由生。由此可知，阴虚津液不足可导致内燥诸症，但津液不足可由多种原因导致。《圣济总录》在"目涩痛"篇中论及眼睛干涩，道："论曰：诸脉皆属于目，目者、血之府，故人卧则血归于肝，肝受血而能视，血气和调，则上助于目力而能瞻视，若肝藏有热，血脉壅燥，则津液不能荣润，故目中干痛而磜涩也，《圣惠方》论悲哀内动，液道开而泣下，其液枯燥，则致目涩痛者，亦一证也。"可见，书中关于眼睛干涩的认识仍不外乎肝血不足及泣多伤液两途。刘完素在《内经》病机十九条唯独没有描述燥的情况下，补充了"诸涩枯涸，干劲皴揭，皆属于燥"的病机。刘河间概括燥之病机，包括症状和病理的内容，症状是人体所表现出的干燥之象，病理主要是津液亏少和血液耗竭。房劳伤肾、忧思劳心、久病暗耗以致阴分不足，或者七情过度，五志化火及药食温燥日久煎灼阴精等，最终都可导致阴血不足而生内燥。正如清代邵新甫在叶天士的《临证指南医案》序中有言："燥为干涩不通之疾，内伤外感宜分……内伤者，乃人之本病，精血下夺而成，或因偏饵燥剂所致。"

（三）证候分类

历代医家对燥证证候分类的表述有：

（1）邪在肺卫。

（2）邪在气分：①燥干清窍；②燥热伤肺；③肺燥肠热、络伤咳血；④肺燥肠闭；⑤腑实阴伤；⑥肺胃阴伤。

（3）气营（血）两燔。

（4）燥伤真阴。

（四）治疗

燥证治疗始见于《内经》，如"治诸胜复，寒者热之，热者寒之……燥者润之""物燥以坚，淳风乃治""燥淫于内，治以苦温，佐以甘辛，以苦下之""肾苦燥，急食辛以润之，开腠理，致津液，通气也"等。后世医家共识"燥者润之"为燥证治疗总则，而"治以苦温，佐以甘辛，以苦下之""辛以润之，开腠理，致津液，通气也"是《内经》提出的具体治法，从燥证文献看，首先针对不同类型燥证，明代孙一奎提出"外以滋益之，内以培养之，在上清解之，在下通润之"的治疗大法，清代叶天士在《临证指南医案》中又对秋燥证的不同发展阶段提出"上燥治气，下燥治血"的治疗大法；在具体治法方面，各家依据病机与病理损害状态，提出如"急下存阴法""甘寒生津法""疏卫润燥法""燥病救肝法""厚土治燥法""流湿润燥法""通上窍利小便法"等治疗方法。由于历代医家对燥证之其他疗法，如针灸、导引等，论述颇少，遂本文介绍之燥证治疗部分以辨证论治为主，兹述如下：

1. 燥者润之

"燥者润之"语出《素问·至真要大论》，"治诸胜复，寒者热之，热者寒之……燥者润之"。《素问·至真要大论》将其归纳为燥证治疗总则，是因其针对燥证共同病理基础而定，具有普遍指导意义。燥证以干燥滞涩为其共同特征，如《素问·阴阳应象大论》"燥胜则干"，又如《医学入门》中"盖燥则血涩而，气液为之凝滞"，又如《医原》载有："燥变多端，或燥于外而皮肤皴裂，或燥于内而精血枯涸，燥于上则咽鼻干疼，燥于下则便溺闭结……燥中夹湿而为噎嗝。"本书认为"燥者濡之"涵盖各种不同的具体润燥方法如燥热伤肺胃津液之内燥，用滋阴润燥法，外感燥热伤肺，用轻宣润肺法。历代医家均支持燥者润之治法，如言："欲治其燥，先贵乎润。"

《张氏医通》认为："燥本火气之余……润燥养阴为第一要义。"

2. 辛温开泄，苦降甘润

《内经》提出"燥淫于内，治以苦温，佐以甘辛，以苦下之"的治疗大法。对此，刘河间据此以"流气润燥"与"当急疏利"立法，"通利"与"润养"并行，创"宜开通道路，养阴退阳，凉药调之"之法，以辛开郁、苦燥湿、寒泄热，其选方用药体现出多结构特点的构方思维，如人参白术散，清热与养阴、淡渗与辛升散之品并用，一升一降，结散邪去，道路开通，这与《素问·藏气法时论》中"肾苦燥，急食辛以润之，开腠理，致津液，通气也"相一致。张元素的《医学启源》有"润燥者必以甘，甘以润之"，李时珍的《本草纲目》有"辛能散结润燥致津液，通气"。李东垣在《兰室秘藏》中以药证释法，对《内经》辛、甘、苦、温治燥大法进行了具体解释，其曰："治法云：肾恶燥，急食辛以润之，结者散之。如少阴不得大便，以辛润之。太阴不得大便，以苦泄之。阳结者，散之；阴结者，温之……如血燥而不能大便者，以桃仁、酒制大黄通之。风结燥而大便不行者，以麻子仁加大黄利之。如气涩而大便不通者，以郁李仁、枳实、皂角仁润之，大抵治病必究其源，不可一概用巴豆、牵牛之类下之，损其津液，燥结愈甚，复下复结，极则以至，导引于下而不通，遂成不救。"雷少逸在《时病论》中进一步指出："凡感燥之胜气者，宜苦温为主……是遵圣训燥淫所胜，平以苦温，佐以酸辛是也。"该条文蕴含了中医治法中的"有序性和程序性"。因邪闭气机，故以辛温开泄为先、苦降甘润为后，如上述："肾苦燥，急食辛以润之，开腠理，致津液，通气也。"文中"润"为目的，"开腠理，致津液，通气也"则是完成目的的程序与路径。

3. 滋外培内，清上润下

此法出自明代医家孙一奎，《赤水玄珠》载曰："或燥于外软，则皮肤皱结。或燥于内软，则精血枯涸。燥于上，咽鼻焦干。燥于下，便溺闭结。治之者，外以滋益之，内以培养之，在上清解之，在下通润之。务使水液自生，而燥热不容不退矣。"其提出依其燥证内外上下部位而采用不同的治疗大法，以"务使水液自生"为宗旨；李中梓在《伤寒括要》中提出据其兼证而分治，认为"干燥俱为热症，有因汗下后而得者，有不因汗下而得者。或和解，或微汗，或急下，或微下，当考兼见之症而施治"；清代喻嘉言倡"秋燥论"，提出"治燥病者，补肾水阴寒之虚，而泻心火阳热之实，除肠中燥热之甚，济胃中津液之衰"，据其病性病位而治。叶天士在《临证指南医案》中亦以内外而辨治，"燥为干涩不通之疾，内伤外感宜分。外感者，由于天时风热过胜，或因深秋偏亢之邪，始必伤人上焦气分，其法以辛凉甘润肺胃为先……内伤者，乃人之本病，精血下夺而成，或因偏饵燥剂所致，病从下焦阴分先起，其法以纯阴静药，柔养肝肾为宜……大凡津液结而为患者，必佐辛通之气味，精血竭而为患者，必藉血肉之滋填。在表佐风药而成功，在腑以缓通为要务。"此外，明代孙一奎在《赤水玄珠》"外以滋益之，内以培养之，在上清解之，在下通润之"中所言的"益之""培养之""清解之""通润之"是针对内外上下而设，正如汪瑟庵在吴鞠通《温病条辨》中按语曰"燥证路径无多，故方法甚简。始用辛凉，继用甘凉，与温热相似。但温热传至中焦，间有当用寒苦者，燥证则惟喜柔润，最忌苦燥，断无用之之理矣"。若治燥热为患需忌用苦寒药物，当予柔润之品治之，中病即止，方能达到祛邪不伤正之目的。

4. 上燥治气，中燥增液，下燥治血

此法最早见于叶天士，《临证指南医案》曰："上燥治气，下燥治血，此为定评。"后俞根初的《重订通俗伤寒论》补释为"上燥救津，中燥增液，下燥滋血，久必增精"的治燥大法，是针对秋燥病不同阶段的病例特点归纳出的基本治疗大法。"上燥治气"针对秋燥病初起，燥热郁闭肺气、燥伤肺之津液而提出的治疗方法。燥热伤肺、肺气抑郁、肺失宣降，治宜辛凉透邪、清热宣肺、甘寒滋润，调养肺之气阴，肺主气，肺气宣畅，邪乃外解；肺布津，燥亦除。"中燥增液"针对肺之燥热郁滞化火，移热于胃肠，导致胃肠津液耗损而提出的治疗方法。燥热盛于中焦，灼伤胃、肠阴液，因肺胃经脉相连，肺与大肠相表里，三者之气阴相互为用，治宜在清泄里热的同时，用甘凉濡润之品滋养胃肠的阴液，使胃肠阴液得补，肺之燥热亦易清除。"下燥治血"针对病之后期，少数正虚邪盛的病例，燥热化火传入下焦、耗伤肝肾阴液而提出的治疗方法。燥伤真阴，水亏火旺，水不涵木，机体失养，治宜甘咸酸寒之品滋养肝肾、填补真阴而奉养精血，阴血充足燥热易除。因肝藏血、肾藏精，精血同源，故补阴血能达到补肝肾阴液的目的，此时当重用血肉有情之品。

5. 急下存阴

急下存阴法本为张仲景所创之法，代表方为诸承气汤。此法在治疗燥证中又有多种变法，使之治疗燥证范围更广。后世医家以苦寒之大黄与甘寒质润之品组方，创增液行舟之法，如增液承气汤。亦有以增液汤配柴胡、枳壳、杏仁、桃仁等理气活血之品，行鼓风扬帆之效，如孟澍江治疗肠燥便秘验案。

6. 甘寒生津

甘寒凉润生津是内燥治疗中应用较多的一种方法，因燥伤津液，故生津为众法之基础，历代医家治疗燥证多兼此法。此法最早代表方当为孙思邈《千金翼方》所载的"生地黄煎主热方"，由生地汁、麦冬汁、生地骨皮、生天冬、瓜蒌、茯神、葳蕤、知母、石膏、竹叶、蜜、姜汁组成。宋代《圣济总录》载生地黄饮方：生地黄汁、生藕汁、生姜汁、生蜜各二合（《圣济总录·卷三十》）。清代医家进一步发挥在甘寒之中配以辛散清解之品，诸多治疗燥证名方皆由此而变通构成，如叶天士善用沙参、生地、麦冬、玄参、梨皮、蔗汁等甘寒以养阴生津，吴塘制沙参麦冬汤、益胃汤、增液汤、五汁饮等，使甘寒诸方名扬后世。如《温病条辨》载有"燥伤肺胃阴分，或热或咳者，沙参麦冬汤主之"，以甘寒救其津液；"燥气化火，清窍不利者，翘荷汤主之"，清上焦气分之燥热；"燥伤胃阴，五汁饮主之，玉竹麦门冬汤亦主之""胃液干燥，外感已净者，牛乳饮之"，以滋养中焦之津液。可见，甘寒生津法应用范围之广。

7. 疏卫润燥

用辛宣凉润之品，解除卫表燥热之邪。适用于外燥初起，燥热在肺卫。症见发热，微恶风寒，头痛，口鼻咽喉干燥，咳嗽少痰，舌红苔薄白，代表方剂如桑杏汤。因秋燥有凉温不同，故前人以此法为基础加减变化，如《重订通俗伤寒论》言《内经》云："燥热在上。故秋燥一症，先伤肺津，次伤胃液，终伤肝血肾阴。故《内经》云：燥者润之。首必辨其凉燥、温燥。凉燥温润，宜用紫菀、杏仁、桔梗、蜜炙橘红等，开达气机为君。恶风怕冷者，加葱白、生姜、辛润以解表"，又曰："温燥凉润，宜用鲜桑叶、甜杏仁、瓜蒌皮、川贝等，清润轻宣为君"。

外感燥病的治疗原则是清热与润燥并重。初起邪在肺卫，治宜辛凉甘润，轻透肺卫，正如

叶天士所说"当以辛凉甘润之方，气燥自平而愈"。邪入气分，以清热、泻火、润燥为基本治法，如燥干清窍，治宜清宣气热、润燥利窍；燥热伤肺，治宜清泄肺热、养阴润燥；肺燥肠热，治宜清热润肺、清肠坚阴，若兼有络伤咳血，应加入凉血止血药；肺燥肠热，治宜肃肺化痰、润肠通便。气分燥热炽盛之证，慎用苦寒，《临证指南医案》"秋深初凉……若果暴凉外束，身热痰嗽……当以辛凉甘润之方，气燥自平而愈。慎勿用苦燥，劫烁胃汁"；汪瑟庵在清代吴鞠通《温病条辨》中按语曰："燥证路径无多，故方法甚简，始用辛凉，继用甘凉，与温热相似。但温热传至中焦，间有当用苦寒者，燥证则惟喜柔润，最忌苦燥，断无用之之理矣。"

8. 燥病救肝法

燥病救肝，出于喻嘉言《医门法律》，其曰："凡治燥病，须分肝肺二脏见证。肝脏见证，治其肺燥可也……肝脏见燥证，固当急救肝叶，勿令焦损。然清其肺金，除其燥本，尤为先务。若肺金自病，不及于肝，即专力救肺。"关于燥邪与肝的关系，《内经》中便有记载，《素问·气交变大论》云："岁金太过，燥气流行，肝木受邪。"燥金所伤，本摧肝木，燥证多见风动之症。《景岳全书》进一步指出："盖燥胜则阴虚，阴虚则血少，所以或为牵引，或为拘急，或为皮肤风消，或为脏腑干结，此燥从阳化，营气不足，而伤乎内者也，治当以养营补阴为主"，又曰："盖谓肝邪之见，本由肝血之虚，肝血虚则燥气乘之，而木从金化，风必随之，故治此者，只当养血以除燥，则真阴复而假风自散矣。若用风药，则风能胜湿，血必愈燥，大非宜也"。喻嘉言提出救肝之法，谓之"宜以静胜其燥是养血也"，又曰："凡旱则多燥，燥则多风，是风木之化从乎燥，燥则阴虚之候也。故凡治类风者，专宜培补真阴以救根本，使阴气复则风燥自除矣。"方选滋燥养荣汤、大补地黄丸，以润燥和血疏风，亦强调不可多用风药，其曰："风药皆燥，燥复伤阴，风药皆散，散复伤气"。

9. 厚土治燥法

厚土治燥法治疗土虚土燥，积饮内生，出自清代王旭高，其以"党参、冬术、茯苓、半夏、枣仁、扁豆、陈皮、怀山药、秫米"为方治疗赵某土虚木燥证。症见呕吐清水，腹胀，咽痛，心悸少寐，盖因土虚而胃有寒饮故呕吐清水，木燥而腹胀、心悸少寐，虚火燥金而咽痛，疑补养心血之药，多嫌其滞；清降虚火之药，又恐其滋；欲除胃寒，虑其温燥劫液；欲平肝木，恐其克伐耗气。故仿李东垣"厚土敛火法"，专治其胃。以胃为气血之乡，土为万物之母，渊氏按为：土虚木燥，积饮内生。原木之所以燥，由脾不运化精微，营血无以养肝木耳。燥证顾其脾胃，为历代医家所共识，如刘河间以脾胃中和之气，燥其湿则为泻，润其燥则为补。喻嘉言清燥救肺汤顾其胃，胃土为肺金之母也。

10. 流湿润燥法

流湿润燥法早见于医家治疗妇人病证，用于月事为水湿所隔而不行，兼见燥证，如武之望在《济阴纲目》中载曰："一妇人月事不行，寒热往来，口干颊赤，饮食少，旦暮间咳一二声，诸医皆用虻虫、水蛭、干漆、硇砂、芫青、红娘子、没药、血竭之类，惟戴人不然，曰：古方虽有此法，奈病人服之，必脐腹发痛，饮食不进。乃命止药，饮食少进。《内经》曰：二阳之病发心脾。心受之则血不流，故女子不月。既心受积热，宜抑火升水，流湿润燥，开胃诱食""若流湿润燥，宜四物理中各半汤""湿水上下皆去，血气自然湍流，月事不为水湿所隔，自依期而至矣"。清代俞根初论脾湿为燥，一为脾湿肺燥，一为脾湿肾燥，虽为流湿润燥，一则温肾阳利脾湿，一则宣肺气而化脾湿，其治法用药有别。如《重订通俗伤寒论》曰："脾湿肾燥，较肺燥脾湿，病尤深而难疗，必须润燥合宜。始克有济。但须辨其阳虚多湿，湿伤肾气而燥者，阴凝则燥也。治宜湿润，每用《金匮》肾气汤加减……温化肾气以流湿润燥，肾气化则阴凝自解"。又如："肺燥脾湿，先与辛凉解表，轻清化气。葱豉桔梗汤加紫菀、杏仁。辛润利肺以宣上。上焦得宜。气化湿开。则用加减半夏泻心汤去半夏，加川贝（三钱）、芦笋（二两），苦辛淡滑以去湿。湿去，则暑无所依，其热自退"。

11. 通上窍利小便法

通上窍利小便法出自《本草纲目》，李时珍曰："有燥热伤肺，金气郁，窍闭于上，而膀胱闭于下，为小便不利之证，以升麻之类探而吐之，上窍通而小便自利矣，所谓病在下取之上也。"李时珍以升麻之类探吐，其意在宣肺，含提壶揭盖之意，故临证轻宣肺卫辛润之剂皆可采纳。如其所言："轻可去实，麻黄、葛根之属是也。"

以上历代医家的论述，不仅确定了中医药防治燥证的理论基础，而且对临床实践起着重要启迪作用。

（和鹏飞　李皓月）

内伤发热源流考

早在《内经》中便有"内伤发热"的相关记载，至宋金元时期其辨证论治日臻完善。明清医家对本病进行了系统全面的阐述，如明代王纶《明医杂著》首次提出本病病名，张介宾《景岳全书》对病因病机阐述较多。清代李用粹《证治汇补》对发热的类型进行了系统而全面的归纳。由于内伤发热病因复杂多样，病机涉及多个脏腑，临床表现纷繁复杂，故本书从古代文献入手，溯源澄流，对内伤发热的病名、病因病机、证候分类及治疗进行整理探讨，考查其学术脉络和规律，颇具意义。

（一）病名

历代医家论述内伤发热，之类型繁多，现整理归纳如下：

1. 以病因病机分类命名

汉代张仲景在《金匮要略·惊悸吐衄下血胸满瘀血病脉证治》中云"病者如热状，烦满，口干燥而渴，其脉反无热，此为阴伏，是瘀血也"，提出"阴伏"之病名，指瘀血导致发热的疾病，"妇人杂病脉证并治"篇亦提出"暮即发热"，由此可知，汉代医家对瘀血引起低热、潮热属内伤发热之病证已有认识。《中藏经》中有"阳不足则先寒后热，阴不足则先热后寒……皮热而燥者，阴不足"之载，阐述出阳虚、阴虚引起发热的不同特点。隋代巢元方在《诸病源候论》中曰："虚劳之人，血气微弱，阴阳俱虚，小劳则生热，热因劳而生，古以名客热也。"其指出此热系内伤所致，乃因劳而生。后至金元时期，李东垣依照发病原因将发热分为内伤、外感两大类，自此之后，明清医家多以内伤之病因病机不同称名内伤发热。

明代王纶在《明医杂著》中云："内伤发热，是阳气自伤，不能升达，降下阴分而为内热，乃阳虚也，故其脉大而无力，属肺脾。阴虚发热，是阴血自伤，不能制火，阳气升腾而为内热，乃阳旺也，故其脉数而无力，属心肾。"此乃"内伤发热"作为病证名称被首次明确提出。皇甫中在《明医指掌》中将内伤发热分为"内伤饮食发热""劳倦内伤发热""房劳内伤发热""饮酒内伤发热"等。秦昌遇在《症因脉治》中将内伤发热分为气分发热与血分发热两大类。后至清代冯楚瞻在《冯氏锦囊秘录》中总结曰："然虽有阴阳气血之分，总不出脾胃阳气不足，无以输化所致，一切寒凉俱宜禁用。"

清代李用粹在《证治汇补》中对发热的类型，首次进行了全面归纳，认为发热除外感外，劳倦、劳色、气郁、伤食、伤酒、夹瘀、夹痰、疮毒等皆可引起发热，将发热分为郁火发热、阳郁发热、骨蒸发热、内伤发热（主要指血虚及气虚）、阳虚发热、阴虚发热、血虚发热、痰症发热、伤食发热、瘀血发热、疮毒发热等 11 类，并分列出临床表现和治疗方药，丰富了内伤发热的辨证论治。尤怡在《金匮翼》中将发热分为劳倦发热、火郁发热、血虚发热、阳浮发热、痰积发热、瘀血作热、骨蒸热、食积酒毒发热等 8 种证型并分别论述。王清任在《医林改错·上卷·血府逐瘀汤所治症目》中云："身外凉，心里热，故名灯笼病，内有瘀血。认为虚热，愈补愈瘀；认为实火，愈凉愈凝"，又曰："晚发一阵热，每晚内热，兼皮肤热一时"，提出"灯笼病"之称谓。何梦瑶在《医碥·发热》中云："凡病多发热，热生于火，火本于气……其理不外气乖与气郁两端。"其按气乖与气郁分别称名，其中气乖有三：一曰阳亢发热，一曰阴虚发热，一曰阳虚发热。气郁有七：一为风寒郁热，一为饮食郁热，一为痰饮郁热，一为瘀血郁热，一为水湿郁热，一为肝气郁热，一为脾气郁热。除风寒郁热外，其余因素所致之发热，均为对内伤发热的病因病机的概括。

2. 以病症特点分类命名

《内经》中有"内热"之述，并指出其病因病机，其曰"有所劳倦，形气衰少，谷气不盛，上焦不行，下脘不通。胃气热，热气熏胸中故内热"，指劳倦过度可以耗伤气阴，影响脾胃的运化功能，引起阴阳失调，导致"内热"发生，属"内伤发热"之范畴。《素问·太阴阳明病》亦曰："故犯贼风虚邪者，阳受之；饮食不节起居不时者，阴受之。"其指出饮食起居异常易伤人体之阴，引起阴阳失调，导致阴虚内热的症状，属于内伤发热。《素问·评热论》有"阴虚者阳必凑之，故少气时热而汗出也"之论述，以及《素问·逆调论》中"阴气少而阳气盛，故热而烦满也……人有四肢热……是人者阴气虚，阳气盛……两阳相得而阴气虚少，少水不能灭盛火"之论述，均指出阴虚而生内热的症状和病理机制。《灵枢·刺节真邪》有"阴气不足则内热"等记载，较为全面地论述了阴虚发热病证。而《灵枢·五变》中"血脉不行，转而为热"及《灵枢·痈疽》"则血泣而不行，不行则卫气从之而不通，壅遏而不得行，故热"等记载，初步阐发了血瘀发热之病机，均为后世论述内伤发热病奠定了基础。此外《素问·刺热论》的五脏热病，虽然并未言及热之由来，却为后世辨别脏腑阴阳气血失调所引起的发热奠定了基础，亦可谓为内伤发热的形成做出铺垫。此外，《素问·刺志论》中有"气虚身热"的记载，说明气虚亦可引起发热。由此可见，在《内经》时期，人们便已经认识到发热与外感、内伤（气虚、阴虚、瘀血）有关，并对其进行分析论述。

3. 以病位分类命名

唐代孙思邈在《备急千金要方》中有五心热、胸中热的记载，"脏腑虚劳脉证"中亦有"肝虚……身热恶寒，四肢不举"及"心伤，其人劳倦……自烦发热"等脏腑虚损发热的论述，将发热与脏腑病位联系起来。唐代王焘《外台秘要·卷十六》有"肝劳虚热""肝劳实热""胆腑实热""心劳热""心实热""脾劳热""脾实热""肾劳热"等病症名称，并列有论治之方，由此开启以病位分类命名内伤发热之先河。

（二）病因病机

对于病因的认识，明代张介宾在《景岳全书》中曰："至若内生之热，则有因饮食而致者，有因劳倦而致者，有因酒色而致者，有因七情而致者，有因药饵而致者，有因过暖而致者，有因阴虚而致者。"对内伤发热的致病因素进行了较系统的概述。清代李用粹在《证治汇补》中云："经曰：阴虚则发热，此一端也。其他除外感客邪外，有劳力劳色，气郁火郁，伤食伤酒，夹瘀夹痰，疮毒虚烦，皆能发热，宜熟辨之。"由此可知，内伤发热的病因病机与劳倦、饮食、情志、瘀血、湿热及脏腑阴阳气血亏虚等诸因素有关，病位涉及多个脏腑。在疾病发展过程中，病因、脏腑病变、正虚与邪实之间常常相互影响，相互间杂，相互转换，使病情复杂。

1. 内湿停滞，痰浊内生

内湿停滞常由脾虚所致。久居湿处，外湿内侵，湿邪困脾；或饮食不节，伤及脾胃，酿湿生痰；或脾虚之人，阳气不足，运化失职，饮食水谷不化精微反停滞于内，生湿作痰，以上因素均可致痰湿停留，痰气郁结，久则化热。如隋代巢元方在《诸病源候论》中曰："热气与痰水相搏，聚而不散，故令身体虚热，逆害饮食，头面吸吸而热，故云热痰也。"唐代王冰在《重广补注黄帝内经素问》中有"夫酒气盛而剽悍，肾气有衰，阳气独胜，故手足为之热也"之述。清代何梦瑶在《医碥》中亦云："痰饮所在之处，气被阻滞，郁而成热。"

2. 瘀血阻遏，卫气不通

肝郁气滞、跌打外伤、痰湿内阻、血证出血、气血不足及寒热病邪等，均可导致瘀血内结，气血不通，营卫壅遏，而发热。《灵枢·痈疽》指出："营卫稽留于经脉之中，则血泣而不行，不行则卫气从之而不通，壅遏而不得行，故热。"其说明气血不通，卫气亦因之不行而发热。虽然此论是针对痈疽而言，但与瘀血发热之血涩不行，壅遏而热的机制是一致的。清代喻昌在《医门法律》中曰："血痹则新血不生，并素有之血，亦瘀积不行，血瘀则营虚，营虚则发热。"其指出瘀血发热还与血虚有关。王清任在《医林改错》中指出"身外凉，心里热"是"内有瘀血"。唐荣川在《血证论》中也有"瘀血发热者，瘀血在肌肉，则翕翕发热"的记载，说明瘀血阻滞是内伤瘀血发热的重要病因。

3. 血虚失荣

各种血证之慢性失血，久病心肝血虚，脾虚气血生化不足等因素均可致阴液亏损，水不制火，虚火内炽而发热。而血本属阴，阴血衰而阳气胜，阳气偏亢而发热。正如清代李用粹在《证治汇补》中曰："一切吐衄便血，产后崩漏，血虚不能配阳，阳亢发热者，治宜养血。"唐荣川在《血证论》中亦云："血虚者，发热汗出。"又如郑寿全在《医法圆通》中有"久病与素秉不足之人……或大热"及"凡吐血之人……故身热"等论述。

4. 阴精亏损，阳气衰惫

对于阴虚发热，自《内经》明确提出"阴虚则内热"后，隋代巢元方在《诸病源候论》中提出"虚劳而热者，是阴气不足，阳气有余，故内外生于热，非邪气从外来乘也"，认为阴虚发热非外邪引起，实为阴气不足，阳气有余而致阴阳失调。

总之，素体阴虚，或患热病日久，伤阴耗液，或误用、过用温燥药物，都可使阴液亏虚。水不能制火，则阳亢乘阴，导致阴虚内热。素体阳虚，或寒证日久，耗伤阳气，以及误用、过用寒凉药物，都可使肾阳虚衰，阴寒内盛，虚阳浮于外而发热，临床上常表现为格阳或戴阳。如明代张介宾在《景岳全书·火证》中曰："阴虚者能发热，此以真阴亏损，水不制火也"，又曰："阳虚者亦能发热，此以元阳败竭，火不归源也"。

5. 情志内伤，五志化火

情志抑郁，恼怒过度，则肝失疏泄，气郁于内，气郁化火而发热；或忧愁思虑过度，耗伤脾气，损及心血，则脏腑气血阴阳失调而发热。如《丹溪心法》中"凡气有余便是火"之述，可为气郁发热病机的概括。金代李东垣在《脾胃论》中云："喜、怒、忧、恐，损耗元气……故脾证始得，则气高而喘，身热而烦。"其说明气虚发热亦与情志因素关系密切。明代汪绮石在《理虚元鉴》中曰"虚劳发热，皆因内伤七情而成"，叙述了因内伤七情而导致虚劳发热的病因。清代何梦瑶在《医碥》中亦曰："恚怒不发，止自摧抑，则肝气不宣，郁而成热"，并指出"妇人最多此证"，其意是妇人每多因情志不畅而致肝气郁滞，郁而发热。因与情志有关，故又称"五志之火"。

6. 饮食不节，脾胃虚损

饮食过度损伤脾胃，致脾失健运，痰湿内生，蕴阻于内而发热，或致中气不足，阴火内生而发热。金代李东垣在《脾胃论》中指出："若饮食失节，寒温不适，则脾胃乃伤……则气高而喘，身热而烦。"其论述了饮食不节为脾胃气虚发热之主要病因之一。明代皇甫中在《明医指掌》中谓："内伤饮食发热者，气口脉紧盛，胸满噫气，蒸蒸然热，明知其热在里也，消导则自已。"其不但提出了内伤饮食发热之病因，而且还指出属于里热者，以消导之法治之的原则。明代汪绮石在《理虚元鉴》中曰："人之饮食起居，一失其节，皆能成伤，不止房劳一端为内伤也。凡伤久则营卫不和而发热，热变蒸。"对虚劳发热之因于饮食不节，起居失常的病因进行阐述。清代尤怡在《金匮翼》中说："火郁者……或因胃中过食冷物，郁遏阳气于脾土之中，令人心烦，手足心热，骨髓中热如火燎，此为郁热。"其论述了过食冷物，使阳气内郁而产生郁热的病因。

7. 房劳过度，损伤肾精

嗜欲无度，肾之精气俱损，若肾阴亏虚无以制火则虚热内生；若肾阳亏虚，则虚寒内生，格阳于外，致虚阳浮越于外而发热。皇甫中在《明医指掌》中有"房劳内伤发热"之载；武之望在《济阳纲目》中有"凡房劳思恐"而致"夜热昼轻"之述；张介宾在《景岳全书》中指出"阴虚者能发热，此以真阴亏损""阳虚者亦能发热，此以元阳败竭，火不归原也"等观点。清代喻昌在《医门法律》中云："若劳心好色，内伤真阴，阴血既伤，则阳气偏盛而变为火矣。"周学海在《读医随笔》中有"强力入房，汗出如浴，阳气内竭"而致发热的记载，均说明房劳过度可导致内伤发热。

8. 劳倦过度

劳思所伤均可引起内伤发热病。《素问·调经论》云"有所劳倦，行气衰少……故内热"，明确指出劳倦导致气虚发热的病理机制。汉代张仲景在《金匮要略·血痹虚劳病脉证并治》中亦指出："虚劳里急……手足烦热。"隋代巢元方在《诸病源候论》中曰："虚劳之人，血气微弱，阴阳俱虚，小劳则生热，热因劳而生。"其进一步指出劳伤至内热的观点。金代李东垣在《兰室秘藏》中指出血虚发热"得之于饥困劳役"，见地甚明。清代何梦瑶在《医碥》中亦谓："或劳倦气散，或思虑气结……中气因而衰微，不能运行，或滞于中，或陷于下，而郁滞成热。"其将劳伤导致中气虚衰而生热或情志不畅导致中气郁滞而生热的病理机制加以论述。清代尤怡在《金匮翼》中指出："劳倦发热者，积劳成倦，阳气下陷，则虚热内生。"其继承了明代王纶在《明医杂著》中"若夫饮食、劳倦，为内伤元气，此则真阳下陷，内生虚热"之说。此外，尤怡在《金匮翼》中亦云"血虚发热，亦从劳倦得之"，对劳倦发热之来源加以补充。综上所述，说明劳思过度，损伤脾肾，导致气血阴阳亏虚，脏腑功能失调而发热。

（三）证候分类

历代医家对内伤发热证候分类的表述有：①阴虚发热；②血虚发热；③气虚发热；④阳虚发热；⑤气郁发热；⑥痰湿发热；⑦血瘀发热。

（四）治疗

关于治法，历代医家有不同观点，总结而言，以明清时期的辨证治疗最为完善。明代王纶在《明医杂著》中云："今人但见发热之证，一皆认作伤寒外感，率用汗药以发其表，汗后不解，又用表药以凉其肌，设是虚证，岂不死哉？间有颇知发热属虚而用补药，则又不知气血之分，或气病而补血，或血病而补气，误人多矣。故外感之与内伤，寒病之与热病，气虚之与血虚，如冰炭相反，治之若差，则轻病必重，重病必死矣，可不畏哉！"对历代医家面对伤寒外感发热与内伤发热的治疗情况加以总结，强调将外感与内伤、寒病与热病、气虚与血虚加以鉴别之重要性，并且阐明了误治后的严重危害。

清代程国彭在《医学心悟》中把外感之火称为贼火，内伤之火称为子火，并有"贼可驱而不可留"及"子可养而不可害"的相关论述。其认为治疗内火主要有四法，达："所谓木郁则达之，如逍遥散之类是也"；滋："所谓壮水之主，以镇阳光，如六味汤之类是也"；温："经曰：劳者温之，又曰甘温能除大热，如补中益气之类是也"；引："以辛热杂于壮水药中，导之下行，所谓导龙入海，引火归元。如八味汤之类是也"。对前人有关内伤发热的治法进行了概括。清代何梦瑶在《医碥》中认为，阴虚发热"治宜滋阴补血。若阳并虚，兼用气药，血脱补气，阳生阴自长也"；阳虚发热"治宜温热之剂。温其中而阳内返，温其下而火归元"，并有"误投寒凉立死"之诫；饮食郁热"治宜消导"；痰饮郁热"治宜除痰"；瘀血郁热"治宜行血"；水湿郁热"治宜利湿"；肝气郁热"木郁则达之，宜逍遥散"；脾气郁热"培补中气"等均切于临床实用。清代尤怡在《金匮翼·发热》中亦对发热之治提出五法，其曰："一曰和，二曰取，三曰从，四曰折，五曰夺。"

纵观内伤发热有气虚、血虚、阴虚、阳虚之分，气郁、湿阻、瘀血之别，总体论治均秉承"虚者补之""实者泻之"的思路，临床上亦采取益气、补血、滋阴、温阳、行气解郁、化湿清热、活血化瘀等相应的治法，历代医家由此变化出许多有效剂，现将历代医家的论述加以归纳总结，列述于下：

1. 辨证论治

（1）调和阴阳以除热：宋代钱乙在《小儿药证直诀》中将金匮肾气丸化裁为六味地黄丸，为阴虚发热的治疗提供了重要方剂。元代朱丹溪对阴虚发热的认识更为深入，如《格致余论》云："经曰：阴虚则发热。夫阳在外为阴之卫，阴在内为阳之守。精神外弛，嗜欲无节，阴气耗散，阳无所附，遂致浮散于肌表之间而恶热也，实非自热，当作阴虚治之，而用补养之法可也。"其认为阴虚发热宜用养阴降火之法，盖因阳有余而阴不足，阴难成而易损，反对滥用辛燥，强调保养阴精的重要性，还认为诸病多生于郁，有气郁、湿郁、痰郁、血郁与食郁之不同。明代王纶在《明医杂著》中云："又若劳心好色，内伤真阴，阴血既伤，则阳气偏胜而变为火矣，是谓阴虚火旺劳瘵之症，故丹溪发阳有余阴不足之论，用四物加黄柏、知母，补其阴而火自降，此用血药以补血之不足者也。"王纶亦针对血虚与阴虚所表现的热证容易混淆的问题，进行剖析，如他在《本草集要》中认为："若阴微阳强，相火炽盛，以乘阴位，为血虚之病。以甘寒之剂降之，如当归、地黄之属"，又曰："若肾水受伤，其阳失守，无根之火，为阴虚治病。以壮水之剂制之，如生地、玄参之属"。由此可见，王纶对内伤发热的治疗重视壮水滋阴与甘温除热法的运用。以阴阳为纲，集东垣、丹溪之长，详审证因，分别论治，足资后人借鉴。明代王肯堂在《证治准绳》在继承王纶所论的基础上，认为血虚发热宜用李东垣之当归补血汤。而赵献可对阴虚火旺之证的治疗有所发挥，不同意主用知母、黄柏，其《医贯·五行论》曰："肾水干枯而火偏盛，宜补水以配火，亦不宜苦寒之品以灭火，壮水之主以镇阳光，正此谓也。"薛己在《医宗撮精》中指出："若因劳力辛苦，入房不节，亏损精血，虚火妄动而发热者，宜用六味地黄丸以补其阴。"

此外明代张介宾在《景岳全书》中有"阴虚之热者，宜壮水以平之；无根之热者，宜益火以培之"的论述，还有"虚火病源有二……一曰阴虚者能发热，此以真阴亏损，水不制火也；二曰阳虚者亦能发热，此以元阳败竭，火不归原也"之述，将虚火分为阴虚与阳虚，并进一步解释，其曰："若以阳虚发热，则宜益火。益火之法，只宜温热，大忌清凉。"并在金匮肾气丸的基础上，立有左归饮、左归丸、右归饮、右归丸等滋阴补肾及温肾助阳等方剂。清代李用粹的《证治汇补》沿袭景岳之理法方药，治阴虚发热，即"有劳心好色，内伤真阴，阴血既伤，阳气独盛，发热不止"，以"壮水之主以镇阳光"之法，用地黄汤或三才丸补水以降火；治阳虚发热，即"有肾虚水冷，火不归经，游行于外而发热者，自汗，不任风寒"，以"益火之源以消阴翳"之法，用八味丸"导龙入海，所谓踞其窟宅而招之"等，以上所述均为内伤发热的治疗做出贡献。

（2）化湿开郁以除热：对于湿郁发热，历代医家多有论及，尤以清代薛雪、吴鞠通贡献最大。薛雪《湿热条辨》指出其病位在脾、胃、三焦与肝，其云："湿热病，属阳明、太阴经者居多，中气实则病在阳明，中气虚则病在太阴，病在二经之表者，多兼少阳三焦。病在二经之里者，每兼厥阴风木，以少阳、厥阴同司相火，阳明、太阴，湿热内郁，郁甚则少火皆成壮火，而表里上下，充斥肆逆。"并从湿重于热、热重于湿、湿热并重诸方面辨证用药，对后世治内伤湿郁发热颇有启示。吴鞠通之《温病条辨》虽以治外感病为中心，然其所创三仁汤等诸方及藿香正气散加减诸法，亦对内伤湿郁发热做出重要贡献。

（3）活血化瘀以除热：对于瘀血发热的辨证论治，王肯堂的《证治准绳》认为瘀血发热用柴胡、黄芩佐以川芎、白芷、桃仁、五灵脂等活血化瘀之品。后至清代王清任和唐容川对此类发热的论治进行进一步研究总结，使瘀血发热的证治渐趋完善。如王清任在《医林改错》中论述血府血瘀之证的特点是"后半日发烧，前半夜更甚，后半夜轻，前半日不烧"及"血瘀之轻者，不分四段，惟月落前后烧两时，再轻者，或烧一时"，并以血府逐瘀汤作为主要治疗方剂。唐容川在《血证论》中列出瘀血在肌肤、六经、脏腑等不同部位的表现，并提出以下四种治法，即"瘀血在肌肉"及"口渴心烦，支体刺痛"，用当归补血汤合甲己化土汤加活血清热之品或血府逐瘀汤；"瘀血在肌腠，则寒热往来"，用小柴胡汤加活血之剂；"瘀血在腑，则血室主之，证见日晡潮热，昼日明了，暮则谵语"，用桃核承气汤或小柴胡汤加活血药，桃仁、牡丹皮、白芍亦治之；"瘀血在脏"及"证见骨蒸劳热"，用柴胡清骨散加桃仁、干漆、牡丹皮等活血祛瘀之品治之。由此可知，活血化瘀法在内伤瘀血发热的治疗中得到广泛应用，使内伤瘀血发热之证治渐趋完善。

（4）甘温益气以除热：《小儿药证直诀》治疗脾虚发热用七味白术散。后至金元时期李东垣根据《内经》"劳者温之，损者益之"原则，对气虚发热的论治进一步深入研究创立补土派。其在《脾胃论》中指出，脾胃气衰，元气不足，可致阳虚发热，运用甘温除大热之法，其曰"惟当以辛甘温之剂，补其中而升其阳，甘寒以泻其火则愈"，并创立补中益气汤治疗气虚发热。明代王纶《明医杂著》在此基础上加以总结，其云："若夫饮食、劳倦，为内伤元气，此则真阳下陷，内生虚热，故东垣发补中益气之论，用人参、黄芪等甘温之药，大补其气而提其下陷，此用气药以补气之不足者也。"王肯堂在《证治准绳》中亦认为阳虚发热用十全大补汤送服八味丸。

清代汪昂在《医方集解》中曰："若内伤之证，误作外感，妄发其表，重虚元气，祸如反掌，故立补中益气汤补之。又有内伤、外感兼病者，若内伤重者，宜补养为先；外感重者，宜发散为急。此汤惟上焦痰呕，中焦湿热，伤食膈满者不宜服。"清代罗美在《古今名医方论》中曰"补中益气一汤，允为东垣独得之心法……治劳倦内伤发热，为助阳也，非发汗也"，可见补中益气汤为治疗气虚发热之良剂，对后世医家产生了深远的影响。清代李用粹在《证治汇补》中治血虚发热、气虚发热均用东垣之法处方。

王纶《明医杂著》曰："其果伤寒、伤风及寒疫也，则用仲景法；果为温病及瘟疫也，则用河间法；果为气虚也，则用东垣法；果为阴虚也，则用丹溪法。"其为后世医家治疗发热提供思路。

2. 其他疗法

针灸、导引和食疗是治疗内伤发热不可或缺的外治疗法。《诸病源候论》曰："夫患热者，皆由血气有虚实……弱者无胃气，是为虚热。"并引《养生方·导引法》之语云："覆卧去枕，立两足，以鼻纳气四十所，复以鼻出之。极令微气入鼻中，勿令鼻知。除身中热、背痛"，又云："两手却据，仰头向日，以口纳气，因而咽之数十。除热、身中伤、死肌"。此方通过运动和鼻息的配合消除因虚导致的虚热。明代《普济方·针灸》曰："年二十三岁，至元戊寅三月间，病发热，肌肉消瘦四肢困倦，嗜卧盗汗，大便溏泄，肠鸣，不思饮食，舌不知味……通过先灸中脘乃胃之纪也，引清气上行肥腠理，又灸气海穴，乃生发元气，滋荣百脉，长养肌肉，又灸三里，乃胃之合穴，亦助胃气，散上热使下达于阴分，以甘寒之剂泻热火，佐以甘温，养其中气……食粳米羊肉之类。"其通过针灸中脘、气海和足三里等具有补益的穴位而治疗内伤发热，并通过食疗，如食用粳米、羊肉等补益之品调理善后。

综上所述，历代医家对内伤发热的相关认识各有所述，本书对其进行梳理分析，以供学者参考借鉴。

（庞作为　李文昊）

虚劳源流考

早在《内经》中即有与虚劳有关的记载，"虚劳"作为病名始见于《金匮要略》，然其病情复杂，后世医家亦见仁见智，众说纷纭，现将历代医家关于虚劳之论述，归纳整理如下。

（一）病名

纵观历代有关虚劳的诸多论述，总结发现虚劳一词在古代医书中的含义有三方面：第一，作为一种疾病而言，指以脏腑亏损，气血阴阳虚衰，久虚不复成劳为主要病机，以五脏虚损为主要临床表现的多种慢性虚弱证候的总称；第二，作为症状而言，此指体虚易劳、五脏虚损的症状；第三，作为病机而言，指因虚损、劳伤而致病。本文所研究的虚劳是指虚劳病而言。虚、劳、损均始见于《内经》。《素问·通评虚实论》认为"精气夺则虚"，对于"劳"虽没有正面解释，但有"五劳所伤"之说。稍晚于《内经》成书的《难经》创立了"五损"之说，其曰："一损损于皮毛，皮聚而毛落；二损损于血脉，血脉虚少，不能荣于五脏六腑；三损损于肌肉，肌肉消瘦，饮食不能为肌肤；四损损于筋，筋缓不能自收持；五损损于骨，骨痿不能起于床者死。"皮毛、肉、血脉、筋、骨谓之"五体"，而"五损"是指上述形体的损伤，反映了五脏精气的亏损。综合分析虚劳诸多称谓的历史，可归纳为以下两种分类命名。

1. 以病因病机分类命名

隋代巢元方在《诸病源候论》中将劳伤之人感邪所生病列为"风虚劳候"，宋代《太平圣惠方》中称之为"风劳"，其中还根据病性分有"冷劳""热劳"之名。明代虞抟在《医学正传》中将虚劳分为"虚损"与"劳极"。清代尤怡在《金匮翼》中将虚劳按病因病机分类，如将五脏受损成劳者称为"心劳""脾劳""肺劳""肾劳"；将"即死之后，又复传易他人者"称为"传尸劳"；将瘀血留置导致劳损者称为"干血劳"；将"因虚生热，因热而转虚"者称为"热劳"；将"风邪淹滞经络，瘀郁而然"者称为"风劳"，又作"肝劳"。李用粹在《证治汇补》中将所思不得，气结于中所致的虚劳病称为"郁劳"，旧血不去，新血不生而成的虚劳病称为"干血劳"。清代吴澄在《不居集》中将因外邪不解，日久成劳者称为"外损"。综上所述，清代医家论虚劳病名大体不出虚劳、虚损、劳瘵等。多数医家认为虚损即虚劳，如张石顽的《张氏医通》、程国彭的《医学心悟》、尤怡的《金医翼》等。也有医家认为虚损是较为轻浅的阶段，而劳病则较深，如《临证指南医案》中指出："久虚不复谓之损，损极不复谓之劳。"

2. 以病症特点分类命名

汉代张仲景在《金匮要略》虚劳篇中将虚、劳合称，作为病名首次提出。仲景对虚劳的脉象、证候及治疗的详尽论述对后世虚劳病的辨证论治产生了深远的影响。仲景笔下的虚劳是以一系列脾肾阳虚证候为主要表现的慢性虚弱性疾病，是劳伤所致的慢性衰弱疾病的总称。张仲景之虚劳是一个有特定范围的"病"，与《内经》《难经》之虚、劳、损（即泛指五脏气血阴阳虚衰的"证"）不同。其后《中藏经》将虚劳称为"劳伤"，《中藏经·劳伤论》中言："劳者，劳于神气；伤者，伤于形容。"劳伤即形神俱伤之意，其虚弱的程度较深，为虚劳之病症特点。晋代葛洪在《肘后备急方》中称之为"虚损""虚劳"，指"因积劳虚损，或大病后不复常"导致"虚损羸瘦不堪劳动"的证候。隋代巢元方在《诸病源候论》中称其为"虚劳诸候"，多从阴阳气血俱虚而论，进一步扩大了虚劳的范围，把许多慢性病的后期阶段都划属于虚劳中。其后唐代孙思邈的《备急千金要方》和王焘的《外台秘要》均以此为宗。宋代陈言在《三因极一病证方论·虚损证治》中云："况妇人产蓐过于大病，虚损尤多，不可不知。"其认为女性产蓐后易患虚劳，并将妇人产后成劳称为"蓐劳"。宋代刘昉在《幼幼新书》中将因胎中受毒而致幼时成劳称"疳劳"。其指出妇人、小儿之虚劳与男子之虚劳不同，对虚劳的辨治有一定的意义。明代医家对虚劳的论述又进一步的发展，提出虚劳是一个渐进的过程，即包括虚损和劳病。如《景岳全书》中言："凡虚损不愈，则日甚成劳矣，有不可不慎也。"清代吴谦的《医宗金鉴·杂病心法要诀》对本病的病名含义作了阐述："虚者，阴阳、气血、荣卫、精神、骨髓、津液不足是也。损者，外而皮、脉、肉、筋、骨，内而肺、心、脾、肝、肾消损是也。成劳者，谓虚损日久，留连不愈，而成五劳、七伤、六极也。"唐容川在《血证论》中有妇人"抱儿痨论"等。

（二）病因病机

虚劳病的发生与外感，先天禀赋，房事不节，情志内伤，饮食不节，劳倦过度，病后失养，失治误治等因素均有关系，各种致病因素终致五脏气血阴阳俱虚。

1. 外感致病

虚劳虽为内伤之病，而其始也，常常因外感不解而变生诸症，后乃至于劳。《诸病源候论·虚劳病诸候上》言"风雨寒暑伤形"，故六气皆可损伤人体元气而致损。其中"风虚劳候"曰："劳伤之人，血气虚弱，其肤腠虚疏，风邪易侵。或游易皮肤，或沉滞藏府，随其所感，而众病生焉。"明代徐春甫在《古今医统大全·痨瘵门》中云："六极者，风寒暑湿，燥火，靡不冒触，极甚而即病之重，而不可救者有矣。或有医之愈，而终为淫气所伤，元气有损，莫之能完复也，致为终身之损者盖多矣。"其明确地指出感受外邪较重，损伤元气，也可导致虚损。《景岳全书》中指出感受外邪致损者，多因感受寒邪误治所致，其曰："盖以外邪初感，不为解散而误作内伤，或用清凉，或用消导，以致寒邪郁伏，久留不散，而为寒热往来，或为潮热咳嗽，其证则全似劳损。若用治损之法以治此证，则滋阴等剂愈以留邪，热蒸既久，非损成损矣。"明代胡慎柔在《慎柔五书·虚损》中言："或伤风失治，或治之不当，亦成此症。或伤寒汗下失宜，久之遂成寒热之症。"《理虚元鉴》中致虚劳的六因之一即"外感之因"，其曰："因外感者，俗语云：伤风不醒结成痨……肺有伏火，则伤于风，火因风动，则痨嗽之症作矣。"感受外邪，初起偏于邪气实，然实不终实，若外邪久留不去，耗损元气，最后也可以形成虚劳。清代吴澄在《不居集》中曰："外损一症，即六淫中之类虚损者也。凡病在人，有不因内伤而受病于外者，则无非外感之症。若缠绵日久，渐及内伤，变成外损……然其中之虚虚实实，不可不察。有外感之后而终变虚劳，亦有虚劳而复兼外感。此二者最易混淆，辨别不明，杀人多矣。此其大义，所当先辨。"　清代江涵暾在《笔花医镜·虚劳论治》中则对外邪不解导致虚劳病做了进一步的阐述，其曰："虚劳之症……而其始大半由于外感，感邪在肺，则作咳嗽，治失其宜，则咳不已。久则伤肺金。金伤不能生水，则肾水日枯，肾火日炽，上灼于肺，再复嗜色欲，受外邪，以竭其水，而虚劳成矣。"所以外邪入里，久踞不去，或变生痰浊、瘀血、水饮、滞气，削弱、消磨正气而致虚劳者，亦不可忽视。

2. 体质因素

人之形有坚缓，气有盛衰，脏腑有强弱，有偏阳虚偏阴虚等，这些复杂多样的体质特征，往往决定罹患虚劳病的病变属性，素体怯弱，形气不充，脏腑不荣，生机不旺之人，易患虚劳。明代龚居中在《红炉点雪》中指出："有禀赋素怯，复劳伤心肾，耗夺精血而致者。"明末医家汪绮石在《理虚元鉴·虚症有六因》中云："因先天者，指受气之初，父母或年已衰老，或乘劳入房，或病后入房，或妊娠失调，或色欲过度，此皆精血不旺，致令所生之子夭弱。"清代徐灵胎在《医学源流·元气存亡论》中强调禀赋在病变过程中起决定作用，其曰："当其受生之时，已有定分焉。"清代顾松园著《顾桂园医镜》也提出"先天不足"是致虚劳之因。《何氏虚劳心传·虚证论》亦云："然有童子亦患此者，则由于先天禀赋之不足，而禀于母气者尤多。"另外，在《素问·阴阳应象大论》中云："年四十，而阴气自半也，起居衰矣。年五十，体重，耳目不聪明矣。年六十，阴痿，气大衰，九窍不利，下虚上实，涕泣俱出矣。"其说明自衰亦是形成虚劳的体质因素。

3. 生活因素

（1）房室不节：古代医家认为房劳过度是引起虚劳的重要因素，房劳过度则精伤，气归精，精化为气，精伤则五脏六腑皆无以受气，房劳过度是导致虚劳的最直接的因素之一。《灵枢·邪气脏腑病形》曰"入房过度则伤肾"，《中藏经》言"色欲过度则伤肾"，汉代张仲景在《金匮要略》中提及"房劳伤"是导致"五劳虚极"的基本原因之一。其后，金元朱丹溪《格致余论》、明代张景岳的《景岳全书·杂证谟·虚损》、清代顾松园的《顾松园医镜》等均有此认识，可见恣情纵欲，耗损真阴，积微成损，积损成衰，乃形成虚劳之常见原因。

（2）情志内伤：《素问·阴阳应象大论》谓"怒伤肝""喜伤心""思伤脾""忧伤肺""恐伤肾"，《医家四要》指出："曲运神机则劳心，尽心谋虑则劳肝，意外过思则劳脾，预事而忧则劳肺，色欲过度则劳肾。"其强调了情志内伤造成脏腑亏损，神气过耗而致虚劳。张仲景《金匮要略》、巢元方《诸病源候论》、张景岳《景岳全书》、顾松园《顾松园医镜》、何炫《何氏虚劳心传》，也均阐述了七情致劳。

（3）饮食不节：暴饮暴食，饥饱失调，偏食嗜饮，或过用伤胃药物，都可以损伤脾胃，日久则脾胃衰弱，气血化源不足，内不能和调于五脏，外不能洒陈于营卫经脉，由虚至损，遂成虚劳。《素问·痹论》曰："饮食自倍，肠胃乃伤。"《素问·五脏生成》在讨论"五味之所伤"时说："是故多食咸，则脉凝泣而变色。多食苦，则皮槁而毛拔。多食辛，则筋急而爪枯。多食酸，则肉胝皱而唇揭。多食甘，则骨痛而发落。"由此看见，偏食会损伤形体脏腑而引起虚劳。张仲景《金匮要略》、戴元礼《证治要诀》、张景岳《景岳全书》、何炫《何氏虚劳心传》也均提出了饮食无节，可以致劳。

（4）劳倦过度：《素问·宣明五气》提到劳倦内伤为虚劳的重要起因之一，其曰："五劳所伤：久视伤血，久卧伤气，久坐伤肉，久立伤骨，久行伤筋。"张仲景归纳劳劳病之病因大致有三，即五劳、六极、七伤。六极指精、气、血、筋、肉、骨的极度劳损，七伤中又有"劳伤"。隋代巢元方在《诸病源候论》所概括的虚劳病因中也分为五劳、六极、七伤，而疲劳则是五劳之一。宋代王贶在《全生指迷方·劳伤》中言："论曰：古书有五劳、六极、七伤，皆由劳伤过度，或五脏六腑互相克贼，一脏偏损，五行逆伏，以致尽绝，皆谓之虚劳也。"其强调若劳倦过度，当一脏偏损乃至五脏精气耗尽都可称为虚劳。宋代张锐在《鸡峰普济方》中曰："所谓虚劳者，因劳役过甚而致虚损，故谓之虚劳。"明代张景岳又言"劳倦不顾者多成劳损"，可见劳倦过度是形成虚劳的重要原因之一。

4. 病后失养

东晋葛洪著《肘后备急方·治虚损羸瘦不堪劳动方》中指出"或大病后不复常"是虚损形成的因素之一，唐代王焘在《外台秘要·伤寒下》中说："其人血气先虚，复为虚邪所中，发汗吐下之后。经络俱损伤，阴阳竭绝，热邪始散，真气尚少，五脏犹虚，谷神未复，无津液以荣养，故虚羸而生病焉。"其指出大病后，人体脏腑经络气血津液亏虚，若不加慎养，虚处受邪，迁延日久则易成虚劳。宋代王充在《博济方·劳证》中言"或大病愈后有失调理"，宋代陈无择在《三因极一病证方论·虚损证治》中说"或大病未复，便合阴阳"，明代戴原礼在《秘传证治要诀及类方·虚损门》中言"或病失调理"，故大病之后，气血俱虚而失于调理，或伤于饮食劳倦，或入房太甚，或复感外邪等，两虚相得，常是导致虚劳的原因。明代汪绮石在《理虚元鉴》中总结致虚劳的六因之一即"痘疹及病后之因"。大病暴疾，邪气太盛，脏气过伤，病后正气虚羸，不易骤复，加之失于调治，每易酿成虚劳。其他的慢性疾病，日久不愈，反复传变，精气不复，或复感外邪，邪气久羁，正气日耗，积虚成损，逐渐发展成虚劳。也可因临产失血过多，气随血耗，导致脏腑损伤而致虚劳；此外产后调护不当，过于劳累，也可致劳损。另外由于外科手术或严重感染，耗伤机体气血，再兼疾病本身内伤脏腑，而表现出以脏腑亏损，气血阴阳不足，虚中夹实的临床证候。

5. 失治误治

《理虚元鉴》中提出"医药之因"是导致虚劳的六因之一。张景岳在《景岳全书·杂证谟·虚损》中也提出："疾病误治及失于调理者，病后多成虚损。"清代顾松园在《顾松园医镜》中提出虚劳病与误治有关，认为凡辛散、苦寒、补中升提、引火归元，用之不当，皆足以动火伤阴，而成虚劳，此说法补充了前人对虚劳病因认识上的不足。失治误治，耗损精气，既延误疾病的治疗，又使阴精和阳气受损难复，从而导致虚劳的发生。此外，误治不仅包括医家对患者治疗用药之误，结合现代医学，还应该包括某些药物的副作用及某些生化检查和放、化疗等对人体正气造成的损伤。

（三）证候分类

历代医家对虚劳证候分类的表述有：①心气虚与心阳虚；②心血虚与心阴虚；③肝气虚与肝阳虚；④肾气虚与肾阳虚；⑤肾阴虚与肾精虚；⑥阴虚阳浮；⑦阳虚奇脉兼病；⑧阴阳并虚；⑨上损及胃；⑩下损及中；⑪脾胃兼虚；⑫胃虚呕泻；⑬阴虚阳浮兼胃阴虚；⑭营虚；⑮劳伤心神；⑯中虚；⑰肾气不纳；⑱气血滞升降阻；⑲肝肾冲任皆虚；⑳劳力伤脾胃；㉑劳力伤经脉；㉒肝劳；㉓心劳；㉔脾劳；㉕肾劳；㉖肺劳；㉗胃阳虚；㉘肺胃阴虚；㉙心脾阴虚；㉚肝肾阴虚；㉛肺气虚；㉜脾气虚；㉝肝血虚。

（四）治疗

早在《内经》时期，医家们就提出了"虚""劳""损"的治疗大法，《素问·三部九候论》云"虚则补之"，《素问·至真要大论》曾载"劳则温之""损者益之"的治法，《素问·阴阳应象大论》云"形不足者，温之以气；精不足者，补之以味"。《难经》提出对虚劳的五脏治法，主张："损其肺者益其气；损其心者调其荣卫；损其脾者，调其饮食，适其寒温；损其肝者，缓其中；损其肾者，益其精。"其可以说是对虚劳治法的重要发展。其后历代医家对虚劳的认识不一，见解分歧，故在学说方面都是各圆其说，治疗方法迥异，但却使虚劳理论的研究渐臻完善。

1. 辨证论治

（1）祛邪：虚劳虽为五脏气血阴阳不足之证，但其中亦往往夹实，很多医家于此多有阐发。如清代江之兰在《医津一筏》中认为气虚者则生痰，其曰："以为气不足而补之，则痰气愈滞，胸膈不利，营卫不通，加之肾元衰耗，厥气上逆，诸病丛生"，又曰："故善治者补益之中不可不兼之伐痰"。清代周学海的《读医随笔》，通过《内经》及临床实践认为："盖劳病乃先因气虚，久之气不能运血，卫阳内陷，津液又为所燔灼，血行不能滑利，而因之瘀痹矣"，又提出"阳虚血必凝"及"阴虚血必凝"等观点，故活血化瘀、通脉生新，是虚劳之治法，不可"只认定一'虚'字"。此外，张子和认为"养生当用食补，治病须用药攻""邪去则正安"，指出汗、吐、下三法务求攻邪为急。明代孙一奎《赤水玄珠》、清代王秉衡《重庆堂随笔》指出：白浊、痿软、遗精等病，多有湿热而致者，未可一概用补。由上述临床经验的总结可见：虚劳之病虽然以脏腑亏损，气血阴阳不足为主要病机，但往往虚中夹实，治虚有何难，虚则补之即可，然治虚之所以难，难就难在有虚必有实，因此，一定要注意"通"法在虚劳治疗中的运用。

（2）温补：温补学派主张以温补法治疗虚劳，且在温补何脏何腑方面有各自的心得阐发。

1）从脾肾论治：此种治疗方法当首推汉代张仲景的《金匮要略》，后世的许多治疗虚劳的处方，大都是在小建中汤、肾气丸等方剂的基础上加减创制而成。仲景在虚劳的治疗上注重甘温扶阳与补益脾肾。分别主以建中汤、肾气丸。宋代许叔微在《普济本世方》及《本事方续集》中对虚损证强调治从脾肾，明代温补派宗师薛立斋治疗内伤杂证，强调以脾胃为本，不效则改用或兼用补肾。这为虚损累及多个脏腑，一方难以求全的复杂证候，提供了新的治疗手段。其他如赵献可"滋化源"的方法及李士材脾肾先后天根本论等，均对虚劳论治有所贡献。值得一提的是，部分医家认为张仲景之虚劳篇将虚劳分为阳虚、阴虚、阴阳两虚三种证型，此说值得商榷。二方之外，虽有酸枣仁汤，但未可称阴虚虚劳的代表方；小建中汤虽然甘温与酸甘合用，可以调和阴阳，但毕竟偏于甘温，辨证当以阴阳两虚偏于阳虚者为宜，因而不可全然称其"阴阳兼调"。在过去很长一段历史时期里，就有部分医家应用小建中汤治疗阴虚内热病，结果不免导致潮热愈增，痰血有加。清代治疗虚劳的大家吴师朗一面赞扬仲景建中、肾气二方"可为万世法"，一面指出"惜其不及阴虚脉数之人"。

2）从脾胃论治：金元时期李东垣著的《脾胃论》认为"劳伤脾气，清气下陷"，指出"真气又名元气，乃先身生之精气也，非胃不能滋之"，主张"内伤脾胃，百病由生"，创建了"补土派"。金代刘完素的《宣明论方》《素问病机气宜保命集》，以《难经》为宗，认为"上下传变，不过脾胃，五脏条分，各有主张"。明代孙一奎在《赤水玄珠·虚怯虚损劳门总录》中言：

"治虚损之症,吃紧处工夫只在保护脾胃为上",又言:"脾胃健顺,运纳水谷,虽有虚劳,复之亦速。脾胃苟虚,若不先补益,而便用本脏之药,则脾不能纳化,滞而不行,用力多而成功少也。故治虚劳者,须先健顺脾胃,然后徐用本脏补药"。清代薛生白在《扫叶庄医案》中有"久病务以饮食为先""用药全以胃气为主"等见解,均认为治疗虚劳当以脾胃为要。《慎斋遗书·虚损》从脾胃在虚劳病机传变中的关键作用角度阐述了补益脾胃的重要性,其曰:"凡由上损下、由下损上,最要一关,皆在脾胃。脾胃一伤,便不可救。脾胃不伤,虽百病杂出,不过阴火为患。故杂症不必顾,久近不必论,生死吉凶只视脾胃二经也。"清代吴谦在《医宗金鉴·虚劳治法》中更加精辟地概括了虚劳的治法,其曰:"后天之治本血气,先天之治法阴阳,肾肝心肺治在后,脾损之法同内伤。"以上所述为从脾胃治疗虚劳证奠定了理论基础。

3)从肾论治:唐宋时期,严用和在《济生方·五脏门》中,有五脏六腑虚实论治,对五脏六腑虚证论治颇为丰富,并提出了"补脾不如补肾"的治疗原则。张景岳在《类经·五实五虚死》中对虚劳病补肾之法的阐述犹为精当,其曰:"故治虚之要,凡阴虚多热者,最嫌辛燥,恐助阳邪也;尤忌苦寒,恐伐生阳也;惟喜纯甘壮水之剂,补阴以配阳,则刚为柔制,虚火自降,而阳归乎阴矣。阳虚多寒者,最嫌凉润,恐助阴邪也;尤忌辛散,恐伤阴气也;只宜甘温益火之品,补阳以配阴,则柔得其主,沉寒自敛,而阴从乎阳矣",又曰:"但当培其不足,不可伐其有余",其中纯甘壮水、甘温益火之法即指补肾法。李中梓在《病机沙篆·虚劳》中指出虚劳病的治疗当求其本,其曰:"然血之源头在乎肾,盖水为天一之元,而人资之以为始者也。"

4)从心肾论治:明代张景岳强调肾与命门的真阴真阳、水火、精气在维持人体生命上的重要作用,提出"阳常不足,阴本无余"的精辟见解。在《景岳全书·杂证谟·虚损》中云:"凡虚损之由……无非酒色、劳倦、七情、饮食所致。故或先伤其气,气伤必及于精;或先伤其精,精伤必及于气",又曰:"凡劳伤虚损,五脏各有所主,而唯心脏最多"。《秘传证治要诀及类方·虚损门》强调:"治劳之法,当以调心补肾为先。"因为肾藏精,精损而后虚劳成,心火旺则下耗肾精,故当以调补心肾为先。在虚损累及多个脏腑、证候复杂、一方难以求全的情况下,强调心肾在虚劳论治中的地位,补充了前人之不足。

5)从肝论治:清代对虚劳的治法又有进一步的补充,王旭高在《西溪书屋夜话录》中变"肝无虚证"之说,提出补肝阴、补肝阳、补肝血、补肝气之法,使从五脏论治虚劳的方法趋于完善。

(3)养阴:元代朱震亨在《格致余论》中,倡"阳有余阴不足"论,重视摄养精血,他擅用滋阴降火及泻火保阴之法,在《丹溪心法·火》中云:"阴虚火动难治。火郁当发,看何经。轻者可降,重者则从其性而升之,实火可泻,黄连解毒之类,虚火可补……有补阴即火自降,炒黄柏、生地黄之类……阴虚证本难治,用四物汤加黄柏降火补阴;龟板补阴,乃阴中之至阴也。"此后,明代缪仲淳对脾阴不足有较深刻的认识,其云:"世人徒知香燥温补为治脾虚之法,而不知甘寒滋润益阴之有益于脾也。"清代顾松园在《顾松园医镜》中指出:"虚劳一症,世之偏于阴虚者,比比皆是。"清代名医叶天士亦有"养胃阴"之说。

值得一提的是张介宾、高鼓峰等温补派学家对养阴亦颇为重视,尤其是张氏《真阴论》,不仅纠正了他早年所作《大宝论》立论的偏颇,而且是中医学术发展史上一篇极有价值的文献。

除上述治法外,亦有医家认为虚劳病情复杂,不可拘泥于一法,而当以辨证施治为主。如明代孙一奎在《赤水玄珠》中指出"执方则泥"。明代汪绮石在《理虚元鉴》中指出:"若执东垣以治者,未免以燥剂补土,有拂于清肃之肺金……若执丹溪以治者,全以苦寒降火,有碍于中州之土化。"其指出临证时不可拘泥于一家之言，其亦曰："治虚有三本，肺脾肾是也。肺为五脏之天，脾为百骸之母，肾为性命之根。治肺治脾治肾，治虚之道毕矣"；其在治疗上还提出"阴虚之主者统于肺，阳虚之主者统于脾"，并且重视预防，承《内经》"治未病"思想，认为"虚劳当治其未成"，并提出 "知节、知防、二护、二候、二守"的预防方法。

清代吴澄在《不居集》中沿袭古人论治虚劳的有效方法，在其基础上创立外损病的治法，即"解托"和"补托"二法，并附自用得效方 13 首，以分治外损诸病。此外，他特别指出治虚劳病当以保护脾胃为主，因此，又新定了"补脾阴"一法，亦附 9 首自制得效方于其后。

2. 其他疗法

（1）针灸治疗：针灸法治疗虚劳，在古代的文献中亦有颇多的记载。晋代皇甫谧在《针灸甲乙经》中曰："男子精不足，太冲主之"，又曰："内伤唾血不足，外无膏泽，刺地五会"。《千金方》应用灸法治疗虚劳，如《备急千金要方》曰："虚劳吐血，灸胃管二百壮。亦主劳呕逆吐血，少食多饱，多唾百病"，又曰："虚劳尿精，灸第七椎两傍各三十壮"。宋代王执中在《针灸资生经》中云："肾俞治虚劳羸瘦，肾虚水脏久冷，小便浊，出精，阴中疼，五劳七伤，虚惫，足冷如冰，身肿如水。"明代徐凤在《针灸大全》中曰："老人虚损，手足转筋，不能举动。承山二穴，阳陵泉二穴，临泣二穴，太冲二穴，尺泽二穴，合谷二穴。"明代杨渊洲《针灸大成》、清代叶广干《采艾编》中亦有用针灸方法治疗虚劳的相关论述。清代廖润鸿在《勉学堂针灸集成》中曰："虚劳羸瘦，耳聋，尿血，小便浊，或出精，阴中痛，足寒如冰，昆仑、肾俞年壮，照海、绝骨。"清代徐宝谦在《灸法心传》中又载有治疗虚劳的皇帝灸法及窦材灸法等。

（2）药膳食疗：唐代孙思邈在《千金方》中记载了诸多治疗虚劳的食疗药膳方，方中多应用血肉有情之品，如羊肉、羊骨、虎骨、动物内脏（鸡肝、羊肝、羊肾、猪肾）、鹿茸、鹿角胶、蚕蛾、白马茎、牛乳、酥酪、牛髓等。其后《外台秘要》《太平圣惠方》《圣济总录》《医学发明》《饮膳正要》等均有关于虚劳的食疗的记载。后世著作进一步完善，如明代韩懋在《韩氏医通》中多用牛、犬、鹿等动物药治疗虚劳。清代叶天士，除宗《千金方》用羊肾、猪羊牛髓、鹿茸外，更广泛地应用紫河车、猪脊筋、人乳、海参、淡菜、阿胶、龟胶、鹿角胶、黄鳝等药。其后医家在遵前人应用饮食治疗的经验基础上又有各自的发挥和临床体会，如《慎斋遗书》《万病回春》《济人宝笈》《顾松园医镜》等。

（3）外治法：虚劳病虽属内科疾病，但人体是一个有机整体，可以因内而至外病，亦可采用外治法对内科疾病进行治疗。宋代《太平圣惠方》便载有关于治疗虚劳导致阴肿和虚劳日久阴湿生疮的外治方法。明代方贤在《奇效良方》中亦记载一法，以治疗劳嗽壅滞，其将焚香透膈散安放在香炉上，经焚着后开口吸烟。清代诸多著作，如《惠直堂经验方》《串雅外编》《良方集腋》《理瀹骈文》《外治寿世方》等均有关于虚劳外治法的记载。

（4）导引法：隋代巢元方在《诸病源候论》中云："两足跟相对，坐上，两足指向外扒；两膝头拄席，两向外扒使急；始长舒两手，两向取势，一一皆急三七。去五劳、腰脊膝疼，伤冷脾痹。"其后明代龚廷贤《鲁府禁方》、清代魏之琇《续名医类案》等均有运用养生导引之法治疗虚劳的记载。

（5）预防与调摄：虚劳的调理与防护的重要性不亚于药物治疗，《中藏经·劳伤论》提出预防调护在虚劳病治疗中的重要性，其曰："故《调神气论》曰：调神气，戒酒色，节起居，少思虑，薄滋味者，长生之大端也。"明代汪绮石在《理虚元鉴·虚症有六因》中曰："盖七情不损，则五痨不成。"其指出情志调养在虚劳病防护中的重要性。清代罗国纲在《罗氏会约医镜·治法精要》中云："凡一切损身者戒之，益身者遵之，早为培补，后天人功，可以挽回造化。"顾靖远在《顾松园医镜·虚劳》中曰："虚劳之因，因于酒色者最多，其因于忧愁思虑，抑郁多怒者，复亦不少……谓非针药之可治，必须消遣情怀，随遇皆安，然后疗治，庶能愈病。"以上均强调预防调摄在虚劳病治疗中的重要性。

虚劳病不同于虚证，其发病缓，脏损重，治疗难。然世人不明其理，嗜好烟酒，放纵情欲，滋味不绝，聚毒攻身，如不及时纠正此等不良生活习惯，则可内伤阴血，外伤肌肤，促使虚劳病起或反复难已。如善于调护，修心养性，省思虑，以精气生神，而神能统驭精气，宁神则气清，气清则能摄精，精足神宁，则心肾相交，水火既济而无偏胜之害，虚劳之疾则无由生。总之，避风寒、适寒温、调饮食、戒烟酒、慎起居、远房事、舒情志、少烦忧是虚劳患者需要注意的调护方法。

此外，历代医家治疗虚劳病多强调须坚持长期服药，如明代戴原礼在《秘传证治要诀及类方·虚损门》中指出："惟当温养滋补，以久取效。"明代汪绮石在《理虚元鉴·二守》中亦言："二守者，一服药，二摄养。二者所宜守之久而勿失也……至于再发，则真阴大损，便须三年为期。"清代董西园在《医级·虚损劳瘵》中言："而欲是症脱然痊愈，要非经年累月，未可漫许也。"盖因虚劳病脏腑精气的亏损通常是长期消耗所致，非一时补益气血所能治，所以虚劳病的治疗，应本着未病先防、有病早治及坚持长期用药的原则。

（周雪明　姜德友）

百合病源流考

百合病作为病名首载于《金匮要略》，并独立成篇，具有完整的辨证论治理论。因该病病情复杂，历代医家见解各有不同，遂本书整理历代医家对于百合病的病名、病因病机、证候分类及治疗的见解，兹述如下：

（一）病名

"百合病"之名，自东汉张仲景之后历经数千年而沿用至今。然而不同时期的不同医家对于百合病的认识有所不同，虽然多以"百合"名之，但仍有众多医家提出不同的命名之法，遂分析各代所见百合病的病名，并将其归纳为以下 3 种。

1. 以病因病机分类命名

张仲景认为人体百脉同出一源，心为总枢，与肺关系密切。心主血脉，肺主治节而朝百脉，故心肺正常，则气血调和而百脉皆得其养。若心肺阴虚内热，则百脉俱受其累，症状百出，故《金匮要略》曰："百合病者，百脉一宗，悉致其病也。"隋代巢元方在此基础上对百合病含义做出不分经络，百脉一宗皆病之解释，如《诸病源候论》曰："百合病者，谓无经络，百脉一宗，悉致其病也。"后至《备急千金要方》《太平圣惠方》对百合病的论述多继承此说。清代沈金鳌在《伤寒论纲目》中记载："曰百合病，谓周身百脉皆病。然皆有所宗而主之，以致各病。"此外清代孙德润在《医学汇海》中曰："凡伤寒愈后，过劳心神，或过劳筋力，以致病证复发，身热口渴，烦闷少神，错语昏沉，小便赤色，故名劳复证。又名百合。"其认为百合病就是劳复。日本学者饭田鼎认为该病是因房劳过度，身体亏虚而发，其《金匮要略方证考论》言百合为"房事过度之谓"。由此可知，以百合名之，是"取其因以名其病"。

2. 以药物命名

纵观仲景《金匮要略》主治本病的七首方剂中，有六首以百合为主药，故病名之百合与药名之百合存在着必然联系。故清代注家则更倾向于认为百合病的命名来源于百合之药名，如魏荔彤根据中医类比名病法的原则指出："百合病用百合，盖古有百合病之名，即因百合一味而瘳此疾，因得名也。"百合一药可疗此疾而以之命名，并以取类比象法加以解释。又如高学山在《高注金匮要略》中曰："以百不合之病，而合之以百合，以药名病，犹云柴胡症、桂枝症之义，故曰百合病也。"其指出百合病是以药命名，犹如一般柴胡症、桂枝症。而后的日本医家丹波元简在《金匮玉函要略辑义》一书中指出："后世有病名河白者，以河白草治之（出《证治大还》），即与此同义。"以示佐证。

3. 以病症特点分类命名

百合病症状纷繁复杂，故一些医家认为百合病之名由此而来。《素问》中有关于"解㑊"的记载，"解"指的是肌肉解散，"㑊"的表现为筋不束骨。元代王好古根据百合病的症状表现在《医垒元戎》一书中提出百合病是与"解㑊"相类似的疾病。明代医家陶节庵在《伤寒六书》中言："百合者，百脉一宗，举皆受病，所谓无复经络传次也。"其指出了百合病的症状复杂。清代吴谦在《医宗金鉴·伤寒心法要诀》中也有所记载，曰："百合病者……不分经络百脉，悉合为一病也。"

以上三种学说虽各有道理，但也各有偏颇。仲景在开篇明释百合病的病机，下述一系列百合病证，皆源于临床实践，为百合病之总纲。明确指出本病症状繁多。

（二）病因病机

百合病因何而起，历代医家论述颇丰，故概括其病因病机特点，可分为以下几点：

1. 伏邪于内，诱发温病

明清时期，随着温病学派的兴盛，很多医家又将百合病纳入温病范围内。如清代王孟英在《温热经纬》中曰："百合病者皆缘时疫新愈"，又曰："凡温暑湿热诸病后皆有之"。在温病学派中尚有百合病伏邪之说，如清代蒋问斋依据《金匮要略·百合狐惑阴阳毒》一篇中的原文："或病四、五日而出，或病二十日或一月微见者。"在其《医略十三篇·伏邪篇》中提出："《金匮要略》百合病必待日数足而后解，亦伏邪之类。"其丰富了对百合病病因病机的认识。清代刘宝诒在《温热逢源》中也持此种观点："张景岳以温疫本即伤寒，多发于春夏，必待日数足，然后得汗而解。此与《金匮》百合病之义同，皆有内伏之邪故也。"

2. 热邪留连，侵扰经络

针对百合病表现出来的热象，许多医家亦认为是由热邪留连，侵扰经络所致。清代张璐在

《张氏医通》中载曰："所谓百脉一宗，言周身之血，尽归于心主也。心主血脉，又主火，若火淫则热蓄不散，流于血脉，故百脉一宗，悉致其病也……又上热则为口苦，下热则为便赤，亦阳火烁阴之患也。"其认为百合病以邪热扰动为主要病因病机。清代尤怡在《金匮要略心典》中论百合病道："热邪散漫，未统于经，其气游走无定，故其病亦去来无定。而病之所以为热者，则征于脉，见于口与便，有不可掩然者矣。夫膀胱者，太阳之府，其脉上至巅顶，而外行皮肤。溺时头痛者，太阳乍虚，而热气乘之也。"吴谦在《医宗金鉴·订正仲景全书金匮要略注》中，提出百合病可以由"伤寒大病之后，余热未解，百脉未和"所致。清代杨栗山于《伤寒瘟疫条辨》中亦言道："《绪论》曰：百合病，即痿证之暴者。以肺热叶焦，气化不行，以致小便不利。又肺为百脉之总司，故通身经络废弛，百脉一宗，举身皆病，宜百合地黄汤。盖取百合之清肃肺气以利水道，则周身之阳火自化耳。按：此亦伤寒温病之后证也。"清代唐宗海在《中西汇通医经精义》论病机十九条"诸禁鼓栗，如丧神守"一条曰："如丧神守，谓谵语百合病，恍惚不安之类，盖热极反寒之象，火扰心神之征。"

3. 伤寒后期，体虚失养

诸多医家认为外感伤寒后，体虚失摄，是百合病发病的重要病因之一。《华佗神方》中论百合病之病因道："皆因伤寒虚劳，大病之后，不平复变成斯病也。"巢元方在《诸病源候论》中有言："百合病者……多因伤寒虚劳，大病之后不平复，变成斯疾也。"其后，唐代孙思邈《备急千金要方》，宋代《太平圣惠方》，朱肱《类证活人书》等皆遵此说。《伤寒六书》亦言："百合者，百脉一宗，举皆受病，所谓无复经络传次也。大病虚劳之后，脏腑不平，变成此证。"明代《普济方》在"伤寒百合"之论中言道："此皆由伤寒及虚劳大病后，脏腑俱虚，荣卫耗弱，不能平复，变成斯疾也。"清代吴谦在《医宗金鉴·伤寒心法要诀》中言："百合病者，谓伤寒过期，留连不解……悉合为一病也。"孙德润在《医学汇海》中指出："凡伤寒愈后过劳心神或过劳筋力，以致病症复发，身热口渴，烦闷少神，错语昏沉，尿赤色，故名劳复。又名百合。"以上皆认为百合病乃是伤寒后体虚劳神劳力所致。

4. 邪气传变，三焦不利

孙思邈在《备急千金要方》中以三焦解释病机："其状恶寒而呕者，病在上焦也，二十三日当愈；其状腹满微喘，大便坚，三四日一大便，时复小溏者，病在中焦也，六十三日当愈。其状小便淋漓难者，病在下焦也，三十三日当愈。"明代孙一奎在《赤水玄珠》中言："若恶寒呕者，病在上焦……若腹满微喘大便坚，三、四日一行，微溏者，病在中焦……若小便淋沥难者，病在下焦。"清代黄元御的《金匮悬解》在外感杂病篇中言道："百合病者，伤寒之后，邪气传变，百脉一宗，悉致其病。百脉者，六气攸分，五行不一，而百脉一宗，则殊途同归，悉致其病，则百端俱集……溺时头痛者，水降而气升也。气水一原，在上则为气，是谓上焦如雾，在下则为水，是谓下焦如渎，在中气水之交，是谓中焦如沤。"

5. 气血失和，宗气涣散

关于百合病百脉一宗的解读颇多，但总不离心肺，心主血，肺主气，因而一些医家认为百合病乃气血失和，宗气涣散之病，正如《高注金匮要略》所载："百脉者，百骸之血脉也，就上中下三焦而言；一宗者，一身之宗气，就心肺间之夹空而言。然气主乎血，血抱乎气，尝有夫妇唱随，君臣令供之妙。若阴血一伤，则其气自为涣散，而气血失合一之用，故悉致其病也……

百合病为宗气涣散之症，气散则阴液与之俱散。"

6. 神志受惊，魂魄不安

唐宗海在《中西汇通医经精义》中提出百合病由魂魄不安所致，其言道："人身血肉块然，阴之质也，有是质即，有宰是质者秉阴精之至灵，此之谓魄。肝主血，本阴也，而藏阳魂；肺主气，本阳也，而藏阴魄，阴生于阳也，实指其物，即肺中清华润泽之气。西医所谓肺中只有膜沫是也，惟其有此沫，则散为膏液，降为精血，阴质由是而成矣，魂主动，而魄主静，百合病恍惚不宁，魄受扰也，魇魅中恶，魄气所掩也，人死为鬼，魄气所变也，凡魂魄皆无形有象，变化莫测，西医剖割而不见，遂置弗道，夫谈医而不及魂魄，安知生死之说哉。"其后清代叶霖在《难经正义》中继承此论，载曰："百合病恍惚不宁，魄受扰也，魇魅中恶，魄气掩也。"

7. 伤于情志，气机不利

在百合病的相关论著之中，不乏以气机不利为病机者，许多医家提出情志所伤为其病因。明代赵以德在《金匮方论衍义》中指出，百合病"或因情志不遂，或因离绝菀结，或因忧惶煎迫"所致。张璐在《张氏医通》中记载了他给内翰孟瑞士尊堂太夫人诊病的医案，认为夫人之病为百合病，言其病因病机道："此本平时思虑伤脾。脾阴受困。而厥阳之火。尽归于心。扰其百脉致病。"吴谦在《医宗金鉴·订正仲景全书金匮要略注》中，依据《金匮要略·百合狐惑阴阳毒》篇"其证或未病而预见"之载，提出百合病除伤寒之后余热未清之外，亦可以由"或平素多思不断，情志不遂、或偶触惊疑，卒临景遇"，致使"形神俱病"，出现百合病的各种症状表现，明确提出情志不遂是发生百合病的重要病因。清代唐大烈编撰之《吴医汇讲》中有关于百合病的论述道："夫'百脉一宗，悉致其病'，乃本乎心神涣散也。心主脉，故心病而脉为之皆病矣。惟其心神涣散，故下文常默默，不能食，不能卧，不能行数句，无可奈何之态，皆所以形容百脉悉病之语……赵以德《衍义》云：'病多从心主，或因情欲不随，或因离绝菀结，或忧惶煎迫，致二火郁之所成'，最为切当。"其指出百合病与精神情志之间的关系。

8. 失治误治，变生诸症

百合病之证候表现复杂，张仲景于《金匮要略》中亦载有百合病变证的症状及治疗，后世医家由此发挥，认为百合病可以由他病失治误治而来。元代吴绶在《伤寒蕴要全书》中论百合病道："大抵伤寒汗、吐、下之后，元气虚劳，多变此证。"明代徐春甫在《古今医统大全》中载有："百脉一宗，举身皆受病，无经络之状……但因病中失调，余证在阴则攻阳，反下之；在阳则攻阴，反汗之，此为逆，各不得解，故成百病。"清代叶天士在《叶氏医效秘传》中亦言道："伤寒病后，失于调理，余邪未尽，阴阳错攻，当汗反下，当下反汗，以致为逆，邪不能解，故为百脉一宗，举皆受病，无复经络传次。"清代朱光被在《金匮要略正义》中更明确指出："此病多由误治所致也，误汗则伤上焦，误下则伤下焦，误吐则伤中焦。"其认为误治之后，可以变生百合病。

9. 房劳所伤，虚损致病

饭田鼎在《金匮要略方证考论》中说："《肘后方》以生地黄疗男妇虚损，《神农经》地黄条曰：'治伤中，今配以百合以生地黄，其因可知'，按百合，乃房事过度之谓，取其因以名其病，与其药名百合者，偶然耳。"其认为百合病乃房劳过度所致，百合二字非药物百合之名，乃房劳过度之谓，并从药物地黄的功效来阐述百合病的病因。

10. 先天遗毒，后天发病

日本医者宇津木昆台认为，除外邪外，百合病乃病之因。所谓"百脉一宗"，即数百种病症之根本只有一个，所记载的症状全都源于同一病因，即患者体内存在先天性"遗毒"，因"毒块的融合转变，才呈现出各种各样的病症"。

（三）证候分类

历代医家对百合病证候分类的表述有：①心肺阴虚；②肝肾亏虚；③阴虚内热；④神气涣散；⑤木郁克土；⑥热邪流经。

（四）治疗

张仲景于《金匮要略》中提出："百合病，见于阴者，以阳法救之；见于阳者，以阴法救之。"其为百合病的治疗纲领，并立百合为治疗百合病之主药，创立一系列方剂治疗百合病，以及失治误治、病情迁延不愈的百合病变证。又因《金匮要略》中言百合病之病机乃为"百脉一宗，悉致其病"，后世医家各揣仲景之意，结合临床实践观察，总结出一系列治疗百合病的方法，现将其分别论述如下：

1. 辨证论治

（1）从肺论治：一些医家认为百合病之百脉一宗，实在言肺，此种论点主要理论依据来源于《素问·经脉别论》中所言"肺朝百脉"之说，故认为百合病之病位在肺脏。张璐在《伤寒绪论》中亦言肺为百合病辨证论治的关键。其曰："百合病，即痿证之暴者。以肺热叶焦，气化不行，致小便不利。又肺为百脉之总司，故通身经脉废弛，所以百脉一宗，举身皆病，无复经络传次，皆由大病虚劳之后，脏腑不调所致……百合地黄汤随证加减。盖取百合之清肃肺气以利水道，则周身之热自化耳。"由清代王子接所著，其门人校对的《绛雪园古方选注》中亦言："通章言百合病，百脉一宗，不但主于营卫，而手足六经悉能致其病，汗吐下皆非所宜。本文云'百脉一宗'，明言病归于肺，君以百合，甘凉清肺，即可疗此疾……再佐以各经清解络热之药，治其病所从来……救肺即所以救膀胱，是阳病救阴之法也……救膀胱之阳，即所以救肺之阳，是阴病救阳之法也。"其明言救肺在治疗百合病中之重要地位。沈金鳌在《伤寒论纲目》中引徐彬之语曰：一宗于肺而为病乎。百合者。补肺药也，用以主治百合病，则仲景因肺为治之意晓然。'"黄元御在《金匮悬解》中明确提出治疗百合病之关键在于调肺，其曰："百合之病，即其溺时头痛观之，是病在气分也。主气者肺，肺朝百脉，百脉之气，受之于肺，一呼则百脉皆升，一吸则百脉皆降，呼吸出入，百脉关通，是以肺病则百脉皆病。肺气清明，则神思灵爽，甘寝饱食，肺气不清，则郁闷懊憹，眠食损废矣。是宜清肺，肺气清和，百脉自调。"王孟英在《温热经纬》中也认为百脉宗肺，以肺论治，其曰："治不能补泻温凉，惟以清气为主。气归于肺，而肺朝百脉，一宗者，统宗于一，即悉致其病之谓也。"唐容川之《血证论》也持此观点："肺主百脉，肺魄不宁，故病如此……凡是恍惚不宁，皆百合病之类，总宜清金定魄为主，清燥救肺汤加百合、茯神、琥珀、滑石、生地、金箔治之，地魄汤亦治之。或琼玉膏加龙骨、羚羊角、百合，或人参清肺汤加百合、滑石。"

（2）从心论治：也有医家认为百脉一宗之"一宗"是指心脏而言，《灵枢·邪客》言："心者，五脏六腑之大主也，精神之所舍也。"《内经》又以心为"君主之官"，为"五脏六腑之大主"，是全身之尊，是"生之本，神之处"。在生理上，心"主明则下安"；在病理上，心"主不明则十二宫危"；在病因上，凡"是情志之伤，虽五脏各有所属，然求其所由，则无不从心而发"。又结合百合病所表现出的神志异常之症状，主张从心论治，调摄神志。赵以德在《金匮方论衍义》中认为与心、血有关，其曰："盖脉者血之府……盖尽归于手心主也。而手心主，主血主脉……若火淫则热，热蓄不散则积，积则毒生而伤其血，热毒之血流于脉，本因母气之淫邪，是故百脉一宗，悉致其病也。"清代周杨俊补注之《金匮玉函经二注》中亦言道："又何其一宗而悉致病耶，盖尽归于手心主也，手心主者，主血主脉，而心又为火之主。心君也，君不用事而手心主代之，由是手心主得端行一身阴血之生化，因号之为母气，百脉皆宗之。"《张氏医通》中明言："所谓百脉一宗言周身之血，尽归于心主也，心主血脉，又主火，若火淫则热蓄不散，流于血脉，故百脉一宗，悉致其病也。人身气阳而血阴。若气盛则热，气衰则寒，今病在血，不干于气……其治法咸用百合为君，以安心补神，能去血中之热……百合病皆持两端，不表不里，为其热行血脉之中，非如伤寒可行汗下等法。"《吴医汇讲》在"百合病赘言"中记载道："夫'百脉一宗，悉致其病'，乃本乎心神涣散也。心主脉，故心病而脉为之皆病矣。惟其心神涣散，故下文常默默，不能食，不能卧，不能行数句，无可奈何之态，皆所以形容百脉悉病之语……昔张路玉治孟端士太夫人此病，用生脉散加百合、茯神、龙齿，稍兼黄连而病愈，盖以百合摄神之法而推展之……第安神之药不一，而专取乎百合者，因其形象心，瓣瓣合抱，取其凝合涣散之心神，由是而百脉皆利矣。"

（3）从心肺论治：由于百合病之证候表现与心肺二脏关系密切，而百合一药，既可润肺，又能清心，地黄汁不独清心养营，且有滋养肾阴，补肾水以制心火之用，因而不少医家主张心肺同治。明代李中梓在《伤寒括要》中论及百合病之治时言道："夫百合之性以宁心润肺，补中祛邪为功者也。且观其佐使诸药，皆属清凉之品，乃知百合病者，本于君主不宁，因而熏灼相传。百合为之调剂于其间，则炎者息而燥者润。君臣道合，而百脉交和。"清代王泰林在《退思集类方歌注》中认为"百合病为心肺郁热所致无疑矣"，并论治百合病之君药为百合，其曰："百合色白入肺，其形象心，性味甘寒，能清热生津，入心、肺二经"，并注解百合地黄汤曰："百合清肺经气分之热，地黄清心经营分之热；地之泉水，犹人之血脉，甘寒清冽，能沁心肺经脉之热邪……诸脉皆属于心，而大会于肺。热邪散漫，百脉悉致其病，故百脉不可治，而可治其心肺。且心主营而肺主卫，营行脉中，卫行脉外，一理贯通，故余以百合病指心营肺卫为解……李士材云：'行止坐卧不定，谓之百合病，仲景以百合治之，是亦清心安神之效欤。'"，由此可见其从心肺论治百合病之意。

（4）从三焦论治：孙思邈在《备急千金要方》中以三焦解释百合病之病机，王怀隐基于这种认识，在《太平圣惠方》中提出了九首方剂，如百合紫菀汤、厚朴散、百合前胡汤、半夏散、柴胡散、熟地黄散、紫菀饮等。《高注金匮要略》更言："百合病不经吐下发汗者，犹言不因吐下发汗而成百合病也，病形如初，具首节全症之谓……则其人之上中下三焦，阴液皆虚，阳气以无偶而参错故也。生地黄体直味重，气厚液全，通补三焦十二经之血脉，用汁一升，以为之主，而令完神聚气之百合为佐，是补百脉，而通其气，以辅一宗也。"

2. 百合病变证的治疗

《金匮要略》中针对百合病误治后及变证皆给出了治疗措施，汗后予百合知母汤，吐后予百合鸡子黄汤，下后予滑石代赭汤。百合病不解而变渴证者，予百合洗方，并嘱"勿以盐豉"，而"渴不差者"，则予瓜蒌牡蛎散以治之，对"百合病，变发热者"，则予百合滑石散治之，后世医家多遵此法。唐代王焘在《外台秘要》当中即载有："又百合病变腹中满痛者方。但服百合根，随多少熬令色黄，末之，饮调方寸匕，日三服。满消痛止。"《伤寒论纲目》中载有徐彬对于百合诸方之注解道："而现症无一是肺，则知病虽不在肺，而肺之治节实不行矣，故以百合辅肺之正气，以合于他脏，而理其滞者为主。其在汗后者，汗过伤阳，阳虚热郁，不可攻补，故用百合同知母以养阴，泉水以清热，而阳邪自化。其在下后者，下多伤阴，虚邪在阴，阴虚火逆，攻补无益，故以百合同滑石、代赭以通阳气，而阴气自调。其在吐后者，吐伤元气，而阴精不上奉，故用百合同鸡子以滋元阴，以行肺气，则气血调而阴阳自平。"

《高注金匮要略》对于百合病诸证之"见于阴者，以阳法救之；见于阳者，以阴法救之"的治则给出了十分明确的释义："见于阴，谓百合病之成于下后者。盖下后则真阴损伤，而真阳涣散。阳法救之，即滑石代赭，及百合洗方之类。其意在敛气归宗，故曰'阳法'也。见于阳，谓百合病之成于汗吐后者，盖汗吐后，则阳液损伤，而阴气涣散，以阴法救之，即百合知母及瓜蒌牡蛎之类，其意在添精润脉，故曰'阴法'也。反此则逆。"诚如《医宗金鉴》所言："百合一病，难分阴阳表里，故以百合等汤主之。若病见于阴者，以温养阳之法救之；见于阳者，以凉养阴之法救之。"百合病因其症状之繁杂，无论从何脏腑论治，于治疗中都当以"随证治之"为纲。

综上所述，百合病或由外感热病后期余邪未尽，余热内扰，复由阴血不足，心神失养所致；或由七情内伤，五志化火，灼伤心阴，神不守舍等引起。另外，百合病日久，亦可阴虚及阳，或误用、过用苦寒之品，出现阳虚见证。所以，在临床治疗百合病时，必须辨证求因，审因论治。

（潘　昊　李国庆）

狐惑病源流考

狐惑病首载于东汉张仲景《金匮要略》中，载 4 条经文，其论述简略，自被人们认识以来，本病即作为一种疑难怪病为后世医家所关注，尤其对狐惑病的病名颇有争议，其病因病机错杂，临床表现纷繁。本书从病名、病因病机、证候分类及治疗四方面入手，研究整理历代医家所著重要医籍，追溯其历史沿革，探究其学术脉络。

（一）病名

从古至今，历代医家对狐惑病病名的理解不尽相同，由此主要产生了以"狐惑""狐蜮"为代表的病名之辨。分析其字形可推知，惑下从心，反映一种心理及精神状态；蜮左为虫，乃虫物之属。与张仲景年代较为接近的一些著作，如《脉经》《千金方》《外台秘要》等均以"狐惑"命名，至元代赵以德《金匮方论衍义》中提出："狐惑病，为虫蚀上下也。"其后诸多注家由此演绎而变为"虫病"。考究狐惑病的历史称谓，据其命名特点分类整理如下：

1. 以病因病机分类命名

《说文解字》曰："短狐也。似鼈，三足，以气射害人。从虫或声。"其指古代一种能含沙射人的动物，又指一种食禾苗的害虫。清代段玉裁在《说文解字注》中云："（蜮）短弧也。弧各本作狐。今正，毛公、班固、张揖、陆玑、杜预、范甯皆曰短弧。今惟五行志、左传释文作弧。不误矣。小雅，为鬼为蜮。"段氏指出古人所述"蜮"所指的"短狐"应为"短弧"，而今所述之"狐蜮"二字为命名，一示狐蜮同性，行踪幽隐不定，表明本病发病部位幽隐，患处蚀烂不定。二示使人暗中受伤，起病隐匿，且病损部位糜烂，有如虫蚀。而"狐惑"二字，惑下主心，可解释为狐疑惑乱由心而起，表明该病病因当与情志因素有关。综观上述，狐惑病的命名可因其病因之不同被概括为一者虫生为"狐蜮"，二者心病为"狐惑"。

值得一提的是，清代吴谦在《医宗金鉴》中云："狐惑，牙疳、下疳等疮之古名也，近时惟以疳呼之。下疳即狐也，蚀烂肛阴；牙疳即惑也，蚀咽腐龈，脱牙穿腮破唇。"将"牙疳""下疳"与狐惑相混淆，二者并非一种疾病。

另有医家张纲认为，古代有"此恙虫之病，古初名狐惑，而继名溪毒，而继名沙虱"的记载，故可将狐惑、溪毒、沙虱（恙虫）视为一病。

2. 以病症特点分类命名

关于狐惑病病症的描述，《灵枢·大惑论》云："故神精乱而不转，卒然见非常处，精神魂魄，散不相得，故曰惑也。"发为神志错乱之象，故曰为惑。《金匮要略》中有"狐惑之为病"之论述，首次提出"狐惑"之病名，同时指出其临床表现，其曰："状如伤寒，默默欲眠，目不得闭，卧起不安，蚀于喉为惑，蚀于阴为狐，不欲饮食，恶闻食臭，其面目乍赤、乍黑、乍白，蚀于上部则声喝。"其并以甘草泻心汤为主方，同时提出"苦参汤洗之"和"雄黄熏之"的外治法，其曰："蚀于下部则咽干，宜苦参汤洗之。蚀于肛者，雄黄熏之。"南宋张杲在《医说》中云："古之论疾，多取像取类使人易晓……以时气声嗄咽干，欲睡复不安眠为狐惑，以狐多疑惑也。"临床表现为狐多疑惑之症，以取类比象之法，称为"狐惑"。《金匮要略心典》云："盖虽虫病，而能使人惑乱而狐疑，故名曰狐惑。"其指出虫病使人惑乱狐疑，故曰"狐惑"。以上医籍所描述的临床病状皆为精神失常、狐乱不安等神志错乱之象，根据其变化无常、复杂无端、狐疑不定的临床特点，遂众医家将此病命名为"狐惑"。

3. 以文法命名

针对"狐蜮""狐惑"二者的辨析，清代唐容川在《金匮要略浅注补正》中云："狐惑二字对举，狐字着实，惑字托空，文法先不合矣。虫蚀咽喉，何惑之有？盖是惑，"惑"字之误耳。蜮字篆文似惑，传写滋误。"其提出或因于字体差异，或因于传写失误，导致了后来出现"惑"误作"蜮"的现象。20世纪50年代黄树曾承袭了唐容川的这一观点，再次强调曰："由于惑蜮二字篆文相似……传写时难免鲁鱼亥豕耳。"其认为"蜮"实为"惑"之误传，之后误传这一说法得以流行，于其后问世的有关《金匮要略》释义的著作及现行的高等中医院校的教材中有不少版本均信奉此家之言，如1985年出版的《金匮要略讲义》对该篇的篇名进行解释，开头一句就是"蜮字篆文似惑"，《金匮要略》五版教材也将"惑"改为"蛊"，狐惑病也写作"狐蛊病"或"狐蜮病"（蜮为"蛊"的异体字）。

（二）病因病机

狐惑病的产生可以由多种因素导致，如湿、热、虫、毒、饮食失节等均可导致其发病，而仲景在《金匮要略》条文中，并未曾直言狐惑病的病因，探究其条文中的证治方药，加之对疾病的临床所见及后世医家对本病认识的不断地深入和完善，总结出湿热蕴结、气机失调为狐惑病发生的基本病理。而狐惑病的病变部位虽与五脏有关，但主要在心、肝、脾、肾四脏，尤以肝脾为重。

1. 寒邪袭表，营卫失调

外感寒邪致病一说最早见于《金匮要略》，其曰："狐惑之为病，状如伤寒，默默欲眠，目不得闭，卧起不安。"其虽言明本病之症与伤寒相似，却并未明确指出属似伤寒的何经、何症，后世对其病因也就不甚明了。《诸病源候论·伤寒狐惑候》云："夫狐惑二病者，是喉、阴之为病也。初得状如伤寒，或因伤寒而变成斯病。"孙思邈在《备急千金要方》中提出"伤寒不发汗变成狐惑病"的观点，认为狐惑病可由感染伤寒而来。上述皆言感染伤寒之后，若表邪不得外解，郁闭不出而营卫不畅，可变为"狐惑"。

2. 湿热内蕴，心肾受累

若机体感受四时不正之气，或夏、秋湿热之毒，毒邪郁积体内不解；或久坐湿地，日久湿热熏蒸于里，化腐生疮，即可发为狐惑。王叔和在《脉经》狐惑条文中直言其病机为"毒蚀其下"，叔和距仲景未远，其言较为可信。《外名秘要》《备急千金要方》《诸病源候论》中亦认为狐惑乃为"湿毒气所为"，《金匮释义》中云："狐惑病者，亦是湿热蕴毒之病。"后世医家也都比较支持湿热毒邪致病一说，如徐忠可在《金匮要略论注》中云："狐惑……大抵皆湿热毒所为之病。"狐惑病上下蚀烂的临床症状则是由"毒盛在上"和"毒偏在下"所致。丹波元简在考证订误方面极其精审细致，深得《金匮要略》要旨，其在《金匮玉函要略辑义》中云："但至言虫不得安，上下求食，岂有此理，蚀是蚀烂之义，湿热郁蒸所致，非虫实食喉及肛之谓也。"其认为湿热郁蒸是狐惑病蚀烂症状的病因。若机体湿热搏结日久，耗气伤阴，浸淫脏腑则可累及心肾，阴阳受损，虚火内炽，为病之内因也，如魏荔彤《金匮要略方论本义》所谓："狐惑者，阴虚血热之病也……治虫者，治其标；治虚热者，治其本也。"即本虚标实也。心为君主之官，其脉下注小肠，上系于舌，故有舌为心窍之说，舌与口腔、小肠与下窍在生理病理联系上关系密切。肾为作强之官，主前后二阴，其脉贯脊，其支达舌，其精注目，虚火与湿热之邪相搏而循经腐蚀郁蒸，故目赤口烂，阴部溃疡。《内经》有云"心藏脉，脉舍神"，心主神明为火脏，肾藏精为水脏，病久则可导致阴虚火旺，心肾不交，水火不济。神明不堪其扰则"默默欲眠，目不得闭"。综观以上所言，湿热内蕴，久病不愈后伤阴损阳，累及心肾，本虚标实，可发为狐惑。

3. 虫毒游移，上下蚀伤

晋代葛洪在《肘后备急方》中云："江南有射工毒虫，一名短狐，一名蜮，常在山间水中，人行及水浴。此虫口中横骨角弩，唧以射人形影则病"，该书又载："山水间多有沙虱，甚细略不可见，人入水浴，及以水澡浴，此虫在水中，着人身，及阴雨天行草中，亦着人。便钻入皮里"。《诸病源候论》云："湿蜃病，由脾胃虚弱，为水湿所乘，腹内虫动，侵食成蜃也。多因下利不止，或时病后，客热结腹内所为。其状，不能饮食，忽忽喜睡……若上唇生疮，是虫食五脏，则心烦懊；若下唇生疮，是虫食下部，则肛门烂开。"以上记载皆是对虫毒游移，蚀伤机体的描述，但均未明确指出此为"狐惑"之症。直到后世医家赵以德认为"狐惑病谓虫蚀上下也"，提出狐惑病乃为虫毒所致。其后又有徐忠可认为"狐惑虫也"。尤在泾在《金匮要略心典》中云："默默欲眠，目不得闭，卧起不安，其躁犹之象，有似伤寒少阴热证，而实为蜃之乱其心也。"至此狐惑病虫毒致病一说广为流传，后世《金匮要略讲义》注释曰："狐惑病是一种感染虫毒所起的疾患。"可见虫毒之说在众多狐惑病致病因素当中也被较多医家认可。虫毒入侵，游移周身，循经作乱不止，肝经起于大趾丛毛之际，入毛中，过阴器，循喉咙之后上入颃颡，连目系，环唇内；脾经起于大趾之端，挟咽，连舌本，散舌下，胃经起于鼻之交頞中，还出挟口环唇，下交承浆，循喉咙。肛为肠之下口，肝开窍于目，眼胞属脾，面部归属阳明，肾开窍于二阴，虫毒循肝、脾、肾、胃经作乱，上则蚀于咽喉、口、唇、舌、目，下则蚀于前后二阴，腐溃成疮，并可见目赤如鸠眼及面目乍黑乍白，即发为狐惑。综观以上所言，虫毒游移，上下蚀伤可引发狐惑病。

4. 饮食失节，中焦受困

《内经》载有"膏粱之变，足生大丁"之述，指出若过食肥甘辛辣厚味，或常年饥饱无常，可导致饮食失节，脾胃损伤。又指出"诸湿肿满，皆属于脾"，指出脾主运化，喜燥而恶湿，脾胃损伤，则脾虚不得健运、水湿不得温化，日久而湿从化热，湿热内壅致使胃气不和，则出现狐惑病症中的"不欲饮食，恶闻食臭"；热困于胃，胃中火盛，实火上炎则口舌生疮；中焦气机失调，清阳不得升，浊阴不得降，运化失常，气血无以化生，水谷酸醛腐败则虫毒依此积生，随血液运行，循环周身即发为疮疖。综上所言，若饮食不节，久之令中焦受困，脾胃健运失常，致使湿热蕴积，虫毒化生，上扰下侵，病情缠绵且反复难愈，如此可诱发狐惑病。

5. 情志失调，郁久化火

狐惑病的病因病机复杂无端，犹如狐之出入无常，疑惑乱智，其中默默欲眠，目不得闭，卧起不安等神乱症状，均可看作是神志疾病的临床表现。神志疾病的发生往往与不正常的情志刺激有关，七情内伤久不得平就会影响到五脏六腑的气机运行，气机升降失调，气血功能紊乱，发生情志病症。生活中适度的情志变化属于正常的精神活动范围，并不会因此致病，某些突然、强烈、持久的情志刺激，就会扰乱人体脏腑的气机活动，导致疾病的发生。若平素情志郁怒，久之则伤及肝脏，肝失疏泄则气机不畅，进而郁滞化火，消烁津液，肝开窍于目，故可见目疡、目赤等症；若平素忧愁思虑，久之则伤及脾脏，脾气郁结则升降失司，进而水谷不运，湿热搏结，化腐生虫；若情志郁久化热，上扰心神，心火亢盛则心神不宁，下灼肾阴，阴虚火旺则二阴腐溃。总观以上所言，情志失调作为狐惑病的一大病因，不容轻视。

6. 房劳过度，耗精伤阴

《灵枢·百病始生》曰："醉以入房，汗出当风伤脾；用力过度，若入房汗出浴，则伤肾。"可见房室不节，劳伤过度，则伤及脾肾。脾为后天之本，若脾脏受损，一方面造成湿热郁积，化腐生虫，侵蚀机体；一方面气血生化乏源，正虚不能受邪，则百病易生；肾为先天之本，生命之根，内寓真阴真阳，若肾脏受损，等同于伤及整个机体之阴阳，阴阳失衡则人易生病，而房劳过度，必伤肾精，肾精的盈亏直接关系到整个人体机能的盛衰，《灵枢·脉经》云："人始生，先成精，精成而脑髓生，骨为干，脉为营，筋为刚，肉为墙，皮肤坚而毛发长。"可见精伤则五脏六腑失去荣养，致使机体易受外淫侵袭，又无力自调。《内经》谓："是故五脏主藏精者也，不可伤，伤则守失而阴虚，阴虚则无气，无气则死矣。"《千金方》则提出"凡精少则病，精尽则死，不可不思，不可不慎"等告诫之语。人体精之所藏，重在心肾，张景岳在《景岳全书》中云："精之藏制虽在肾，而精之主宰则在心"，又云："苟知惜命，先须惜精，苟欲惜精，先宜静心"。精伤则肾水亏虚，水不上济，心火无制，故出现虫蚀于下之二阴腐溃，心神被扰之默默欲眠，目不得闭的狐惑病病症，或素体阴虚，纵欲房事，阴亏于下，阳亢于上，乙癸同源，扰动肝风，郁而化火，上注于目，则可出现目赤等狐惑病病症。正如清代徐灵胎在《医学源流论》中所云："夫精，即肾中之脂膏也。有长存者，有曰生者。肾中有藏精之处，充满不缺。如井中之水，日夜充盈……若纵欲不节，如浅狭之井，汲之无度，则枯竭矣。"综观以上所言，精乃人身正气之要旨，房事不节，房劳过度均可耗精伤阴，损及心肾，从而导致狐惑病的发生。

（三）证候分类

历代医家对狐惑病证候分类的表述有：①风湿夹热；②热毒蕴结；③肝脾湿热；④脾虚湿滞；⑤肝郁气滞；⑥气滞血瘀；⑦阴虚内热；⑧火烁真阴。

（四）治疗

总结历代重要医籍，将狐惑病的相关治疗归纳整理为以下几点：

1. 辨证论治

（1）清心健脾：《金匮要略》云："狐惑之为病，状如伤寒，默默欲眠……蚀于上部则声喝，甘草泻心汤主之。蚀于下部则咽干，苦参汤洗之。蚀于肛者，雄黄熏之。"方选甘草泻心汤主之。方中生甘草为主药，清热和中，配以黄芩、黄连苦寒之品，清泻中上二焦之热，干姜、半夏辛燥化湿，人参、大枣益气和胃，共奏清热燥湿、益气和中之功。《诸病源候论·口舌疮候》有云："心气通于舌……脾气通于口。脏腑热盛，热乘心脾，气冲于口与舌，故令口舌生疮也。"湿热蕴于脾胃，郁久上炎致心火亢盛，侵扰咽喉可出现声音嘶哑，火盛伤津可出现口舌生疮，可见狐惑病出现的上焦病症与心脾积热有着密不可分的关系，故治疗当清心健脾。

（2）清热利湿：《金匮要略》云："病者脉数，无热，微烦，默默但欲卧，汗出，初得之三四日，目赤如鸠眼；七八日，目四眦黑。若能食者，脓已成也，赤小豆当归散主之。"目赤如鸠眼者，是热蕴于血，四眦皆黑者，是热瘀血腐，徐忠可在《金匮要略论注》中对狐惑病此条文进行评释，其曰："然狐惑但欲眠，此言欲卧，则昏然欲睡，乃邪独乘阴而更甚矣。药用赤小豆当归者，赤小豆善去湿而解毒清热，当归辛散，主下焦阴分之病，故以此引豆入血分，而去其湿热毒，非补之也"，又云："狐惑，虫也，虫非狐惑，而因病以名之，欲人因名思义也，大抵皆湿热毒所为之病"，认为狐惑病乃人体蓄热不解、湿毒不化从而积为痈脓，治法理当清热利湿、解毒排脓。当归主恶疮疡，赤小豆主排痈肿，浆水能调理脏腑，故方选赤小豆当归散主之。

在《脉经》中有云："病人，或从呼吸上蚀其咽，或从下焦蚀其肛阴。蚀上为惑，蚀下为狐。狐惑病者，猪苓散主之。"《证类本草》亦云："又黄疸病及狐惑病，并猪苓散主之。猪苓、茯苓、术等分，杵末，每服方寸匕，与水调下。"猪苓、茯苓、白术健脾燥湿、泻热利水，故清热利湿也可选猪苓散治之。

（3）解毒祛瘀：《圣济总录》云："治伤寒发汗后，变成狐惑，毒气发盛，恶闻饮食，咽中干痛，胸胁满闷，犀角汤方。"方中以犀角为君，凉血清心而解热毒；配以苦寒之黄连、木通增强清热之功；配以辛散之木香、枳实行气除满；配以半夏、射干清热利咽、燥湿化痰；配以人参、芍药可益气养阴。又热毒燔灼必伤阴耗气，久病成瘀而生热化腐，治当泻火解毒使痈脓得消、腐疮得祛，活血行气则祛瘀生新，《圣济总录》有云："治伤寒狐惑䘌病，桃仁汤方。"尤在泾在《金匮要略心典》中云："毒者，邪气蕴蓄不解之谓。"可见热毒蕴结，气机紊乱，血行不畅，致使气血阴阳失调，络脉失和，可引发狐惑。热毒循心经走窜，上至咽喉，可系目系，下与膀胱膜络并行，伤及血络，腐化气血，溃烂成脓，可见咽喉燥痛，口舌溃疡，色红，眼红赤，羞明泪多或有脓液，外阴溃疡等症。

（4）泻南补北：狐惑病若火热亢盛则伤阴耗气，劳心烦神，病深日久可致机体阴阳两亏，心肾不交，当治以滋补肾阴，清心泻火，即"泻南补北"法。宋代《太平圣惠方》有云："治伤寒狐惑，病脉数者，不可灸。或因火为邪，即加烦热，故血妄行于脉中，火气内盛，即心神烦闷，干呕，宜服茯神散方。"方中以茯神为君，宁心安神；配以黄芩、黄连、麦冬、知母泻火养阴；配以半夏降逆止呕；配以人参、甘草益气和中。清代魏念庭在《金匮要略方议本义》中曰："狐惑者，阴虚血热之病也。"当滋肾阴以清虚火，泻心火以消实火。

（5）疏肝解郁：平素易怒易激，情志不畅，久则影响肝之疏泄，"肝为五脏之贼"，肝失疏泄则五志化火，又乙癸同源，肝阴虚可损及肾阴，日久则导致肝肾阴虚之症。肾阴不足，水不涵木，则肝火更炽，阴津更亏，"津液为火灼竭则血行愈滞"，湿热痰瘀更甚，可发为狐惑。《圣济总录》有云："治伤寒狐惑，神思昏闷，大便难，肌肤热，柴胡散方。"方中以柴胡为君，疏肝解郁；配以大黄、赤芍清热泻火；配以半夏、槟榔、枳实破气除痞。

2. 其他疗法

（1）外治法：《金匮要略》云："蚀于下部则咽干，苦参汤洗之，蚀于肛者，雄黄熏之"，为后世外用熏洗疗法的典范，其中苦参清热解毒杀虫，雄黄亦为解毒杀虫之要药，二者一前一后，分别主治下部之蚀烂。清代黄元御在《金匮悬解》中对此进行了精辟总结，其曰："蚀于下部，其病在肾，肾脉上循喉咙，是以咽干。其前在阴器，则以苦参汤洗之，后在肛门，则以雄黄散熏之。盖土湿木陷，郁而生热，化生虫䘌，前后侵蚀，苦参、雄黄，清热而去湿，疗疮而杀虫也。"

（2）饮食疗法：饮食经过胃的腐熟和脾的运化作用，化生津液气血以荣润四肢百骸，若饮食不节，湿困中焦，影响气机升降，久蕴不消，化生湿热虫毒，酿为毒邪，若浸渍肝经，"土得木而达"，肝失疏泄则更克脾土，继而加重了水湿留滞中焦。又"脾为后天之本"，一身正气之固护有赖于脾胃的运化，饮食不当，脾胃虚损，《内经》有"正气存内，邪不可干"及"邪之所凑，其气必虚"之记载，若正气不足则易感狐惑，故健康饮食对于狐惑病的预防尤为重要。

综上所述，狐惑病流传已久，由于其独特的病症表现，在很早便被人们所认识，然而其症状百出，且病因病机复杂，历代医家对其有不同看法，现代医学认为此病为白塞综合征，应用中医方药辨证论治可以取得良好疗效，因此考其源流，为临床诊疗提供思路。

（陈侯萌　刘　征）

第八篇　肢体经络病证

历节源流考

"历节"一词首见于《神农本草经》，汉代张仲景在《金匮要略》中提出"历节病"，并建立了较完整的辨证论治理论体系。后世医家对历节病均有阐释，但因其病情复杂，历代医家各持己见。故从病名、病因病机、治疗入手，对历代重要医籍中历节病的相关病证论述进行整理研究，对研究仲景学术思想及临床治疗相关疾病的辨治颇有意义。

（一）病名

在历代中医文献中，有关历节病的称谓有多种，如历节病、历节风、白虎病、白虎历节、痛风、历节疼风、箭风、痹证、尪痹等。综合分析，现将历节病分为以下6种分类进行命名。

1. 以病因病机分类命名

《外台秘要》转载《近效》中的一段文字，其曰："《近效》论"白虎病者，大都是风寒暑湿之毒"，说明白虎病的病因为风寒湿化毒。《圣济总录》曰："历节风者，由血气衰弱，为风寒所侵，血气凝涩，不得流通关节，诸筋无以滋养，真邪相搏，所历之节，悉皆疼痛，故谓历节风也。"其说明历节风是由于正气衰弱，风寒之邪侵袭所致。

2. 以疼痛程度命名

宋代严用和的《严氏济生方》中曰："夫白虎历节病者……其病昼静夜剧，其痛彻骨如虎之啮，名曰白虎之病也。"将此病命名为"白虎历节"意言此病疼痛之甚，对于此病之病因病机及病位，其曰："夫白虎历节病者，世有体虚之人，将理失宜，受风寒湿毒之气，使筋脉凝滞，血气不流，蕴于骨节之间，或在四肢，肉色不变。

3. 以病症特点分类命名

"历节"最早见于《神农本草经·上经》，书中有"薇衔……主风湿痹，历节痛，惊痫，吐舌""别羁……主风寒湿痹，身重，四肢疼酸，寒邪，历节痛""蔓椒……主风寒湿痹，历节疼，除四肢厥气、膝痛"及"天雄……主大风，寒湿痹，历节痛，拘挛缓急"等论述。由此可见，《神农本草经》中历节指的是一种痛感，形容遍历关节疼痛，属于痹病的一个症状。历节作为一种独立疾病之病名最初见于《金匮要略·中风历节病脉证并治》，其曰："寸口脉沉而弱，沉即主骨，弱即主筋，沉即为肾，弱即为肝，汗出入水中，如水伤心，历节黄汗出，故曰历节。"张仲景将此病命名为"历节病"，他认为此病是《内经》痹病的一种，是以多个关节为患，以疼痛为主症，以痛处游走不定为特点的一种独特病症。隋代巢元方称本病为"历节风"，《诸病源候论》载："历节风之状，短气，自汗出，历节疼痛不可忍，屈伸不得是也。由饮酒腠理开，汗出当风所致也……风冷搏于筋，则不可屈伸，为历节风也。"其认为此病主要表现为关节疼痛，不可屈伸。唐代孙思邈在《备急千金要方》中亦曰："夫历节风著人久不治者，令人骨节蹉跌。"其亦说明历节风主要表现为骨节屈伸不利。此皆表明历节风与"历节"相同，是邪气侵袭关节导致关节变形的表现。清代林珮琴在《类证治裁》中提出了"箭风"这一概念，但此种说法并不多见。文中指出："痛风，痛痹之一症也……（《灵枢》谓之贼风，《素问》谓之痛痹，《金匮》谓之历节。后世更名白虎历节风，近世俗名箭风）。"由此可以看出，"贼风""痛痹""历节""白虎历节""痛风""箭风"为历节病的同一种病痛表现。

以"痛风"为病名，始于金元医家朱丹溪，其在《丹溪心法·痛风》中指出："四肢百节走痛是也，他方谓之白虎历节风证。"明代虞抟的《医学正传》继承和发展了朱氏的学说，认为："夫古之所谓痛痹者。即今之痛风也。诸方书又谓之白虎历节风，以其走痛于四肢骨节，如虎咬之状，而以其名名之耳。"林珮琴在《类证治裁》"痛风篇"中认为历节风症见"其历节风，痛无定所，遍历骨节，痛如虎啮"，并认为其属"痛风之甚者"。清代俞根初撰《重订通俗伤寒论》曰："更有一种'历节痛风'，症见头痛身热，肢节拘挛而痛。"

4. 以病性分类命名

《素问·痹论》载："其风气胜者为行痹，寒气胜者为痛痹，湿气胜者为着痹也。"根据风寒湿之不同致病性质，分为了行痹、痛痹、着痹三种类型。亦载："厥阴有余，病阴痹；不足，病生热痹。"（王冰注"痹，谓痛也，阴，谓寒也。有余，谓厥阴气盛满，故阴发于外而为寒痹"）。阴不足，则阳有余，故为热痹。明清以来，许多医家认为历节病当属于痹证。如明代楼英在《医学纲目》中指出，历节之类即是行痹，痛风即是痛痹，其"其风胜者为行痹（行痹者，行而不定也，称为走注疼痛及历节之类是也），寒气胜者为痛痹（痛痹者，疼痛苦楚，世称为痛风及白虎飞尸之类是也）"。明代王肯堂等著的《证治准绳》则将历节走注归于行痹，痛风白虎（历节）归痛痹之类。张景岳在《景岳全书》中认为痹证虽以风寒湿合痹为原则，但须分阴证、阳证。清代吴谦亦在《医宗金鉴·杂病心法要诀》中曰："近世曰痛风，曰流火。曰历节风，皆行痹之俗名也。"焦树德将具有关节肢体弯曲变形，身体羸弱，不能自由行动而渐成的一类疾病称为"尪痹"。周仲瑛亦明确指出尪痹的临床特征为关节疼痛，肿胀变形，活动受限，身体瘦削。

5. 以发作时间命名

后魏时期的苏孝澄最早提出"白虎病"这一称谓。中唐时期王焘在《外台秘要》中转引苏氏语，其曰："妇人因产犯之，丈夫眠卧犯之，为犯白虎尔。"此文中指出此病多发于夜间，最痛在天晓前，为虎寅时，有如虎啮，故以白虎为名。由此可知，白虎病最早是以发病时间命名，以疼痛为主要症状的一种疾病。

（二）病因病机

历节病的发生，与体质因素、气候条件、生活环境等均有密切的关系。根据仲景在《伤寒论》中的论述，可看出本病发病包括肝肾不足、水湿内侵，阴血不足、风邪外袭，气虚湿盛、汗出当风，偏嗜酸咸、内伤肝肾，胃有蕴热、复感风湿，为本虚标实之证。总之，历节病的发生与风寒湿热邪多种因素相关，主要病变部位在筋骨关节，与肝肾相关。

1. 邪气侵袭是历节病发病的外在因素

《素问·刺法论》曰："邪之所凑，其气必虚。"风寒湿热之邪乘虚侵袭人体，引起气血运行不畅，经络受阻，或痰浊瘀血，阻于经络，深入关节筋骨，均可引起历节病的发生，邪气可分为以下 6 类。

（1）风寒湿之邪：《素问·痹论》载："风寒湿三气杂至，合而为痹也。"日本人丹波元坚在其《杂病广要》中明确指出："夫历节，疼痛不可屈伸……皆以风湿寒相搏而成。"宋代陈无择在《三因极一病证方论》一书中，把病因学说系统化，他从三因分证的角度，对历节病进行了分析，原文指出："夫风湿寒三气杂至，合而为痹。虽曰合痹，其用自殊。风胜则为行痹，寒胜则为痛痹，湿胜则为着痹。三气袭人经络，入于筋脉、皮肉、肌骨，久而不已，则入五脏……大抵痹之为病，寒多则痛，风多则行，湿多则着；在骨则重而不举，在脉则血凝不流，在筋则屈而不伸，在肉则不仁，在皮则寒，逢寒则急，逢热则纵。"其明确指出风寒湿之邪致病，及在不同致病部位的临床表现。明代龚信和龚廷贤在其《古今医鉴》中也指出："至如白虎历节风……无非风寒湿三气乘之也。"清代庆云阁在其所著《医学摘粹》中曰："历节风者，风寒湿之邪，伤于筋骨者也。"其指明历节风为外邪侵入筋骨的一种疾病。清代沈金鳌在《杂病源流犀烛》中则明确指出风寒湿之邪致历节的机理，其曰："白虎历节风……其原皆由风、寒、湿入于经络，致气血凝滞，津液稽留，久而怫郁、坚牢，荣卫之气阻碍难行，正邪交战，故作痛不止也。"

（2）风热之邪：明代孙一奎在《赤水玄珠全集》中载："牛蒡子汤治风热成历节，手指赤肿麻木，甚则攻肩背两膝，遇暑热或大便闭。"其提示世人风热也可成为历节之因。明代楼英在《医学纲目》中也有"麻黄汤治历节（风热成历节）"的记载。由此可见，风热之邪也可致病。

（3）湿热之邪：清代庆云阁亦在其所著《医学摘粹》中曰："历节风者……其证支节疼痛，足肿头眩……其经络之中，则是湿热。"其指出湿热也可导致历节病作。吴鞠通在《温病条辨》中，指出："痹之因于寒者固多，痹之兼乎热者，亦复不少。"其总结的暑湿痹、湿热痹、湿痹的辨证论治经验，使痹证专科理论更加全面、完善，并使其向前发展。《杂病源流犀烛》中对历节病属湿热者亦有阐述，其曰："或由火甚而肢节痛，湿甚而肌肉肿，并受风寒而发动于经络之中，湿热流注于节膝之际，则必排解内外（宜灵仙除痛饮）。"用排解内外之灵仙除痛饮对湿热之邪导致的历节进行治疗。晚清吴中名医杨渊在《寿山笔记》中亦载："有病后或湿热留恋阳明，四肢历节痛风，名曰白虎历节。"

（4）暑邪：除风寒湿热之邪外，暑邪亦可成为历节病致病之因。东汉华佗所著的《华佗神方》载"痹者，风寒暑湿之气，中于脏腑之谓也"，首次提出了暑邪致痹。王焘在《外台秘要》中曰："白虎病者，大都是风寒暑湿之毒。"《太平圣惠方》从病因、病机、病位和症状四个方面进行阐述，文中指出："夫白虎风病者，是风寒暑湿之毒，因虚所起，将摄失理。受此风邪，经脉结滞，血气不行，畜于骨节之间，或在四肢，肉色不变。其疾昼静而夜发，即彻骨髓酸疼，其痛如虎之啮，故名曰白虎风病也。"其明确指出白虎风是风寒暑湿之毒邪乘虚侵入人体发病。清代著名医家吴瑭著的《温病条辨》记载"暑湿痹者，加减木防己汤主之"，也提出了暑邪致痹。由此可见，暑邪亦是历节病致病的主要邪气。

（5）风热之毒邪：孙思邈在《备急千金要方》中载："夫历节风著人久不治者……古今以来，无问贵贱，往往苦之，此是风之毒害者也。"《千金翼方》中亦有"主热毒流入四肢，历节肿痛方"等论述，首次提出历节风是"风之毒害"使然，同时也补充了历节病的另一个病因，即"热毒"，用毒邪的病理概念去认识历节病之发病规律，为后世用祛风解毒之品治疗本病奠定了理论基础，为临床诊治历节病提供了新思路。清代名医尤怡所著《金匮翼》中亦载："历节风者……亦有热毒流入四肢者，不可不知。"

（6）痰瘀之邪：元代朱震亨所著的《丹溪心法》载："他方谓之白虎历节风证。大率有痰、风热、风温、血虚。"明代张洁在《仁术便览》中也指出"他方谓之白虎历节风。有痰，有风热，有风湿，有血虚"之观点。明代徐春甫在《古今医统大全》中亦有"历节风有痰气阻碍"之论。清代医家董西园认为痹病并非均由风寒湿三邪所致，并在《医级宝鉴》中提出"痹非三气，患在痰瘀"。明代张三锡在《医学六要》中指出："白虎历节风，有火，有痰，有湿，有血虚，有瘀血。"清代林珮琴在《类证治裁》中载："其历节风……肢节刺痛，停着不移者，系瘀血阻隧。"王清任认为历节病当属痹证之范畴，并提出"痹证有瘀血说"的见解。他在《医林改错》中记载："凡肩痛、臂痛、腰疼、腿疼，或周身疼痛，总名曰痹症""用温热发散药不愈""用利湿降火药无功""用滋阴药，又不效"等论述，明确了瘀血在痹证中的重要意义。由此可见，痰瘀之邪也是历节病另一关键病因所在。

2. 正气亏虚是历节病的发病基础

《素问·刺法论》曰："正气存内，邪不可干。"在历节病的发病机制中，正气亏虚是发病的基础。当人体正气虚弱，脏腑功能失调时，可导致病邪内生，或外邪乘虚而入，可导致疾病的发生。正气的盛衰也预示着疾病的预后，正气充盛的历节患者发病轻，病位浅，病程短，预后良好；而正气虚弱者，发病重，病位深，病程长，预后不良。历节病正气亏虚的表现大致可分为以下 5 类。

（1）肝肾亏虚：《金匮要略》载有："寸口脉沉而弱，沉即主骨，弱即主筋，沉即为肾，弱即为肝，汗出入水中，如水伤心，历节黄汗出，故曰历节。"其明确指出肝肾不足，筋骨失健是导致历节的内因。并进一步指出导致肝肾不足的原因，其曰："味酸则伤筋，筋伤则缓，名曰泄；咸则伤骨，骨伤则痿，名曰枯。枯泄相搏，名曰断泄……假令发热，便为历节也。"仲景在此指出过食酸咸，可内伤肝肾而致历节病。这与《内经》的过食五味伤人致病的思想是一脉相承的。清代尤在泾对于肝肾亏虚是历节病作的原因认识也较为全面，他在《金匮要略》中指出："盖非肝肾先虚，则虽得水气，未必便入筋骨；非水湿内侵，则肝肾虽虚，未必便成历节。仲景欲举其标，而先究其本，以为历节多从虚得之也。"

（2）阴血亏虚：《金匮要略》中载："少阴脉浮而弱，弱则血不足，浮则为风，风血相搏，即疼痛如掣。"其文中指出心肾阴血不足，血脉不充，风邪乘袭，经脉痹阻，筋骨失荣，形成历节病。《圣济总录》亦认为阴血不足为历节病发作的内在因素，原文载："历节风者，由血气衰弱，为风寒所侵，血气凝涩，不得流通关节，诸筋无以滋养，真邪相搏，所历之节，悉皆疼痛。"其进一步点明阴血亏虚为历节病发作之重要内因。清代罗国纲在《罗氏会约医镜》中指出养血祛风汤可治历节病属素体阴血亏虚，外受风邪者。原文在养血祛风汤后载："治风邪外中，历节肿痛，脉浮涩者。"清代陈德求在《医学传灯》中也指出历节风乃肝经血少内生热风，其曰："皆由肝经血少火盛，热极生风，非是外来风邪。"

（3）脾胃虚弱：脾虚则气血生化乏源，肌肉不丰，四肢关节失养，久则气血亏虚，筋骨血脉失去濡养，营卫失于调和，外邪则乘虚而入，着于筋脉之间而发病。因此，脾胃功能的强弱，与本病的治愈、转归、预后有密切的关系。明代医家汪蕴谷在《杂症会心录·痹证》中强调培补脾土的重要性，其曰："况痹者闭也，乃脉络涩而少宣通之机，气血凝而少流动之势，治法非投壮水益阴，则宜补气生阳，非急急于救肝肾，则惓惓于培补脾土，斯病退而根本不摇也，倘泥于三气杂至，为必不可留之邪，而日从事于攻伐，是体实者安，而体虚者危矣。"

（4）气虚湿盛：《金匮要略》亦提出气虚湿盛，卫外不足，则易受风寒湿邪而病历节。文中曰："盛人脉涩小，短气，自汗出，历节疼，不可屈伸，此皆饮酒汗出当风所致。"其说明形胜气衰之人，腠理不固，易招风邪，加之体湿嗜酒，汗出当风，遂成历节。这对临床治疗历节病亦有重要的指导意义。

（5）肾脉亏损：《华氏中藏经》认为肾气损伤是促使历节病发生的重要因素，认为历节痛者"因醉犯房而得之"。焦树德教授对于本病的研讨尤为深刻，探求病机本于肾虚，进而析为五证，自出机杼，细致入微，是为发明。现代著名中医学家朱良春指出肾督亏虚乃是历节病的重要病理基础，认为肝肾亏虚，精血俱损，督脉经气痹阻，阳气不克敷布，全身机能衰弱，乃此病之本，这对于临床有着重要的指导意义。

（三）证候分类

历代医家对历节病证候分类的表述有：

（1）稳定期：①阳气虚衰；②阴血不足。

（2）发作期：①寒证；②热证。

另有其他医家对历节病分类表述有：①肝肾亏虚；②气血虚弱；③脾胃亏虚；④痰瘀痹阻；⑤湿热蕴结；⑥寒湿历节；⑦湿热历节。

（四）治疗

历节病的发生是因正气不足，感受外在的风寒湿热之邪而成，历代医家对此病的治疗各有其法发，大致分为内治、外治两方面。

1. 辨证论治

历节病的治疗，应注意标本缓急轻重。疼痛急重时，当治标为先，以祛风散寒除湿，通阳宣痹止痛为主；缓解时适当培本，及时补益肝肾气血。清代吴鞠通在《温病条辨》中也提出："大抵不越寒热两条、虚实异治。"

（1）祛风除湿：仲景在《金匮要略》中首创风湿历节证治方剂桂枝芍药知母汤。原文载曰："诸肢节疼痛，身体魁羸，脚肿如脱，头眩短气，温温欲吐，桂枝芍药知母汤主之。"此证系由风湿流注筋脉关节，致气血运行不畅，病久不解，正气日衰，邪气日盛，湿无出路，渐次化热伤阴，此法是通过祛风除湿，温经散寒，佐以滋阴清热而治疗历节病。《类证治裁》中将风湿之邪所致之历节病分为风湿在经和风湿入络加以分析，并分别治之。文中曰："肢节注痛，得捶摩而缓者，系风湿在经。（灵仙除痛饮）。肢节肿痛，遇阴雨而甚者，系风湿入络。（虎骨丸、没药散、或虎骨散）。"《杂病源流犀烛》亦载有："白虎历节风……或由风湿相搏，肢节肿痛，不可屈伸，则必疏风理湿。"运用疏风理湿之大羌活汤治疗风湿为患的白虎历节风。《古今医鉴》亦记载方剂神通饮以祛风除湿，治白虎历节风证，其曰："治感风湿，得白虎历节风症，遍身抽掣疼痛，足不能履地者二三年，百方不效，身体赢瘦，服此神效。"

（2）散寒除湿：《金匮要略》中载乌头汤治寒湿历节，其曰："病历节不可屈伸，疼痛，乌头汤主之。"此因寒湿之邪痹阻关节，气血运行阻滞，乃作历节病。用温经祛寒，除湿止痛方法治疗。明代武之望在《济阳纲目》中载普救万应全膏治一切风气，走注疼痛，以及白虎历节风、寒湿流注。

（3）清热除湿：高锦庭在《谦益斋外科医案》中载："郑某某……湿热乘伤而入，四肢逢骱酸楚，所由来也。……症名历节风痹。"其载服姜连佐以通络，庶无获效。明代李梴所著的《医学入门》中对于历节病肿痛，夹湿热者，用麻黄赤芍汤治疗，其曰："肢节肿痛，挟湿热者，麻黄赤芍汤主之。"《类证治裁》治历节风症记载："肢节烦痛，肩背沉重者，系湿热相搏。当归拈痛散。"

（4）清解暑热：丹波元坚在《杂病广要》中转引《妇人良方》邓安人夏月病历节，用酒蒸黄连丸（黄连一味，酒蒸为丸）为治，一帖即愈。示后人此方效果良验。清代医家汪文绮在《杂症会心录》中提出历节白虎风症的治疗不宜泥于风寒湿三气杂至之说而表散风寒或温经利湿，而应"清阳明之积热，降有余之实火"，并提倡应用黄芩、黄连、黄柏、石膏、生地、知母、元参等药，并附清热定痛汤于篇后。

（5）祛痰：《杂病源流犀烛》对于痰注百节，痛无一定之历节风者，主张用虎骨散以搜邪去毒。而对于历节属湿痰流注，痛及肩背者，则倡用半夏茯苓汤以豁痰开结。《丹溪心法》中对于此病缘于痰者，用二陈汤加酒炒黄芩、羌活、苍术为治。《古今图书集成·医部全录》用燥湿化痰丸治历节风属湿痰壅滞，昼夜疼痛无休者。

（6）活血祛瘀：《类证治裁》对于历节风见肢节刺痛，停著不移，属瘀血阻滞者，用趁痛散治疗。《医学六要》对于瘀血内阻者，症见脉涩滞，隐隐然痛在一处不移，用川芎、当归、赤芍、桃仁、红花及大黄微利之。《太平圣惠方》载用虎杖散治疗白虎风证属血脉结滞，见骨髓疼痛，发作无时者。明代皇甫中撰注，王肯堂订补的《明医指掌》则用四物汤加桃仁、红花治此型患者。

（7）柔肝熄风：清代梁廉夫所撰《不知医必要》中用玉竹汤治疗历节风，久服辛热之药不愈。并明确示人玉竹汤为柔肝熄风法。民国时期《药园医案》中载一案例亦用养血柔肝熄风法治历节病。究其病作之因，杜钟骏曰："此为肝血不足，经络空虚，筋脉失其濡养而风自内生之历节病，不同于风自外受之实性历节风证。"

（8）凉血清热解毒：继张仲景桂枝芍药知母汤、乌头汤方证之后，孙思邈以犀角汤治热毒流入四肢历节肿痛的证型。

（9）搜剔通络：宋代的《太平圣惠方》《太平惠民和剂局方》集宋以前历代中药、方剂学之大成，其广泛使用乌蛇、白花蛇、全蝎等虫类搜剔药治疗痹病了，这比既往使用植物药治疗是一大进展，亦是用虫类搜剔通络之品治疗历节病之最初雏形。清代叶天士认为历节病为痹伏筋骨者，提出"邪留经络。须以搜剔动药""若非迅疾飞走。不能效"等论述，叶氏所谓之搜剔动药，主要有全蝎、地龙、山甲、蜣螂、蜂房、蚕沙、桃仁、红花、没药、川芎、归须、白芥子、川乌、麝香等。这些药大多为虫类药，功擅搜风逐湿、驱寒蠲痹、逐瘀剔痰，对于病位深，痹伏筋骨者常获良效。

（10）补血：《医学入门》用四物汤加龟板、秦艽治疗历节病属血虚者。《格致余论》多用川芎、当归，佐以桃仁、红花、薄桂、威灵仙为治。

（11）补肾法：关于历节病古医书中虽然有"因醉犯房而得之"的记载，但并没有相应的治法方药。现代著名中医学家焦树德认为此病的病机为肾虚，并分别用补肾祛寒、补肾清热、补肾强督及补肾清化等法对此病进行治疗，每获良效。周仲瑛亦在历节病治疗的同时，根据肾虚的情况酌加补肾之品，充分体现了历节病"治病求本"的思想。

2. 其他疗法

外治疗法治疗历节病，方法较多，为提高疗效，降低致残率，可在全身用药的基础上，根据个体情况，采用一种或多种外治疗法综合治疗。对局部关节疼痛较明显、痛点较局限且固定的患者，则可采用以外治法为主，配合全身用药，现选取几种有代表性的外治方法介绍如下：

（1）针灸治疗：宋代窦材在《扁鹊心书》中介绍了用外治法治疗历节病的民间经验，其曰："治法于痛处灸五十壮，自愈，汤药不效，惟此法最速。若轻者不必灸，用草乌末二两、白面二钱，醋调熬成稀糊，摊白布上，乘热贴患处，一宿而愈。"明代楼英在《医学纲目》中亦有"白虎历节风痛：两踝尖（在内外两踝尖灸之）"等记载。明代张介宾在《类经图翼》中指出："主治风痹，膝内肿痛引膑，不可屈伸，及寒湿走注，白虎历节风痛，不能举动，咽喉中痛"，又云："髋骨，在膝盖上，梁丘旁外开一寸。主治两脚膝红肿痛，寒湿走注，白虎历节风痛，腿丫风痛，举动不得"，其明确提出了历节病施针的主要穴位。

（2）熏洗法与沐浴法：熏洗疗法是以中医药基础理论为指导，利用药物煎煮汤液，先利用蒸气熏蒸，再用药液淋浴，浸浴全身或局部患处的一种治疗疾病的方法。还有药浴、矿泉浴等方法，与内治法合用，起到更加显著效果。上述方法都是借助药力和热力的作用改善病变部位的血液循环和代谢，促进渗液的吸收，减轻炎症反应，达到治疗效果。

（3）蜂针：是通过蜂毒与蜂螫对经络腧穴的刺激达到治病效应。宋代徐铉在《稽神录》中曰："庐陵有人应举……身邸田中，旁有大蜂巢，客偿患风因而遂愈，盖食蜂之余尔。"这是最早关于蜂毒治疗风湿病的记载，虽为神话故事，但有迹可循，且蜂毒治疗风湿病是在现代医学临床中被证实了的。

（4）现代新型疗法：包括中药敷贴、搽剂外涂法、离子透入法、穴位注射和经穴埋线法。

（5）推拿按摩疗法：推拿、按摩、刮痧等疗法，可以促进局部血液循环，达到更好治疗效果。

以上历代医家对历节病论述，明确了中医理论对历节病的认识，同时也为现代治疗历节病提供了思路，对临床实践起到重要的启迪作用。

（王先松　杨睿辉）

湿痹源流考

古人对湿痹的认识可追溯至《汉墓锦书》，成雏形于《内经》《难经》，辨证论治始于《金匮要略》，发展于金元时期，完善于明清、民国，至现代已臻成熟。本病致病因素繁杂，症状复杂多样，历代医家亦见仁见智，众说纷纭，莫衷一是，故对历代重要医籍中湿痹病的相关病证论述进行整理研究，考查其学术脉络和规律，颇具意义。

（一）病名

随着历代医家对前人临床经验、理论认知的程度、方式不同，对本病的不断探究，本病病名在不同的历史时期也逐渐地发生了变化。纵观历代有关湿痹的诸多论述，既可以指病名、症状，也可示为病机、体质等。本书所研究的湿痹是指其作为疾病名称即痹病而言，兹述如下：

1. 以病因病机分类命名

按病因分类首见于《内经》，《素问·痹论》曰："其风气胜者为行痹，寒气胜者为痛痹，湿气胜者为着痹也"，又曰："其热者，阳气多，阴气少，病气胜，阳遭阴，故为痹热"。其后，张仲景在《金匮要略·痉湿暍病脉证治》中提出："病者一身尽疼，发热、日晡所剧者，名风湿。此病伤于汗出当风，或久伤取冷所致也"，并提出："太阳病，关节疼痛而烦，脉沉而细，此为湿痹"。华佗在《中藏经·论痹》中曰："痹者……有风痹，有寒痹，有湿痹，有热痹，有气痹"。金元时期，张从正作为"攻下派"代表，认为湿热是痹病发生的根本原因，首次提出"湿热痹"，为后世湿热痹的广泛流行奠定了基础；而朱丹溪观唐代医家以"风"通论痿痹，温燥滥用，故弃痹证不用，另立"痛风"一门，详细论述了痹证的审因论治，可谓独树一帜，在痹证的发展史上留下了辉煌的一笔。明代秦景明在《症因脉治》中进行了全面归纳，将痹病分为外感痹、内伤痹。吴鞠通在《温病条辨》中，发展和补充了前人对痹证病因的认识，提出："痹之因于寒者固多，痹之兼乎热者，亦复不少"，又指出："大抵不越寒热两条，虚实异治。寒痹势重而治反易，热痹势缓而治反难"，并对"湿痹""暑湿痹"的病因病机证治，进一步作了论述。

2. 以病症特点分类命名

许多医家根据其病变的典型表现和特点，对痹病进行命名和归类，至今仍指导着中医的临床实践。《内经》将疼痛游走不定者称行痹；疼痛较剧烈者称痛痹；肢体重着为主者称着痹；又将风寒湿侵入血脉上下移徙随脉，其上下左右相应，间不容空者称为周痹；疼痛各在其处，更发更止，更居更起，以左应右，以右应左者，称为众痹。《金匮要略》将疼痛遍历关节者，称为历节病。《丹溪心法》将遍历关节疼痛，昼轻夜重，如虎咬之状者，名为白虎历节，其曰："痛风，四肢百节走痛是也。他方谓之白虎历节风证。"《医学统旨》将膝肘疼痛，臂骨形细小状如鹤膝之形者称"鹤膝风"。《解围元薮》将产后血脉空虚，气血不足，复感风寒之邪，至筋脉拘挛疼痛，手足指不能屈伸，手状如鸡爪者的血痹称"鸡爪风"。

3. 以病位分类命名

按部位分类，可分为五体痹、脏腑痹、血痹等。如《素问·痹论》分论了骨痹，筋痹，脉痹，肌痹，皮痹。其曰："以冬遇此者为骨痹，以春遇此者为筋痹，以夏遇此者为脉痹，以长夏遇此者为肌痹，以秋遇此者为皮痹。"《金匮要略·血痹虚劳病脉证并治》将血痹列专篇讨论。其他还有肠痹、胃痹、胞痹等。

4. 以病性分类命名

根据痹病病邪性质的不同，又可分为寒、热、虚、实。以寒热论之，如张景岳继承丹溪，又秉持自己独特的风格，对痹病的论述集中于《景岳全书》中分经义、论证、风痹治法、历节风痛、论外备用方五个方面，视痹为阴邪，寒多热少，认为"诸痹者，皆在阴分，亦总由真阴衰弱，精血亏损，故三气得以乘之而为此诸证"，遂形成了其治痹之法，最宜峻补真阴，使血气流行，则寒邪随去。而《医宗金鉴》则视痹证为虚、实二异，曰："痹虚，谓气虚之人病诸痹也……痹实，谓气血实之人病诸痹也。"

（二）病因病机

湿痹病可由多种因素导致，如外邪入侵、正气不足、内湿为患、卑居湿地、饮食不节或情志失调，均是湿痹病发生的重要因素。而由《内经》提出的风寒湿外邪与机体内在因素"外内相合"，为后世所接受，至今仍对临床有重大的指导意义。湿痹的病变部位在肺、脾、肾三脏，尤以脾为重。

1. 外邪入侵

感受外邪早在《素问·痹论》中就有记载，其曰："风寒湿三气杂至，合而为痹也"，亦曰："湿气胜者为着痹"。《医宗必读·痹》注曰："湿胜为着痹。即其下一胜字，则知但分邪有轻重，未尝非三气杂合为病也。"可以看出，着痹（湿痹）为风寒湿三气夹杂而致，而外感湿邪偏重。

东汉末年，张仲景将痹证从湿病论治，如《金匮要略·痉湿暍病脉证并治》中有专篇论述，提出"湿痹"与"风湿"，其曰："太阳病，关节疼痛而烦，脉沉而细者，此名湿痹"，又曰："病者一身尽疼，发热，日晡所剧者，名风湿"，并有"湿家病身疼发热""湿家之为病，一身尽痛，发热""湿家身烦疼"等论述，强调了湿邪致痹的理论。唐代王焘在《外台秘要》中，首次提出了本病的外因大多为"风寒暑湿之毒，因虚所致，将摄失理，受此风邪，经脉结滞，血气不行，蓄于骨节之间，或在四肢"。此所谓"风寒暑湿毒"，既指一般外感六淫邪气风寒湿热暑燥诸邪，也可解释为具有很强致病力的风寒暑湿之暴烈之气。

金元四大家之一滋阴派代表朱丹溪，在《格致余论·痛风》分析痛风的病因病机时指出："彼痛风者，大率因血受热已自沸腾，其后或涉冷水或立湿地或扇取凉或卧当风，寒凉外抟，热血得寒，汗浊凝涩，所以作痛涩。"龚廷贤所著的《寿世保元·痛风门》更精辟地指出了对痛风证体会，如"夫痛风者，皆因气体虚弱，调理失宜，受风寒暑湿之毒，而四肢之内肉色不变"，明确指出痹证的病因是"风寒暑湿之毒"。当季节气候发生异常变化，如非其时而有其气（如春天当温反寒，冬天当寒反热），或气候变化过于急骤（如暴寒暴暖），超越了人体的适应和调节能力时，"六气"即成"六淫"而致痹。

2. 正气不足

《内经》倡导"外内相合"，认为"正气存内，邪不可干"，体虚为内在因素，外邪为外因，而内在因素起主导作用，如《素问·痹论》曰："荣卫之气，亦令人痹乎……荣者，水谷之精气也……卫者，水谷之悍气也……逆其气则病，从其气则愈，不与风寒湿气合，故不为痹。"内外相呼应。《诸病源候论》《济生方》均认为体质虚弱，腠理空疏，感受风寒湿之邪气是引起湿痹的主要病因。《类证治裁·痹证》中也指出："诸痹……良由营卫先虚，腠理不密，风寒湿乘虚内袭，正气为邪气所阻，不能宣行，因而留滞，气血凝涩，久而成痹。"可见体虚是痹证发生的内在根本原因。正因为正气不足，难以抵御外邪，风寒湿三气乘虚入侵，发为痹证，此即所谓"至虚之处便是容邪之所"。

3. 内湿为患

湿痹虽为外湿致病，然而其发病与内湿也是分不开的。若饥饱失常，饮食不洁（节），情志内伤，皆可伤及脾胃，损及正气，使湿从内生。李东垣强调脾胃虚弱内生湿痹，认为"脾全借胃土平和，则有所受而生荣，周身四肢皆旺，十二神守职，皮毛固密，筋骨柔和，九窍通利，外邪不能侮也"。清代喻嘉言在《医门法律·中风》中提到："风寒湿三痹之邪，每借人胸中之痰为奥援。"其说明内湿素盛之体，每易感受外邪，形成内外合邪而致痹。若内湿稽留，也可以直接痹阻经络产生湿痹。奚九一根据内湿的特点提出"内湿致痹"的学说，是对湿痹病因病机的发展和完善。

4. 卑居湿地

卑居湿地，主要指居住在高寒、潮湿地区，或长期在高温、水中、潮湿、寒冷、野外等环境中生活工作。长期居处于潮湿环境，致湿邪侵袭，留滞肌肉经络而发痹证。如《素问·痹论》指出："其食饮居处，为其病本也。"《症因脉治·湿痹》亦曰："湿痹之因，或身居卑湿，湿气袭人，或冲风冒雨，湿留肌肉，内传经脉，或雨湿之年，起居不慎，而湿之症作矣。"《普济方·诸痹方》曰："此病盖因久坐湿地，及曾经冷处睡卧而得。"

5. 饮食不节

饮食是人体将食物转化成水谷精微及气血，维持生命活动的最基本条件，但是饮食失调又往往成为致病因素。如果饥饱失常、饮食不洁、饮食不节，则可伤及脾胃、损及正气，使风寒湿热诸邪易乘正虚而入，诱发或加重痹证的发生。如华佗在《中藏经·五痹》中曰："血痹者，饮酒过多""肉痹者，饮食不节，膏粱肥美之所为也"。宋代杨士瀛在《仁斋直指附遗方·身疼方论》中曰："酒家之癖，多为项肿臂痛，盖热在上焦，不能清利，故酝酿日久，生痰涎，聚饮气，流入于项臂之间，不肿则痛耳。"虞抟在《医学正传》中提出"慎口节欲""须将鱼腥、面、酱、醋、皆断去之"等注意事项，以避免病情加重和减轻疾病复发，间接指出了饮食偏嗜可以导致痹证的发生。

6. 情志失调

喜、怒、忧、思、悲、惊、恐是人体正常精神活动的表现。一旦受到外界各种精神刺激，造成情志过度紧张、兴奋或长期抑郁，可导致人体气机紊乱，脏腑功能失调。华佗的《中藏经》继《内经》之后，第一次提出了七情致痹说。其曰："气痹者，愁忧思喜怒过多，则气结于上，久而不消则伤肺，肺伤则生气渐衰，则邪气愈胜。留于上，则胸腹痹而不能食；注于下，则腰脚重而不能行。"肺主一身之气，情志抑郁或过亢，皆可导致脏腑过用越性，气机不畅，从而发生痹证。清代罗美在《内经博议》中以《内经》论痹为纲，博采众议，重点分析了各种痹证的病因病机。特别对五脏痹，论述颇详，提出"凡七情过用，则亦能伤气而为痹，不必三气入舍于其合也"的七情内伤致痹观点。

7. 劳逸过度

人体是一个有机的整体，不论安逸还是劳力，均应保持相对平衡。若是过度劳累或安逸，则会损伤正气，而成为痹证发病因素之一。张仲景在《金匮要略·血痹虚劳病脉证并治》中指出："夫尊荣人，骨弱肌肤盛，重因疲劳汗出，卧不时动摇，加被微风，遂得之。"其说明了平素好逸恶劳、养尊处优的人，虽然肌肉丰盛，实则骨脆弱，腠理不固，因而抵抗病邪的能力薄弱，容易患病。宋代王怀隐在《太平圣惠方》中曰："夫劳倦之人，表里多虚，血气衰弱，腠理疏泄，风邪易侵……随其所感，而众痹生焉。"

8. 禀赋不足

禀赋乃先天遗传，禀赋不足一般指人体先天某种物质不足或功能低下，其是发生痹证不可忽视的因素。《灵枢·五变》早已指出："粗理而肉不坚者，善病痹。"禀赋不足，表现相当广泛，可为营卫、气血不足，脏腑经络组织功能低下等。其中就脏腑而言，以肾虚较为突出，符合"肾为先天之本"之说。

（三）证候分类

历代医家对湿痹证候分类的表述有：①风湿痹阻；②寒湿痹阻；③风寒湿痹阻；④湿热痹阻；⑤痰瘀互结；⑥风湿郁热；⑦瘀血阻滞；⑧痰湿郁滞；⑨湿邪阻滞；⑩湿郁阻络；⑪寒湿困脾；⑫湿困脾胃；⑬风湿外感；⑭湿热成痿；⑮气血亏虚；⑯肝肾不足；⑰肾阳亏虚。

（四）治疗

湿痹常寒热夹杂，虚实并见，病情复杂。风寒湿三气杂至，久恋化热，热盛伤津，耗液成痰，久病入络致瘀。故风寒湿热痰瘀系致病之因。其病反复发作，病程长，症状不易控制，短期疗效不显等特点，均与"湿"有关。所以在临证时，当围绕"湿邪"展开治疗。

1. 辨证论治

（1）发汗除湿：发汗能开发肌腠，疏散外邪，解除在表之风湿邪气。如《金匮要略》曰："风湿相搏，一身尽疼痛，法当汗出而解，值天阴雨不止，医云此可发汗，汗之病不愈者，何也？盖发其汗，汗大出者，但风气去，湿气在，是故不愈也。若治风湿者，发其汗，但微微似欲出汗者，风湿俱去也。"风为阳邪，其性开泄，易随汗而解；湿性黏滞，难以速去，故宜采用微微发汗之法以求风湿俱去。仲景之法据此法创麻黄加术汤方、麻黄杏仁薏苡甘草汤方等，皆成为历代医家治疗风湿在表的经典方剂。元代朱丹溪在《丹溪治法心要》中指出："外湿宜表散，内湿宜淡渗。"而力主祛邪的"攻下派"医家张从正，也主张运用汗法治疗本病。清代程杏轩在《医述》中则进一步提出"治湿病之表，以取微汗为第一义"。

（2）散寒祛湿：《素问·痹论》提出："风寒湿三气杂至，合而为痹。"此"合"字并非指风寒湿三气之合，而是指风寒湿三气与内在的营卫逆乱之体相合，这与"荣卫之气，亦令人痹乎……荣者水谷之精气也……卫者水谷之悍气也……逆其气则病，从其气则愈，不与风寒湿气合，故不为痹"相呼应。说明湿痹病位在营卫，因寒湿内侵关节，致卫阳不行而筋脉失其温养。仲景擅用附子、乌头等气性雄烈的温阳药，取其热而外散寒湿，内振阳气，辛更可走窜流行，通诸经，气血周流，痹痛自止。最具代表性莫过于《金匮要略·痉湿暍病》中的"三附子汤"，包括桂枝附子汤、白术附子汤和甘草附子汤。仲景所倡导的温散之法为后世所推崇，如张景岳认为痹证"寒证多而热证少"，主张"有寒者宜从温热"；李中梓于《医宗必读》中也提出："治着痹者，利湿为主，祛风散寒，疏风燥湿，亦不可缺。"

（3）清热利湿解毒：唐以前医家多遵循《内经》之言，认为风寒湿杂致而为湿痹，故极少应用本法。延至宋代，《太平圣惠方》《圣济总录》等书，在风寒湿痹之外，又另立热痹一门。认识到"痹"也有湿热为患，清热解毒利湿之法始露端倪，对后世影响颇深。如清代的温病学家叶天士在《临床指南医案》中，指出"由乎暑暍外加之湿热，水谷内蕴之湿热。外来之邪，着于经络；内受之邪，着于脏腑。故辛解汗出，热痛不减，余以急清阳明而致小愈"，明确地指出了湿热痹应以清热解毒利湿为大法。吴鞠通在总结暑湿痹、湿热痹的辨证论治经验时，也十分推崇清热解毒利湿之法，所创宣痹汤、加减木防汤等皆被现代医者所沿用。

（4）利湿蠲痹：《金匮要略·痉湿暍病》言："湿痹之候，小便不利，大便反快，但当利其小便。"其开创利湿蠲痹法之先河。《证治汇补》在治疗湿痹时，主张"势重者，宜利便"，因内湿较重，阻碍膀胱气化就会出现小便不利，大便反快，宜先行利小便，以通其阳气。阳气通则卫气盛于太阳之表，外湿亦可并除。清代程杏轩在《医述》中也指出："治湿病之里，以利小水为第一义。"

（5）化痰除湿：湿聚日久可生痰；或热炼津为痰；或风寒湿邪痹阻气血，津液运行不畅，聚而生痰。朱丹溪认为"热血得寒，汗浊凝涩，所以作痛"与"有痰"可以导致痹痛，以及他在《丹溪心法》中提出："治痛风，取薄桂味淡者，独此能横行手臂，领南星、苍术等药至痛处。"其治疗痛风证用药特点是注重气血痰郁，多以除湿祛痰，疏通气血为治。喻昌依据丹溪"血热得寒，汗浊凝涩"的说法，提出"以浊痰不除，则三痹漫无宁宇也"的观点，《辨证录》的作者陈士铎从痹证临床实际出发，在论述三焦痹证治时，提出："然而风寒湿三邪，每藉痰为奥援，故治痹者必治痰。"

（6）化瘀除湿：因风、寒、湿、热等邪侵入关节，气血运行不畅，津液代谢失常而为湿，即"血不利则为水"。故活血化瘀使气血运行通畅，从而促进水湿代谢，达到祛除湿邪之目的。清代革新医家王清任上承朱丹溪、喻昌关于瘀邪致病的观点和叶天士"久病入络"的说法，在《医林改错》中突出论述了因瘀血致痹的治疗，指出凡是对痹证经过使用常规的治疗方法不起作用的情况下，可以考虑从瘀血论治，方用身痛逐瘀汤。对"瘀血痹"的概念、理、法、方、药的确立，做出了贡献。在书中提示运用化瘀除湿法治疗痹证时说："总滋阴，外受之邪，归于何处？总逐风寒，去湿热，已凝之血，更不能活。如水遇风寒，凝结成冰，冰成。风寒已散。明此义，治痹症何难？古方颇多，如古方治之不效，用身痛逐瘀汤。"王清任在痹证论治方面的贡献，在于他开拓了医家们的思路，为活血逐瘀法更广泛运用在痹证临床上树立了典范。

（7）温阳化湿：湿为阴邪，易伤阳气，湿痹患者患病日久，易伤脾肾之阳，温补学派医家张景岳在其代表著作《景岳全书》中论痹颇详，与其他明代医家共同反映了这段历史时期内痹证的学术概貌。但作为当时温补派的代表医家，对痹证的病机认识，自然也突出了他的"阳非有余，真阴不足"的学说和"人体虚多实少"的主张，他认为："然则诸痹者，皆在阴分，亦总由真阳衰弱，精血亏损，故三气得以乘之，而为此诸证。"在治疗上，注重补益元阳，慎用寒凉和攻伐之品。

（8）健脾化湿：湿邪伤人，最易困脾，而脾虚不健，湿浊内生，《脾胃论》中提出"内生学说"，认为"内伤脾胃，百病由生"。其中对痹证的论述尤其强调脾胃虚弱内生湿痹"脾病体重痛，为痛痹，为寒痹，为诸湿痹"，故在治疗湿痹方面，大倡健脾化湿法。明代张景岳遵李氏之说，在《景岳全书》中曰："痹证之湿胜者……大抵治湿者欲其燥，欲燥者宜从暖，盖脾土喜燥而恶湿，喜暖而恶寒，故温脾即所以治湿也。"李中梓也十分重视脾虚滋生内湿引起湿痹，在《医宗必读》中提出，着痹虽以利湿为主，更应参以理脾补气，脾土强而能胜湿。陈士铎治疗痹证时多是在李杲认识的基础上，着重于健脾补气化湿，多用参、芪、术为其特点。《辨证录》认为"虽曰风寒湿合而成痹，其内最多者湿也……逐其湿而风寒证不必治而自散"，故其用药特点为每方必用白术，因白术善能利湿而又通腰脐之气。

（9）滋阴化湿：湿邪阻滞，日久化燥生火而暗伤阴分，此时宜滋阴与化湿相结合。如《景岳全书》曰："最宜峻补真阴，使血气流行，则寒邪随去。若过用风湿痰滞等药，而再伤阴气，必反增其病矣"，并谆谆告诫说："凡治痹之法，惟此为最"。另有王肯堂、吴崐认为肾虚是痹证的根本，治疗当善调于肾，则根固叶荣，抓住了痹证的本质。考明朝以前，医家论痹，虽然也注意到正邪两方面在发病中的关系，但多着眼于"三邪杂至"，治痹证多突出"祛邪""邪去正自安"。而张景岳则力主"峻补真阴",虽然有其偏执的一面,但以当时痹证发展情况而言,此方法也同样具有重要临床价值。

2. 其他疗法

(1)针灸治疗:针灸治疗湿痹,在古代文献中亦有颇多的记载。最早可追溯至《五十二病方》,如《足臂十一脉灸经》曰:"足太阳温……其病,病足小指废……腰痛,挟脊痛……项痛……诸病此物者,皆灸太阳温。"此外,还论述了足少阳、足阳明、足少阴、足太阴、足厥阴、臂太阴、臂少阳等十一条经脉的痹痛和灸治法。至《内经》成书以后,对湿痹的认识更加深入,论述了针灸治疗痹证的方法和原则,其内容已基本完备。皇甫谧所著之《针灸甲乙经》完善针灸治疗痹病,在穴位的描述上更加明确,给出了具体的针灸处方,比《内经》中里的施针原则更具体,更直观,更具有可操作性。

(2)推拿治疗:推拿疗法即按摩疗法,是采用按摩法刺激患者体表的一定部位,运动患者的机体进行治病的一种疗法。按摩术的历史悠久,有文字记载在神农、黄帝时代就开始用按摩治病。作为一种治疗湿痹的重要手段,推拿疗法发展很快,隋代巢元方的《诸病源候论》、唐代孙思邈的《千金方》均有按摩治疗湿痹病的记载,宋代《圣济总录》有按摩专章。明代周岳辑著《小儿推拿秘诀》、龚云林著《小儿推拿活婴秘旨》,清代熊运英的《推拿广意》、夏详宇的《保赤推拿法》、骆潜庵的《推拿秘书》,还有《推拿易知》《推拿全书》等十余种书籍,其中记载了很多治疗湿痹的按摩方法。

(3)饮食疗法:药物重在祛邪,而易伤正,食物可以扶正,有些食物还可具有药效作用。如《普济本事方》中"川乌粥"治风寒湿痹、麻木不仁;"牛膝煮鹿蹄方"(《太平圣惠方》)治脚气及风寒湿痹、四漱拘急;《普济方》中记载的"醍醐方"可补虚祛寒湿等。

(4)导引法:导引又称吐纳、练气、气功等,是中国古代养生学的重要组成部分,是一种通过练气和练意,达到自我身心锻炼和强身健体的活动。其中用于治疗的,称为"气功疗法"。据《吕氏春秋·古乐篇》记载:远在陶唐氏(尧所属的氏族部落)之始,天多阴雨,河水泛滥,潮湿阴冷,引起人们的气滞血瘀,筋骨蜷缩不舒,"故作舞以宣导之"(作舞为古代导引的最初形式)。汉代张仲景在《金匮要略》中主张用导引治病,如"四肢才觉重滞,即导引吐纳"。

(5)膏摩疗法:是以膏药涂于或敷于局部,再加轻轻按摩的一种治疗方法。膏摩疗法历史悠久,《金匮要略·脏腑经络先后病》曰:"若人能养慎,不令邪风干忤经络,适中经络,末流传脏腑,即医治之,四肢才觉重滞,即导引吐纳,针灸膏摩,勿令九窍闭塞。"本疗法是膏药敷贴与按摩的结合,按摩可促进血循环,便于药物的侵入和吸收。是临床治湿痹的有效疗法。如广济神明膏(《外台秘要》)"主诸风顽痹、筋脉不利",《太平圣惠方》中的摩腰方"治久冷腰痛",《普济方》记载野驼脂治顽痹。

(6)外搽疗法:外搽,一般与涂搽、搽擦同义,是将药物制成液状或半流质药剂,直接涂搽患处或同时配合摩擦手法,以治疗疾病的一种外治法。《素问·血气形志》曰:"经络不通,病生于不仁,治之以按摩醪药。"外搽药物有祛风湿、镇痛、消炎等作用,使用时通过搓擦,不但起到了按摩作用,又可增加药物的穿透性。此为治痹常用方法。

综上所述,历代医家本病的论述多见于痹证,且认识不一,为学者更好地理解本病,遂整理如上。

(王　冬　石伯伦)

痉病源流考

"痉"作为病名最早见于《五十二病方》，《内经》对其病因、病位、病症进行了继承和进一步阐发，《金匮要略》论痉较为详细，痉病辨证论治亦始于此，后经隋唐、宋金元时期，其在病因病机和针灸治疗等方面不断丰富和发展，到明清时期对痉病论述日臻完善，以吴鞠通《温病条辨》为代表将痉病研究推向高峰。由于痉病历代病名不一，病因病机复杂，发病急骤，病势危笃，故从病名、病因病机、证候分类及治疗入手，对历代重要医籍中痉病的相关论述进行整理研究，考查其学术脉络和规律，对现代临床认识和诊治痉病颇有意义。

（一）病名

"痉"作为病名沿用至今，在历史沿革中，其病名多样，曾散在于痓、瘛疭、惊风、项强、破伤风、抽搐、口噤等论述中，近现代又提出疫痉一名，使得痉病之病名含义日趋丰富，直至近代，经过继承发展，归纳分析，日渐统一。纵观历代医家对其论述诸多，但也因时代局限性，对痉病认识程度、方式和理解各有不同。本书将根据文献记载将痉病之病名分为以下 4 类。

1. 以病因病机分类命名

《五十二病方》根据外感之病因，对痉病进行详细记载，并分为伤痉和婴儿索痉，首发外邪致痉的理论，由此发外感痉病之端，《内经》时期亦是从外感认识痉病，隋代巢元方在《诸病源候论》中提到："夫金创痉者，此由血脉虚竭，饮食未复，未满月白，荣卫伤穿，风气得入，五脏受寒，则痉。"其指出痉病的发生虽由金刃、竹木、跌打等外伤引起，然都有外邪侵袭，故仍归于外感痉病，其书中又细分为风痉、湿热痉等，巢氏指出风痉的病机是为："由风邪伤于太阳经，复遇寒湿"，又曰："风邪伤人，令腰背反折，不能俯仰，似角弓者，由邪入诸阳经故也"。直至宋金元时期才产生了内伤致痉的萌芽，陈无择在《三因极一辨证方论》中提出："夫人之筋，各随经络结束于身，血气内虚，外为风寒湿热之所中则痉……原其所因，多由亡血，筋无所营，故邪得以袭之。"其明确指出了亡血伤阴，筋脉失养而成痉的理论。朱震亨所著《丹溪心法》和《医学明理》对内伤痉病的病机亦有十分明确的论述，并极其重视，更对津血内亏致痉进行了具体阐述，其曰："是以有气虚不能引导浸血以养经络而致者；有因津血不足，无以荣养经络而致者；有因痰火塞窜经隧，以致津血不荣者；有因真元本虚，六淫之乘袭，致血不能荣养者。虽有数因不同，其于津血有亏无以滋荣经脉则一。"至明代内伤致痉理论日趋完善，张景岳指出："产妇之有此者，必以去血过多，冲任竭也；疮家之有此者，必以血随脓出，营气涸也……凡此之类，总属阴虚之证。盖精血不亏，则虽有邪干，亦断无筋脉拘急之病。"其在仲景"伤亡津液"的观点下，考陈无择病因病机之得失，博采众家之长，又结合自身之临床体会，提出"内伤致痉"的理论，补仲景未发之言，明确指出病位在经络，病因为血虚，其著作《景岳全书》曰："其病在血液，血液枯燥，所以筋挛。"书中又将痉病进一步划分为痰火痉、风痰痉等，至此外感、内伤始全矣。

2. 以病症特点分类命名

《素问·气厥论》中记载："肺移热于肾，传为柔痉。"可见早在《内经》中对于痉病就已然有了刚柔之分，然论述未尽详细，《金匮要略·痉湿暍病脉证治》中根据症状对痉病进行了定义，其曰："病者身热足寒，颈项强急，恶寒，时头热，面赤目赤，独头动摇，卒口噤，背反张者，痉病也。"仲景更是根据有汗无汗与是否恶寒的症状将痉病分为刚痉和柔痉两类，其曰："太阳病发热无汗，反恶寒者，名曰刚痉"，又曰："太阳病，发热汗出而不恶寒，名曰柔痉"。其后金元时期《素问玄机原病式》又提出阴阳二痉，其曰："阴痉曰柔痉；阳痉曰刚痉"。至明代虞抟继承了"刚为阳痉，柔为阴痉"的观点，并指出"仲景有刚柔二痉之分，不可不辨"，认为："大抵因风湿二气，袭于太阳之经，亦有轻重之分。其风气胜者为刚痉，风性刚急故也。湿气胜者为柔痉，湿性柔和故也。"薛立斋却以有汗无汗分刚柔，以厥逆与否辨阴阳，在刚柔、阴阳分类基础上提纲挈领地将外感痉病分为刚、柔、三阴、三阳、风热痰壅八型并对相应方药进行了论述。

3. 以六经分类命名

有学者认为早在《金匮要略》中就已经有了关于从六经认识痉病的雏形。元代王好古详细记载了三阳痉的临床表现，指出"发汗太多，因致痉，身热，足寒，项强，恶寒，头热面肿，目赤，头摇，口噤，背反张者"，为"太阳痉"；"头低视下，手足牵引，肘膝相构"者，为"阳明痉"；"一目或左右斜视，并一足一手搐搦"者，为"少阳痉"。清代罗美承仲景之说，在对六经痉的认识中指出："仲景之以项强、脊强、不能俯者，指为太阳之痉，原以该三阳也；以身蜷、足蜷、不能仰者，指为少阴之痉，以该三阴。"并对王好古将《内经》中"肾病者喜胀，尻以代踵，脊以代头"等形容少阴病俯而不能仰之状的论述视为"阳明痉"，而提出质疑。清代陈士铎在《辨证录·痉门》中明确记载了太阳痉、少阳痉、阳明痉、太阴痉、少阴痉、厥阴痉，其中对于其理法方药的记载是诸多古籍中最为详尽的一部，同时创制了多种方剂，提出痉病与伤寒的差异，其曰："夫痉病亦有三阳三阴之殊，亦能传经，与伤寒之症无异，但伤寒单伤于风，而痉病则合湿热而成之也。"由此可知以六经分类命名痉病对痉病的治疗和预后有一定的意义。

4. 以患病群体分类命名

因小儿、妇人之特殊体质，单独进行论述甚至著书立说者，自古有之。以《五十二病方·婴儿索痉》为始，医家已经认识到小儿与妇人在痉病上的发病率很高，张仲景在《金匮要略·妇人产后病脉证治》中提出产后痉病的概念。魏晋时期，皇甫谧提出新生儿破伤风与断脐不洁、感染风毒有关，第一次提出"小儿脐风"的病名，使得痉病小儿分类更加准确，痉病内涵更加精准。北朝陈延之在《小品方》中主要记载了妇人痉病的症状和治疗方法，包括妊娠痉病、产后痉病等，如《小品方·治妊胎诸方》中载："治妊娠忽闷，眼不识人，须臾醒，醒复发，亦仍不醒者，名为痉病，亦号子痫病，亦号子冒。"其提出"妊娠子冒"概念，并用竹沥治疗。唐代孙思邈提出"少小所以有痫病及痉病者，皆由脏气不平故也"及"易得之者，新产妇人及金疮血脉虚竭"等论述，孙氏对于小儿、妇人特殊体质进行的论述对后世影响很大。其后《产育宝庆集》中单独论述产后痉病，其曰："产后血虚，腠理不密，故多汗。因遇风邪抟之，则变痉。"宋代陈自明也在《妇人大全良方·妊娠风痉方论》中提出："论曰：夫妊娠体虚，受风而伤太阳之经络，后复遇风寒相抟。发则口噤背强，名之曰痉。其候冒闷不识人，须臾自醒，良久复作，谓之风痉。亦名子痫，亦名子冒。甚则反张。"明代方有执因"儿女遭惊风"故作《伤寒论条辨》，详细论述了"小儿惊风"及"产后惊风"，指出："且痉因于多汗，多汗因于血虚，血虚惟儿家为最，以未充也。新产妇人次之，以在蓐也。"清代冯兆张、缪希雍也在《女科精要》中对产后痉病进行定名，其曰："产后血虚，角弓反张，病名曰痉。"

（二）病因病机

痉病可由多种因素导致，病因病机复杂，外邪侵袭，痰瘀阻络，阴血亏虚，或因误治，如风病误下、疮家发汗等，均是导致发病的重要因素，筋脉失养是其基本病机。正如朱丹溪所说虽数因不同，然"津血有亏无以滋荣经脉则一"。

1. 外邪侵袭，邪客经脉

最早认识痉病即是外邪致痉，与风寒湿关系最为密切。早在《五十二病方》中就提出："痉者，伤，风入伤，身信（伸）而不能诎（屈）。"其指出外伤之后外邪侵袭人体而发痉病，同时在《婴儿索痉》中提出："索痉者，如产时居湿地久，其胄（胃）直而口扣，筋癴（挛）难以信（伸）。"即"产中感湿"，这种外邪致痉的学说对后世影响很大。《内经》在此基础上进行了继承和发展，认为风、寒、湿等外邪与痉病发生有着密切关系，奠定了外邪致痉的理论基础。如《素问·至真要大论》曰："诸痉项强，皆属于湿"，又曰："诸暴强直，皆属于风。"《灵枢·筋脉》指出："经筋之病，寒则筋急，热则筋弛纵不收，阴痿不用，阳急则反折，阴急则俯不伸。"《素问·骨空论》亦曰："督脉为病，脊强反折"，认识到痉病是经脉、经筋为病。且《素问·缪刺论》中"邪客于足太阳之络，令人拘挛背急，引胁而痛"为邪客经脉之病机病位认识提供了基础，同时从《内经》中可见痉病的发作与阳盛亦有一定关系，为后世热邪致痉之萌芽。《金匮要略》正式提出外邪致痉的理论，仍然用于现代临床痉病的诊治之中，其曰："太阳病，其证备，身体强，几几然，脉反沉迟，此为痉。"后隋代巢元方在《诸病源候论》中，直接将此病称为"风痉"，强调"由风邪伤于太阳经，复遇寒湿"的病因。在外邪病因认识上，唐代孙思邈在《备急千金要方》中提出，痉病不仅与风寒湿有关，还与热邪有很大关系，其曰："温病热盛入肾，小儿痫。热盛皆痉，痉、暗、厥，癫皆相似。"可见已经发现痉病的发生与外感温热之邪，热入下焦关系密切，为明清"热盛发痉"之渊源所在。刘完素在外邪致痉的观点上，认为痉病之病机是湿邪过极引起的虚风，以亢害承制理论论述痉病发病机理，其曰："亢则害，承乃制，故湿过极，则反兼风化制之。然兼化者虚象，而实非风也。"其对后世关于痉病病机认识亦有一定影响。明代虞抟认为"痉之为病，湿为本，风为标"，为后世辨治痉病提供了一法门，更加强调祛风除湿对于治疗痉病的重要性。明代李梴在《医学入门》一书中，不仅继承了外邪致痉的学说并且同时提出痉之发病并非感受一种外邪致痉，外感风寒或风湿合而成痉，其曰："太阳病纯伤风、纯伤寒，则不发痉"，又曰："惟先伤风而后又感寒，或先伤风而后又感湿"。外邪致痉之理论影响十分深远，直到清代还有医家认为"中风无外邪，痉病无内邪"的观点。清代薛生白提出了"湿热入络"及"隧中"的观点，认为"湿热伤营，肝风上逆，血不荣筋而痉"，如《湿热经纬·湿热病篇》载："四湿热证：三四日即口噤，四肢牵引拘急，甚则角弓反张，此湿热侵入经络脉隧中。"清代吴鞠通也重视"风邪"之重要，认为《内经》中"诸痉项强，皆属于湿"的论述有失偏颇，主张"单一湿字，似难包得诸痉"，提出"痉病属风"的理论，又指出"要知痉者筋病也，知痉之为筋病，思过半矣"，认识到筋之拘挛为本病之根本表现，无此则痉病便不会发生，痉病病位也进一步清晰。清代魏荔彤也在《金匮要略方论本义·痉病总论》中提出"经络隧道中为患"的观点，"邪阻经络"阐明外邪对经络的影响而发痉病。可见历代医家对于外邪致痉理论十分重视而且在治疗方面也偏重于此。

2. 痰瘀阻络，兼以气虚

《丹溪心法·痉》提出痉病的病因是"气虚有火，兼痰"，认为病机为"有因痰火塞窜经隧，以致津血不荣者"，其治疗采用补气化痰之法。但到明代方有执则对于"痰热惊风"之说提出质疑，其曰："惊风之论……来历不明，其详不可考。"明代张景岳在小儿惊风中，提出："一曰风，二曰火，三曰痰，四曰阳虚，五曰阴虚。"对于急惊风治疗上强调祛痰退火。清代王清任在朱丹溪的"气虚致痉"基础上总结提炼出"气虚血瘀致痉"的理论，对于临床治疗痉病有一定意义。

3. 热盛伤津，筋脉失养

《灵枢·热病》有"热而痉者死"之说，提出热盛伤津，经脉失养发生痉病之不良预后。《金匮要略·痉湿暍病脉证治》曰："痉为病，胸满口噤，卧不着席，脚挛急，必齘齿，可与大承气汤。"以方测证，此为急下存阴之法，治疗阳明热痉，外感热邪不解，邪热内传阳明，阳明热盛，消灼津液，筋脉失于濡养，引发痉病。这种"热盛致痉"的理论对后世有很大启发。《备急千金要方》已经认识到痉病的发生与"热入下焦，损伤真阴"有关，可谓是明清温病学家"热盛动风发痉"之渊源。明代王肯堂在《杂病证治准绳》论述刚痉时提出："热因郁则愈甚，甚则热兼燥化而无汗，血气不得宣通，大小筋俱受热害而强直。"清代冯兆张、缪希雍认为妇人产后痉病之病因为"阴气暴虚，阴虚内热，热极生风"，认为产后角弓反张发生的原因是"气血耗损，腠理不密，汗出过多，神无所主，筋骨失养"。叶天士在《临证指南医案》中提出了"热盛伤津，肝风内动"的观点，其曰："五液劫尽，阳气与内风鸱张，遂变为痉"，又曰："津液受劫，肝风内鼓，是发痉之原"。柯琴在《伤寒论翼》中提出燥痉的概念，提出"不燥不成痉"的观点，然而清代张聿青却"不言燥而言湿"，认为"言湿而燥已囊括乎其中"，均从筋脉失养的角度认识痉病。热盛伤津最为严重当属肾精亏虚，《内经》就有记载，《灵枢·邪气脏府病形》曰："肾脉……缓甚为折脊。"一方面提出痉病发生与经脉的关系，另一方面则指出肾精亏虚导致痉病的严重程度，后至清代温病学家对此继承和发展，认识到热入下焦引发危重痉病之病机。

4. 气血内虚，邪中致痉

此病因虽然与外邪致痉有一定联系，但是由于素体虚弱，临床上发病更为危急，一般预后不良，救治上便有其自身特点。如《金匮要略·妇人产后病脉证治》首次提出"新产血虚，汗出中风"的病因理论，其曰："新产妇人有三病，一者病痉，二者病郁冒，三者大便难，何谓也？师曰：新产血虚，多汗出，喜中风，故令病痉。"其极大地启发了后世医家，宋代郭稽中提出产后"血虚汗多遇风变痉"，陈无择提出"血气内虚，外为风寒湿热之所中"的致痉理论，对痉病之病因病机认识更为丰富。朱丹溪认为痉病之病因病机不仅仅全由外感风邪而来，气血内虚也是致病关键，并在治疗上提出切不可见风而专用风药，明代汪机在《医学原理》中载："方书皆谓感受风湿而致，多用风药，予细详之，恐仍未备，当作气血内虚，外物干之所致。"朱氏十分重视内伤致痉的理论，治疗上多调补气血。明代虞抟在《医学正传·痉病》一书中记载痉病发病之病机关键为"外有诸虚之候，表虚不任风寒"，又补充其常继发于某些疾病，其曰："或产后，或金疮，或跌仆扑伤，痈疽溃脓之后，一切去血过多之证。"他强调痉病病因为内有阴虚，复加外感，同时认识到阴血亏虚是发病的主要因素。清代喻嘉言针对妇人痉病提出"血舍空虚，外风袭入，而成痉"之说。《医宗金鉴》对于《金匮要略》痉病之论述作出了订正和评注，认为"凡病出汗过多新产，金疮破伤出血过多"而变生痉病，皆内虚召入外邪引起。清代林珮琴指出："其因多由血液虚燥，经络失荣，风寒湿热之邪，得以袭入经络而为病。"吴鞠通以"痉有寒热虚实四大纲"立论，亦是对仲景理论的继承和发展，更是注重因气血内虚引起痉病的诊治。

5. 误汗误下，亡津致痉

《金匮要略·痉湿暍病脉证治》对于太阳病发汗太过、风病误下、疮家发汗，连续三条阐述了误汗误下，导致津液亡失，筋脉失养而致痉的病因。其曰："太阳病，发汗太多，因致痉"，又曰："夫风病下之则痉，复发汗，必拘急"，亦曰："疮家虽身疼痛，不可发汗，汗出则痉"，可见仲景对于误治十分重视，同时也提醒医家诊治过程中避免误治防止痉病发生，其对伤亡津液而致痉的理论，不仅是对《内经》的继承和发挥，同时为后世医家提供了内伤致痉的理论基础。明代张景岳在《景岳全书·痉证》之中提出："观仲景曰：太阳病，发汗太多，因致痉；风病，下之则痉；疮家不可发汗，汗之亦成痉。只此数言，可见病痉者多由误治之坏证，其虚其实可了然矣。"同时提出了"湿家大汗必成痉"之说，提出痉病之病机"总属阴虚之证"。清代罗美继承了前人观点，其在《古今名医汇粹》中云："或外感六淫，或发汗过多，或疮家误汗，或风病误下，或灸后火炽，或阴血素亏，或阳气素弱，各各不同。故痉病之壤，不出亡阴、亡阳两途。"其指出由于误治而发生阴阳虚损而导致痉病发生。清代尤在泾在《金匮要略心典》中曰："此原痉病之由，有此三者之异，其为脱液伤津则一也。"其指出脱液伤津，筋脉失养为失治误治致痉总病机。

（三）证候分类

历代医家对痉病证候分类的表述有：①邪壅经络；②阴血亏虚动风；③痰热动风；④阳明腑实；⑤热入营血；⑥肝风内动；⑦热盛动风；⑧肝阳化风；⑨痰蒙清窍；⑩气虚血瘀。

（四）治疗

明代王肯堂就痉病外感、内伤，提出治法，其曰："予尝思夫外感内伤之邪病痉，治法迥别，不可不辨。天气因八风之变，鼓舞六淫而入是为经，风外伤腠理，内触五脏，故治邪必兼治风。人气因五性劳役，感动厥阳，君相二火相扇，六经之淫邪而起，遂有五阳胜负之变，故胜者泻、负者补，必兼治火调胃土，以复火伤之气，盖不可瘳也。苟于内伤而用外感药以散邪，则原气愈耗，血竭神离，而至于不救矣。"其强调外感之痉要重视祛风，内伤致痉须重视调补。总治则为扶正祛邪，以祛邪解痉为标，以补气养血扶正为本。以下从辨证论治及其他疗法两方面进行阐述。

1. 辨证论治

（1）祛风散寒除湿：《五十二病方·伤痉》即有以莤兑酒内服，随即温衣复被，"令汗出至足"的方法治疗痉病，开痉病内服药物发汗之先河，后世得到承袭和发展，《金匮要略》对于刚痉提出："太阳病，无汗而小便反少，气上冲胸，口噤不得语，欲作刚痉，葛根汤主之。"对于柔痉提出："太阳病，其证备，身体强，几几然，脉反沉迟，此为痉，栝蒌桂枝汤主之。"其分别以葛根汤和瓜蒌桂枝汤治疗痉病体现祛邪外出之理。直到近现代仍有运用发汗法治疗痉病之验方，其原理为运用汗法来祛除所感风寒湿等外邪，对于外邪痉病的治疗后世医家多继承此法。《金匮要略方论本义·痉病总论》提出："脉者人之正气正血所行之道路也，杂错乎邪风邪湿邪寒，则脉行之道路，必阻塞壅滞，而拘急蜷挛之证见矣。"故采用祛风散寒除湿等法祛邪以解痉。

（2）泻热存阴：对于阳明燥结的痉病采用大承气汤之下法，急下存阴。最早记载于《金匮要略》中，清代喻嘉言指出："从阴治之宜急温，从阳治之宜急下。"外感热邪不解，邪热内传阳明，销铄津液，阴液耗伤，筋脉失于濡养而发痉病，治当清泻胃热，存阴止痉。民国涂蔚生在《推拿抉微·痉病》中仍然有"痉为病，胸满口噤，卧不著席，脚挛急，必齘齿，可与大承气汤"的记载，其曰："此方为仲景治伤寒传于阳明，禀热太甚，全无外症，而有大便不通，发热胸腹胀满等症者。以之治病在经脉，血虚经燥者，得勿患虚虚之戒乎？然里热过剧，津液实受其伤。火热一时不降，则津液一时不生，下一分之火热，即所以保一分之津液也。其曰可与二字，盖亦云内热甚于外之症，在经脉，到了危险万分之时，不得不铤而走险，出于下之一途耳。"其对于邪热存阴法的机理进行了详细论述。

（3）祛痰退火：明代《普济方·婴孩诸风门》曰："治法先与消痰顺气为上。痰消则风止。顺气则神醒。病势稍定。然后审其热之轻重。"其提出针对痰浊阻络的痉病以消痰顺气为治疗大法。明代汪机在《医学原理》中提出："有因痰火塞窒经隧，以致津血不荣。"景岳也认为急惊风"大抵此证多属肝胆脾肾阴虚血燥，风火相搏而然"，治疗上应"但得痰火稍退，即当调补血气"，其指出痰火为标，气血亏虚为本，注重祛痰退火和调补气血的结合运用。

（4）活血化瘀：王清任首提"气虚血瘀致痉"之说，运用活血化瘀法治疗痉病。久病不愈，气血亏虚，血行不畅，瘀血内阻，经脉失养而发痉病，故治疗当活血化瘀，通窍止痉。其在《医林改错》中记载："夫抽风一症，今人治之不效者，非今人错治，乃古方误人。古人不止论病立方误人，立病名曰抽风，风之一字，尤其误人。又由此症多半由伤寒、瘟疫，或痘疹、吐泄等症，病久而抽……元气既虚，必不能达于血管，血管无气，必停留而瘀。以一气虚血瘀之症，反用散风清火之方，安得不错？服散风药，无风服之则散气；服清火药，无火服之则血凝；再服攻伐克消之方，气散血亡，岂能望生？"清代何廉臣在《增订通俗伤寒论》中亦支持此观点，强调益气活血化瘀法治疗痉病的重要性。

（5）滋阴清热：清代喻嘉言分析《金匮要略》言："太阳病，其证备，身体强，几几然，脉反沉迟，此为痉。"其认为本病病机在于"荣血不能充养经络而成痉"，应以"益阴生津，以和经络"之法治之，并且对于小儿痉病作惊风治疗而投以金石之品的治法提出批判，认为"小儿之体脆神怯，不耐外感壮热，多成痉病"，提出清热滋阴之治法。同时对于妇人产后痉病亦指出"血舍空虚，外风袭入"，治法当滋阴养血，兼去外风，值得一提的是，清代罗美在《古今名医汇粹·痉病》中对此治法提出批判，指出"大补气血，多保无虞。若攻风邪，必死"，强调了妇人产后气血亏虚之本，以补气养血为治疗大法才可治愈，不可盲目祛邪。清代冯兆张、缪希雍在《女科精要·产后杂症门》中针对妇人产后痉病提出"益阴补血，血长而虚风自灭"的治法。王孟英在《湿热经纬》中加按语曰"木旺由于水亏，故得引火生风，反焚其本，以致痉厥"，提示医家在治疗痉病时注重滋阴清热。

（6）补气养血：在痉病的治疗上，丹溪强调痉病由气血亏虚所致，治疗中注重补法，认为"大率与痫病相似，比痫为甚之虚，宜带补"，指出本病多属虚证，与痫病之虚损相似，且更甚。明代薛立斋在《女科撮要》中注意到产后痉病，其病机为"亡血过多，筋无所养"，因此采用"大补血气"法，以"多保无虞"。明代张景岳在治疗慢惊时提出"总属脾肾虚寒之证"的观点，且认为其"总归虚处"，故治法上"但当速培元气"，并且"但当以温补脾胃为主"。在痉病治疗上，张景岳强调要"必当先以气血为主"，对从风论治痉病进行批判，其曰："奈何今人但见此证，必各分门类而悉从风治。不知外感之风，寒邪证也，治宜解散；内生之风，血燥证也，止宜滋补。"书中所列方剂均体现重视滋养气血之法，虽然其对痉病之论述，即"精血不亏，则虽有邪干，亦断无经络拘急之病"，有失偏颇，但其对于后世痉病理论和临床的发展影响深远。温养阳气之法始自《五十二病方》，《五十二病方·伤痉》中记载以一犬切成小段，用药浸泡，阴干兑酒服用以治痉病的记载，犬为温补之品，以温补阳气，但是后世少用。

2. 其他疗法

（1）针灸推拿治疗：推拿法治疗痉病最早载于《五十二病方·伤痉》，对于痉病治疗有一定意义。后至《内经》，详细记载了针灸治疗痉病的方法，并且确立了相应的针灸治疗原则，如《灵枢·经脉》提出"盛则泻之，虚则补之，热则疾之，寒则留之，陷下则灸之，不盛不虚，以经取之"的治则，用以治疗"项似拔，脊痛腰似折"。另外《灵枢·经筋》中亦提出"治在燔针劫刺，以知为数，以痛为输"的治则用以治疗"足太阳之筋病，脊反折"。同时继承《五十二病方》的"熨法"以治疗"足少阴之筋病，主痫瘈及痉"。更为重要的是，《灵枢·热病》中提出针灸治疗禁忌，其曰："热病不可刺者有九……九曰，热而痉者死，腰折瘈疭，齿噤龂也。"至魏晋时期，皇甫谧的《针灸甲乙经》对《内经》继承并发展，详细论述了针灸治疗痉病的方法，涉及选穴 30 余种，多以膀胱经和督脉为主，其曰："反折……长强主之"，又曰："汗不出反折……膀胱俞主之"，并且继承了《内经》刺络放血治疗痉病的方法，其曰："热病汗不出……身反折，口噤……腰痛不可以顾，顾而有似拔者……上下取之出血，见血立已。"

（2）饮食疗法：《五十二病方》就已经认识到食疗对于痉病的重要性，其曰："治病时，毋食鱼、彘肉、马肉、龟、虫、荤。"同时须禁忌房事，"毋近肉"，通过多种措施，则创伤可愈，伤痉得防。《诸病源候论·金疮病诸候》也提到"金疮痉者""饮食未复"复感外邪而发痉病的记载，以及饮食对于痉病发生的重要性。明代薛立斋在《保婴撮要·痉症》中曰："发痉之症……此皆治六淫外伤元气，形病俱实之法也。若小儿多因惊骇停食，或乳母六淫七情，饮食起居失宜所致，更当审之，兼治其母。"在治疗小儿痉病时尤其重视饮食的调摄。其后在清代《温病条辨·解儿难》内伤饮食痉的发病尤其要注意饮食与脾胃的关系，认为小儿饮食起居也是诱导痉病发生的因素，因此要格外注意养护。

（3）预防调护：从《五十二病方》时期起就已经十分重视能够引起痉病的"诸病"的防治，认识到痉病的发生是由于在外伤的前提下，外邪侵入而发病，因此强调在受伤之初就注重伤口的护理，及时予以治疗，保持创口的清洁，促使伤口尽快愈合，使得外邪无从以入，这也为后世医家所重视。对于能够引起痉病的"诸病"的护理，防治，防止痉病的发生时，强调"治病毋时"，及时治疗。同时书中还记载了熨法、贴敷等方法治疗痉病为后世所沿用，还明确提出了熨法的方法和注意事项。

以上历代医家的论述，不仅确定了中医药防治痉病的理论基础，至今仍影响我们对于痉病的治疗，对临床起着重要启迪与昭示作用。

（任鹏鹏　王金环）

痿证源流考

痿证作为独立疾病首见于《内经》，后世历代医家对其病因病机、辨证论治的认识日趋完善。由于历代重要医籍对痿证的表述不一，本书从病名、病因病机、证候分类及治疗四大方面入手，对相关论述进行整理研究，考查其学术脉络和规律，有裨于临床。

（一）病名

《内经》中引用《本病》《下经》之语提出痿证一病，然而这两部古籍早已亡佚，因此现存最早论述痿证的书籍为《内经》。后世医家在其基础上进一步发展，丰富了痿证的命名，现将痿证病名诸论加以整理总结，兹述如下：

1. 以病症特点分类命名

《内经》较早地提出了"痿躄""痿厥"等名称，如《素问·痿论》曰："肺热叶焦，则皮毛虚弱急薄著，则生痿躄也。"《灵枢·本神》曰："精伤则骨酸痿厥，精时自下。"《素问·生气通天论》言："因于湿，首如裹，湿热不攘，大筋緛短，小筋弛长，緛短为拘，弛长为痿。"由此可见，《内经》时期，医家已经对痿症的病症特点有所认识，其中肢体不用且皮毛拘紧皱起的病症名为痿躄；肢体无力且精时自下的病症名为痿厥；筋脉弛长且头部沉重如裹者，名为痿。西晋王叔和秉承《内经》旨意，称此病名为"痿躄"，载有通过痿躄患者脉象辨别病情轻重的论述，其曰："诊人痿躄，其脉虚者生，紧急疾者死"，称为"痿躄"。同时代，皇甫谧在《针灸甲乙经·热在五脏发痿》中提出："足缓不收，痿不能行，不能言语，手足痿躄不能行。"其明确指出手足痿弱不能行、不能用、不能言语者称为"痿躄"。唐代孙思邈将"痿躄"称为"足不任身""足痿"等，如《备急千金要方》中有"足不任身""足痿痹不能行""足痿失履不收"等描述，均以下肢症状为主要病症特点。金元时期，众多医家认识到痿、风、厥、痹等不同，将痿与风、厥、痹分别研究，从而进一步丰富了痿症的病症特点，如张从正在《儒门事亲》中曰："痿之为状，两足痿弱，不能行用……躄者，足不能伸而行也。"将两足无力，不能行走的疾病称为"痿弱"，并将"躄"之含义加以阐述，突出足痿之病状。延及明代，楼英在《医学纲目》中对痿症临床表现加以总结，其言："痿者，手足痿软而无力，百节缓纵而不收也。"其强调四肢痿软无力的病症特点，称其为"痿软"，与"痿弱"之含义相同。秦景明对痿症进一步理解，认为以身重难以转侧，肌肉麻木不仁，且唇齿干燥，口干渴为主要病症特点的疾病为"痿软"，如《症因脉治》曰："脾热痿软之症，唇焦齿燥，口干作渴，肌肉不仁，身重不能转侧，纵缓不能举动。"清代林珮琴在《类证治裁》中称其为"痿弱"，其曰："四肢痿弱，动履艰难。"

2. 以病位分类命名

《素问·痿论》载道："故肺热叶焦，则皮毛虚弱急薄，著则生痿躄也。心气热，则下脉厥而上，上则下脉虚，虚则生脉痿，枢折挈，胫纵而不任地也。肝气热，则胆泄口苦，筋膜干，筋膜干则筋急而挛，发为筋痿。脾气热，则胃干而渴，肌肉不仁，发为肉痿。肾气热，则腰脊不举，骨枯而髓减，发为骨痿。"列出"脉痿""筋痿""肉痿""骨痿"等病名，以病位命名，指出脏腑病变后，产生相应部位的痿证。历代医家对上述痿证之认识不一，以骨痿为主，如《难经》曰："五损损于骨，骨痿不能起于床。"汉代张仲景在《金匮要略·中风历节病脉症并治》中进一步指出："咸则伤骨，骨伤则痿。"其指出骨痿之病位在骨，与肾相关，称其"名曰枯"，并认识到骨痿进一步发展则可演变为历节病。唐代王冰注《内经》时强调"筋痿""肉痿""骨痿"病对其发病原因进行解释。

（二）病因病机

自《内经》论湿热致痿，后世医家多从此说，然而痿证的产生可由多种原因导致，如外感六淫、湿热浸淫、肺热津伤、痰瘀热毒，闭阻经络、五脏亏损、饮食不节、情志不调等，痿证的病位也与五脏六腑均相关。遂将病因病机归纳为以下几点。

1. 外感六淫，损伤脑神

东汉张仲景在《内经》基础上对痿病病因的认识有所发展，其在《伤寒论》中论述了伤寒吐下后，又复发汗而致气血阴阳俱虚，筋脉失于濡养致痿的机理，其曰："太阳伤寒，脉浮紧，发热，恶寒，身疼痛，不汗出而烦躁者，大青龙汤主之；若脉微弱，汗出恶风者，不可服之，服之则厥逆，筋惕肉瞤，此为逆也。"外感后误治以过汗，导致阴阳俱不足，肌肉失去温养；同时因"血汗同源"，汗下失血之后，阴血亏虚，不能濡养筋脉，则见四肢痿弱废用等病症。在《金匮要略·中风历节病脉症并治》中又有"咸则伤骨，骨伤则痿"的论述，分别从伤寒误治及过食咸味等方面讨论了痿证的病因。及至金代，张子和曰："大抵痿之为病，皆因客热而成。"亦认为由于感受热邪而致痿证，将医家认识痿症病因的视角从内因转向外因。肺卫感受四时不正之气，郁而发热，热灼血凝，闭阻清明，损伤血脉，亦可发为痿证。说明六淫之邪可以损伤脑系，闭阻清明而为患。此类痿证多发于温热病中后期。

2. 湿热浸淫，气血不运

《素问·痿论》曰："有渐于湿，以水为事，若有所留，居处相湿，肌肉濡渍，痹而不仁，发为肉痿。"《素问·生气通天论》亦曰："因于湿，首如裹，湿热不攘，大筋软短，小筋弛长，软短为拘，弛长为痿。"其首次论述痿证是由湿热所致，对后世影响深远。如金元医家李杲在《脾胃论》中提出"湿热成痿"论，其曰："夫痿者，湿热乘肾肝也，当急去之。不然，则下焦元气竭尽而成软瘫，必腰下不能动，心烦冤而不止也。"对湿热致痿之病因病机加以论述，湿热之邪蕴久侵袭下焦肝肾，气血运行不畅，肝肾虚损则筋软骨弱而致痿证。又如清代张石顽提出痿证之因，其曰："大部起于阳明湿热内蕴不清……遂成上枯下湿之候。"其指出阳明湿热内蕴、湿下热上，手足太阴二经因湿热所困而致痿证。又如清代魏之琇在《续名医类案》中记载："施录修有一里人，善酒，卧床褥者三年……仲淳亲诊之，知其酒病也。夫酒，湿热之物，多饮者，湿热之邪贯于阳明。湿热胜则下客于肾而为骨痿。"由此可知，久居湿地或冒雨涉水，机体外感湿邪，湿邪积聚日久，郁而生内热，营血运行受阻，或损伤筋脉，久则筋脉失于濡养而弛缓不用，成为痿证；或过食肥甘厚味、辛辣之品，损伤脾运，湿热内生，血行不畅，浸淫筋脉，筋脉失养而为痿证。

3. 肺热津伤，津液不布

《素问·痿论》首次指出"肺热叶焦"可以引起痿躄，肺热则疲于输津至全身各处，即"肺热叶焦，则皮毛虚弱，急薄著则生痿躄"，故发痿证。汉代张仲景在《金匮要略》中指出了肺痿的病机，其曰："热在上焦者，因咳为肺痿。"其指出肺痿为独立疾病，与后世所述痿证不同。金元时期刘完素认为燥邪伤肺，津液枯涸是导致痿证的主要病因之一。刘完素在《素问玄机原病式》中指出："痿，谓手足痿弱，无力以运动也……由肺金本燥，燥之为病，血液衰少，不能营养百骸故也。"其指出痿证的成因为肺燥、血虚不能荣养百骸。张从正在《儒门事亲》中强调："痿者，必火乘金"，并直断曰："痿病无寒"，明确了痿证之发病原因，为"火乘金"且"无寒"，为后世深入研究痿证奠定了基础。《症因脉治》亦有论述道："燥热痿软之因，或赫羲之年，燥火行令，或秋燥之时，燥气烁人，阴血不能荣养宗筋，则痿软之症作矣。"肺为娇脏，喜燥恶湿，居于上焦，易受邪侵又不耐邪侵。机体感受温热邪毒，高热不退或病后余热燔灼，耗气伤津，热邪上犯于肺，而致肺脏熏灼，若发于肺之本脏，肺热叶焦，宣降失常则成肺痿，若牵连他脏，则属肺热叶焦不能布散津液以润泽五脏，故而使筋脉失其濡养引发痿证。

4. 痰瘀热毒，闭阻经络

元代医家朱丹溪曰："有挟湿热，有痰……亦有死血者，有食积妨碍升降者。"明代李中梓曰："跌扑损伤，积血不消，四肢痛而不能运动。"形成所谓"血瘀痿"。清代林珮琴有"瘀血留于腰胯成痿"之说，亦宗其旨。此外，吸入毒物损伤脏腑脉络也是痿证的成因之一。丹溪论述曰："食积、瘀血妨碍不得降者，四物汤加桃仁、红花、黄柏、神曲。湿痰者，二陈汤加苍术、白术、黄芩、黄柏、竹沥、姜汁。食积者，二陈汤加苍术、黄柏、枳实、神曲。跌仆损伤，产后恶露未尽，流于腰膝，或病久入络，气血瘀阻，或因痰湿蕴滞、饮食不节、食积肠腑，而致气血运行不畅，四肢筋脉失其濡养而发为痿证。"

5. 脾胃虚弱，精微不输

《素问·太阴阳明论》指出："脾病而四肢不用，何也？岐伯曰：四肢皆禀气于胃，而不得至经，必因于脾，乃得禀也。今脾病不能为胃行其津液，四肢不得禀水谷气，气日以衰，脉道不利，筋骨肌肉，皆无气以生，故不用焉。"隋代巢元方在《诸病源候论》中指出："风身体手足不随者，由体虚腠理开，风气伤于脾胃之经络也……脾气弱，即肌肉虚，受风邪所侵，故不能为胃通行水谷之气，致四肢肌肉无所禀受；而风邪在经络，搏于阳经，气行则迟，机关缓纵，故令身体手足不随也。"其从外感和内伤两方面分析病因，并认为痿病主要病因是由于外受风邪，内由脾胃亏虚，并运用经络理论对痿病的病机做了阐述。巢氏的论述，从病因病机方面发展了《内经》"脾病四肢不用"的学说，为后世全面研究痿证开了先河。所不足的是，巢氏认为本病主要与外风有关，而将本病混迹于风、痹之中。至明代，明代武之望在《济阳纲目》中曰："在痿病则阳明虚，宗筋纵，带脉不引而然也。痱病有言变志乱之症，痿病则无之也。痱病又名风痱，而内伤外感兼备，痿病独得于内伤也。痱病发于击仆之暴，痿病发于怠惰之渐也。凡此皆明痱与痿，明是两疾也。"其指出痿病源于阳明胃虚，筋脉失养，带脉不引，并首次将痿证与其他脑系疾病的病因病机加以鉴别。张景岳在《景岳全书》中指出："脾病则下流乘肾，土克水，则骨乏无力，是为骨痿。"其着重强调了脾病致痿论。李中梓在《医宗必读》中提到："阳明虚则血气少，不能润养宗筋，故至弛纵。宗筋纵则带脉不能收引，故足痿不用。"其指出阳明经脉虚衰是造成痿症的根本原因。由此可知，饮食不节，损伤脾胃，脾主四肢肌肉功能失职，湿热内蕴，壅阻经脉，可造成痿症；或化源不足，气血生化乏源，无以濡养五脏，无以运行气血以致筋脉失养，均可致痿。

6. 肝肾亏虚，髓枯筋痿

《素问·痿论》曰："思想无穷，所愿不得，意淫于外，入房太甚，宗筋弛纵，发为筋痿，及为白淫，故《下经》曰：筋痿者生于肝使内也……肾者水脏也，今水不胜火，则骨枯而髓虚。故足不任身，发为骨痿。"《灵枢·本神》中说："精伤则骨酸痿厥，精时自下。"以上从精伤的角度论述痿病的病机。北宋医家窦材认为痿病的发病应责之于肾虚，其在《扁鹊心书》中论述足痿病时指出："肾虚则下部无力，筋骨不用，可服金液丹，再灸关元穴，则肾气复长，自然能行动矣。"明代张景岳在《景岳全书》中提到："痿证之义……元气败伤，则精虚不能灌溉，血虚不能营养者，亦不少矣。"清代陈士铎根据《内经》"五脏气热"的致痿学说，发展了火热致痿的观点，尤其侧重阳明胃火炽盛致痿的研究，在其《石室秘录》中曰："盖诸痿之症，尽属阳明胃火，胃火烁尽肾水，则骨中空虚，无滋润，则不能起立矣。"其认为治疗以滋肾清肺为主，"肾水一生，则胃火自然息焰"，亦指出导致痿证的直接原因是肝肾阴精亏虚。叶天士在《临证指南医案》中指出："夫痿证之旨，不外乎肝、肾、肺、胃四经之病。"其认为肝肾肺胃四脏在痿证发病过程中起着重要作用。更言道："盖肝主筋，肝伤则四肢不为人用，而筋骨拘挛。肾藏精，精血相生，精虚不能灌溉诸末，血虚不能营养筋骨。肺主气，为高清之脏，肺虚则高源化绝，化绝则水涸，水涸则不能濡润筋骨。阳明为宗筋之长，阳明虚则宗筋纵，宗筋纵则不能束筋骨以流利机关，此不能步履，痿弱筋缩之症作矣。"由此可知肝藏血、主筋，肾藏精、主骨，肝肾功能旺盛则筋骨强健；若平素肾虚或思虑过甚、房劳过度致肝肾精血亏虚，使筋脉骨髓失养，宗脉弛缓，足不任身而产生痿证。

7. 五脏亏损，元气败伤

《素问·痿论》中有云："故肺热叶焦，则皮毛虚弱急薄，著则生痿躄也。心气热，则下脉厥而上，上则下脉虚，虚则生脉痿……肝气热，则胆泄口苦，筋膜干，筋膜干则筋急而挛，发为筋痿。脾气热，则胃干而渴，肌肉不仁，发为肉痿。肾气热，则腰脊不举，骨枯而髓减，发为骨痿。"其中系统地概括了五脏亏损均能使人痿。北宋末期的陈言认为痿证的病机主要是由于五脏虚损，其在《三因极一病证方论》中指出："夫人身之有皮毛、血脉、筋膜、肌肉、骨髓以成形，内则有肝、心、脾、肺、肾以主之。若随情妄用，喜怒不节，劳佚兼并，致内脏精血虚耗，荣卫失度，发为寒热，使皮血、筋骨、肌肉痿弱，无力以运动，故致痿躄。"他从脏腑内伤，精气亏虚方面论述了痿病的病因病机，并提出"痿躄则属内脏气不足之所为也"的基本病机。明代张景岳有言："元气败伤，则精虚不能灌溉，血虚不能营养者。"其亦指出脏腑机能衰退而导致痿证。《临证指南医案》中说："夫痿证之旨，不外乎肝肾肺胃四经之病。"其认为肝肾肺胃四脏在痿证发病过程中起着重要作用，从脏腑相关及精血相生方面对痿病的病机作了论述，脏腑之间是相互联系有机结合的，因此久病体虚，正气亏损，五脏功能失调，气血耗损，上不能荣养高巅，脑髓失养，下不能灌溉四末，肌肉痿废而致痿病，其在临床上可见患者肢体软弱无力，起居日疲，步行艰难，但并无痛楚。

8. 情志失调，气机闭阻

明代张景岳在《景岳全书》中补充了朱丹溪血虚论之不足，提出痿证非尽为火证，情志所伤，败损元气亦可致痿，丰富了病因的认识。其用心之严谨，观察之细致，是值得我们后世学习效仿的。清代魏之琇在《续名医类案》中亦载一医案曰："钱国宾治龙泉沈士彦，平生无病，肝气不平，过五八腿无故而软，由软至瘫，由瘫至挛，卧不起矣……心生血，肝藏血。公平生肝薄多怨，血不能养筋，筋不能束骨耳。"其指出气机郁阻可以致痿。长期情怀不畅，忧愁思虑，或患病久治不愈，思想压力日渐加重，均可使气机不达，气血运行不畅，筋脉失养，肢体损伤，痿废不用也能形成痿证。

（三）证候分类

历代医家对于痿证的证候分类表述有：①肺热津伤；②湿热浸淫；③脾胃虚弱；④肝肾亏损；⑤瘀血阻络；⑥痰瘀互阻。另外以具体的病位为分类依据的表述有：

（1）骨脉痿：①气虚骨痿；②血虚骨痿；③肝肾阴虚；④脾肾阳虚；⑤湿热内蕴；⑥肺热焦灼。

（2）肌痿：①脑阳虚损；②脑阴亏虚；③气滞血瘀；④痰湿阻络。

（3）舌痿：①气滞血瘀；②中气不足；③寒湿阻络；④阴虚血虚。

（4）风痿：①风热燥火；②湿热郁火；③气滞血瘀；④中气虚弱；⑤阴虚津损。

（四）治疗

关于痿证的治疗方法，历代医家多认为治疗宜扶正补虚为主，但亦当辨清兼夹的实邪性质。在临床实践过程中审病求因，辨证施治，方能有的放矢，恰中病所。

1. 辨证论治

（1）治痿独取阳明：肺之津液来源于脾胃，肝肾之精血也有赖于脾胃的生化，若因久病或饮食不节，嗜食肥甘厚味，导致脾胃虚弱，运化功能失常，津液精血生化乏源，脏腑筋脉肌肉失养，则肢体痿软，不易恢复；反之，若脾胃功能旺盛，气血津液运化充足，脏腑功能旺盛，肌肉筋脉得以濡养则有利于痿证的恢复。故临床治疗痿证应注重调理脾胃，但不要拘泥于此，临床还应辨证施治。

该法早在《素问·痿论》中就已提出，一直为历代医家所重视。《内经》在治疗上提出"治痿独取阳明"的基本治则，所谓"独取阳明"有两种含义：其一为补益后天，即健脾补气，益胃养阴；其二为清化阳明湿热。《素问·痿论》中指出："阳明者，五脏六腑之海，主润宗筋，宗筋主束骨而利机关也。"宗筋谓阴毛中横骨上下脐两旁之坚筋也，凡人身上下前后无处不达。阳明虚，则宗筋纵，带脉不引，故足痿不用也。且四肢皆禀气于胃，必因于脾，乃得禀也。脾为太阴，其脉贯胃，行气于手足之三阴，胃为阳明，行气于手足之三阳。若脾病，则不能为胃行其津液，以达四肢，四肢不得禀水谷之气，筋骨肌肉无气以生，乃痿也。然脾太过，亦令人四肢不举，《内经》曰："谓土太过，则敦阜。"敦者，厚也。阜者，高也。既厚又高，其治则泻，以令气弱阳衰，土平而愈，乃膏粱之疾也。若脾虚则不用，《内经》所谓土不及，则卑监也，其治宜培本为主。

金元时期张从正的《儒门事亲》宗《内经》中"治痿之法，独取阳明"之法，认为"胃为水谷之海，人之四季，以胃气为本。本固则精化，精化则髓充，髓充则足能履也"，主张用五谷五味调和脾胃，"五味调和，则可补精益气也"。李东垣在《脾胃论》中提出"湿热成痿，肺金受邪"论，认为脾主肌肉，脾胃湿热侵害肌肉四肢而发痿证，进而认为"脾病则下流乘肾，土克水，则骨乏无力，是为骨蚀"，因此在治疗上更是重视脾胃，治用清热燥湿之清燥汤清除脾胃湿热，以达到清金保肺、润养宗脉的目的。明代徐春甫在《古今医统大全》中载朱丹溪之言，其曰："痿证切不可用发散之剂。痿为气血虚，主于补养。补其气以实脾土，则四肢运用，而筋有所滋则肺清；养其血以润燥，则宗筋束骨而利机关，何痿病之有？"

明代王肯堂在《证治准绳》中认为，五劳、五志、六淫各伤其脏所合，而成皮、肉、筋、脉、骨五痿，其曰："若会通八十一篇而言，便见五劳、五志、六淫，尽得成五脏之热以为痿也。"治法上从藏象及病机的角度对"治痿独取阳明"进一步阐发，针对不同的痿证，分别给予补益肝肾丸、健步丸、羌活胜湿汤及丹溪虎潜丸治疗，临证用药选方虽不同，但均以"治痿独取阳明"为基础。

然在临症时仍须辨证施治。清代陈士铎在《辨证录》中载曰："烦躁口渴，面红而热，时索饮食，饮后仍渴，食后仍饥，两足乏力，不能起立，吐痰甚多，人以为阳明之实火也，谁知是阳明之虚火乎……不知胃火初起为实，而久旺为虚……至于旺极必衰，时起时灭，口渴不甚，汗出不多，虽谵语而无骂詈之声，虽烦闷而无躁扰之动，得水而渴除，得食而饥止，此乃零星之余火也，非虚而何。实火不泻，必至熬干肾水，有亡阳之变；虚火不清，则销铄骨髓，有亡阴之祸。阴既亡矣，安得不成痿乎？故治痿之法，必须清胃火而加之生津、生液之味，自然阴长而阳消也"，又曰："胃气一生，而津液自润，自能灌注肾经，分养骨髓矣。倘用大寒之药，直泻其胃火，则胃土势不能支，必致生意索然，元气之复，反需岁月矣"，由此可知，临证需辨阳明之虚实，酌加清胃生津之品。

（2）泻南方，补北方：元代朱丹溪在《丹溪心法》中专篇论述痿躄证治，指出湿热、湿痰、气虚、血虚、血瘀的分型治法，提出"泻南方，补北方"即补肾清热的治疗大法，并首创名方虎潜丸。痿证日久无不伤及肾元，水愈亏则火愈炽而伤阴愈甚，故丹溪提出"泻南方，补北方"之法，即以补肾清热为主要治疗手段。通过泻心火、滋肾水，使心火下降，肺金得清，脾胃盛实，邪气得以清除，阳明气血充足可以濡润筋骨，痿疾得除。因此，"泻南补北"是对"治痿独取阳明"的补充。

清代陈士铎基于《内经》之"五脏气热"的致痿学说，发展了火热致痿的观点，尤其侧重于阳明胃火炽盛致痿，在其《石室秘录》中指出"诸痿之证，尽属阳明胃火""胃火铄尽肾水""肾水不足以滋之，则骨空不能立"，认为治疗以滋肾清肺为主，"肾水一生，则胃火自然息焰"。他将阳明热盛致痿进行分型辨证论治，创制了许多新方，并为痿证的辨证施治拓宽了思路，这也是"泻南方、补北方"的具体体现。

（3）益气活血，化瘀通络：清末民初，衷中参西派张锡纯认为痿证是"实由胸中大气虚损"所致，创立了治疗痿证的专方——振颓汤和振颓丸，在其《医学衷中参西录》中详细论述该方的加减变化及注意事项，治疗时重用黄芪，以补其"大气"，更推崇马钱子，认为马钱子性虽有毒，若制至无毒，服之可使全身胴动，以治肢体麻痹，即"而其开通经络，透达关节之力，实远胜于他药也"。时至今日，马钱子被广泛应用于痿证的临床治疗，张氏之功不可没。

同期，王清任在其《医林改错》中批判古人"论痿症之源，因足阳明胃经湿热，上蒸于肺，肺热叶焦，皮毛憔悴，发为痿症，盖用清凉攻下之方"的错误，认为痿证是由于气虚不能周流于上下，"忽然归并于上半身，不能行于下，则病两腿瘫痿"，主张以"补阳还五汤"益气活血，化瘀通络来治疗痿证，成为后世治痿的重要方剂。

（4）补肾滋阴，强筋壮骨：《新修本草》中记载"瘫缓用大豆炒黑，投酒中饮之""痿躄脚软，五加皮酿酒服，或水煎加茶饮之"，以及"腰膝痿软，不可屈伸，牛膝煎服，丸服或浸酒服并佳"。大多用补肝肾强筋骨之品，遂可推断出补肾强筋之法亦可治疗痿证。

《素问玄机原病式》中指出："手足痿弱，不能收持……血液衰少，不能荣养百骸故也。"

因此在治疗上提出了"宜开通道路，养阴退阳，凉药调之……慎毋服乌附之药"，为后世所效法。同时期的李东垣也提出痿证的关键在肝肾，其曰："夫痿者，湿热乘肾肝也。当急去之，不然则下焦元气竭尽，而成软瘫，必腰以下不能动，必烦冤而不止也。"

北宋医家窦材发展了《内经》的治痿理论，认为痿病的发病应责之于肾虚，治疗应从肝肾入手，用"鹿茸丸"治"五痿皮痒毛缓，血脉枯槁"。在《扁鹊心书》中论述足痿病时指出："肾虚则下部无力，筋骨不用，可服金液丹，再灸关元穴，则肾气复长，自然能行动矣。"此种方法以温补肾阳来壮火起痿拓展《内经》中"治痿独取阳明"之治则，突破"五脏因肺热叶焦，发为痿躄"这一经典的病机理论，为后世全面研究痿病打下基础。并在《太平惠民和剂局方》中的四斤圆基础上制成鹿茸四斤圆以治疗"肝肾虚，热淫于内，致筋骨痿弱，不自胜持，起居须人，足不任地"之证。

明代《普济方》中对五痿中的骨痿，进行了辨证分型，从肾论治：属"肾冷"者用龙骨；属"肾精虚败"者用起痿丹；属"肾精损伤"者用金刚丸；属"肝肾亏损"者用牛膝丸。辨证精细，遣方用心可见一斑。孙一奎在《赤水玄珠》中对五痿的辨证论治做了全面探讨：治筋痿用五加皮酒；治脉痿用大生脉汤；治骨痿用何首乌酒等。《景岳全书》中提出："元气败伤，则精虚不能灌溉，血虚不能营养者，亦不少矣。若概从火论，则恐真阳亏败，及土衰水涸者，有不能堪，故当酌寒热之浅深，审虚实之缓急，以施治疗，庶得治痿之全矣。"其认为痿证的病机主要是由于"元气败伤"，反对"概从火论"，在治疗上他提出："若绝无火证而只因水亏于肾，血亏于肝者，则不宜兼用凉药，以伐生气，惟鹿角胶丸为最善，或加味四斤丸、八味地黄丸、金刚丸之类。"

延及清代，"中西医汇通派"代表医家唐宗海认为痿症"虽分五脏，而总系阴虚热灼，筋骨不用之所致"，其治痿在滋阴降火的同时又特别注重用补肾壮骨强筋之品，在《血证论》中明确指出："然痿废之原虽在于胃，而其病之发见则在于筋骨。凡虎骨、龟板、鹿筋、猪脊髓、牛骨髓、狗脊、骨碎补、牛膝、苡仁、枸杞子、菟丝子、续断皆可加入，以为向导。"其为后世医家提供了宝贵的用药经验。

综上所述，温热邪盛应清热润燥；湿热浸淫应清利湿热；痿证日久，气虚血滞，阻滞经络，筋脉失养者，可酌情配合补气通经、活血消瘀之品。

2. 其他疗法

（1）针灸治疗：《素问·痿论》中提出"各补其荥而通其俞，调其虚实，和其逆顺"的针灸治疗方法，认为"筋脉骨肉，各以其时受月"，此为因时制宜的治疗原则，丰富了痿证治疗的思路，其后的医家大多以此为蓝本对痿证进行针灸治疗。

西晋皇甫谧在其《针灸甲乙经》中，开创针灸治疗痿证选穴之先河。其中明确提出："足缓不收，痿不能行，不能言语，手足痿躄不能行，地仓主之。痿不相知，太白主之。痿厥，身体不仁，手足偏小，先取京骨，后取中封、绝骨，皆泻之。痿厥寒，足腕不收，躄，坐不能起，髀枢脚痛，丘墟主之。虚则痿躄，坐不能起；实则厥，胫热肘痛，身体不仁，手足偏小，善啮颊，光明主之。"其指出地仓、太白、京骨、中封、绝骨、丘墟等穴位均可治疗痿证，为针灸治痿的发展起到承前启后的作用。

唐代孙思邈也非常重视用针灸治疗痿证，如《备急千金要方》中有"天柱、行间主足不任身""地仓、太渊，主足痿躄不能行""冲阳、三里、仆参、飞扬、复溜、完骨，主足痿失履不收"等论述，更加丰富了治疗痿证的针灸选穴和方法。

明代孙一奎在《赤水玄珠》中具体诠释《内经》中"各补其荥而通其俞"原则，指出肺热生痿躄"补其荥鱼际，通其俞太渊"，心热生脉痿"补其荥劳宫，通其俞太陵"，肝热生筋痿"补其荥行间，通其俞太冲"，肾热生骨痿，"补其荥然谷，通其俞太溪"，脾热生肉痿"补其荥大都，通其俞太白"，以上治法成为痿证治疗学上的重要进展。

（2）治疗禁忌：元代朱丹溪在其《丹溪心法》中云："痿证断不可作风治，而用风药。"因风燥之剂，为发散风邪、开通腠理之药，属温燥之品，可耗津伤液，使阴血愈燥，易酿成坏病。

明代《景岳全书》也有"痿证最忌发表，亦恐伤阴"的记载。同时代王纶在《明医杂著》中提出："痿症不可作风治。"因此，治痿慎用风燥之剂这一治疗禁忌值得后世医家临证参考。

以上中医理论为历代医家对痿证病名、病因病机、证候分类及治疗的认识，至今仍有重要的临床指导作用。

（杨　帆　刘朝霞）

颤证源流考

颤证，作为病名首见于明代王肯堂的《证治准绳·杂病颤振》。唐宋以前，颤证作为症状，病机散见于各医家著作之中，并未归纳总结为一种独立疾病。唐宋时期中医之方药书籍渐多，方剂数量陡然剧增，颤证的治疗方药亦随之丰富起来，为后世研究颤证奠定了基础。直至明清时期诸医家将其整理补充，逐渐形成完善的辨证论治方法及治疗体系。因此对颤证进行源流探讨、整理归纳颇有意义，可以更好地辅助临床理解其病名、病因病机、证候分类及治疗。

（一）病名

颤证，其名从古至今众说纷纭，可谓百家争鸣，其命名种类不多，大抵与临床表现及发病部位有关，兹述如下：

1. 以病症特点分类命名

《内经》经文中虽无"颤"之表述，但其中多篇大论涉及与之相似的描述，如《素问·至真要大论》曰："诸风掉眩，皆属于肝"，又曰："诸禁鼓栗，如丧神守，皆属于火。"《素问·脉要精微论》亦云："骨者，髓之府，不能久立，行则振掉，骨将惫矣。"《素问·五常政大论》中有"其病摇动"及"掉眩巅疾"等说。可知《内经》使其将"颤"泛谓之"掉""振""摇""鼓栗"等，指肢体震动、摇摆、下垂等临床表现，为某一疾病发病过程中的症状，并未形成独立的疾病。

值得一提的是，明代武之望在《济阳纲目·论颤振》中提到："黄帝曰：人之颤者，何气使然？岐伯曰：胃气不实则诸脉虚……故为颤。因其所在，补分肉间。"其所引用之《内经》原文中有"颤"字之表述。而考《内经》，其字应为"𢺵"，音同朵，意为"下垂"之意，而并非为颤。隋代巢元方《诸病源候论》亦参考《灵枢》，其撰有"风𢺵曳候"，指肢体弛缓不收摄也。故"𢺵"字，实际意义为"下垂的样子"，与《内经》之含义相同，由于人以胃气濡养肌肉经络，胃若衰损，其气不实，经脉虚则筋肉懈惰，故风邪搏于筋而使弹曳也。唐代岑参《送郭乂杂言》诗云："朝歌城边柳弹地，邯郸道上花扑人。"其形象生动得描绘弹字之含义，即柳树枝叶下垂的样子；宋代《圣济总录》中有"治中风手颤弹曳语涩"及"治中风手脚颤掉弹曳"等描述，并指出应用羚羊角丸、败龟丸方等方剂治疗；清代蒲松龄在《聊斋志异》中亦有"弹袖垂髻，风流秀曼"之语。

对此进行系统归纳总结的当属日本著名医家丹波元简，他在《灵枢·口问》中注释到："弹，甲乙作膞、马云音妥。释云：下垂貌。"其首先指出弹为头和身体下垂而不能抬起的样子，而并非如某些医家所认为的躲避之义；其次丹波氏又云："黄帝曰：人之弹者，何气使然？岐伯曰：……筋脉懈惰则行阴用力，气不能复，故为弹。因其所在，补分肉间。"其指出弹是由"胃不实则诸脉虚"所引起的；再次，指出诸多医家对其论述观点，如《千金小儿门》曰："弹䑌僻不能行步，中风门作痤曳"，又曰："张云，俗语有战弹之说，即古人之遗言，意者弹即战之属也。但因寒而战者谓之寒战，其有战不因寒者由气虚耳"，亦曰："此因楼氏纲目颤振门，治弹曳之方而误，不可从也"。最后丹波氏指出："志云：弹者，垂首斜倾，懈惰之态。古乐府云，髻半弹。此说虽是，而唯以垂首释之，不若马说允当。"由此可知，在《内经》时代并未有"颤证"之说，明代武之望所说不符史料。

至唐宋元期间，尤以宋代为首，"颤"作为病症表述，多见于本草书籍中，如宋代《太平圣惠方》中提到用麻黄散治疗心脏中风及用芎藭散治疗肺脏中风时，分别描述心与肺受邪后出现不同的颤动表现，一者为"寒颤"，一者为"嘘吸颤掉"，可见二者不同的病症特点。《证类本草·新添本草衍义序》中亦有"颤掉而厥。遂与大承气汤，至一剂，乃愈"的论述。至金元时期，名医张子和有治疗"新寨马叟，病大发则手足颤掉不能持物"的案例；许国祯在《御药院方》中阐述了男女患一切风病的论治，其曰："治男子妇人一切诸风……手背颤动。"并指出此病宜服透空丸；张元素在《医学启源·六气主治要法》中的"初之气为病"亦提到"风中妇人，胃中留饮……（阳狂）心风，搐搦颤掉"的表现。可见在明代以前，"颤"多以"症"的形式出现，而并未形成"证"。

后至明代，楼英在《医学纲目》中指出："颤，摇也。振，动也。风火相乘，动摇之象。"其认为颤振的临床特点为"动摇之象"，对颤证进行初步定义。近二十年后，孙一奎在《赤水玄珠》中指出"颤振者非寒禁鼓栗"，将其与寒禁鼓栗相鉴别，并在《医旨绪余》中曰："夫颤振，乃兼木气而言，惟手足肘前战动，外无凛慄之状。"其强调颤振之"惟手足肘前战动"的病症特点。虽然孙氏在其书中列出"颤振门"，将颤证作为单病进行总结归纳，但并未形成系统。继二十年后，王肯堂在其所著《证治准绳》中设立"杂病颤振"一门进行论述，明确指出颤证之病名。明代万全《片玉心书》在此基础上进一步认识颤证，对搐、搦、掣、颤的特点加以解释，其曰："两指开合似发搐，十指伸缩搦之形。掣则连身常跳起，颤而四体动摇铃。"

除此之外，亦有诸多医家对"颤证"进行阐述，如明代李盛春在《医学研悦》论述"小儿四症八候"时，曰："四症者，痰、风、惊、热是也。八候者，搐、搦、颤、掣、返、引、窜、视是也"，并指出"两手伸缩曰颤"。清代张璐在《张氏医通》中认为"颤"泛指战栗、头摇、四肢抖动诸症。尤怡继承王氏之论，在《金匮翼》中提出颤证的主要表现即"颤振，手足动摇，不能自主"。何梦瑶在《医碥》中曰："颤，摇也。振，战动也。"清代龚自璋在《家用良方》中亦谓"颤者头偏不正"，由此可见历代医家对颤证临床表现的不同认识。

2. 以病位分类命名

后至汉代及唐宋时期，出现“头动摇”“手足颤动”“手足时颤”“四肢颤掉”等描述，以发病部位不同而名之，指身体某部位颤动的临床表现，如仲景之《金匮要略·痉湿暍病脉证治》将痉病中的“头颤”症状，称之为“头动摇”，在柔痉的症状表现中亦有“手足颤动”的描述。但其病为痉病，非后世之颤证，由此可见汉代已经发现颤之表现，只是未将其系统分析归纳为证。后至宋代《太平圣惠方》有“手足时颤”“四肢颤掉”等描述，均以部位命名颤动之症状表现。《大方脉》中亦提出：“经曰：太阳病，发热汗出而不恶寒，名曰柔痉。其症发热自汗，口气蒸手，呵欠烦闷，手足颤动，头摇口噤，或戴眼反张，脉浮洪者，服桂枝葛根汤；脉浮缓者，服桂枝防风汤（俱见发表门），余按附法。”其文中明确指出柔痉的临床表现有手足颤动之说，兹以为证。窦材在《扁鹊心书》中载有“手颤病”，将手颤作为独立疾病列出，并提出“若手足颤摇不能持物者，乃真元虚损也”的病机，同时备注“手足颤摇，终身痼疾”，可见其病难治。

（二）病因病机

颤证发病之初多与内风、气滞、痰瘀、实热等相关，随着病情迁延进展，逐渐转为虚实夹杂之证。病因大抵有外因、内因和不内外因三种。病机主要有肝阳化风、气血不足、风痰瘀阻脉络等。其病以本虚标实为主，病位在筋脉、脑髓及肝、脾、肾脏。病初浅之时主要责之于肝，日久涉及脾肾等脏腑。

1. 肺肾气虚，外感邪气

宋代施发在《察病指南》中曰：“左手尺内脉迟，主肾虚不安，小便白浊，身寒体颤，夜梦惊悸。”迟为肾虚之脉，肾虚则水不涵木，子木失其母水涵养，发为颤证，此外，肾水不足，肝木失养，可引发木火偏盛，木火刑金，肺金被伤，易感邪气，肺气虚，腠理开疏，气血虚弱，外感风邪，攻于脏腑，发为颤掉。如宋代林亿等在《太平圣惠方》中有肺脏中风之颤，盖肺气虚，外感风邪。其分析如下：“肺主于气，气为卫，卫为阳，阳气行于表，荣华于皮肤。若卫气虚少，风邪相搏，则胸满短气，冒闷汗出，嘘吸颤掉”，又云：“夫肺为华盖，覆于诸脏。若肺虚则生寒，寒则阴气盛，阴气盛则声嘶，语言用力，颤掉缓弱”。除了风邪以外，寒气亦可侵袭人体而发为颤证，如《张氏医通》云：“经云：寒气客于皮肤，阴气盛，阳气虚，故为振寒寒栗……振乃阴气争胜，故为战；栗则阳气不复，故为颤。”清代龙子章在《蠢子集》中记载了一例应用解表散邪之法治疗产妇外感风寒发为颤证的医案，由此可知临证时应凭脉审查病机，辨证论治，其曰：“吃下病止即生儿，并无一味异样药。他教我打我不打，诊脉解表是正着。”

2. 肝阳化风，筋脉失约

《内经》中早有“诸风掉眩，皆属于肝”，以及“风胜则动”的相关论述，指出一切风掉眩病，皆与肝密切相关。盖因肝属木，木盛则生风、生火，且《易经》曰：“鼓万物者，莫疾乎风。”鼓之为言动也，木亦随风而动，即“大抵掉眩，乃风木之摇运也”。又因肝主筋脉，如张景岳在《类经》中曾提到：“掉为颤掉，眩为眩运，风淫所致也。”此外他在《类经》中曰：“发生之纪，是谓启敕……其动掉眩巅疾”，并注曰：“掉，颤摇也。眩，旋转也。巅，顶巅也。风木太过，故其为病如此”，故肝阳上亢化风，筋脉约束不住，而发作颤证。此外，《赤水玄珠》

中提到"颤振者非寒禁鼓栗，乃木火上盛"，明确指出肝阳上亢为颤振的病机之一。王肯堂在《证治准绳·杂病》中亦曰："筋脉约束不住，而莫能任持，风之象也。"明代的另一位医家王绍隆，在《医灯续焰》中分析小儿颤证亦与肝病关系密切，并以虚实分类，其谓："肝病，主诸风颤掉。实则目直叫呼，胁痛项急，呵欠顿闷，二便闭塞。虚则咬牙多欠，目闭羞明。"清代王邦傅在《脉诀乳海》中论述小儿急慢惊风引起颤证时，亦提到："虚能发热，热则生风，是以风生于肝，痰生于脾，惊出于心，热出于肝，而心亦热。以惊风痰热，合为四证，搐搦掣颤。"其详细描述了阴虚内热，热而生风，夹有脾虚生痰，蒙蔽心包，而成痰热惊风等证之过程。后世医家亦有对人身体不同部位颤振的病机进行归纳者，如清代张璐在《张氏医通》中曰："颤振则但振动而不屈也，亦有头动而手不动者，盖木盛则生风生火，上冲于头，故头为颤振，若散于四末，则手足动而头不动也。"可见古代医家对颤证病机已经有了相当深刻的认识。

3. 情志不遂，风痰阻滞

明代武之望在《济阳纲目》中载有惊恐至颤的病因解释，即曰："惊恐相乘，肝胆受邪，使上气不守正位，致头招摇，手足颤掉，渐成目昏。"情志不遂的同时，若风火盛且伴有脾虚，脾不能行津液，故痰湿停聚。风痰相互搏结，阻滞经络筋脉，则发为颤证。可见颤证与风、气、痰密切相关。如金元医家张子和的临证医案载有一新寨五十九岁马叟"因秋欠税，官杖六十，得惊气成风搐已三年矣"的例子，孙一奎在《赤水玄珠·颤振门》中引用张戴人案例分析曰："病之轻者，或可用补金平木、清痰调气之法，在人自斟酌之。"可见病情轻，即因情志不遂、风痰刚刚阻滞而导致颤动不居，可用清痰调气的方法。《证治准绳》亦有记载曰："秘方定振丸治老人战动，皆因风气所致，及血虚而振。"文中不仅提出老人颤动多因风气和血虚，而且列举出此方具体的组成药物，为后世治疗此病提供了宝贵经验。

4. 心脾两虚，气血不足

明代楼英在《医学纲目·颤振》中指出，虽然颤证多见于伤寒，但热病痢疾中亦可伴见，虽其多由热所致，但亦见因虚而发者，故楼氏云："常见此症多于伤寒，热病痢疾中兼见者，多是热甚而然，虚亦有之。"除了楼氏提到因虚致颤的观点外，武之望在《济阳纲目·论颤振》中曾指出产妇颤振的病因，其曰："若妇人产后颤振，乃气血亏损，虚火益盛而生风也，切不可以风论，必当大补，斯无误矣。"清代傅青主在《傅青主女科歌括·产后恶寒身颤》中总结产后身颤，曰："产妇失血既多，则气必大虚，气虚则皮毛无卫，邪原易入，正不必户外之风来袭体也……然产后之妇，风易入而亦易出……身颤者，颤由气虚也……壮其元阳，而身颤自除。"均指出产后气血虚弱导致身颤的病因病机。除此以外，后世医家对气血两虚而致颤，进行了扩展总结，找出气血不足之真正原因。正如尤怡在《金匮翼》中所述："脾应土，土主四肢，四肢受气于脾者也。土气不足，而木气鼓之，故振振动摇，所谓风淫末疾者是也。"盖因心脾两虚，气血化源不足，脾主四肢，是以土气不足，木气乘之，同时心主血脉，血脉不充，不能濡养筋脉，故而发颤。尤氏亦附录语："手足为诸阳之本，阳气不足，则四肢不能自主，而肝风得以侮之。肝应木，热生风，阴血衰则热而风生焉。故犯此症者，高年气血两虚之人，往往有之，治之极难奏功。"其提出年高患颤证者多属于此类。此外，何梦瑶《医碥·颤振》在所列举的方药之备注中亦载有气虚发颤之病因的论述，其曰："气虚不能周，四肢为虚风所鼓，故动。"

5. 其他脏腑部位病变致颤

宋代《太平圣惠方》载有由于肾气虚而导致冷淋而颤的病机分析，其曰："此皆肾气虚弱，下焦受于冷气入脬，与正气交争，寒气胜则寒颤而成淋，正气胜则寒颤解，故得小便也。"即肾气虚弱，下焦受寒，冷气入膀胱，与正气相争，若正不胜邪则发为寒颤冷淋，若正胜邪退则寒颤而解。《张氏医通・颤振》谓："骨者髓之府，不能久立，行则振掉，骨将惫矣。"肾主骨生髓，过劳则肾，肾虚则髓少，髓少则骨惫，骨惫则行颤。张氏暗指肾脏亦与颤证密切相关。

此外，《张氏医通・寒颤咬牙》载有婴儿痘疹咬牙寒颤，谓其："有先后之序。痘正出时，为寒邪所袭，则肌腠闭塞，不能宣达"，因而发寒颤，治法宜疏解，亦曰："若养浆时寒颤，乃阴凝于阳，阳分虚，则阴入气道而作颤"。

清代何廉臣在《增订通俗伤寒论》中指出舌颤的病因病机，并通过观察舌的颜色对不同病机的舌颤进行鉴别，其云："凡舌颤掉不安者，曰舌战，由气虚者蠕蠕微动，由肝风者习习煽动，宜参舌色以辨之。"此外，现代《辨舌指南》总结古今舌诊文献，其中指出："舌颤动者，病在脾"，并加以详细解释，其曰："舌为心苗，其伸缩展转，则筋之所为，肝之用也。舌战者，舌颤掉不安也"，概括总结出舌颤之病因病机不离肝脾两脏，为临床舌诊打下了坚实的理论基础。现代《中医辞典・舌颤》进行总结论述，认为舌颤多由心脾血虚而生内风，或肝风内动，或酒毒所致，其曰："又称战舌。舌头颤动。多因内风或酒毒所致。舌淡红或淡白而蠕蠕微动，多属心脾两虚，血虚生风；舌紫红而颤动，多属肝风内动，热极生风；舌紫红，挺出颤动，可见于酒精中毒。"

除了舌颤以外，另有唇颤者，现代《中医辞典・唇颤动》曰："即唇风。"其病机或为风火湿热、外犯口唇，或因阴虚血燥、口唇失养。在《中医辞典・口唇险症》中亦提到："口唇反卷、口张气直、口如鱼口、颤摇不定、口不复闭等，均属危重证候。"

（三）证候分类

历代医家对颤证证候分类的表述有：①肝肾不足（阴虚）；②气血两虚（亏虚）；③痰热动风；④风痰内蕴；⑤神明失守；⑥风阳内动；⑦髓海不足；⑧阳气虚衰。

（四）治疗

《张氏医通》详细地将颤证的治疗进行系统总结，其认为治疗颤证从以心、肝、脾、胃、肾为主的脏腑辨证入手，伴兼虚、实、痰、热，而少见卫虚、多汗、恶寒等证。本书将在张氏基础上加以归纳总结，辨证论治。

1. 辨证论治

（1）平肝熄风、消痰除颤：《内经》曰："诸风掉眩，皆属于肝。"历代医家治疗颤证亦主要责之于肝。宋代《太平圣惠方》载有搜风顺气丸，可治疗三十六种风，七十二种气，明代王绍隆在《医灯续焰》引用之，以治疗颤证，其曰："圣惠搜风顺气丸，治三十六种风，七十二种气……如颤语謇涩及瘫痪，服之随即平复"，又指出应用当归、荆芥两味药，和血搜风，治疗颤证，其曰："交加散，治瘛疭，或颤振，或产后不省人事，口吐痰涎"。此外，明代薛凯在《保婴撮要・颤振》中记载一医案，其曰："一女子患瘰疬，因怒两手颤振，面色或青或赤，此肝经血虚火盛而生风也，用四物加山栀、钩藤钩、龙胆草、甘草，而颤振渐愈。"薛氏对颤证从肝论治有着丰富的临床经验，在其著作中多有体现，每以先治肝养血，后补肾填精的方法，遂收全效。孙一奎在《赤水玄珠·颤振门》中云："摧肝丸，镇火平肝，消痰定颤。《本事》钩藤散，治肝厥头摇眩运，能清头目。"此外，孙氏在前人认识的基础上，扩充总结出与肝相关的其他脏腑对颤证病机的影响，并提出佐金平木之法，将其记录在另一本著作即《医旨绪余·颤振》中，其曰："木之畏在金，金者土之子，土为木克，何暇生金。《素问》曰：'肝，一阳也，心，二阳也，肾，孤脏也。一水不能胜二火。'由是木挟火势而寡于畏，反侮所不胜，直犯无惮，《难经》谓木横乘金者是也。"同一时代王肯堂之《证治准绳·颤振》再次引用孙氏之言，其谓："摧肝丸，镇火平肝，消痰定颤。"可见其对于从肝论治颤证的肯定。明代武之望在《济阳纲目·论颤振》中总结颤证时引用薛氏之语，其云："薛氏曰：肺金克肝木，用泻白散。"并且提出三因独活散可以治疗因惊恐相乘，肝胆受邪，上气不能内守正位，导致头摇，手足颤掉，渐成目昏的颤证。此外，武氏在其著作中还提到：《本事》青盐丸，治肝肾虚损，腰膝无力，颤振弹曳。"明代王绍隆还提出用金元四大家李东垣之葛花解醒汤治疗饮酒后，痰饮阻塞胸膈，肝胆疏泄失职所致手足颤摇之症，其著作《医灯续焰》中曰："东垣葛花解醒汤，治饮酒太过，呕吐痰逆，心神烦乱，胸膈痞塞，手足颤摇，饮食减少，小便不利。"除了以上所列治方，还有明代李时珍在《本草纲目》中提到治疗中风颤掉的左经丸，其曰："中风瘫痪，手足颤掉，言语謇涩：左经丸。"同时指出肝应爪，故治疗肝病引起的破伤风，导致手足颤掉时，应用手足指甲入药的方法，正如《本草纲目·爪甲》曰："《普济》：治破伤风，手足颤掉，搐摇不已。用人手足指甲（烧存性）。"清代张璐将肝木致颤之病机又细分为实热、虚热、夹痰等并分条论治，《张氏医通》曰："若肝木实热，泻青丸；肝木虚热，六味丸；肝木虚弱，逍遥散加参、术、钩藤。挟痰，导痰汤加竹沥。"清代陆懋修在《<内经>运气病释》中提出应用运气理论分析颤证并治疗用药，其曰："筋骨掉眩，清厥。此风气盛而头目颤运，手足逆冷也。厥阴之复，治以酸寒，佐以甘辛，以酸泻之，以甘缓之。"

（2）补肾培元，固本消颤：《扁鹊心书》提到："四肢为诸阳之本，阳气盛则四肢实，实则四体轻便。若手足颤摇不能持物者，乃真元虚损也。"其认为手足等肢体颤动的原因在于真元虚损，治疗应当扶正固本，扶助真元。因此，书中提出应用灸药并施法去病根的治疗方案，其曰："常服金液丹五两，姜附汤自愈。若灸关元三百壮则病根永去矣。"对于窦氏所提到的金液丹，《太平惠民和剂局方》记载其有"固真气，暖丹田，坚筋骨，壮阳道，除久寒痼冷，补劳伤虚损"之效，同时姜附汤又能够温补元阳，二者长期服用可以固本培元，扶正消颤。可见古代医家对因虚致颤已经有了深刻的认识。时至明清时期，某些医家认为颤证为上实下虚所致，所谓上实即木火上盛，下虚即肾阴不充，故治疗应当清木火，补肾阴，正如《赤水玄珠》提到："颤振者非寒禁鼓栗，乃木火上盛，肾阴不充，下虚上实，实为痰火，虚则肾亏，法则清上补下。"《冯氏锦囊秘录》赞同这一观点，并引用此话作为颤证的基本特点，与瘈疭加以鉴别。《医碥》中亦提到："颤，摇也。振，战动也，亦风火摇撼之象，由水虚而然。（水主静，虚则风火内生而动摇矣）。"而有些医家则认为治疗肾虚导致的步行颤掉应阴阳双补，应用金匮肾气丸或十全大补丸，如《张氏医通》曰："肾虚而行步振掉者，八味丸、十补丸选用。"《女科仙方》中亦应用十全大补汤治疗产后身颤，其曰："治其内弱，而外热而解，壮其元阳，而身颤自除。"

（3）益气补血，补虚除颤：宋代《圣济总录》记载一方，名为补气黄芪汤，现代《中医辞典》谓其能治疗："肺劳，饮食减少，气虚无力，手足颤掉，面浮喘嗽。"孙氏在《赤水玄珠》中对补益之法进行分类论述，提出应用人参、白术等补脾益气药治疗气虚颤掉；应用柏子仁、当归等补血安神之品治疗心虚惊恐手颤；应用天麻、秦艽、地黄、当归等熄风、补血之品治疗老人血虚生风导致的颤动，其曰："参术汤，气虚颤掉……《统旨》秘方补心丸，心虚手振……《统旨》秘方定心丸，老人战动风气所致，及血虚而振。"王氏在《医灯续焰》中亦有证明，其引用金元四大家李东垣之参术汤，谓："东垣参术汤，治气虚颤掉。"经过近代医家研究发现颤证多见于老年人，盖因老年人气血两虚，其发病多缓慢，病程多持久，故而治疗效果不明显，正如《金匮翼》所述："故犯此症者，高年气血两虚之人，往往有之，治之极难奏功。"清代杨乘六在《医宗己任编》中引用高鼓峰语曰："大抵气血俱虚，不能荣养筋骨，故为之振摇，而不能主持也。"高氏强调气血亏虚是颤证的重要原因，并应用补益气血法治疗此证，其曰："须大补气血，人参养荣汤或加味人参养荣汤主之。"因而在临床中，面对老年患者许多医家从补益心脾气血角度辨证施治。除老年人之外，常人亦有因虚致颤者，但大体治疗相同。此外，妇人产后颤振，多属于气血亏损一类，治疗亦相同，如《济阳纲目》中曾引薛氏之语："脾血虚弱，用六君子汤加芎、归、钩藤钩。胃气虚弱，用补中益气汤加钩藤钩。若妇人产后颤振，乃气血亏损，虚火益盛而生风也，切不可以风论，必当大补，斯无误矣。"

然而，在临床中虚颤还伴有其他病因，虚者往往有夹痰及夹血等变化，因此治疗又当分别论治。如《济阳纲目》引《医学纲目》之论，其曰："《纲目》云：颤振与瘛疭相类，但瘛疭则手足牵引，而或伸或屈，颤振则但颤动，而不伸屈也。胃虚有痰，用参、术以补气，茯苓、半夏以行痰。如实热积滞，用张子和三法。"其不仅列出颤证同瘛疭的区别，而且引出了治疗因虚夹痰至颤的治疗思路。后世医家在此基础上进行了详细总结，清代江涵暾在《奉时旨要》中云："脾胃虚者，六君子加芎、归、钩藤。多汗加芪、附。心血虚者，平补镇心丹。心经虚热者，导赤散。"此外，《张氏医通》曰："脾虚，补中益气加钩藤。心血虚少而振，平补正心丹。心气虚热而振，本方去肉桂、山药、麦冬、五味，加琥珀、牛黄、黄连，名琥珀养心丹。心虚挟痰而振……为秘方补心丹。心虚挟血而振，龙齿清魂散。"张氏在其著作中，将心脾两虚致颤的临床治疗选方及加减用药方法一一列出。分析古代医家所选的方药，可见其辨证思维方法缜密精妙。

2. 其他疗法

（1）针灸治疗：古代名医治疗疾病时，多是药物与针灸之术并行，方奏桴鼓之效。针灸之道，简便效廉，安全且无副作用，越来越被医家重视采纳。古代医家运用针灸治疗颤证，有着丰富的临床经验，如明代徐凤在《针灸大全》中，应用手少阴心经合穴，少海穴治疗手颤，其曰"心痛手颤针少海"，盖因心经经水在此穴汇合，针刺此穴可以治疗因心血不足所致之颤证，明代高武在《针灸聚英》中曰："少海（一名曲节）……心脉所入为合水……心疼，手颤，健忘。"而在《席弘赋》中，徐氏加用足阳明胃经阴市穴，此穴承接脾土外渗之水，刺之可启动水液，滋养阴液，故而除颤，其曰："心疼手颤少海间，若要除根觅阴市。"手颤和足颤，看似均为颤证，但发作部位不同，所选取穴位亦不同，徐氏在《窦文真公八法流注》中详细介绍其分类取穴曰："心虚胆寒，四体颤掉，胆俞二穴，通里二穴，临泣二穴……两足颤掉，不能移步，太冲二穴，昆仑二穴，阳陵泉二穴。两手颤掉，不能握物，曲泽二穴，腕骨二穴，合谷二穴，中渚二穴。"明代张景岳在《类经》中记载通过针刺督脉之络长强，治疗头重高摇力弱不胜之颤掉，其曰："督脉之络名长强，在尾骶骨端，别走任脉足少阴者也。此经上头项走肩背，故其所病如此。头重高摇之，谓力弱不胜而颤掉也。治此者，当取所别之长强。"除了通过针刺穴位治疗颤证以外，针刺穴位亦可以导致颤证，明代《普济方》中，记载运用针刺囟门穴治疗"误伤禁穴肺俞"的方法，其曰："肺俞不可伤，伤即令人身心颤掉，宜针后心囟门穴救之。"但考囟门穴在前发际正中点直上2寸之督脉上，为何文中说后心之囟门，有待进一步考证。

（2）药膳治疗：《素问·五常政大论》主张："大毒治病，十去其六；常毒治病，十去其七；小毒治病，十去其八；无毒治病，十去其九。谷肉果菜，食养尽之，无使过之，伤其正也。"历代医家对于膳食疗养十分重视，在颤证的治疗中也不例外，虽有所述，但内容零散，且近现代医家将其删改变化，难以恢复原貌，不过其方法大抵不离辨证论治，根据病因病机不同，处之以不同食疗方案。

（3）养生调护：近现代人类随着社会经济的发展，受环境、饮食、情志的影响越来越大，颤证亦越来越多，人们在日常生活中应注意劳逸结合，起居有节，饮食有度，调畅情志，同时加强体育锻炼，如太极拳，以静制动。

综上所述历代医家对颤证的论述颇多，但其观点各有不同，遂整理如上，以便学者参考查阅。

（李文昊　姜德友）

腰痛源流考

腰痛又称"腰脊痛"，一年四季都可发生，发病率较高。有关病名首见于《内经》。其主要表现为腰部一侧或两侧疼痛。腰痛一证，自秦汉时代以来，历代医家对其病名、病因病机、证候分类及治法方药进行了广泛的探讨。现将历代医家所述加以归纳整理以飨同道。

（一）病名

历代医家对本病的称谓有"腰痛""腰椎痛""腰背痛""腰腿痛""腰腹痛"等，变化虽较多但不离其宗，总以病因病机或症状为纲，现将其整理如下：

1. 以病因病机分类命名

《素问·病能论》中曰："少阴脉贯肾络肺，今得肺脉，肾为之病，故肾为腰痛之病也。"虽然其病名并未表达出与肾相关，但其论述已经明确指出腰痛的发生与肾脏相关。后至宋代《圣济总录·针灸门》云："肾腰痛，不可俯仰，阴陵泉主之"，提出"肾腰痛"之名。隋代巢元方在《诸病源候论》中名之以"腰背痛""腰脚疼""臀腰"等，其"腰背诸病"篇中有云："夫劳伤之人，肾气虚损，而肾主腰脚，其经贯肾络脊，风邪乘虚卒入肾经，故卒然而患腰痛……夫腰痛，皆由伤肾气所为。肾虚受于风邪，风邪停积于肾经，与血气相击，久而不散，故久腰痛。"其在分类上将腰痛分为"卒腰痛"与"久腰痛"。

明清时期的医家对腰痛病因病机和证治规律已有系统的认识，在病名上也有所丰富。明代秦景明在《症因脉治》中将腰痛分为两大类，一为"外感腰痛"，名称包括"风泄腰痛""寒湿腰痛""湿热腰痛"等；二为"内伤腰痛"。这一时期，不仅对内伤腰痛提出了治法，对于外伤所致腰痛也有了系统的辨治。此后医家多沿用此称谓。

2. 以病症特点分类命名

本病病位较为固定，《内经》时期，即常以病症之名出现。《素问·六元正纪大论》中曰："凡此太阴司天之政……终之气，寒大举，湿乃化，霜乃积，阴乃凝，水坚冰，阳光不治。感于寒，则病人关节禁固，腰椎痛。"《素问·玉机真藏论》云："冬脉者肾也……脊脉痛而少气，不欲言；其不及则令人心悬如病饥……脊中痛，少腹满，小便变。"《素问·刺腰痛》云："足太阳脉，令人腰痛，引项脊尻背如重状。"《诸病源候论·腰背诸病》曰："邪客于足太阴之络，令人腰痛引少腹，不可以仰息。"《灵枢·五癃津液别》说："虚，故腰背痛而胫酸。"将本病称为"腰椎痛""腰背痛""脊脉痛""腰痛"等。

《内经》论述此证，常兼见"转摇不能""不可以俯仰""不可以顾"等症，其可"痛引脊内廉"、引项背、引膂及腰以下部位（如"腰椎痛"等），腰痛的性质有"腰痛如引带，常如折腰状""痛如小锤居其中""腰中如张弓弩弦"（胀痛）等不同。张仲景在《金匮要略·五脏风寒积聚病脉证并治》当中论及肾着之病，其症状即为腰中冷痛，首次对腰痛的辨证分型及治法方药进行论述。

东晋陈延之在《小品方》中亦以"腰痛"名之，并对腰痛进行了分型论治，同时附以方药、针灸治法。隋代巢元方在《诸病源候论·腰背诸病》中云："诊其尺脉沉，主腰背痛。寸口脉弱，腰背痛。"其亦称本病为"腰背痛"。《诸病源候论·腰脚疼痛候》中亦云："劳伤则肾虚，虚则受于风冷，风冷与真气交争，故腰脚疼痛"，说明"腰脚疼痛"亦为病名之一。唐代孙思邈在《备急千金要方》中载有"腰痛""腰脊痛""腰背痛"等不同名称以表明其不同症状特点，并根据病机之不同，审机论治，处方治疗。宋代陈无择在《三因极一病证方论》当中仍有"腰脊痛""腰背痛""腰腹痛"等名，但总以"腰痛"为主，其他称谓可视为腰痛的不同分型或伴随兼证。以上名称均为症状的体现。

纵观历代医家的论述，对于"腰痛"病名的认识，逐渐从症状演变为疾病，自《金匮要略》以降对其论治逐渐完善，对其认识亦逐步加深。

（二）病因病机

对于腰痛病因病机的认识始自汉代，彼时即认识到腰为肾之府，经脉大多贯络于肾及腰背部位，故久病者、老年及劳乏过度、房事不节、腰脊椎病，或感邪、情志、外伤等因素均可引起腰痛。晋代王叔和在《脉经》中从脉象角度将腰痛按照风、寒、湿、闪挫四种外因进行归类，其曰："腰痛之脉皆沉弦，沉弦而紧者为寒，沉弦而浮者为风，沉弦而濡细者为湿，沉弦而实者为挫闪。"至宋代陈无择的《三因极一病证方论》中叙述腰痛的病因为三类，其曰："夫腰痛，虽属肾虚，亦涉三因所致，在外则脏腑经络受邪，在内则忧思恐怒，以至房劳坠堕，皆能致之。"将各类腰痛的病因进行分型，总以内因、外因、不内外因为主。此时期对于腰痛的认识已逐步全面，朱丹溪在《丹溪心法·腰痛》中对腰痛进行了细致深入的总结，谓："腰痛主湿热、肾虚、瘀血、挫闪，有痰积。"并对此提出一系列治法。明代秦景明的《症因脉治》在陈无择三因基础上，将腰痛的病因病机归纳为两类，一为外感跌扑，包括风泄、寒湿、湿热等；二为内伤腰痛，包括"肾阴不足""肾阴火旺""瘀血停滞""怒气郁结""痰注停积"等。张景岳在《景岳全书》中则总结为五种，其曰："腰痛证，旧有五辨：一曰阳虚不足，少阴肾衰；二曰风痹、风寒、温著腰痛；三曰劳役伤肾；四曰坠堕损伤；五曰寝卧湿地。虽其大约如此，然而犹未悉也。盖此证有表里虚实寒热之异，知斯六者庶乎尽矣，而治之亦无难也。"清代吴谦在《医宗金鉴·腰痛总括》中载曰："腰痛肾虚风寒湿，痰饮气滞与血瘀，湿热闪挫凡九种，面忽红黑定难医。"其则明确将腰痛的致病因素分为"肾虚""风""寒""湿""痰饮""气滞""血瘀""湿热""闪挫"等九种。此外，清代张璐《张氏医通》、沈金鳌《杂病源流犀烛》等论著，将其归纳为风腰痛、寒腰痛、肾虚腰痛、气滞腰痛、瘀血腰痛等，使腰痛辨治更为系统。现总结历代医家对腰痛病因病机之论述如下：

1. 外感淫邪

《灵枢·五邪》曰："邪在肾，则病骨痛阴痹，阴痹者，按之而不得，腹胀腰痛，大便难，肩背颈项痛。"其指出肾脏受邪，而出现腰痛的情况。《灵枢·百病始生》亦曰："是故虚邪之中人也，始于皮肤，皮肤缓则腠理开，开则邪从毛发入，入则抵深，深则毛发立，毛发立则淅然，故皮肤痛。留而不去，则传舍于络脉，在络之时，痛于肌肉，其痛之时息，大经乃代。留而不去，传舍于经，在经之时，洒淅喜惊。留而不去，传舍于输，在输之时，六经不通，四肢则肢节痛，腰脊乃强。"其指出邪气侵袭皮毛，内传经络输穴，引起经络气血凝滞，发生腰痛。晋代王叔和的《脉经》从脉象角度将腰痛进行分类，其中即包含外感之病因，其曰："腰痛之脉皆沉弦，沉弦而紧者为寒，沉弦而浮者为风，沉弦而濡细者为湿。"巢元方在《诸病源候论》中曰："风寒著腰，是以痛。"其并认为腰痛为病，除了"肾经虚"之外，还有"风冷乘之"，载曰："劳损于肾，动伤经络，又为风冷所侵，血气击搏，故腰痛也。"陈无择在《三因极一病证方论》中将太阳腰痛、少阳腰痛、太阴腰痛、少阴腰痛、厥阴腰痛五种腰痛的临床表现进行详细论述，并总结曰："此举六经以为外因治备，大抵太阳、少阴多中寒；少阳、厥阴多中风热；太阴、阳明多燥湿。以类推之，当随脉别，其如经中有解脉、散脉，同会阴、阳维、衡络、直阳、飞阳、肉里、尻交等穴，皆不出六经流注，但别行，各有所主，不欲繁引，请寻《内经·刺腰痛论》以备明之。准此，从所因汗下施治。"遵仲景《伤寒论》六经辨证对外感六淫之邪所作腰痛进行论述。明代秦景明的《症因脉治》言外感腰痛包括"风泄腰痛""寒湿腰痛""湿热腰痛"三种类型。《景岳全书》载曰："遇诸热而痛，及喜寒而恶热者，热也。"

2. 冷湿相得

《金匮要略·五脏风寒积聚病脉证并治》载有："肾着之病，其人身体重，腰中冷，如坐水中，形如水状，反不渴，小便自利，饮食如故，病属下焦，身劳汗出，衣里冷湿，久久得之，腰以下冷痛，腹重如带五千钱。"其表明腰痛可由湿痹而来。巢元方在《诸病源候论》中言："寝卧湿地，是以痛。"明代朱崇正增补之《仁斋直指附遗方》论腰痛的病因病机云："腰间如水为伤冷。"《景岳全书》曰："遇阴雨或久坐，痛而重者，湿也"，又言道："湿滞在经而腰痛者，或以雨水，或以湿衣，或以坐卧湿地"。

3. 气血凝滞

宋代《三因极一病证方论》曰："瞖腰痛者，伛偻肿重，引季胁痛，因于坠堕，恶血流滞……致腰疼痛。"金元时期《丹溪心法·腰痛》指出"气结而不行，血停不散"可致腰痛。明代《景岳全书》言："郁怒而痛者，气之滞也。"清代郑树珪在《七松岩集·腰痛》中论曰："所谓实者，非肾家自实，是两腰经络血脉之中，为风寒湿热之所侵，闪肭挫气之所碍，腰内空腹之中为湿痰瘀血凝滞不通而为痛。"

4. 经脉为病

《素问·刺腰痛论》分别阐述了足三阳、足三阴及奇经八脉等经络为病所发生腰痛特征，载有"足太阳脉令人腰痛，引项脊尻背如重状""少阳令人腰痛，如针刺其皮中，循循然不可以俯仰，不可以顾""阳明令人腰痛，不可以顾，顾如有见者，善悲""足少阴令人腰痛，痛引脊内廉""厥阴之脉令人腰痛，腰中如张弓弩弦"等足三阴三阳经的病症，以及"解脉令人腰痛，痛引肩，目䀮䀮然，时遗溲""解脉令人腰痛如引带，常如折腰状，善恐""同阴之脉，令人腰痛，痛如小锤居其中，怫然肿""阳维之脉令人腰痛，痛上怫然肿""衡络之脉令人腰痛，不可以俯仰，仰则恐仆，得之举重伤腰，衡络绝，恶血归之""会阴之脉令人腰痛，痛上漯漯然汗出，汗干令人欲饮，饮已欲走""飞阳之脉令人腰痛，痛上拂拂然，甚则悲以恐""昌阳之脉令人腰痛，痛引膺，目䀮䀮然，甚则反折，舌卷不能言""散脉令人腰痛而热，热甚生烦，腰下如有横木居其中，甚则遗溲""肉里之脉令人腰痛，不可以咳，咳则筋缩急"等奇经八脉的证候特点，表明腰痛与经脉相关。《灵枢·经水》曰："经脉十二者，外合于十二经水，而内属于五脏六腑。"《灵枢·海论》曰："夫十二经脉者，内属于腑脏，外络于肢节。"由此可推知，脏腑功能失调，则经络气血不畅，进而导致腰痛。巢元方在《诸病源候论》中言腰痛有五种类型，其一即少阴腰痛，其曰："一曰少阴，少阴肾也，十月万物阳气伤，是以腰痛"，又曰："肾主腰脚，而三阴三阳、十二经、八脉，有贯肾络于腰脊者"，认为少阳属肾，当十月天之阳气不足时，人身之肾阳亦不足，诸身经络阳气亦不足，而肾主腰脚，经络循行亦贯肾络脚，故经络与肾为病时则腰痛；又云："诊其尺脉沉，主腰背痛。寸口脉弱，腰背痛。尺寸俱浮，直上直下，此为督脉腰强痛"。因督脉总督一身之阳，贯脊直上，其源起于肾下胞中，循阴器，绕臀至少阴，与太阳中络者合，故而督脉腰痛，痛而不能左右俯仰。

5. 肾虚失养

《素问·脉要精微论》载曰："腰者，肾之府，转摇不能，肾将惫矣。"首先言明肾与腰部疾病的密切关系。《素问·上古天真论》又云："肾脏衰，形体皆极。"即肾脏的强弱与人体的壮老相关，因此老年人常因肾气不足而腰痛。《素问·生气通天论》云："因而强力，肾气乃伤，高骨乃坏。"强力，指强力入房也。高骨，谓腰高骨也。然强力入房则精耗，精耗则肾伤，肾伤则髓气内枯，故高骨坏而不用也，故有"肾伤则内动肾，肾动则冬病胀腰痛"之说。《素问·玉机真藏论》云："冬脉者肾也……脊脉痛而少气，不欲言；其不及则令人心悬如病饥……脊中痛，少腹满，小便变。"其阐明腰痛与肾病有关。唐代孙思邈《备急千金要方》认为腰痛的病因以虚为先，其曰："肾中风者，其人踞坐而腰痛。"元代朱丹溪在《丹溪心法》中宗宋代《仁斋直指方论》所述，进一步完善肾虚腰痛的机理，其曰："肾气一虚，凡冲寒、受湿、伤冷、蓄热、血涩气滞、水积堕伤，与失志、作劳，种种腰疼，叠见层出矣。"明代《普济方》、清代《张氏医通》等均对丹溪所言之肾虚致腰痛加以阐述。此外，明代《景岳全书》亦言："腰痛证，凡悠悠戚戚，屡发不已者，肾之虚也。"

6. 情志所伤

《灵枢·本神》曰："肾盛怒而不止则伤志，志伤则喜忘其前言，腰脊不可以俯仰屈伸。"其指出因过度发怒不止导致肾中所藏之志受伤，并使腰脊不能俯仰屈伸。宋代陈无择在《三因极一病证方论》中言："失志伤肾，郁怒伤肝，忧思伤脾，皆致腰痛者，以肝肾同系，脾胃表里，脾滞胃闭，最致腰痛。其证虚羸不足，面目黎黑，远行久立，力不能尽，失志所为也；腹急，胁胀，目视晄晄，所祈不得，意淫于外，宗筋弛纵，及为白淫，郁怒所为也；肌肉濡渍，痹而不仁，饮食不化，肠胃胀满，闪坠腰胁，忧思所为也。"在《内经》基础上加以完整，指出情志不畅影响脏腑功能进而导致腰痛的机理。《丹溪手镜》亦曰："盖失志伤肾、郁怒伤肝、忧心伤脾，皆致腰痛也……郁怒者，腹急、胁胀、目魂。忧思者，肌肉濡渍，痹而不仁，饮食不化，肠胃胀满。房劳者，精血不足，转摇不得。"

7. 劳倦伤正

《灵枢·五癃津液别》曰"虚，故腰背痛而胫酸"，论述肾亏体虚先天禀赋不足，加之劳累太过，或久病体虚，或年老体衰，或房室不节，以致肾精亏损，无以濡养腰府筋脉而发生腰痛，其曰："五谷之津液，和合而为膏者，内渗入于骨空，补益脑髓，而下流于阴股。阴阳不和，则使液溢而下流于阴髓液皆减而下，下过度则虚，虚故腰背痛而胫酸"。其说明阴阳不和，阳气不能固摄之时，精液即下流阴窍，而使髓液减少，精液流泄而髓液减少过度，会导致阴虚而出现腰背脊骨疼痛和足胫酸楚。《中藏经》云："阴邪入肾则骨痛，腰上引项脊背疼，此皆举重用力及遇房汗出，当风浴水，或久立则伤肾也。"《金匮要略》亦云："五劳虚极羸瘦……经络荣卫气伤，内有干血，肌肤甲错。"以上均说明外伤强力，房劳过度，汗出浴水及久立劳损皆能引起腰痛。巢元方在《诸病源候论》中曰："役用伤肾，是以痛。"明代戴思恭在《秘传证治要诀及类方》中有言"腰者，肾之所附，皆属肾。有寒，有湿，有风，有虚，皆能作痛"，并明确提出"血虚"致腰痛病因，其云："血虚，妇人去血过多，及素患血虚，致腰痛者，当益其血"。《景岳全书》言："忧愁思虑而痛者，气之虚也；劳动即痛者，肝肾之衰也。当辨其所因而治之"，又云："腰痛之虚证，十居八九，但察其既无表邪，又无湿热，而或以年衰，或以劳苦，或以酒色斲丧，或七情忧郁所致者，则悉属其真阴虚证。凡虚证之候，形色必清白而或见黧黑，脉息必和缓而或见细微，或以行立不支而卧息少可，或以疲倦无力而劳动益甚。凡积而渐至者皆不足"，并言"内伤禀赋者皆不足"。张景岳总结前人所述，对虚证腰痛加以整理，认为腰痛属虚者居多，且与劳倦，年老等因素密切相关。

8. 跌仆损伤

晋代王叔和在《脉经》中云腰痛之脉象曰："沉弦而实者为挫闪。"巢元方在《诸病源候论》中言："坠堕伤腰，是以痛。"明代李时珍认为外伤性腰痛为打坠、损伤、闪肭、闪挫等原因所致，并在《本草纲目》中载方以治疗。

（三）证候分类

历代医家对于腰痛证候分类的表述有：①寒湿阻络；②湿热内侵；③热毒内盛；④肝郁气滞；⑤瘀血阻络；⑥劳损腰痛；⑦肾阳不足；⑧肾阴亏损；⑨肺肾气虚；⑩气虚下陷；⑪脾肾亏虚；⑫肝肾阴虚。

（四）治疗

宋代陈无择从经络学角度对外因腰痛进行分类，并从脏腑虚实角度对腰痛之内因及不内外因进行分类。及至金元时期，已经对腰痛的治疗有了较充分的认识。《丹溪心法·腰痛》谓"凡诸痛皆属火，寒凉药不可峻用，必用温散之药。诸痛不可用参，补气则疼愈甚"，阐明了腰痛的用药治则。《景岳全书·腰痛》认为："当辨其所因而治之……其有实邪而为腰痛者，亦不过十中之二三耳。"张景岳对朱丹溪治腰痛之法有费疑，论上述丹溪之言道："盖凡劳伤虚损而阳不足者，多有气虚之证，何为参不可用?又如火聚下焦，痛极而不可忍者，速宜清火，何为寒冲不可用?但虚中挟实不宜用参者有之，虽有火而热不甚，不宜过用寒凉者亦有之，若谓概不可用，岂其然乎?"并列举医案以明之，其曰："余尝治一董翁者，年逾六旬，资禀素壮，因好饮火酒，以致湿热聚于太阳，忽病腰痛不可忍，至求自尽，其甚可知。余为诊之，则六脉洪滑之甚，且小水不通而膀胱胀急，遂以大分清饮倍加黄柏、龙胆草，一剂而小水顿通，小水通而腰痛如失。若用丹溪之言，鲜不误矣！是以不可执也。"后至清代《张氏医通》总结曰："按：《内经》言太阳腰痛者，外感六气也；言肾经腰痛者，内伤房劳也……其有风寒湿热，闪挫，瘀血，滞气，痰积，皆为标病，而肾虚则其本也……凡人精耗肾衰则膀胱之气亦不能独足。故邪易侵犯，则肾虚其本也。风、寒、湿、热、痰饮、气滞、血癖、闪挫，其标也。或从标，或从本，贵无失其异而已。"李用粹在《证治汇补》中以补法为先，其云："治惟补肾为先，而后随邪之所见者以施治。标急则治标，本急则治本。初痛宜疏邪滞，理经隧；久痛宜补真元，养血气。"其指出补益肾虚乃是治本之道。沈氏在《杂病源流犀烛》中以分清标本先后缓急为治疗原则，其曰："腰痛，精气虚而邪客病也……肾虚其本也，风寒湿热痰饮，气滞血瘀闪挫其标也。或从标，或从本，贵无失其宜而已。"综上所述历代医家各执己见，遂总结腰痛的治法精要如下：

1. 辨证论治

（1）散邪外出：《三因极一病证方论·腰痛病论》讲外因腰痛按六经流注规律辨证为"中寒""中风热""多燥湿"，即风、寒、湿、燥、热，并指出祛邪止痛的治疗方法，其曰"从所因汗下施治"。张景岳对风寒在经之腰痛进一步论治，《景岳全书》载曰："若风寒在经，其证必有寒热，其脉必见紧数。其来必骤，其痛必拘急兼酸，而多连脊背。此当辨其阴阳，治从解散。凡阳证多热者，宜一柴胡饮或正柴胡饮之类主之；若阴证多寒者，宜二柴胡饮、五积散之类主之。其有未尽，当于伤寒门辨治"，又曰："腰痛有寒热证，寒证有二，热证亦有二。凡外感之寒，治宜温散如前，或用热物熨之亦可……若邪火蓄结腰肾，而本无虚损者，必痛极，必烦热，或大渴引饮，或二便热涩不通，当直攻其火，宜大厘清饮加减主之"，可见其对寒热证腰痛的诊治之精妙。

（2）祛湿除痹：《金匮要略》列出"肾着"之病，并指出治法方药，其曰："肾着之病……甘姜苓术汤主之。"自此腰痛的辨证论治形成体系，开甘姜苓术汤治疗寒湿腰痛之先河，为后世所重视。《景岳全书》对湿邪在经之腰痛的诊治进一步分析论治，其曰："凡湿气自外而入者，总皆表证之属，宜不换金正气散、平胃散之类主之。若湿而兼虚者，宜独活寄生汤主之。若湿滞腰痛而小水不利者，宜胃苓汤，或五苓散加苍术主之。若风湿相兼，一身尽痛者，宜羌活胜湿汤主之。若湿而兼热者，宜当归拈痛汤、苍术汤之类主之。若湿而兼寒者，宜《济生》术附汤、五积散之类主之。"

（3）活血化瘀：李时珍总结损伤瘀血所致腰痛的治疗方药，其《本草纲目》中提出："打坠腰痛。瘀血凝滞。补骨脂（炒），茴香（炒），辣桂等分，为末，每热酒服二钱。补骨脂主腰痛行血"，又记载："闪挫腰痛。橙子核炒研，酒服三钱即愈"。《景岳全书》亦载有对外伤腰痛的辨证施治之法，其言道："跌扑伤而腰痛者，此伤在筋骨，而血脉凝滞也，宜四物汤加桃仁、红花、牛膝、肉桂、玄胡、乳香、没药之类主之。若血逆之甚而大便闭结不通者，宜《元戎》

四物汤主之，或外以酒糟、葱、姜捣烂罨之，其效尤速。"

（4）补肾填精：汉代张仲景创肾气丸治肾虚腰痛，其在《金匮要略》中言道："虚劳腰痛，少腹拘急，小便不利者，八味肾气丸主之。"明代《景岳全书》认为腰与脏腑经脉有关，所患腰痛者，多属真阴不足，治疗则以培补肾气为主。患实邪腰痛者，则少见，提出："腰为肾之府，肾与膀胱为表里，故在经则属太阳，在脏则属肾气，而又为冲、任、督、带之要会。所以凡病腰痛者，多由真阴之不足，最宜以培补肾气为主"，并言道："凡肾水真阴亏损，精血衰少而痛者，宜当归地黄饮，及左归丸、右归丸为最。若病稍轻，或痛不甚，虚不甚者，如青娥丸、煨肾散、补髓丹、二至丸、通气散之类，俱可择用"。其重视补益肾精，调理气血之法。清代《七松岩集·腰痛》指出："然痛有虚实之分，所谓虚者，是两肾之精神气血虚也，凡言虚证，皆两肾自病耳……当依据脉证辨悉而分治之。"

（5）补肝调脾：宋代陈自明在《妇人良方·腰痛方论》中指出肝脾损伤所致腰痛的治疗方药，其云："郁怒伤肝，实用龙胆泻肝汤，虚用六味丸、补肝散。忧虑伤脾者，归脾汤、逍遥散"，又曰："脾胃气蔽及寒湿腰痛，宜五积散加桃仁"。《三因极一病证方论》主张"从内所因调理施治""从不内外因补泻施治"，强调脾胃失调亦可导致腰痛，因此以调理肝脾为治则。此外，《景岳全书》亦曰："若内伤阳虚之寒，治宜温补……若肝肾阴虚，水亏火盛者，治当滋阴降火，宜滋阴八味煎或用四物汤加黄柏、知母、黄芩、栀子之属主之。"并对妇人腰痛的治疗进行论述，即以补虚为主，其曰："妇人以胎气、经水损阴为甚，故尤多腰痛脚酸之病，宜当归地黄饮主之。"故临床治疗腰痛时，当诸法详参，灵活施治。

2. 其他疗法

（1）针灸治疗：《素问·刺腰痛论》认为腰痛主要属于足六经之病，并分别阐述了足三阳、足三阴及奇经八脉经络为病相应的针灸治疗方法。按经络分类从三个方面对腰痛进行了阐述：

讨论了正经引起腰痛的刺法，足太阳脉"刺其郄中太阳正经出血，春无见血"；足少阳脉"刺少阳成骨之端出血。成骨，在膝外廉之骨独起者，夏无见血"；足阳明脉"刺阳明于骨行前三痏，上下和之出血，秋无见血"；足少阴脉"刺少阴于内踝上二痏，春无见血，出血太多，不可复也"；足厥阴脉"刺厥阴之脉。在腨踵鱼腹之外，循之累累然，乃刺之。其病令人善言。默默然不慧，刺之三痏"。

亦讨论了奇经、支脉、络脉引起腰痛的刺法，其载曰："刺解脉，在膝筋肉分间，郄外廉之横脉出血，血变而止。解脉令人腰痛如引带，常如折腰状，善恐。刺解脉，在郄中结络如黍米，刺之血射以黑，见赤血而已。同阴之脉，令人腰痛，痛如小锤居其中，怫然肿……刺同阴之脉，在外踝上绝骨之端，为三痏。阳维之脉令人腰痛……刺阳维之脉，脉与太阳合腨下间，去地一尺所。衡络之脉令人腰痛……刺之在郄阳、筋之间，上郄数寸，衡居为二痏出血。会阴之脉令人腰痛……刺直阳之脉上三痏，在跷上郄下五寸横居，视其盛者出血。飞阳之脉令人腰痛……刺飞阳之脉，在内踝上二寸，少阴之前，与阴维之会。昌阳之脉令人腰痛……刺内筋为二痏，在内踝上大筋前、太阴后，上踝二寸所。散脉令人腰痛而热……刺散脉，在膝前骨肉分间，络外廉束脉，为三痏。肉里之脉令人腰痛……刺肉里之脉为二痏，在太阳之外，少阳绝骨之后。"

论述了腰痛的兼症不同，治法有异。如"腰痛侠脊而痛，至头几几然，目䀮䀮，欲僵仆。刺足太阳郄中出血。腰痛上寒，刺足太阳、阳明；上热，刺足厥阴；不可以俯仰，刺足少阳，中热而喘，刺足少阴，刺郄中出血。腰痛上寒，不可顾，刺足阳明；上热，刺足太阴；中热而喘，刺足少阴；大便难，刺足少阴。少腹满，刺足厥阴；如折不可以俯仰，不可举，刺足太阳；

引脊内廉，刺足少阴；腰痛引少腹控眇，不可以仰。刺腰尻交者，两髁肿上。以月生死为痏数，发针立已，左取右，右取左"。其中，"几几然"，形容项背强不舒之状；"控"，牵引之意；"肚"季胁下空软处；"䏚"，挟脊隆起之肌肉。骸，音义同胯。

由此可见，《素问·刺腰痛》指出不同经络为病均可引起腰痛，临症之时应根据腰痛所属之经和络，而采取相应的针刺方法，刺其血络横居隆起、刺出其血为重要方法之一。

陈延之的《小品方》载曰："灸腰痛法，令病患正立，以竹杖柱地，度至脐，以度注地背，正灸脊骨上，随年壮。灸竟藏竹，勿令人得之。灸丈夫痔下血，及脱肛不入，及息下长泄利，妇人女子月崩去血，乍止乍发，及滞下淋沥，长去赤白杂汁，皆灸此。又挟两旁各一寸复灸之，为横三穴间一寸也。又灸腰目小邪在尻上左右陷处是也。"其道出腰痛的针灸疗法。唐代《备急千金要方》整理总结腰痛的针灸疗法，其曰："腰（既月）痛，宜针诀膝腰勾画中青赤络脉，出血便瘥"，又曰："腰卒痛，灸穷骨上一寸七壮，左右一寸各灸七壮"。《圣济总录·针灸门》进一步指出："肾腰痛，不可俯仰，阴陵泉主之。腰痛少腹痛，阴包主之。腰痛大便难，涌泉主之。腰痛不得反侧，章门主之。腰痛控睾少腹及股，猝俯不得仰，刺气街。腰痛不已，灸腰目七壮，在尻上约，左右是。腰猝痛，灸穷骨上一寸，七壮。左右一寸，各七壮。腰痛，灸脚根上横纹中白肉际，十壮，又灸足巨阳七壮，巨阳在外踝下。"

（2）按摩导引：《素问·至真要大论》中亦载有导引按摩法治疗腰痛，如"上之、下之、摩之、浴之、薄之"中的"摩之"就是指"按摩"。巢元方之《诸病源候论》亦指出本病的按摩导引疗法，其云："仰两足指，五息止。引腰背痹、偏枯，令人耳闻声。常行，眼耳诸根，无有挂碍。"王肯堂之《证治准绳·杂病》在分析腰痛证之"标本"时认为："腰痛有风、有湿、有寒、有热、有挫闪、有瘀血、有滞气、有痰积，皆标也；肾虚，其本也。"急性腰痛以闪挫、外伤及感受外邪、腰脊椎病较为多见；慢性腰痛，则以内伤、虚损为常见。前者宜祛邪疏通为主，后者治以补虚益肾强筋法。对腰椎屈曲型骨折的整复也有独特的见解，腰椎骨折应用牵引局部按压法整复，其曰："凡腰骨损断，用门一片放地下，一头斜高些，令患人覆眠，以手伸上，搬住其门，下用三人拽伸，以手按损处三时久，却用定痛膏、接骨膏敷贴。"胸椎屈曲骨折不可用手正复，采用后伸悬吊方法复位并行外固定。其法为："背脊骨伤，凡锉脊骨，不可用手整顿，须用软绳，从脚吊起，坠下体直，其骨使自归窠，未直则未归窠，须要待其骨直归窠，却用接骨膏或定痛膏或补肉膏敷，以桑皮一片，放在药上，杉皮肉两三片，安在桑皮上，用软物缠夹定，莫令曲，用药治之。"

通过传统文献的初步检索、研究，不难发现我国历代医家对腰痛的病名、病因病机、辨证分型、治则治法、选方用药等方面都有各自的理论阐述和临床发挥，积累了丰富的治疗经验，为临床实践提供了可靠的参考资料。

（邓洁初　高　阳）